よくわかる
失語症と
高次脳機能障害

編集 慶應義塾大学教授 鹿島 晴雄　川崎医療福祉大学教授 種村 純

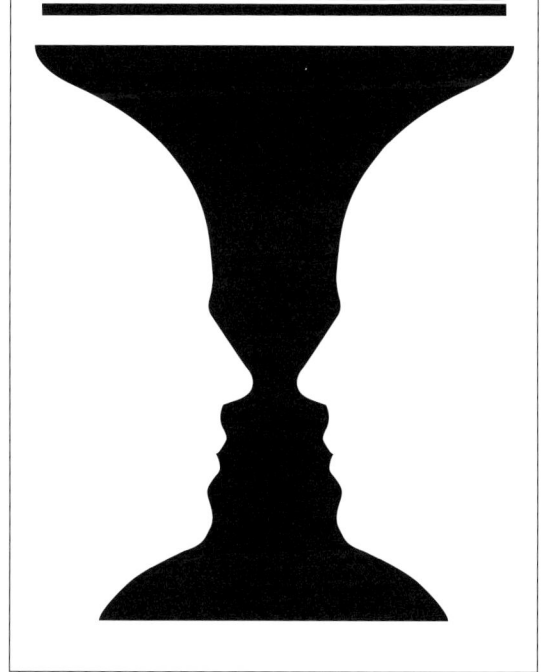

永井書店

執筆者一覧

■編集

鹿島　晴雄　（国際医療福祉大学　教授、慶應義塾大学医学部精神神経科学教室　客員教授）
種村　　純　（川崎医療福祉大学医療技術学部感覚矯正学科　教授）

■執筆者（執筆順）

福澤　一吉　（早稲田大学文学学術院心理学コース　教授）
辰巳　　格　（LD・Dyslexia センター　理事）
佐藤ひとみ　（浴風会病院リハビリテーション科）
伊林　克彦　（新潟リハビリテーション大学大学院リハビリテーション研究科高次脳機能障害コース）
大槻　美佳　（北海道医療大学心理科学部）
相馬　芳明　（相馬神経内科クリニック　院長）（新潟市）
紺野加奈江　（東北文化学園大学医療福祉学部リハビリテーション学科言語聴覚学　教授）
遠藤　邦彦　（元(財)東京都神経科学総合研究所　主任研究員）
種村　　純　（川崎医療福祉大学医療技術学部感覚矯正学科　教授）
田中　春美　（兵庫医科大学病院リハビリテーション部　言語聴覚士）
渡辺　眞澄　（新潟医療福祉大学大学院言語聴覚分野　准教授）
筧　　一彦　（中京大学情報理工学部情報知能学科　教授）
伊藤　友彦　（東京学芸大学教育学部　教授）
藤野　　博　（東京学芸大学教育学部　教授）
吉野眞理子　（筑波大学大学院人間総合科学研究科生涯発達専攻　准教授）
宇野　　彰　（筑波大学大学院人間総合科学研究科感性認知脳科学専攻　准教授）
松田　　実　（滋賀県立成人病センター老年内科　主任部長）
佐藤　睦子　（総合南東北病院神経心理学研究部門　科長）
本多　留美　（県立広島大学保健福祉学部コミュニケーション障害学科　准教授）
吉畑　博代　（県立広島大学保健福祉学部コミュニケーション障害学科　教授）
佐野　洋子　（江戸川病院リハビリテーション科　顧問）
竹中　　晋　（皆生温泉病院リハビリテーション科）
椿原　彰夫　（川崎医科大学リハビリテーション医学教室　教授）
金子　真人　（帝京平成大学健康メディカル学部言語聴覚学科）
石坂　郁代　（北里大学医療衛生学部リハビリテーション学科　准教授）
新貝　尚子　（NTT東日本関東病院リハビリテーション科言語室）
中西　之信　（慶應義塾大学月が瀬リハビリテーションセンター言語聴覚科）
立石　雅子　（目白大学保健医療学部言語聴覚学科　教授）
田谷　勝夫　（障害者職業総合センター　主任研究員）
古本　英晴　（独立行政法人国立病院機構千葉医療センター神経内科　医長）
村松　太郎　（慶應義塾大学医学部精神神経科学教室　准教授）
小山　善子　（金城大学医療健康学部　教授）
宮森　孝史　（東海大学大学院文学研究科コミュニケーション学　教授）
能登谷晶子　（金沢大学医薬保健研究域　教授）
中村　　淳　（リハビリテーションセンター鹿教湯病院言語科　言語聴覚士）
鎌倉　矩子　（広島大学　名誉教授）
水野　雅文　（東邦大学医学部精神神経医学講座　教授）
種村　留美　（神戸大学大学院保健学研究科リハビリテーション科学領域運動機能障害学分野　教授）
坂爪　一幸　（早稲田大学教育・総合科学学術院教育心理学教室　教授）
林　　克樹　（誠愛リハビリテーション病院リハビリテーション部　副院長）
進藤美津子　（上智大学大学院外国語学研究科言語学専攻言語障害研究コース　教授）

吉野　文浩　（東京歯科大学市川総合病院精神科　准教授）
梅田　聡　（慶應義塾大学文学部人文社会学科心理学専攻）
山下　光　（愛媛大学教育学部特別支援教育講座　教授）
吉益　晴夫　（昭和大学横浜市北部病院メンタルケアセンター　准教授）
平林　一　（リハビリテーションセンター鹿教湯病院心理療法科　科長）
水田　秀子　（藤井会リハビリテーション病院　言語聴覚士）
丸山　哲弘　（まるやまファミリークリニック　院長）（長野県飯田市）
三村　將　（昭和大学医学部精神医学教室　准教授）
中村　光　（岡山県立大学保健福祉学部保健福祉学科　教授）
森山　泰　（大泉病院精神科）
加藤元一郎　（慶應義塾大学医学部精神神経科学教室　准教授）
鹿島　晴雄　（慶應義塾大学医学部精神神経科学教室　教授）
浜田　博文　（鹿児島大学医学部保健学科　教授）
穴水　幸子　（慶應義塾大学医学部精神神経科学教室）
坂村　雄　（東京電力病院神経科　科長）
前島伸一郎　（埼玉医科大学国際医療センターリハビリテーション科　教授）

■はじめに

　本書は失語症とその他のさまざまな高次脳機能障害を有するクライエントに対し、適切に症候を分析、評価し、よい治療介入を行うための参考書である。55のテーマに関し、気鋭の臨床家や研究者にご自身のデータも含め最先端の知見について執筆して頂いた。

　第1章では失語症を包括的に取りあげた。失語症研究の歴史、認知神経心理学的アプローチや会話分析といった最新の方法論、画像診断、失語症類型の再検討などの総論に続き、失語症のさまざまな症状について、検査法、訓練法などの観点から解説がなされている。錯語、ジャルゴン、再帰性発話、反響言語、言語理解の障害、音韻的障害、語彙・意味の障害、失文法、象徴機能の障害、失構音ないし発語失行、小児失語症について最新の知見が詳しく述べられている。第2章、第3章では読字の障害と書字の障害が、第4章はコミュニケーション機能の評価と対応の問題が扱われている。言語機能のリハビリテーションについては第5章で詳説されている。失語症リハビリテーションの概観、失語症および高次脳機能障害の医学的管理、各種の失語症検査および神経心理学的検査についての解説に続き、あらゆる側面から失語症の治療が述べられ、失語症の治療理論総論、語彙および文表出・文理解の訓練、失読の治療法、言語訓練が困難な重度失語症に対する治療的かかわり、社会復帰の問題、職業リハビリテーションおよび関連法規・施策などが詳しく紹介されている。第7章以降は失語症以外のさまざまな高次脳機能障害に関するものである。計算、視覚認知、空間認知、聴覚認知、触覚認知、身体意識、病態認知、行為、音楽、学習・記憶、遂行機能、注意、意識、感情・人格など、高次脳機能に関する障害、脳梁損傷による離断症状、痴呆に関し、症状、検査法、リハビリテーションなど、それぞれ章を立てて最新の知見を紹介している。最終の第22章は高次脳機能障害のリハビリテーションに関するもので、神経系の回復メカニズム、記憶障害および遂行機能障害の訓練法、高次脳機能障害の生活指導、職場復帰、社会資源の活用、関連法規などが述べられている。

　以上の概要からもわかるように、本書は極めて多岐にわたる情報に満ちている。高次脳機能障害は実に多様であり、それに対する観点、方法論にもさまざまなものがある。本書は、特定の立場に偏らず、多方面での立場から執筆をお願いした。力のこもった文章をお寄せ下さった執筆者の方々に心から感謝したい。本年、奇しくも「日本失語症学会」が学問的発展に伴い「日本高次脳機能障害学会」へと改称した。本書の執筆者は皆この学会で活躍されている方々である。この分野の基礎づくりをして下さった長谷川恒雄前理事長、故大橋博司先生、故植木幸明先生、祖父江逸郎先生、豊倉康夫先生、保崎秀夫先生、そして加藤正弘現理事長に深く感謝するとともに、本書を捧げたいと思う。

　最後に本書出版にあたり御尽力頂いた編集長の高山静氏ならびに山本美恵子氏に深く感謝する次第である。

平成15年4月

鹿島晴雄、種村　純

目　次

1　言語とコミュニケーションの障害　失語症 ―――――――――――――― 1

1．歴史的発展・方法論 ――――（福澤一吉）1
- I　研究の歴史的発展の初期 …………1
- II　研究の歴史的発展の流れに現代の方法論を位置づける ……………5

2．認知神経心理学的アプローチ―話し言葉の障害 ――――（辰巳　格）10
- I　語聾 …………………10
- II　深層失語 ……………15
- III　表層失語 ……………19

3．会話分析 ――――（佐藤ひとみ）23
- I　失語症者のコミュニケーション能力評価はなぜ難しいのか？：対人コミュニケーションの性質 …………23
- II　会話分析は失語症臨床にとってなぜ重要なのか？：会話分析の特色と失語症臨床へ適用する利点 …………25
- III　会話分析はどのように行うのか？：会話分析の実際 …………28
- IV　会話分析の手法を臨床的働きかけにどう利用するのか？：SPPARCにみるポイント …………33

4．神経学的な基礎・画像所見 ――（伊林克彦）36
- I　各種の画像 ……………36
- II　CT画像における脳割面 ………38
- III　脳割面における主要動脈の灌流領域 …39
- IV　神経心理学的事例 ……………41

5．失語症のタイプ ――（大槻美佳、相馬芳明）47
- I　失語症のタイプとは何か …………47
- II　なぜ同時に出現しやすい要素的な症状があるのか …………47
- III　失語症候群を構成する要素的症状とその機能局在 …………47
- IV　失語症候群の考え方と失語症の古典的タイプ分類 …………50

- V　失語タイプの臨床への応用 …………54
- VI　失語症のタイプ分類の意義 …………55

6．失語症の陽性症状：錯語、ジャルゴン、再帰性発話、反響言語 ――（紺野加奈江）57
- I　錯語 …………57
- II　ジャルゴン …………59
- III　再帰性発話と残語 …………60
- IV　反響言語 …………62

7．言語理解の障害 ――（遠藤邦彦）63
- I　言語音の理解 …………63
- II　意味(語義)の理解 …………68
- III　論理・空間関係の理解 …………68
- IV　感覚失語からみた言語理解の病理学 …68

8．音韻的障害 ――（種村　純）75
- I　音韻的障害とは …………75
- II　聴覚的理解過程における音韻的障害 …75
- III　発話過程における音韻的障害 …………77
- IV　音韻意識の障害 …………78
- V　失語症例の音韻処理能力 …………79
- VI　音韻的能力に関与する神経過程、身体器官 …………79
- VII　音韻的障害を示す臨床型 …………80

9．語彙・意味の障害 ――（田中春美）82
- I　話し言葉の理解 …………82
- II　意味システムの障害 …………83
- III　話し言葉の表出 …………87

10．失文法における統語と形態の障害メカニズム ――（渡辺眞澄、筧　一彦、伊藤友彦、辰巳　格）90
- I　失文法における統語の障害 …………90
- II　失文法における形態素の障害 …………96

i

11. 象徴機能の障害 ────（藤野　博）103			III 失構音/発語失行/アナルトリーの純粋例	
I 失語症と非言語的象徴行動障害の諸相			────────────111	
104			IV 評価・鑑別診断 ──────112	
II まとめと臨床への示唆 ……………107			13. 小児失語症 ──────（宇野　彰）114	
12. 失構音/発語失行/アナルトリー			I 伝統的臨床像 ────────114	
────────（吉野眞理子）109			II 近年の捉え方 ───────114	
I 失構音/発語失行/アナルトリーとは …109			III 検査法 ──────────117	
II 失構音/発語失行/アナルトリーの解剖学			IV 訓練法 ──────────117	
的基盤 ──────────110			V 改善 ───────────119	

2 読字の障害　失読症 ──────────────────────（松田　実）121

　I 神経学的アプローチによる失読 ………………121
　II 認知神経心理学的アプローチによる失読の研究 …………125
　III 失読の評価法 ────────────129

3 書字の障害　失書症 ──────────────────────（佐藤睦子）132

　I 純粋失書 ────────────132
　II 構成失書 ────────────133
　III 失行性失書 ──────────135
　IV 空間性失書 ──────────135
　V 書字過多症 ──────────136
　VI 半球間離断症候群としての失書 ───138
　VII 漢字と仮名の失書 ──────139
　VIII 音韻性失書と語彙性失書 ────139
　IX 特殊な症状 ──────────140

4 コミュニケーション機能の評価と対応 ────────────────142

1. コミュニケーション機能の評価	IX 失語症者の語用論的能力 ………145
（種村　純）142	2. 拡大・代替コミュニケーションの適用
I コミュニケーションの充足度の評価 …142	──────（本多留美、吉畑博代）146
II コミュニケーション代償行動の評価 …143	I 失語症者に対するAACの考え方の変遷
III 機能的コミュニケーション・プロフィール	────────────146
────────────143	II AACの適応 ──────────146
IV 実用コミュニケーション能力検査 ……144	III AAC導入のための評価 ───146
V 語用論的行動リスト ───────144	IV AACの手段 ──────────147
VI 自然観察 ──────────144	V まとめ ──────────152
VII ロール・プレイングによる評価 ……144	
VIII 質問票 ──────────145	

5 言語機能のリハビリテーション ──────────────────154

1. 失語症の長期経過 ──（佐野洋子）154	II 失語症の機能回復のメカニズムについて
I 失語症状の長期経過に関与する諸要因	────────────162
────────────154	III 結語 ──────────162

ii

2．失語症・高次脳機能障害者の医療管理
―――――――――（竹中　晋、椿原彰夫）164
- I　医療管理における特殊性 …………164
- II　脳梗塞の急性期治療 ………………164
- III　脳出血の急性期治療 ………………167
- IV　外傷性脳損傷の急性期治療 ………167
- V　急性期医療管理と急性期リハビリテーション ………………………………168
- VI　回復期から慢性期の医療管理 ………168
- VII　回復期・慢性期リハビリテーションとリスク管理 ………………………171

3．失語症の検査・神経心理学的検査
―――――――――――――（金子真人）173
- I　総合的な失語症の検査法 …………173
- II　スクリーニング検査 ………………175
- III　失語症の情報処理過程からみた検査法 ……………………………………176
- IV　高次脳機能障害のための神経心理学的評価 …………………………183

4．失語症治療の考え方 ―――（種村　純）187
- I　歴史 …………………………………187
- II　失語症の言語療法に関する現代の理論 ………………………………188

5．語彙の訓練 ―――――――（種村　純）194
- I　言語モダリティ別成績に基づく訓練法の組み立て方 ……………………194
- II　言語モダリティ別成績による改善のタイプ ………………………………195
- III　言語理解の促進法 …………………196

- IV　発話の促進法 ………………………196
- V　書字の促進法 ………………………198
- VI　モダリティ別言語訓練課題 ………198

6．文理解・文表出の訓練 ―――（石坂郁代）203
- I　文の理解と表出についての概説 ……203
- II　文理解の訓練 ………………………204
- III　文表出の訓練 ………………………208
- IV　まとめ ………………………………210

7．失読の治療 ――――――――（新貝尚子）211
- I　欧米における失読の治療研究 ………211
- II　日本における失読の治療研究 ………213

8．重度失語の言語療法―「自発的言語活動」に注目する― ―――――――（中西之信）218
- I　「自発的言語活動」に注目する方法 …218
- II　症例 …………………………………219

9．社会復帰 ――――――――（立石雅子）225
- I　職業復帰率 …………………………225
- II　失語症者の生活状況 ………………225
- III　社会適応に影響を及ぼす要因の検討 …227
- IV　社会復帰を念頭においたリハビリテーション ………………………………229

10．高次脳機能障害者の職業リハビリテーションと社会的対策 ――――（田谷勝夫）231
- I　職業リハビリテーション …………231
- II　社会的対策（障害者雇用施策）………231
- III　高次脳機能障害者対策 ……………234

6　計算の障害―失算 acalculia ――――――――――――――――――――（古本英晴）238
- I　Arithmetic facts ……………………238
- II　Triple-code model …………………238
- III　Mental number line ………………240
- IV　数処理障害の評価の実際 …………241
- V　失計算と左右半球損傷 ……………243

7　視覚認知の障害 ――――――――――――――――――――――――――――247

1．視覚認知の障害と物体・画像認知
―――――――――――――（村松太郎）247
- I　症候 …………………………………247
- II　評価法 ………………………………249
- III　視覚認知の障害をめぐる臨床的問題 …251

2．色彩認知と相貌認知 ―――（小山善子）254
- I　色彩認知 ……………………………254
- II　相貌認知 ……………………………256

8 空間認知の障害 ─────────────────（宮森孝史）261
- I 総論：空間認知とその障害 ……………………261
- II 各論：視空間認知障害 …………………………263
- III 空間認知障害の評価 ……………………………267
- IV 空間認知障害のリハビリテーション …………269
- V 今後の課題 ………………………………………270

9 聴覚認知 ─────────────────────（能登谷晶子）272
- I 症候 ………………………………………………272
- II 評価法 ……………………………………………273
- III リハビリテーション ……………………………277

10 触覚認知 ──────────────────────（中村 淳）279
- I 触覚失認 …………………………………………279
- II 触覚失語 …………………………………………283
- III 触知失行 …………………………………………284

11 身体意識の障害 ───────────────（鎌倉矩子）286
- I 両側性身体意識障害の臨床像 …………………286
- II 半側性身体失認の臨床像 ………………………290
- III 身体意識とは何か ………………………………290
- IV リハビリテーション ……────────────291

12 病態認知 ─────────────────────（水野雅文）294
- I アントン症状群 …………………………………294
- II ウェルニッケ失語 ………………………………294
- III 左片麻痺の否認 …………………………………295
- IV 右半球損傷に共通した特徴 ……………………295
- V 疾病失認の発現機序 ……………………………296

13 行為の障害 ────────────────────────── 298

1．失行症 ──────（種村留美、種村 純）298
- I 失行症とは ………………………………………298
- II 評価法 ……………………………………………301
- III 失行症例への治療介入 …………………………303

2．構成障害 ──────────（坂爪一幸）306
- I 構成障害の歴史と定義 …………………………306
- II 構成能力と関連能力 ……………………………306
- III 構成障害の評価課題 ……………………………307
- IV 構成障害における誤り …………………………308
- V 構成障害の病巣部位と発現機序 ………………309
- VI 構成障害と知能障害 ……………………………311
- VII 構成障害への治療介入 …………………………312

3．前頭葉性動作障害 ───────（林 克樹）315
- I 前頭葉損傷後に現れる動作障害の特徴 ………315
- II 動作障害にかかわる脳の領域 …………………317
- III 動作障害の評価 …………………………………317
- IV リハビリテーション ……………………………320
- V 把握反射・反応のアプローチ …………………322
- VI 患者や家族への指導 ……………………………323

14 音楽の障害 ──────────────────── (進藤美津子) 324

- I 失音楽症とは ……………………………324
- II 失音楽症の歴史 …………………………324
- III 音楽と脳 …………………………………325
- IV 音楽能力の評価 …………………………328

15 脳梁 ──────────────────────── (吉野文浩) 334

- I 脳梁とは …………………………………334
- II 脳梁の損傷 ………………………………334
- III 脳梁の欠損 ………………………………335
- IV 脳梁離断による障害 ……………………336

16 学習・記憶の障害 ─────────────────── 341

1. 学習のメカニズム ──── (梅田 聡) 341
- I 言語の学習 ………………………………341
- II 概念の学習 ………………………………342
- III 運動の学習 ………………………………343
- IV 学習における意識の役割 ………………344
- V 学習を阻害する要因 ……………………345

2. 記憶のシステム ──── (山下 光) 347
- I 作動記憶(あるいは短期記憶) …………347
- II エピソード記憶 …………………………349
- III 意味記憶 …………………………………350
- IV 手続き記憶 ………………………………350
- V 知覚プライミング ………………………351
- VI 陳述記憶と非陳述記憶 …………………351
- VII 顕在記憶と潜在記憶 ……………………351
- VIII システム間の関係について ……………352

3. LTMの障害・健忘症候群(症候と評価法)
──────────────── (吉益晴夫) 355
- I 近時記憶の障害 …………………………355
- II 遠隔記憶の障害 …………………………357
- III その他の症候 ……………………………361
- IV 精神疾患に関連した記憶障害 …………362

4. 知識・領域特異性・意味記憶障害
──────────────── (平林 一) 364
- I 症例 ………………………………………364
- II 意味記憶障害の実験的検討 ……………366
- III 意味記憶障害の検査法 …………………369
- IV カテゴリー特異性(領域特異性) ………369
- V 言語と意味記憶の障害 …………………370
- VI 意味記憶障害の神経基盤 ………………371

5. 作動記憶/STMの障害 ──── (水田秀子) 372
- I 作動記憶と短期記憶 ……………………372
- II 検査法 ……………………………………373
- III 症例 ………………………………………374
- IV 症候 ………………………………………376

6. 手続き記憶障害 ──── (丸山哲弘) 378
- I 手続き記憶とは何か ……………………378
- II 手続き記憶の評価法 ……………………379
- III 手続き記憶を呈する病態 ………………381
- IV 手続き記憶の神経基盤 …………………383

17 遂行機能 ─────────────────────── (三村 將) 387

- I 前頭葉機能と遂行機能 …………………387
- II 遂行機能障害の症候 ……………………389
- III 遂行機能の評価法 ………………………389

18 認知症 —— 396

1. Slowly progressive disorders
———————————（中村　光）396
- I　認知症と認知機能 …………………396
- II　緩徐進行性失語 ……………………397
- III　緩徐進行性の失行 …………………402
- IV　緩徐進行性の失認 …………………403

2. アルコール認知症
———————（森山　泰、加藤元一郎、鹿島晴雄）405

19 注意の障害 ————————————————（浜田博文）412
- I　注意の概念 ……………………………412
- II　注意障害に関連する臨床症状 ………412
- III　注意の特性 …………………………412
- IV　注意障害の検査 ……………………414
- V　Pacing 障害 …………………………417
- VI　注意障害に対する認知リハビリテーション ……417

20 意識の障害 ————————————————（穴水幸子）421
- I　意識障害の定量的評価 ………………421
- II　脳波所見・神経所見の重要性 ………422
- III　意識障害の障害像―発症メカニズム …422
- IV　高次脳機能における意識の概念 ……423
- V　意識と注意のネットワーク：線条体・視床の役割 …426
- VI　意識障害のリハビリテーション ……426

21 感情・人格の障害 ——————————————（坂村　雄）428
- I　脳血管障害と感情障害 ………………428
- II　前頭葉障害による、感情、人格の変化とその評価方法 ……430

22 認知リハビリテーション ——————————— 436

1. 認知訓練―特に記憶障害と遂行機能障害のリハビリテーションについて
———————————（加藤元一郎）436
- I　認知リハビリテーション ……………436
- II　神経系の回復メカニズムについて ……436
- III　記憶障害のリハビリテーション ……439
- IV　遂行機能のリハビリテーション ……442

2. 高次脳機能障害の生活指導 -（前島伸一郎）446
- I　どのような高次脳機能障害が日常生活上問題となるのか？ ……446
- II　リハビリテーション医学的アプローチ（入院中にすべきこと）……446
- III　退院後外来で行うこと ………………447
- IV　職場復帰へのアプローチ ……………447
- V　社会資源の活用 ………………………447

1 言語とコミュニケーションの障害　失語症

1 歴史的発展・方法論

▶はじめに◀　神経心理学がどのような歴史的展開をしてきたか、さらにその歴史的展開が現在の神経心理学的研究方法といかにつながるかについて述べることは、研究者が神経心理学的症状をどのように捉えてきたかの視点、すなわち、説明理論的仮定が時間の流れの中でどのように変化してきたかについて言及することにほかならない。そして、理論的仮定は人間が「わからないからこそ知りたい」と思っている対象を理解したり、説明したりする場合に仮に「正しいであろう」と定め、その仮に定めた内容(仮定)の組み合わせにより対象を再構成するときに用いる思考上の道具である(福澤, 2000)[9]。さらに、その道具がどんなものであれ道具の内容はその仮定を考えついた人が生きた時代背景、その時代の社会通念、世界観、それまでに蓄積された経験的事実などから自由ではない。故に、知りたいことの対象が同じでも「知るために用いる道具」は時代とともに変化するといえよう。本稿では、観察する神経心理学的症状に普遍的一義的意味が内包していて、それを研究者がいかに抽出してきたかの歴史ということよりは、むしろ、「同一対象を説明しようとする人間の認知プロセス側にどのような変化が生じてきたかの変移」を述べてみることにする。

❘ 研究の歴史的発展の初期

1．神経心理学の歴史的源

古代エジプト人は心臓と横隔膜が心的活動の源であると信じていたという。この心的活動には言語も含まれており、失語症も含めて心的活動の記載は紀元前 3500 年前まで遡る(Finger, 1994)[8]。時を経て、古代ギリシャの時代になり、心を脳という観点から捉えた記述や議論が始まった。紀元前 5 世紀のギリシャのクロトンの Alcmaeon が最初の神経心理学者と考えられている。臨床的、病理的研究結果に基づき、彼は脳が感覚と思考の座であることを提案している。紀元前 4 世紀のプラトンも脳が心的プロセスの座であるとしていた。心を理解することは脳という神経生物学的対象を知ることであるとする仮定はこの頃に既に生まれていたのである。

2．局在論 vs 全体論

現在の神経心理学のより直接的な源は 19 世紀にみられる局在論、全体論の考え方であろう。両者の考え方を概観する前に、局在論と全体論が依拠する理論的な仮定について言及しておく。

まず、局在論の立場にたつ場合には以下のような仮定が必要となると思われる。

①脳が局部的に損傷されるとその局部が担当していた機能が低下ないし障害される。

②脳損傷はある"特定プロセスに障害を及ぼした"と推論できるように、あるプロセスに特定的に生じる。

③障害された機能(負)とそれを引き起こした損傷部位(負)の関係から本来の機能(正)の関係が推論可能である。

④複雑な認知プロセスはより単純なプロセスに分解可能である。

1

⑤脳機能はモジュール単位で構成されている。
⑥局所的損傷が特定機能を障害する神経学的基礎はモジュール性以外にない。
⑦脳とは何かを理解するにはこれらの仮定の組み合わせが必要である。

次に全体論であるが、おおよそ次のような仮定が必要であろう。

脳は全体、または比較的広範な領域が1つの機能を実現しており、心理的機能が脳内の局所によっておのおの担当されているわけではない。

上記のような仮定を念頭に両者の立場を概観してみる。19世紀に入り、明確な局在論の立場を表明したのは Franz Joseph Gall(1758-1828)であった。すなわち、ある特定の機能は脳内のある特定の場所にあるとする仮定がここでは用いられていた。彼は錐体路の交差、白質と灰白質の区別、前頭葉損傷による失語症に関する初期の記載などを含む機能神経解剖学への貢献をしたことでも知られている(Ackerknecht, 1958;Brown, Chobor, 1992)[1][3]。

彼を最も有名にしたのは骨相学として知られる皮質の一般局在論の提唱であった。ここでは脳の機能局在はその付近の頭蓋の形に影響することを仮定していたことになる。彼は人間の基本機能を約30に分割し、各機能を特定の脳部位と対応させたのである(Pogliano, 1991)[17]。Gall の同級生に言語記憶が優れていた学生がいたが、その学生の目が飛び出ていたという観察から、Gall はその学生の言語記憶が優れていたのは「目の裏側に相当する脳部位が発達したためである」とし、その部位は言語機能、特に言語記憶の座がある場所であると考えたのである。

Marie-Jean-Pierre Flourens は Gall に対する反対論を唱えたことで有名な人物である。Flourens は Gall の理論を反証するという科学的配慮もさることながら、Gall の「心と脳」との間の直接的等価的関係が自分の信仰と相容れないことも反証の動機になっていた。Gall の理論は脳と心を明確な部分に分けてしまうが、それは魂の存在を否定するものであり、Flourens には受け入れられなかったのである。なぜなら彼にとって魂は1つのものであり、分割不可能なものであったからである(Young, 1990)[20]。事実、Gall の局在論に対抗するため、Flourens はさまざまな動物を対象に多くの損傷実験を行い、皮質の機能全体性を示したのである。ここでは脳は全体として1つの機能をもつのであり、その機能は部分部分に分解することのできないものであるとする仮定が利いているという考えである。

Jean-Baptiste Bouillaud(1796-1881)は1825年に前頭葉損傷後に生じた語唖の多数の臨床例を報告したが、ほとんど無視された状態であったという。その後、1860年代までにヨーロッパ、アメリカにおいて前頭葉の損傷と発話の喪失を伴う症例について多くの報告がなされ、次第に脳の機能局在、特に言語機能に関する関心が高まっていった。

中でも Marc Dax は左半球損傷、右片麻痺、失語症との間に関連があることを20年間にわたる検査に基づいて記載している。この報告は1836年に手書きされ、研究者仲間に配布された可能性はあるが、出版には至らなかった(Joynt, Benton, 1964)[12]。

1861年、パリで開催された人類学会において、Piere Gratiolet(全体論者)と Ernest Auburtin(Bouillaud の義理の息子であり、局在論者)との間で一連の論争がなされた(Stookey, 1963)[18]。Auburtin は、自殺未遂に終わった症例で、料理道具用の刃物が前頭葉に突き刺さり、発話を失ったが、意識が清明であった症例を提示し、脳機能の局在を訴えた(Stookey, 1963)[18]。前頭葉損傷があっても意識が保たれていることをもって、脳は全体として1つの機能をもつものでないとする仮定が背景となる主張である。

Franz Joseph Gall
(1758-1828)

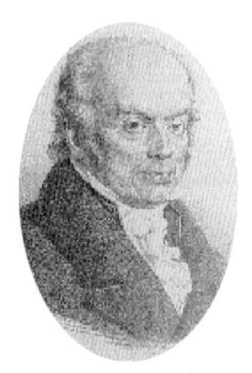

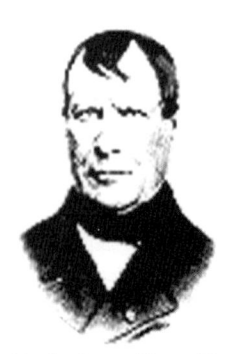

Marie-Jean-Pierre Flourens
(1794-1867)

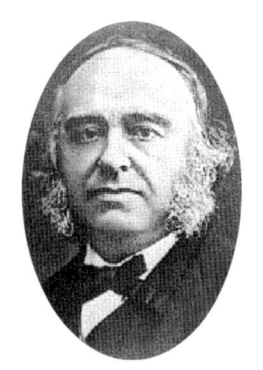

1861年の論争を傍らから聴いていたのがPaul Brocaであった。そして彼が診ていたある症例がこの論争における重要な役割を果たす結果となる。Brocaの症例、Leborgneは過去20年にわたり、てんかん、右片麻痺、語唖を呈していたという。Leborgneは31年間にわたり施設に収容されており、その間、Tanという名で知られていた。というのも、Leborgneが発した唯一の音がTanであったのである(Finger, 1994)[8]。BrocaはAuburtinにLeborgneの診断を依頼したところ、LeborgneはAuburtinのいうところの局在を示す症例であるとの結果を得たのである。その診断の6日後にLeborgneは死亡し、その翌日(1861年4月18日) BrocaはLeborgneの脳を学会で提示しているが、この時点でBrocaは決定的な発言はしていない(Stookey, 1963)[18]。

その4カ月後、パリの解剖学会においてBrocaはLeborgneの脳の第二、第三前頭回後方に卵くらいの大きさの病変があり、corpus striatumにまで及んでいることを報告している(Broca, 1861)[2]。Brocaはこの知見はBouillaudのいう発話機能の座を支持する証拠であるとし、さらに後には発話機能は第三前頭回に局在する可能性を示唆した。同年の後半において、Brocaはさらなる1例で第二、第三前頭回に病変が限局する例を報告している。

1860年代半ばにおいて、局在に関するトピックは大脳半球の機能非対称性に集中していた。これまでの症例は発話機能が左半球に局在することを示唆するものであった。1863年までにBrocaによって報告された症例はすべて左半球に病変があったが、Brocaは発話機能と左半球の関係については言及を避けていた(Joynt, Benton, 1964)[12]。同年、Brocaの論文が発表される少し前に、Gustave Dax(Marc Daxの息子)がパリの医学アカデミーに父親の原稿(オリジナルは1836年に書かれている)を送った。この原稿はGustave Daxが以前に発話機能と左半球に関して記したものであった。この原稿は1864年12月のアカデミーにおいて読みあげられ、65年に出版されている(Dax, 1865)[4]。Brocaは第二、第三前頭回の役割について明言してはいたものの、Daxの論文がアカデミーで読みあげられる以前に発話機能と左半球との関連について明確な立場を示していなかったのである。Daxの論文公開とBrocaの発見はほぼ同時に起きていたといえよう。

3．行動神経学と神経心理学の出現

1860年代にパリで繰り広げられた論争は脳機能に関する考え方を方向づけた出来事であったといえよう。この発話機能の局在をめぐる論争によって発展した方法論なり諸概念は失語症をはじめとするさまざまな高次機能へと応用されるようになる。

1870年代にはドイツのEdward Hitzig、Gustav Fritschが犬の皮質を刺激し、運動機能が前頭葉に局在することを確立している。同じ頃、ドイツの神経学者Carl Wernicke(1874)[19]は発話以外の言語機能について研究を開始していた。

Wernickeは前頭葉の損傷により引き起こされる非流暢な失語症とは異なるタイプの失語症を記載し、これを感覚性失語症と名づけた。この失語症は第一側頭回後方の病変で生じ、聴覚的理解の障害、自発話における語選択の障害、呼称障害、書字障害をきたすとしている。WernickeはBroca領域を発話に関する運動の内部表現の座であり、第一側頭回後部は音のイメージの座であるとの理由づけをしている。さらに、両言語領域がともに損傷を受けると全失語が、両言語領域の伝達路が損傷されると伝導失語が生じることを理論的に導出している。Wernickeは中枢における異なる損傷の組み合わせ、または中枢間の連絡の損傷によりさまざまな失語症症候群を説明できるモデルを提出したのである。脳の言語機能に関する説明理論モデルからまだ見ぬ失語

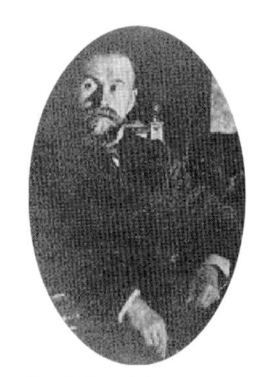

症症状を演繹できると仮定したことになる。後にこの考え方は連合主義とかコネクショニズム*とか呼ばれるようになる。

　コネクショニズムのパラダイムは失語症以外の神経心理学的症状の説明にも使われるようになった。この考え方は比較的少数の中枢を仮定し、その中枢間の連絡が保たれている場合を正常とし、その連絡がどこかで離断した場合がある特定の失語症状と対応するとする仮定に基づく考えである。Lichtheim はこのパラダイムに純粋語聾を含め、さらに伝導失語には復唱の障害が生じることを予測した。Liepmann(1900) は失行症を、Déjerine(1892) は純粋失読をそれぞれコネクショニズムによって説明している。Gall の骨相学的機能分類に比べて比較的少数の中枢を想定し、その組み合わせで幅の広い高次神経機能およびその障害を説明できる考え方はそれなりに魅力的であり、20世紀まで生き延びた仮定である。現代の神経心理学者で最も影響力のあった Geschwind(1965) もコネクショニズムを踏襲した1人である。今日に至りこの考え方は主流ではなくなってきてはいるものの、コネクショニズムの信奉者はまだ多い。

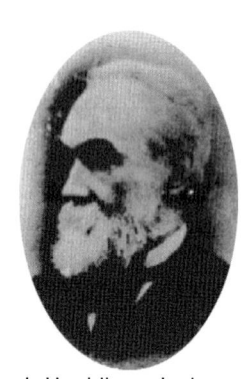

　コネクショニズムに対抗する考え方をする研究者もいた。イギリスの神経学者である John Hughlings Jackson はその1人である。彼の想定した仮定は次のようであった。すなわち、神経学的システムは伝導路によって結合した一連の中枢からなるのではなく、階層的に組織化された高度に相互作用する全体として捉えたのである。脳機能の階層性がその主たる仮定であった。

　発話に関する全体論的主張をした人物に Pierre Marie がいた。彼は発話に関する局在を強く否定し、「言語機能に関して第三前頭回はなんら特別の役割を果たしていない」と題する論文を著している。Marie は失語症には基本型が1つあるのみであり、それは後方型失語であり、それだけに言語に限った問題ではなく、一般的な知力の喪失の1つであると仮定したのである。そして前方型失語症の発話障害は本質的には運動の問題にすぎないとしたのである。

　このような全体論の流れは20世紀の初頭まで続くことになる。Jackson、Marie の後には、イギリスの Henry Head、ドイツの Kurt Goldstein、アメリカの Karl Lashley が続いたのである。このことは第一次世界大戦におけるドイツのゲシュタルト心理学の影響が大きいとの解釈もある。

　全体論者が脳の一体性を論じる一方で、細胞の形態、密度などは脳内で違いがあることを指摘する研究者がいた。細胞構築学的脳地図が最初に出現したのはこの頃である。Oskar and Cecile Vogt、Alfred W. Campbell に続き、Korbinian Brodmann が脳地図を提案した。細胞構築学的知見は脳の機能を細胞の形態との関係で考察したり、神経細胞の完成時期と脳機能の関係などを考察する場合に重要な役割を果たしてきた。細胞構築学的仮定として細胞レベルの知見が脳を理解するうえで重要であると考えられていた。

　19世紀の後半には記憶と視覚に関する近代的研究が始まる。Theodule Ribot は記憶障害における順向性、逆向性健忘を区別することを提案しており、最も最近に学習された記憶が脳損傷において最も障害を受けやすいという Ribot's Law(リボットの法則)を提唱した。彼は健忘症患者における学習能力の残存を指摘しており、これは比較的最近研究され始めた宣言的、非宣言的記憶という考え方に通ずるものである。また、Wernicke、Korsakoff 症候群として知られる記載も記憶研究への貢献である。

　1881年には Hermann Munk が、視覚野を切除された犬が視覚的環境内では動き回れるにもかかわらず、対象の認知ができなくなることを報告した。それに続いて、Lissauer は人間における視覚

J. Hughlings Jackson
(1835-1911)

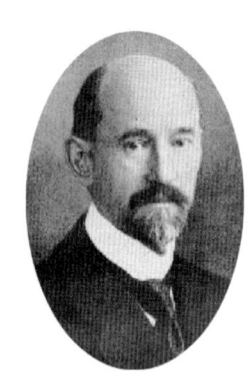

Korbinian Brodmann
(1868-1918)

*コネクショニズムという語は本章の後半で言及する connectionism とは異なるものである。

障害の最初の記載をしており、統覚型と連合型の視覚障害を区別した。後にこの障害はFreudにより失認症と命名されることになる。それに続く数十年の間に、視空間認知機能における右半球機能に注目が向けられ始めるのである。これは神経心理学的関心が左半球と言語に向けられていたためと考えられる。1900年代の初期にはHugo Liepmannが失行症の研究を始めている。

研究の歴史的発展の流れに現代の方法論を位置づける

現代の方法という場合、どの範囲を現代と呼ぶかはアプリオリに決定していない。ここではより実証主義的アプローチが顕在化してくる時代をおおまかに現代の方法論としておく。

1. 実験神経心理学

1950年代までの神経心理学研究はその中心が症例報告的研究であった。これらの報告では患者の行動の厳密な観察は行われていなかった。観察者の視点（理論的仮定）が明確にされないまま観察結果だけが報告されてきたのである。患者の行動観察は自然な状態と考えられる環境で行われ、計画性のあるまたは定量的アプローチはとられていなかった。1960年、70年代に入り、脳と行動の関係をみる方法に変化が現れた。神経学者や神経心理学者が実験心理学の手法に則った研究方法を採用し始めたのである。実験心理学が想定している仮定は計画性のあるまたは定量的アプローチをとることにより、より実証性の高い証拠が得られるとするものである。さらに、独立変数（実験者が制御できる刺激変数）、従属変数（被験者から取る反応指標）は実験を開始する以前に決定しておく必要がある点、理論的仮定が実験以前に意識されていることを意味する。

実験心理学における実験計画では通常、健常な被験者を実験群と統制群に分け、それぞれに異なる視覚、聴覚刺激などを提示したり、または、異なる訓練を施したりした後に、両者の成績差を統計的に比較する。そして、統計的結果に基づいて実験群に使用された刺激や訓練の効果について理論的な検討をする。この場合、実験を実施する以前に独立変数、従属変数については決定されているのが普通である。換言するなら、研究者が知りたいと考えていることに関係があると研究者が理論的に仮定した背景がこれらの変数を決定しているのである。

神経心理学的研究では自然に発生した脳損傷自体が独立変数の重要な一部になっている。損傷部位の異なる患者グループが標準化された検査を受け、それにより定量的に把握できる変数を得、その結果、異なる損傷部位をもつ患者群間で、または健常者の成績との比較が統計的に行われる。統計的な成績差をもたらしたのは損傷の有無（独立変数）であり、患者の成績低下は機能低下の反映である。その機能低下をもたらした部位がその「損傷部位」ということであると解釈するわけである。

従来なされてきた症例報告では、症状の記述などがおおまかであっても、患者の行動を健常者のそれと比較すればその差は統計検定などかける必要のないほど歴然としたものであった。しかし、患者グループ間にみられる行動上の微妙な差（または健常者との差）を検出するには実験計画、統計処理を基礎とする実験心理学的手法を用いることが必要となったのである。統計処理の結果に基づいて初めて「差」について言及する方法はそれまでの神経心理学的報告にはなかったことであり、このことが何をもってして行動上の、または臨床症状上の「差」であるかを考える機会が臨床家にもたらされたわけである。

これらの実験神経心理学的研究の初期は脳機能の局在に関するものであった。これに続いてこの時期になされた研究は言語、記憶、知覚、注意、感情、行為等々、非常に多岐にわたっている。Montreal Neurological Instituteのグループが記憶障害症例のH. M.の研究に取りかかるのもこの頃である。William Scovilleは両側側頭葉が切除されたてんかん患者が永続的で重度な記憶障害を呈することを発見した。Brenda Milnerの研究グループはこの患者を研究した結果、記憶中枢の機能局在についての提唱をした。また、Roger Sperryの研究グループは離断脳患者の研究により半球機能の局在についての幅広い研究課題を投げかけた。ここから左右半球の機能側性化に関する多くの研究が開始されたのである。

1960年、70年代の実験神経心理学では行動の機

能的構成についても研究を始めた。認知能力の統合と乖離のパターンを検討することにより、どの認知能力とどの認知能力が共通する機能システムに依拠するもので、どの能力がそれらとは異なる機能システムに依拠する能力であるのかを区別しようと試みた。失語症と失行症がよく合併する事例から失語症は言語に特定的ではなく、ある事柄を象徴し、表現する能力の障害の現れであるとする考え方がこれに当たる。70年代後期には多くの知覚、認知および運動能力はそれぞれ脳内の特定領域と関連づけられるようになり、これらの能力に関する機能局在が明らかになった。

2. 実験神経心理学と認知心理学の出会い：認知神経心理学の誕生

1970年代の心理学の主流は認知心理学であった。その主たる仮定はすべての認知は情報処理過程としてみることが可能であるというものである。情報処理への「損傷」は健常な情報処理の研究にとって重要であるにもかかわらず、当時の認知心理学は現在の神経心理学とはかかわりがなかったのである。当時の認知心理学者は神経心理学に関する知識がなかったといえよう。

実験神経心理学への注目度が低かったのと、実験神経心理学が認知心理学との出会いに時間を要したのには理由がある。第一の理由は認知心理学者が当時のデジタル・コンピューターを基礎として情報処理に関する考え方が極めて狭かったことにある。同じコンピューターでも異なるプログラムが作動するし、同じプログラムが異なるコンピューターで作動することから、両者が独立であると考えたのである。このことにより、心を研究するのに脳を重視する必要はないと類推されたのである(Farah, 1990)[6]。

第二の理由として考えられるのは認知心理学における一般認知理論が比較的最近まで現れなかったことである。例えば視知覚の情報処理に関しても情報処理の一部に特化したモデルは多数出されていたが、「見ることとは何か」を説明できるようなより広範な説明力をもつ理論、いわゆる一般認知理論が実を結ぶのは1980年代に入ってからである(Marr, 1982)[14]。実験神経心理学と認知心理学との出会いは、認知神経心理学という新しい考え方をつくるきっかけとなったのである(Farah, 1990)[6]。

認知神経心理学の考え方は次のようである。すなわち、一般認知理論を背景に、換言するなら、健常な状態における認知処理プロセスに関する理論を基礎に、そこから理論的に演繹可能な事実と臨床的に観察される神経心理学的症状の対応を考察することにより、臨床的事実を理論的に説明しようとする考え方である。健常な情報処理モデルに理論的障害を与え、機能低下した状態を理論的に想定し、その想定した状態と現実に観察しうる臨床的症状を対応づけようとするのが認知神経心理学の方法といえよう。その背景には、病理現象の蓄積からだけでは健常なモデルを構築することは不可能であり、まずは一般認知理論による健常者の説明が必要であるとする考え方がある(福澤, 2000)[9]。実際の認知神経心理学的説明理論モデルをみてみると、臨床場面からの知見が理論構築に一部取り入れられており、一般認知理論と融合した形で理論ができている(Farah, 1990)[6]。

認知心理学的手法で神経心理学に最も寄与した考え方はタスクアナリシス(課題構成内容分析)と呼ばれるものである。タスクアナリシスの実際を神経心理学的検査を例に述べてみる。神経心理学的検査に使用されている「一見」単純な検査も、認知心理学的知見をもとにその検査を遂行するために必要なステップを詳細にみる(すなわち、タスクアナリシスする)と、そこには極めて複雑な情報処理プロセスが関与していることがわかる。一例を「模写」という検査で述べてみる。

ある患者が連合型視覚失認を呈するかどうかを判定する際に、その患者に視知覚的障害がないかどうかを検査することが重要であるとされている。その際、患者に模写をさせる。模写ができれば視知覚に関する要素的障害はないと結論づけるためである。この模写は一見単純な行為にみえるが、少なくとも次のステップが必要であると考えられる(福澤, 2001)[10]。①模写する対象の全体像の視覚的、意味的把握。②対象を描き写すときに用いる1つの線分、または一続きの線分を選択し、それが作業記憶内に保持される。③描き写し始める始点が決定される。④紙面上に描く線分の終点を決定する。⑤視点から終点への軌道が視覚の座標系で計算される。⑥計算された軌道に従って手

を動かす。⑦描かれた線分が対象と一致しているかを確認する。⑧描かれた線分の終点から、次に描き写し始める線分の始点へ手を移動する。⑨どこまで描き移されたかが確認される。⑩②〜⑥が模写の完成まで繰り返される。なお、⑤で対象と不一致がある場合には③へ戻る。⑪模写する時点では①でできた内的イメージ誘導の手の動きとなる。⑫対象(見本)刺激からは自由で、スムーズな手の運動が可能である。

　患者に模写という課題を行い、「模写ができる、できない」という結論を下すのはいとも単純である。しかし、ある患者が「模写ができない」と評価されるとき、このタスクアナリシスで得られたステップのどこかに問題があるということになる。タスクアナリシスで得られた一つひとつの仮定を具体的な検査につくりあげ、丁寧に検査結果を検討することが認知神経心理学の基礎となっている。

3．計算論的アプローチ

　失語症に広く観察される症状の1つに線画などの呼称障害がある。従来の機能モデル(箱と矢印の組み合わせ表現)においてもこの呼称障害の障害メカニズムが説明され、多くのモデルが提案されてきた。しかし、機能モデルでは説明が不可能な臨床症状が観察されるなど、機能モデルの限界も指摘され始めた。その問題を従来の説明理論モデルでは使用していない仮定を用いて同じ対象を説明する試みが80年代の半ばから開始された。それが大規模並列計算モデル、並列分散処理(PDP)モデル、コネクショニズム、または制約条件充足モデルなどの名前で知られる計算論的アプローチである(McClelland, Rumelhart, 1986)[15]。このモデルの特徴の1つは神経細胞(モデルの中ではユニットと呼ばれる)の働き自体をモデルに取り込んでいることであり、比較的単純なモデルであっても複雑な認知処理メカニズムを説明対象とできる点である。

　従来の機能モデルで失語症の呼称障害を説明する場合、外界から視覚処理を経て脳内へ入力される線画刺激が同定される際に、その外界からの入力刺激と、その刺激を同定する際に必要とされる貯蔵されている記憶表象なるものを同時に仮定する必要があった。貯蔵されている記憶表象を仮定しておかないと、外部からの刺激が何であるか判明しないというわけである。このようなモデルでは、障害の原因が外界からの刺激の処理にあるのか、貯蔵自体に問題があるのか、または両者の照合プロセスに問題があるのかを実証的に検討するのが困難であった。

　一方、PDPモデルではこのような処理を説明するにあたり、外部刺激と貯蔵記憶表象を別々の表象として仮定する必要がない。PDPモデルにおいては、刺激表象は相互に結合し合った一群のニューロン様ユニット全体に及ぶ活性パターンから成り立っている。1つのユニットの活性化がそのユニットと結合している他のユニットの活性化をどの程度引き起こすかは、そのユニット相互の間の結合強度または結合の重みに依存している。このシステムにある刺激が入力されると複数のユニットが活性し、活性レベルの初期状態ができあがる。ユニットの活性レベルは変化を始めるが、その変化は隣接するどのユニットと、かつどの程度の強さで結合しているかによって決定される。言い換えるなら、ある当該のユニットの活性レベルはその周辺にある複数のユニットとの間に決定された複数の結合強度を同時に充足する形で活性レベルが決まるということである。さらに言い換えるなら、ユニットの活性レベルは周辺から受ける制約条件を最大限に満たすところで入力と最も一致する仮定を表現する安定した状態にネットワーク全体が「おさまる」ことになる。その時点で外界の対象が脳内に表象されたことと等価な状態が生じるというわけである。高次神経系に関して機能的モジュールを脳内に想定するのではなく、ニューロン様のユニットを複数用意し、そのユニット間の結合強度が脳の情報処理機構を単純な形で説明できるとするのがこのシステムの仮定といえるであろう(Farah, 1990)[6]。

　この計算論的機構の長所は複雑な複数の種類の制約条件が同時に作用するような問題を解くことができるということである。物品の呼称にはその初期段階で対象を視覚的に処理する必要があるが、物体を視覚的に認知するような場合を例にとってみると話は次のようになる。すなわち、物体はどの角度からその対象を見るのか、光の当たり方はどうか、遮光はどうかなどによってその網

膜像は常に変化する。網膜像が異なるにもかかわらず、対象が何であるかの同定が可能である。そこで、まず、物体認知の最終目的は物体の網膜イメージから真の対象を再構築することであると仮定してみる。そして、このシステムで、この問題を解くことは「一貫性のある複数の観察状況を想定し、その観察状況においては一貫して観察される物体の真の形態」と一貫するという制約条件を充足するイメージの解釈を探し出すことにほかならないのである。

　計算論的アプローチでは神経心理学的症状をどのように表現するのであろうか。PDPモデルでは神経心理学的症状を大規模並列対象認知システムに対する損傷の影響に対応するものと考えている。ユニットの活性レベルは周辺から受ける制約条件を最大限に満たすところで入力と最も一致する仮定を表現する安定した状態にネットワーク全体がおさまり、その時点で外界の対象が脳内に表象されたことと等価な状態が生じることは先にみたとおりである。このように、システム内にある対象が内部表現されたことを確認した後、PDP研究者はシステム内にできあがったネットワークのユニット間の結合を切断したり、ユニット間の結合強度を変化させてやることにより、システムに「損傷」を加える。その状態にしたシステムに外から刺激を入力し、その「損傷」したシステムの振る舞いの結果と、実際の臨床場面、実験場面で観察される経験的事実との対応を検討するのである(Patterson, et al, 1990；Farah, 1993)[7)16)]。このアプローチはさまざまな神経心理学的症状の理論的説明に有効であると思われる。

▶おわりに◀　神経心理学がどのような歴史的展開をしてきたかを知ることは研究者や臨床家が神経心理学的症状をどのように捉えてきたかの説明理論的仮定を振り返ることである、というスタンスから本章を構成した。このスタンスは理解したい対象症状が同一の神経心理学的症状であっても、それを観察する研究者、臨床家の理論的立場に依拠し、違ったものとして記述され、解釈されることの意味を重視するスタンスでもある。立場による症状解釈の相違は既に局在論、全体論という立場の違いにも明確に示されていた。このことはこれからの神経心理学においても観察されるであろう。そこで重要となるのは研究者、臨床家として自分はどの立場、視点から症状をみているのかを明確に自覚することであろう。

　19世紀以降の神経心理学の歴史を振り返ってみると、局在論、全体論、行動神経学、神経心理学、実験神経心理学、認知神経心理学、計算論的アプローチといった流れとして捉えることが可能である。この流れは同一症状の解釈の変化の歴史である。その歴史は、知りたいことの対象(症状)に近づき、それを詳細に観察し(**どうなっているか**の実態を探る)、一旦その対象(症状)から離れて理論構築をし(実態が**なぜそうなっているか**を探る)、そこから症状を再度見直すといったことの繰り返しが行われている。その繰り返しにより神経心理学的事象、症状の説明と理解が深まっているといえよう。これからの神経心理学にも臨床観察と理論構築の両輪が不可欠な所以である。

（福澤一吉）

参考文献

1) Ackerknecht EH：Contribution of Gall and the phrenologist to knowledge of brain function. The brain and its functions, Poynter FNL(ed), Blackwell, Oxford, 1958.
2) Broca P：Remarques sur le siège de la faculté du langage articulé ; Suivies d'une observation d'aphemie. Bull Soc Anat (Paris) 6：330-357, 1861.
3) Brown JW, Chobor KL：Phrenological studies of aphasia before Broca ; Broca's aphasia or Gall's aphasia? Brain and Language 43：475-486, 1992.
4) Dax G：Notes sur le mème sujet. Gaz hbd Méd Chir(Paris) 2：262, 1865.
5) Déjerine J：Contribution à l'étude anatomophathologique et clinique des différenctes variété de cécité verbale. CRH Séances Mem Soc Biol 44：61-90, 1892.
6) Farah MJ：Visual agnosia. The MIT Press, Cambridge, 1990.
7) Farah MJ, O'Reilly RC, Vecera SP：Dissociated overt and covert recognition as an emergent property of a lesioned neural network. Psychol Rev 100(4)：571-588, 1993.
8) Finger S：Origins of Neuroscience. A History of Explorations into Brain Function, Oxford University Press, New York, 1994.
9) 福澤一吉：神経心理学的症状を理論的に捉えるということ．認知リハビリテーション, p 37-44, 新興医学出版, 東京,

2000.
10) 福澤一吉：脳の認知機能の失認症；認知科学の新展開．岩波書店，東京，2001．
11) Geschwind N：Disconnexion syndromes in animals and man. Brain 88：237-294, 585-644, 1965.
12) Joynt RJ, Benton AL：The memoir of Marc Dax on aphasia. Neurology 14：851-854, 1964.
13) Liepmann H：Das Krankheitsbild der Apraxie("motorische Asymbolie") auf Grund eines Falles von einseitiger Apraxie. Monatschr Psychiatr Neurol 8：15-44, 102-132, 182-197, 1900.
14) Marr D：Vision. Freeman WH and Company, New York, 1982.
15) McClelland LJ, Rumelhart DE, Hinton GE：Parallel Distributed Processing；Explorations in the Microstructure of Cognition. The MIT Press, Cambridge, 1986.
16) Patterson KE, Seidenberg MS, McCelland JL：Connections and disconnections；Acquired dyslexia in a computational model of reading processes. Parallel distributed processing；Implications for psychology and neuro science, R.G.M. Morris(ed), p 131-181, Oxford University Press, New York, 1990.
17) Pogliano C：Between form and function；A new science of man. Corsi P(ed), The Enchanted Loom：Chapters in the History of Neurosciences, Oxford University Press, New York, 1991.
18) Stookey BL：Jean-Baptiste Bouillaud and Ernest Aubertin；Early studies on cerebral localization and the speech center. JAMA 184：1024-1029, 1963.
19) Wernicke C：Der aphasische Symptomemkomplex；Eine psychologische Studie auf anatomischer Basis. Cohn and Weigert, Breslau, 1874.
20) Young RM：Mind, Brain and Adaptation in the Nineteenth Century. Oxford University Press. New York, 1990.

2　認知神経心理学的アプローチ －話し言葉の障害

▶はじめに◀　失語症に関する本格的な研究は、2世紀前の19世紀、ブローカやウェルニッケなどにより始められた。それらの研究では、脳に損傷を受けた人の言語行動を観察し、損傷された部位が病前に営んでいたであろう、理解する、話す、読む、書く、などの言語機能や高次機能を推測することが試みられた。このアプローチは、現在では「神経心理学」と呼ばれ、最近、急速に発展してきたfMRI(functional MRI)やPET(positron emission tomography)などを用いて、ある課題を実行中の脳の活動を観測し、脳と機能の関係を探る機能的脳画像法の研究などとともに、脳の言語機能を調べる研究の一翼を担っている。

これに対して、脳自体ではなく、脳が生み出す言語などの高次機能に主眼をおいた研究分野も古くからあり、心理学、認知心理学、言語学、言語心理学などはその代表的なものである。わが国の神経心理学の研究者には、脳の損傷部位を過度に重視し、研究内容となんの関係がない場合でも、損傷部位には言及しなければならないと考える人が少なからず存在した。しかし、そうした研究者は、音韻、意味、統語、談話や、記憶といった、脳を直接の研究対象にしない言語学、心理学などの分野の研究から恩恵を受けてきたことを思い出すべきである。ハードウエアとしての脳を研究していなくても、脳が生み出す「機能」である言語、記憶などの研究は非常に重要なのである。

脳が損傷を受けた場合に、脳の高次機能に現れる影響を調べて、脳の機能単位を推定し、それらを組み合わせて脳の高次機能のモデルを構築する「認知神経心理学」も脳科学や認知科学の主要な研究分野となっている。この分野には、機能単位を組み合わせたモデルをコンピュータ上に作り、実際に人間の高次機能をシミュレートしたり、その一部を破壊して脳損傷者における高次機能障害が再現できるか否かを検討する計算論的アプローチ、とりわけ神経細胞もどきの情報処理ユニットを多数組み合わせたニューラル・ネットワークを用いるコネクショニスト・アプローチが現れ、活況を呈している。

認知神経心理学を含む近年の脳研究の特徴は、背景の異なる研究者が参入して、神経心理学や脳画像法を含む異なるアプローチからの研究が相互に影響を与え合っていることであろう。わが国においても、1998年から認知神経心理学研究会が開催されるようになり、いろいろな分野の若手の研究者を集め、活発な議論がなされている(http://cnps.umin.jp/参照)。

本稿では、話し言葉の障害である語聾、深層失語、音韻性短期記憶障害、表層失語に関して、それぞれがどのような障害メカニズムにより生じるのかを述べる。失語といえば、古典的分類によるブローカ失語、ウェルニッケ失語、伝導失語などを思い浮かべる人が多いと思う。しかし、この分類は、患者の大雑把な言語症状を表すには便利であるが、実際には、各タイプの失語群の言語症状は必ずしも一様ではない。認知神経心理学では、特定の症状に着目して、それを正確に把握し、どのようなメカニズムにより生み出されるかを研究する。症状の正確な把握は、同時に、リハビリテーションにとっても重要なはずである。

深層失語、表層失語などの名称は、単語の読みの障害である深層失読、表層失読の症状に平行する症状が「復唱」で出現することからつけられた。読みに関する研究については、既にいくつか書かれているので、そちらを参照して頂きたい(伏見ら, 2000；伊集院ら, 2001；伊集院ら, 2000；辰巳, 2002；辰巳, 2000 a；辰巳, 1999)[13)17)18)48)50)52)]。

語聾(word deafness)

語聾とは、言語音以外の聴覚的な知覚・認知、例えば、自動車や風の音などの環境音の認知などは正常にもかかわらず、音声言語の理解だけに選択的な障害が現れた状態とされる(但し、言語音は音響的に相互によく似ているのに対し、環境音は相

互に似ていないので、環境音の認知の方が一般に容易と思われる)。語聾に対応する読みの障害は、純粋失読と思われる。

　Franklin(1989)は、logogenモデル(Morton, 1979)[34]に基づき語聾を3タイプに分類している。語音聾(word sound deafness)は、純粋語聾にあたり(Auerbachら, 1982；Tanakaら, 1987；Takahashiら, 1992)[1][45][46]、環境音認知は可能だが、音声知覚に障害があるため、復唱が困難で、理解も困難である[図1参照。但し図のモデルはlogogenモデルではなく、Seidenberg & McClelland(1989)[44]のトライアングル・モデルを改変]。

　語形聾(word form deafness)は、音声知覚に障害がない(語形とは単語の音韻表象のことである)。したがって、聞いた音声をオウム返しに復唱することは可能であるが、音韻表象に障害があるため、音韻表象が活性化しにくい。その結果、聞いた音声が単語か非単語かを判断する語彙判断が困難となり、理解も影響を受けるという(Franklinら, 1994；Kohn & Friedman, 1986)[10][21]。

　語義聾(word meaning deafness)は、音韻表象までは無傷とされる。そのため復唱も語彙判断も可能だが、音韻表象から意味表象に至る経路が損傷されているので、理解が困難になる。また、高心像性の単語の意味表象は活性化しやすく、低心像性の単語の意味表象は活性化しにくいため、高心像語の理解が容易な心像性効果が出現するとされる(Franklinら, 1994；Franklinら, 1996)[10][11]。心像性とは単語の心理的イメージの想起しやすさの程度であり、一般に具象語(例. 大根)の方が抽象語(例. 金融)より心理的イメージを思い浮かべることが簡単である。

　いずれのタイプの語聾でも、文字単語の理解は可能であり、意味表象自体は無傷とされる。しかし、日本語には漢字、仮名という複数の文字があるため、通常とは異なる表記が可能で(例.「しんぶん」「コッカイ」「てれび」「飴理可」など。これらの表記は、以前にみたことがなく、非単語だが、発音すると単語であるものを、以下、同音疑似語と呼ぶ)、この場合には文字情報を音韻変換して音韻表象を活性化させ、音韻表象から意味理解が行われると考えられる。このため、音韻表象に障害のある語形聾や、音韻表象から意味表象に至る経路に障害がある語義聾では、同音疑似語の理解に障

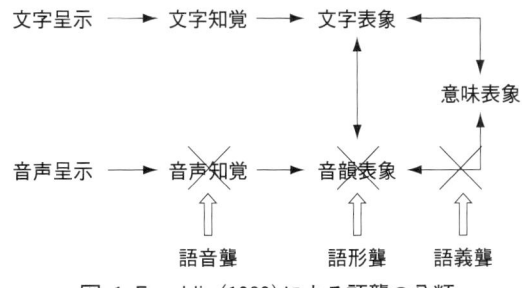

図1 Franklin(1989)による語聾の分類

害を示すはずである。

　本節では、語聾と思われる一症例の話し言葉の理解障害のメカニズムについて述べる。詳細は辰巳ら(2000 b)[51]に譲るが、この症例は、音声言語の理解障害がある。しかし理解できない単語を復唱することはできる。同じ単語が文字で呈示された場合には、漢字、仮名のいずれでも、すぐ理解できた。この結果は、Franklinらの分類に従えば本症例が語形聾か、語義聾であることを示唆し、音韻表象か、音韻表象から意味表象に至る経路に障害があることを示唆する(図1)。

【症例】

　検査時、49～50歳の右利きの大卒男性で、41歳のとき脳梗塞にて右片麻痺と失語症が出現した。CTにて左側頭―頭頂葉の皮質・皮質下に広範な低吸収域が認められた。発症後3カ月では重～中等度のウェルニッケ失語と診断された。KOHS IQは122であった。発症後6カ月頃から文字言語の理解が良好となってきたので、平仮名の読み書き訓練を始め、聞いて理解できない単語を仮名書きして理解するようになった。1年半後には失語症は軽度に改善した。検査開始時点での本症例の平仮名104文字の音読の成績は86%(拗音を除く71文字では96%)であった。具象語100語の呼称成績は、96%(5秒以上の遅延正答を含めると99%)である。Token Testの成績は80%であり、やや低下しているが、短期記憶障害(数詞の記憶範囲memory spanは3桁)の影響と思われる。検査を行った発症後8～9年では、生命保険会社の事務補助の仕事に就いていた。純音聴力と環境音認知はともに正常であった。しかし語音弁別検査の正答率は、左耳95%、右耳85%(いずれも60 dB)、また何回か行った101音節の復唱の正答数は81～

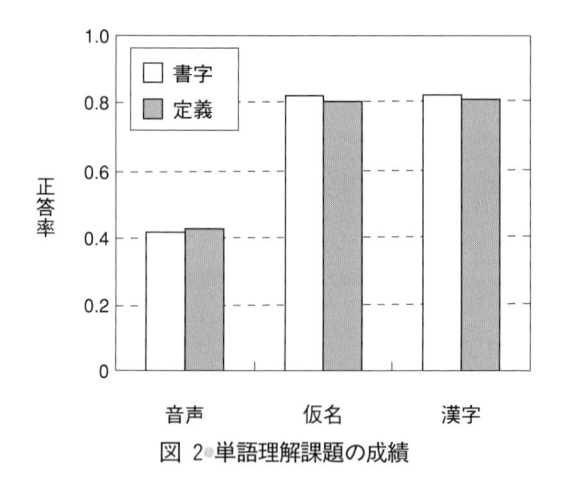

図 2 単語理解課題の成績

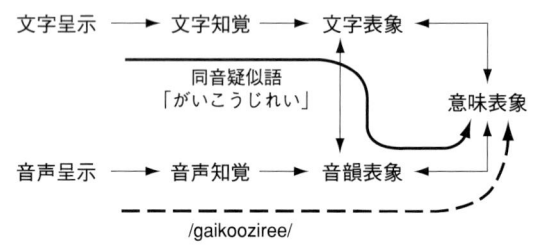

図 3 同音疑似語の理解と聴理解の経路

91％であり、音声知覚に軽い障害が認められた。

1. 聴理解の障害は、音声知覚の障害も一因

最初に、単語の理解を調べた。通常、漢字2字で書かれる単語から、出現頻度(frequency)と心像性(imageability)を統制した100語を選んだ(以下、100語リストと呼ぶ)。頻度とは、単語が新聞などに出現する回数である。各語は、音声ないし文字(漢字と平仮名)により、コンピューターを用いて呈示した。一般に単語を読ませる場合には、紙に書いて呈示するため、呈示時間が音声に比べると非常に長くなり、条件が有利になる。これを防ぐため、文字単語の呈示時間は、対応する音声単語の持続時間に等しくした。

症例は、呈示された単語の意味を口頭で説明したあと、単語を漢字で書いた。

意味説明(定義)と書き取りの成績には有意差は認められなかった(図2)。仮名語と漢字語の成績は80％強とほぼ正常域にあるのに対し、音声の成績は41％と低かった(年齢、学歴をマッチさせた健常者4人の正答率は86〜98％)。音声と文字(平仮名、漢字)の成績の間には有意差があったが、仮名と漢字の成績の間には差がなかった。

聞き取りにおける意味説明の誤りの約半数(31/58)は、「わからない」であり、意味性の誤りが8(例.議題→「会議と違うのかなあ」)、音韻的誤りが6(果樹→「1、2、3、4とは違うのかなあ」すなわち"数")、残り13は不適切な説明(勉強→「もっと新しいために勉強すること」)であった(19％)。

また、音声呈示では頻度効果、心像性効果があったが、交互作用はなかった。一方、文字呈示では、平仮名だけに頻度効果が見い出された。

通常、漢字で書く単語を仮名で書いた同音疑似語では、文字知覚→文字表象⇔音韻表象⇔意味表象と処理が進む(図3の実線矢印)。音声呈示では、音声知覚→音韻表象⇔意味表象と理解が進むので(点線の矢印)、音声呈示と仮名呈示では、音韻表象以降の処理が共通と考えられる。

この症例では漢字語は理解可能なので、意味表象はほぼ正常と思われる。仮名呈示での理解は漢字の場合と差がなかった。したがって、音韻表象⇔意味表象間の経路もほぼ正常と考えられる。しかし、単語を音声呈示すると理解が困難であった。したがって、聴理解の障害は、音声呈示と仮名呈示に共通ではない処理過程の障害、すなわち音韻表象より前段階の音声知覚の障害が原因の1つと考えられる。前述のように、本症例の純音聴力と環境音の認知は正常であった。しかし語音弁別と101音節の復唱には軽度の障害があり、音声知覚に軽度の障害がある。

2. 非単語の障害は音韻表象の障害も原因

本症例の聴覚的な理解障害の原因は、ほかにもあるのだろうか。可能性があるのは、音韻表象の障害である。音韻表象に障害があれば、非単語の処理が困難になることが知られている。そこで、単語・非単語の復唱、語彙判断、音読課題を実施し、非単語の障害があるか否かを検討した。

刺激として用いたのは、100語リストのほか、「頻度リスト」(高頻度語と低頻度語それぞれ50語、計100語、および各語の子音1つを置き換えた非単語100からなる)、「心像性リスト」(高心像

性語と低心像性語それぞれ30語、計60語、および各語の子音1つを置き換えた非単語60)である。

まず、単語の音読は、漢字呈示と平仮名呈示(いずれのリストの単語も平仮名で書くと、同音疑似語となる)のいずれにおいても可能で、頻度、心像性効果はなかった。当初、非単語の音読も調べる予定であったが、症例が他の疾患により転院となったため、実施できなかった。しかし予備検査によれば、平仮名非単語の音読の誤答は4/25(16%)であった。また、単語には似ていない非単語の音読課題も実施した。2拍では100%だが、3拍では60%、4拍で30%、5拍語で0%と正答率が急激に低下した。非単語の音読成績は低い。

単語の復唱はほぼ可能であったが、非単語の復唱の正答率は、いずれのリストでも30%程度であった。非単語の誤りは、単語化が圧倒的に多く、次いで音韻的誤りであった。

本症例における平仮名1文字の音読成績は、音韻表象に障害があるとされるPattersonら(1996)[37]、およびSasanumaら(1996)[43]の日本人の音韻失読症例の成績より高く、他の音韻課題の成績もPattersonらの症例より高いが、軽度ながら単語より非単語の読みが困難な音韻失読があり、音韻表象に障害があると思われる。

語彙判断も実施した。音声呈示では頻度効果がなかったが、心像性効果があった。語彙性効果(単語の成績は非単語の成績より有意に高い)は、リストによってある場合とない場合があった。平仮名では頻度効果がみられたが、心像性効果はなく、語彙性効果ははっきりした傾向がなかった。復唱と音声呈示の語彙判断の成績を比べると、単語では成績の差がないのに対して、非単語で復唱の成績が40～50%低く、非単語とわかっているのに単語として復唱してしまうことを示唆している。

3. 心像性効果は音声知覚に障害があるときにも現れる

しかし、まだ疑問が残る。前述のように、頻度効果は音韻表象(ないし意味表象自体)の障害を反映し、心像性効果は「音韻表象から意味表象に至る経路」の障害を反映するとされている(Franklinら, 1994；Franklinら, 1996)[10)11)]。本症例は、聴理解において心像性効果や頻度効果を示すが、読

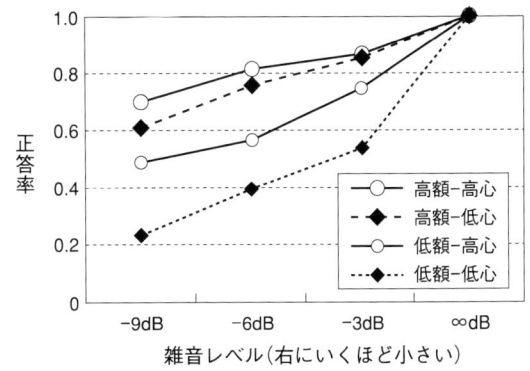

図4 雑音を加えた音声の聞き取り実験の結果

解においては文字表象から音韻表象を経由して意味表象に到達する同音疑似語(「ぎだい」など)の理解は正常域に近く、心像性効果もなかった(図3参照)。この同音疑似語に関する結果は、音韻表象から意味表象に至る経路の障害は極めて軽いことを示唆している。しかし、たとえ軽度であっても、音声知覚と音韻表象の2レベルに障害があれば、それらの相乗効果によって、より重い音声理解障害が現れるものと思われる。

従来、単語の聞き取りなどにおいて、音韻の誤りが生じれば音韻レベルに障害があり、意味に関連する心像性効果が出現すれば、意味レベルの障害があるとされてきた。しかし、本症例は意味レベルの障害がないのに、なぜ心像性効果が出現するのであろう。また逆に、音声知覚や音韻表象の障害によって、心像性効果や頻度効果が現れるのだろうか？

この問題の答えを見つけるため、雑音を加えた音声の聞き取り実験を行った。被験者は若年健常者であり、音韻表象、意味表象、両者を結ぶ経路はいずれも正常と考えられる。雑音の付加は音声知覚を困難にするが、これにより心像性効果(や頻度効果)が現れれば、音韻表象以前の処理レベルの障害によって、心像性(頻度効果)が生じることの証拠となる。

図4に結果を示す。頻度効果と心像性効果が出現した。すなわち、意味表象より前段階の処理レベルの障害によって、心像性効果が出ることを支持する結果である。心像性効果があったからといって、意味に障害があるとは必ずしも言えないことが明らかになった。なお、聴力が若干低下した(20～40 dB)高齢健常者でも単語の聞き取り成

績に心像性効果が現れる(辰巳ら, 2001)[49]。

　Hintonら(1993)[15]、Plaut & Shallice(1993)[41]は、ニューラル・ネットを用いて読みの障害である深層失読(deep dyslexia)に関する損傷研究を行った(17頁参照)。著者らは、高心像性の単語の意味は多数の意味特徴により表現されるのに対し、低心像性語の意味は少数の意味特徴により表現されるとした(Jones, 1985)[19]。そして、ニューラル・ネットに文字単語の意味を理解させる学習を行った。学習が成立したあと、図6のネットワークのいろいろな部位を損傷させたところ、文字層から意味層のどこを損傷させても、心像性効果、意味的誤り(blowing → wind)、視覚的な誤り(while → white)、などの深層失読症状が出現した。具象語では意味特徴の数が多く冗長性が高いので、どこかの層に損傷があって情報が失われても、正しい意味表象が活性化する確率は高い。しかし、抽象語では意味特徴の数が少なく冗長性が低いので、情報の損失が起こるとその影響は大きく、正しい意味表象が活性化する確率は低くなる。

　この解釈を参考にすれば、高心像語のように、意味表象の冗長性の高いものは、音声知覚や音韻表象に障害があっても、その影響を受けにくい。他方、低心像語は、冗長性が低く、障害の影響を受けやすい。その結果、意味の障害がなくても、心像性効果が現れると考えられる。

4. 単語の理解障害のメカニズム

　本症例の聴覚的理解障害は、音声知覚と音韻表象の軽度の障害により生じたものと思われる。単語は過去に何度も聞いたことがあるので活性化の効率が高い。このため、単語の音韻表象は障害に対して頑健(robust)であり、復唱可能である。しかし、非単語は過去に聞いたことがなく、活性化の効率が低いので、障害に弱く復唱が困難になる。非単語を聞くと、その非単語の音韻表象のみならず、音韻的に似た単語の音韻表象も活性化する。非単語がなかなか活性化せず、単語の方がより強く活性化してしまうと、単語化して復唱する。

　単語の復唱が可能であるのに、理解が困難なのは、復唱と理解プロセスにおける符号のsystematicityの違いにあると思われる。単語の音韻表象と、その単語を発話するのに必要な調音(構音と同義)表象の間のsystematicityは高いと思われる。/kiriN/、/miriN/などの類似する音韻表象は、調音も類似し、/kiriN/、/sika/などの似ていない音韻表象は、調音も似ていない。しかし、音韻表象と意味表象は、その関係が恣意的である。音韻的に類似した/kiriN/、/miriN/などは一般に意味表象が類似せず、意味的に近い/kiriN/、/sika/などは、一般に音韻が似ていない。すなわち音韻表象―意味表象間のsystematicityは、音韻表象―調音符号間のsystematicityに比べると、一般に低い。表象間のsystematicityが高いと学習が速く、障害に対して頑健であるが、表象間のsystematicityが低いと学習が遅く、障害の影響を受けやすい(McGuire & Plaut, 1997)[30]。復唱は可能でも、理解が困難な原因は、systematicityの程度の違いにあると推測される。

　本例では、音韻表象の障害があるにもかかわらず、仮名同音疑似語の理解が良いが、これは聴理解のときのように音声知覚の障害に相当する文字知覚の障害がほとんどないためと思われる。仮名単語の音読が可能で、非単語の音読が不可能なのは、音韻失読の場合と同様に、音韻表象の軽度の障害によるものと思われる。

　日本語話者に関しては、田中ら(2001)[47]も症例を報告している。彼らの症例も、「書き取り」と言われて理解できず、自分で「かきとり」と書き取って理解した。仮名書きした語は「ひるあんどん」「がいこうじれい」などでも理解したという。こうした同音疑似語は、図3に示したように、文字表象⇔音韻表象⇔意味表象という経路で理解されると思われる。田中らの症例では音韻表象⇔意味表象の経路に障害があるとされるが(図1)、もしそうなら、「かきとり」「ひるあんどん」「がいこうじれい」などの仮名書きの同音疑似語がなぜ理解できるのかが、説明困難である。

　Franklinらの語聾の分類は直感的でわかりやすい。しかしFranklinら(1996)[11]が、最初、語義聾としていたDrOは、その後のTylerら(1995, 1997)[56][57]の研究により、音声知覚に障害があって、それが語聾症状の主因とされた。また、当初、抽象語の語義聾とされたDRB(Franklinら, 1994)[10]も現在は、後述する深層失読とみなされている(Valdoisら, 1995)[58]。本稿で述べた症例もFranklinらの分類に従うと、症状をうまく説明で

きない。これらを考えると、Franklinらの語聾分類は有効ではない可能性がある。

深層失語(deep dysphasia)

深層失語とは、読みの障害である深層失読の音声言語版、すなわち"風船"を"凧"と「復唱」するような非常に珍しい症状を指す。以下では、まず音読における深層失読の症状を簡単に述べ、次に復唱における深層失語の症状について述べよう。

1. 深層失読は、「父」を"おとうさん"と読む

深層失読(deep dyslexia)では、"dad"という綴りを"father"に読み誤るような意味的錯読のほか、視覚的に類似した語に読み誤る視覚的錯読("sympathy"を"symphony"に錯読)などが生じる。ほかにも心像性効果、語彙性効果、品詞効果(音読の成績が品詞により異なる。深層失読では名詞＞動詞＞形容詞＞機能語となる)が生じる。機能語(function word)とは、内容語(content word)である名詞、動詞、形容詞、副詞以外の助詞や助動詞、接続詞などをいう。さらに、屈折辞(inflection：例えば、英語の規則動詞の過去を表す"-ed"や、動詞の三人称単数現在、名詞の複数の"-s"など)を省略する("talked"を"talk"と読む)。

深層失読の障害メカニズムに関しては、障害のある左半球による音読の結果とする説(e.g., Morton & Patterson, 1980；Hintonら, 1993；Plautら, 1993)[15][36][41]と、右半球が代償的に働いて音読した結果とする説がある(Coltheart, 1980)[5]。また、深層失読の症例は回復して軽度になると、音韻失読、すなわち単語は読めるが、非単語の読みが困難な症状へと変化していくという(e.g., Friedman, 1996)[12]。

2. 深層失語は、"父"を"おとうさん"と復唱する

深層失語では、上述のような症状が、音読ではなく復唱において出現する。復唱における意味性錯語という珍しい症状を予測し、実際にそうした症例が文献に記載されていることを最初に見い出したのは、Morton(1980)[35]である。彼は、著書"Deep Dyslexia"の中で、logogenモデル上に深層失読で損傷されている機能を示したうえで、その音声言語版があると考え、文献から2例を拾い上げて検討している。その後、Michel & Andreewsky(1983)[32]は復唱において意味性錯語が生じる症例を報告し、それを「深層失語」と名づけた。Michelらの報告は臨床症状の記述であり、実験的な検討は行っていないが、復唱において意味性錯語(balloon → kite, kernel → shellなど)が生じることが記載されている。そのほかにも、具象性効果(具象語の復唱が抽象語の復唱より容易：心像性効果とほぼ同義)、非語の復唱が不可能、品詞効果(以下の順で復唱が容易：名詞・形容詞＞動詞＞代名詞・副詞＞接続詞・前置詞)、屈折辞の省略(eaten → eat)、派生語の誤り(gardening, gardener → gardenと復唱)などが観察されている。これらは、読みの障害である深層失読の音読においても観測される現象である。

1980年のMortonの指摘以来、10例以上の深層失語症例が報告されている(Metz-Lutzら, 1984；Duhamel & Poncet, 1986；Howard & Franklin, 1988；Katz & Goodglass, 1990；Martin & Saffran, 1992；Trojanoら, 1992；Cardebatら, 1994；Butterworth & Warrington, 1995；Valdoisら, 1995；Treeら, 2001；Majerusら, 2001)[2][3][8][16][20][23][24][31][53][54][58]。初期の報告には、深層失読の場合と同様に、復唱における意味性錯語などの深層失語症状は、右半球による言語処理が行われた結果とするものがある(Metz-Lutzら, 1984；Duhamelら, 1986；Cardebatら, 1994)[3][8][31]。

一方、N. Martinら(1992)[24]は1例の深層失語例NCの症状をDell(1986；Dellら, 1992)[6][7]のニューラル・ネットワーク・モデルに基づき、呼称や復唱における意味性錯語、音韻が類似した単語への置換(formal paraphasia：mask→master)が出現するメカニズムを推測している。Dellのモデルは、左半球の機能を表したものであり、深層失語の症状はそのモデルに損傷を与えたときに生じるとした。すなわち損傷を受けた左半球が復唱を行った結果と考える。後にシミュレーションも行っている(N. Martinら, 1994；N. Martinら, 1996 b；N. Martin, 1996 a)[25]-[27]。

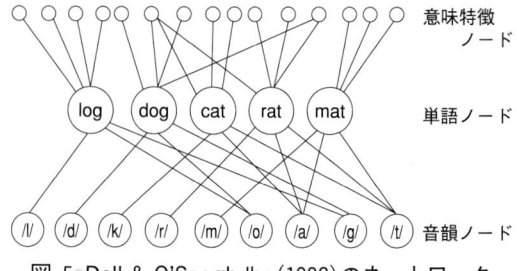

図5 Dell & O'Seaghdha(1992)のネットワーク

3. Dellらのニューラル・ネットワーク

図5に示すDell & O'Seaghdhaのネットワークは、丸で表した意味特徴ノード、単語ノード、音韻ノードなどからなり、各ノードは双方向性の結線により結ばれている。呼称においては、絵の意味から該当する(複数の)意味特徴が活性化し、さらに各意味特徴ノードと結ばれた単語ノードが活性化するが、一般には絵の表す単語のノードが最も強く活性化する。そして単語ノードの活性化が音韻ノードに伝わるが同時に意味特徴ノードにも活性化がフィードバックされる。意味特徴、音韻ノードの活性化はそれぞれ単語ノードに伝わるというように、このプロセスが繰り返されていく。発音は単語が決定された後に、音韻ノードの情報に基づき行われる。

一方、単語の復唱では、まず知覚された音韻のノードが活性化し、各音韻ノードにつながった単語ノードが活性化する。さらに各単語のノードにつながった意味特徴ノード、および音韻ノードが活性化し、それぞれの活性化が再び単語ノードに戻ってくる。このプロセスが繰り返される。

❶ネットワークの情報が速く消えると深層失語が現れる?

このモデルで、意味特徴、単語、音韻の各ノードの活性レベルは上/下にある隣接ノードを活性化させるのに十分な強さをもつが、それ自体の活性レベルが異常に速く減衰すると仮定すれば、深層失語の症状が現れるという(N. Martinら, 1992 ; N. Martinら, 1994 ; N. Martinら, 1996 b)[24)25)27)]。減衰が速いと、あとから活性化するノードの影響が大きくなるからである。呼称では、音韻ノードが最後に活性化するので音韻類似語への置換が多く、復唱では意味特徴ノードが最後に活性化するので、意味性錯語が増える。但し、

N. Martinらの症例NCの通常の復唱における誤りは、無答が最も多く、次いで音韻類似語への置換、そして意味性錯語の順であり、意味性錯語の出現率は高くない。復唱の成績は心像性効果を示す。また、具象語(大根)で意味性錯語が多く、抽象語(金融)で音韻類似単語への置換が多かった。

心像性効果が生じるのは、低心像語で著しく無答が多く、正答率が低下したためである。高心像(具象)語は意味的に豊富である(Jones, 1985)[19)]ため、意味特徴ノードからの入力が単語ノードの活性レベルを支えるが、心像性が低い抽象語では意味特徴ノード数が少なく、そこからの入力が単語ノードの活性レベルを支えられず、無答が多くなる。また高心像語では意味特徴ノードからのフィードバックが強いため意味性錯語が増えるが、抽象語では弱いので相対的に音韻ノードの影響が強くなり、音韻類似語への置換が増える。非語の処理は音韻ノードまでで終わる。症例NCは短期記憶にも障害があるので、音韻符号が保持されず、復唱が極めて困難になるという。

N. Martinら(1994)[25)]は、ノード間の結合を弱めた場合についても検討し、このときには新造語が増加して、音韻類似語への置換や意味性錯語の割合が減少し、NCの症状からは遠ざかることを示している。

N. Martinらのシミュレーション結果をみると、意味性錯語の出現率が、症例NCの実際の意味性錯語の出現率より少ない。また、どのような脳の損傷を仮定すれば、音韻、単語、意味特徴という3つの別々のノードの活性レベルが異常に速く減衰するのだろう。これらの点はやや気になるところである。

一方、Majerusら(2001)[23)]は短期記憶障害が顕著な深層失語症例COの症状が、N. Martinらのモデルによって説明可能だとしながらも、図5に示したDellのモデルの音韻ノードに、入力音韻バッファーと出力音韻バッファーが接続されたR. C. Martinら(1999)[28)]のモデルに基づく解釈を行い、音韻ノードの活性レベルの異常に速い減衰でなく、入/出力音韻バッファーの障害により説明できるとした。しかし現状では、音韻ノードの減衰の速さと、入/出力音韻バッファーの障害とを区別するのは困難である。

さて、Dellらのネットワークは、1つの単語、音

素に対して、1つのノードが割り当てられている点が特徴である。例えば、図5の音韻ノードの右端は、子音/t/だけを表し、他の音韻を表すことはない。また他の音韻ノードが/t/を表すこともない。このタイプの表象をローカル表象という。横一列に並んだノードの活性化は、上/下のノードに同時に伝わる。このような情報の処理方式を並列処理という。

4. 分散表象のニューラル・ネットワークと深層失語

図6は、Hintonら（1993）[15]が、読みの障害である深層失読のシミュレーションに用いたニューラル・ネットワークである（Plautら、1993[41]も参照のこと）。小さな丸は神経細胞もどきの処理単位（ユニット）を表し、これが多数集まった文字層、中間層、意味特徴層、および整理層からなる。隣り合う層のユニットとユニットは重み付きの線（重みとは、ユニット間の情報の伝達効率に相当）で結ばれている。図の太い矢印は結線の束を表している。このネットワークでも並列処理が行われる。しかし、各層の丸1つが、ある特定の単語の意味を表すのではなく、意味特徴層の全ユニットの活性パタンによって単語の意味が表される。このような表象を分散表象と呼ぶ。

このネットワークは、文字層（図3の文字表象に対応）から意味特徴層（図3の意味表象に相当）だけの経路があり、文字層から音韻層（図3の音韻表象）経由で単語を読む経路がなく、この経路が完全に障害された極端なネットワークになっている。このネットワークが、単語の意味を正しく理解できるようになるためには、学習が必要である。文字単語を呈示すると、中間層を経由し、意味特徴層⇔整理層のループで単語の意味が計算される。次にネットワークに正しい意味を教え、実際に計算された意味との差が小さくなるように、結線の重みを変えていく。このプロセスを繰り返す。最初は、結線の重みがランダムなので、正しくない意味が計算されるが、学習を通じ、徐々に正しい意味が計算されるようになる。このニューラル・ネットワークでは、単語の意味を理解するための知識は、結線の重みに蓄えられる。

学習が成立したあとに、文字層、中間層、意味

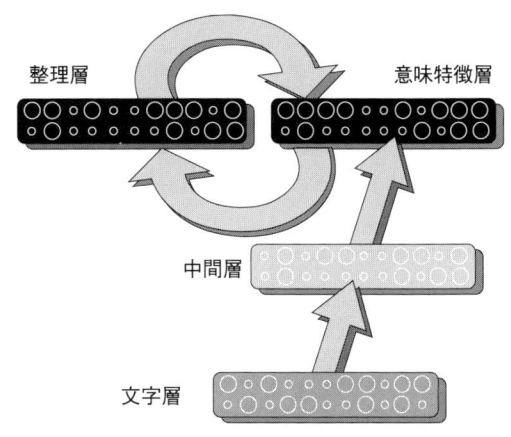

図6 ニューラル・ネットワーク

特徴層を、順次壊してみた。すると、どこを壊しても、意味性錯読（dad → father）、視覚的に類似した語への読み誤り（sympathy → symphony）、視覚的に類似した単語経由の意味性錯読（sympathy → symphony → orchestra）、心像性効果などの深層失読症状が生じることがわかった。但し、文字層を壊すと視覚性の錯読の割合が多くなり、意味特徴層を壊すと意味性錯読の割合が多くなる傾向があった。

従来、聞き取りにおいて心像性効果があれば、意味に障害があり、文字の視覚的混同などの視覚的誤りがあれば、文字レベルの障害があると解釈するのが普通だったが、このシミュレーション実験の結果は、必ずしも従来の解釈が正しくないことを示す。前述のように、意味レベルに障害のない健常若年者に雑音を付加した単語を聞かせたり（辰巳ら、2000b）[51]、元気で活動的でやはり意味レベルの障害はないが、軽度の聴力低下がある健常高齢者に単語を聞かせると、心像性効果が出現する（辰巳ら、2001）[49]。また、心像性効果は、具象語ほど意味特徴の数が多く、冗長性が高いので、損傷に対して頑健であり、その結果として出現すると考えられる。

図6のネットワークの文字層を音韻層に置き換えれば、聴理解のネットワークになる。このネットワークでは、音韻層から意味特徴層への情報は一方向性にしか伝わらないので、復唱するためには意味特徴に基づいて、（図には描かれていない）出力用の音韻層を経由して発話が行われることになる。図6のネットワークと基本的に構造は同じ

なので、音韻層、中間層、意味特徴層のいずれかを壊した場合には、読みの障害と平行する障害として、復唱において意味性錯語、音韻類似語への置換、音韻類似語経由の意味性錯語、心像性効果などが生じるはずである。これらは深層失語の中核症状である。但し、Hintonら(1993)[15]およびPlautら(1993)[41]のニューラル・ネットワークは、意味を経由してしか音読が行われない構造なので、意味をもたない非語は読めない。したがって非語を扱える構造にしたうえで、実際にシミュレーションを行う必要があろう。

後述するように、深層失語は軽度になると、復唱における音韻性錯語と非語の復唱困難を中心症状とする音韻性短期記憶障害に移行するという。これに対して読みの障害の深層失読は、軽度になると音韻失読になるとされる。音韻失読は、単語の音読における音韻性錯読や非語の音読困難が中心症状として出現し(Sasanumaら, 1996；Pattersonら, 1996)[37)43)]、図3のモデルの音韻表象の損傷により生じるとされる。またシミュレーション実験によれば、音韻表象の障害により実際に音韻失読が出現する(伊集院ら, 2001)[17]。さらに音韻失読例は、いわゆる音韻課題(例.「みかん」から「み」を取ると何という語になる？)に障害を示す。

復唱の障害を示す深層失語や音韻性短期記憶障害は、N. Martinら(1994)[25]が主張するように、ノードの活性レベルの異常に速い減衰だけが、唯一の可能な障害メカニズムと考えられているわけではない。

例えば、Valdoisら(1995)は、意味の障害がミニマルであるのに表層「失読」を示す深層失語例を報告し、トライアングル・モデル(Seidenberg & McClelland, 1989：図1)の音韻表象⇔文字表象間の結線に障害があると考えれば、症状を説明できるとした[58]。トライアングル・モデルの各表象は双方向に情報をやりとりしている。復唱においてはまず音韻表象が活性化し、次いで意味表象が活性化し、さらにそれが音韻表象にフィードバックされる。しかし音韻表象⇔文字表象間の結線には障害があるため、音韻表象の活性化は文字表象にはうまく伝わらず、また文字表象から十分なフィードバックもない。そのため音韻表象が十分に活性化しないので、音韻性錯語の原因となる。

その一方で、(相対的に)意味表象の関与が強くなるので、意味性錯語が生じるとした。

さらに表層「失読」は、音韻表象⇔文字表象間の結線の障害により生じるとした。確かに、Patterson(1990)[39]は、文字表象⇔音韻表象の結線に障害を与えることにより表層失読のシミュレーションを行ったが、症状の個人差を十分には説明できなかった。後にPlautら(1996)は、表層失読には意味障害があると仮定すれば、症状の個人差を説明できることを示した。これらの研究結果は、Valdoisら(1995)[58]の説明には無理があることを示す。しかし、彼らの症例は意味の障害がミニマルであるのに、表層「失読」が生じている。Plautら(1996)は、表層失読が意味(記憶)障害により生じるとする[40]。Woollamsら(2007, 2010)は51例の意味認知症例の追跡を行い、初期には、意味障害が軽微なのに表層失読を示す例や、意味障害があるのに表層失読を示さない例が計5例いることを見い出した[59)60)]。彼らは、読みには図1の意味表象経由のルートと、意味表象をバイパスする2ルートがあり、各ルートにどれだけ依存するかには個人差があるとする。意味ルートへの依存度が高いと意味障害が軽微でも表層失読が現れやすく、バイパス・ルートへの依存度が高いと意味障害の影響が出にくい。しかし病気が進行し、意味障害が進行すると、表層失読が現れてくる。

5．深層失語は回復すると音韻性短期記憶障害に

N. Maritnら(1992)[24]の症例NCの症状はその後、改善し、深層失語の中核症状である復唱での意味性錯語のみならず、心像性効果もほぼ消失し、音韻性短期記憶(auditory-verbal short-term memory；AVSTM)障害の特徴である音韻性の誤りと、非語の復唱障害が残った(Martinら, 1994；Martinら, 1996 b)[25)27)]。NCのこの経過から、Martinらは深層失語とAVSTM障害とは、復唱障害という連続体上の重症度の異なる2点であるとした。

彼らによれば、言語情報の処理と保持は、図5のネットワークの結線の重みと、音韻、単語、意味特徴ノードの活性レベルの減衰の速さが関連しているとする。各ノードの減衰が非常に速ければ、

復唱で最後に活性化する意味特徴ノードの影響が強まり、意味性錯語などの深層失語症状が現れる。回復して減衰が緩やかになるに従い、意味性錯語は消え、AVSTM障害だけが残る。しかし、この場合でも1語を復唱する通常の復唱課題より記憶負荷を大きくし、2語を復唱するようにすると、意味性錯語が現れる。回復後のNCと類似の症状を示すAVSTM障害の症例は、Gold & Kertesz (2001)[14]によっても報告されている。

深層失語が回復し軽度になるとAVSTM障害に移行するのは、読み障害の深層失読が軽度になると音韻失読に移行するのと類似する。音韻失読では単語に比べ非単語の音読が困難であり、単語の音読に心像性効果が現れることもある。

AVSTM障害においては、非単語の復唱が困難であり、単語の復唱において心像性効果、頻度効果が出現するが、音韻類似語への置換も現れる(N. Martinら, 1996b；Gold & Kertesz, 2001)[14)27]。音読の成績は、復唱に類似するが、成績は復唱より高い(Gold & Kertesz, 2001)[14]。

なお、深層失語に関するN. Martinらの説に対しては反論もある。例えば、Trojano & Grossi (1997)[55]は深層失語の障害メカニズムは一様ではなく、NCとは違って音声知覚に障害があり、音韻ノードだけの減衰が著しく速いと考えるべき症例がいると述べている(Duhamel & Poncet, 1986；Trojanoら, 1992)[8)54]。また深層失語症例の中には、AVSTM障害のみの症例と同程度の比較的軽度のAVSTM障害の症例がいる(Trojanoら, 1992)[54]。AVSTM障害が同程度なのに、深層失語が出たり出なかったりするということは、AVSTM障害が必ずしも深層失語の原因ではないことを示唆しており、症候群(symptom complex)としての深層失語と、AVSTM障害は区別すべきだとしている。

Ⅲ 表層失語(surface dysphasia)

1. 意味障害により現れる復唱障害が表層失語

読みの障害である表層失読は、綴りが規則的であれば単語(英語の場合なら、mint, print など)、非単語(klint, demp など)にかかわらず読める。そして、不規則ないし例外綴りの単語(pint：[paint]と読む)の読みに困難を示し、規則的な読み方をしてしまう([pint]と誤読)。表層失読例では意味障害があり、これが不規則語の読みを困難にするとの考えがある(Plautら, 1996)[40]。

単語の綴りには規則語と不規則語があるが、単語の復唱においては規則語と不規則語は考えにくい。McCarthy & Warrington(2001)[29]は、意味記憶(semantic memory)に障害がある意味認知症(semantic dementia)例の単語、文の復唱能力を調べ、その症状を表層失語と呼んでいる。但し、現在のところ、この1例しか報告は見当たらない。

【症例】

McCarthy & Warrington(2001)の報告した症例MNAは意味認知症で、両側側頭葉に萎縮がある。左の萎縮が特に顕著で、白質にも多発性の梗塞がある。発症2年後のWAIS-Rでは、VIQ=81、PIQ=66であった。数詞の記憶範囲(memory span)は順唱で8桁、逆唱で5桁と保たれていた。物品が実在するものであるか否かを判断するobject decisionと呼称の成績は著しく低下しており、意味記憶の障害がある。読みにも障害があり、不規則語を規則化して読む(例、"pint"を[pint]と読む)表層失読症状を示す。発話は流暢で、プロソディ、調音は正常、統語障害や錯語もないが、内容は限定されている。語彙判断にも障害がある。単語や文の復唱は比較的保たれている。

2. 意味の影響と、語彙性効果

記憶範囲は、数詞以外でも保たれており、音韻類似性効果および頻度効果があったが、単語長効果(長い単語ほど、記憶範囲が小さい)はなかった。記憶範囲課題では、複数の単語が聴覚的に呈示され、呈示直後に聞いた単語を口答で繰り返す。したがって、記憶範囲課題は複数の単語の復唱とみなすことができる。頻度効果があったことは、MNAが音節レベルではなく、単語レベルの音韻情報を用いていることを示唆する。意味認知症では語彙が少ないが、MNAが知っている単語と、知らない単語(頻度は統制)、およびそれらの単語の1音素を変更した非単語の復唱(記憶範囲課題)を行わせると、前二者では差がないが、語彙性効果

(非語の成績の低下)がみられた。以上の結果は、復唱(と記憶範囲)が語彙性(lexicality)、すなわち単語であるか否かの影響は受けるが、単語であれば、その意味を知っているか否かには関係しないことを示している。

一方、語幹と接尾辞からなる2形態素の屈折語や派生語(making, miner, smiled など)と、接尾辞と同じ音節で終わる1形態素の単語(herring, butter)とでは、復唱成績に差がなかった。1形態素の単語(dentist, mundane)と2形態素からなる複合語(nickname, safeguard)、および非語(nickguard, safename；dendane, muntist)の復唱では、形態素数の影響はなく、語彙性効果だけがみられた。もし、意味が単語の音韻をバラバラにならないようにする接着剤の役割を果たすなら、形態素は最小の意味の単位であるので、2形態素語に比べると1形態素語の方がバラバラになりにくく、成績が良いはずであるが、両者の成績には差がなかった。すなわち、MNAにおいては意味が接着剤の役割を果たしていないことが示された。

意味的に関連する単語列は一般に復唱するのがやさしい。そこで意味の関連が強い単語列(eat, green, apple)、やや弱い単語列(crawl, slow, baby)、さらに弱い単語列(walk, shiny, pool)の復唱を行ったところ、成績に差はなかった。文の復唱課題も行っているが、意味の取りにくい文ほど復唱の成績が低下することはなく、やはり意味の関与はなかった。統語の影響は若干認められた。

Patterson ら(1994)[38]、Knott ら(1997)[22]は、意味認知症の症例を対象に、意味と記憶範囲の関係を調べたところ、意味認知症が進行し、意味が崩壊してくると、単語や形態素内の音韻がバラバラになりやすく、成績が低下することを見い出した。この結果から、意味は音韻がバラバラになるのを防ぐ接着剤の役割を果たしているとしている。しかし、MNAの結果は、意味には接着剤の働きはなく、単語が形態素の切れ目でバラバラになったり、単語の音節や音素がバラバラに離散することはなく、必ずしも彼らの説が正しくないことを示している。McCarthy & Warrington は、単語の頻度効果があったことから、単語を構成する音節や、音節を構成する音素がバラバラにならないようにつなぎ止めているのは、意味ではなく、音節や音素の共起頻度であって、意味システムと音韻表象とは機能的に独立であるとしている。

3．非文は正しい文にして復唱：規則化の誤り？

前述のように、読みの障害である表層失読例は、規則綴りが読め、不規則綴りの読みが困難で、規則化して読んでしまう。復唱においては、読みの場合のような規則性は見つけにくい。しかし、NMAでは、文・非文の復唱において、名詞の後ろに"-s"を付加して複数形を作る規則名詞が、不適切な動詞を伴う場合に、文法的に正しい文にして(規則化して)復唱する(e.g., "some leaves was falling"→"some leaves were falling")。また、teeth は tooth の複数形であるが、複数を表す接尾辞"-s"がつかないため、"teeth was…"のような文は、見かけ上、文法的にみえる。このような疑似文法的な文の復唱は可能であった。しかし、"tooths was___"のように、見かけ上も明らかに文法に違反する文の復唱は困難であるという。これらは、文の復唱における表層的な規則適用の結果と考えることも可能で、表層失読に特徴的な誤りかもしれない。しかし、疑似文法的な文であっても、"teeths were ___"などの文の復唱の正答率は低いという。

▶おわりに◀　読みの障害である純粋失読、深層失読、音韻失読、表層失読に平行する話し言葉の障害、特に復唱の障害として、語聾、深層失語、音韻性短期記憶障害、および表層失語を取りあげ、それらの症状、障害メカニズムへの認知神経心理学的なアプローチについて概観した。本稿で取りあげた症例の主症状は、話し言葉の障害との認識が強いためか、読み能力について検討している研究は少ない。仮に、深層失語や音韻性短期記憶障害には音韻表象の障害があるのであれば、読みにおいて深層失読や音韻失読が出現しなければならないが、必ずしもそうとはいえない。また、現在のところ、語聾、深層失語、音韻性短期記憶障害、表層失語の症例数は少なく、今後、症例の積み重ねが必要である。

(辰巳　格)

参考文献

1) Auerbach SH, Allard T, Naeser M, et al：Pure word deafness；Analysis of a case with bilateral lesions and a defect at the prephonemic level. Brain 105：271-300, 1982.
2) Butterworth B, Warrington E：Two routes to repetition；Evidence from a case of deep dysphasia. Neurocase 1：55-66, 1995.
3) Cardebat D, Demonet JF, Celsis P, et al：Right temporal compensatory mechanisms in a deep dysphasic patient；A case report with activation study by SPECT. Neuropsychologia 32(1)：97-103, 1994.
4) Coltheart M, Curtis B, Atkins P, et al：Models of reading aloud；Dual-route and parallel-Distributed-processing approaches. Psychological Review 100(4)：589-608, 1993.
5) Coltheart M：Deep dyslexia；A right-hemisphere hypothesis. Deep Dyslexia, Coltheart M, Patterson K, Marshall J(eds), Routledge & Kegan Paul, London, 1980.
6) Dell GS：A spreading-activation theory of retrieval in sentence production. Psychological Review 93(3)：283-321, 1986.
7) Dell GS, O'Seaghdha PG：Stages of lexical access in language production. Cognition 42：287-314, 1992.
8) Duhamel JR, Poncet M：Deep dysphasia in a case of phonemic deafness；Role of the right hemisphere in auditory language comprehension. Neuropsychologia 24：769-779, 1986.
9) Franklin S：Dissociations in auditory word comprehension；Evidence from nine fluent aphasic patients. Aphasiology 3：189-207, 1989.
10) Franklin S, Howard D, Patterson K：Abstract word meaning deafness. Cognitive Neuropsychology 11：1-34, 1994.
11) Franklin S, Turner J, Lambon RMA, et al：A distinctive case of word meaning deafness? Cognitive Neuropsychology 13(8)：1139-1162, 1996.
12) Friedman RB：Recovery from deep alexia to phonological alexia；Points on a continuum. Brain & Language 52(1)：114-128, 1996.
13) 伏見貴夫, 伊集院睦雄, 辰巳 格：漢字・仮名で書かれた単語・非語の音読に関するトライアングル・モデル(1). 失語症研究 20(2)：115-126, 2000.
14) Gold BT, Kertesz A：Phonologically related lexical repetition disorder；A case study. Brain and Language 77：241-265, 2001.
15) Hinton GE, Plaut DE, Shallice T：失読症を人工ニューラルネットワークで再現. 辰巳 格(訳), 日経サイエンス 12：98-106, 1993.
16) Howard D, Franklin S：Missing the meaning? MIT Press, Massachusetts, 1988.
17) 伊集院睦雄, 伏見貴夫, 辰巳 格：並列分散処理モデルによる読みの障害へのアプローチ. 失語症, 日本聴能言語士協会講習会実行委員会(編), p85-142, 協同医書出版, 東京, 2001.
18) 伊集院睦雄, 伏見貴夫, 辰巳 格：漢字・仮名で書かれた単語・非語の音読に関するトライアングル・モデル(2). 失語症研究 20(2)：127-135, 2000.
19) Jones GV：Deep dyslexia, imageability and ease of predication. Brain and Language 24：1-19, 1985.
20) Katz RB, Goodglass H：Deep dysphasia；Analysis of a rare form of repetition disorder. Brain & Language 39：153-185, 1990.
21) Kohn SE, Friedman RB：Word-meaning deafness；A phonological-semantic dissociation. Cognitive Neuropsychology 3：291-308, 1986.
22) Knott R, Patterson K, Hodges JR：Lexical and semantic binding effects in short-term memory；Evidence from semantic dementia. Cognitive Neuropsychology 14：1165-1218, 1997.
23) Majerus S, Lekeu F, Van der Linden, et al：Deep dyspasia；further evidence on the relationship between phonological short-term memory and language processing impairments. Cognitive Neuropsychology 18(5)：385-410, 2001.
24) Martin N, Saffran EM：A computational account of deep dysphasia；Evidence from a single case study. Brain & Language 43：240-274, 1992.
25) Martin N, Dell G, Saffran EM, et al：Origins of paraphasias in deep dysphasia；Testing the consequences of a decay impairment to an interactive spreading activation model of lexical retrieval. Brain & Language 47：609-660, 1994.
26) Martin N：Models of deep dysphasia. Neurocase 2：73-80, 1996 a.
27) Martin N, Saffran EM, Dell G：Recovery in deep dysphasia；Evidence for a relation between auditory-verbal STM capacity and lexical errors in repetition. Brain & Language 52：83-113, 1996 b.
28) Martin RC, Lesch MF, Bartha MC：Independence of input and output phonology in word processing and short-term memory. Journal of Memory and Language 41：3-29, 1999.
29) McCarthy RA, Warrington EK：Repeating without semantics；Surface dysphasia? Neurocase 7：77-87, 2001.
30) McGuire S, Plaut DC：Systematicity and Specialization in Semantics；A computational account of optic aphasia. Proceedings of the 19 th Annual Conference of the Cognitive Science Society, Lawrence Erlbaum Associates, Hillsdale, New Jersey, 1997.
31) Metz-Lutz MN, Dahl E：Analysis of word comprehension in a case of pure word deafness. Brain & Language 23：13-25, 1984.
32) Michel F, Andreewsky E：Deep dysphasia；An analog of deep dyslexia in the auditory modality. Brain & Language 18：212-

223, 1983.
33) 水田秀子, 藤本康裕, 松田　実：deep dysphasia 単語復唱における意味性錯語. 神経心理学 15(4)：241, 1999.
34) Morton J：Facilitation in word recognition ; Experiments causing change in the logogen model. Processing of visible language(I), Kolers, Wrolstad & Bouma(eds), Plenum, New York, 1979.
35) Morton J：Two auditory parallels to deep dyslexia. Deep Dyslexia, Coltheart M, Patterson K, Marshall J(eds), Routledge & Kegan Paul, London, 1980.
36) Morton J, Patterson K：A new attempt at an interpretation, or, an attempt at a new interpretation. Deep Dyslexia, Coltheart M, Patterson K, Marshall J(eds), Routledge & Kegan Paul, London, 1980.
37) Patterson K, Suzuki T, Wydell TN：Interpreting a case of Japanese phonological alexia ; The key is in phonology. Cognitive Neuropsychology 13(6)：803-822, 1996.
38) Patterson K, Graham N, Hodges JR：The impact of semantic memory loss on phonologcal representations. Journal of Congnitive Neuroscience 6：57-69, 1994.
39) Patterson KE：Alexia and neural nets. 神経心理学 6(2)：90-99, 1990.
40) Plaut DC, McClelland JL, Seidenberg MS, et al：Understanding normal and impaired word reading ; Computational principles in quasi-regular domains. Psychological Review 103：56-115, 1996.
41) Plaut DC, Shallice T：Deep dyslexia ; A case study of connectionist neuropsychology. Cognitive Neuropsychology 10：377-504, 1993.
42) Sakuma N, Sasanuma S, Tatsumi IF, et al：Orthography and phonology in reading Japanese kanji words ; Evidence from the semantic decision task with homophones. Memory and Cognition 26(1)：75-87, 1998.
43) Sasanuma S, Ito H, Patterson K, et al：Phonological alexia in Japanese ; A case study. Cognitive Neuropsychology 13(6)：823-848, 1996.
44) Seidenberg MS, McClelland J：A distributed, developmental model of word recognition and naming. Psychological Review 96：523-568, 1989.
45) Takahashi N, Kawamura M, Shinotou H, et al：Pure word deafness due to left hemisphere damage. Cortex 28：295-303, 1992.
46) Tanaka Y, Yamadori A, Mori E：Pure word deafness following bilateral lesions ; A psychophysical analysis. Brain 110：381-403, 1987.
47) 田中春美, 松田　実, 水田秀子, ほか：word-meaning deafness の 1 例. 失語症研究 21(4)：272-279, 2001.
48) 辰巳　格：ここまで来た認知神経心理学. 高次神経機能障害の臨床はここまで変わった, 宇野　彰, 波多田和夫(編), p 115-144, 医学書院, 東京, 2002.
49) 辰巳　格, 須賀昌昭, 伏見貴夫, ほか：単語の聞き取りにおける親密度効果と心像性効果. 日本音響学会秋季講演論文集, p 423-424, 2001.
50) 辰巳　格：ニューラル・ネットワーク入門 ; ネットワークは単語をどう読んでいるのか. 失語症研究 20(3)：222-233, 2000 a.
51) 辰巳　格, 田中正之, 伏見貴夫, ほか：単語理解のプロセス ; 語彙症例の音声理解障害に関する研究. ことばと心の発達④「ことばの障害と脳のはたらき」, 小嶋祥三, 鹿取廣人(監修), 久保田競(編), p 285-327, ミネルヴァ書房, 東京, 2000 b.
52) 辰巳　格：認知神経心理学. 失語症臨床ハンドブック, 濱中淑彦(監修), 波多野和夫, 藤田郁代(編), p 121-130, 金剛出版, 東京, 1999.
53) Tree JJ, Perfect TJ, Hirsh KW, et al：Deep dysphasic performance in non-fluent progressive aphasia ; a case study. Neurocase 7：473-488, 2001.
54) Trojano L, Stanzione M, Grossi D：Short-tem memory and verbal learning with auditory phonological coding defect ; A neuropsychological case study. Brain & Cognition 18：12-33, 1992.
55) Trojano L, Grossi D：On a unitary account for deep dysphasia. Neurocase 3：87, 1997.
56) Tyler LK, Moss NE：Abstract word impairments in the auditory modality ; A general or specific deficit? Brain and Language 51：12-14, 1995.
57) Tyler LK, Moss NE：Imageability and Category-specificity. Cognitive Neuropsychology 14(2)：293-318, 1997.
58) Valdois S, Carbonnel S, David D, et al：Confrontation of PDP models and dual-route models through the analysis of a case of deep dysphasia. Cognitive Neuropsychology 12(7)：681-724, 1995.
59) Woollams AM, Lambon Ralph MA, Plaut DC, et al：SD-squared ; On the association between semantic dementia and surface dyslexia. Psychological Review 114：316-339, 2007.
60) Woollams AM, Lambon Ralph MA, Plaut DC, et al：SD-Squared Revisited ; Reply to Coltheart, Tree, and Saunders(2010). Psychological Review 117(1)：273-283, 2010.

3 会話分析

◆ 失語症者のコミュニケーション能力評価はなぜ難しいのか？：対人コミュニケーションの性質

1．表出系の多様性と同時性

人と人との間で行われる対人コミュニケーションにおいては、複数の感覚情報が平行して伝達される。このため、同一の話し言葉であっても非言語的表出が異なれば、コミュニケーションにおける伝達情報は同一とはいえない。

表1は、対人コミュニケーションで用いられる主な表出を知覚の種類ごとに列挙したもので、話し言葉と文字以外は、非言語的コミュニケーションと呼ばれるものである。身体動作の分類（表象的動作、例示的動作、身体操作）は Ekman(1981)[6]の3分類に基づいている。表象的動作は、特定の意味をもち意図を伝達するために用いられるもので、「はい」「いいえ」を表す首の動きや「さようなら」を表す手の動きは、その代表的な例である。身体操作とは、頭をかくなど無意識に生じる動きを指し、一般に不快が増すに従い頻繁に出現するといわれる。例示的動作のうち、指示動作は失語症者において臨床的によく観察されるものである。例えば、非流暢性失語で有意味発語の表出が強く制限されていたSKさん(WAB失語症検査：物品呼称 0/20、失語指数 18)の場合、指さしで自分の意図を示し、首の動きによって「はい」「いいえ」の応答をすることで日常生活場面でのコミュニケーションは極めて円滑に営まれていた。しかし、SKさんのコミュニケーション行動を注意深く観察すると、こうした身体動作ばかりではなく、表情、目の動き、随伴する声などが複合的かつ同時に表出され、それらが効果的なコミュニケーションをもたらしていることに気づかされる。つまり、対人コミュニケーションの第一の特色は、多様な複数の表出系を同時に用いて効率的に行われる点にあるといえる。

2．文脈依存性

対人コミュニケーションの働きには、個人の状況や情動を了解し合う「気持ちのやり取り」や要求や考えなどを交換し合う「意図のやり取り」があるとみることができる(佐藤, 2001)[13]。言語と非言語的コミュニケーションの比重は、両者において異なることが予想されるが、表出されたものの意味や解釈は、いずれの「やり取り」の場合も文脈(context)に依存する。文脈とは、言語表出における語句の続き具合といった言語的文脈(linguistic context)だけでなく、"声の表情"ともいえる

表 1 対人コミュニケーションに用いられる主な媒体

視覚	顔の表情、目の動き、首の動き、姿勢 身体動作　a）表象的動作 　　　　　b）例示的動作 　　　　　　　①指示動作：対象物を指し示す動作 　　　　　　　②空間動作：空間関係を描く動作 　　　　　　　③リズム動作：出来事のリズムや速さを描く動作 　　　　　　　④象形動作：ものの形を描く動作 　　　　　　　⑤活動動作：人の動きを描写する動作 　　　　　c）身体操作 絵、文字
聴覚	声（声量、抑揚、明瞭性）、話し言葉
体性感覚	握手、抱擁

ピッチやプロソディなど言語の周辺的文脈(par-alinguistic context)、さらにコミュニケーションが行われる場面や環境、対話者の知識などの言語外文脈（extra-linguistic context）が考えられる(Davis & Wilcox, 1985；Davis, 1989)[4)5)]。失語症者とのコミュニケーションにおいては、言語以外の文脈が重要になってくることが多い。その実例を、失語症患者Ｉさんと臨床実習3週間目の学生Ｋさんとの間で実際に交わされた会話で示そう*。会話の場所はＩさんのベッドサイドである。

```
（A）時代劇のテレビを見ていたＩさんにＫさんが話しかける場面
     11  K  え：と，どうですか？　え,え：と,この,あっ(.)時代劇好きですか？
   →12  I  いや：？
     13  K  あっ！，好きじゃない？
   →14  I  ん：（下を向いている）
     15  K  .hh heh え：と，え：と何だっけ，Ｉさん具合は？(.)身体の具合は？
     16  I  （笑い顔）hah /ta:chika/
     17  K  同じ？
     18  I  /o:naji/
     19  K  同じ？　そうですか．ちょっと止めていいですか？これ（テレビを指さす）
     20  I  ん．
     21  K  （テレビのスイッチを切る）ごめんなさい．

（B）テレビを切った後の会話の後半場面
     121  K  何かお好きなことは？　いつもよくテレビを見ていらっしゃいますよね．
     122  I  /zu:na/
     123  K  えっ?!（驚いた表情）
     124  I  みる．
     125  K  見ますよね？
     126  I  ん：
     127  K  何が一番お好きなんですか？
     128  I  あっ /so:tuNtaitei/
     129  K  あういう時代劇？
   →130  I  ん（うなずく）
```

「時代劇が好きかどうか」に対するＩさんの返答は、(A)と(B)の場面で異なっている。(A)12の否定語は少し上がり気味の抑揚をもって表出され、(A)14の「ん：」という応答は「下を向く」という身体動作を伴っている。しかし、こうした言語の周辺的文脈を認識せず言語の直接的意味のみを了解した結果として、Ｋさんは、時代劇のテレビを切っている。これは、失語症者とのコミュニケーションに対するＫさんの知識や経験が少なかったという言語外文脈が、Ｉさんとの意思の疎通に影響を及ぼしているとみることができる。一方テレビが切られて会話環境が変化した場面では、テレビ番組に関する話題という言語的文脈を背景に、Ｉさんは(B)130で「うなずく」という肯定の表象的動作を伴った「ん」の音声によって「時代劇が好きである」ことを表明している。このように、対人コミュニケーションにおいて表出されるものとその意味は、文脈に依存するという性質をもっている。つまり、対人コミュニケーションにおける意思の疎通性は、多様な文脈を背景に双方向的なやり取りによって決定されるものなのである。

---

*会話の文字化については後述するが、記号については**表2**(28頁)を参照のこと。

3. 関係性・社会性の媒体

対人コミュニケーションは、人の社会的行動の基礎であり、これを媒介にして他者との関係性が形成・維持される。さらに他者とのコミュニケーションによって、人は他者を理解するだけではなく、自分がどのように他者から認識されているのかについても理解する。主体による自己イメージ(self-image)あるいは自己認識は、他者がもつ自分に対する見方とは独立したものである。しかし、他者による自分の認識のされ方に対して抱かれる主体の感情は、個人の行動を刺激し活動の方向性を生じさせ(加藤, 1974)[9]、こうした行動の変容が、社会的文脈における自己イメージに影響を与える。

つまり、対人コミュニケーションは、人との関係性を紡ぐだけではなく、私たちの自己イメージや心理-社会的文脈の中において自分自身であるという感覚(sense of self)に深くかかわり、個人の社会的行動に直接的影響を及ぼすものであるといえる。

以上、この節で指摘した対人コミュニケーションの3つの性質のために、失語症者のコミュニケーション能力評価を的確に行うことは容易なことではない。複数の表出系が同時に用いられることは、何を分析対象にしてどのようにコミュニケーション能力を評価するのか、という問題を引き起こす。また、文脈依存性という性質は、意思疎通性の客観的評価を困難にさせる。例えば、前述の失語症患者Iさんとの会話の印象を、Kさんは「視線を合わさず、何かムッツリした感じでの会話。私だけ一生懸命に話しかけ、Iさんは嫌々応答」と記述し、会話におけるIさんの意思疎通性についての評価は、臨床実習初日の「不明瞭な会話でも話してくれた。2人で笑う場面もあった」という評価よりも低いものとなった。さらに、関係性・社会性の媒体という性質から、失語症者と対話者との関係性によってコミュニケーション自体が変容する可能性があり、これも失語症者のコミュニケーション能力を定量的に測定することを困難にさせる要因の1つとなっている。

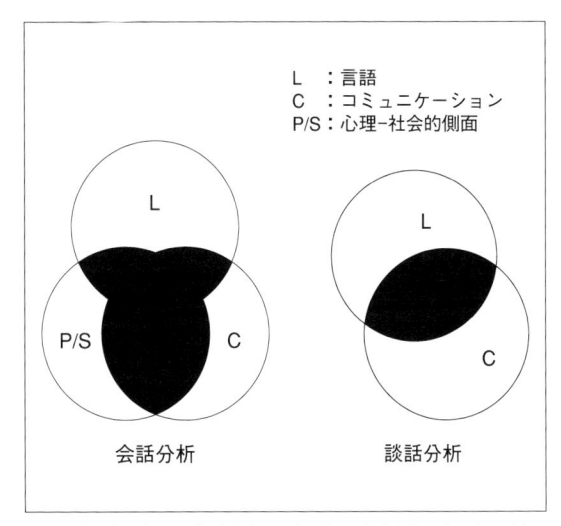

図 1 会話分析と談話分析の相違：分析する観点の違い

L：言語
C：コミュニケーション
P/S：心理-社会的側面

会話分析は失語症臨床にとってなぜ重要なのか？：会話分析の特色と失語症臨床へ適用する利点

1. 会話分析の原則

会話分析(conversation analysis)は、エスノメソドロジー(ethnomethodology：Garfinkel, 1967)[7]と呼ばれる社会学的アプローチにおいて考えられた方法**で、言語学や心理言語学の領域で発展したものではない。エスノメソドロジーの目的は、日常生活における私たちの活動とそれを構成していると思われる社会的ルールを検討することにある。このため、会話分析は会話における相互作用や会話が進行してゆくルールを分析することを主眼としている。これは、発話データから語彙、文法や表現などの言語運用の正確さや適切さを分析する言語学を基盤にした談話分析(discourse analysis)とは異なるものである。談話分析は、主に出来事や物語の叙述あるいは語り(narrative)、手続きの説明など単独でなされた発話を分析対象とする。これに対し会話分析は、対話者との間でなされた実際の会話を対象とし、言語表現だけではなく非言語的表現も含めた対話者間の相互作用に注目して分析を行う。したがって会話分析は有意味発語が限られた失語症者にも適用可能

**社会学者 Harvey Sacks が Emanuel Schegloff と Gail Jefferson との共同研究により開発した方法である(Lock, et al, 2001)[11]。

なのである***。両者の相違は、図1のように示すことができよう。すなわち、会話分析は言語とコミュニケーションの関係だけではなく、心理-社会的側面から会話を検討することができる手法であり、特に対話者間の心理-社会的関係を照射する点が談話分析との際立った違いなのである。

Wilkinson(1999)[17]は、会話分析には4つの原則があると指摘する。第一に、会話を参加者によって推進されるもの(participant-driven)と捉え、実際の会話データを分析することを基本とする。これは、分析者の概念に基づく(analyst-driven)分析とは対照的である。第二に会話には規則があると考え、会話における一時中断(pause、以下ポーズ)や発話の重なり(overlap、以下オーバーラップ)など言語学的分析では無視されてきた会話に出現する現象を、会話の規則にかかわるものと捉えて分析の対象とする。第三に、会話を参加者の相互作用による発話の連鎖と考え、継時的文脈(sequential context)を重視する。この原則により会話分析の定量化は注意深くなされることが肝要とされ、これが第四の特色である。

こうした特色をもつ会話分析の手法は、実際の会話における失語症者のコミュニケーション能力を把握することを可能にする。さらにこの手法は、会話における相互作用を重視するために、失語症者の心理-社会的側面へ影響を及ぼす会話パターンを把握することを容易にする。したがって、会話分析は単に言語運用力を検討する談話分析と異なり、実際の会話における言語とコミュニケーション、そして失語症者の心理-社会的側面との相互作用を考える手がかりを与えるのである。

以下では、「会話分析を失語症臨床に適用する利点は何か」について具体的に指摘したい。

2.失語症者の言語・コミュニケーション能力評価法としての会話分析

通常失語症者の自発話の評価は、①情景画や四コマ漫画の叙述、②よく知られた童話(例えば、桃太郎)の粗筋を話す、③出来事や事物を説明する、といった課題によって自発話のデータが収集され、語彙や文法、情報量が検討される。また失語症者のコミュニケーション能力は、日常生活で想定されるコミュニケーション場面を設定しロールプレイによって評価する方法(例えば、CADL：Holland, 1980；綿森ら, 1990)[8][15]や、具体的なコミュニケーション行動を尺度評価する方法が従来用いられてきた。これらは、失語症者の自発話が言語学的に正しいかどうか、また日常生活において実用性のあるコミュニケーション能力かどうかという視点からなされる評価法といえる。しかし、いずれも"会話"という対人コミュニケーションの基本的な行為そのものを分析対象とはしていない。

一方、前述のような特色をもつ会話分析は、失語症による言語機能障害が実際の会話能力にどのような影響を及ぼしているのかを理解するのに適切な方法である。会話分析の手法により、日常生活における失語症者の言語・コミュニケーション能力を直接的に評価することが可能となる。これが、会話分析を失語症臨床に適用する第一の利点である。Crockford & Lesser(1994)[3]は、従来の2種のコミュニケーション能力評価法(ロールプレイと尺度評価)と会話分析による評価を比較した結果、会話分析が能力改善に対して最も敏感な評価法であったと報告している。さらに、会話分析は実際の会話をデータとするため、失語症患者に特別な課題を遂行してもらう必要がなく失語症患者の負担を最小限にして評価することができる。このため、会話分析は失語症のスクリーニング評価としても適切な方法といえる。

3.家族・介護者に対するアプローチの指針としての会話分析

失語症者と日常的に会話をする人々に対して失語症者とのコミュニケーションの取り方を助言することは、臨床家の大切な役割である。従来からコミュニケーションを促進するセラピーの一環として失語症者の家族・介護者に対する具体的なアプローチが提案され議論されてきた(Clinical Forum, *Aphasiology* 12, p811-864, 1999 参照)。

同様の目的のために、会話分析を用いて失語症者の日常的会話の相手(会話のパートナー)への助

***例えば、例7の会話データ(32頁)に示すUさんの場合、表出は無意味音節の反復に限られていたが、会話分析によって「高い応答性が会話を進行させ、相互の意思疎通をもたらしている」ことが明らかとなった。

言を個別に行い、その効果測定に会話分析を用いた報告(Lesser & Algar, 1995)[10]がある。また、会話分析の手法に基づいた評価法CAPPA(Conversation Analysis Profile for People with Aphasia；Whitworthら, 1997)[16]を利用して、家族・介護者のグループ指導を行った試みも報告されている(Booth & Swabey, 1999)[2]。いずれの報告も、失語症者とその会話のパートナーとの日常的会話を分析することが、より具体的で的確な個別的助言を行うのに有益であったと指摘している。

一方、会話が関係性の媒体であることを重視し、失語症者の心理-社会的側面に対する働きかけの指針として会話分析を用いるアプローチ(SPPARC)(Lockら, 2001)[11]が提案されている。SPPARC(Supporting Partners of People with Aphasia in Relationships & Conversation)の会話トレーニング・プログラムは、失語症者と会話のパートナーの双方が、自分たちの会話のどこに問題を感じているのかに基づいて働きかけが行われる(SPPARCの内容については後述)。このアプローチでは、臨床家は「どのようなコミュニケーションの取り方が最善か」を指導(強制)するのではなく、彼らが認識した問題点を改善するための援助を行う。従来こうした観点から会話に焦点を当てたプログラムはなく、SPPARCは臨床的に有益で示唆に富む新しいアプローチといえよう。このように、会話分析は失語症者のコミュニケーション能力ばかりでなく、心理-社会的適応を促進する働きかけの指針としても活用できる可能性があり、ここに会話分析を失語症臨床に適用する第二の重要性がある。

4. 失語症臨床家の能力を鍛錬する道具としての会話分析

臨床家自身の会話能力やフィードバックは、失語症患者のコミュニケーション能力を促進するためだけではなく、適切なセラピーを構成するうえでも重要な要素である(Simmons-Mackie & Damico, 1999)[14]。したがって、失語症患者と臨床家の自然な会話ばかりでなく、セラピーにおける会話を分析することが重要(佐藤, 2001)[13]で、会話分析は臨床家としての能力を鍛錬するためにも有効な方法であると思われる。

なぜなら、セラピーにおける会話を分析することは、臨床家の失語症患者に対するコミュニケーション態度を自己評価、あるいは自己点検する機会を与えるからである。失語症患者はセラピーにおける会話から臨床家によって「自分がどのようにみられているのか」を認識する。この認識は、重篤な言語機能障害をもつ失語症患者の場合も、言語や非言語的表現を含めた臨床家の"物腰"というものによって感じ取られていると思われる。そして、自分の認識のされ方に対して抱かれる失語症者の感情は、心理的変化を生じさせ行動にも影響を与える。この情動変化は、肯定的な場合もあれば否定的な場合もあろう。例えば、ある失語症者は強い否定的感情が引き起こされた臨床家との会話を、次のように描写している。

"まず最初に会ったときに「牧さんですね。何をやっているんですか？」僕は必死で「新聞記者をやっているんです」と言ってるつもりなんですが「オーオーオー」で、何も言えないんですねぇ。向こうの記録みたいなものを見ながら「ああ、牧さん新聞記者なのね」と言われました。その次に言われたことは「大変残念だけれど、あなたは失語症という病だから、この病は絶対に治らない。だから新聞記者に戻れない」と言われました。暗黒でした。その日のことは二度と忘れません。僕はその前日までは自殺しようと思っていたんですが、その日から他殺の方に変わりまして何とかこの女を殺してやろうと思いました。本当に思いました。"(牧：p 22, 2001)[12]

もし、この会話場面がビデオに記録されて臨床家自身が会話分析を行う機会があったならば、この臨床家は自分の言葉や態度の問題点に気づいたかもしれない。会話分析は、臨床家の発言や態度が失語症患者に及ぼす影響に対して臨床家の感受性を高め、失語症臨床家としての資質を向上させてゆくために有効な道具となると思われる。

つまり、会話の相互作用に焦点を当てる会話分析は、臨床家自身のフィードバック能力や会話態度の適切性を評価する方法としても利用することが可能なのである。これは、失語症臨床においてなおざりにされてきた側面に光を当てるもので、ここに、会話分析を失語症臨床に適用する別の重要性がある。

以上述べてきたように、会話分析の手法は、失語症の評価法としての有効性だけではなく、失語症者の適応的回復を促進するための家族・介護者への働きかけの指針として、さらには臨床家の能力を鍛錬する道具として利用することができるのである。これらの理由により、会話分析を失語症臨床に適用することは大きな意義がある。すなわち会話分析の手法は、的確な失語症臨床を行うために不可欠な方法論であるといっても過言ではないのである。

III 会話分析はどのように行うのか？：会話分析の実際

1．会話データの収集

会話データは、できるだけ自然な会話を収集することが肝要である。失語症者の家族・介護者が会話のパートナーである場合、失語症者の居住空間で自然な会話がなされる時間帯に会話を収集することが望ましい。失語症が重篤なため「会話がほとんどない」という場合は、お茶や食事の際の短い会話を数日間にわたって収集するようにする。その際、家族・介護者に会話分析を行う利点を説明し、会話を録画・録音することに対して十分な了解をとることが大切である。なお、臨床家との自然な会話を収集するには、通常のセラピー場面が妥当であろう。

記録媒体は、非言語的コミュニケーション行動も記録できるビデオが最適である。但し、ビデオによる記録に不快を感じ自然な会話ができないという訴えがある場合は、テープレコーダーを用いる。また、家族・介護者との自然な会話をとるためには、臨床家がいない状況で記録を行うことが望ましい。このため、例えばSPPARCではビデオを失語症者の家族・介護者に貸し出し、その操作を指導する準備段階を設けている。録画・録音時間は少なくとも10分間が必要とされる。

表 2 会話を文字化するための記号（SPPARC Appendix 4 に基づく）

記号	意味
[	発話や非言語的行為が進行中の発言とオーバーラップし始めたところ
]	オーバーラップした発話や非言語的行為が終わったところ
=	ある対話者の発言から別の対話者の発言への切り替わりに時間的ギャップがないこと 例：P 彼は本当にそう言ったの？= A ＝ええ
(1.3)	括弧の中の数字はポーズの長さを秒単位で示したもの
(.)	1秒以下のポーズを示したもの
:	コロンは音や音節の延長を示す
.	終止符は、発話の調子が収束したことを示す（必ずしも文の最後を示すものではない）
,	カンマはイントネーションが続いていることを示す
?	疑問符はイントネーションが上昇したことを示す（必ずしも疑問文である必要はない）
!	感嘆符は元気な声のトーンを示す（必ずしも感嘆文である必要はない）
-	ダッシュは、単語や単語の一部が中断・分離したまま終わったことを示す
°	他の会話部分よりも静かな話し方がされたことを示す
――	下線は強調して話された部分を示す
h, heh, hah	聴き取れる呼気や笑いを示す（hが多いほど呼気や笑いが長かったことを示す）
(h)	括弧でくくったhは、表出中の単語の中で呼気や笑いがみられたことを示す
.h	聴き取れる吸気を示す
> <	他の会話部分よりも速く話されたことを示す
< >	他の会話部分よりもゆっくりと話されたことを示す
(( ))	二重括弧内は、会話での非言語的表現についての注釈や記述
( )	不確実な文字化を示す
(x.syllable)	聴き取れない音節数(x)
/ /	錯語やジャルゴンはIPAを用いてスラッシュ内に表記する

付記：他の約束事には、①文字化した各行を数字で示す、②会話をした人のイニシャルを行数の次に書く、③分析の議論において問題にしている会話の箇所を読者に明らかにするために行数の外側に→をつける、がある。なお、「大きい声で話された部分は大文字で表記する」という規定もあるが、これは日本語の文字化では太字で示すことを提案する。

2. 会話データの文字化

　会話を文字化することによって、オーバーラップやポーズなど会話進行上の特徴を客観的に把握することができ会話パターンの把握が容易になるため、会話データの文字化は会話分析にとって大切な手続きである。しかし会話データを文字化する作業は時間がかかるため、時間がとれない場合は、記録された会話データの一部のみを文字化しても差し支えない。その場合、録画・録音されたものを何度か観察してどのような会話パターンが出現したかを把握してから、その場面を中心に文字化するという手順を踏むことが必要である。但し、家族・介護者に対する働きかけの前後で会話パターンが変化したかどうかをみるためには、両時点とも同じ客観的条件で一定の時間(例えば、最初の話題が話し始められてから5分間)の会話を分析する。

　会話の文字化においては、発話は通常の表記を用い、音韻性の誤りなど語彙に存在しないものは国際音声字母(IPA)によって表記する。実際に進行した会話をできるだけ再現するためにさまざまな記号が用いられるが、それらは研究者により多少相違する。表2はSPPARC(Lookら, 2001)[11]が採用しているものである。

3. 会話データの分析・評価

　会話データの分析を実際に行うには、SPPARCの評価項目が有益である。SPPARCは、①会話における言い誤りや聞き漏らしなどの問題源(trouble source、以下トラブル)と修正(repair)、②話し手の交替(turn、以下ターン)と会話の進行(sequences)、③話題と会話全体の流れ、という3つの領域における19項目に及ぶ評価ポイントを提示している。以下に主要な17の評価項目について失語症者の会話データ****を示しながら分析の仕方を説明する。なお、この説明では失語症者の会話の相手をすべて"対話者"と呼ぶこととした。

❶トラブルと修正

　失語症者との会話においてはトラブルが発生しやすく、会話における修正は高頻度で出現する。修正により失語症者の言語・会話能力の問題に対して特別の注意が払われることとなるため、修正パターンは失語症者の心理的側面や関係性に深くかかわる。

ⓐ 失語症者が修正しようとし、その修正が完了したか？

　これは、失語症者自身が自分の発話で発生したトラブルを修正した場合で、self-initiated self-repairと呼ばれるパターンである。＜例1＞では、失語症者Tさんが、無意味音節を表出し2.2秒のポーズの後「ん：と」と言って修正を示唆し、その後目標語を産出し修正を完了している。

ⓑ 失語症者が修正しようとしたトラブルを対話者が修正したか？

　失語症者は、トラブルに気づいており修正を試みるが完了できず、対話者によって修正が完了される場合がある。これは、self-initiated other-repairと呼ばれるパターンである。＜例2＞で失語症者Tさんは、「スカート」を言い直そうとしている(22-23行)が修正できなかった。Tさんが首に何かを巻きつけるジェスチャーをしたことで、対話者のSは目標語を類推し、「スカーフ？」とTさんに尋ねる形で修正した(25行)。次のターンで、Tさんは「スカーフをもらっています」と言ってそれを肯定している。

ⓒ 失語症者は、対話者が示唆したトラブルを修正できたか？

　このパターンは、other-initiated self-repairと呼ばれる。＜例3＞では、失語症者Iさんがトラブ

＜例1＞
01　S　今日のご気分はいかがですか？
→ 02　T　/mo/(.)/ta/(2.2)ん：と, /ka/ ん, すがすがしいです.

****例示に用いた会話は、臨床実習の学生Kさんと臨床家Sを対話者とした失語症患者Iさん、Uさん、Tさんの会話データの一部である。行数は各々の会話データ全体を文字化したものに基づく。

```
<例2>
 21  S  お土産話は聞きましたか？
→22  T  ん：とね．(3.0)/rjo:riyaN/とかわからなかったけど，スカート，/su/，/suka/
→23     スカートじゃなくて，/su/，/su/，［ここ，ここ．(1.0)        ここ．］
 24                                ［《左手で首の周りに巻きつける動き》］
→25  S  スカーフ？
 26  T  スカーフをもらっています．もらっています．お父さんにもらってます．
```

```
<例3>
 55  K  今日お風呂入りました？
 56  I  入りました．
 57  K  気持ちよかったですか？
 58  I  え：ま，ちっ，ちょ，ちっとも，．h，heh［heh heh《テレ笑いのような笑顔》］
→59  K                                  ［uhah hah hah《微笑み》ちょっと？］
→60  I  狭い
 61  K  ちょっと狭い？
 62  I  え：
```

```
<例4>
 51  K  今日は朝(.)から何を(.)やっていたんですか？
 52  I  /aseNchi/ 行ってね．
→53  K  えっ？　あっ！あっ！今日お風呂？
→54  I  え．《うなずく》
```

ルを修正できず笑いとなったので、対話者Kさんは I さんのトラブルの原因となったと思われる言葉を繰り返して修正を喚起した（59行）。これを受けて I さんは目標語を表出し自ら修正している（60行）。

- d 対話者が失語症者のトラブルを示唆し、かつ修正したか？

対話者が失語症者のトラブルを示唆し修正するパターンは、other-initiated other repair と呼ばれる。これは、おそらく失語症者が自己修正することは難しいと対話者が考えたためにとられる会話行動と思われる。<例4>では、I さんの新造語（52行）に対して K さんは「えっ？」という言語反応でトラブルを示唆し、その日が入浴日であることを知っていたために「お風呂？」と修正し（53行）、I さんは次のターンでこの修正を肯定している。

- e 不完全な修正の連続が生じたか？

失語症者は言語機能障害のために、対話者は失語症者が何と言おうとしているのかを類推することが困難なために、双方がトラブルを修正できない場合、<例5>に示すように修正が完了しないまま修正が連続してゆく会話となる。これは、'hint and guess sequence' と呼ばれるもので、失語症者との会話では頻発するパターンといえる。その結果修正が長く続いてしまう場合も多く、SPPARC では「長い修正の連続」の有無を評価項目に入れている。修正のやり取りが長くなることは、両者にとっていらだちを感じる要因となり、また話題の展開を妨害する原因ともなる。

```
<例5>
    30  K  今お幾つですか？
→　30  I  ぼくはね．もう(.)20(1.2)え，8(.)あ/ko:do/, /koko:do/, /ko:do/.
→　31  K  幾つですか？　歳．
→　32  I  ん：だから7(.)しち：[：　　　]
→　33  K                  [じゅう]
→　34  I  .heh heh 78まで《苦笑した顔》
→　35  K  .hhh hah hah hah 78ですか？《笑顔》
→　36  I  /so:mae/
→　37  K  計算しないとわからない，heh [hah hahえ：と]，70?(.)70.
    38  I                            [.h hah hah hah]
→　39  I  ぼくはね．(.)ぼくは：
→　40  K  あっ! もうすぐ70歳？
    41  I  はい，そう．《うなずく》
```

```
<例6>
    27  S  どんな色のスカーフですか？
    28  T  /wa/, /waka:/とかね．赤，赤とか．え：とね，ん：と，緑の，緑じゃない．
    29     ん：と，え：とね．(3.0)緑じゃないけどね．(4.8)《部屋を見回す》《鏡にか
    30     かっていた青い布の方に視線を止める》あっ! ここだ．
    31  S  青ですか？
    32  T  /a/, /a/ 青じゃないな．
→　33  S  (2.0) 紫？
→　34  T  紫だ! 紫です．ん，紫(.)です．
```

f 失語症者の発話に出現するトラブルは何か？

失語症者の言語機能の問題が、実際の会話でどのようなトラブルを引き起こすのかを把握することは、会話のストラテジーを助言するうえで重要である。例えばTさんの場合、<例2>にみるように、音韻性錯語がトラブル源となることが多かった。

g 正しい語の表出を目的とした修正の連続は生じたか？

失語症者の言おうとしている目標語が何かを理解しているにもかかわらず、対話者は正しい語の表出を促すために、修正を繰り返す場合がある。この修正パターンでは、失語症者の言語機能の低下が強調され、対話者があたかも「教師」のような会話となってしまうため両者の関係性に与える影響が大きいと予想される。

h 修正において有効なストラテジーは用いられたか？

失語症者は修正を完了させるために、表現形式を変更するなどのストラテジーを用いることがある。前出の<例2>でTさんは、何かを首に巻きつける動作と「ここ」という指示語を同時に表出することで、「スカーフ」を表現している。また、対話者がストラテジーを用いることもある。<例6>ではSが類推を用い、二度目に類推した色名(33行)をTさんが繰り返し言って、それが目標語であったことを表明している。

❷ターンと会話の進行

a 対話者のターンと会話の進行におけるパターンはどのようなものか？

対話者のターンのし方は、失語症者との会話を

効果的に進めるために重要で、それによって構成される会話の進行にはいくつかのパターンがある。例えば、対話者が質問し失語症者が答え、対話者が別の質問をするという会話進行は、失語症者との会話において出現しやすい。実例として、臨床実習の学生Kさんと失語症者Iさんの会話(A)(B)(24頁)や<例3>が挙げられる。そこではKさんが「はい」か「いいえ」で答えられる質問をし、それにIさんが「ん：」「いや：」などの最小限の応答(minimal turns)をして会話が進行している。こうした会話での対話者の質問には、失語症者の応答を評価するための質問も多く存在する。これを実際の日常生活において会話のパートナーが頻繁に用いる場合、正しい語の表出を目的とした修正パターン(1-⑧)と同様に、失語症者の心理-社会的側面や関係性への影響が大きくなると予想される。

ⓑ **失語症者のターンと会話の進行におけるパターンはどのようなものか？**

失語症者のターンには、言語機能障害を反映した特色あるやり方が観察される場合がある。<例7>では、有意味語の表出がなく復唱も困難である失語症者Uさんが、「あ：」や単音節の反復を用いて同意や相づちを表現し、それがKさんに会話を手渡すターン(passing turns)として会話の進行に有益に機能している。Uさんに特徴的なのは、そうした応答をKさんの発話とオーバーラップさせて表出していることにある。他には、前述のIさんの会話にみられたような「はい」「いいえ」の応答を使うパターンなどがある。

ⓒ **失語症者のターンが終わらないうちに、対話者は話し始めているか？**

失語症者が話している途中で対話者が話し始めた場合、会話の発言権は対話者によってコントロールされ、結果として失語症者の発言力は弱められることとなる。

ⓓ **対話者のターンが終わらないうちに失語症者は話し始めているか？**

対話者の発言途中で失語症者が話し始めることが頻発した場合、これは対話者にとってストレスとなることがあると予想される。

ⓔ **対話者の発言の後にポーズは生じているか？**

失語症者は言語機能の問題のために、発言の機会が自分にまわったときにすぐ応答できないことが多く、結果としてポーズが生じる。このポーズに対して対話者がどのような反応をするかで、会話の展開は異なってくる。<例8>では、4秒間の

<例7>
```
   32  K  今日もしかしたらあ[め?(.)]かもしれない[ですよ    ]
→ 33  U              [あ：]           [あ：/soso/],[/nono/]
   34  K                                         [そう  ],ん：.
   35     だから [気を]つけ[て   ]
→ 36  U        [あ：]   [あ：]/soso/[soso/,/sosososo/]
   37  K                           [帰ってください.]
```

<例8>
```
   34  S  大きさは？
→ 35     (4.0)
   36  T  半分ですか？[半分ですか？          ]
   36              [((左手で四角い形を描く))]
   37  S  あっ,[このぐらいの大きさなんですか？          ]
   38        [((Tが示した大きさと同じ四角形を右手で描く))]
   39  T  はい.(うなずく)
```

ポーズに対して対話者Sは寛容で、その結果Tさんは自発的に言語表出し、その後の会話の進行によって意思疎通が図られている。もし、対話者が長いポーズを失語症者の言語理解の不十分さや返答の困難性を示すものと解釈した場合、ポーズの後に質問が繰り返されるか、失語症者の返答を援助するようなターンが予想される。つまり、この種のポーズは、両者いずれもが話し始められるという点で、いずれにも属さない休止と解釈できる。＜例8＞のポーズの書き方は、これを示すものである*****。

❸ 話題と会話全体の流れ

ⓐ 失語症者は、新しい話題を切り出しているか？

対話者に比べて失語症者は、自ら新しい話題を切り出すことが少なくなる場合が多い。また、その切り出し方は発病前のそれとは異なっていることも予想される。

ⓑ 対話者は、話題の提供を繰り返し行っているか？

対話者が、繰り返し新しい話題を切り出しているかどうかを評価する。なぜなら、失語症者に発言させようとするあまり、対話者が話題を提供し続けると、会話内容の方向性に大きな影響を与えることになるからである。

ⓒ 会話への寄与は失語症者と対話者でバランスがとれていたか？

発言の長さや話題の方向づけなど会話への寄与において、失語症者と対話者でバランスがとれたものであったかどうかを評価する。

ⓓ 会話において感情の表出がみられたか？

会話において観察される感情表出は、失語症者と対話者双方の"失語症"に対する態度を理解する助けとなる。どのような会話パターンが生じたとき、どのような感情表出がみられたのかを知ることが重要である。

IV 会話分析の手法を臨床的働きかけにどう利用するのか？：SPPARCにみるポイント

会話分析の手法を用いて失語症者とその家族・介護者との日常的会話を検討することは、①失語症に対する現在の適応状態はどうか、②どのような会話パターンが問題を引き起こしているのか、を理解する手がかりとなる。会話を単にコミュニケーションの手段としてみるのではなく、他者との関係性そして私たちの自己イメージにもかかわるものであることを認識して会話を分析し、失語症者の会話をセラピーの対象とすることは、失語症の適応的回復を促進するために極めて重要な臨床的働きかけである。それは、「失語症の臨床モデル」(佐藤, 2001)[13]におけるコミュニケーションと心理-社会的側面の相互作用に焦点を当てたアプローチといえる。ここでは、同様の観点に基づいて構成され、こうしたアプローチの情報源として利用されることを意図して考案されたSPPARC (Lockら, 2001)[11]の内容を紹介し、会話分析を臨床的働きかけに利用する際のポイントを指摘したい。

SPPARCは、三部構成されている。第一部は臨床家のマニュアルで、会話分析の手法が、実例(文字化とビデオによる会話データ)を用いて解説されている。また2種の働きかけ(サポート・プログラムと会話トレーニング・プログラム：いずれも個別やグループを設定して利用できる)についての概要が述べられている。第二部はサポート・プログラムで、失語症の原因疾患や言語機能障害についての説明だけでなく、失語症によって引き起こされるさまざまな問題(特に人間関係や役割への影響)とそれへの一般的対処法などの情報が8つのセッションで提供できるように構成されている。これらの情報は、このプログラムの対象者に手渡す資料としてまとめられている。各セッションは、目的とそのセッションで行う内容が明示されセッション前の準備事項も列挙されており、臨床で簡便に利用できるように配慮されている。第三部は、会話トレーニング・プログラムで、①会話に対する一般的認識を高める、②失語症者と会話のパートナーが実際に行っている会話に対する認識を高める、③新しい会話のストラテジーを検討・学習する、という3段階を経て新しいストラテジーが日常会話に取り入れられるように8つのセッションで構成されている。

このようにSPPARCは、①従来「家族指導」という形で行われてきた失語症者の適応的回復への間接的働きかけを「サポート・プログラム」とし

*****＜例8＞の4秒のポーズがTに属すると解釈した場合、「T(4.0)半分ですか？」の書き方となる(Wilkinsonとの私信)。

て何をどのように援助するのかを明確化・精緻化している点、②会話分析の手法を用いた個別的で具体的な会話へのアプローチを組み込んでいる点、に特色がある。重要なことは、個々の失語症者とその家族・介護者に対し適切な支援をするためには、両方のアプローチが必要であるという考えに基づいてプログラムが構成されている点である。これは、会話分析を臨床で利用するうえでの要件といえよう。失語症の適応的回復を促進するためには、失語症者とその会話のパートナーの双方に働きかけることが大切なのである。

また、SPPARCの著者らは、失語症者とその会話のパートナーが自分たちの会話で問題と感じた会話パターンを変えるための援助をすることが、最も重要であると指摘している。これは、Wilkinsonら(1998)[18]が提案した会話ビデオを用いて失語症者、その会話のパートナーと臨床家の三者で会話の問題について話し合う'interactive therapy'の考え方と同じで、会話分析をセラピー・アプローチに適用する際のポイントといえよう。臨床家は、会話分析によって失語症者とその会話のパートナーとの会話のよしあしについて判定するのではなく、各事例における会話パターンを把握しそれによって引き起こされる心理的変化や関係性への影響を理解し、それらに基づいて新しい会話のストラテジーについて助言することが大切なのである。

▶おわりに◀ 会話分析を失語症臨床に適用することへの関心は、1990年代の前半から徐々に高まり、会話を対象とした直接的働きかけとその有効性についての報告が散見されるようになった(Lesser & Alger, 1995；Wilkinsonら, 1998；Booth & Perkins, 1999；Booth & Swabey, 1999)[1)2)10)18)]。しかし、失語症者の会話パターンの特徴についてはまだ十分理解されていない状況にある。したがって、会話分析を臨床で用い、失語症者の会話パターンの分析を蓄積していくことは、失語症研究としても重要である。また、会話パターンやコミュニケーション態度には社会-文化的相違があると予想され、失語症者の会話行動の比較文化的検討も将来的にはなされよう。会話分析を失語症臨床に適用することは、結果としてこうした研究を促進することになると思われる。

本稿で指摘した会話分析の有用性が認識され、今後日本の失語症臨床において、的確な失語症リハビリテーションを行う方法論の1つとして会話分析の手法が広く用いられてゆくことが望まれる。

（佐藤ひとみ）

参考文献

1) Booth S, Perkins L：The use of conversation analysis to guide individualized advice to carers and evaluate change in aphasia；a case study. Aphasiology 13：283-303, 1999.
2) Booth S, Swabey D：Group training in communication skills for carers of adults with aphasia. International Journal of Language and Communication Disorders 34：291-309, 1999.
3) Crockford D, Lesser R：Assessing functional communication in aphasia；clinical utility and time demands of three methods. European Journal of Disorders of Communication 29：165-182, 1994.
4) Davis GA：Pragmatics and cognition in treatment of language disorders. Seron X, Deloche G(eds), Cognitive approach in neuropsychological rehabilitation, p 317-353, Lawrence Erlbaum Associates Ltd, London, 1989.
5) Davis GA, Wilcox MJ：Adult aphasia rehabilitation；Applied pragmatics. NFER-Nelson, Windsor, 1985.
6) Ekman P：身振りの三つのタイプ．ノンバーバル・コミュニケーション，W．フォン．ラフラー-エンゲル（編），p 3-26, 本名信行，井出祥子，谷林真里子（編訳），大修館書店，東京，1981．
7) Garfinkel H：Studies in Ethnomethodology. Englewood Cliffs, Prentice Hall, New Jersey, 1967.
8) Holland A：Communicative abilities in daily living. University Park Press, Baltimore, 1980.
9) 加藤春恵子：コミュニケーションと自我．コミュニケーション；行動と様式，東京大学新聞研究所（編），p 39-62, 東京大学出版会，東京，1974．
10) Lesser R, Algar L：Towards combining the cognitive neuropsychological and the pragmatic in aphasia therapy. Neuropsychological Rehabilitation 5：67-92, 1995.
11) Lock S, Wilkinson R, Bryan K：SPPARC(Supporting partners of people with aphasia in relationship and conversations). Speechmark Publishing Ltd(www.speechmark.net), Bicester, 2001.
12) 牧 太郎：負けないぞ！失語症．第19回全国失語症者のつどい新潟大会記録集，全国失語症友の会連合会（編），p 19-28, 身体障害者定期刊行物協会，東京，2001．
13) 佐藤ひとみ：臨床失語症学．医学書院，東京，2001．

14) Simmons-Mackie N, Damico JS：Qualitative methods in aphasia research；ethnography. Aphasiology 13：681-687, 1999.
15) 綿森淑子，竹内愛子，福迫陽子，ほか：実用コミュニケーション能力検査；CADL検査．医歯薬出版，東京，1990．
16) Whitworth A, Perkins L, Lesser R：CAPPA(Conversation analysis profile people for aphasia). Whurr Publishers, London, 1997.
17) Wilkinson R：Introduction(to Special Issue on Conversation Analysis). Aphasiology 13：251-258, 1999.
18) Wikinson R, Bryan K, Lock S, et al：Therapy using conversation；helping couples adapt to aphasia in conversation. International Journal of Language and Communication Disorders 33：144-149, 1998.

4 神経学的な基礎・画像所見

▶はじめに◀ 1972年Ambrose[1]によって初めてCT scanが導入されるまで、脳内の疾患は、気脳撮影法や脳血管撮影法などにその診断の多くを頼らざるを得なかった。複数の断層面により、病巣が一目で判別できるCTやMRIの出現は、その後脳疾患の難解な神経学的諸問題を解決するうえで大きな役割を果たした。特に失語症や失行・失認など高次脳機能障害患者の神経心理学的な病態を理解するために、現在では必要不可欠な診断法の1つとなっている。とはいえ、大脳の機能は底知れない神秘のベールに依然包まれており、記憶、思考、注意といった高次機能などの解明にはまだまだ時間がかかるものと思われる。より身近な問題の1つともいえる失語症でも、ブローカ領域の病巣なのになぜ流暢型の失語が現れることがあるのか、などの経験はわれわれが日常しばしば遭遇する問題でもある。科学の粋を集めてつくられた種々の画像機器をもってしても、言葉を操る脳を知ることは極めて難しい。しかし、そのような険しい道であっても先人たちが歩んできたように、一歩一歩問題の解明に努めなければならない。ここでは、CTやMRIを主とする画像診断法について触れ、神経心理学の分野における解剖学的かつ神経学的な役割の有用性を述べ、少しでも言語や高次脳機能障害の臨床に携わる人のために役立てればと思う。

まず1章では、昨今広く用いられているCT、MRI、SPECT、PET、fMRIそして三次元CTの特色や利用法について簡単に解説する。2章では、CTの各スライス面における、それぞれの脳葉がどのように描出されるかについて図示する。加えて神経心理学上、重要と思われる脳構造の名称についても触れる。3章では、大脳の各脳葉を栄養する主要血管の灌流領域を示す。4章では、脳血管障害例を通して、画像による病巣診断と神経心理学的症状の関係について紹介する。

各種の画像

1. CT(computed tomography)

X線を用いて、脳内の切断層をコンピューターで処理し、画像化したものである。X線の透化率が各組織や器官の濃度を変え、吸収域値の高い組織は、高吸収域(High Density Area；HDA)で表され、吸収域値の低い組織は、低吸収域(Low Density Area；LDA)で表される。より具体的にいうと、X線を通しにくい組織や器官は透過率が下がるため、画像は高吸収域となり、骨や出血に伴う血腫などは脳実質より白く描出される。一方、X線を通しやすい場合には透過率が上がるため低吸収域化される。したがって、耳腔や鼻腔などの空気、脳梗塞後の梗塞巣、あるいは髄液などは脳実質より黒っぽく描出される。また脳病変の種類により、造影剤を用いて組織をより鮮明に写し出す方法もあり、脳内の血管などはその例である。

2. MRI (magnetic resonance imaging)

磁気共鳴画像と呼ばれ、磁場を用いた撮影法である。生体内に存在するプロトン（水素の原子核）は、静磁場の環境に整えられているMRI装置の中では、一定の方向を向いている。そこにラジオ波を与えると、プロトンはエネルギーの高い励起された状態になるが、次第に元の状態に復元（緩和）する性質をもっている。ラジオ波を加えられたプロトンが戻る緩和状態の違いにより、T_1強調画像、T_2強調画像が区別され、信号強度で表される[2]。T_1強調画像の信号強度は強い方から白質、灰白質、髄液の順であり、T_2強調画像のそれは、強い方から髄液、灰白質、白質の順である。画像上、両者の異なる点は髄液の違いで表され、T_1強調画像では黒っぽく描出され、T_2強調画像では白く写

表 1 脳血管障害例における MRI 画像の経時的変化

	T₁強調			T₂強調		
	急性期	亜急性期	慢性期	急性期	亜急性期	慢性期
脳梗塞		白質 低信号域	強い 低信号域	高信号域	白質 高信号域	強い 高信号域
		灰白質 等信号域			灰白質 等〜弱い 高信号域	
出血性 梗塞	等〜軽度 低信号域	高信号域	等〜 低信号域	やや 低信号域	高信号域	低信号域
脳出血	等〜軽度 低信号域	高信号域	等信号域 低信号域	低信号域	高信号域 低信号域	高信号域 低信号域

※脳出血は病気により多様な信号域を示す。

る。CTと比べ、放射線の被爆がないため安全であることや、任意の方向で撮影が可能なこと、さらに軟部組織に対する識別能力が高いことなどが利点として挙げられる。したがって、大脳皮質と白質の違いや、脳幹部の各組織などが詳細に写し出される。

臨床上、梗塞巣はT₁画像で脳実質よりも黒っぽく描出され、T₂画像では白く描写される[3]。一方、脳内出血はT₁画像で白く映し出されるが、MRI画像では種々の条件により描出のされ方が異なることが多い(表1)。

3. SPECT(single photon emission computed tomography)

SPECT(単光子放射断層撮影)はCT scanの映像構築の仕組みを使うが、X線の代わりに回転するガンマ・カメラ・システムの外部トレーサーから放出された単光子を計測したものである。ガンマ線を放出する放射能複合物が被験者に注入され、この生化学物質が脳に達すると放射が計測される。この放射はまた、脳の三次元横断面における代謝のパターンや血流として映像化される[4]。したがってSPECTは局所脳循環を測定したり、血液脳関門の障害の有無を証明したりする目的に利用される。この計測機器では、大脳皮質のそれぞれの局所的な脳血流量などが数字で識別されるとともに、色分けも可能である。また、大脳表面のみならず基底核などの深部組織における計測も可能である。SPECTの画像解像度は、PETのそれよりも低いが、測定装置があまり高価でないこと、および各種のX線が自由に使えるという長所をもち、比較的小さな医療施設でも用いられている。

4. PET(positron emission tomography)

PETは、大脳における複数の機能を検索するうえで、極めて高い能力を有している。被験者に放射性の識別能力のあるブドウ糖を注入し撮影する技術で、投与されたR1から放出される放射線活性を検出し、R1の脳内分布の状態を三次元的に画像化したものである。この検査では、局所脳血流量、局所脳血液量、局所脳糖代謝、局所脳酸素代謝などを非侵襲的に生体内で計測する[5]。より活動的な領域はブドウ糖を代謝し多くの放射能が集中し、組織や頭蓋内の代謝機転や循環が判定できる[6]。また、X線CT以上に脳の機能異常を断層画像として捉えることができ、障害された脳組織が修復可能なものか否か判断できる。

この検査は、ブドウ糖の代謝が大脳の血流よりもさらに直接的に神経細胞の機能を測定し、局所的脳機能に応じてグルコース代謝を追跡できることなどで有利な反面、原子加速機や原子核破壊装置が必要とされるため、高額であるという点で一般化できない原因にもなっている。

5. fMRI(functional magnetic resonance imaging)

fMRIはMRIを応用して脳の活動を測定し、課題を与えられたときの刺激で起こる「MR信号の変化」を画像化したものである。われわれがfMRI

で検出しているものは、神経細胞の興奮に伴う血流の変化である。fMRIの代表的な測定原理であるBOLDコントラストは脳内の血液中に含まれる酸素量の変化に伴う神経細胞の働きをみるものである。

「MR信号の変化」は、脳の活動に伴って脳血流量や脳酸素代謝率が変化することで起こると考えられている。神経細胞が興奮すると多量の血液が流れ、酸素を消費するため血流量が増え、それに伴い酸素を失ったヘモグロビンの増加による代謝率が変化する。このような脳活動がMR信号の変化として画像化される。

fMRIの長所は非侵襲的であり放射線被爆が少なく、継続的なデータの収集や同一個体で検査を繰り返すことができることである。また、空間分解能に優れた脳全体の画像が得られるため、脳回や核の構造と信号の発生源の関係を高精度で解析することが可能な点などである。

最近報告された睡眠、眠気に関する研究例や漢字を用いて、書字という運動の認知機能と文字形態の視覚処理機能との関連についてなどfMRIを用いた神経心理学的な研究が増加している[7]。

6．CT三次元画像
(three-dimensional imaging)

大脳や脳幹など中枢神経系の組織は立体的でしかも、複雑な構造物であることから、臨床的に三次元のCT画像の出現が、かねてより期待されてきた。はじめは各種頭蓋骨病変で用いられ、現在では外傷、頭蓋形成術などにも適用されている。CT三次元画像は、CT、MRIなどの断層画像を頭の中で立体的に組み立てることを必要としないため、医師や放射線関係者以外の人々でも理解することができる。驚くほど鮮明で、三次元化された画像は実物の組織を見るよりも、見やすい感じさえ受ける。CT三次元画像の生成はCT、MRIなどから原データを取得し、得られた原データをコンピューターで画像処理することで得られる。画像を取得するハード面では、CT、MRIのほかに、最近になりマルチスライスCTが開発されたことにより、より鮮明な画像情報が得られるようになった[8]。画像を処理するソフト面でも画質の向上、処理時間の短縮などで進歩がみられており、今後もコンピューター技術の向上に伴いさらに改善されるであろう。

7．最新のX線CT：多列検出器CT
(multi detector CT；MDCT)

本軸方向に複数の検出器を備え三次元の画像が得られるCTで、撮像時間は1回の回転時間が0.5秒と短く、従来の機器よりも薄い1mm単位のスライス撮影が可能である。したがって、病変の性状や進展状況が詳細に描出されるとともに、微細血管が優れた画像で写し出され、3mm以下の動脈瘤の検出も可能であろうとされている。

II CT画像における脳割面

ここでは、頭蓋底から頭部の最上部までを12の割面に区切り4つの脳葉と小脳の描出のされ方を図示した（図1）。前頭葉を紫色、頭頂葉をオレンジ色、側頭葉を水色、後頭葉を黄緑色、そして、小脳を茶色でそれぞれ表した。

aの蝶形骨洞や眼球がみられるスライスでは、側頭葉の底部と小脳が描出されている。bの前額洞が現れるスライスでは、側頭葉の底面がわずかに現れる。小脳が、最も大きく描出されるスライスでもある。cでは、中および下側頭回の近傍が描出され、神経心理学的には失名詞失語が出現することもある病巣となる。dでは、中央部に第3脳室、その下方に半円状の四丘体槽が現れ、このスライス面における前頭葉病変では、記憶障害や人格変化などの症状が出ることもある。e、f、gでは両側の側脳室前角や後角が現れ、尾状核やレンズ核、さらには内包や視床といった大脳深部の組織が出現する。神経心理学的にも重要な核スライス面でブローカ失語やウェルニッケ失語などのシルヴィウス溝周辺の失語や、皮質下失語などもこの各割面の病巣で現れることが多い。また、外傷や出血などにより圧排された側脳室や正中の偏位などがみられることも稀ではない。さらに、脳血管障害後の正常圧水頭症（NPH）による側脳室や第3脳室の拡大がみられたりする。fでは、伝導失語に関係があるともいわれる島皮質が被殻の外側に位置している。gでは、記憶障害や二次的に失語症が起こるとされる視床が最も大きく描出され、前

1-4．神経学的な基礎・画像所見

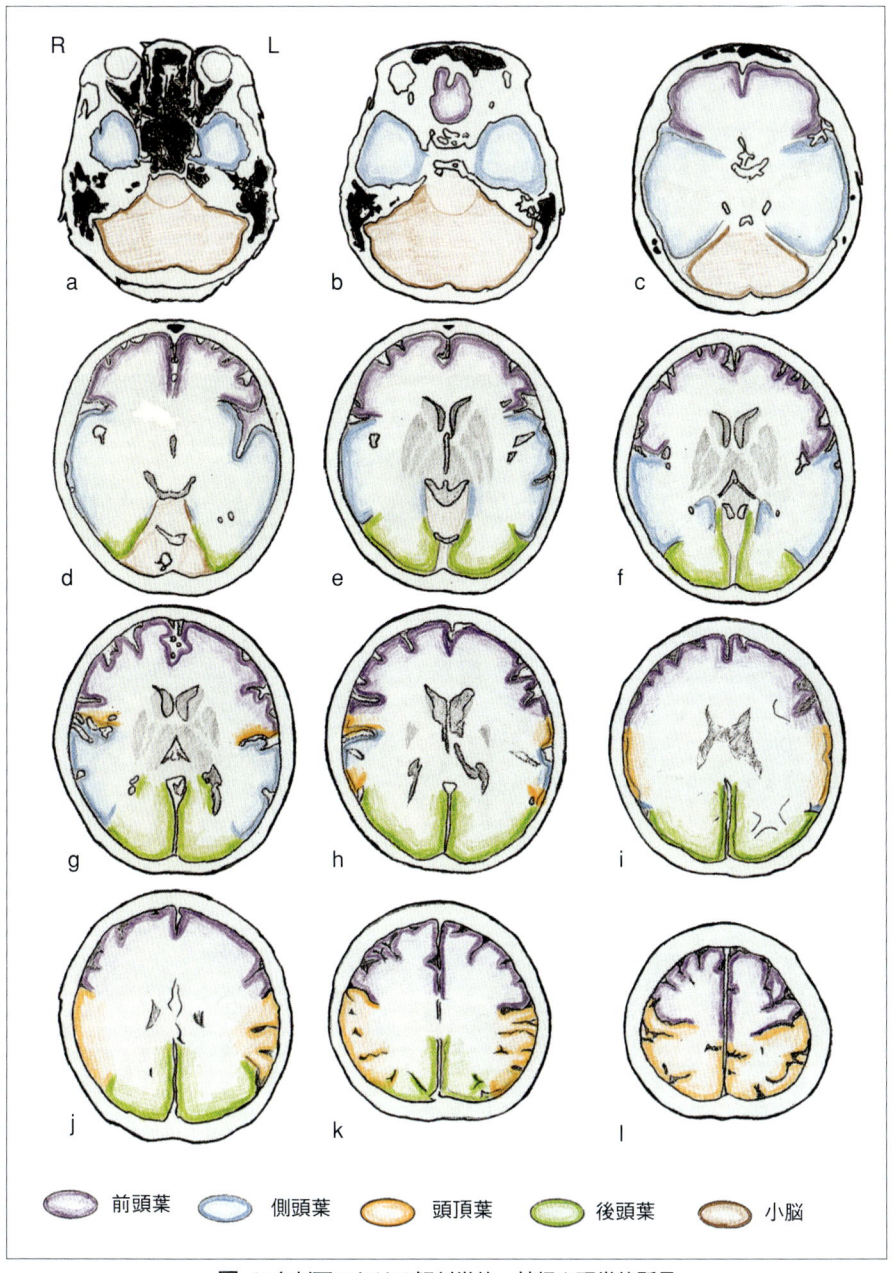

図 1●各割面における解剖学的・神経心理学的所見

前頭葉　側頭葉　頭頂葉　後頭葉　小脳

方に前核、後方に視床枕、その中間の左右に背内側核、腹外側核などがみられる。g、h、i では頭頂葉が徐々に現れ、観念運動失行や観念失行などがこの病巣でみられることがある。また、i、j の側脳室体部が描出される割面では左の病巣でゲルストマン症候群、右の病巣で半側空間無視、左右どちらの病巣でも構成障害などがみられる。k では、後頭葉はわずかになり、l では前頭葉と後頭葉のみ

の領域で、この部位の右の病巣では、着衣失行がみられることもある。

III 脳割面における主要動脈の灌流領域

ここでは、頭蓋底から順に各スライスごとに描出される組織の、主要血管の灌流領域について述べる。なお割面については眼窩-外耳道腺(OM

39

line)に基づくものとする[9]。まず、それぞれの灌流領域を次のように色別した。前大脳動脈領域（ピンク）、中大脳動脈領域（青）、後大脳動脈領域（黄緑）、前大脳動脈穿通枝領域（水色）、中大脳動脈穿通枝領域（オレンジ）、後大脳動脈および後交通動脈穿通枝領域（赤）、前脈絡叢動脈領域（紫）とした（図2）。1のスライスでは前頭葉底面のごくわずかと側頭葉の下側頭回の一部が描出されている。2の スライスでは前頭葉底部が前大脳動脈で、側頭葉の3分の2以上が中大脳動脈、残りが後大脳動脈で栄養されている。また、前脈絡叢動脈もこの割面で最も多く描出される。3のスライスでは前頭葉の内側面に前大脳動脈、外側面に中大脳動脈が描出され、側頭葉でも小脳を囲む形で、後大脳動脈、その外側に中大脳動脈がそれぞれ灌流している。4のスライスでは大脳縦裂から脳梁膝部を囲

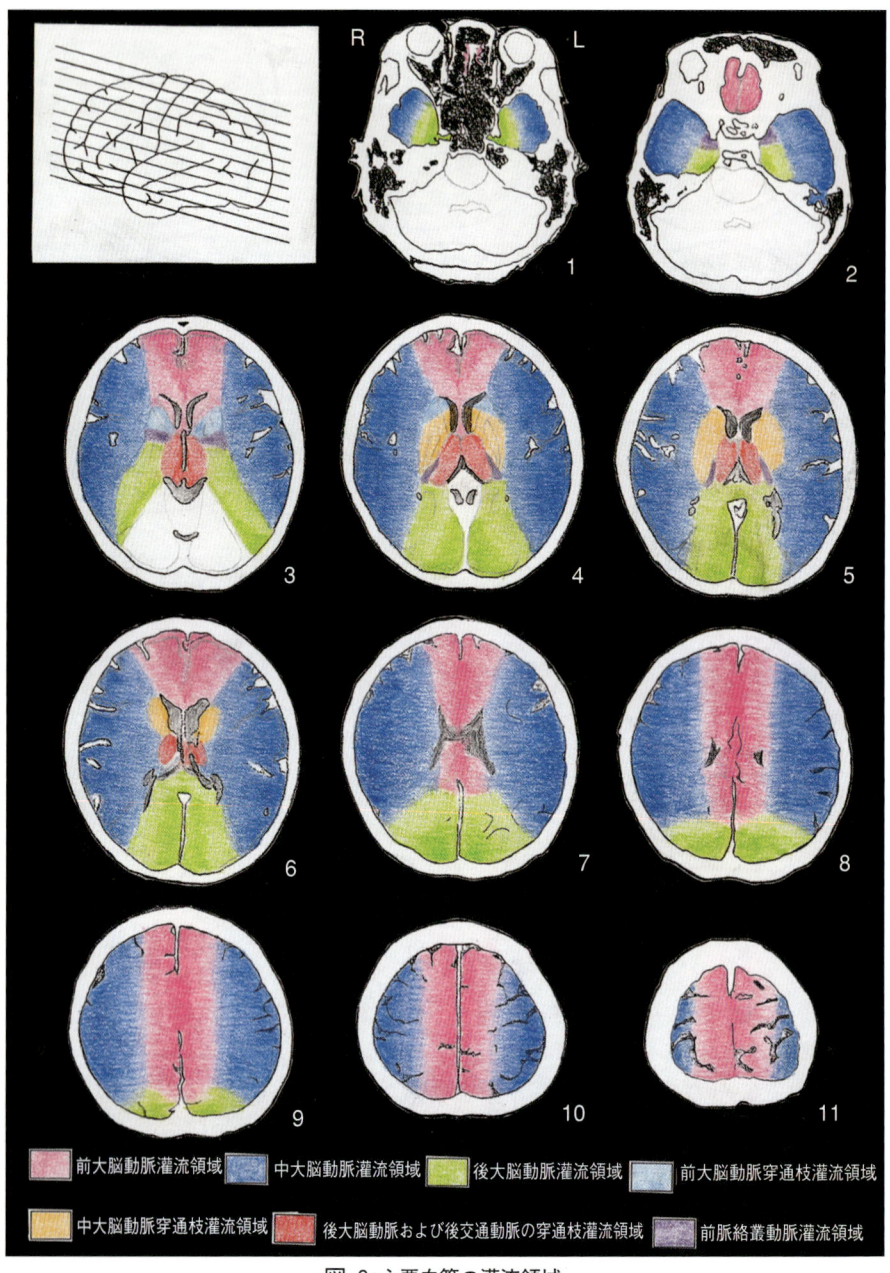

図 2 ● 主要血管の灌流領域

む形で前大脳動脈が、前頭葉の外側・島および側頭葉にかけて中大脳動脈が、さらに後方では後大脳動脈の灌流領域がそれぞれ描出される。さらに、このスライスでは尾状核とレンズ核に前大脳動脈と中大脳動脈の穿通枝が灌流している。神経心理学的には、前大脳動脈と中大脳動脈の境界領域では超皮質性運動失語、中大脳動脈と後大脳動脈の境界領域では超皮質性感覚失語が出現することがある。また、ごく稀にこの2つの境界領域が障害されて起こる混合型超皮質性失語もみられることがある[10]。一方、基底核部や視床の病変では皮質下性の失語症やその他の神経学的症状を呈することも稀ではない。その上の5のスライスでは大脳縦裂に沿うように前方に前大脳動脈、後方に後大脳動脈がそれぞれ並行する形で灌流し、その外側を中大脳動脈が広く灌流している。その上の6のスライスを含め、脳梁膨大部や優位半球視覚野では純粋失読などの視覚失認に関係することがある。加えて、舌状回や紡錘状回などを含む病巣で生じる視覚記憶や視覚認知の障害がみられることも稀ではない。6・7・8のスライスでは肢節運動失行や観念運動失行、観念失行や構成失行などの行為の

障害が中大脳動脈領域を主に現れやすい部位でもある。9のスライスでは大脳縦裂を囲む形で前大脳動脈、その外側に半月形の中大脳動脈領域が主で、後方部にわずかな後大脳動脈領域の灌流領域が存在する。脳葉の区分では中央から前方が前頭葉で後方が頭頂葉である。

Ⅳ 神経心理学的事例

【症例1】　F.H　57歳　女性　右利き
　　　　　レストラン手伝い
臨床診断：脳梗塞（左内頸動脈狭窄症）
現病歴：平成11年6月10日　仕事中、体調の悪さを訴え早退した。約1日休養するも、様子がおかしいと息子が電話をかけ、救急車にてN中央病院に搬送される。
入院時所見：頭痛あるも、吐気はなし。開眼にて、意識障害はないが、聴覚的理解力の低下あり。
　また、年齢や住所を尋ねても「わかりません」と答える。
　Gerstmann syndrome（＋）
入院時CT所見：左頭頂葉に出血性の梗塞巣が認

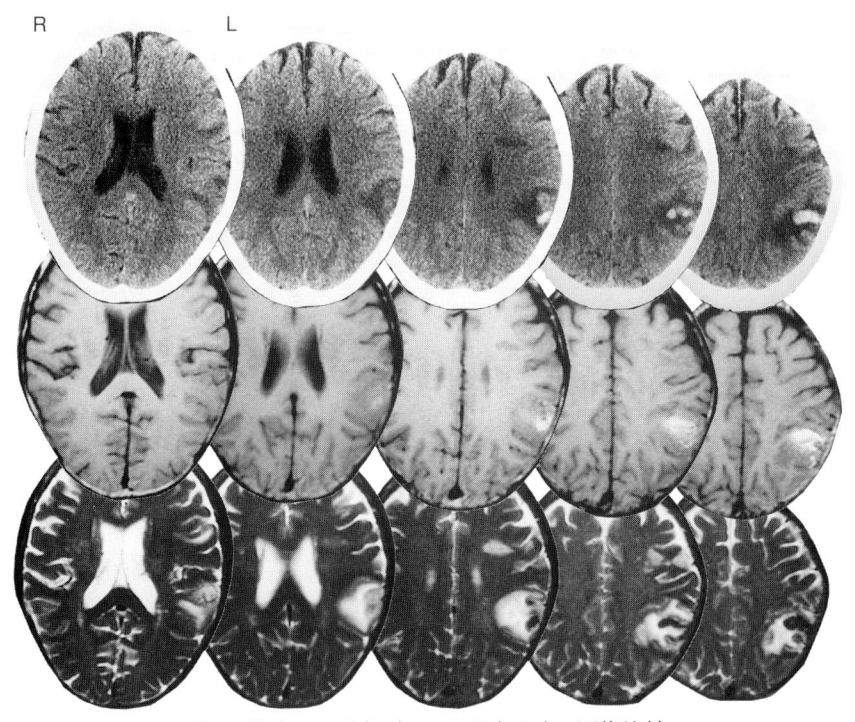

図3●発症5日目(CT)、6日目(MRI)の画像比較
上段はCT、中段はMRI T_1 強調画像をそれぞれ示す。

められ、前頭葉にも陳旧性の梗塞巣あり。
　CTで左頭頂葉にLDAあり、一部hemorrhagicとなっていた。
MRI所見：6月16日のMRI T₁強調画像では、左頭頂葉に低信号強度な領域あり。中心部に出血を思わせる高信号強度が認められる。前頭葉の古い梗塞巣は等信号域として描出。T₂強調画像では左前頭葉、および左頭頂葉周囲に高信号域の領域をもつ低信号強度の部分が認められる(図3)。
　経過としては平成11年7月23日左内頸動脈内膜剥離術施行。その後、経過順調にて、同年8月24日退院。
言語治療開始：平成11年6月14日発話は流暢だが語を喚起できず、発語が停滞してしまう。

　　具合どう？：悪くないですね。
　　昼ごはんは？：食べました。あの…
　　　　　　　　<u>あれ食べてないんです</u>…
　　　　　　　　あれです‥あれ…
　（結局、おかゆを食べてはいるが米飯は出てないと言いたかったよう）

　失語症状は2週間程度で目立たないまでに回復した。しかし、その後も数詞が「わからない」と訴え、1桁の数詞と碁石のマッチングをなんとかできたが、確信がなく「これでいいのか…」と首をかしげていた。
　7月上旬には、2桁同士の加算、減算ができるまでになったが、いずれも時間がかかり、繰り上がり、下がりのあるものについては誤りが多かった。「考えていると自信がなくなる」などと訴えていた。
　この時期のSLTAでは計算のみ13/20と低下していた。
　Token Test 150/167、WAIS-R動作性IQ＝81
ポイント：まず、病巣と症状との関係をみる。梗塞巣が頭頂葉を中心としていることから、出現する失語像としては失名詞失語が最も考えやすい。加えて優位半球の角回およびその近傍も障害されており、ゲルストマン症状の出現も十分に考えられる。神経心理学的症状の予後も比較的良好であり、一般的な経過である。
　図3の比較では、上段(CT)における梗塞部位と出血部位の違い、および前頭葉深部にみられる陳旧性の病巣における吸収域値についても注意が必要である。さらに、中段(MRI T₁強調)、下段(MRI

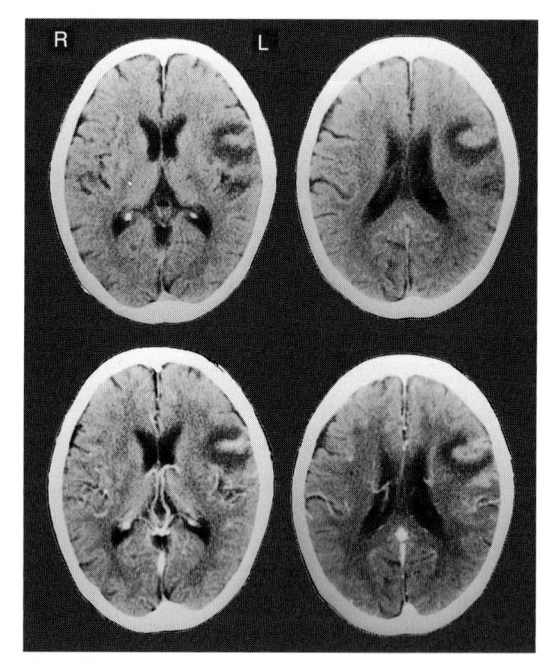

図4　発症9日目のCT
上段は通常CT、下段は造影剤による増強CT。

T₂強調)の画像における描出される病巣の大きさについても注意が必要である。

【**症例2**】　S.K　74歳　女性　右利き
臨床診断：＃1出血性脳梗塞　＃2うっ血性心不全
既往歴：50歳頃から高血圧で内服薬の投与を受けていた。
現病歴：平成6年10月31日　呼吸困難　右片麻痺　失語症にて発症。
入院時所見：呼吸困難、チアノーゼ、軽度右片麻痺、失語症がみられ、CTで左中大脳動脈に出血性梗塞を認めた(図4)。
　平成7年3月6日、てんかんの初回発作あり。その後、一時退院したが、平成7年11月4日自宅にて発作あり、神経症状の増悪をみたため再度入院。1週間以内に神経学的には回復した。
　VPA血中濃度28 mg/mlと低下が認められたため、VPA 500から1,000 mgに増量。脳波上明らかなてんかん所見は認められなかった。1年後両側前頭葉に水腫を認め、発動性の低下が現れるとともにてんかん症状も増悪し言語機能も低下した。
経過：＃2のうっ血性心不全による全身状態の改

1-4. 神経学的な基礎・画像所見

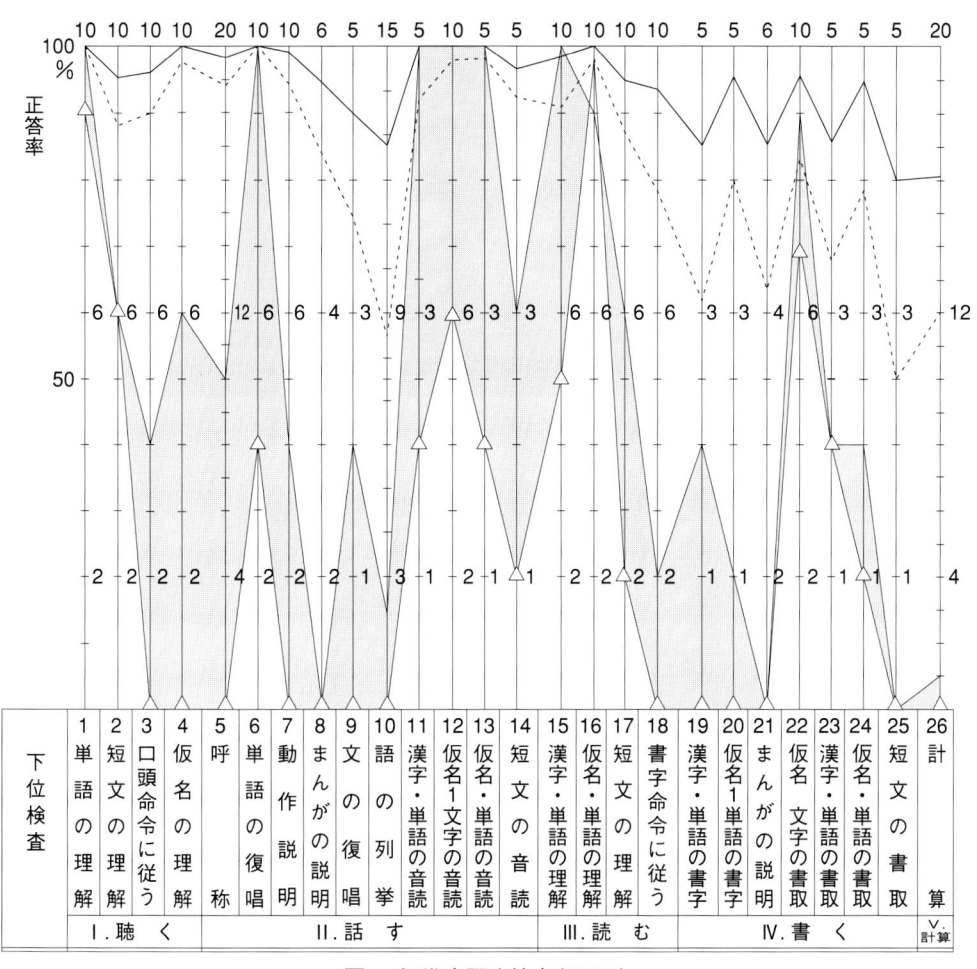

図 5 標準失語症検査（SLTA）
発症 16 日目と 43 日目の失語症像の比較

善を待ち、平成6年11月15日より、PT・OT・STを開始した。

言語症状：平成6年11月6日に行った初回SLTAの結果は以下の如くであった（図5）。

聴覚的理解力：会話の理解力は比較的良好。うなずき（Yes）、首振り（No）で応じていたが院内での会話の理解にそれほど支障はなかった。SLTA上、短文レベルで不安定であったが、実際の会話では状況、文脈を頼りに察知していたと思われる。

発語能力：喚語困難が強く、発話量は極めて少ない。

　何か言おうとしても「あの‥あの‥」で終わることが多かった。時に簡単な挨拶や単語レベル、稀に文レベルの応答があった。発話は非流暢で「こ・ん・に・ち・は」のように音節ごとに区切ってゆっくりと表出される。稀に音韻性錯誤や保続がみられた。しかし、発語失行にみられるような音の歪みはほとんど認められなかった。これは音読や復唱でも同様である。口部顔面失行はみられなかった。

文字理解：読解は単語レベルで可能であったが、短文では困難であった。

書字能力：右上肢に軽い麻痺はあったが、右手にて可能。

　漢字、仮名ともに極めて不良。しかし、自己の氏名は可能であった。

　書称では「本」が「君」、「時計」が「春」になるほどの錯書がみられた。

計算力：筆算にて四則計算が不可能であった。

　同年、12月13日から施行したSLTAでは理解

43

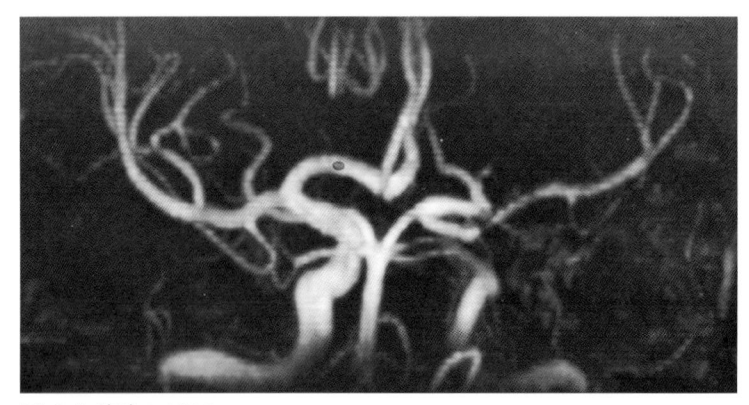

図 6 入院時のMRA

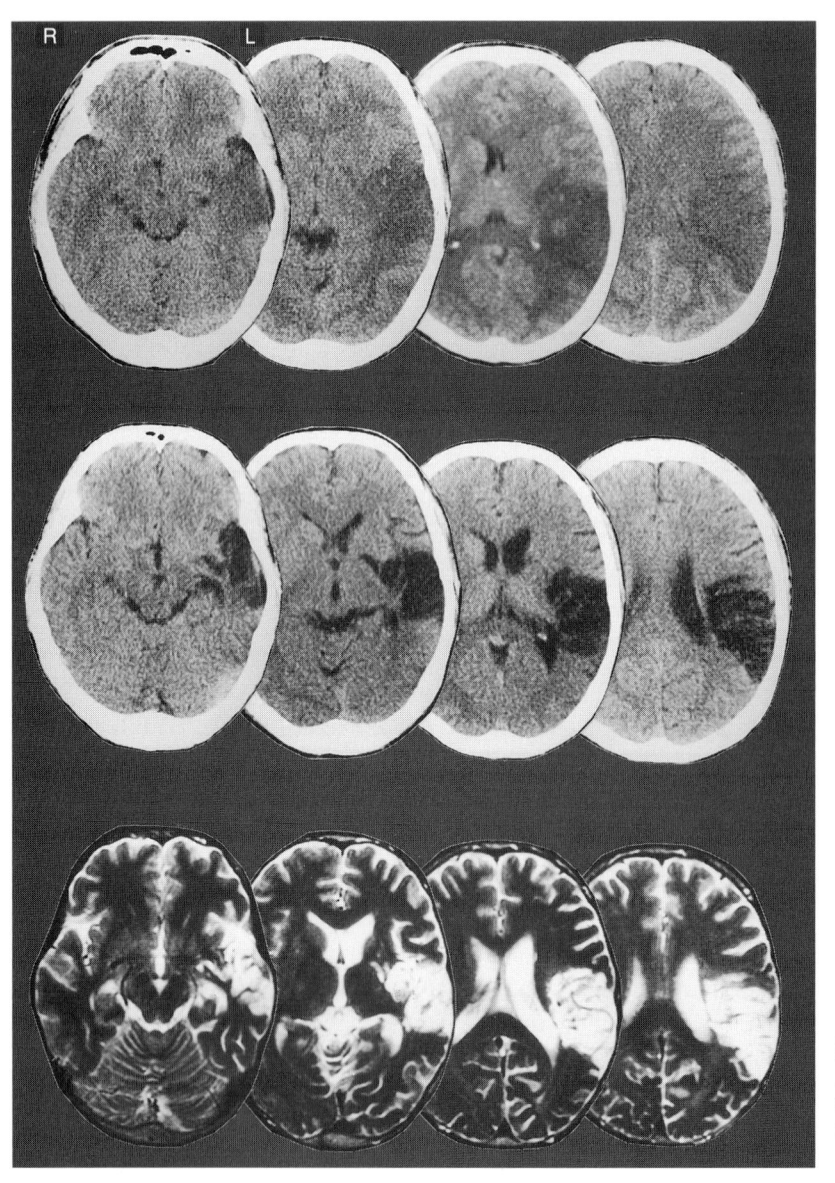

図 7 症例3のCTおよびMRI像
上段は発症2日目のCT、中段は発症後3カ月半のCT、下段は発症後3カ月半のMRI T₂強調画像をそれぞれ示す。

力、表現力ともに改善がみられた(図5)。
ポイント：優位半球ブローカ野およびその近傍病巣で、発語失行はみられないもののこの病巣特有の失語症状である。また短期間の言語症状の改善のされ方にも注目したい。慢性期であれば、このような変化はみられないことが多い。

次に、画像では上段(plan CT)と下段(造影剤による増強 CT)との違いに注目してほしい。下段の増強 CT では、病巣が梗塞巣、出血巣ともに色濃く描出され、その辺縁もシャープである。また血管も白く浮き出て描出されている。

【症例3】U・M　24歳　男性　専門学校卒
　　　　　ガソリンスタンドアルバイト　右利き
臨床診断：脳梗塞(左内頸動脈閉塞症)
現病歴：平成11年3月23日夕方、アルバイト中に倒れているところを発見される。同僚と離れたほんの短い間に倒れたらしい。声をかけたが返事はなく、N中央病院に搬送される。
入院時所見：自発的に開眼し、注視可能だが発声、発語はなかった。口頭指示は入らず、右上・下肢に麻痺が認められた。
　嘔吐あり、血圧 115-68、脈拍 70。
MRA所見：入院時左内頸動脈サイフォン部から内頸動脈の描出は消失。後交通動脈を介して内頸動脈先端部から中大脳動脈(M_1)が細く描出される(図6)。その後4月7日のCT所見では、左側脳室前角がわずかに変形する程度の mass effect がみられた。病巣は一部出血巣に変化していた(図7)。
言語症状：平成11年3月30日、ベッドサイドにて。Vocal order に「うんうん」とうなずくが、指示は入らず。表情はニコニコとしている。自発話はほとんどないが、時折「はい、はい」と「ウチクラ(名字)」を言うが、質問とは無関係に出現する。STを開始して数日間は何を聞いても数字の「21」を答えることが多かった。

ST「名前は？」
　　　　　　　　　　　　患者「21」(ニジュウイチ)
「住所は？」
　　　　　　　　　　　　　　「21」(ニジュウイチ)
「ごはん食べた？」
　　　　　　　　　　　　　　「21」(ニジュウイチ)

発語はごく簡単な単語のみだが、基本的には流暢であり、錯語や保続が認められた。

平成11年4月12日に施行した初回SLTAの結果は以下の如くである。
聴覚的理解力：単語で90％、短文で70％保たれていたが、口頭命令に従うでは、ほとんど理解できなかった。会話ではyes-no程度の返事「うん、そう」「ちがう」で済ませてしまう。
発話能力：自発話は少なく、呼称では「時計」を「トチ…チョウ…トチ…コ」と誤りに気づき自己修正を繰り返すが、失敗に終わることが多い。正答率は15％で無反応も多い。音韻性＞語性錯語。
　音読、復唱においても、音韻性錯語が目立った。
文字理解：単語レベルでは漢字・仮名とも読解は良好であったが、文レベルでは不良であった。
書字能力：自己のフルネームを漢字でのみかろうじて書けたが、SLTAの課題では仮名・漢字ともに極めて不良であった。

全体としては伝導失語様症状であった。
その他の神経心理学的所見としては、WAIS-R 動作性 IQ 52、レーヴンの coloured progressive matorices：34/36
ポイント：図6のMRAでは左内頸動脈先端部からの血管が、ほとんど造影されていないことと、左中大脳動脈が後交通動脈からの back flow により、弱々しく描出されている点が注目される。

図7では、島および弓状束を中心とする皮質、皮質下の病巣で、出現した失語症状との関連に注意すべきである。

最後に患者の年齢、失語のタイプおよび症状、重症度、病巣、発症からの期間などを考え合わせ、予後についても検討すべきである。

(伊林克彦)

文献
1) Ambrose J：Computerized transverse axial scanning(tomography). Part 2：Clinical application. Brit J Radiol 46：1023-1047, 1973.
2) 伊林克彦(編著)：言語障害と画像診断. 栢森良二(監修), 西村書店, 東京, 2001.
3) 荒木淑郎：最新神経病学. 金芳堂, 東京, 1994.

4) Ell PJ, Deacon JM, Jarritt H：Atlas of computerized emission tomography. Churchill Livingstone, Edinburgh；London, New York, 1980.
5) Heiss WD, Bell C, Herholz K, et al：Atlas of positron emission tomography of the brain. Springer, Berlin, Heidelberg, New York, Tokyo, 1985.
6) Jamieson D, Alavi A, Jolles P, et al：Positron emission tomography in the investigation of central nervous system disorders. Radiologic clinics of North America 26：1075-1088, 1988.
7) Katanoda K, Yoshikawa K, Sugishita M：A Functional MRI Study on the Neural Substrates for Writing. Human Brain Mapping 13：34-42, 2001.
8) 森山紀之(監修)：実践三次元CT診断．医学科学社，東京，1999.
9) 久留　裕(訳)：画像診断のための脳解剖と機能系．医学書院，東京，2001.
10) 伊林克彦，相馬芳明：3回の脳梗塞により混合型超皮質性失語を呈した1例．臨床神経学 37(4)：304-308, 1997.

5 失語症のタイプ

I 失語症のタイプとは何か

　失語症の各タイプは症候群を表している。すなわち、いくつかの要素的な症状のうち、同時に出現しやすい症状の組み合わせが、ひとまとまりの群として扱われるようになったものである。したがってブローカ失語、ウェルニッケ失語という分類は、一元的にその症状を説明できるような一括した単位を表しているのではない。

II なぜ同時に出現しやすい要素的な症状があるのか

　要素的な症状のいくつかが同時に出現しやすい理由は大きく分けて3つある。
1. 言語の入力や出力の実行器官に近い機能が障害されれば、その上位に位置する機能は失われていなくても、発動しにくい。例えば、正しく音を発音するなどの発語という出力の実行にかかわる機能が障害されれば、仮に語の想起や復唱能力自体に問題がなくても、これらの能力は発語を介してその能力が評価されるので、呼称や復唱にも影響が出る。
2. ある機能の土台として必要な機能が障害された場合、その機能を土台にして成り立つすべての機能が障害されることになる。例えば、言語把持力の障害、すなわち言語性短期記憶（STM：short-term memory）障害が存在すれば、長い文を覚えていられなくなるので、長文の理解障害が出るとともに、長文の復唱障害も出る。
3. それぞれの要素的な機能を担っている解剖学的な部位が、単に近接しているため、同時に障害を受ける可能性が高い場合がある。特にこれについては、1990年代から急速に普及してきたMRI（magnetic resonance imaging）によって病巣の詳細な局在診断が得られるようになってから、要素的な症状と限局した小病巣の対応ができるようになり、要素的症状ごとに責任病巣が整理されつつある。

　このように相伴って出現しやすい要素的症状相互の関係はさまざまである。したがって、ある失語のタイプを分類するにあたり、このような背景を認識しておく必要がある。

III 失語症候群を構成する要素的症状とその機能局在

1．要素的症状を表す用語の整理

　失語の症状は用語が複雑である。これは、あるタスク名を冠した用語と、障害メカニズムのニュアンスを反映させた用語が混在していることが一因である。タスク名を冠した用語（例：呼称障害）は、現象をそのまま表現しておりわかりやすいが、反面、同一の障害メカニズムから二次的に導かれる複数の現象を別のものとして列挙してしまう可能性がある。逆に障害メカニズムを反映させた表現（例：語想起障害）は、そこから導かれる複数の現象を推測できる点で有用ではあるが、具体的な症状、臨床像を喚起しにくいという欠点があり、また現時点で障害メカニズムが明確でないものも少なくない。このような用語の混乱が、現在の失語症の理解の妨げの一因でもある。したがって、ここではまず、最初に用語の整理をしておく。本稿でひとまず採択した用語、あるいは用いなかった用語、およびそれらの理由を概説する。

❶流暢・非流暢

　失語患者の評価の多くは、その発話が「流暢」か「非流暢」に分類することから始まる。しかし、この最も primitive にみえる分類が難しい。失語患者の発話の状態を表す「流暢」という言葉は日常用いられる"流暢"という意味とはやや異なる専門用語である。この「流暢」・「非流暢」という言葉は Benson の言語症状と病巣局在を検討した論文[1]以後頻用されるようになったが、この論文

はもともと「流暢とは何か」、「非流暢とは何か」を定義する目的をもっているわけではなかった。これはCTやMRIのような画像診断法がなかった時代に、病巣部位を推測するため、後方病巣と前方病巣の発話の相違を示す目的のために検討されたのであった。この論稿では患者の発話を、発話量（1分間に50以下であれば非流暢とした）、発話時の努力性の有無、構音、句の長さ、プロソディー、発語間の休止時間の長短、発話衝迫の有無、保続の有無など8項目で便宜的に「流暢」か「非流暢」かに二分し、「流暢」の項目を多く満たすものは中心溝より後方病巣、「非流暢」の項目を多く満たすものが前方病巣という結果を出したものである。しかし、以後、発話の流暢性に関する明確な定義が提示されて来なかったこともあり、Bensonの提示したこれらの項目が「流暢」・「非流暢」の条件のように解釈されてきた。患者の発語をそれぞれの項目に照らし、8項目すべてが「流暢」あるいは「非流暢」に当てはまれば問題はない。しかし、実際の臨床場面では、患者の発話は項目によっては、「流暢」に分類されたり、「非流暢」に分類されるという場合も少なくないため、全体として「流暢」と評価すべきなのか、「非流暢」と評価すべきなのか戸惑うことになる。この発話に関する8項目のうちどれを、「流暢」や「非流暢」の必要十分条件とすべきかは今日もまだ未解決である。

したがって、「流暢」・「非流暢」という言葉を、本稿では失語評価の柱として用いない。ここでは「流暢」・「非流暢」の定義や分類という枠ではなく、患者の発話のうち、どの要素的な症状が実際の局在診断、タイプ分類などに役立つかという観点から考える。

❷**アナルトリー（類似・同義用語：anarthria、anarthrie、aphemia、失構音）**

この用語はさまざまな呼ばれ方をしてきた経緯があり[2]、またそれぞれの用語が指し示す症状は微妙に異なる[3]。基本的には、構音レベルでの障害を指す。ここでは、現在最も頻用されているアナルトリーという用語を用いる。

❸**喚語困難（類似・同義用語：呼称障害、語列挙障害、語想起障害、語健忘）**

「言葉が出てこない」という症状は失語症で必発する。これには喚語困難、呼称障害、語列挙障害、語想起障害、語健忘など、症状をどういう観点でみるかによっていくつかの表現がある。呼称という課題に対する現象としては「呼称障害」、語を列挙させる課題に対する現象としては「語列挙障害」などと表現されるが、単語を思い浮かべられないというメカニズムを語の想起の問題という観点でとらえると「語想起困難」、語の健忘という観点では「語健忘」という表現が用いられる。単語を喚起することと、語の形として置き換えることの両者のニュアンスをもつのが「喚語困難」ともいえる。ここでは、ひとまず「喚語困難」という用語を用い、課題によってその能力に相違がある場合、例えば呼称はできるが、語列挙ができないなどの場合には、課題を具体的に表現することにする。

❹**音韻性錯語（類似・同義語：音節性錯語、音素性錯語、字性錯語）**

構音自体に問題はないが、音が他の音に入れ替わってしまうものを指す。例えば「ねこ」が「れこ」になるような誤りである。nekoがrekoに替わる場合、「n」が「r」になったと考え、音素性錯語と考えることもできるが、「ne」を「re」と誤ったと考え、音節性錯語と考えることもできる。また、日本語の場合は、仮名表示すると一文字の入れ替わりに相当するので字性錯語と呼ばれることもある。いずれの用語でも基本的に同じ現象を指している。ここでは、phonological paraphasiaの訳として慣習的に用いられてきた音韻性錯語で統一しておく。また、錯語には音韻が入れ替わる音韻性錯語の他に、語が入れ替わる語性錯語（例：「いぬ」が「ねこ」になるような誤り）があるが、その解剖学的基盤は明らかではないので、ここでは失語症のタイプ分類や病巣診断には用いない。

❺**復唱**

この能力は、失語評価において理論的には有用である。しかし、実際には「良好」と「不良」の境界は明確ではない。長さで言えば、5〜6語文が復唱できれば良好と言えよう。しかし、例えばたどたどしく、何度も言い直して、言えた場合は良好とすべきなのか、不良とすべきなのか、あるいは同一患者でも時によって文の復唱ができるときとまったくできないときがあれば、どう解釈すべきか。臨床の場でこのような問題に遭遇すると、復唱の評価はそう単純でないことがわかる。ここでは個々の失語タイプの復唱能力について、良

好・不良という二分ではなく、その障害内容を具体的に言及する。

❻理解障害：単語理解、文理解

理解障害は、入力モダリティから「聴覚的理解」「読解」などに分類できる。ここでは口頭言語における症状を中心に概説するので、理解障害と表現した場合には、主に聴覚的理解障害を意味する。また、単語理解と文理解は分けて考えるべきである。なぜなら、文レベルの障害は文構造を理解する統語（文法）の障害でも、経時的に言語を把持する能力（❼参照）の障害でも生じ得るため、さまざまな背景の障害を想定しなければならないからである。それに対し、単語の理解障害では、そのような背景の問題は文レベルよりもはるかに少ない。

❼言語性短期記憶[類似・同義語：short-term memory(STM)、把持力、span]

「短期記憶」とは文字通り"短期"の記憶であるが、どのくらい「短期」を指すのか誤解されやすい。「短期記憶」という場合の"短期"は、時間的には60秒くらいまでの秒単位の時間を指す。例えば、人から教えられた電話番号をメモする、あるいはその通り繰り返してみるなど、情報を短時間保持することである。これらは、言われた直後は再生できるものの、数分後にはもう忘れている性質の記憶である。時間を表す記憶単位で類似の用語に「即時記憶」(immediate memory)もあるが、基本的には短期記憶とほぼ同一と解釈してよい。また、「今朝、朝食に何を食べたか」のような記憶は、ここで用いる「短期記憶」ではなく、記憶分類の中の「近時記憶」(recent memory)に入る。

「短期記憶」の中で、特に言語を素材にしたものを言語性短期記憶という。評価には電話番号のような数字列を用いることが多い。また刺激の入力と、記憶の把持、反応としての出力という一連の過程にはさまざまなモダリティが考えられ、その障害の相違は病巣の相違を反映する[4]。一般的に検査されるのは、聴覚入力された言語性の記憶、すなわち聴覚言語性の短期記憶(auditory verbal short-term memory)についてである。なぜならば、それは日常の言語活動と最も密接にかかわり、またその障害は失語症の症候としても重要だからである。

2．要素的症状と機能局在

失語症候群を構成する要素的症状の中で、その機能局在が確立しているものを整理する（図1）。これらの核となる症状を基本にすると、症状と病巣局在、失語タイプも理解しやすい。

Ⓐアナルトリー

これは、ある音が歪んで発語されたという点では、いわゆる構音障害(dysarthria)と同じであるが、構音障害と大きく異なる点が2つある。1つは、アナルトリーでは特定の音が歪むのではなく、その時々に歪む音や、歪みの程度が異なることである。構音障害は、ある特定の音に歪みが生じる。もう1つの相違は、アナルトリーでは発語の時間軸上の障害がある点である。例えば、「みかん」という単語を、「み、かん」とか、「みーか、ん」というように発語してしまうものである。構音障害では、構音のしにくさに引きずられたアクセントの異常はみられるが、アナルトリーでは、構音の歪みが軽微であっても、このような現象が目立つこともある。

アナルトリーが出現する責任病巣は左中心前回下部である[5]。

Ⓑ音韻性錯語

音の入れ替えによる誤りである。例えば、「けしごむ」を「けしのむ」とか、「こしごむ」などと言う誤りである。患者の多くは、自らの誤りに気づいて、音を訂正しようとする[自己修正：接近行動(conduit d'approche)という]が、何度言い直しても、「け、けす、けしもむ、けすもむ、かすのむ…」と、その都度、音韻性錯語が出現し、訂正に成功しないことも少なくない。

音韻性錯語が出現する部位は、左縁上回およびその皮質下での頻度が高いが、弓状束のどの部位の損傷でも出現する。すなわち、前方では中心後回、後方では上側頭回までの範囲のいずれの損傷でも出現し得る[4]。

Ⓒ言語性短期記憶障害

言われた電話番号をメモしたり、その通り繰り返してみるなど、情報を短時間保持する能力の障害である。すなわち、言われた直後は再生できるものの、数分後にはもう忘れている秒単位の記憶である。

言語性短期記憶障害の解剖学的基盤は、上側頭

回から縁上回皮質下を通り前頭葉に至る弓状束と考えられており、このうちのどの部位が損傷されても言語性短期記憶が低下する[4]。側頭葉に近い病巣では、聴覚性短期記憶が視覚性短期記憶より低下するが、頭頂葉に近い病巣では、そのような解離はみられない[4]。

❶喚語困難

ここでは、検査として統一しやすい視覚性呼称（confrontation naming：物品や絵を見せて、その名称を言う）、語列挙（動物の種類を言うなど特定のカテゴリーを与え、それに該当する単語を列挙する。あるいは「か」で始まる言葉を言うなど、語頭音を与え、その音で始まる単語を言うなど）に二分して整理する。

喚語困難が出現し得る損傷部位は左下前頭回（弁蓋部と三角部後半1/2のいわゆる「ブローカ野」）、および左下側頭回の後部から角回にかけての部位である。側頭葉は、下側頭回後部のみならず、側頭極に近い部位でも喚語困難が出現しうるが、その場合喚語困難のみでなく、単語の理解障害を伴うことも少なくない。脳損傷の原因として最も多い脳血管障害では側頭葉前方のみの単独損傷は稀であるため、その機能的局在の確立にはさらに検討が必要と思われる。また、角回症候群には喚語困難が含まれており、角回近傍も喚語に関与することは以前から知られている。

また、視覚性呼称障害と語列挙障害が解離するのは、左前頭葉内側面の損傷時である。この場合は、視覚性呼称は比較的良好であるのに、語列挙は重度に障害される[6]。

❶単語の理解障害

一般に、単語を聴覚的に呈示し、それに相当する実物品や絵を選択する・指さしするという方法で評価される。

単語の理解障害が出現する主な部位は、左前頭葉（中前頭回）と左側頭-後頭葉である（図1）。前頭葉損傷による単語理解障害と側頭-後頭葉損傷による単語理解障害の障害メカニズムは異なり、タスクを工夫すると鑑別できる[7]。

Ⅳ 失語症候群の考え方と失語症の古典的タイプ分類

1．古典的失語タイプの分類

古典的失語タイプで、現在最も頻用されているのはボストン学派の分類[8)-11)]である。ここでは、ボストン学派の古典分類に加え、昨今新しく加わった知見を踏まえて、その他の失語タイプにも言及する。ここでは、口頭言語に関する主な症状のうち、臨床的に容易に評価ができること、分類の要となること、神経基盤（機能局在）が確立していることの3要件を満たす障害を軸にして、各失語タイプをまとめた。軸になる主要症状はA～Gにまとめた（図1、2）。なお、このA～Gの症状は、図1における解剖学的部位にも対応している（但し、Fは局在が確立していないので対応なし）。

【口頭言語の主症状】
A．アナルトリー
B．音韻性錯語
C．言語性短期記憶障害
D．喚語困難
E．単語の理解障害
F．統語の理解障害
G．語音弁別障害

読み書きの障害に関しては、口頭言語の障害をそのまま文字言語で反映している場合（例えば、口頭で音韻性錯語が出れば、仮名書字にも音韻性錯書が出るなど）と、口頭言語の障害とは同次元では説明できない障害（例えば、しばしば超皮質性感覚失語に純粋失読が合併することがある）の2つがある。失語症のタイプ分類としては、必須の所見ではないので、各失語タイプで、簡潔に述べる。

❶ブローカ失語

主症状は、A＋B＋C＋D＋（E）＋Fとなる。また、これらの障害から必然的に二次的に出現する症状としてはA、B、Cが影響して復唱障害が観察される。Dの単語の喚語困難は、いわゆる視覚性呼称（confrontation naming）、語列挙の両者にみられる。Eの単語の理解障害は、検査や日常場面でほとんど検出されない程度から、重度に障害される場合まで、病巣の広がりによってバリエーションがある。単語理解障害の程度は、中前頭回への病巣の広がりに依存する[12]。文レベルでの理解障

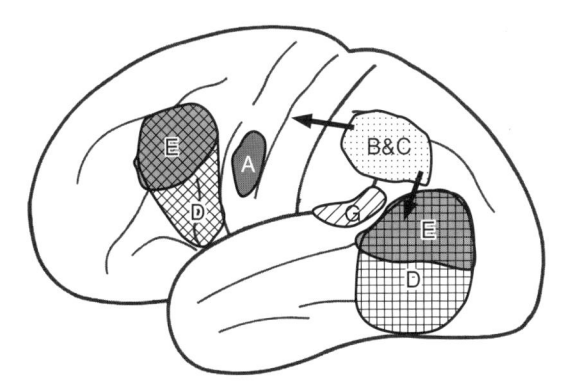

1-5. 失語症のタイプ

A：アナルトリー　B：音韻性錯語　C：言語性短期記憶障害
D：喚語困難　　E：単語の理解障害
G：語音弁別障害

図 1 要素的症状の機能局在

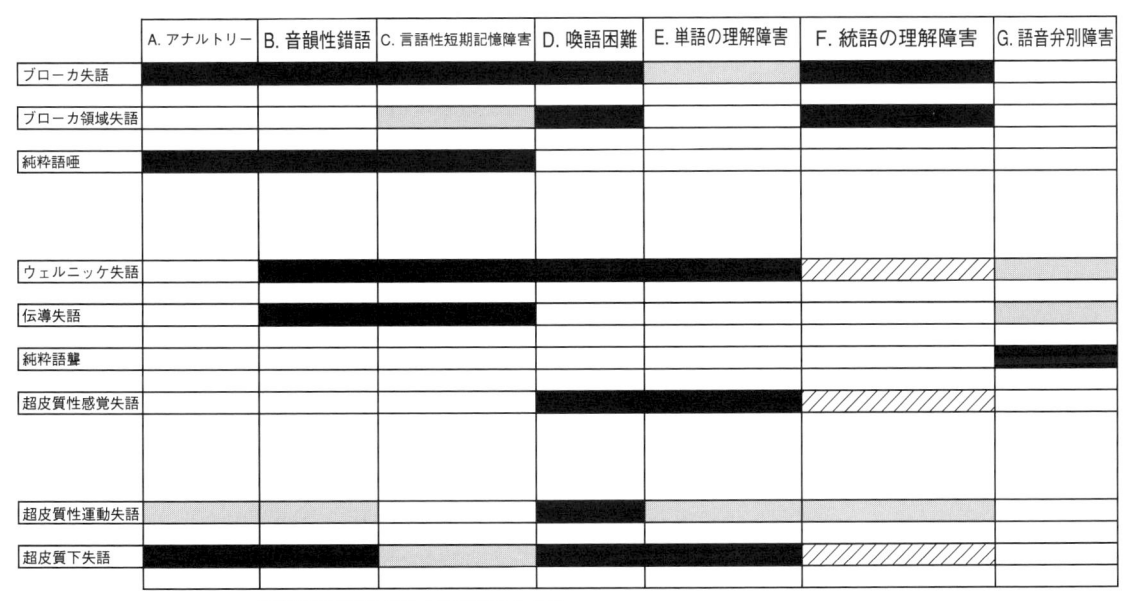

失語のタイプ	症状

	A.アナルトリー	B.音韻性錯語	C.言語性短期記憶障害	D.喚語困難	E.単語の理解障害	F.統語の理解障害	G.語音弁別障害
ブローカ失語	■	■		■	▨	■	
ブローカ領域失語			▨	■		■	
純粋語唖	■			■			
ウェルニッケ失語		■	■	■	■	▨▨	
伝導失語		■	■				
純粋語聾							■
超皮質性感覚失語				■	■	▨▨	
超皮質性運動失語	▨			■			
超皮質下失語	■		▨				

▨ 出現する可能性もあり
■ 出現する
▨▨ 存在すると推測されるが他の所見により確定できない

図 2 要素的症状と失語症タイプの関係

害は全例必発であるが、これはCによっても、Fによっても出現すると考えられる。口頭言語の症状を反映し、読み書きも障害される。
　病巣は最低限、左中心前回下部と下前頭回を含む必要がある。一般的には、左中大脳動脈領域の広範な梗塞巣によって出現する。

❷ウェルニッケ失語
　主症状は、B+C+D+E+(F)+(G)となる。Gは左上側頭回のHeschl横回に病巣が及ぶと伴うが、ウェルニッケ失語に必発ではない。Bの音韻性錯語は程度の差はあっても全例にみられる。B+C+(G)によって、必然的に復唱も障害されている。語性錯語が出現する場合も少なくないが、

51

目立たない場合もある。また、多弁であることは印象的な症状であるが、程度はさまざまであり、脱抑制的に1人でもしゃべり続けるような場合から、ほとんど自発的にはしゃべらないような場合もあり、多弁がこのタイプに必発の特徴ではない。口頭言語の症状を反映し、読み書きも障害される。Fについては、もともと単語レベルでの理解障害、およびCがあるので、統語のみの障害があるかは明確ではない。

病巣は、左上側頭回を中心とし、側頭-頭頂葉に広がる部位である。

❸伝導失語

主症状は、B+C+(G)となる。Bの音韻性錯語は口頭言語でも、書字でも同様に出現する。したがって書字の中でも、特に音韻に依存する割合の高い仮名で音の置き換えが生じる(＝音韻性錯書)。「伝導」失語という語感から、復唱障害があることが要件であるように解されている場合もあるが、伝導失語の要件は音韻性錯語とSTMの障害である。復唱はこれらの障害の結果出現する。すなわち、Bの音韻性錯語によって、発語に成功せず、訂正を繰り返すうちに、Cによって復唱すべき文が把持されなくなってしまうのである。したがって、軽度であれば、音韻性錯語を混じえながら、単語や短い文での復唱は可能の場合もある。また、Cによる文レベルでの理解障害は軽度-中等度にみられる。ウェルニッケ失語との最も大きな相違は、単語レベルでの理解障害がないことである。また、ウェルニッケ失語でみられる語性錯語や多弁などの症状もこのタイプでは皆無である。

病巣は、縁上回およびその皮質下で頻度が高いが、中心後回-縁上回・縁上回皮質下-上側頭回までの弓状束のどこが損傷されても出現しうる。

❹超皮質性感覚失語

主症状は、D+E+(F)となる。音の要素(A、B)にまったく障害がないのに、単語の理解や呼称が不良というタイプである。このタイプの軽度障害の場合は、言語の問題としてではなく、物品名の健忘として認知症と間違われることが多いので注意が必要である。C、Gがないので、復唱は長文レベルでも可能である。Fについては、復唱ができる文でも理解障害があることから、その存在が疑われるが、もともと単語レベルでの理解障害があるので、単純にそのためなのか統語の障害があるかは明確ではない。

病巣としては、左側頭-後頭葉は古典的に知られているが、近年、左前頭葉(下前頭回+中前頭回)[13)14)]でも出現することが明らかになっている。両者の鑑別は臨床症状で可能である[7)]。

また、特殊な型で、単語に選択的な障害を呈する語義失語がある。これはFを欠き、一般的には左側頭葉の葉性萎縮や脳炎などで側頭葉に病変が及んでいる場合にみられる。

❺超皮質性運動失語

主症状は、(A)+(B)+D+(E)+(F)となる。明らかな症状は自発語の減少と呼称・語列挙の障害のみである。自発話の減少は、自ら話さないが質問には最低限の言葉で答える程度から、質問にさえ、再三繰り返されてようやく答える程度までさまざまである。しゃべらないので、ブローカ失語と誤られることがあるが、発話できたときは比較的問題なく言えること(すなわち、構音の問題や音韻性錯語は目立たないこと)、復唱が良好であることが鑑別の要である。アナルトリーや音韻性錯語は出現してもしなくてもよい。理解障害は、単語レベルでは概ね認めないことが多いが、病巣の広がり程度で存在する場合もある[15)]。

病巣は、左前頭葉背外側(中前頭回)皮下または、前頭葉内側面(補足運動野)である(補足運動野失語参照)。

❻超皮質性混合失語

もともと、echolalia(エコラリア：言われた言葉をオウム返しする現象)しかできないようなタイプの失語に対して定義された[16)]。すなわち、それ以外の自発語もなく、呼称・語列挙、単語の理解も障害されているものである。しばしば超皮質性感覚失語＋超皮質性運動失語と解される場合があるが、本来はそのように定義されていない。

2．その他の失語タイプ

❶皮質下失語

「皮質下」という表現は誤解を招きやすいので、注意が必要である。一般臨床的には、皮質下は白質を指す場合がある。例えば、皮質下出血という場合にはこの意味であり、白質部位をメインにした出血を指す。しかし、失語タイプでいう「皮質下」は皮質下の核、すなわち、視床・被殻などを

指す。視床失語、線条体失語という言葉もある。しかし、視床失語と線条体失語を明確に分類できる症候学的な裏づけはない。したがって、ここでは、両者をとりあえず「皮質下失語」とひとまとめにし、確立している症候のみを取りあげる。

このタイプの失語は、理解・呼称・読み書きなどすべての要素が概ね障害されているが（程度はごく軽度から重度まである）、復唱は比較的良好であり、失語型のプロフィールとしては超皮質性感覚失語に類似する。しかし、超皮質性感覚失語と異なる最大の点は、発話に必ずアナルトリーや構音障害（dysarthria）を伴うことである。またもう1つの大きな特徴は、自発語や呼称のときよりも、復唱時に「構音」が比較的良好になる点である[17]。この2点の特徴を兼ね備えた失語タイプは他になく、この2点を呈すれば、皮質下失語と診断できる。視床病巣の場合の方が、言語反応に対して易疲労性を呈したり、発声の弱さ（時に aphonia に近い発声になる場合もある）が目立つ場合もあるが、全例ではない。

また、この皮質下失語のメカニズムは明らかではない。視床や被殻自体が言語に重要な機能を担っているとも考えられるが、皮質下の核と連絡のある皮質部位の機能低下が起こり、そのために間接的に失語が出現するためという見解もある。

❷症状単一タイプ：純粋型

特定の部位に限局した損傷では、要素的な一症状のみが出現する場合がある。これらが、厳密に失語という定義にあてはまるかという問題は別にして、ここでは純粋型として、その症状と神経基盤を概説する。

ⓐ 純粋語啞（pure anarthria）

主症状は、上記Ⅲ-2.で述べたⒶである。すなわち、アナルトリーのみ前景に出現するもので、純粋語啞、aphemia などの呼び名がある[2]。理解障害や呼称障害はない。アナルトリーゆえに、呼称でたどたどしい発話が認められる場合があるが、物品名が喚起できないわけではない。これは、左中心前回下部の損傷で出現する。但し、この部位の損傷は、言語把持（STM）の低下も引き起こすので、長文の復唱や理解は障害されうる。書字障害の有無には議論があるが、口頭言語よりは文字言語の方が表出しやすく、しばしば筆談を試みる患者もいる。

ⓑ 純粋語聾（pure word deafness）

主症状はⒼのみである。聴力自体には問題がないのに、語音を弁別できなくなるものである。これはちょうど、われわれが未知の外国語を聴くような印象である。音は聞こえるが、言語音を聴き分けられないのである。したがって、聴覚的に単語や文を理解することも、正しく復唱することもできない。これは、左上側頭回の損傷によって出現する。入力のみの問題なので、読み書きにはまったく障害は認めない。自発語は、それ自体に一義的な障害は呈さないが、語聾のため、自発語のフィードバックが難しくなり、アクセントや抑揚などに異常を認めることもある。

❸ブローカ領域失語[18]

ブローカ失語が多種の要素的症状から構成されること、またその病巣は一般的に左前頭葉の広範な部位（中前頭回、下前頭回、中心前回）を含んでいることは先に述べた。このような広範な部位の中で、ブローカは特に下前頭回の弁蓋部と三角部の後部1/2が重要と考えたため、この部位は"ブローカ野"と呼ばれるに至った。しかし、MRI などの画像診断の発達に伴い、ブローカ失語の中核を成すアナルトリーは左中心前回下部の損傷で出現することが明らかになった。そこで改めて、いわゆるブローカ野はどのような機能を担っているのか、言い換えれば、ブローカ野のみが損傷されたら、どんな症状が出現するかという問題提起がなされた。相馬らは、ブローカ野に限局した損傷をもつ患者を検討し、ブローカ失語の要素から、ちょうど中心前回の機能にかかわる症状を引き算した症状が出現することを報告した[18]。さらに、左中前頭回に病巣が及ぶと単語の理解障害が出現することが明らかになっている[12]。すなわち［ブローカ失語：A＋B＋C＋D＋(E)＋F］－［中心前回にかかわる症状：A＋B＋C］－［中前頭回にかかわる障害：E］＝［ブローカ領域失語：D＋F］となる（図1参照）。

症状を要約すれば、アナルトリーはなく、構音にまったく問題がなく、音韻性錯語も認めないが、喚語困難と、文レベルの理解障害を呈するものである。なお、Cに関しては、側頭-頭頂葉損傷の場合のように顕著な障害は呈さないが、digit span（数字の順唱）は軽度に低下する。

ブローカ失語　　　　　　　　　　　　　　ウェルニッケ失語

ブローカ領域失語　　　　伝導失語　　　　純粋語聾

純粋語唖　　　　　　超皮質性感覚失語

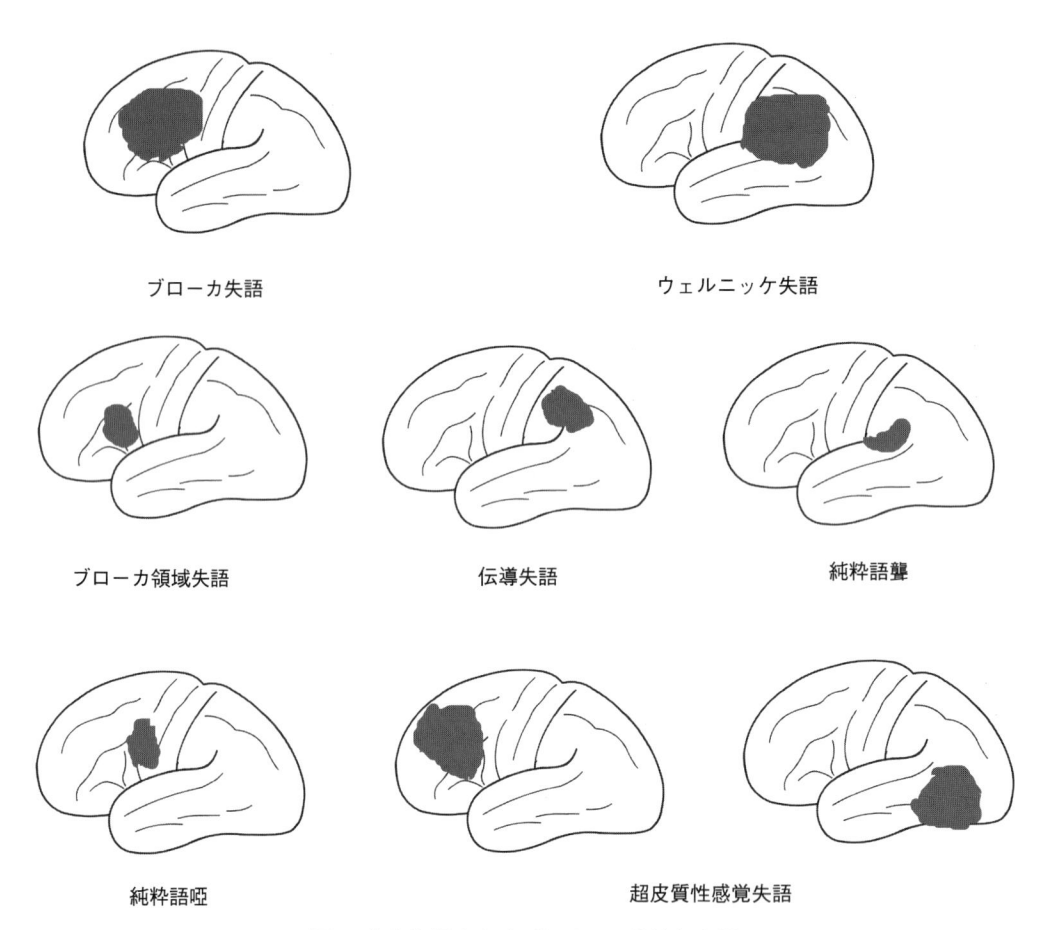

図 3 主な失語症タイプとその一般的な病巣

❹補足運動野失語

基本的症状は超皮質性運動失語の中に分類される。前頭葉背外側面の皮質下損傷で出現する一般の超皮質性運動失語と、前頭葉内側面損傷で出現する補足運動野失語の相違は、視覚性呼称(confrontation naming)と語列挙を比較すれば明らかになる。すなわち、前者では視覚性呼称と語列挙の成績に大きな解離はないが、後者では視覚性呼称は比較的良好なのに、語列挙がほとんどできない[6]。

❺健忘失語

狭義には喚語困難のみが出現するものである。失語の範疇に入れるべきか否かの問題はあるが、急性期からこの症状のみで発症した左側頭葉後下部損傷例での報告がある[19]。

❻全失語

言語のすべての要素で重篤な障害を呈する臨床像を指す。病巣は、左中大脳動脈の広範な部位であるが、中大脳動脈の superior division の障害でも出現する[20]。

V 失語タイプの臨床への応用

1. 失語タイプと要素的症状-病巣の関係

Ⅲ-2 およびⅣで述べたように、A～G の症状は、対応する神経基盤が確立している(図1)(F は未確立)。これらの要素的症状を出現させる機能局在から、各失語タイプが出現しうる病巣が容易に理解できる。逆にいえば、ある病巣の広がりをみれば、その病巣の中に含まれる要素的症状がみえてくるはずである(図3)。

表 1 閉塞血管、損傷部位と出現症状の関係

閉塞血管 中大脳動脈皮質枝	損傷部位	出現症状	
Prefrontal a. （＋Precentral a. 一部）	下前頭回前方・中前頭回→上前頭回	超皮質性感覚失語 超皮質性運動失語	
Precentral a.	下前頭回後方	ブローカ領域失語	ブローカ失語
Central a.	中心前回	純粋語唖	
Anterior parietal a.	中心後回	伝導失語	
Posterior parietal a.	下頭頂小葉（縁上回・角回）		
Angular a.	角回		ウェルニッケ失語
Temporo-occipital a.	側頭一後頭葉	超皮質性感覚失語	
Posterior temporal a.	側頭葉後部		
Middle temporal a.	側頭葉中部		
Anterior temporal a.	側頭葉前方部		
Temporopolar a.	側頭葉前先端		
前大脳動脈	前頭葉内側面	超皮質性運動失語 （補足運動野失語）	
後大脳動脈 (and/or 中大脳動脈の境界領域)	後頭葉 （側頭一後頭葉）	超皮質性感覚失語	

2．失語のタイプ分類に当てはまらない失語症はどう考えるか

　臨床場面では、典型的な失語タイプばかりではなく、むしろ当てはまらないものが少なくない。これは要素的症状と失語タイプの関係を考えれば、むしろ必然のことでもある。IIで述べたように、ある失語タイプを構成する要素的症状の群は、解剖学的にその機能局在が近いために同じ群に含まれていることもあり、そのような場合には、その局在の病巣を欠くと、その局在に対応する症状を欠くことになる。したがって、常に病巣を示唆する要素的症状の機能局在を念頭におけば、病巣の広がりの相違で、典型的な失語タイプに当てはまらない失語型の理解も可能となる。

VI 失語症のタイプ分類の意義

1．症候群を表現する用語として

　失語症の分類方法に、かつて運動失語・感覚失語という大まかな分類があった。運動失語をブローカ失語に、感覚失語をウェルニッケ失語に対応させて用いている場合もあるが、多くは発話に障害があれば運動失語、理解に障害があれば感覚失語として解されていた。しかし、この二分法は失語タイプを表すのに適切ではない。なぜなら、ブローカ失語では発語の障害が目立つものの、その障害が発語というoutputの問題のみに還元されるものではなく、またウェルニッケ失語では理解というinputの問題のみでなく、音韻性錯語などのoutputの問題も含んでいるからである。失語症を評価・理解するには、確かに、outputやinputという反応を基準にする。しかし、表面的な反応のみが、失語症の本質ではない。すなわち、失語は特殊な純粋型を除き、inputにもoutputにも障害を呈するのが常である。この意味で、失語症状の全体像をその多彩な症状をそのまま内包して定義されているという点で、症候群を表現する用語として失語症のタイプ分類は有用である。

2．脳動脈閉塞症候群として

　失語を呈する原因として最も多い脳血管障害の臨床では、閉塞血管によって出現する一連の症候はひとまとまりの症候群名が冠せられている場合が多い。これは一旦習得してしまえば、臨床的には非常に有用である。すなわち、○○症候群と聞けば、その一連の症状、閉塞血管の情報がひとまとまりに引き出せるからである。失語タイプも同

様に脳動脈閉塞症候群としてたいへん有用である[17]。閉塞血管と主な症候群の対応は表1に示した通りである。

（大槻美佳、相馬芳明）

文献

1) Benson DF：Fluency in aphasia；Correlation with radioisotope scan localization. Cortex 3：373-394, 1967.
2) 大東祥孝：純粋語啞．脳卒中と神経心理学, p179-193, 医学書院, 東京, 1995.
3) 大槻美佳：Anarthrie の症候学．神経心理学 20：240-253, 2005.
4) 相馬芳明：伝導失語と短期記憶(STM)．失語症研究 12：145-152, 1992.
5) Tonkonogy J, Goodglass H：Language function, foot of the third gyrus, and Rolandic operculum. Arch Neurol 38：486-490, 1981.
6) 大槻美佳, 相馬芳明, 青木賢樹, ほか：補足運動野と運動前野の喚語機能の比較；超皮質性運動失語の語列挙と視覚性呼称の検討．脳神経 50：243-248, 1998.
7) 大槻美佳, 相馬芳明, 青木賢樹, ほか：単語指示課題における前頭葉損傷と後方領域損傷の相違；超皮質性感覚失語の検討．脳神経 50：995-1002, 1998.
8) Kertesz A：Aphasia. Handbook of Clinical neurology, Vinken PJ, Bruyn GW, et al (eds), vol 45, p 287-331, Clinical neuropsychology, Elsevier, Amsterdam, 1985.
9) 山鳥　重：神経心理学入門．医学書院, 東京, 1985.
10) Benson DF：Aphasia. Clinical Neuropsychology, Heilman KM, Valenstein E (eds), 3 rd ed, p 17-36, Oxford University Press, New York, 1993.
11) 相馬芳明：失語古典分類の問題点とその再構築への試み．神経心理学 13：162-166, 1997.
12) 大槻美佳, 相馬芳明, 吉村菜穂子, ほか：前頭葉損傷と理解障害；前頭葉損傷による流暢性失語における検討．脳神経 49：122-130, 1997.
13) 佐藤睦子, 後藤恒夫, 渡辺一夫：左前頭葉病変により超皮質性感覚失語と同語反復症を呈した1例．神経心理学 7：202-208, 1991.
14) Otsuki M, Soma Y, Koyama A, et al：Transcortical sensory aphasia following left frontal infarction. J Neuol 245：69-76, 1998.
15) 大槻美佳, 相馬芳明, 小野寺理, ほか：左前頭葉内側面損傷による超皮質性運動失語における聴理解．脳神経 47：1081-1085, 1995.
16) Geschwind N, Quadfasal FA, Segarra JM：Isolation of speech area. Neuropsychologia 6：327-340, 1968.
17) 相馬芳明：脳血管障害からみた失語の責任病巣．臨床神経 37：1117-1119, 1997.
18) 相馬芳明, 大槻美佳, 吉村菜穂子, ほか：Broca 領域損傷による流暢性失語．神経内科 41：385-391, 1994.
19) Kertesz A, Halock W, Coates R：Computed tomographic localization, lesion size, amd prognosis in aphasia and nonverbal imapairment. Brain Laguage 8：34-50, 1979.
20) 相馬芳明：失語症のタイプ分類に意味はあるのか．神経心理学 16：80-84, 2000.

6 失語症の陽性症状：錯語、ジャルゴン、再帰性発話、反響言語

▶はじめに◀　失語症の症状には「言いたい言葉が出てこない」のように病前はできていたことが失われる陰性症状と、逆に病前はみられなかった「誤った言葉を言う」といった陽性症状が表裏一体となって現れる(Jackson, 1884)。陽性症状は抑制されていた機能が病変により開放、陰性症状を補うための残された機能による適応、あるいは病巣部位の異常興奮の周辺領域への刺激などにより生ずると考えられている(山鳥, 1985)。ここでは、主に失語症の発話にみられる陽性症状の代表的なものとして、錯語、ジャルゴン、再帰性発話、反響言語について述べる。

錯語(paraphasia)

錯語とは誤って意図する語と違った言葉を言ったり、書いたりすることで、目標語が推定できる程度の音や文字の誤り、あるいは語の誤りの総称である。例えば「ごはん」と言おうとして「どはん」と音(あるいはモーラ)の一部を誤った場合を音韻性錯語(phonemic paraphasia)あるいは字性錯語(literal paraphasia)と呼び、「くつ」と別の実在する日本語に誤った場合を語性錯語(verbal paraphasia)と呼ぶ。語性錯語の中でも意味的関連がある語、例えば「ごはん」が「パン」に置換された場合は特に意味性錯語(semantic paraphasia)と呼ぶ(語性錯語と意味性錯語を同義語として区別しないこともある)。このように錯語は語彙にしろ音韻にしろ意図した語が正しく喚語されていない点で喚語障害の1つである。

喚語障害は失語症の中心的な症状であり、何も喚語できないで発話が停滞したままとなる喚語困難、誤った語や音となる錯語、前に言った語を繰り返してしまう保続などが含まれる。また、喚語困難を補おうとして、その語を別の言い方で説明しようとすることを迂言という。例えば「みかん」が出てこないので、「黄色い丸いやつ…コタツで食べますよね…」などと言う場合がそうである。

意図した語が発話されるまでには少なくともいくつかのプロセスが関与していると考えるのが一般的である。例えば「バナナ」と発話する場合には、まず、意図した意味に合致する語彙の選択、次に、その語彙に対応する音韻/banana/の選択、さらにその音韻情報から構音への変換が少なくとも必要となる。意図した意味に合う語彙の選択というこの最初のプロセスの障害では意図した語と別の語が発話される語性錯語が結果として生ずる。しかし、これだけでは「バナナ」が「犬」や「自転車」ではなく、「りんご」や「みかん」に誤る意味性錯語がどうして生じるのかが説明できない。これを説明するためには意味野という概念を導入しなければならない。ここでは意味は「Aはバナナと呼ぶ」といった単純な1対1の結びつきで成り立っているのではなく、例えば「バナナ」であれば「犬」や「自転車」よりも「りんご」や「みかん」などにより近いところに位置し、「くだもの」というグループに属し、「食べる」(機能)「黄色い」(色)「細長い」(形)「南方系」(産地)「甘い」(味)などさまざまな属性と複雑に結びついた多面的な構造をもっていると考える。「バナナが食べたい」と言おうとして「りんごが食べたい」と言った場合は、したがって「自転車が食べたい」と言った場合に比べ、部分的ではあるが意図した意味(例えば「くだもの」あるいは「食べる」という意味素)が活性化されていたということになる。最近の研究では語彙は家具、身体部位、人、動物などカテゴリーごとに脳内の異なる部位に蓄えられている可能性が高いことが報告されており(Damasio, 1996)、意味野との関係で興味深い。

ところで、意味に合う語彙が正しく選択されても、「自転車が食べたい」と誤る可能性がないわけではない。音韻/banana/の代わりに音韻/diteNsa/が誤って選択される場合がその例である。他方「まなな/manana/」などのような誤りの場合は意味に合致した語彙は正しく選択されている可能性が高いと考えられる。というのは「まなな/manana/」

は日本語には存在しない語であり且つ十分「バナナ」に似ていて、「バナナ」と言おうとして間違えたことが容易に想像できるからである。これが音韻性錯語である。しかし、「たい(鯛)/tai/」を「かい(貝)/kai/」と誤った場合はこれが意味レベルで誤ったのか、すなわち語性錯語なのか、音韻レベル(/t/の/k/への置換)、すなわち音韻性錯語なのかはわからない。基本的に私たちが聞くのは最終的に産出された発話のみなので、どのレベルの障害によるものかは推測の域を出ない。

　錯語は個々の音素(あるいはモーラ)に着目した概念であるが、より大きな単語(時には句や文などでも)という単位で音韻の誤りを捉える見方がある。例えば「こいのぼり/koinobori/」を「こいぽのり[koibonori]」と誤った場合に、たまたま/n/が/b/に、/b/が/n/に置換された音韻性錯語とするのではなく、音韻レベルでは意味的語彙に合う音韻的語彙はおおよそ正しく選択されたが、音韻実現のためのより精緻なステップである正確な音韻配列のレベルで順序を入れ違えたと考える。つまり、ランダムな音韻の誤りとは異なる別のレベルの誤りと考えることで「こいぽのり」という言い違いは「こいけのり」という誤りとは性質が違うと区別する。同様に「台所(だいどころ)/daidokoro/」を[daidodoro]と誤った場合は/k/がその前の音素/d/(あるいはモーラ/do/)に同化したと考え(順行同化)、逆に「ろうそく(蠟燭)/rousoku/」を[so：soku]と誤った場合は/r/が後の/s/に同化したと考える(逆行同化)。

　発話の誤りが世に出るまでには少なくともあと2つのステップが必要となる。1つは先に述べた音韻から構音への翻訳レベル(構音プログラミングのレベル)、そしてもう1つは発話の最終ステップである構音運動の実行レベルである。音韻レベルの誤りは音韻性錯語、構音プログラミングのレベルの障害は発語失行、運動実行の障害は麻痺性構音障害となる。麻痺性構音障害は構音器官検査で構音障害を引き起こすような運動障害がないことが確かめられれば比較的容易に排除できる。他方、発語失行はこれを合併しないウェルニッケ失語など流暢タイプの失語では排除できるが、合併することが一般的なブローカ失語では音の誤りが音韻レベルの障害で起こっているのか、それとも構音プログラミングのレベルの障害なのかを分けるの

は難しい。音韻性錯語の誤りは「あめ(雨)/ame/」が「あぺ[ape]」や「あこ[ako]」のように別の音素やモーラに代わる誤る場合を置換、「ため[tame]」や「あめて[amete]」のように音素やモーラが加わる場合を付加、「あえ[ae]」「あ[a]」のように音素やモーラが省略された場合を省略と分類する。発語失行や麻痺性構音障害の音の誤りも同様に置換、付加、省略に分類するが、音韻性錯語にはない歪みがこれに加わる。歪みは例えば「べ/be/」が「べ」と「め」の中間の音([b̃])になるなど目標音に近いが日本語にはない音に誤る場合でありこれを歪みとして分類する。そのため、歪みであれば音韻性錯語でないことはすぐにわかるが、置換、付加、省略に関してはこれらが音韻性錯語によるものなのか、発語失行によるものなのかは区別が難しい。

　錯語や迂言とともに失語症でみられる喚語障害の1つに保続がある。保続は単語、句、時には文など一度賦活されたものが別なものを活性化しようとしても抑制が効かず、同じものが繰り返し賦活される状態と考えることができる。実際、話さなくても頭の中で考えていただけでもあるレベルで賦活されているので、その考えていた語が意図した語の代わりに活性化されてしまうこともある。

　錯語の種類や性質が失語症のタイプにより異なることが古くから報告されている(Blumstein, 1973；物井, 1979)。著者ら(紺野, 1985)もウェルニッケ失語、ブローカ失語、発語失行純粋型の音の誤りを比較したところ、「バナナ」を「ばなね」や「ばななり」に誤るなどのモーラ数を多くする誤りや母音の誤りが多くみられたのはウェルニッケ失語であった。子音もブローカ失語や発語失行純粋型が「だなな」や「まなな」のように目標音に近い音に誤るという一定の傾向がみられるのに対し、「ばなり」や「ばなさ」のように目標音とか無関係の誤りになることが多く、総じてウェルニッケの錯語は目標音と似てないものになりやすい。これはウェルニッケ失語がモーラ数や構成音韻情報が含まれる音韻的語彙/banana/のレベルに主に障害があるのに対し(だから、聴覚理解も困難なことが多い)、ブローカ失語では音韻的語彙はある程度想起されているが、これを構音へと実現するプロセス、特に発語失行の影響が大きいためと思われる。したがって、ウェルニッケ失語の錯語は聴覚理解

が改善するにつれて、また、ブローカ失語では発語失行が改善するにつれて改善していくことが多い。

以上、自発話での錯語について述べてきたが、読み書きで起こる錯語について最後に簡単にふれておく。読みにおける錯語を錯読という。錯読はある文字を他の文字に読み誤ることで、基本的には自発話での錯語と同じであるが、読みが視覚経路を使うために視覚性の誤りが加わる。「天井」を「天丼」と間違えるなど形態の似た他の字に誤る視覚性錯読、「けいと」を「とけい」と間違えるなど音韻の誤りを反映した音韻性錯読、「鉛筆」を「筆」と間違えるなど意味的に近いものに誤る意味性錯読がある。錯語が書字で現れると錯書と呼ぶ。錯書とは誤った文字を書くことであり、錯書には錯読同様、形態的に似た文字に誤る形態的錯書、意味的に似た文字に誤る意味性錯書、音韻性の誤りを反映した音韻性錯書がある。

ジャルゴン(jargon)

音韻の誤り、すなわち音韻性錯語があまりに多く、もはや意図した語が推定できない場合(例.「みかん/mikaN/」が「さにとけ[sanitoke]」と発音された場合)でその語が日本語に存在しないものの時には、これを新造語(語新作)(neologism)と呼ぶ。さらに新造語が続いて発話の内容がもはや推定できない場合、これを音韻性(音素性)ジャルゴン(phonemic jargon)、あるいは新造語(語新作)ジャルゴン(neologistic jargon)と呼ぶ。また、同様に語性錯語が頻発して推定ができない場合は意味性ジャルゴン(semantic jargon)あるいは語性ジャルゴンと呼ぶことがある。

音韻性ジャルゴンあるいは新造語ジャルゴンが最も典型的にみられるのはウェルニッケ失語の初期においてである。発語失行などの構音の問題がなく流暢に話し、聴覚理解障害が重篤で自分の誤りに気づかず、多弁で発話衝動が強い(語漏：logorrhea)ことが多い。以下に具体例を示す。

SLTA漫画の説明(正答例．風が吹いて男の人の帽子が飛ばされ、川に落ち、それをステッキで拾い上げました)

「それがオレナクトソバシテ、チャウワレはヘボトレンで、それをとってる、カラダゲル、トールロレルです。あの、これローオロ、トウソレドーノを、ノウソロをナビセクハラクトーラランで、ビールをトートセンです....」。

上記の例でもわかるように、音韻性ジャルゴンでは「それ」「です」や助詞などの機能語(function word)が保たれ、名詞、動詞などのいわゆる内容語(content word)が新造語となることが多い。イントネーションは自然で、1回の発話が長く、話量も多い。そのため、離れて聞くと流暢な日本語を話しているように聞こえる。

意味性ジャルゴンあるいは語性ジャルゴンは超皮質性感覚失語でみられることが多い。以下に具体例を示す。構音に問題がなく、聴覚理解が障害されている点はウェルニッケ失語と同様である。しかし、復唱が良好で音韻処理機構が保たれ、逆に語彙選択の障害がみられることが多い。意味は通らないがやはり流暢な日本語に聞こえる。

絵の説明(大人が子どもを乗せてボートを漕いでいる絵、大人は後ろ姿のみである)

「子どもに車に一緒に乗せて、笑ってとるんですが、遊んで、遊びにつれて、子どもの希望のところにお父さんのあると思います」。

この発話では「ボート」の代わりに「車」や「いる」の代わりに「ある」といった意味性錯語がみられるほかに、「子どもを」が「子どもに」に、「お父さんが」が「お父さんの」に誤る、助詞の誤りがみられる。助詞が抜けてしまう誤りが失文法と呼ばれるのに対し、このような別の助詞への誤りは錯文法と呼ばれる。

以上のように意味性ジャルゴン、音韻性ジャルゴンとも助詞や助動詞などの文の骨組みを作っている機能語や、文としてのプロソディは保たれていることが多く、意味はわからないが「日本語を話している」と感じられる(これをWAB失語症検査では「命題文」と呼んでいる)。これに対し、どこからどこまでが1つの語なのかも区別できない、音の羅列としか表現できないような発話を未分化ジャルゴン(undifferentiated jargon)(Alajouanine, 1956)と呼んで区別することがある。しかし、その概念を提唱したAlajouanineもその全貌を理解できるような症例を挙げておらず、波多

野(1991)は非流暢型失語の未分化ジャルゴンの症例を挙げているのみで、いまだ不明な点が多い。さらにBrown(1981)は未分化ジャルゴンを音韻性ジャルゴンと同じと捉え、逆に新造語ジャルゴンと音韻性ジャルゴンを別の概念として捉えるなど、人によって用語の使い方が異なるので注意を要する。

　ジャルゴンの本来の意味は「意味がとれない」あるいは「わけのわからない」程度の意味である。失語症の分野ではこのジャルゴンの本来の意味に「流暢である」という意味を付加して使用する場合が多い。そのため、どちらの意味で使っているかをよく見極めないと混乱を生じることがある。例えばWAB失語症検査の流暢性評価のところには3箇所に「ジャルゴン」という言葉が出てくる。最初のジャルゴンは流暢性3の「ぶつぶつ言う非常に小さい声のジャルゴン」とある。後の2つは流暢性7と8で、それぞれ「音韻性ジャルゴン」と「意味性ジャルゴン」である。日本語版WAB失語症検査では流暢性0から5までが非流暢、流暢性6から10までが流暢と分類される。したがって、流暢性3の場合のジャルゴンは「流暢である」という意味ではなく「意味のわからない」という意味と考えるしかない。音韻性ジャルゴン(新造語ジャルゴン)、意味性ジャルゴン(語性ジャルゴン)とこれらを発話の特徴とするジャルゴン失語の場合には「流暢である」という意味を付加し、これ以外の場合は「意味のわからない」という意味として使えば問題はなさそうである。

III　再帰性発話(recurring utterances)と残語

　再帰性発話とは何かを話そうとすると、同じ音や言葉が繰り返して発話される、常同的で反復性の不随意的な発話である。再帰性発話は「トメトメトメ…」など意味のないもの(無意味語再帰性発話：non-meaningful recurring utterance；NMRU)と「とーにかく、とーにかく、とーにかく…」など実在語のもの(実在語再帰性発話：real word recurring utterance；RWRU)に分けられている(Code, 1982)。なお、再帰性発話の名づけ親であるJackson(1879)は再帰性発話をジャルゴン、単語、句、yes/noの4種類に分けており、このほかの分類もあるが、わが国で最も一般的に使われているのが上記の分類である。ブローカの記念すべき最初の症例は「たん(tan)」という発話を何時も2回繰り返したという。また、これに続く症例Lelongは「はい・いいえ」、数のときに答える「tois(trois)(3)」、これ以外はすべて「toujours(いつも)」となると記述されており、一種の再帰性発話と考えることができる。残語も発話しようとすると決まった言葉(実在語)が出てきてしまう症状であるが、「パンパンパン…」などと単調に反復するのではなく、「ご気分はいかがですか？」に対して「パーン」など多様なイントネーションを伴い、それによりなんらかの意味を伝える場合を指すことが多い。したがって残語も実在語再帰性発話の1つであり、意味が重複するので残語と実在語再帰性発話という用語を一緒に用いることはない。いずれにせよ、再帰性発話は重篤な発話障害で起こり、全失語や重度ブローカ失語にみられる。以下に具体例を示す。

無意味語再帰性発話(全失語)
WAB失語症検査自発話：インタビュー
ＳＴ：ご気分はいかがですか？
患者：スメトメトメトメ(小さい声の低く単調なイントネーションで)
ＳＴ：ご気分は悪い？
患者：スメトメ、スメトメトメトメトメ(同上)
ＳＴ：気分はいい？
患者：トメトメトメ(同上)
ＳＴ：前にこの部屋に来たことがありますか？
患者：ファメトメトメトメ(同上)
ＳＴ：来たことあります？
患者：サメトメトメトメ(同上)
ＳＴ：ご住所はどちらですか？
患者：チャメトメトメ(同上)
ＳＴ：南区？
患者：ミナチョメトメトメトメ(同上)
ＳＴ：中央区？
患者：チュウオウチャメトメトメトメ(同上)
絵の叙述(WAB失語症検査)
患者：シメチョメトメトメトメ(絵をじっと見たあとで、STの顔を見ながら。小さい声の低く単調なイントネーションで)

1-6．失語症の陽性症状：錯語、ジャルゴン、再帰性発話、反響言語

患者：トメ（絵を指差して、同上）
患者：トメ（絵を指差して、同上）

この例では最初のモーラは変化するものの結局「トメトメトメ…」となってしまう点で再帰性発話と考えられる。この例の特徴は声が低く単調なイントネーションとなるところである。発話の長さのコントロールも、絵の説明で若干みられるものの明らかではない。時に相手の発話を反響的に一部取り込んで最初の数モーラが変化するが最後は「トメトメトメ」に戻ってしまう。ジェスチャーもほとんどみられず、結果としてほとんどなんの情報も相手に伝わらない。そのため、言語聴覚士が質問を繰り返す様子が見て取れる。

実在語再帰性発話（ブローカ失語重度）

WAB失語症検査自発話：インタビュー
ＳＴ：どこか痛いところはありませんか、手も動くようになりました？
患者：トーニカク…トーニカク（自分の麻痺している右手を左手で触りながら、ゆっくりと豊かなイントネーションで）
ＳＴ：リハビリをしているのだから良くなるとは思いますが….
ＳＴ：前にこの病院に来たことがありますか？
患者：トートー、トニカク、トニカク（人差し指と首を振りながら、速く強く）
ＳＴ：ないんですね（患者、うなずく）。
ＳＴ：お名前はなんとおっしゃいますか？
患者：トニーカク、トニーカク、トニーカク（はっきりした口調、平板なイントネーションで）（ＳＴが患者の名前の最初のモーラを言うと、患者が指をさしながらうなずき、その後音を真似しようとするが「トーニーカークー」となる。）
ＳＴ：以前はどんなお仕事をしてましたか？
患者：ドード、トード、ドドドー（人差し指で後ろと前を指すことを繰り返しながら）
ＳＴ：ジェスチャーでやってみてください。
患者：トーニカク、トーニカク（困惑した声でゆっくりと豊かなイントネーションで）

絵の叙述（WAB失語症検査）

ＳＴ：この絵の中で何が起こっているか話してください。
患者：んーーー（しり上がりのイントネーションでＳＴの方を見る）
ＳＴ：これは何をしているところですか？
患者：トーニカク（小さい声で、比較的早く、指で絵を指しながら）

この例では発話のほとんどが「トニカク」かその一部からなっており、これが実在語であるので実在語再帰性発話と考えられる。「トーニカク」は実在語ではあるが、その意味に使われているのではなく、本質的には無意味語と同じである。この例の特徴はむしろイントネーションと発話長さのコントロールができており、これにジェスチャーが加わりある程度の情報を相手に伝えている点にある。そのため、2人の間で会話が続いている様子が見て取れよう。もちろん、その背景には聴覚理解力が比較的良好なことがあることも忘れてはならない。実在語の中でも「んーちょっとね」や「とにかく」などのもともと意味の曖昧な言葉は「パン」など意味の限定されているものに比べて、また、無意味語に比べて会話での受け答えとして文脈に合いやすいので区別したくなるが、それは多分に聞き手のもつ印象に過ぎず、情報を伝えるには再帰性発話の場合は無意味語か実在語かはそれほど重要な意味があるわけでなく、発話の長さやイントネーションに対するコントロール力、また、指差しやジェスチャーなどの能力が重要である。

再帰性発話の回復過程をAlajouanine(1956)は4段階に分けている。第一段階は発話の長さ、速度、イントネーションのコントロールがみられ、ジェスチャーなども加わり、感情、肯定/否定、受諾/拒否や簡単な情報伝達が可能になる状態である。第二段階は自分の再帰性発話に気づき始める段階で、これをどうにかして止めようとして、再帰性発話中に急にゆっくりになったり、最後の部分が小さい声になったりする。第三段階では再帰性発話の頻度が低下し、状況によってこれを変化させたりする。随意的な言語が出現し両者が混じるようになる。第四段階では再帰性発話がなくなり、電文体や発語失行が顕著な随意的言語が優勢となる。先に挙げた「とにかく」の例はイントネー

61

ションや発話の長さ、速さをうまくコントロールし、ジェスチャーをも使って情報を伝えようとしている点で、Alajouanineの回復過程では第一段階にあると考えられる。

再帰性発話とジャルゴンはどちらも「意味不明」という点で共通している。しかし、未分化ジャルゴンを除けばジャルゴンは基本的な文の骨組みとプロソディが保たれており、誤っているにしろ豊富な種類の音韻が出ている点で再帰性発話と区別される。再帰性発話は発話しようとすると決まった音節、語、句などが発せられてしまう点で、随意的な言語のレベルに達していないとみることができる。他方、ジャルゴンはこの随意的な言語の中で音韻のコントロールや語彙選択のコントロールが著しく障害されている状態であり、発話レベルからみると再帰性発話よりも随意性という点では勝っていると考えられる。上の例でもわかるように、再帰性発話でも「交互に話す」「相手を見て話す」などの基本的なコミュニケーション態度は保たれている。これらに支えられて発話の随意性のレベルがある。最初のレベルは随意発声で、何かを伝えようとして意図的に声を出すレベルである。次のレベルがなんらかの言語音が発話されるレベル、次にこれがイントネーションや速度を随意的に変化させられるレベルで、この2つのレベルでは音韻が限られたものの繰り返しである場合が多く再帰性発話となる。次のレベルは随意的言語の発話で、ここでの障害は文構造は保たれるが音韻や語彙の誤り（錯語）が主となる場合と、発話が単語などの短いものが主で文構造に達しない場合があり、前者の甚だしいものがジャルゴンと考えることができる。後者は頭の中では文ができているが発語失行のために一部しか話さないのか、文構造自体を作るのが困難なのかははっきりしないが、純粋型の発語失行では、症状が重い時期でも文で話すことが多いので発語失行の影響だけとは考え難い。このように、再帰性発話とジャルゴンは発話レベルの異なる障害と考えれば理解しやすい。

IV 反響言語（エコラリア：echolalia）

相手が言った言葉を繰り返す症状を反響言語と呼ぶ。意味の理解を伴わずに、イントネーションもそのままにオウム返しするものは自動的反響言語(automatic echolalia；Stengel, 1947)と呼ばれている。相手の発話全体を繰り返す場合を「完全型」、発話の一部、多くは後半部を繰り返す場合を「不完全型」あるいは「部分型」と区別することもある。また、「あなたのお仕事は何ですか？」に対し「私の仕事は何ですか…、私の仕事は教師です」と疑問文のイントネーションから平叙文に変化させ、「あなた」から「私」に人称など言葉も一部変化させて繰り返すものは減弱性反響言語(mitigated echolalia；Pick, 1924)あるいは反問性反響言語(questioning repetition；Stengel, 1947)と呼ばれている。反響言語は流暢な発話であるのが一般的であるが稀に相手の発した語のいくつかをゆっくりと苦しそうに強迫的に繰り返すことがあり、これを努力性反響言語(effortful echolalia；Hadano, 1998)と呼ぶことがある。聞いた言葉は反射的に繰り返す自動的反響言語は、もはや情報伝達機能をほとんど失っており、自発話も聴覚理解も重篤に障害され復唱能力だけが保たれている超皮質性混合失語でみられることが多い。他方、減弱性反響言語は超皮質性運動失語や超皮質性感覚失語でみられることがある。聴覚理解が良好であるが発動性が低下し、なかなか発話に結びつかない超皮質性運動失語では、良好な復唱能力を生かして相手の発話を一部変えて繰り返すことで、発話する機能を減弱性反響言語がもつこともある。また、超皮質性感覚失語のように聴覚理解が困難な場合は相手が言った言葉を繰り返すことにより、意味理解にたどりつくこともある(例．「お名前は何ですか？」「お名前は…お名前…あ、名前ですね、名前は○○です」)。いずれの場合も自動的反響言語とは違い、文の一部を適切に変えたり、「名前」の部分だけを取り出して復唱したり、ある程度の文構造の理解ができているところが、同じ反響言語でも質の差を感じさせる。最後になるが、相手が言ったことを真似するのではなく、途中まで言った言葉を完結する現象が超皮質性失語でみられることがある。例えば「犬も歩けば…」と話し始めると、半自動的に「棒にあたる」などと後の部分を補ってしまう現象で補完現象(completion phenomenon)と呼ばれる。諺や決まり文句など予測性が高いもので起き、随意性が低く半自動的な発話である点で反響言語と類似している。

（紺野加奈江）

7　言語理解の障害

▶はじめに◀　言葉を聴いて理解するには3つの情報処理が必要である。第一が言語音の認知、第二が意味の認知、そして第三が論理・文法関係の認知である。これらは独立した情報処理である。脳損傷で失語症を生じた場合も、これらのどれかが独立して障害されたり、保たれたりする。失語症患者の症状を分析するときも、さらに言語理解障害の治療計画を立てるときも、これらの次元に沿って行うと効率的である。

I　言語音の理解

　失語症例の研究から、左半球の第一側頭回後部（Wernicke 領野）が、言語音の認知を担う聴覚性言語領野と考えられてきた。しかし、最近の PET や fMRI（ファンクショナル MRI）の研究は、言語音の認知に最も密接に関与しているのは、Wernicke 領野よりも、その後方の左半球の縁上回であることを示している（Paulesu, Frith, Franckowiak, 1993；Demonet, Price, Wise ら, 1994；Zatorre, Meyer, Gjedde ら, 1996；Celsis, Boulanouar, Doyon ら, 1999；遠藤, 阿部, 津野田ら, 2005）[1)-5)]。

1．言語音の識別

　言語音のどのような特徴が音を識別するための手がかりとなっているのか、そしてその識別は脳内のどこで行われているのかを明らかにするために、われわれは21例の失語症患者（左半球損傷）に純粋子音の識別検査と統制音節の識別検査を実施した（遠藤, 阿部, 津野田ら, 2000；遠藤, 2000）[6)7)]。手続きは、脳損傷例にとって認知しやすい、という大きな利点をもつ自然言語音をディジタル化してコンピューターに取り込んだ。そしてコンピューター上で自然言語音から純粋に子音のみを取り出して最大音圧を同じにそろえた（図1）。これをもとに1弁別素離れた2音の組み合わせ（例．

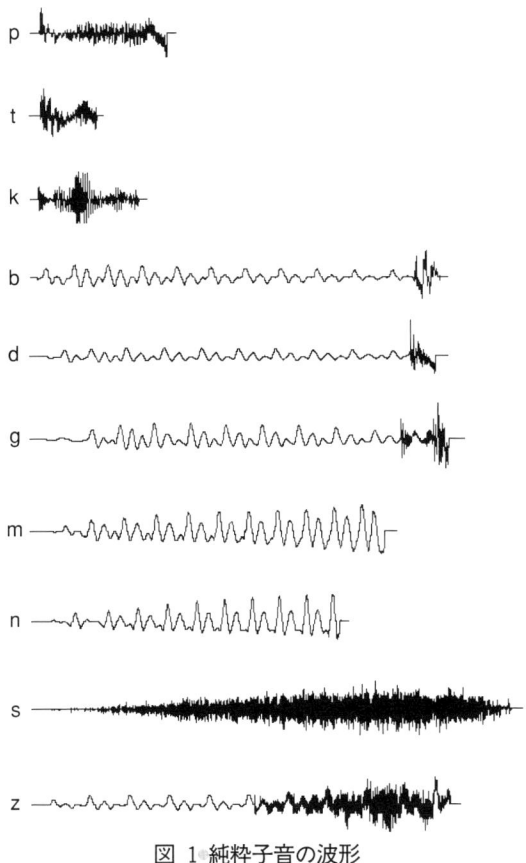

図 1　純粋子音の波形
各々の純粋子音の最大音圧を 10 μPa（マイクロパスカル）にそろえた。

p：b）を13組つくった。音素の間の距離については図2を参照のこと。1組につき順列組み合わせで4通りの対を作ることができる（例．p：b、p：p、b：p、b：b）。このような対をランダムな順に並べ、純粋子音の識別検査を作成した（13×4＝52問、同音26と異音26）。課題は単純で、一対の音が「同」か「異」か判断するだけである。さらに、音節から母音を削除して子音と過渡部を残し、これらすべてに共通の母音を接続し、母音部の音色や抑揚を統制した統制音節を合成した（図3）。これをもとに2つの統制音節の対（例．pa：ba、pa：pa、ba：pa、ba：ba）からなる識別検査を作成し、

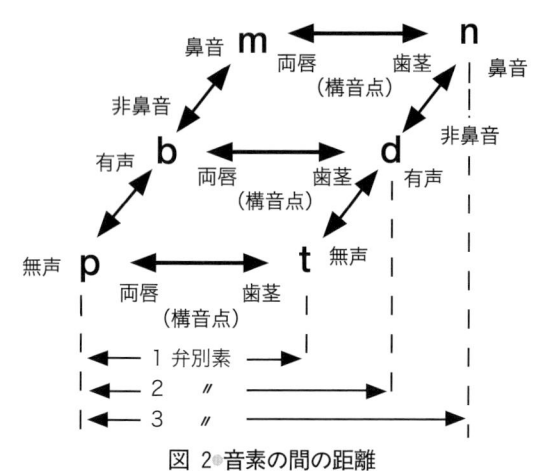

図 2 ● 音素の間の距離
Lecours and Lhermitte（1969）[8]をもとに作成した。弁別素が距離の単位となる。無声・有声、非鼻音・鼻音、構音点、構音方法などの座標軸からなる。pとtは構音点が両唇・歯茎で異なり1弁別素離れている。pとdは無声・有声の違いが加わるため、合計2弁別素離れている。pとnはさらに非鼻音・鼻音の違いが加わるため、合計3弁別素離れている。
検査音は、p・tのように、1弁別素離れた音の対からなっていた。

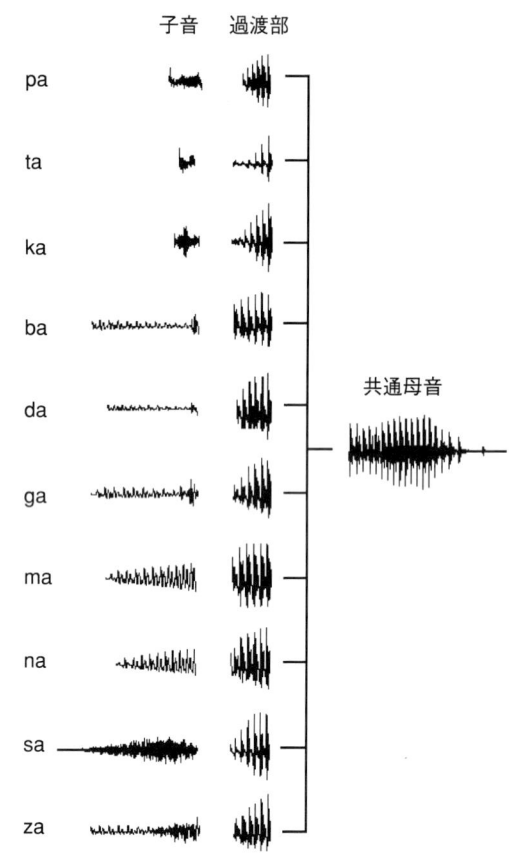

図 3 統制音節の波形
各統制音節の最大音圧は 10 μPa であった。

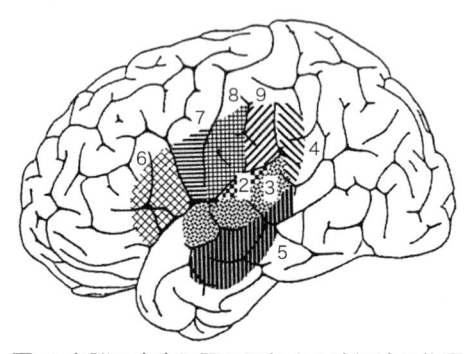

図 4 左脳の音声言語に関与する諸領域の位置
1. 聴放線（2の深部に位置するために図ではみえない、図6と7を参照のこと）、2. 横側頭回、3. Wernicke領野、4. 縁上回下部（Brodmann Area 40のうちSylvius溝よりも下の部分）、5. 第二側頭回、6. Broca領野、7. 中心前回、8. 中心後回、9. 縁上回上部（BA 40のうちSylvius溝よりも上の部分）

子音の検査と同じ手順で実施した（52問）。

純粋子音の識別検査から明らかになった言語音を聴覚的に識別している座標軸は、言語音が産出されるときの①軟口蓋の関与、②声帯の関与（無声音 vs. 有声音）、③構音方法（破裂、摩擦など）、④構音点（唇、歯茎など）、からなっていた。

異音の言語音（例．paとba）を識別するのには左半球の縁上回下部（図4-4）が特に密接に関与していた。一方、同音の言語音（例．paとpa）を同定するのには左半球の第二側頭回（図4-5）が特に密接に関与していた。言語音の差異の検出と同一性の判断とは、脳内の異なったところで行われるかなり異なった情報処理である可能性が示された。言語音を処理するときの縁上回下部や第二側頭回の役割は以下のように推察される。

PETの研究によると、言語音を聴覚的に処理する課題では、左半球の構音運動に関する領域（中心前回、図4-7）や、構音器官の体性感覚に関与する領域（中心後回、図4-8）も同時に賦活される（Demonet, Chollet, Ramseyら, 1992；Paulesuら, 1993；Demonetら, 1994；Salmonら, 1996）[2)3)9)10)]。このデータは、言語音の微妙な違いを識別するときには、音を聞くだけでなく、その音を構音するときの運動をイメージしていること

を示していると考えられる。どのような構音運動によって産出した音かを手がかりに音の細かい差異を識別していると推定される。この情報処理に

1-7. 言語理解の障害

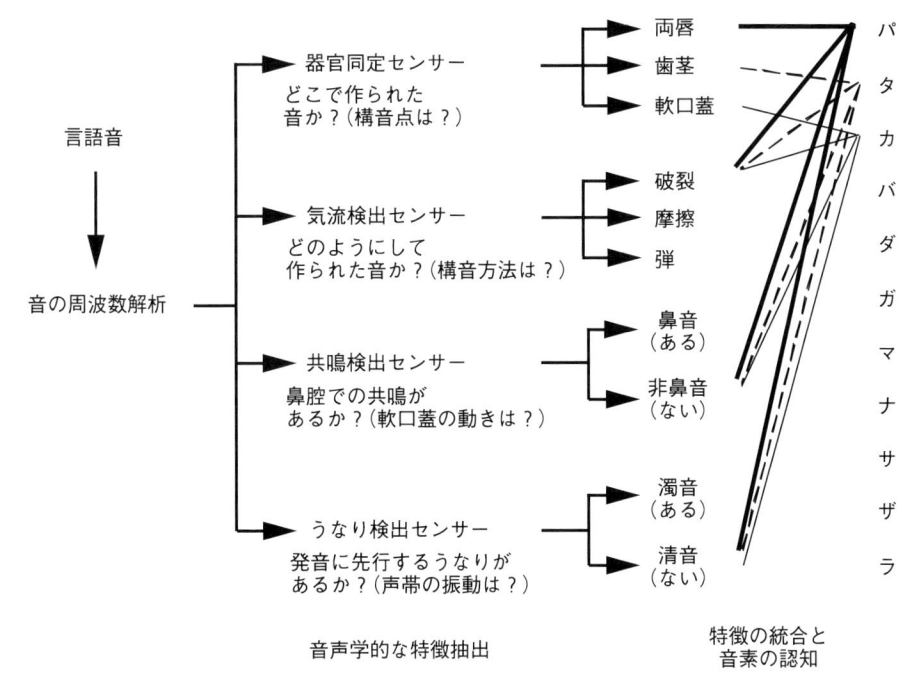

図 5 言語情報処理の神経機構のモデル

パ、タ、カ、は音の作られる器官が両唇、歯茎、軟口蓋とそれぞれ異なるが、破裂音、非鼻音、清音という点で共通する。両唇音、破裂音、非鼻音、清音という特徴があれば、その音はパと認知されると推察できる。

われわれはここに紹介した実験を行った翌年、2音の「識別」からさらに進んで、特定の音の「同定」に関与する座標軸を求める実験を行った。その結果、識別検査と類似した座標軸が得られたが、音を産出する構音器官の関与がより大きかった。

は、Wernicke 領野（図 4-3）と構音の領域（中心前回と中心後回、図 4-7 と 8）との間に位置している縁上回下部（図 4-4）が、重要な役割を果たすと考えられる。縁上回下部の損傷では、構音の運動記憶の情報を音の識別に用いることができなくなり、異音の微妙な違いを識別するときに特に大きく影響を受けると考えられる。

一方、同音を聞いた場合、物理的にまったく同じ2つの音でもこれを継時的に経験することにより、マスキング効果（Egan, Meyer, 1950；Terhardt, Fastl, 1971）[11][12]、temporal summation（Zwislocki, 1960）[13]、temporal order effect（Thomas, Hill, Carrol ら, 1970）[14]などを生じ、微妙に異なった音として知覚される。このような音の異同を判断する場合、音の特徴抽出だけでは結論が出せない。より高次の、カテゴリー判断の情報処理を行う必要がある。PET の研究によると第二側頭回はカテゴリー的認知に関与している（Engelien, Silbersweig, Stern ら, 1995；Mummery, Patterson, Hodges ら, 1998；Perani, Schnur, Tettamanti ら, 1999）[15)-17)]。第二側頭回の損傷では、刺激の微妙な違いを無視して共通点に注目するカテゴリー判断ができなくなり、同音の同定が障害されると考えられる。

われわれの実験から得られた事実をもとに作成した言語音を識別する神経機構のモデルを図5に示す。言語音の周波数解析は横側頭回に位置する聴覚野、聴覚連合野で行われる。2つの音の周波数分布が異なればそれらは異音である。さらに音声学的な特徴抽出が続く。もし聴覚連合野だけでは音声学的な分析が完全にできなかったときは、左半球の縁上回下部が構音の運動記憶の情報を用いて特徴抽出を行うと考えられる。2つの音節の違いはこの処理で検出可能である。2つの音節の音声学的な特徴が異なれば、それらは異音である。しかし同音の子音や音節の判断はさらに処理が必要である。というのは、これらの判断には言語的、カテゴリー的処理が必要だからである。特徴抽出の結果の統合、音素の認知、そしてカテゴリー化は左半球で行われると考えられる。同音の子音や

音節の判断には第二側頭回でのカテゴリー的処理が重要な役割を果たす。失語症例は左半球損傷のため言語音の特徴の統合、認知、カテゴリー化ができない。このために言語音の処理が障害されると考えられる。

2. 言語音の認知

縁上回下部や第二側頭回が言語音の識別に重要な役割を果たすとして、これらの領域は言語音を認知するときにはどのように関与しているのか？これら以外の領域はどうなのか？この点を明らかにするためにわれわれは、語音認知の責任病巣の研究を行った。識別検査では2つの音の異同を判断するが、認知検査では1つずつの音を聴いてそれがなんの音か同定する。研究の対象としたのは左半球損傷の失語症患者35例、平均年齢58.1歳、平均経過月数8.4ヵ月であった。対照群は健常者18名、平均年齢65.0歳であった。手続きは、35例の失語症患者に自然言語音の認知検査、統制言語音の認知検査、そして聴覚的把持力の検査を行い、これらの検査の得点を低下させるのは、どの領域の病巣か検討した。検査は以下の通りである。

ⅰ) **自然言語音の認知検査**：アナウンサーの発音する単音節をコンピューターに取り込み、特に明瞭に発音されておりしかもフォルマントパターンが典型的なものを選択した。この中から11の音節（pa、ta、ka、ba、da、ga、ma、na、sa、za、ra）を選び、その最大音圧を$10\mu Pa$にそろえて刺激音とした。

ⅱ) **統制言語音の認知検査**：上記の11の自然言語音から母音部を削除し、子音から過渡部に至る領域を残し、最大音圧を$8\mu Pa$にそろえた。これらに共通に同じ母音/a/を最大音圧$10\mu Pa$で接続し、母音部の抑揚や音色を統制した音節を作成した。検査AとBでは、ともに検査音をコンパクトディスクに記録し、音をヘッドホンで提示し、被験者に音節を復唱してもらった。

ⅲ) **聴覚的把持力の検査**：線画を用い、八者択一の方法で検査した（手続きはⅣ-ⅱ参照）。

ⅳ) **神経放射線学的検査**：聴放線、横側頭回、Wernicke領野、縁上回下部、第二側頭回、Broca領野、中心前回、中心後回、縁上回上部について損傷の有無を評定した（図4）。損傷の有無がはっきりしない例は検討から除外した。大脳深部の出血例のように損傷の境界がわかりにくい例はこの過程で集計から除外された。

データの解析から以下のことが明らかになった。

ⅰ) **自然言語音**：認知の障害を生じたのは横側頭回、縁上回下部、第二側頭回、縁上回上部の病巣であった。

ⅱ) **統制言語音**：認知の障害を生じたのは縁上回下部の病巣であった。

ⅲ) **聴覚的把持力**：低下を生じたのはWernicke領野の病巣、第二側頭回の病巣であった。

検査のデータは、自然言語音の認知には、Wernicke領野だけでなく、音の周波数解析を行っている聴覚野や聴覚連合野のある横側頭回、そして言語音の微妙な差異を検出していると考えられる縁上回下部、さらにカテゴリー分類において重要な役割を担うと考えられる第二側頭回が関与していることを示していた。

3. 言語音の情報処理にかかわる神経機構

耳からの音情報は視床後部の内側膝状体（図6、7、Cgi）に達した後、聴放線へと伝達される。聴放線は内包後脚（図6、Cip）の下部（図7、Cirl）を通って横側頭回（図6、7、および8、Tp）に達する。横側頭回のうち、聴放線のやってきた側（図8、Tpの右上、奥の方）が聴覚野、その反対側（図8、Tpの左下、手前の方）が聴覚連合野であるといわれている。横側頭回で音の周波数解析のような基本的な音響学的分析を行った後、縁上回下部や第二側頭回の力を借りて言語音の認知がなされると考えられるが、縁上回下部では言語音の微妙な特徴を聞き取り、その際に、どのようにして産出（構音）された音かを手がかりにし、さらに、第二側頭回では、どの音素に属する音なのかをカテゴリー的に判断すると考えられる。自然言語音と比較して認知の手がかりの少ない統制言語音では、音と音の微妙な違いを聞き取る必要があるため、縁上回下部の関与が特に大きかったと推察される。単語の聴覚的把持においては、単語を構成している音を認知する段階と、単語の意味を認知する段階の双

方においてカテゴリー的判断が必要なため、第二側頭回が特に大きく関与したと考えられる。ではWernicke領野は何をやっているのか。ここに示した2つの研究からは3つの仮説(A、B、C)が立てられる。

　A）Wernicke領野は検査場面のような、強い注意を払って聴く事態ではなく、通常の聴き方をする場面、すなわち強い注意を払わなくても十分聴き取れる場面で言葉を聴いている。

　B）Wernicke領野はここ(左半球)と対応する右耳(利き耳)からの音を主に聴いている。

　C）Wernicke領野は語音認知、意味の認知など、総合的な聴覚言語機能をもっている(Compact System)が、日常とは異なる特殊なことはできない。特殊な作業は縁上回下部や第二側頭回などの広い領域(Full System)の助けを借りて行う。

　Wernicke領野の機能については今後、再検討が必要である。注意が必要なのは、Wernicke領野と縁上回下部とは、その中心部同士をみるとMRIやCTでは異なった高さのスライスに現れるので区別できる。しかし両者は境界を接しており、両者の間に大きな溝はないので、MRIやCTの画像

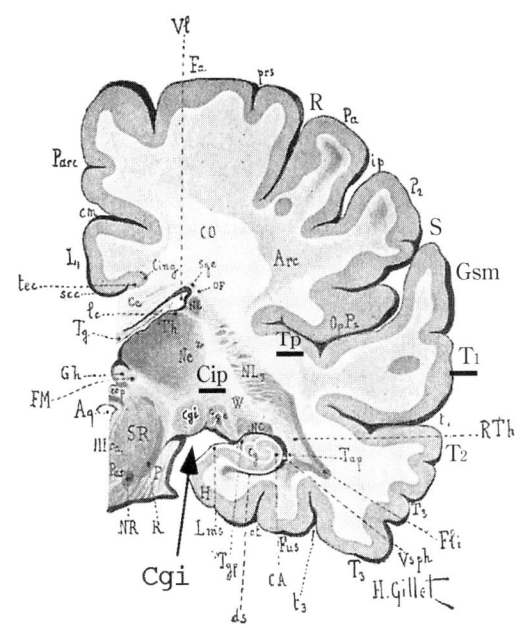

図6 前額断でみた大脳半球内の聴覚・言語系の経路
内側膝状体(Cgi)からの聴放線は内包後脚(Cip)の下方を通過した後でばらける。大部分は横側頭回(Tp)の聴覚野に、一部は聴覚連合野に投射する。そのほかに縁上回や島後部にも投射する(Lockeら, 1962)[19]。
T_1：第一側頭回(上側頭回)、T_2：第二側頭回(中側頭回)、T_3：第三側頭回(下側頭回)、Gsm：縁上回。

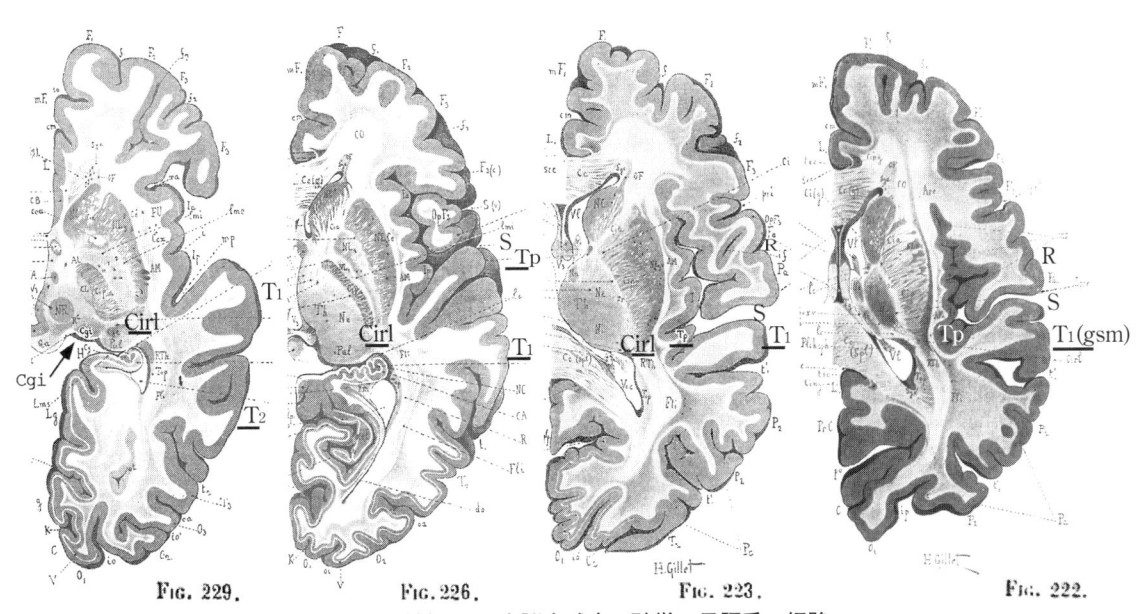

図7 水平断でみた大脳半球内の聴覚・言語系の経路
内側膝状体(Cgi)からの聴放線は内包後脚の下方(Cirl)を通過し、横側頭回(Tp)に投射する。横側頭回の外側が第一側頭回(図226、223、T_1)である。4つのスライスのうち、最も上方の断面(222)には縁上回下部(T_1(gsm))が、下方の断面(229)には第二側頭回(T_2)が現れる。
S：Sylvius、R：Rolando
図はDejerine(1980)[19]の水平断をもとに作成したもので、OMライン0°～－5°に相当する。

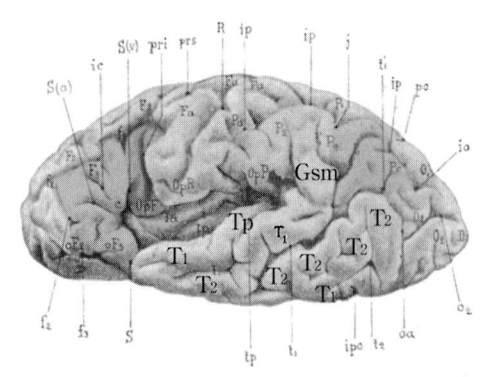

図 8 横側頭回の位置
図の左方が前頭葉、右方が後頭葉である。人の脳を用いた最近の研究によると(Liegeoisら, 1991)[20]、横側頭回(Tp)の後部(内側)、すなわち聴放線のやってくる側(図の右奥)が聴覚野(BA 41)で、横側頭回の前部(図の左手前)すなわち第一側頭回の側が聴覚連合野(BA 42)である。
T_1：第一側頭回、T_2：第二側頭回、T_3：第三側頭回、Gsm：縁上回

をもとに両者の境界線をはっきりと引くことは困難である。このことも両者の機能の解明を困難にしている。

II 意味(語義)の理解

健常者を対象にした研究によると、語彙の記憶は語頭音と音節数をもとに保存されている(井上, 1991)[21]。項目IV(感覚失語)に示すように、単語の意味の理解と密接に関与する領域は左半球の第二側頭回らしい。

III 論理・空間関係の理解

左頭頂葉の広範な損傷によって位置関係を示す語に限局して理解障害を生じることがある。Luria(例. p 131-135, 1978)[22]はこの病態を論理・空間関係の認知障害(disturbance in the understanding of logical-grammatical construction)と呼んでいる。これは、左右のほかに前、後、上、下、手前、向こう、間に、してから、する前になど、空間的・時間的位置関係を示す言葉全般が理解できなくなる状態である。改善しても「左右」のわかりにくさは残る。失語症では物品名を示す語の理解が障害されるが、位置関係を示す語の理解は比較的保たれる。これとは逆に、物品名を示す語は速やかに理解可能であるのに位置関係を示す語の理解が障害されれば、上記の病態が考えられる。

位置関係を示す語は体性感覚と関係が深いので頭頂葉が関与し、一方、物品名を示す語は対象物(object)の意味記憶との関係が密接なので側頭葉が関与すると推察される。

IV 感覚失語からみた言語理解の病理学

感覚失語はいくつかの種類に分けられる。Hécaen and Albert(1978)[23]は、感覚失語の下位分類として、言葉の音の処理障害を特徴とする感覚失語(sensory aphasia with the predominant features of defective phonemic decoding)、言葉の意味の理解障害を特徴とする感覚失語(sensory aphasia with the predominant features of defective verbal semantic comprehension)、および超皮質性感覚失語(transcortical sensory aphasia)を挙げている。彼らによると言語音の処理障害を特徴とする感覚失語は、語音を聞き取れないため、検者の言った言葉を復唱することが困難で、しかも言葉を聞くと意味を理解することができない。視覚からの入力は保たれることがあり、文字を見ると言葉の理解が促進される例がいる。一方、意味理解障害を特徴とする感覚失語は、言語音を聞き取れるため、検者の言った言葉を復唱できる。しかしその意味を理解することが困難である。文字を見ても理解は促進されない。

このように言語情報処理機構の障害箇所の違いにより、症状の異なる感覚失語を生じ、当然、障害箇所に対応した言語治療が必要である。そこで自験例をもとに感覚失語の症状、および脳内の聴覚的言語理解のしくみについて述べる。

研究対象としたのは感覚失語19例であった。発症からの経過は4日から9カ月(平均2.1カ月)。入院治療期間は1～6(平均3.4)カ月であった。Raven's Coloured Progressive Matricesの成績は21～36(平均27.3)点と、非言語性の判断力が明らかに低下している例はいなかった。また、純音聴力が明らかに低下している例もいなかった。

症状の分析には以下の検査を用いた。

i) 復唱：標準失語症検査(SLTA、長谷川ら, 1975)[24] No. 6 単語の復唱、Schuell-Sasanuma 失

語症鑑別診断検査(笹沼, 1975, p 102-103)[25]の単語の復唱、2〜4音節の無意味音節(logatome)復唱検査、を用い単語および無意味音節をそれぞれ何音節まで復唱できるか検査した。言語音の認知に障害があると、相手の言う言葉を聞き取れないため、相手の言葉を正しく復唱することができない。無意味音節は、語彙や意味の手がかりをもたないため、特に復唱しにくい。復唱の検査は、言語音の認知能力の簡略的検査としてしばしば用いられている。

　ii）聴覚的言語理解：聴覚的把持力を検査した。日常物品をモノクロの線画で描いた絵カードを8枚並べ、そのうちの1つの名前を告げ、指さしてもらった(pointing)。単語の意味を理解できれば絵を指さすことができる。次に一度に2語を告げて指さしてもらい、さらに語数を3語、4語と増やし、一度に何語まで聞き取れるか検査した。

　iii）語音弁別：パパ、ババ、パマ、パパのような系列の2音を聞いてもらい、同じ音同士か否か判断してもらった(120試行)。検者が音節を読み上げ、患者は紙に印刷してある「同」「異」の漢字を指さして答えた。

　iv）復唱指示検査(80試行)：単語を復唱してもらい、次に4枚の絵を見せてその中から単語と対応するものを指で示してもらった(pointing)。検査図版は笹沼の理解語彙検査を一部改変して用いた。この検査で、復唱できても理解できない反応(意味理解障害型の反応)の頻度を求めた。

　v）非言語性の意味的認知：物品(実物)の意味的連合検査を行った。患者の前に金槌、ドライバー、歯磨きのチューブ、栓抜き、錠、ガマグチ、懐中電灯を呈示しておき(基準刺激)、次に検者が釘、木ねじ、歯ブラシ、ビールの栓、鍵、100円玉、乾電池(比較刺激)をそれぞれ対応する物品の隣に置き、意味的連合検査の手本を示した(金槌・釘、ドライバー・木ねじ、歯磨きのチューブ・歯ブラシ、栓抜き・ビールの栓、錠・鍵、ガマグチ・100円玉、懐中電灯・乾電池、の対を作る)。次に患者にランダムな順で比較刺激を渡して対を作ってもらい、誤った場合は正答を教えた。その次にもう一度比較刺激をランダムな順で手渡して対応する物品の対を作ってもらい、検査を行った。

　vi）呼称：SLTA No. 5を用いた。

　データの解析から以下のことが明らかになった。感覚失語例は第一に復唱障害の重症度を基準に、第二に聴覚的理解障害の重症度を基準に6つの群に分類可能であった(表1)。

　復唱障害Ⅰ型と分類した例では復唱、特に無意味音節の復唱が著しく障害されていた。聴理解の障害は重度であったが急速に改善して2カ月で軽度になった。呼称は1例は約2週間、もう1例は1カ月で100%可能となった。この群の症状は次第に純粋語聾に近くなった。この2例はもとの業務に復帰した。

　復唱障害Ⅱ型は復唱障害が重度で、聴理解の障害も重度であった。たまたま復唱できた単語については対応する絵を指さすことが可能なことが多かった。聴理解は明らかな改善が認められた。呼称も重度から中度へと改善した。誤りの内容は、最初は新造語が、やがて字性錯語が特徴となった。この群の症状は、Hécaen and Albert(1978)[23]の「言葉の音の処理障害を特徴とする感覚失語」に似ていた。聴理解や呼称が軽くなっても復唱障害が著しく、次第に伝導失語に近くなった。3例が補助的業務に復帰した。Ⅰ型もⅡ型も聴理解と比較し、文字の理解が良い傾向が認められた。一方、Ⅰ型は呼称障害が急速に消えた点がⅡ型と最も異なっていた。

　意味理解障害型は5〜12音節の単語を復唱可能であったが、単語を復唱できてもそれと対応する絵を指させないのが特徴であった。聴理解だけでなく呼称障害も重度であった。呼称の誤りは最初は新造語が、次第に語性錯語が特徴となった。この群の症状はHécaen and Albert(1978)[23]の「言葉の意味の理解障害を特徴とする感覚失語」に似ていた。この群では聴理解も呼称も予後不良であった。但し、意味理解障害型のすべてが予後不良なのではなく、予後が良好な症例は軽い聴理解の障害と語健忘が残り、健忘失語として分類されていると思われる。

　混合型もしくは重症型は、感覚失語が重くて復唱障害型か意味理解障害型か分析できない例で、復唱も理解も誤ることが多いが、たまたま復唱できたにもかかわらず、指させないこともあった。復唱、聴理解、呼称とも重度で、新造語、語性錯語、そして特に初期にjargonが認められた。長期間かけて改善する例がある一方、改善しない例もみられた。1例が建設業の手伝いに復帰した。

表 1 ● 感覚失語の下位分類

```
復唱障害 I 型 (2 例；発症からの経過 4 日、1 カ月；入院期間各々 2 カ月)
  復　唱：中度(単語 3〜5 音節)
         無意味音節で重度障害(2 音節語で正答 45 および 60％)
  聴理解：重度(把持力 1 語)→　軽度(把持力 3 語)
  呼　称：軽度および中度(90％、45％)→　ほぼ正常(100％)
  ＊転帰：1 例は主婦業復帰(発症後 2 カ月)、1 例は教職復帰(発症後 10 カ月)
復唱障害 II 型 (4 例；経過：4、2、1、1 カ月；平均入院期間 4.3 カ月)
  復　唱：重度(不能〜単語 3 音節)
         復唱できた場合は pointing もできる。
  聴理解：重〜中度(把持力 1〜2 語)→　中〜軽度(2〜3 語)
  呼　称：重度(平均 19％)→　中度(平均 55％)
         新造語　→　字性錯語と新造語
  ＊転帰：3 例が元職の補助的作業に復帰(発症後 5〜14 カ月)
意味理解障害型 (3 例；経過 2、2、4 カ月；平均入院期間 2.7 カ月)
  復　唱：中〜軽度(単語 5〜12 音節程度)
         復唱できても pointing ができない。
  聴理解：重度(把持力 0〜1 語)→　重度(1 語)
  呼　称：重度(平均 20％)→　重度(平均 18％)
         新造語　→　語性錯語と新造語
  ＊転帰：職業にはつけず
混合型もしくは重症型 (3 例；経過 1、1、1 カ月；平均入院期間 4.3 カ月)
  復　唱：重〜中度(不能〜4 音節程度)
  聴理解：重度(把持力 0 語)→　重〜中度(0〜2 語)
  呼　称：重度(平均 8％)→　重〜中度(平均 42％)
         新造語・語性錯語・jargon
  ＊転帰：1 例が元職(土建業)の補助的作業に復帰(発症後 29 カ月)
不全型 (6 例；経過 1、1、1、0、9、7 カ月；平均入院期間 3.0 カ月)
  復　唱：軽度(単語 12〜22 音節程度)
  聴理解：軽度(把持力 2〜3 語)→　軽度〜境界(3〜4 語)
  呼　称：中〜軽度(平均 50％)→　軽度(平均 81％)
         迂回表現・語性錯語
  ＊転帰：1 例が看護婦に復帰(発症後 9 カ月)
         3 例が元職の補助的作業に復帰(発症後 2〜12 カ月)
超皮質性感覚失語 (1 例；経過 1 カ月；入院期間 6 カ月)
  復　唱：軽度(単語 22 音節程度)
  聴理解：重度(把持力 0 語)→　軽度(3 語)
  呼　称：重度(15％)→　軽度(75％)
         語性錯語・新造語
         反響言語が頻発
  ＊転帰：在宅
```

　不全型は復唱、聴理解、呼称とも軽いため症状の特徴がはっきりせず、どのタイプの感覚失語か分類困難な群である。特に発症初期に、検者の言うことを聞こうとしない傾向、あるいは検者の言うことに対する不注意が目立った。予後は良好で 4 例が社会復帰した。

　超皮質性感覚失語は復唱障害のみが軽く、ほかが重度であった。復唱は、意味理解障害型が 5〜12 音節程度にとどまったのに対し、超皮質性感覚失語では非常に長い単語(例.22 音節)の復唱が可能であった。また、他のタイプの感覚失語と異なり反響言語(echolalia)が頻発した。

　典型例の症状をみると(表 2)、復唱障害 I 型の症例 2 は、パパのような 2 音の弁別が正答率 53％と、重度に障害されていた。復唱の成績は SLTA No.6 にて 70％であった。一方、復唱障害 II 型の症例 6 は、2 音の弁別の成績は正答率 85％と症例 2 より良好なのに、復唱障害がより重度であった(SLTA No.6 で 0％)。症例 2 では言語音の認知以前の、言語音の周波数解析や特徴抽出の段階(図 5)に障害があるため、2 音の弁別ができず、一方、症例 6 では特徴抽出の後の認知(音素の同定)の段階(図 5)の障害の方が大きいため、2 音の弁別検査で障害が軽いにもかかわらず、復唱障害が著しく

1-7. 言語理解の障害

表 2 ● 感覚失語の典型例の症状

	聴覚的把持力	2音の弁別 (120 試行)	SLTA 単語の復唱	意味的連合検査	クリック音融合閾
復唱障害 I 症例 2	1 語	53%	70%	障害なし	40 ms
復唱障害 II 症例 6	1 語	85%	0%	障害なし	2 ms
意味理解障害 症例 10	1 語	100%	100%	障害なし	未検
意味理解障害 症例 9	0 語	未検	100%	30%	未検

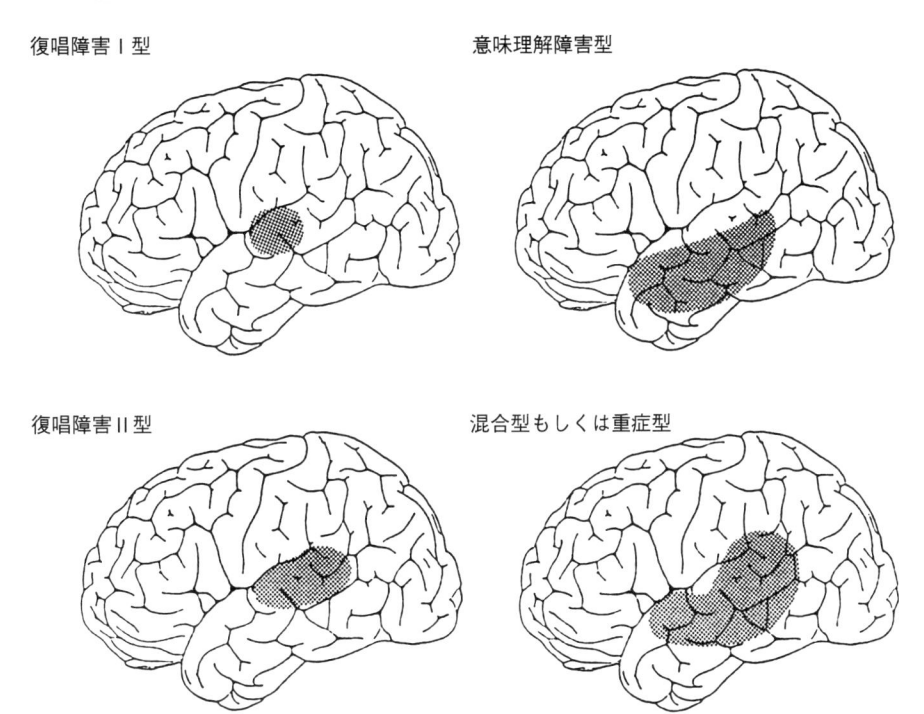

図 9 ● 感覚失語の下位分類とその病巣

重いと推察された。これらの2例に非言語性の音の分離能力をみるクリック音融合閾検査(Albert, Bear, 1975；遠藤, 阿部, 柳ら, 1998)[26][27]を行った。2つのクリック音（小石同士をぶつけたようなカチッという音）の間隔を接近させて聴くと融合して1つの音に聞こえる。一定以上離すと2つに分離して聞こえる。分離する最小の時間間隔がクリック音融合閾で、健常者では2〜3 ms（ミリ秒）である。2つのクリック音を120〜0.8 msの間隔で提示し、閾値を測定した。閾値が4 ms以下は正常、4.5〜8 msは境界領域、8.5 ms以上を障害ありと分類可能である（遠藤ら, 1998）[27]。

症例2ではこの値が40 msと著しく低下していた。本例では、前言語的段階の、音の分離能力の低下も加わって語音の弁別が一層やりにくくなっていたと考えられる。本例のクリック音融合閾は退院時には4 msに改善した。一方、症例6ではクリック音融合閾は2 msと正常であった。

意味理解障害型の症例では2例とも単語の復唱は可能であったが、実際の物品を用いた非言語性の意味的認知検査の成績が異なっていた。症例10はこの意味的連合検査が正しくでき、症例9はこれができなかった。症例9は言語以前の意味的知識の段階にも障害が認められた。この例は、意味理解障害型の感覚失語に、意味記憶障害(semantic amnesia)を合併していると推察された。

各群の症例（表1）に共通する損傷部位を図に示した（図9）。復唱障害I型では左横側頭回もしく

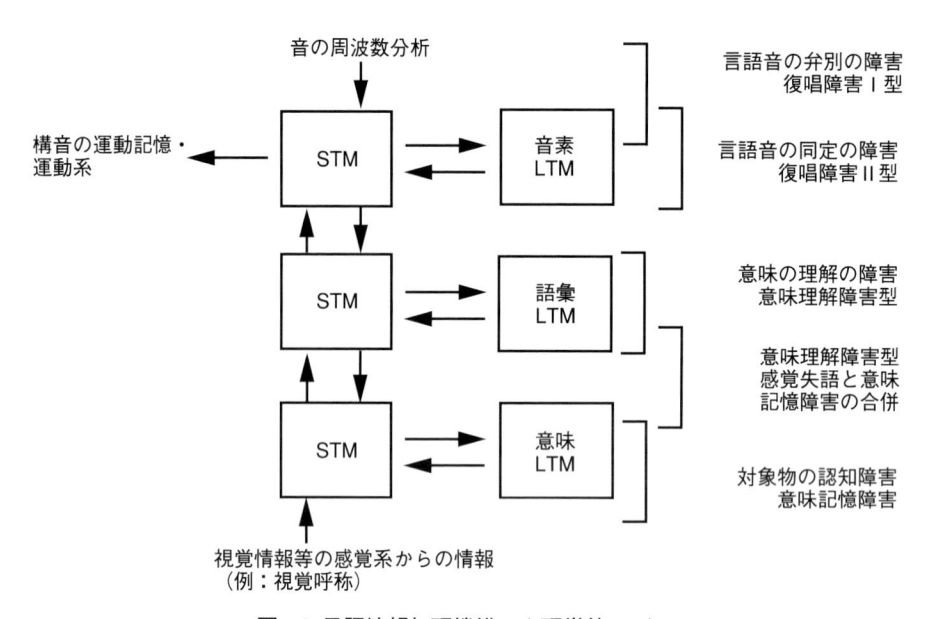

図 10 言語情報処理機構の心理学的モデル
上向きの矢印は表出の、下向きの矢印は聴理解の情報処理を示す。

はその深部の聴放線に損傷があった。II 型では左第一側頭回後部の Wernicke 領野に病巣が認められた。縁上回下部にも損傷が及んでいた。意味理解障害型はより下方に病巣があり、左第一側頭回の前部と第二側頭回の広範な領域が損傷されていた。混合型では左第一側頭回、第二側頭回、そして縁上回下部にまたがる病巣が認められた。

感覚失語の症状と病巣の資料から聴覚的言語理解のしくみを検討する。図 10 は言語の情報処理過程を示した著者のモデルである。基本的には Lecours and Lhermitte(1969)[8] によっているが、これを大きく書き換えてある。脳との対応については遠藤(2002)[28]を参照のこと。

聴放線を通って入ってきた音情報の周波数分析、特徴抽出の段階に続いて、Wernicke 領野に保存されている音素の記憶を長期記憶(Long Term Memory；LTM)から短期記憶(Short Term Memory；STM)に呼び出し、特徴抽出の結果と記憶とを照合し、音情報がどの音素に対応するか決定して言語音を認知する。このとき Wernicke 領野だけでは手に負えないような刺激に対しては縁上回下部や第二側頭回の力を借りる。次に、認知した音の系列と、語彙記憶の情報とを照合し、語彙を同定し、さらに、語彙をもとにそれと対応する意味記憶を長期記憶から短期記憶に呼び出し、意味の認知に至る、そのようなしくみになっ

ていると推察される。聴覚的言語理解の情報処理は図 10 の上から下へと一方向性にのみ行われるのではなく、例えば認知できない音素があれば、前後の音素から語彙全体を推定しておいて、語彙をもとに不明の音素を割り出したり、あるいはさらに意味記憶や文脈をも手がかりとして言語音を認知すると考えられる。すなわち情報処理は両方向性と考えられる。

音情報の周波数解析・特徴抽出のような、言語音の情報処理の比較的入り口の段階(図 5、詳しくは遠藤, 2000)[7]が損傷された状態が、語音弁別が障害された復唱障害 I 型に対応すると考えられる。一方、言語音の記憶・認知系が損傷されたため、パパ、のような音の弁別ができたとしても音を認知できず、その結果として復唱ができない状態が復唱障害 II 型に対応すると推察される。語彙の記憶系が損傷されるか、あるいは語彙をもとに意味記憶を呼び出す経路が損傷された状態が意味理解障害型に対応すると考えられる。損傷が意味記憶に及ぶと、意味理解障害型の感覚失語に意味記憶障害(semantic amnesia)を合併し、物品の意味的知識の障害が加わると推察される。意味記憶には側頭葉底部外側が関与していることが示唆されている(Endo, Miyasaka, Makishita ら, 1992；Endo, Makishita, Yanagisawa ら, 1996)[29)30)]。音の認知に関与する第一側頭回や縁上回下部と、語

彙に関与する第二側頭回にまたがって損傷された状態が混合型もしくは重症型に対応すると考えられる。

物品名を呼称するときには、図10の下から上に向かう処理がなされると考えられる(詳しくは遠藤，1993，図6[31]；2002，図1と4[28])。

聴覚的言語理解には側頭葉、頭頂葉だけでなく前頭葉も関与すると考えられる。前頭葉の関与は、①仮説を立てながら聴く。例えば、何通りかの解釈が可能な言葉があるときに、「こういう意味ではないか」という仮説を立てて聴く。②記憶を使った方略を用いて聴く(鹿島，加藤，1993；遠藤ら，1998)[27][32]。例えば、聞いた言葉を短期記憶に把持しておいて、後続の言葉の意味をもとに短期記憶の中の言葉を解釈する。③相手の意図を正しく理解しているかどうかモニターする。④誰の発話を優先して聴くべきか選択する、などが挙げられる。しかし、前頭葉の機能は複雑なため不明の点が多く、むしろこれから研究すべき課題である。

(遠藤邦彦)

文献

1) Celsis P, Boulanouar K, Doyon B, et al：Differential fMRI responses in the left posterior superior temporal gyrus and left supramarginal gyrus to habituation and change detection in syllables and tones. NeuroImage 9：135-144, 1999.
2) Demonet JF, Price C, Wise R, et al：Differential activation of right and left posterior sylvian regions by semantic and phonological tasks；a positron-emission tomography study in normal human subjects. Neuroscience Letters 182：25-28, 1994.
3) Paulesu E, Frith CD, Frackowiak RSJ：The neural correlates of the verbal component of working memory. Nature 362：342-345, 1993.
4) Zatorre RJ, Meyer E, Gjedde A, et al：PET studies of phonetic processing of speech；review, replication, and reanalysis. Cerebral Cortex 6：21-30, 1996.
5) 遠藤邦彦，阿部晶子，津野田聡子，ほか：言語音を解読する神経機構；音のどこに解読の手がかりは書き込まれるか？ 失語症研究 25(2)：165-178，2005．
6) 遠藤邦彦，阿部晶子，津野田聡子，ほか：語音弁別の神経機構；失語症患者の研究から得られたもの．失語症研究 20：165-177，2000．
7) 遠藤邦彦：失語症患者の研究から明らかになった脳内の言語情報処理機構．Telecom FRONTIER 33：8-17，2000．
8) Lecours AR, Lhermitte F：Phonemic paraphasias；linguisic structures and tentative hypotheses. Cortex 5：193-228, 1969.
9) Demonet JF, Chollet F, Ramsey S, et al：The anatomy of phonological and semantic processing in normal subjects. Brain 115：1753-1768, 1992.
10) Salmon E, Van der Linden M, Collette F, et al：Regional brain activity during working memory tasks. Brain 119：1617-1625, 1996.
11) Egan JP, Meyer DR：Changes in pitch of tones of low frequency as a function of the pattern of excitation produced by a band of noise. Journal of the Acoustical Society of America 22：827-833, 1950.
12) Terhardt E, Fastl H：Zum Einfluβ von Störtönen und Störgeräuschen auf die Tonhöhe von Sinustönen. Acustica 25：53-61, 1971.
13) Zwislocki JJ：Theory of temporal auditory summation. Journal of the Acoustical Society of America 32：1046-1060, 1960.
14) Thomas IB, Hill PB, Carrol FS, et al：Temporal order in the perception of vowels. Journal of the Acoustical Society of America 48：1010-1013, 1970.
15) Engelien A, Silbersweig D, Stern E, et al：The functional anatomy of recovery from auditory agnosia；A PET study of sound categorization in a neurological patient and normal controls, Brain 118：1395-1409, 1995.
16) Mummery CJ, Patterson K, Hodges JR, et al：Functional neuroanatomy of the semantic system；divisible by what? Journal of Cognitive Neuroscience 10：766-777, 1998.
17) Perani D, Schnur T, Tettamanti M, et al：Word and picture matching；a PET study of semantic category effects. Neuropsychologia 37：293-306, 1999.
18) Locke S, Angevine JB, Marin OSM：Projection of the magnocellular medial geniculate nucleus in man. Brain 85：319-330, 1962.
19) Dejerine J：Anatomie des Centres Nerveux. Rueff, Paris, 1895(reprint Paris：Masson, 1980).
20) Liegeois CC, Musolino A, Chauvel P：Localization of the primary auditory area in man. Brain 114：139-151, 1991.
21) 井上　毅：意味記憶における語彙的表象と音韻的プライミング効果．心理学研究 62：244-250，1991．
22) Luria AP：神経心理学の基礎．保崎秀夫(監修)，鹿島晴雄(訳)，医学書院，東京，1978．
23) Hécaen H, Albert ML：Human Neuropsychology. p47-54, Wiley-Interscience, New York, 1978.
24) 長谷川恒雄，ほか：標準失語症検査．鳳鳴堂書店，東京，1975．
25) 笹沼澄子：失語症鑑別診断検査の手引き．リハビリテーション医学全書 vol. 11，言語障害，第2章．失語症，医歯薬出

版,東京,1975.
26) Albert ML, Bear D：Time to understand；a case study of word deafness with reference to the role of time in auditory comprehension. Brain 97：373-384, 1975.
27) 遠藤邦彦,阿部晶子,柳　治雄,ほか：失語症例の音の分離能力(クリック音融合閾)と,聴覚的言語理解の関係について.失語症研究 18：243-253, 1998.
28) 遠藤邦彦：言語障害の回復と治療.脳の科学 24：541-551, 2002.
29) Endo K, Miyasaka M, Makishita H, et al：Tactile agnosia and tactile aphasia；symptomatological and anatomical differences. Cortex 28：445-469, 1992.
30) Endo K, Makishita H, Yanagisawa N, et al：specific naming and gesture disturbances；a case with optic aphasia, bilateral tactile aphasia, optic apraxia and tactile apraxia. Cortex 32：3-28, 1996.
31) 遠藤邦彦：失語性および非失語性呼称障害；物品呼称の神経学的メカニズム.聴能言語学研究 10：66-78, 1993.
32) 鹿島晴雄,加藤元一郎：前頭葉機能検査；障害の形式と検査法.神経進歩 37：93-110, 1993.

8 音韻的障害

I 音韻的障害とは

　言語音は最小の単位である弁別素性の組として表される音分節により記述される。発話を実際に企画する段階での最小単位は語彙項目であり、それに合わせて音韻形式が抽出され、次いで音声の詳細が決定され、構音手段の運動に転換される、と考えることができる。したがって失語症における音構造の障害は音韻レベルと音声レベルの2段階で捉えることができる。音韻レベルの障害は特定の語彙や発話の音韻表象を選択する能力にかかわり、音声レベルの障害は音韻表象を正しく構音動作に変換する能力にかかわる。一方、音声知覚の過程では、①末梢聴覚システムが音波を捉え、②周波数分析に基づく音声表象が形成され、③弁別素性に基づく分析により音韻表象が形成され、④辞書に至って単語が認知される（Blumstein, 2001）[1]。ここでの表象とは言語の音構造に関与する音分節、弁別素性の結合規則であり、心的辞書を中心として音声の知覚と表出に関係する。

　失語症の音韻処理に関する従来の考え方では前方失語は表出障害で、後方失語は受容障害であると二分法的に考えられてきた。しかし音韻表象はスピーチの知覚と表出の両者にかかわるものであり、受容と表出を機能的に分離して考えることは適当ではない。

　単語の表出プロセスを検討すると、①辞書から単語の候補を選択、②単語の抽象的な音韻表象からその単語が発話される特定の文脈で、音韻操作を実現するために必要な構音器官を運動記号化する、③この音声表象を構音器官に対する運動指令の組、あるいは運動プログラムに変換する。

　音韻表象は辞書項目の根底に存在する表象に対応する。音声表象は発話の構音器官の動作に対応する。例えば机を〔クツエ〕と表出した場合は音の分節化に障害があり、音声実現は保持されている、言い換えると音韻レベルの障害であると評価される。一方、鼻音化などは音分節は保持されており、音声実現に障害がある、すなわち音声表象の障害と評価される。

II 聴覚的理解過程における音韻的障害

1．評価の手続き

❶語音弁別
　音韻の認知に関する検査で、単音・単語・無意味音節の対の異同判断を行う。調音点、調音様式、有声・無声、清音・濁音などの単一の弁別素性について対立する刺激を用いる。

❷語彙判断
　単語の認知に関する検査で、音系列が有意味な単語であるか否かを判断する。単語の頻度、具象性が関連する。

❸単語の理解
　聴覚的に与えられた単語と絵を対応させる。単語の使用頻度、意味論的カテゴリー（物品、形、色、身体部位、数など）が関連する。

❹聴覚的把持
　聴覚的に与えられた単語、数、音の系列を選択肢の中から指示する。

❺文の理解
　聴覚的に文を提示して動作絵、状況図と対応させる。文のタイプ（否定、受動、重文など）、長さ、具体性などが関係する。

❻文章の理解
　聴覚的に与えられた文章の内容についてイエス・ノー形式の質問に答える。文の長さ、統語的複雑性、文中の語彙の困難度、話題の既知性、話題への関心、内容の量などが関連する。

❼会話・談話の理解
　会話、報告、講演を聴いて、内容についてイエス・ノー形式の質問に答える。6と同様の条件が関連する。

　上記②から⑥については視覚提示した同様の課

題と成績を比較することによって聴覚的理解過程における障害の有無・性質を検討する。

2. 聴覚的理解の音響・音声学的側面

❶刺激提示速度(Blumsteinら, 2001)[1]

刺激提示速度は遅い方が理解されやすい。Wernicke失語では単語の構成要素(形態素)の切れ目に沈黙を加えると理解が改善する。休止は音節の間におくよりも形態素の間におく方が有効である。

❷発話プロソディと聴覚的理解(Albertら, 1981)[2]

発話の正常な抑揚パターンは句の長さ、ストレス、速度、およびピッチのパターンである。話者の感情的状態や特殊な言語情報(例. 箸と橋)を表す。失語症ではピッチ曲線の上昇・下降およびストレスの理解は保たれている。重症例でも発話プロソディに基づく文のタイプ分けができる。情報を聞く疑問文であるか、イエス・ノーを訊いているのか、あるいは要求なのか。また、正しい自国語の発話であるのか、自国語のジャルゴンなのか、あるいは正しい外国語の発話なのか。このような判断は可能であり、重症失語においてプロソディの理解は比較的保たれているといえる。

3. 音声レベルから後続する過程への連携の障害

❶音声のカテゴリー知覚[1]

構音器官の動きの連続的変化系列において2つの音声カテゴリーの境界点にあたる刺激を提示すると、健常者はカテゴリー知覚を示す。失語例では有声・無声の区分に関する弁別力は良好であり、弁別点も健常者に対応している。したがって、失語症例では音声カテゴリーに対応した周波数パターンの抽出に特殊な障害はない。一方で、障害としては、①音声表象、音韻表象を活性化する閾値が上昇している、②辞書への最終的な連携に問題がある。失語症例の音声知覚障害の成績は変動する。そして特定の弁別素性に関する選択的障害は示さない。誤りは両方向的で、有声子音を無声と知覚することもあれば、その逆に無声子音を有声と知覚することもある。

❷音声知覚から辞書へのアクセス[1]

失語症例はスピーチの聴覚的特性に含まれる分節構造を処理する障害を有していない。すなわち、スピーチの音特性から辞書への連携に障害がある。音声の歪みにより語彙判断課題成績に影響が出る。流暢型では音韻的類似語によるプライミングが生じ、辞書へアクセスする閾値が低下する。一方、前方型では歪みがない、意味的関連語条件でのみプライミングが出現し、辞書へのアクセスする閾値が上昇する。

4. 音韻の知覚に関する障害

語音の知覚過程における音韻表象の働きはいくつか挙げることができる。語音弁別においては音分節の対比が行われる。音韻的類似語、無意味音節列から適切な単語あるいは音を指摘する。この音韻表象はほとんどすべての失語例にある程度問題が認められる。①子音の同定の問題、②無意味音節列の同定が困難、③弁別素性で1単位の誤りが多い、④構音点の知覚が特に障害されやすい、⑤語音弁別能力と聴覚は言語理解には関係がない、⑥Broca、Wernicke、前方混合型、伝導のいずれにも障害が認められる(Blumstein, 1977)[3]。

この障害は聴覚的理解の一次的基底障害であり、左側頭葉病巣によりもたらされると考えられてきた(Luria, 1970)[4]。しかし語音弁別検査(単一閉鎖子音、単一音節、音素系列)では前方混合型失語例が最も多くの誤りを示す。Wernicke失語例は聴覚的理解全般について最低の成績である。音韻的に類似した誤りよりも意味的に関連した誤りが多い。Broca失語ではその両者は同程度である。音韻的に類似した誤りの中では、調音点の対立に関する誤りが多く、有声・無声の対立に関する誤りは少ない。対立音素が2つの特徴(有声・無声と調音点)で相違したときの方が一方のみの場合よりも語音弁別が改善した。後方型失語例では有声・無声の相違の弁別が困難である。Broca失語例では調音点の弁別が困難である。

III 発話過程における音韻的障害

1. 自発話の評価法

ⅰ）**手続き**：会話場面の各発話モダリティの発話サンプルを検者が耳で聴いて分析する。患者が言おうとしていることば（目標語）に対して実際の発話音声がどのように表出されているかを記述する。録音して十分に分析する必要がある。発話サンプルの分析は呼称、動作説明、復唱、音読についても行う。

ⅱ）**評価**：発話表出過程は大きく構音実現、音韻の企画、語彙の抽出、統語の諸段階に分けて考えることができる。

❶**音韻実現に関する障害**(Blumstein, 1988)[5]

発話の構音実現段階の障害は Broca 失語例にみられる。このレベルの障害は構音の歪みとして現われる。構音のタイミングが遅れ、構音結合（個々の音分節の構音が周囲の音分節に影響される）が遅れ、発話のプロソディ（抑揚による情感、文法様式の表現）に関して文末のピッチ低下（文の終了にあたって音の高さが低くなる）が早期に出現することが観察されている。

ほとんどすべての失語例が語彙選択および音韻企画段階に起源を有する発話表出の誤りを示す。

❷**音韻レベル（表出の企画段階）の障害**

これは不適切に企画されているが正しく構音された音構造を意味し、音韻性錯語(phonological paraphasia)ないし字性錯語(literal paraphasia)と呼ばれる。通常次のように分類される(Monoiら, 1983)[6]。

ⅰ）**置換**(substitution)：ある音素が別の音素に置き換わる。眼鏡→てがね

ⅱ）**脱落**(omission)：1つ、あるいはいくつかの音素の消失。時計→とえい。これは単純化と呼ばれることもある。

ⅲ）**付加**(addition)：1つ、あるいはいくつかの音素の追加。椅子→みす

ⅳ）**転置**(displacement)：目標語に含まれる1つの音素が誤った位置に表出される。音の順序の誤り、換気扇→かんせんき。1つの音の存在がもう1つの音を変化させる（例．渋谷の先の日吉→渋谷の先のシヨシ、渋谷のシに影響されている）。これらは環境的誤りと呼ばれることもあり、特定の音素が音素的文脈に影響された結果と考えられる。

ⅴ）**複合的変化**：以上の誤りが組み合わされる。

これらの音韻的誤りパターンでは、単語の基礎となる音韻的構造は保たれており、音構造を検索・アクセスすることの障害と評価される。音の置換では弁別素性1つの相違が多く、有声・無声の誤りと構音点の誤りの両者が同時に生じることはほとんどない。こうした傾向は健常者の言い誤りにおいても共通してみられる。また、伝導失語例が示す自己修正では1つの素性、1つの音分節ずつ変化していく(Blumstein, 1988)[5]。

選択あるいは企画段階での目標語の活性化パタンにおける障害は神経ネットワークの活性化パタンに影響する。不正確な音分節が活性化閾値に達すれば、音声を処理するメカニズムを反映した誤りがみられる。例えば、置換の多くは単一の弁別素性のみが置換している。脱落および付加の誤りの多くは単語の基準的な音節構造（子音＋母音の組み合わせ）に結果として落ち着く。すなわち子音が脱落しやすく、また付加されやすい。語彙の境界を超えた環境的誤りは語彙の諸候補に関連した音節構造を保存している。もし影響を与える音素が目標語の第一音節にあったならば、影響を受ける音素も第一音節である。

Broca、伝導、Wernicke 失語の自発話に関する研究では、音韻的誤りは量的にはタイプ間で大きく相違するが、誤りのパターンは類似している。ある1人の症例のうちでも誤りパターンは変動する。有声化と脱落など患者は特定の音素を具体化する能力を喪失しているわけではない。単語の正しい音韻表象を一貫して符号化することに問題がある。結果として構音としては正しく、音韻的には偏奇した発話を表出する。根底にある音韻表象は保持されているが、患者は音韻表象にアクセスすることが障害されている。

呼称・復唱では失語タイプ間で誤りパターンに相違が生じる。発話表出障害の性質は同一ではない。伝導失語は発話表出の誤りを高比率に示す。Wernicke 失語よりも多い。目標語の音構造に、より近似しており、少しずつ接近する。障害が発話表出の企画段階にあることを示唆する。目標語彙には適切にアクセスおよび選択されているが、音

韻表象自体は適切に活性化されていない。結果的に音特性が明確になり、分節構造が構音実現に先立って配列される段階で音構造の誤りが出現する。

Wernicke失語の呼称および復唱における表出パタンは、しばしば目標語の音構造に類似していない。例えば置換の誤りで目標語から1つ以上の弁別素性が相違している。Wernicke失語の障害は辞書から候補単語を選択する段階にある。結果として辞書からの音韻出力は大部分の、したがって音韻的には種々の要素を含む候補語彙の組の音韻的特性に影響されやすい。

目標語と実際の表出との間の対応に欠ける極端な例が新造語ジャルゴンである。新造語は歪んだ音韻性錯語である、との意見がある。患者は特定の目標語彙項目を正しく選択したが、多くの音韻的選択および企画の誤りが当初の選択からは大きく変形しているために単語の認知が不可能になる。別の考えでは、新造語は語彙選択の誤りと音韻的な選択・企画の結合に基づいている。机→isu（意味性錯語）→tisu、ifu（音韻的誤り）。

2．音声レベル（実行段階）の障害[5]

Broca失語の構音の誤りは音韻レベルの障害を反映しているのか、あるいは音声レベルの障害を反映しているのか、に関して検討されている。有声音を産出するときと無声音を産出するときとの間でvoice onset timeの分布に重なりがあり、これは音声レベルの障害である。聴覚的には音声の歪みとして評価される。例えば[d]が[b]に変わるような構音点を含む音の置換では置換された音のスペクトル特性が保たれている。この場合には音声の誤りというよりもむしろ音韻の誤りと捉えられる。無声子音を有声化する置換は連続体上の歪みで、どちらのレベルの障害であるか、はっきりしない。構音手段の誤りのためではない音韻エラー、転置、逆向同化は音韻表象が不正確に企画、選択されているとみなされる。したがってBroca失語は音声、音韻両者の障害を併せ持っていると考えられる。

Wernicke失語でも音響分析により軽微な音声障害が認められる。すなわち音声パラメータの構音手段に関して変動性がみられ、摩擦雑音の持続時間、有声化に後続する母音持続、voice onset timeに変動性が観察されている。

構音結合について、やはりBroca失語例で健常者よりやや遅い、という系統的な相違が認められる。摩擦音の産出では健常者では摩擦雑音は中間部であるが、Broca失語例では母音開始前70 msecにみられる。また、閉鎖音の産出において健常者にみられるバースト開放がみられない。相対的に閉鎖移行が遅れる。

3．発話のプロソディ[5]

発話のプロソディはメッセージの言語学的側面についての情報をもたらす。①発話終末部で基本周波数は降下する。②文の始まりから文末へと基本周波数が下降する。③複合文の節の境目で基本周波数が再び上がり、基本周波数の再設定がなされる。④文が完結しないときは統語論的境界線に先立つ最後の文節で基本周波数が上がる。⑤文末の単語が長くなる。

Broca失語例ではプロソディの障害が指摘されることが多い。しかしBroca失語例では発話プロソディについて基本的なコントロールはできている。文末の基本周波数の低下は認められる。また文の当初から文末にかけて基本周波数の低下がみられる。これらは短い発話の企画が可能であることを示している。しかしながらBroca失語例には統語機能の制限にしたがって文の企画が制限されている。すなわち長い文では始まりに高い基本周波数を示さず、基本周波数の低下がみられない。基本周波数の再設定は起こるが、末尾の単語は長くならない、といった結果が示されている。

Wernicke失語のプロソディ能力については発話の企画に関する重要な能力は保たれていると考えられる。文末の基本周波数の低下が認められ、長い文では高い基本周波数で開始され、基本周波数の再設定が行われる。一方、いくつかの軽微な障害も指摘されている。それは基本周波数の再設定が増え、また統語的境界線を示すために基本周波数を用いることができない。

IV 音韻意識の障害

音韻意識とは単語を構成する音韻を分析し、単位ごとに操作する能力をいう。近年この機能が音

声言語と文字言語を関連づけるために重要であることが指摘されている。以下に示す押韻判定は他の2課題、すなわち音の分節化およびモーラ分解・抽出とは異なった性質をもつ課題であると考えられている(Muterら, 1998)[7]。押韻判定は読字機能や広く音韻処理機能に関係し、分節化は特に書字機能に関係するものと思われる。

1．押韻判定

2つの単語の最終音節の音が同一であるかどうか、を判定する。例えば、「電車と馬車」とは韻を踏んでいるが、「信号と水道」とは韻を踏んでいない。このような押韻判定課題を絵を提示する条件、文字提示および聴覚提示により行う。成績にかかわる単語の性質として、2単語が韻を踏んでいるかどうかと、2単語の最終音節にかかわる文字が同一であるかどうかの2要因が挙げられる。Psycholinguistic Assessment of Language Processing in Aphasia(PALPA, Kay, Lesser, Coltheart, 1992)[8]に従って作成したわれわれの文字提示用単語を表示した。

本課題を失語症13例に課した結果(勝木ら, 2001)[9]、絵画刺激条件では2単語間の意味的関連性が関与する症例が認められた。一方、文字刺激条件では文字と意味の両要因が関連し、聴覚提示条件では意味の要因のみが関連していた。

2．音節の分節化

聴覚的に与えられた単語あるいは非単語の語頭音節および語末音節を、与えられた仮名文字の中から選択する。distractorの属性として有声・無声、構音点、構音方法、視覚的類似性の各条件のうち、いずれか1つが相違した仮名文字を用いる。

3．単語のモーラ分解・抽出検査(福迫ら, 1984)[10]

ⅰ）**モーラ分解検査**：単語を聴かせ、その単語のモーラ数だけ碁石を置く。

ⅱ）**モーラ抽出検査**：(a)/ka/がありますか検査：3モーラの検査語を聴かせ、その語中に/ka/が含まれるか否かを答えてもらう。(b)/ka/がどこにありますか検査：カード上の○が一つひとつのモーラに対応することを確認したうえで、/ka/を含む3モーラ語の検査語を聴かせ、/ka/の現れた位置をカード上の○を指さすことで答えてもらう。

本検査は仮名文字の読み書き能力と深く関与していることが知られている。発達過程のうえではモーラ分解が可能になった段階で仮名文字が獲得されるようになり、単語の読み書きが可能になる段階でモーラ抽出ができるようになる(尾川, 種村, 2001)[11]。失語症例に起きても仮名の読み書き能力と本課題の相関が認められ、Broca失語例で特に困難となる(物井, 笹沼, 1975)[12]。

Ⅴ 失語症例の音韻処理能力

以上の検討を通じて失語症例の音韻処理能力について以下のように評価される。

1. 基本的音構造は比較的保たれている。音分節、弁別素性、音節、語彙項目の基本的表象は保たれている。
2. 障害としては目標語の音韻表象の検索アクセスと、構音システムにおける表象の最終的実現の2水準である。
3. 失語型によって異なった障害パターンを示す。Wernicke失語例は音韻レベルの顕著な障害を示す。発話表出の企画に障害があり、音韻へのアクセス・検索の不良である。Broca失語例では構音方法の障害がすべての構音器官の動きに影響し、特定のセグメント、素性には関係しない。
4. 構音単位のサイズごとに発話の企画が可能である。

Ⅵ 音韻的能力に関与する神経過程、身体器官

スピーチの表出と受容の両過程に関与する共通の音韻表象がある。これに関与する神経過程は左半球シルビウス溝周辺に広く分布している。また、発話表出の音声実現に関与する神経過程が構音の障害をもたらす。

神経過程以外に音韻の表出と受容に関連する器官に基づく機能的制約が生じる。発話表出に関する発話器官、すなわち声道、およびスピーチの知

覚に関する聴覚システム、すなわち聴覚路である。

VII 音韻的障害を示す臨床型

　Broca 失語、Wernicke 失語および伝導失語の各失語型に音韻的誤りが出現するが、失語型を通じて同じタイプの誤りが出現する。また一方で、失語型の間で相違も認められる。特に伝導失語では環境的誤りが多く、音構造の順序記憶に関する選択的障害であるとみられる。

1．Broca 失語

　音韻の実現に基本的な障害がある。どのような場合でも構音が困難な症例と、簡単な語句や常套句では良好な構音を示す例がある。さらに音読と書字において漢字に比べ仮名が困難で、音声言語と文字言語に共通して音韻処理の障害が認められる。この発話障害は発語失行、構音失行、音声学的解体症候群などと呼ばれるもので、発話の音韻変化（歪み、置換、脱落、付加、転置など）を示す。伝導失語、あるいは Wernicke 失語の症例にみられる音韻性錯語と、この Broca 失語症者にみられる音韻変化とを区別する必要がある。概念的には音韻性錯語は表出の企画段階の障害の結果として生じたもので、不適切に企画されているが正しく構音された音構造と捉えられる。現象的には転置が特に多く、自発話は流暢である。一方、Broca 失語の音韻変化では歪み、置換などが多く、また自発話が非流暢である点が区別のポイントになる。復唱は必ず障害され、自発話時と同様の音韻変化が生じるが、自発話より優れている症例が多い。呼称も低下し、この場合も音韻変化が生じる。

2．Wernicke 失語

　この失語型の基本的障害は語音認知、語彙理解、語彙の検索・選択などとされるが、言語機能の障害パターンは多様であり、症例にも多様性があって、これらの障害が複合した状態と考えられる。

　ⅰ）聴覚的理解：著しい困難を示す。重度な場合は話しことばがまったく理解できない。Wernicke 失語症例の聴覚的理解障害を語音認知の障害と意味理解の障害のいずれがより顕著に現れて

いるかによって分けることもできる。すなわち語音認知障害の優勢な症例では純粋語聾に近く、意味理解障害が優勢な症例では超皮質性感覚失語に近い。重度な理解障害ではこの両方の障害を併せ持っており、中度ではいずれかがより優勢となるが、意味理解障害が残る場合が多い。

　ⅱ）読解：語音認知の障害を示す症例では読解は聴覚的理解よりも良好である。しかし失読を呈する症例も多く、失読のタイプはさまざまである。

　ⅲ）発話：自発話は流暢性の特徴を示す。発話量は多く、症例によっては著しく多弁となる。1発話の長さは健常者と同じ程度である。構音、プロソディに障害は認められない。また錯語の頻発も特徴的である。意味性錯語、音韻性錯語、新造語がいずれも出現するが、その相対的頻度は症例によって異なる。意味性錯語は意味処理の障害を背景としているし、音韻性錯語は音韻性の障害を背景としている。これらの錯語が連続して出現し、発話の文構造が捉えられなくなった状態をジャルゴン失語と呼ぶ。ジャルゴン失語を呈する症例は必ずしも Wernicke 失語ばかりではなく、音韻性ジャルゴンの場合は伝導失語、意味性ジャルゴンの場合には超皮質性感覚失語との類縁性が高い。復唱は必ず障害され、復唱障害の程度と聴覚的理解障害の程度は対応している。呼称も障害され、まったく名称が得られないか、意味性、音韻性の錯語、あるいは新造語が出現する。自発話と呼称では異なった誤りが認められることが多い。

3．音素性ジャルゴン（phonemic jargon）

　音素性の誤りが明らかに優勢で、時にはすべてを占める。重度の伝導失語の初期に稀に一時的に観察される。不完全な文で、喚語困難であり、復唱においても音素性の誤りを示す。音読はほぼ保たれるか、失読の場合もある。聴覚的理解は正常である。経過とともにジャルゴンは減り、音韻性の誤りも減少し、健忘失語に移行する。

4．伝導失語

　発話量はやや少なく、音韻的誤りのため単語の産出が困難となり途切れることが多い。したがっ

てプロソディが正常とは言い難い。しかし短い文が難なく、文法的にも正確に発話され、抑揚も正常である。これらによってBroca失語の発話とは区別される。音韻性錯語が頻発するBroca失語の音韻変化は発語失行によってもたらされ、音の歪み、置換が目立つが、伝導失語では構音は優れているが、音の企画の誤りによるとされる。自発話は全般的に流暢と判断される。自動言語は良好である。

5．純粋語唖

音韻を表出することに障害があるが、単語の想起や統語については障害はない。文レベルの発話がなされるが、音韻の実現に障害がある。音の歪み、置換、付加、脱落が目立ち、プロソディも悪い。しかし純粋例は極めて稀で、軽度の音韻性錯語と仮名の音韻性錯書を伴う例が多い。

6．純粋語聾

言語音が選択的に聴取できず、聴覚的理解、復唱、書き取りが障害される。語音が把握されると意味は直ちに把握される。語音の認知は、母音については比較的容易であるが、子音の弁別が障害されている場合と、両者で障害が明らかな場合がみられる。

（種村　純）

文献

1) Blumstein SE：Deficits of speech production and speech perception in aphasia. Handbook of Neuropsychology, 2nd Edition, Vol. 3, RS Berndt(Ed), Elsevier, Amsterdam, 2001.
2) Albert ML, Goodglass H, Helem NA, et al：Clinical aspects of dysphasia. Springer-Verlag, Wien, 1981.
3) Blumstein SE, Baker E, Goodglass H：Phonological factors in auditory comprehension in aphasia. Neuropsychologia 15：19-30, 1975.
4) Luria AR：Traumatic aphasia. Mouton, The Hague, 1970.
5) Blumstein SE：Approaches to speech production deficits in aphasia. Handbook of Neuropsychology, Vol. 1, Bollar F, Grafman J(Eds), p 349-365, Elsevier, Amsterdam, 1988.
6) Monoi H, Fukusako Y, Itoh M, et al：Speech sound errors in patients with conduction and Broca's aphasia. Brain and Language 20：175-194, 1983.
7) Muter V, Huime C, Snowling M：Segmentation, Not Rhyming, Predicts Early Progress in Learning to Read. J. Experimental Child Psychology 71：3-27, 1998.
8) Kay J, Lesser R, Coltheart M：Psycholinguistic Assessment of Language Processing in Aphasia. Lawrence Erlbaum Associates, London, 1992.
9) 勝木由紀子, 種村　純：失語症例における押韻判定課題を用いた音韻表象の意義. 第4回認知神経心理学研究会プログラム・抄録集, p 20-21, 2001.
10) 福迫陽子, 伊藤元信, 笹沼澄子(編)：言語治療マニュアル. p 55-57, 1984.
11) 尾川亜希子, 種村　純：仮名読みの獲得過程に対する音韻操作能力の関与. 音声言語医学 42：220-226, 2001.
12) 物井寿子, 笹沼澄子：失語症患者における音韻抽出能力と仮名文字能力との関係. 音声言語医学 16：169-170, 1975.

9 語彙・意味の障害

▶はじめに◀ 本稿では語彙と意味レベルでの、「単語」の理解と表出の障害について解説し、自験例を用いて症状の詳細を述べる。文字言語については他稿で述べられるので、本稿では「話し言葉」に限っての解説を行う。

話し言葉の理解(図1)[1]

話された単語は、まず聴覚分析システム(auditory analysis system)で言語音としての同定が行われ、聴覚入力辞書(auditory input lexicon)で聞いたことのある単語か否かの判断がなされ、意味システム(semantic system)で意味との照合が行われる。

聴力は正常なのに聴覚分析システムでの音韻の弁別や同定に障害があると、意味理解はおろか復唱すらできなくなる。これが語音聾(word-sound deafness)であり、従来いわれてきた純粋語聾に該当する。語彙・意味にかかわる障害は、聴覚分析システム以降の段階から起こる。

復唱はできるがそれが実在する単語か否かの判断(auditory lexical decision)ができないものは語形聾(word-form deafness)と呼ばれ、聴覚入力辞書の障害と考えられている。単語の復唱も実在語判断もでき、さらに意味システムの障害もないと考えられるのに、聞いた単語の意味を理解でき

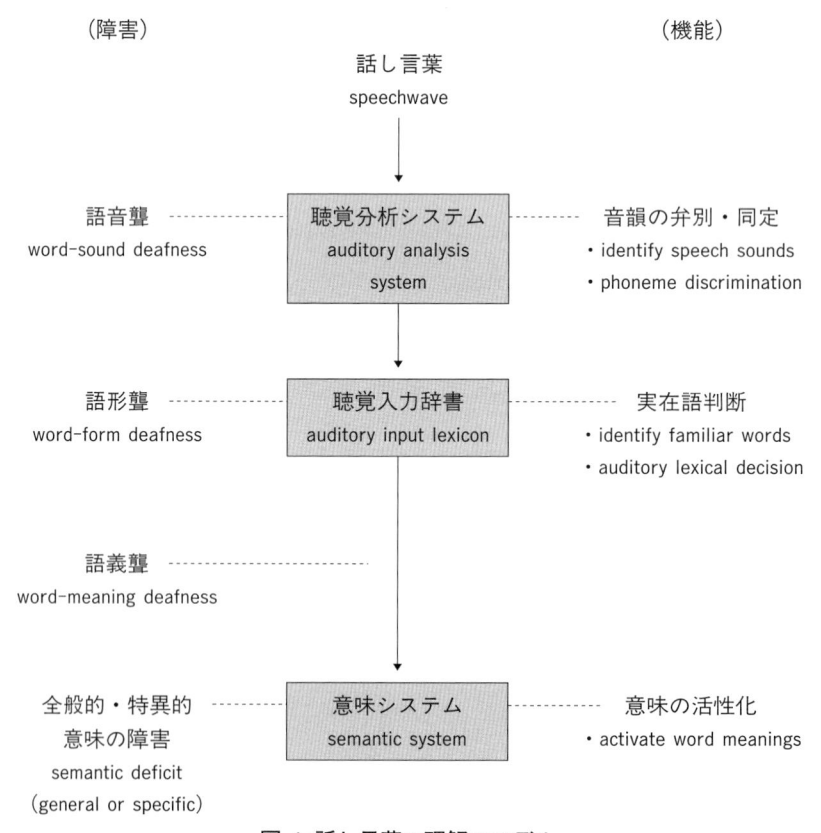

図 1 ● 話し言葉の理解のモデル
(Ellis ら (1994)[1]をもとに、筆者が和訳)

ないのは語義聾(word-meaning deafness)であり、聴覚入力辞書から意味システムへのアクセスの障害と考えられている[1]。

1. 語形聾(聴覚入力辞書の障害)

「えっ?」と聞き返し、意味を把握しかねる態度によって気づかれる。聴覚的に理解できなかった語を書いて示されると直ちに理解が可能になる。言語音の認知は、弁別素性の差の小さい音素同士の弁別も可能であるなど、障害はない。復唱は保たれている。なお従来は復唱は可能とされてきたが、詳しく調べると抽象語、特に非単語の復唱は障害されていることがわかってきた[2)3)]。出現頻度の高い単語の音韻表象は容易に活性化するが、出現頻度の低い単語の音韻表象は活性化しにくいためであると説明されている[4]。

聴覚的実在語判断[5]ができないことで、語義聾とは区別される。

2. 語義聾(聴覚入力辞書と意味システムとの離断)の自験例[6]

31歳、右手利き女性。左大脳半球皮質下出血で、開頭血腫除去術を施行された。MRIでは左中心前回から縁上回に及ぶ細長い低吸収域を認める。発症3カ月半頃から典型的な"語義聾"の症状を呈した。

例1:筆者が「数字を言うからね」と言うも、「すうじ? すうじ?」と繰り返すのみで理解できない。そこで筆者が 数 と書き示すとたちどころに理解した。

例2:筆者に「ご主人は何時に出るの?」と聞かれるも、「なんじ?」と繰り返すのみでピンとこないようであった。そこで筆者が「7時とか8時とか」と言うと「あーっ」と納得し、すぐに答え始めた。

当時会話のほとんどは正確に理解され、発語もややとつとつとしながらではあったが文章レベルで十分に意思の疎通が可能であったのに対し、突然なんでもない語が上記例のように理解できなくなるのが異様であった。この際に、理解できなかった語を文字で書き示されたり、他の語に言い替えてもらったりすると直ちに理解した。百単語の呼称は100/100語正答、低頻度語の呼称も46/50語正答で、喚語困難はごく軽度であった。文字の理解はSLTAの書字命令の理解が10/10正答、Token Testの文字での理解が28/28正答、日常生活では新聞や書類などを正確に理解していた。復唱は無意味4音節綴りで4/5系列に正答した。聴覚的に意味理解できない語であっても復唱は正確にできていることから、聴覚分析システムの障害は否定された。また聴覚的実在語判断検査に78/80正答したので、聴覚入力辞書の障害も否定された。なお当時は音声言語医学会作成の「失語症語彙検査」ができていなかったので、私製の実在語判断検査を用いた。このような本例の"音が正確に知覚され―言語音として正しく分析・認知され―その連なりが意味のある単語だと認知されながら―意味と結びつかない"症状は、Franklin(1989)[7]のword-meaning deafness(語義聾)の定義に一致した。

II 意味システムの障害

1. アクセスの障害

❶離断による3種類の症候

話しことばの理解において、聴覚入力辞書と意味システムとの離断と考えられているのが前述の"語義聾"である。入力面での障害なので、言語表出は保たれている。

逆に意味システムと音声出力辞書(後述)との離断と考えられているのが"理解障害を伴わない失名詞失語(word selection anomia)"[8]であり、文字通り理解障害を認めずに失名詞症状のみを認める[9)10)]。理解と表出の双方向性の障害をもつものは"二方向性の失名詞失語"[11]である。

❷理解障害を伴わない失名詞失語(意味システムと音声出力辞書との離断)の自験2例

症例1は59歳、症例2は53歳の右手利き男性。症例1は左天幕部髄膜腫摘出後に失語症が出現した。CTでは左下側頭回に低吸収域を認める。症例2は左側頭葉の脳出血で血腫除去術を施行された。CTでは左側頭後頭葉接合部に低吸収域を認める。両例とも自発話は音の歪みなく流暢で、時に喚語困難による澱みや迂言を認めるものの、音韻性・語性錯語ともに認めない。聴覚的実在語判断

は各々73/75、74/75正答、Token Teatは164/165、161/165正答。SLTAでは呼称以外の聞く・読む・復唱・音読に障害を認めない。なお両例とも側頭葉後下部損傷によると思われる漢字の純粋失書を合併していた。語の意味に関しては、カテゴリー内での聴覚的理解検査[5]、絵カードをカテゴリーや特性で分類する検査、Odd Word Out Test（6語の中から仲間はずれの語を選ぶ）、関連語選び（与えられた語に最も関係のある語を5つの選択肢から選ぶ）、などにすべて正答した。また喚語できなかった語（百枚近くの絵カードの呼称は、症例1は66%正答、症例2は82%正答であった）に一貫性はなかった。言えなかった場合には迂言でその語を表現する場合が多く（例．ライター：たばこの火をつける…。鳥居：神社の入口にある…）、語の意味が適切に惹起されていることが客観的にも観察できた。

以上から上記2例の症状は、聴覚的理解に障害はなく語の意味自体も障害されていないが、それを表現するための語（音声出力辞書）との結びつきが悪いために喚語困難を生じる"理解障害を伴わない失名詞失語"[8]の定義に一致した。

2．意味システム自体の障害

❶理解・表出の両面がともに障害される

意味記憶全般の障害（意味記憶障害）と、語に限られた意味記憶障害（語義失語）とがある。意味記憶障害の患者は絵・実物を見てその名を言ったり使い方を述べることができないだけでなく、実際に物品を持っても使えないし相手が使ってみせてもわからない。あたかもその物に関する知識がまったく消失してしまったかの如くにみえる[12]。ところが語義失語の患者は、名は言えないが迂言迂回操作（circumlocution）でその名詞がなんであるかを述べたりジェスチャーで示したりすることができ、実物使用にも障害を認めない。この点は"二方向性の失名詞失語"と同様だが、二方向性の失名詞失語では昨日言えなかった語が今日は言えた、など理解や表出できない語に浮動性があったり、語頭音効果や補完現象を認めることから、「語義は保たれているが理解と表出の双方向のアクセスが障害されている」と考えられている。これに対し語義失語では、誤る語に一貫性がある、語頭

音効果を認めず補完現象もみられないことから、「語の意味そのものが消失」してしまったのではないかと考えられている[13]–[15]。

両者とも聴覚的に与えられた語の理解が困難なだけでなく、書いて示された語の理解も程度の差こそあれ障害されている。

❷意味記憶障害（意味システム全般の障害）の自験例

59歳、右手利き女性。会話中頻繁に「〇って何？申し訳ないけどわからないわ」と言う。その語の定義や形状を言ったり、使用法を説明したりしてやるが理解できない。字を書き示しても理解できないし実物を呈示してもぴんとこない。正答を教えても「これを〇って言うの？　私知らないわ」と言い、逆に「失礼ですけどこれ、何をする物なの？　どう使うの？」と聞いてくることもある。園芸や料理が趣味であったが、「いつも植えている花の名前がわからなくなった」と訴えて前医を受診。1年後に転居に伴い本院を受診した。SPECTで左半球の血流低下を認める。SLTAでは単語の呼称は10/20語正答で、喚語できなかった語のうち2語は迂言が出たが、他の8語は「知らない」「これ何？」「見たことない」と答えた。復唱や仮名がふってある文章の音読は保たれているが、漢字単語の音読は4/5の正答であった。書字命令・口頭命令に従うでは、物品を教えれば全問正答であった。ことわざは1つも補完できず、正答を教えても「まったく聞いたことがない」と答えた。実物の聴覚的理解は11/14語正答、ペアリング（関係ある物同士を対にする）は7組のうち5組を対にすることができた。ナイフとフォークは聴覚的理解・ペアリング・実物使用・呼称ともに正答できなかった。

会話は流暢で、常同句（例．ここだけの話だけど。失礼だけど。）が多く、喚語困難を迂言で補っている場合も多い。しかし本人は生活の範囲内では「困っていない」と言い、通院し出してから半年経つ現在も、自分で友人と出かける約束をしてカラオケを楽しんでいる。しかし、かつて料理教室を開いたこともあるほど料理が得意で毎晩何種類ものおかずを作っていたのに、最近は作るおかずの種類が激減しているという。なお転居後の新しい住宅設備への適応は可能、新たに通い出した当院での外来受診手続きは1回で覚えた、など日

常生活が滞るほどの痴呆症状はまだ呈していない。

❸語義失語（語の意味記憶の障害）の自験例

71歳、右手利きの男性。「相手の言うことばが聞こえない」を主訴として受診。感音性難聴と語音弁別能力の低下はあるが、正確に復唱できている語であっても意味を理解できない。文字を見せても同様である。しかし実物を見せたり絵を見せたりすると即座に理解し、「あぁこのことだったんですか。これならわかってますよ。これは…」と使うジェスチャーをしたり、使い方などを説明しだしたりする。実物のペアリング、実物使用にはすべて正答。失語症語彙検査[5]の名詞表出は4/20語・動詞表出は27/40語正答。同検査の聴覚的理解では、名詞は27/40・動詞は35/40正答。意味カテゴリー別名詞理解は141/200正答で、特に野菜・果物のカテゴリーで低下が著しかった。本人も「妻に買い物を頼まれるけれど、これらが言われてもわからんのですわ」と自覚していた。ことわざ完成は、そもそも"ことわざ"であることが理解されずにまったく成功しなかった。例．犬も歩けば？：「犬もその内容によって歩くのもあればキャンキャン言うのもあるし…」。

会話は流暢多弁で、同じ内容の数種類の発話（例．良くはならないと思うが維持できればいい。判断力はまったく落ちていないが書類の内容がわからない）を毎回の訓練時に述べている。妻と2人暮らしで妻が体調を崩しているため、家事のほと

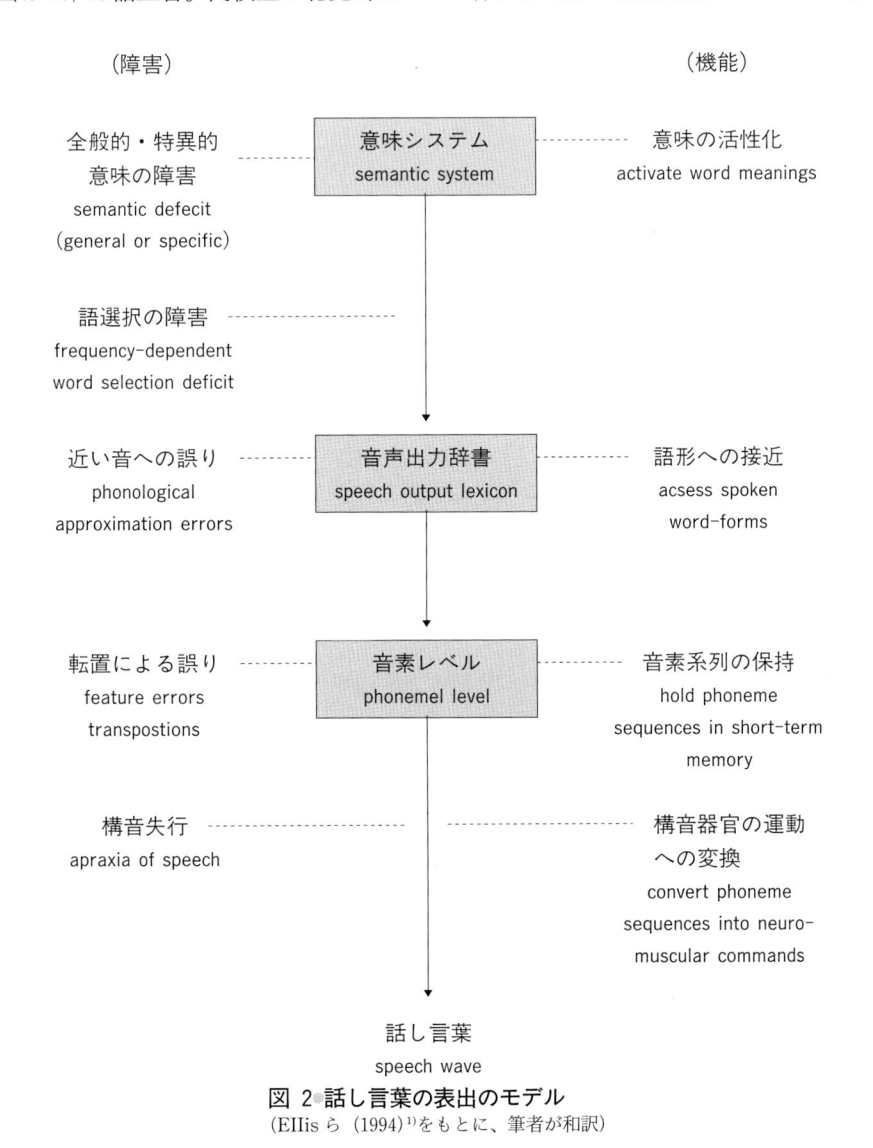

図 2 ● 話し言葉の表出のモデル
(Ellis ら (1994)[1]をもとに、筆者が和訳)

んどと妻の通院の付き添い、近所付き合いなどを自力でこなしている。MRIでは両側前頭葉に点状の低吸収域を認め、IMP SPECTでは左前頭葉・頭頂葉に血流低下を認めた。

3．カテゴリー特異性

語の理解や表出に関し、"カテゴリー特異的"な障害を示す患者のいることが報告されている。動詞/名詞、生物/非生物の差が顕著な例、ある特定のカテゴリーの語や特定の固有名詞が特異的に障害されている例、などである。生物/非生物の乖離については、視知覚属性（visuo-perceptual attributes）と機能的属性（functional attributes）とのかかわりが原因であろうとの考えが出されているが、脳の損傷部位との関連も合わせて、まだ結論は出ていない[16]。

カテゴリー特異性と脳の領域との関連については、脳損傷者での研究だけでなく、最近ではDamasioのPETを使ったactivation study[17]以来いくつかの研究が行われてきた。結果、運動に関する語彙は前頭葉、家具や身体部位は頭頂葉、色彩は後頭側頭移行部、道具は側頭葉後方、動物は側頭葉中下方、人名は側頭葉前方に構造化され

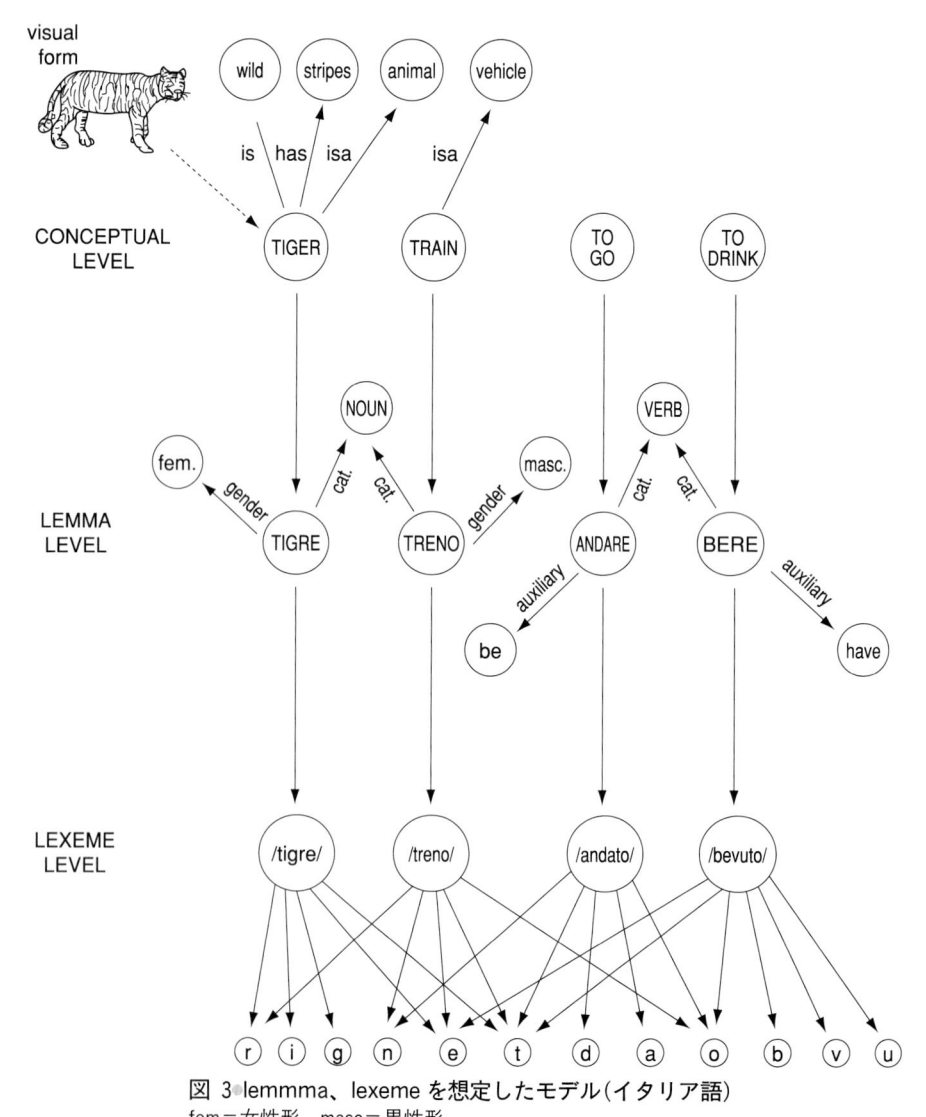

図3 ● lemmma、lexemeを想定したモデル（イタリア語）
fem＝女性形、masc＝男性形
［Adapted from Bock & Levelt, 1994；Jescheniak & Levelt, 1994；Roelofs, 1992 より転載］

ている可能性があるとされる[18]。

III 話し言葉の表出(図2)[1]

呼称の場合、まず該当する語の意味が意味システム(semantic system)で活性化され、音声出力辞書(speech output lexicon)で話し言葉の語形が選ばれる。これが音素レベル(phoneme level)で音素の系列を成し、構音器官の運動指令へと変換され、最終的に話し言葉として表出される。

惹起された意味が音声出力辞書へ至る過程で障害されると、語選択が十分に行われない。この場合低頻度語ほど障害されやすい。

似た音への言い誤りは音声出力辞書内で起き、目標語内の音の転置は音素レベルで起こる。

音素系列は正しく想起されているのに構音(articulation)に至る過程が障害されると、いわゆる構音失行(apraxia of speech)が生じる。なおapraxia of speechという用語を用いることの可否については特に日本で疑義が挟まれているが[19]、ここでは引用したEllisらのモデルに従った。

語性錯語や字性錯語などについては他稿で述べられるので、本稿では「音声出力辞書と音素レベルとの部分的な離断」で起こるとされるtip-of-the-tongue現象についてのみ説明する。

1. "tip-of-the-tongue phenomenon"を示した自験例

❶tip-of-the-tongue現象

tip-of-the-tongue現象とは、語は想起できなく

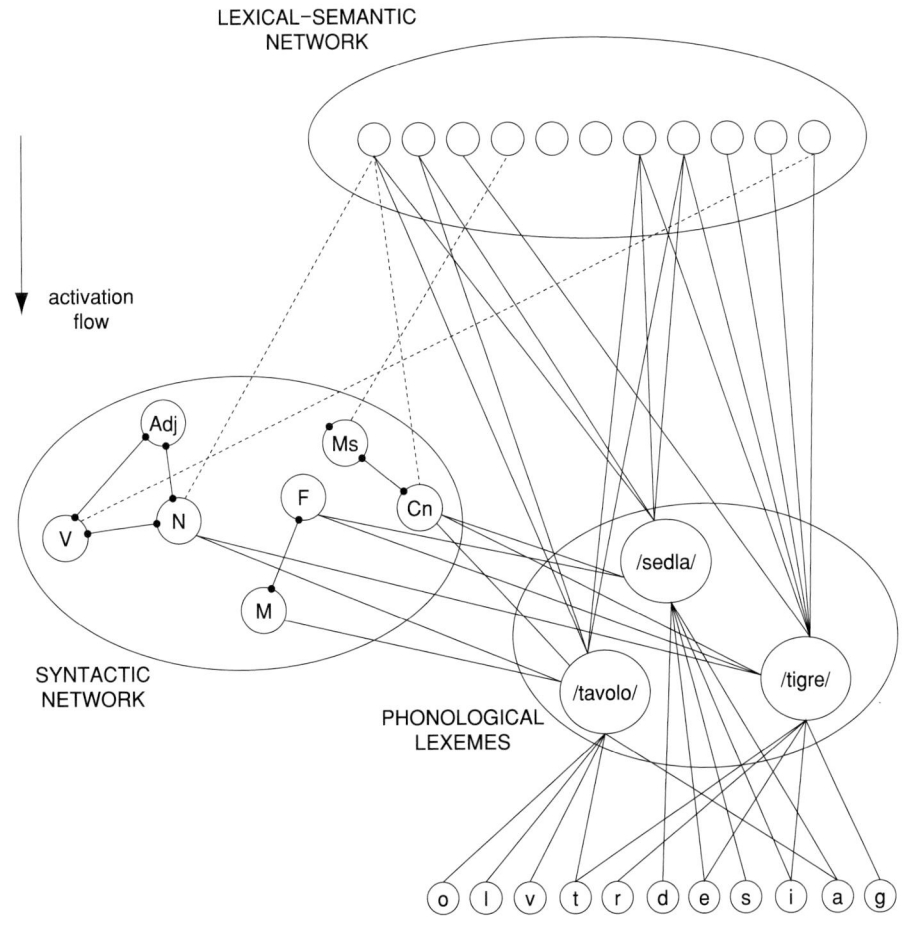

図 4 ● Caramazza(1997)[23]のモデル(イタリア語)
N=名詞、V=動詞、Adj=形容詞、M=男性形、F=女性形、CN=単数形、MS=複数形

てもその語の語頭音や音節数やストレスの位置、品詞の別・性別や単数複数形の違い（日本語の場合は存在しないが）などを答えられる現象をいい[20]、音声出力辞書と音素レベルとの部分的な離断で説明されている[21]。

❷症例

25歳、右手利き女性。脳炎にて入院。治癒して退院したが、痙攣発作が続いたために2年後に再入院。CTで左半球に広範囲に低吸収域を認める。Token testの成績は161/165、百単語の呼称は87/100語・低頻度語の呼称は4/20語正答で、他の検査成績や自発語の様相から、理解障害を伴わない失名詞失語に分類された。喚語できないときには迂言が目立ったが、そればかりでなく、語頭音や文字数を言う、といった特異な現象がみられた。

例：外泊で食べたマグロが美味しかったことを表現するのに、「赤い…ま…ま…」と言いつつ指を3本立てた。スリッパの呼称で、「はいてますねー、ス…ス…4文字で途中で伸ばすのが入っている」と答えた。

このように、喚語できない語であってもその語の音声出力辞書は保存されている場合のあることを、本例のtip-of-the-tongue現象は示していた。

2．他のモデル

図2のようなlexiconを想定せず、lemmaとlexemeという概念を用い、それらは経時的に活性化すると考えるモデル（図3）もある[22]。しかしtip-of-the-tongue現象で患者の答える音韻的情報（語頭音や音節数、ストレスの位置など）とsyntacticな情報（品詞の種別や性別など）の知識が一致しない、などのいくつかの現象から、両者間の経時的な要因を排したモデル（図4）を提唱する者もいる[23]。しかし反論もあり、まだ確定はしていない[24]。

▶おわりに◀　以上、話し言葉の理解と表出に関するモデルを呈示解説するとともに、その各レベルでの障害を典型的に現わす自験例を紹介した。患者の示す症状の機序を考えることは、とりもなおさず効率の良い効果的な訓練法や教材を生み出すことに繋がる。本稿が日々の臨床のお役にたてば幸いである。

（田中春美）

文献

1. Ellis AW, Franklin S, Crerar A：Cognitive neuropsychology and the remediation of disorders of spoken language. Cognitive neuropsychology and cognitive rehabilitation, Riddoch MJ, Humphreys GW（eds），Laurence Erlbaum, Hove, p 287-315, 1994.
2. Franklin S, Howard D, Patterson K：Abstract word meaning deafness. Cognitive Neuropsychology 11：1-34, 1994.
3. Franklin S, Turner J, Lambon Ralph MA：A distinctive case of word meaning deafness? Cognitive Neuropsychology 13：1139-1162, 1996.
4. 辰巳　格，田中正之，伏見貴夫，ほか：単語理解のプロセス．ことばの障害と脳のはたらき，小嶋祥三，鹿取廣人（監修），p 279-321, ミネルヴァ書房，東京，2000.
5. 日本音声言語医学会言語委員会失語症小委員会：失語症語彙検査の開発．音声言語医学 42：179-202, 2000.
6. 田中春美，松田　実，水田秀子，word-meaning deafnessの1例．失語症研究 21：272-279, 2001.
7. Franklin S：Dissociations in auditory word comprehension；evidence from nine aphasic patients. Aphasiology 3：189-207, 1989.
8. Benson DF：Anomia. Aphasia；A clinical perspective. Benson DF, Ardila A,（eds），p 252-261, Oxford University Press. NY, Oxford. 1996.
9. Gainotti G, Silveri MC, Villa G：Anomia with and without lexical comprehension disorders. Brain and Language 29：18-33, 1986.
10. Lambon Ralph MA, Sage K, Roberts J：Classical anomia；A neuropsychological perspective on speech production. Neuropsychologia 38：186-202, 2000.
11. 脇阪圭子，山鳥　重，遠藤美岐：二方向性を持つ健忘失語の一例．失語症研究 7：307-312, 1987.
12. 村井俊哉．意味記憶と言語障害：失語症からみたことばの神経科学．高倉公朋，宮本忠雄（監修），p 97-106, メジカルビュー社．東京1997.
13. 山田典史，田辺敬貴，数井裕光，ほか：二方向性健忘失語と語義失語の比較検討．脳神経 47：1059-1067, 1995
14. 田辺敬貴，池田　学，中川賀嗣，ほか：語義失語と意味記憶障害．失語症研究 12：153-167, 1992.
15. 中川賀嗣，田辺敬貴，西川　隆：側頭連合野と意味記憶．Brain Medical 9：283-290, 1995.
16. Gainotti G：What the locus of brain lesion tells us about the nature of the cognitive defect underlying category-specific

disorders ; A review. Cortex 36：539-559, 2000.
17. Damasio A, Graboeski TJ, Tranel D, et al：A neural basis for lexical retrieval. Nature 380：499-505, 1996.
18. 山鳥　重：失語症からみたことばの脳内機構．失語症からみたことばの神経科学，高倉公朋，宮本忠雄（監修），p 26-36，メジカルビュー社，東京，1997.
19. 大東祥孝："apraxia of speech"におけるいくつかの問題．失語症研究 1：112-122, 1981.
20. Brown AS：A review of the tip-of-the tongue experience. Psychological Bulletin 109：204-223, 1991.
21. Kay J, Ellis A：A cognitive neuropsychological case study of anomia. Brain：110：613-629, 1987.
22. Jescheniak JD, Levelt WJM：Word frequency effects in speech production ; Retrieval of syntactic information and phonological form. J Exp Psychology ; Learning, Memory, Cognition 20：824-843, 1994.
23. Caramazza A：How many levels of processing are there in lexical access? Cognitive Neuropsychology 14：177-208, 1997.
24. Vinson DP, Vigliocco G：Can independence be observed in a dependent system? ; The case of tip-of-the-tongue states. Brain and Language 68：118-126, 1999.

10 失文法における統語と形態の障害メカニズム

▶はじめに◀　失文法の研究では、失文法症例がどのような構造の文の発話や理解に困難を示すのかを記述し、その原因を言語理論（主に生成文法）に基づいて言語知識の部分的な喪失として説明しようとするものが多い。近年になり、失文法症例が文法性判断を正しくできることや、統語的プライミング効果があることが示され、失文法は言語運用の障害であって、作業記憶の容量低下や資源(resource)の不足による、とする研究も現れた。前半ではそのような研究のいくつかを紹介する。

失文法は、形態素の誤りとして観察されることが多い。例えば、英語話者の失文法症例では、接辞の誤り（過去形を表す-edの脱落や誤用など）を呈するので、形態素に現れる誤りから障害メカニズムを解明しようとする研究がある。形態素レベルの研究には少なくとも2つのアプローチがある。形態素レベルでは、英語の規則動詞、不規則動詞のように例外がつきものである。そこで、多くの研究では、形態規則の処理と、例外を処理する二重処理メカニズムを仮定する。これに対して、もう1つの立場は、規則を認めず、規則/例外とも単一のメカニズムで処理可能とするコネクショニズムである。後半では、形態素レベルの障害に着目した研究を紹介する。

I 失文法における統語の障害

1．言語知識の部分的喪失とする説

生成文法理論に基づく研究には、①失文法症例の文の理解障害では、統語構造上で名詞句に主題役割（名詞句が文中で担う「動作主」や「道具」などの役割）を適切に付与することができないとする研究、②文の階層構造上、高い位置にあるものの産生が困難とする研究、③名詞や動詞を統語上の意味特性という面から観察し、品詞間に現れた成績の差の原因を解明しようとする研究、などがある。

❶主題役割の付与に関する障害

ⓐ Mapping Hypothesis (MH)

Linebargerら(1983)[1]は、過去の研究をもとに、失文法症例が理解に困難を示す文は、主題構造(thematic structure)を構築するのに語順や文法的形態素(grammatical morphemes)が極めて重要な役割を果たしている文であるとし、以下の3つの例文を挙げている。

(1) 与格（例文ではher）を含む文(Heilman & Scholes, 1976より)
He showed her { baby the pictures.
　　　　　　　 { the baby pictures.
(2) 関係節(Caramazza & Zurif, 1976より)[2]
The cat that the dog is biting is black.
(3) 受身文(Schwartz, Saffran, & Marin, 1980より)
The boy is followed by the girl.

しかし、失文法症例は、(1)〜(3)と同じ構造の文でも、可逆文と非可逆文では、可逆文の理解が難しいことが示された(Caramazza & Zurif, 1976)[2]。可逆文とは文中の名詞の位置を逆にしても意味的におかしくない文（例．女の子が男の子を追いかけている）のことをいい、非可逆文とは文中の名詞の位置を逆にすると意味的におかしい文（例．女の子がボールを追いかけている）のことをいう。可逆文の理解が困難なのは、文を解析(parse)すること、すなわち、聞いた文の統語表示を構築することができないためとされた(Caramazza & Zurif, 1976)[2]。

この解釈をLinebargerら(1983)は「失文法の統語理論」("syntactic theory" of agrammatism)と呼び、Caramazzaらの説では失文法症例の理解障害を十分に説明できないことを示した。Linebargerら(1983)は、文を聞いて絵と照合する課題において能動平叙文に理解障害を示す失文症例（ブローカ失語）を対象に文法性判断実験を

行った。この実験では、理解障害を示した能動平叙文以上に構造の複雑な10種類の異なる構造の文について、文法的に正しい文と誤った文を聞かせ、それぞれの文が、正しいかどうかを判断させた。その結果、症例は10種の構文のうち、2種の付加疑問(The little boy fell down, didn't he/*it? John is very tall, isn't/*doesn't he?；*は非文を表す)と再帰代名詞(I helped myself/*themselves to the birthday cake.)を含む文を除く、7種の構造の文の正誤に敏感に反応し、理解障害を示した能動平叙文より構造が複雑な文の統語構造を解析する能力が保持されていることが示された。

この結果に関して、Linebargerら(1983)は、2つの説明が可能であるとしている。まず、能動平叙文と絵の照合では、主題役割の特定、すなわち統語構造を活用して意味を解読することが要求される。換言すれば、統語構造を解析するだけではなく、解析後の統語表示を意味表示にマッピングすることが求められる。この課題で理解障害を示しても、文法性判断課題では、統語構造を解析できることが示されたので、失文法症例の理解障害は、統語表示を構築することの困難さによるものではなく、意味を解読するときに統語表示を活用することができないために起こるとした。

さらに、第二の可能性として、失文法症例は計算資源(computational resources)の減少により統語処理と意味処理を同時に行えないことをあげた。付加疑問や再帰代名詞が含まれる文の文法性判断では、性、数、人称のような語彙素性(lexical feature)の分析が重要となる。しかし、症例は計算資源の不足のため、これらにほとんど注目できず、正しい文法性判断ができない可能性がある。

b Trace Deletion Hypothesis(TDH)

Grodzinsky(1986)[3]は、失文法症例の文理解障害を生成文法理論に基づいて説明することを試みた。例えば、文の基盤となる構造(D構造)のある要素が移動したとき、もとの位置には音声としては出力されない抽象的な痕跡(trace)が残される。移動先の要素には連鎖を介して主題役割が付与される。以下に、受身文の例を挙げる(Grodzinsky, 1986[3]からの引用)。D構造(4)の要素が移動することによってできあがったのが、S構造(5)である。horseradishesは(5)に至る派生の段階で空を示す[e](empty)の位置に移動する。その結果、S構造のもとの位置(動詞purchasedの後)に痕跡[t]が残る。horseradishesには連鎖を介してtheme(対象)という主題役割が付与される(移動した要素と痕跡の対応関係を示すため、(5)ではhorseradishesと[t]に同一の添字iが付与されている)。

(4) [e] were [[purchased] horseradishes]
　　(5)のD構造
(5) [horseradishes]$_i$ were [[purchased] [t$_i$]]
　　(4)のS構造

失文法症例においてはS構造から痕跡t$_i$が消されるため、正しく主題役割を付与することができない、とTDHでは説明する。そして、文の最初に現れた名詞句(horseradishes)にAgent(動作主)という主題役割を付与すると考える。文の理解課題において、課題文の最初の名詞句がAgent(動作主)という主題役割を担う場合は正答となるが、受身文のように要素の「移動」が起こった文では、理解が困難になる、と考えられている。

TDHが1986年に提唱された後、言語理論の発展に伴い、新しい仮説が立てられ、失文法症例の理解障害をより精巧に説明することが試みられている。例えば、Revised TDH(Hickok, Zurif & Canseco-Gonzalez, 1993)[4]、Double-Dependency Hypothesis(DDH)(Mauner, Fromkin & Cornell, 1993)[5]、Differential Chain Deficit Hypothesis(Hickok & Avrutin, 1995)[6]などが挙げられる(Beretta & Munn, 1998)[7]。

但し、受身文の理解において、失文法症例が必ずしも上の方法により主題役割の付与をしているとはいえないことを示唆する研究(Beretta & Munn, 1998)[7]があることも付け加えておきたい。

❷文の階層構造上の高さに関する障害
　　—Tree Pruning Hypothesis(TPH)—

生成文法では統語範疇は、語彙範疇(名詞N、動詞V、形容詞A、前置詞または後置詞P)と、機能範疇(Wh疑問詞などの補文辞C、時制辞T、否定辞Neg、格助詞など)に分けられる。失文法症例の発話では、主に機能範疇に障害が現れることがよく知られている。英語話者の失文法症例では、時制に合わせて動詞を活用させること、Wh疑問詞

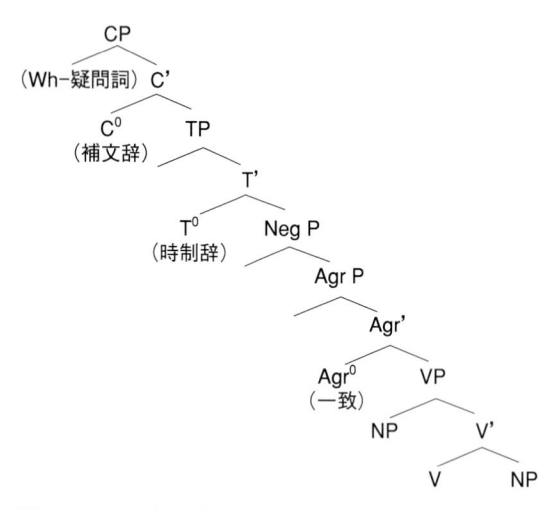

図 1．Pollock(1989)による文の構造(日本語は筆者による)
(Friedmann：2001 より引用)

を使った文を作ること、関係詞および because、if などの従位接続詞などの使用に障害が現れる。

　Friedmann(2001)[8]は、さまざまな言語の失文法発話で、すべての文法構造や機能範疇の使用が困難になるわけではないことを示す過去の報告に注目した。そしてヘブライ語とアラビア語の失文法症例に文完成課題と、文の復唱課題とを行い、動詞の時制辞(T)と一致(Agr)(ともに機能範疇)について調べた。文完成課題では、2つの文を呈示した。そのうち一方の文では動詞は時制と一致に関して正しく活用されているが、もう一方の文では副詞や、主語の人称、性、または数が変えられており、症例は空白部に動詞を挿入して文を完成させる。その結果によると、両言語の症例とも、時制には重篤な障害を示したが、一致は比較的保たれていることが示された。この時制と一致の成績の乖離は、他の言語(スペイン語、英語、フランス語など)でも報告されている(Friedmann & Grodzinsky, 1997[9]も参照のこと)。

　図1は文の階層構造を示している。この図によると、CP(補文辞句)は最も高い位置にあり、時制句(TP)、否定句(NegP)、一致句(AgrP)の順に位置が低くなる。図1をみると、失文法症例が産生に困難を示した時制は、一致よりも高い位置にある。Wh疑問詞は、CPの指定部すなわち図1のCPの左下に移動してくる。Friedmann & Grodzinsky(1997)[9]は、失文法症例が、図1の階層構造で時制よりも高い位置にあるWh疑問詞や他の補文辞(図1ではC⁰。英語では that、for などに相当)の使用に障害を示したことから、階層構造上、より低い位置にあるものは失文法症例にも正しく産生できるが、階層構造の上方に位置するものは、産生に困難を示すとし、これを Tree Pruning Hypothesis と名付けた。

　この仮説を検証するために、Friedmann (2001)[8]は、ヘブライ語とアラビア語の失文法症例を対象に文の復唱と文の産生課題を行った。症例は Wh 疑問文、および補文辞を要求する関係節や時制を含む埋め込み文(例．John thought that the woman danced)に困難を示し、補文辞句 CP や時制句 TP を要求しない縮約関係節[例．「関係詞＋be 動詞」が削除された関係節：the man (who is) tall など]や、時制を含まない埋め込み文(John saw the woman to dance)は保たれていることを示し、仮説が正しいことを確認した。

　この仮説では、失文法が重症であるほど、より低い位置のものまで障害されると考えられている。

❸失文法における品詞効果―名詞対動詞―

　失文法症例の障害は、機能範疇に限らず、語彙範疇にも及ぶ。失文法症例は名詞よりも動詞の想起に困難を示すといわれる(例えば、Marshall ら, 1998；Berndt ら, 1997；小島ら, 1990)[10)-12)]。しかし、名詞と動詞の間に現れた成績の差は、以下に述べる(統語上の)意味特性という面から観察すると、必ずしも品詞の違いによるとはいえない可能性がある。

　生成文法では、述語はその意味特性によりどのような主題役割を担う名詞句をとるかが決まるとする。例えば、「殴る」は動作主(AG)、対象(TH)という2つの主題役割を要求する。述語が要求する主題役割のリストは「項構造」と呼ばれ、リストに含まれる項が多いほど、項構造は複雑であると考える。動詞「読む」では、「動作主」「対象」という主題役割は必ず要求されるので、「必須項」と呼ばれ、「場所」という主題役割は「随意項」である。

　動詞は必ず主題役割を要求する(項をとる)が、ほとんどの名詞は項をとらない。しかし、Collina ら(2001)[13]によると、英語の destruction のように、動詞から派生した名詞で、動詞 destroy と同じく2つの項をとる名詞も存在する。日本語では「立

ち読み」などの動名詞のほか、「手紙」「返書」などの名詞が項をとるとされる(影山, 1993)[14]。

Collinaら(2001)[13]は、動詞と名詞の産生に乖離を示すイタリア語話者の失文法症例に絵画呼称課題を用いて動詞と名詞を産生させた。課題には音節数、頻度、親密度、心像性、具象性を統制した、項をとらない名詞(例．medaglia-英語のmedal)と、項をとる名詞(argumentative noun. 例．inseguimento-chase)、項を1つだけとる一項動詞(例．dormire-sleep)、2つの項をとる二項動詞(例．distruggere-destroy)が含まれており、症例は、呈示された絵が何を表しているか、それぞれ名詞と動詞で言い表すよう求められた。

その結果、名詞では、項をとらないものより項をとるものに誤反応が多く、動詞では、一項動詞よりも二項動詞に誤反応が多かった。また、項をとらない名詞と、動詞(必ず項をとる)を比較すると、動詞に誤反応が多く、項をとる名詞と動詞では成績に差がなかった。

この結果から、項構造の複雑性が成績に関与しており、名詞対動詞という文法上の品詞間に現れた成績の乖離は、実は項構造の複雑性が原因であったと考察している。

なお、動詞に限定して項構造の複雑性について調べた研究(Kim & Thompson, 2000)[15]では、失文法症例の発話と理解の両側面において、動詞が要求する必須項の数が多いほど、成績が低下することが報告されている。

2. 言語運用の障害とする立場

失文法を言語知識の部分的な喪失とする研究に対して、失文法が言語運用の障害とする仮説では、症例の作業記憶の容量の減少や処理資源(processing resource)の不足に原因があるとする。

❶ 失文法における文処理の経済性(Hagiwara, 1995；萩原, 2000)[16][17]

生成文法でいう「経済性の原理」は、言語知識に関する理論に適用されるものであって、言語の運用の理論に適用される原理ではない。しかし萩原(1995)[18]は、失文法を説明するために言語の運用に関して「経済性」という用語を用いている。

Hagiwara(1995)[16]は日本語話者の失文法症例の発話分析と文法性判断課題を行った。発話分析

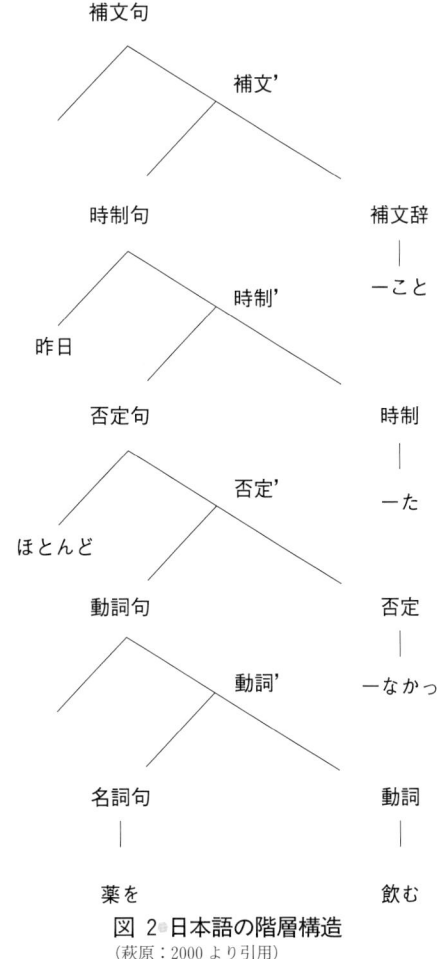

図 2 ● 日本語の階層構造
(萩原：2000 より引用)

では、動詞の過去・現在形や否定辞など(ナカッタ、など)は保持され、格助詞(ガ、ヲ、ニ)や補文辞(ト、コト、ヨウ)が省略されることを報告した。文法性判断課題では、補文辞、疑問詞、格助詞に関する文の間違いを見過ごすなどの障害を示した。

萩原(2000)[17]に示されている日本語の階層構造の例(図2)からみると、失文法症例が誤りを示した補文辞を含む補文句(補文辞句)は階層構造上、高い位置にあり、保たれていた動詞の過去・現在形や否定辞などを含む動詞句、否定句、時制句は階層構造上、補文句より低い位置にある。Hagiwara(1995)[16]は、失文法症例では、階層構造上、低い位置のものほどアクセスしやすいが、高い位置のものはアクセスしにくいと一般化した。

萩原(2000)[17]によれば、生成文法における文の生成では、要素の「併合」と「移動」が基本操作である。失文法症例では作業記憶の容量が減少し

ているので、操作回数が少ない小さい構造の(階層構造上、低い位置にある)ものほど発話や理解が容易であるとする。萩原(2000)[17]はこれを「失文法における経済性原理」と呼んでいる。

萩原(2000)[17]は、前述のFriedmann & Grodzinsky(1997)[9]によるTPHと比較し、経済性原理は、理解と産生の両モダリティにおける処理機能に言及しているので、適応範囲が広く、失文法のより多くの現象を記述できるとしている。また、そのような現象が生じる原因を具体的に示している点で、説明的妥当性が高いとしている。

❷失文法における言語知識
―プライミング実験を用いた研究―

失文法症例は言語知識が部分的に喪失しているのか、それとも言語知識は保たれており、言語運用に問題があるのかを調べる1つの方法として、統語的プライミング(例.先行刺激で受身文の復唱をすると、後続刺激の絵を叙述する課題で受身文の使用が促進されるか否かを調べる)実験がある。発話や理解が困難な構文でも、言語知識が保たれている場合には、統語的プライミング効果があると予測される。プライミング効果が認められるにもかかわらず、失文法症状があるのであれば、それは言語知識の障害ではなく、それ以外の原因、例えば作業記憶の障害や処理資源の減少など、言語運用の障害による可能性がある。

Hartsuiker & Kolk(1998)[19]は自発話で受身文がほとんど現れないオランダ語話者の失文法群(全例がブローカ失語)と、健常群に3つの条件下で発話させ、それを分析した。第一の条件ではインタビューを行い、被験者に応答させた。第二の条件では、プライムとして視覚的・聴覚的に文を呈示し、次いで絵を呈示し、その絵について1つの文による叙述を求めた。プライムの文は、絵を叙述する際に用いられるであろう文とは無関係な構造をもつ文を選んだ(例."The boy walks on the sidewalk."をプライムとし、次に絵を呈示する。絵は能動文でも受動文でも言い表すことができるが、プライムと同じ構造の文では表すことができないものにする。例."a tractor pulling a car")。第三の条件では、プライム文の構造と、後続する絵を叙述する際に用いられる文構造が関連するように選ばれている。例えば、プライム文が受身文(例."The speaker is interrupted by the noise.")なら、ターゲットも受身文で叙述可能な絵(例."A boy is hit by a ball."で表される絵)を用いた。

その結果、健常群より失文法群に強いプライミング効果があることがわかった。失文法群は、受身文のプライムがないと受身文を使わないが、受身文のプライムがあると受身文の発話が現れるようになった。さらに、プライミング効果により受身文を使い始めると、プライムが受身文以外の文であっても受身文が使われたことから、これらの失文法症例は、受身文を自発的に発話することはできなくても、文の構造に関する知識はもっており、「一旦、活性化された文構造は、その後もアクセスしやすくなっている」とした。

Hartsuiker & Kolkは失文法症例に、健常者より強いプライミング効果があった理由について3つの可能性を挙げている。まず、健常者ではどの構文についても活性レベルが閾値に近いとすれば、プライミングの影響は少ないはずである。

次に、失文法症例は産生できる構文の種類が限られている(Gleasonら, 1975；Hartsuiker & Kolk, 1998[19]より引用)とすると、プライム文の構文は競争相手が少なく、すぐに採用される。一方、健常者は産生できる構文の種類がたくさんあるので、プライム文の構文に競争相手が多く、プライムが採用される割合が少ない、というものである。これは、McClelland & Rumelhart(1981)[20]の文字知覚のモデルで、競争相手が多いほど、ターゲットは抑制される、という解釈を援用したものである。

3つ目の理由は、Just & Carpenter(1992)[21]によって提案されたcapacity theoryに従っており、プライミングの量は計算資源の量(amount of computational resources)と逆の関係にあるとするものである。すなわち、はじめは、能動文も受身文の構文も活性レベルが休息(rest)状態にあるが、受身文のプライムが呈示されると受身の構文が著しく活性化される。そこに課題の絵が呈示されると、能動と受身の両方の構文を閾値以上に活性化させようとするが、これにはかなりの計算資源を要する。失文法を呈することが多いブローカ失語では計算資源が制限されているため、能動、受身の構文の活性レベルは上がらずに、低下し始める。当然プライムになかった方の構文、すなわ

ち能動文の活性レベルは、プライムにあった構文（受身文）よりさらに活性レベルが低くなる。その結果、より活性レベルの低い構文はブローカ失語症例の作業記憶から消失し、主として受身文だけが発話される。しかし、健常者はどの構文も保持しているので、プライム文と同じ構文を採用する可能性が低くなる。

日本語にも、統語的プライミング効果の有無を調べた報告がある。中村ら（1998）[22]は、失文法症例1名に文法性判断課題と助詞選択課題を施行した。文法性判断課題では、名詞＋格助詞（「が」または「を」）＋動詞（実在語または非語）からなる文を用いた。正しい文（例.「看板がならぶ」）と、助詞が不正な文（例.「看板をならぶ」）を呈示し、正誤判断をさせた。また、助詞選択課題では助詞を除いた文（例.「看板＿＿ならぶ」）を呈示し、「が」か「を」を選択する課題を行わせた。これらの2つの課題での正答率は78％であり、統語の障害があることが示された。

この統語障害の症例と健常群に対して、文法性判断課題と同じ文を用いて、語彙判断課題を行った。先行刺激を名詞＋助詞（例.「看板が」「看板を」）と名詞だけ（「看板」）とし、後続刺激を動詞（「ならぶ」ないし非語「なぶら」）として、後続刺激の語彙判断をさせたところ、症例、健常者とも正しい文では助詞が不正な文より反応時間が短く、統語的プライミング効果が認められ、症例の統語情報処理が保たれていることが示唆された。

これらの研究では、失文法症状を呈する症例でも、言語知識は保たれることが示された。

❸音韻特性に注目した研究

Oblerら（1999）[23]は、発話運動の障害がない失文法症例に関する過去の研究を、刺激語の音韻特性と、頻度に基づいて整理し直して検討した。まず、動詞の音読、復唱、文完成課題を英語話者の失文法群と健常群に行った研究のデータを再分析した。その際に、刺激の音韻特性として、語幹の長さ（音節数）と、語幹末における子音連続の有無、および rhyme-gang-size（同じ韻を踏む単語の数。例えば 'snap' には slap、cap、rap、sap…など多くの rhyme-gang があるが、'step' には prep、schlep の 2 つしかない）の大小が与える影響を調べた。さらに、語幹の頻度の影響を再検討した。

その結果、語幹の音節数が多い動詞と、語幹末に子音連続がある音韻的負荷の高い動詞の活用語尾（接辞）に誤りの多いことが明らかになった。また、rhyme-gang-size は、語幹の産生には影響したが、接辞の産生には影響しなかった。一方、語幹の頻度は、語幹、接辞の産生に影響を与えなかった。

次に、スペイン語話者の失文法群と健常群に文の復唱課題を行った研究を取りあげ、課題文中の動詞の接辞の長さと、接辞の頻度の影響について検討した。その結果、失文法群では接辞が長い動詞、接辞の頻度の低い動詞の復唱が困難であることがわかった。

最後に、英語話者の失文法症例4名に頻度を統制した単語の音読、復唱課題を行った研究を取りあげた。この研究では、単語の長さと、派生語と基礎形式（語幹）の強勢位置の異同（例えば、基礎形式 'terror' の派生語には、'terrorize''terrific' がある。前者は強勢の位置が第一音節にあり基礎形式と同じだが、後者は強勢の位置が第二音節にあり、基礎形式からの強勢移動がある）の影響を調べたところ、失文法症例はより長い単語や、強勢移動のある単語の復唱に困難を示すことが明らかになった。

これらの研究の被験者には発話運動の障害がないにもかかわらず、接辞では音韻特性（複雑さ）や頻度、派生語では強勢移動の影響を受けていた。この結果から、失文法症例は、音韻的要素が複雑だと、接辞へアクセスするための資源が不足し、接辞に誤りが現れると解釈している。

3．「知覚のストラテジー」に基づく説明

これまで、失文法を言語知識の部分的喪失や、言語運用の障害と捉える研究を紹介してきたが、最後に、「知覚のストラテジー」（Bever, 1970）[24]の枠組みに基づいた研究を紹介する。知覚のストラテジーの理論においては、文の理解は、語順や助詞などの文の外形に関する手がかりを用いて意味の解釈を行う過程、と考える（上野ら, 1979）[25]。

日本語では語順が比較的自由である。藤田ら（1977）[26]は、可逆―非可逆文を基本語順、転換語順に分けて失語症例に理解実験を行っている。日本語は、基本語順がSOV（主語―目的語―述語動詞）

の言語である(風間ら, 1994)[27]。藤田らは、失語症例は(6)のような転換語順の可逆文の理解が困難であることを示した。

(6) 女の子を男の子がたたいている。

さらに、藤田(1999)[28]は、日本語の文の意味を理解するには3つのストラテジーがあるとした。それらは、名詞の意味(有生か無生か)を手がかりとして名詞に意味役割をマッピングする「語の意味ストラテジー」、文頭の名詞を動作主とする「語順ストラテジー」、助詞を手がかりとして名詞に意味役割をマッピングする「助詞ストラテジー」である。(6)は語順、意味ストラテジーでは正しい理解ができず、助詞ストラテジーによってしか正しく理解することができない。藤田(1999)[28]は、失語症例は助詞ストラテジーによって名詞に適切な「意味役割」を「マッピング」することに障害があるとしている。

このほか、日本語話者の失語症例を対象とした研究には、助詞に関する検査を作成し、理解や使用能力を検討したもの(小島ら, 1992, 1994；小嶋ら, 1995；餅田ら, 1995)[29]-[32]や、発話中のすべての助詞が脱落するわけではないことを指摘し、助詞の性質から、脱落するものとしないものを区別する仮説を立てたもの(神尾, 1986, 1988)[33][34]がある。

II 失文法における形態素の障害

単語レベルにもいろいろな規則がある。例えば、英語の場合、規則動詞の過去形を産生するには語幹に-edを付け、名詞の複数形を産生するにはほとんどの場合、単数形に-sを付ける。しかし、このような規則を適用しないものもあり、これらは、「例外」(例. go/went、foot/feetなど)とされる。二重処理メカニズム説では、これら規則的なものと例外的なものの処理には2つの異なるメカニズムが関与しているとする。この説に従えば、失文法症例が動詞の過去形産生において、不規則動詞より規則動詞に困難を示すのは、この2つのメカニズムのうち、規則処理を行うメカニズムに障害があるためと説明される。

しかし、これとは異なる立場をとるコネクショニスト・アプローチが出現し、大きなインパクトを与えている。この立場では、規則を仮定せず、失文法症例にみられる形態素(意味をもつ最小の音韻列。単語のほか、英語の動詞の過去形を表す"-ed"、三人称単数の"-s"、現在進行形を表す"-ing"など。日本語では動詞の活用語尾 mi-ru、mi-ta など)の規則的現象(例. 英語の規則動詞の過去形産生)と、規則からの逸脱(例外)現象(不規則動詞の過去形産生)の乖離を単一メカニズム内の音韻表象や意味表象の障害で説明する。

1. 二重(規則と辞書)処理メカニズムに基づく説明

Ullmanら(1997)[35]は、(7)のような対の文を用い、脳損傷症例に動詞の過去形を産生させた。そして、左前頭葉と基底核損傷例は規則動詞の、左側頭葉損傷例は辞書の参照が必要な不規則動詞の過去形産生が困難になることを見い出した。

(7) Every day I dig a hole.
　　Just like every day, yesterday I ___ a hole.

また、Marslen-Wilsonら(1997)[36]は、左半球損傷の失文法症例2例と年齢をマッチさせた健常者6名を対象として、規則・不規則動詞(jumped/jump vs. gave/give)、意味的関連語(swan/goose)、および音韻的関連語(gravy/grave)を用いて語彙判断をさせ、反応時間に基づきプライミング効果の有無を調べた。健常者は規則動詞、不規則動詞、意味的関連語にプライミング効果を示したが、失文法症例は不規則動詞と意味的関連語のみにプライミング効果を示し、規則動詞には示さなかった。音韻的関連語については、失文法症例、健常者ともにプライミング効果はなかった。この結果から、規則動詞と不規則動詞の過去形産生は別々のメカニズムが担っていると解釈した。

Tylerら(2002)[37]は、規則/不規則動詞の過去形産生課題を、失文法症例5例、健常者、単純ヘルペス脳炎(HSE)症例4例を対象に調べている。まず、語彙判断課題において規則・不規則動詞の過去形/現在形(jumped-jump vs. gave-give)、意味的関連語(cello-violin)、音韻的関連語(whisky-whisk)のプライミング効果の有無を健常者と失

文法症例で比較した。その結果、規則動詞の過去形/現在形においては健常群にのみプライミング効果が現れ、不規則動詞の過去形/現在形では健常群、失文法群の両群でプライミング効果が現れた。この結果は、失文法群では規則動詞の過去形の処理に障害があることを示唆する。意味的関連語には両群共にプライミング効果が現れ、音韻的関連語には両群ともにプライミング効果はなかった。

さらに、Watkins(1999)が神経発達障害の家系(KE家系：日本では「家族性言語障害」と紹介されている)の4名に行ったプライミング実験の結果を引用し、これらの症例では失文法群と同じように、規則動詞にはプライミング効果が現れず、不規則動詞、意味的関連語にはプライミング効果が現れたと述べている。この神経発達障害では、基底核の一部である尾状核、およびブローカ野と左運動前野腹側部を含む前頭葉皮質の運動関連領野に異常があるとされる。この領域は、Tylerら(2002)[37]の失文法症例の損傷部位と重複している。しかし、KE家系の4名は、失文法症例とは異なり、統語能力に問題がないことから、規則動詞にプライミングが生じない現象は、統語の障害ではなく、音韻の障害により生じていると、Tylerら(2002)[37]は結論している。

Tylerら(2002)[37]のもう1つの実験では、健常群と単純ヘルペス脳炎(HSE)群に動詞の過去形産生課題が施行された。HSEでは、両側側頭葉の主として下部に損傷があるが、側頭葉下部は意味処理に関与する場所であることが知られている。実験の結果、健常群では誤反応はなく、HSE群では規則動詞の過去形産生は良好だが、不規則動詞の過去形産生の成績が不良であった。意味に障害のあるHSE症例では不規則動詞の処理に障害があることがわかった。

これら3つの実験の結果から、左前頭葉の損傷により規則動詞の過去形産生が障害を受け、左側頭葉の損傷で不規則動詞の過去形産生が障害を受けることが示された。Tylerら(2002)[37]によると、規則動詞の過去形を産生するには、貯蔵されている語幹に、必要に応じて、接辞を付けるという音韻の分解・組み立て作業が必要となるが、失文法症例はこの作業に問題がある。一方、不規則動詞では、音韻の分解・組み立て作業は必要ない。不規則動詞の基礎形式(現在形)と過去形(例．give/gave)は、別々の語彙項目としてレキシコンに記載されているとする。さらに、不規則動詞の現在形と過去形の関係は、意味的関連のある語のペア(例．goose/swan)と同じく意味的な関連と仮定すれば、意味の障害により、不規則動詞の過去形産生の成績が不良になるはずである(Tylerら, 2002)[37]。

しかし、不規則動詞の現在形と過去形に意味的関連があるという考えを支持しない研究がある。Marslen-Wilsonら(2000)は、健常者を対象に語彙判断課題を行っているときのERP(脳波)の活動パターンを調べ、プライム/目標語のペアが不規則動詞の場合(give/gave)、その活動パターンは意味的関連語のペア(cello-violin)の活動パターンよりも、規則動詞のペア(jump-jumped)の活動パターンに類似していることを見い出した(Tylerら, 2002[37]からの引用)。また、若年健常者の遅延反復プライミング実験(Marslen-Wilson & Tyler, 1998)[38]においても、意味的関連語のプライミング効果は現れなかったが、規則動詞、不規則動詞の現在形と過去形ではプライミング効果が現れた。これらの結果から、不規則動詞の現在形と過去形は、別々の語彙項目としてレキシコンに記載されているが、goose/swanのように意味的な関係ではなく、規則動詞の現在形と過去形と同様に、形態的な関係にあるのだという(Tylerら, 2002)[37]。

このように、規則動詞と不規則動詞の処理には二重処理メカニズムが関与しているとする。

英語の動詞の過去形を産生する規則は、語幹末の音韻の種類によって、後ろに[-d, -t, əd]を付けるというものである。これにはtake/took、give/gaveなどの例外がある。ドイツ語における動詞の過去分詞形産生の規則はもう少し複雑である。ドイツ語の単音節動詞は、語幹の母音の種類によって、規則/不規則の区別がある程度、可能である。語幹の母音が[au, ö, ä, ü]なら、過去分詞の母音が変化しない規則動詞である確率が高いのに対し、語幹の母音が[e]であれば、過去分詞の母音が変化する不規則動詞の場合が多い。但し、いずれの場合も例外がある。

Penkeら(1999)[39]は、ドイツ語話者の失文法症例11名に、(8)に示した実在語の動詞の現在形から過去分詞形を産生させる課題と、実在語を連想

させない音韻構造の非語の動詞の現在形から過去分詞形を産生させる課題、さらに filler 課題として (9) に示す名詞の単数形から複数形を産生させる課題を施行した。その結果、(英語の過去形産生課題の結果とは逆に) 接尾辞の誤りのほとんどは不規則動詞にみられ、規則動詞の誤りはわずかであることを見い出した。また、規則動詞には (語幹の) 頻度の効果がなく、不規則動詞には頻度効果があった。レキシコンの語彙項目へのアクセスは頻度の影響を受けるので、不規則動詞の過去分詞産生課題で認められた頻度効果は、不規則動詞の過去分詞がレキシコンに語彙項目として保持されていることを示す証拠であり、これは、二重処理メカニズムの存在を支持する結果であるとした。

動詞の過去分詞産生課題
(8) Ich schreibe.(I am writing.)
　　→ Ich habe ＿＿＿.(I have ＿＿＿.)
名詞の複数形産生課題
(9) ein Tisch(one table)
　　→ zwei ＿＿＿(two ＿＿＿)

Penke ら (1999)[39] は、語幹の母音が [au, ö, ä, ü] の規則動詞の (基礎形式の) 平均頻度は、同じ母音 [au, ö, ä, ü] を含む不規則動詞の平均頻度より高く、母音が [e] の不規則動詞の頻度は非常に高かったと述べている。失文法症例の反応を分析すると、規則動詞の接尾辞の誤りは語幹に [e] を含む例外的な規則動詞だけにみられた。また、低頻度の不規則動詞では、不規則動詞であるにもかかわらず [au, ö, ä, ü] を含む例外的なものに誤りが多かった。

このようにドイツ語の失文法症例の過去分詞産生における誤りは、英語の場合のように規則動詞に多く生じるという単純なものではない。母音は規則/不規則動詞をある程度区別する指標となっているが、母音から類推した動詞の規則/不規則と、動詞の実際の規則/不規則に矛盾があるときに誤りが多かった。特に、学習経験が少なく処理効率の低い低頻度の不規則動詞に誤りが多かった。

日本語では動詞の語幹末音韻の構成により動詞の活用型が特定できる (寺村，1984)[40]。伏見ら (2000)[41] は、寺村 (1984)[40] による動詞の分類法に基づいて (学校文法における) 五段活用と一段活用の動詞を再分類した。基本形 (言い切りの形。例.「飲む」など) の語末から2拍目の母音が /a, o, u/ (AOU 型) なら一貫して五段活用、/e, i/ (EI 型) なら活用型は一貫せず、五段活用と一段活用の場合がある。また、語末拍の子音が /r/ 以外 (NR 型) なら一貫して五段活用だが、/r/ (R 型) なら五段活用と一段活用の場合がある。語末の音韻の組み合わせにより、活用の一貫性の程度が決まる。AOU 型かつ NR 型の動詞は一貫して五段活用なので、難易度が低いが、EI 型かつ R 型の動詞は、活用が一貫していないので、難易度が高くなると予想した。伏見らは、若年健常者に動詞を活用させる課題 (①動詞の基本形に「ます」を付ける、②「ない」を付ける、③基本形を過去形にする) を施行し、活用潜時を測定した。実験の結果は、予想を裏づけるものであり、活用型が一貫している語末音韻をもつ動詞よりも、活用型が一貫していない語末音韻の動詞の方が活用潜時が長く、活用が困難であった。

2．単一処理メカニズム (コネクショニズム)

前述 1. の二重処理メカニズムに対して、単一の処理メカニズムでは、規則や辞書を仮定しない。図 3 はそうしたメカニズム (コネクショニスト・モデル) の 1 つである Seidenberg ＆ McClelland (1989)[42] の提案したトライアングル・モデルであり、単語音読時の処理の流れを示す。このモデルには大きな楕円で描いた単語や非単語の文字表象、音韻表象のほか、意味表象の層があり、各々

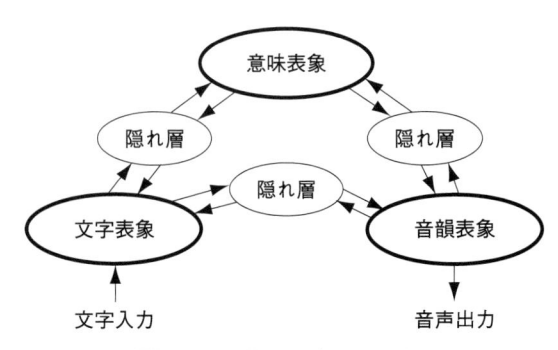

図 3 ● トライアングル・モデル
(Seidenberg：1989 より引用)

は小さな楕円で示す隠れ層を介し双方向的に結合されている。各層には多数の処理ユニットがあり、隣り合う層の全ユニットと結ばれている。このモデルでは英語の規則語・例外語のみならず非語も同じ処理を受け、単一処理メカニズムと呼ばれることがある。

コネクショニスト・モデルには、図3のトライアングル・モデル以外にも、いろいろな構造のものがあり、動詞の過去形産生を行うものもある。

コネクショニズムの立場から行われた研究には、非流暢失語症例の規則/不規則動詞の産生能力を調べたBirdら(2003)[43]の研究がある。統語に障害がある症例はブローカ失語に多く、音韻処理の障害もあることが多い。Birdらは、英語の規則動詞と不規則動詞の過去形を比べると、一般に規則動詞の過去形(例．asked)の方が不規則動詞の過去形(例．gave)より音韻的に複雑であることに注目した。語末に子音が連続することが多いからである(例．askedでは、[-skt])。音韻処理に障害があれば、音韻的に複雑な規則動詞の過去形の産生の方が困難であると考えられる。もしそうなら、規則動詞と不規則動詞の音韻的複雑性を統制すれば、規則/不規則動詞の成績の差はなくなる可能性がある。

彼女らは、10例の非流暢失語症例に、まず、規則動詞の語幹と過去形の異同判断(例．press/pressなら「同」、press/pressedなら「異」)、および語末が規則動詞の語幹/過去形と同じ音韻構造をもつ単語を選び異同判断課題(例．cress/cressなら「同」、cress/crestなら「異」)を実施し、症例は動詞対のみならず、動詞以外の課題にも困難を示すことを明らかにした。次に、動詞の頻度、心像性に加え、語末の音韻的複雑性を統制して、動詞の過去形を産生させるための文完成課題、および過去形の復唱、音読課題を行った。その結果、不規則動詞の音韻的複雑度を高くすると、文完成、復唱課題における成績は低下し、規則動詞と不規則動詞の成績に差がなくなることが判明した。すなわち、非流暢失語症例には規則動詞に選択的な障害があるとはいえないことが明らかになった。非流暢症例が規則動詞の過去形を産生する際に接辞(-ed)を省略したりするのは、規則動詞の過去形の音韻構造の複雑性に原因があると結論している。

因みに、コネクショニズムでは、「不規則」動詞の過去形産生の障害はどのような場合に起きるとするのであろう。Patterson(2000)[44]は、側頭葉外側部が進行性に萎縮する意味認知症(semantic dementia)を対象に、単語の音読、書き取り、動詞の過去形産生課題を実施した。意味認知症では発話は正常であるが、単語の意味の障害に加え、物品や人に関する知識など、言語に限定しない意味の障害があることが別の検査からわかっている。同時に、意味認知症では、不規則綴り(pint、greatなど)の単語の音読と書き取り、そして不規則動詞の過去形産生に選択的な障害があることが示されており、意味が不規則語の読み書きや不規則動詞の過去形産生に重要なかかわりがあることが示されている。不規則動詞の過去形を産生する場合には、その動詞が規則的ではない特殊な過去形をもつ単語であることを同定する必要がある。そのためには左側頭葉の関与する意味が保たれていなければならない。意味に障害があれば、特殊な過去形をもった動詞であるとの同定が困難になるので、音韻処理を担う左前頭葉が音韻的類似性に基づく推測により、規則動詞タイプの過去形を産生する。例えば、"take"の同定が困難だと、規則動詞"fake、tame"などからの類推によって、"take"の過去形が"took"ではなく、"taked"になったりする。

このように、コネクショニズムでは、音韻の障害により規則動詞の、また意味の障害により不規則動詞の過去形処理が困難になるとする。

動詞の活用に関して、渡辺ら(2001)[45]は日本語話者で左側頭葉損傷の新造語ジャーゴンの失語症1例を対象に、文完成課題を用いて、動詞の基本形、テ形、および命令形を発話させ、動詞の語幹が新造語になった場合の活用語尾と語幹末音韻を調べた。その結果によると、語幹が新造語でも、語幹末の音韻と活用語尾は保たれていることがわかった。

この結果は二重処理メカニズムによる解釈と、単一処理メカニズムによる解釈が可能である。

まず、二重処理メカニズムに基づいて解釈する。この症例では動詞の語幹が新造語となり、語彙に障害はあるが、動詞の活用語尾は保たれているので規則処理は保たれていると推測される。脳の損傷部位も先行研究の結果と対応しており、語彙が

関与する左側頭葉には損傷があるが、規則処理に関与する左前頭葉は保たれていた。

しかし、二重処理メカニズムによらない解釈も可能である。発話された動詞に関して、反応が正答と誤答（新造語）のときの目標語の頻度の差を調べたところ、目標語の頻度が低いとき新造語になりやすいことがわかった。

渡辺ら（2001）[45]の症例では左側頭葉に損傷があり、意味に障害があると推測されるので、動詞の語幹は新造語になりやすいが、頻度の高い語は過去に何度も学習しているので処理効率が良く、新造語になりにくいと考えられる。一方、活用語尾は、名詞・動詞などに比べると語彙的意味が乏しいので、もともと意味障害の影響を受けにくい。また、この症例の左前頭葉には損傷がないので、音韻処理の障害はないか、あっても軽微と考えられる。さらに、活用語尾・語幹末音素の出現頻度は高い。このような理由から、活用語尾の音韻表象は活性化しやすく、誤りが少なかったと、単一処理メカニズムによっても解釈される。

近年は、文レベルでも文法規則を仮定しないコネクショニスト・モデルが提案されている（c f. Seidenberg, 1997）[46]。

▶まとめ◀　統語の障害をテーマに、前半では、主に言語理論によって障害メカニズムの解明を試みる研究を概観した。このような研究には、失文法を言語知識の部分的喪失とする立場と、プライミング実験などから失文法症例の言語知識は保たれており、むしろ言語運用に障害があるとする立場、などがある。

後半では、失文法の特徴を表す接辞の障害を取りあげ、規則/不規則（例外）処理という二重処理メカニズムのうちの一方の損傷に由来するという立場と、規則や辞書の存在を仮定しない単一のメカニズムに基づき、音韻の障害が規則に立脚した処理に影響を及ぼし、意味の障害が例外処理に影響を及ぼすとするコネクショニズムの立場について述べた。

現在、統語や形態の障害については、二重処理メカニズムに基づいて説明する研究が圧倒的に多いが、それ以外のメカニズムによる説明がどの程度可能なのかは興味深い問題であり、今後の研究が待たれる。

本邦においても失文法に関する報告は多いが、失文法症状を引き起こす損傷部位を中心に検討したもの（榎戸ら, 1993, 1986；榎戸, 1990, 1991；斉田ら, 1994）[47]-[51]や、非典型例の失文法（例．非右利き例：滝沢ら, 1998；土橋ら, 1995、右半球損傷例：長谷川ら, 1992；毛束ら, 1995；溝渕ら, 1994；田中ら, 1988, 松田ら, 1997、交叉性失語：遠藤ら, 1985；堀田ら, 1992；竹内ら, 1986）[52]-[61]を扱った興味深い研究があるが、これらについては、紙幅の制限もあり、また本稿の主旨と必ずしも一致しないので、残念ながら省略した。

（渡辺眞澄、筧　一彦、伊藤友彦、辰巳　格）

◆文　献◆

1) Linebarger MC, Schwartz MF, Saffran EM：Sensitivity to grammatical structure in so-called agrammatic aphasics. Cognition 13(3)：361-392, 1983.
2) Caramazza A, Zurif EB：Dissociation of algorithmic and heuristic processes in language comprehension；Evidence from aphasia. Brain & Language 3：572-582, 1976.
3) Grodzinsky Y：Language deficits and the theory of syntax. Brain & Language 27(1)：135-159, 1986.
4) Hickok G, Zurif E, Canseco-Gonzalez E：Structural description of agrammatic comprehension. Brain & Language 45(3)：371-395, 1993.
5) Mauner G, Fromkin VA, Cornell TL：Comprehension and acceptability judgments in agrammatism；Disruptions in the syntax of referential dependency. Brain & Language 45(3)：340-370, 1993.
6) Hickok G, Avrutin S：Representation, referentiality and processing in agrammatic comprehension；two case studies. Brain & Language 50：10-26, 1995.
7) Beretta A, Munn A：Double-agents and trace-deletion in agrammatism. Brain & Language 65(3)：404-421, 1998.
8) Friedmann N：Agrammatism and the psychological reality of the syntactic tree. Journal of Psycholinguist Research 30(1)：71-90, 2001.
9) Friedmann N, Grodzinsky Y：Tense and agreement in agrammatic production；pruning the syntactic tree. Brain & Language 56(3)：397-425, 1997.
10) Marshall J, Pring T, Chiat S：Verb retrieval and sentence production in aphasia. Brain & Language 63(2)：159-83, 1998.
11) Berndt RS, Mitchum CC, Wayland S：Patterns of sentence comprehension in aphasia；a consideration of three hypotheses

Brain & Language 60(2) : 197-221, 1997.
12) 小島義次, 龍 浩志, 植村研一, ほか：失語症患者における動詞と名詞の産生について. 神経心理学 6(3)：172-178, 1990.
13) Collina S, Marangolo P, Tabossi P : The role of argument structure in the production of nouns and verbs. Neuropsychologia 39(11) : 1125-1137, 2001.
14) 影山太郎：文法と語形成. ひつじ書房, 東京, 1993.
15) Kim M, Thompson CK : Patterns of comprehension and production of nouns and verbs in agrammatism ; implications for lexical organization. Brain & Language 74(1) : 1-25, 2000.
16) Hagiwara H : The breakdown of functional categories and the economy of derivation. Brain & Language 50(1) : 92-116, 1995.
17) 萩原裕子：失文法の障害に反映される言語の階層構造. 失語症研究 20(3)：184-193, 2000.
18) 萩原裕子：文法の障害. 認知心理学 3, 大津由紀夫(編), p 109-127, 東京大学出版会, 東京, 1995.
19) Hartsuiker RJ, Kolk HH : Syntactic facilitation in agrammatic sentence production. Brain & Language 62(2) : 221-254, 1998.
20) McClelland JL, Rumelhart DE : An interactive activation model of context effects in letter perception. Part 1, An account of basic findings. Psychological Review 88 : 375-405, 1981.
21) Just MA, Carpenter PA : A capacity theory of comprehension ; Individual differences in working memory. Psychological Review 99 : 122-149, 1992.
22) 中村 光, 鈴木美代子, 濱中淑彦：失文法症例における統語的プライミング. 失語症研究 18(1)：11-12, 1998.
23) Obler LK, Harris K, Meth M, et al : The phonology-morphosyntax interface ; affixed words in agrammatism. Brain & Language 68 : 233-240, 1999.
24) Bever TG : The cognitive basis for linguistic structures. Cognition and the development of language, Hayes JR(ed), Wiley, 1970.
25) 上野田鶴子, 林部英雄, 山田 洋, ほか：聴覚障害児の文理解. ことばの遅れとその治療, 笹沼澄子(編), p 167-192, 大修館書店, 東京, 1979.
26) 藤田郁代, 高橋康子, 豊島経子：失語症者における構文の理解の構造. 聴覚言語障害 6：151-161, 1977.
27) 風間喜代美, 上野善道, 松村一登, ほか：言語学. 東京大学出版会, 東京, 1994.
28) 藤田郁代：統語障害の治療. 失語症臨床ハンドブック, 濱中淑彦(監修), p 599-610, 金剛出版, 東京, 1999.
29) 小島義次, 植村研一, 龍 浩志, ほか：失語症患者の助詞理解について；検査法の検討. 神経心理学 8(3)：169-175, 1992.
30) 小島義次, 龍 浩志, 植村研一, ほか：失語症者の聴覚的理解の改善からみた助詞理解検査の意義. 神経心理学 10(1)：39-44, 1994.
31) 小嶋知幸, 宇野 彰, 餅田亜希子, ほか：失語症者の助詞選択に関する計量国語学的検討(1)；名詞と動詞の結びつきを中心に. 失語症研究 15(3)：249-261, 1995.
32) 餅田亜希子, 小嶋知幸, 中野 洋, ほか：失語症者の助詞選択に関する計量国語学的検討(2)；助詞と動詞の結びつきを中心に. 失語症研究 15(4)：329-337, 1995.
33) 神尾昭雄：失語症における言語学的側面；失文法の言語分析. 失語症研究 6(3)：1131-1136, 1986.
34) 神尾昭雄：失文法の言語学的分析. 音声言語医学 29：337-341, 1988.
35) Ullman MT, Corkin S, Coppola M, et al : A neural dissociation within language ; evidence that the mental dictionary is part of declarative memory, and that grammatical rules are processed by the procedural system. Journal of Cognitive Neuroscience 9 : 266-276, 1997.
36) Marslen-Wilson W, Tyler LK : Dissociating types of mental computation. Nature 387 : 592-954, 1997.
37) Tyler LK, de Mornay-Davies P, Anokhina R, et al : Dissociations in processing past tense morphology ; neuropathology and behavioral studies. Journal of Cognitive Neuroscience 14(1) : 79-94, 2002.
38) Marslen-Wilson W, Tyler LK : Rules, representations, and the English past tense. Trends in Cognitive Science 2 : 428-435, 1998.
39) Penke M, Janssen U, Krause M : The representation of inflectional morphology ; evidence from Broca's aphasia. Brain & Language 68 : 225-232, 1999.
40) 寺村秀夫：日本語のシンタクスと意味 II. くろしお出版, 東京, 1984.
41) 伏見貴夫, 伊集院睦雄, 佐久間尚子, ほか：動詞活用における活用型一貫性の効果. 日本心理学会第 64 回大会発表論文集, p 645, 2000.
42) Seidenberg MS, McClelland JL : A distributed, developmental model of word recognition and naming. Psychological Review 96 : 523-568, 1989.
43) Bird H, Lambon Ralph MA, Seidenberg MS, et al : Deficits in phonology and past-tense morphology ; What's the connection? Journal of Memory and Language 48(3)：502-526, 2003.

44) Patterson K：The impact of semantic degradation on 'non-semantic' language abilities. 失語症研究 20(2)：85-98, 2000.
45) 渡辺眞澄, 種村 純, 長谷川恒雄, ほか：動詞の語幹が新造語だが, 語幹末音素と活用語尾は保たれていた流暢性失語の1例. 失語症研究 21(3)：206-215, 2001.
46) Seidenberg MS：Language acquisition and use；Learning and applying probabilistic constraints. Science 275：1599-1604, 1997.
47) 榎戸秀昭, 鳥居方策, 鈴木重忠, ほか：文法障害と系列運動障害の関連性について. 神経心理学 9(1)：57-64, 1993.
48) 榎戸秀昭, 三原栄作, 鳥居方策, ほか：著明な文法レベルの障害を呈した1例. 神経心理学 2(2)：174-484, 1986.
49) 榎戸秀昭：前頭前野と言語. 失語症研究 10(4)：239-243, 1990.
50) 榎戸秀昭：前頭葉と統辞. 失語症研究 11(2)：110-115, 1991.
51) 斉田比佐子, 藤原百合, 山本 徹, ほか：電文体発話を呈した右利き左中前頭回後部の小出血の1例. 失語症研究 14(4)：230-239, 1994.
52) 滝沢 透, 浅野紀美子, 森宗 勧, ほか：失文法を呈した非右利き症例. 神経心理学 14(3)：179-187, 1998.
53) 土橋三枝子, 竹内愛子：失語症者にみられた文法障害の検討；非右利き2症例の発話について. 聴脳言語学研究 12：135-145, 1995.
54) 長谷川啓子, 河村 満, 平山惠造：右大脳半球梗塞性病変による失文法. 失語症研究 12(3)：232-238, 1992.
55) 毛束真知子, 河村 満, 岸田修司：右半球病変による失文法症例の聴覚的理解. 失語症研究 15(3)：278-282, 1995.
56) 溝渕 淳, 河村 満, 長谷川啓子, ほか：右半球病変における格助詞障害の検討. 失語症研究 14(3)：161-169, 1994.
57) 田中春美, 立花久大, 中野恭一, ほか：左利き右半球損傷で典型的な失文法を呈した1例. 神経心理学 4：67-73, 1988.
58) 松田 実, 鈴木則夫, 生天目英比古, ほか：両手利き右半球損傷による流暢性失文法失語. 神経心理学 13(2)：137-144, 1997.
59) 遠藤美岐, 三谷洋子, 森 悦郎, ほか：失文法を主症状とする右利き交叉性失語の1例. 失語症研究 5：887-792, 1985.
60) 堀田牧子, 竹内愛子：交叉性失語における失文法；2症例の比較検討. 音声言語医学 33：256-264, 1992.
61) 竹内愛子, 河内十郎, 河村 満, ほか：右利き交叉性失語における失文法の検討. 失語症研究 6(2)：1099-1110, 1986.

11 象徴機能の障害

▶はじめに◀　失語症の世界を理解しようとするときに、言葉の通じない外国に行った場合に例えられることがよくある。言葉で通じなければ身振り手振りで、あるいは絵を描くなどして伝えようとするだろう。失語症者はまさにそれと同じ状況におかれているのだという。確かに身振りや絵でうまくコミュニケーションできるような失語症のケースもある。しかし、特に重度の場合、言葉だけでなく身振りや絵などでの表現も含めうまく意思を伝えることができなくなっているケースが多いように思われる。失語症は本来、音声言語の障害であるはずなのに、なぜこのような非言語的なコミュニケーションまでも困難になるのだろうか？　このような問いは"象徴機能"の障害という視点から検討されてきた。

言葉には物事を一般化して表現する働きがある。その点で言葉は単に物に貼り付けられたラベルではない。例えば、「カップ」という言葉は目の前にあるこのカップだけでなく、他のカップに対しても用いられる。「カップ」という音声は実在する個々のカップとではなく、カップについて心の中にもっている一般的なイメージ、すなわち表象に結びついている（図1）。それが意味である。言葉や身振りや絵などはこの表象を代理し、意味を伝えるための道具となる。心理学的にはこのように表象を代理して表現する働きを担うものを象徴と呼び、象徴によって意味を伝える心的機能のことを象徴機能と呼んでいる。

言葉や表現の発達はこのような象徴機能の働きを土台としている、という見方が発達心理学では一般的に受け入れられている。言葉も身振りや描画による表現も共通の認知基盤のうえに成立すると考えるわけである。では、このような心理学的な構成概念である「象徴機能」は神経学的な根拠をもっているのだろうか？　身振りや描画などの非言語的な象徴行動の障害は失語症とともによく現れることが観察されているが、これらの障害の発生機序について神経心理学的には次の3つの可能性が考えられる。

1. 失語症は象徴機能の障害によって生じ、非言語的な象徴行動の障害を常に伴う。
2. 非言語的象徴行動の障害は失語症全体と関

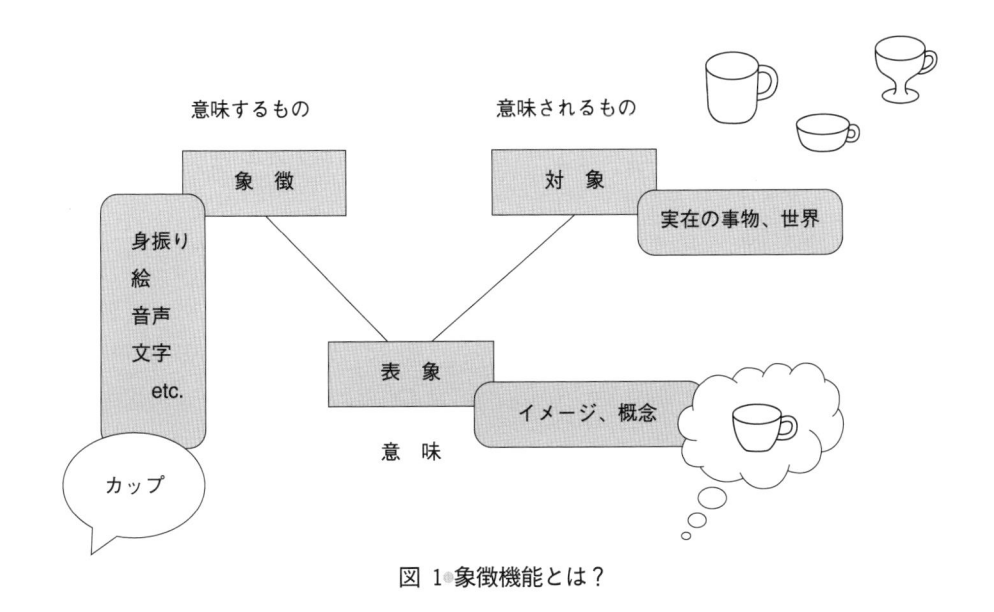

図 1●象徴機能とは？

係しているわけでなく、一部の失語症状とだけ関係する。つまり失語症状と非言語症状のある側面のみが共通の障害機序をもつ。
3. 失語症と非言語的象徴行動障害は疾患単位として独立しており、非言語症状はたまたま失語症に合併して現れるに過ぎない。

本稿では、失語症における非言語的な象徴行動障害の問題を扱った諸研究の知見を展望し、その障害機序について考えてみたい。

I 失語症と非言語的象徴行動障害の諸相

1. 問題

失語症に話し言葉や書き言葉の障害以外の症状がよく伴うことはかなり古くから知られていた。例えばFinkelnburg(1870)は、十字を切れなくなった敬虔なカトリック教徒、譜面を読んで演奏することができなくなったバイオリニスト、貨幣の価値がわからなくなったビジネスマンなどの失語症例を報告している。Finkelnburgはこれらのケースが示す問題は音声言語のみに留まらず、学習された記号の使用全般に及んでいることから、このような病態は"失語"よりもむしろ"失象徴"と呼ばれるべきであると提言している。失語症に伴うこうした症状はその後もさまざまな角度から報告されてきた。例えば、病前に本人がよく知っていたはずの物の絵が描けなくなる(Head, 1926)、さまざまな色調の毛糸の中から同系色のものを集めるようなカテゴリー分類ができなくなる(Gelb & Goldstein, 1924)などである。Headは失語症を「象徴の形成と表現の障害」と考え、Goldsteinは健忘失語の呼称障害は「範疇的態度の障害」によって生じると考えた。

失語症とともによく観察されてきたこれらの問題に対し、1960年代以降、神経心理学的な研究がさまざまな視点からなされるようになった。本稿では、失語症者における非言語的な象徴行動の障害として研究されてきたテーマを、①パントマイム、②描画、③分類、の3領域にまとめ、以下に概説する。

2. パントマイム

失語症者の身振りの問題については今日までさまざまな検討がなされてきた。特にパントマイムに関して多くの研究がある。パントマイムとは、例えば指で輪の形を作り飲むふりをしてコップを表現するような、事物の形態的・機能的な特徴を描写する身振りのことをいう。ここでは失語症者のパントマイムに関する研究を紹介する。

失語症者のパントマイム障害について最初に系統的な研究をしたのはGoodglassら(1963)[1]であった。その結果から、彼らは失語症者のパントマイム表出障害は象徴機能のようなレベルの問題によるのでなく、失行によるものと結論づけている。これに対し、Duffyら(1981)[2]のように失語症者はパントマイム表出面のみならず理解面でも問題があることを根拠に、パントマイム障害は象徴機能障害によるとする見解もある。Wangら(1992)[3]はパントマイム障害は基本的には失行によるものの、その一部は象徴的要因から生じる可能性もあることを示唆している。諸研究の知見を表1にまとめた。

失語症者にみられるパントマイム障害は失行要因のみでなく、象徴的要因に由来する問題をも含む可能性があることを、藤野ら(1990b)[7]は失行を伴う重度失語症例の検討の中で指摘した。例えばコップの絵を見せて、身振りで表すよう求めてもできないが、「これでどうしますか?」と問いかけるとできたというエピソードを挙げ、これは事物の用途に注目させるだけでパントマイム表出が可能となったことを意味すると解釈している。このようなタイプの手がかりが有効であることは、このケースのパントマイム障害が動作レベルの問題だけから起こっているのでなく、対象のもつどのような特徴を表現するか、という認知レベルの問題にもかかわっていた可能性を示唆するものといえる。

失語症自体が複数の情報処理系におけるさまざまなレベルの障害が複合した症候群であることを考えれば、すべての失語症者において一様なパントマイム障害がみられないことはむしろ当然のことといえるかもしれない。パントマイム障害が失語症に伴いやすいのは、失語症は多様な機能モジュールが関与する症候群であり、そのモジュー

表 1 失語症者のパントマイムに関する諸研究

●失語とパントマイム障害には共通の障害機序があることを示唆する知見
- 失語症においてはパントマイム理解力が低下する。
  （Duffyら，1975；Gainottiら，1976）
- パントマイム理解力は聴覚的言語理解力と関係する。
  （Duffyら，1975；Gainottiら，1976；Netsuら，1984）
- パントマイム理解力はパントマイム表出力と関係する。
  （Gainottiら，1976；Duffyら，1981[2]）
- パントマイム表出力は音声言語表出力と関係する。
  （Duffyら，1981[2]；Netsuら，1984）
- 失語の因子を除外するとパントマイム障害と失行の関係は弱まる。一方、失行の因子を除外しても、パントマイム障害と失語の関係はわずかしか影響を受けない。
  （Duffyら，1981[2]）

●失語一般とパントマイム障害とは独立していることを示唆する知見
- 失語症の重症度とパントマイム表出力とは関係しない。パントマイム表出の障害は失行によって生じる。
  （Goodglass & Kaplan，1963[1]）
- パントマイム表出力と理解力は言語能力よりも動作模倣能力に強く関係する。パントマイム障害は基本的に行為のレベルの障害である。
  （Wang & Goodglanss，1992[3]）
- パントマイム理解力は聴覚的言語理解力よりもむしろ読解力と関係する。
  （Varney，1982；黒田ら，1994[4]）
- すべての失語症者で失語の程度に応じたパントマイム障害がみられるわけではない。重度の失語症でもパントマイムが良好なケースが存在する。
  （Daniloffら，1982；Varney，1982；Christopoulou，1985；藤野ら，1990a[5]；竹内ら，1991[6]）

ルの一部はパントマイムを実行するシステムにおいても共有されるため、と考えるのが妥当ではないだろうか。

3．描画

失語症者の描画や造形に関する能力についてもかねてから注目されてきた。Bay(1962)は粘土でキリンを作成する課題で、動物らしい形におおまかには作れるが、長い首や細い足などのようなキリンらしい体の特徴を表せない失語症者の例を挙げ、失語症における描画や造形の障害は、単に絵が描けない、形が作れないという問題でなく、対象のもつ本質的な特徴を表現できない、ということに問題があると指摘している。

失語症者の描画の問題はGainottiら(1983)[8]が系統的に研究している。それによると、失語症者は事物の絵を記憶のみによって描くことに困難を生じる。模写はできることからこの問題は構成失行によっては説明できないという。さらにこの描画の障害は語彙の意味障害と関係することを指摘している。藤野ら(1991)[9]が報告したヘルペス脳炎によって語義失語を発症し、健忘失語に移行した一症例はGainottiらの説を裏づけるケースといえる。対象症例に何も見ずに家の絵を描くよう求めると図2の左のような絵を書いた。次にモデルの絵を見せ模写させると右のような絵を描くことができた。模写では細部まで正確に描けているにもかかわらず、自発画ではドアや窓のような家の基本的な特徴を描くことができていない。本症例は呼称障害と分類の障害も同時にみられ、事物の特徴を抽出し、統合する機能の困難が言語的な側面とともに非言語的な側面にも現れたケースと考えられた。

失語症状と描画能力との間には必ずしも一貫した関係があるわけではなく[4,10]、重度の失語症にもかかわらず、描画能力の良好に保たれたケースも報告されている[11]。パントマイムの場合と同様、すべての失語症者が描画の困難を示すわけでなく、失語症一般と描画障害とを単純に結びつけることはできないだろう。しかし、Gainottiらの見解のように、失語症のある側面と描画障害のある側面とが共通の機序によって発生している可能性はあると考えられる。今後さらに検討されるべき課題であろう。

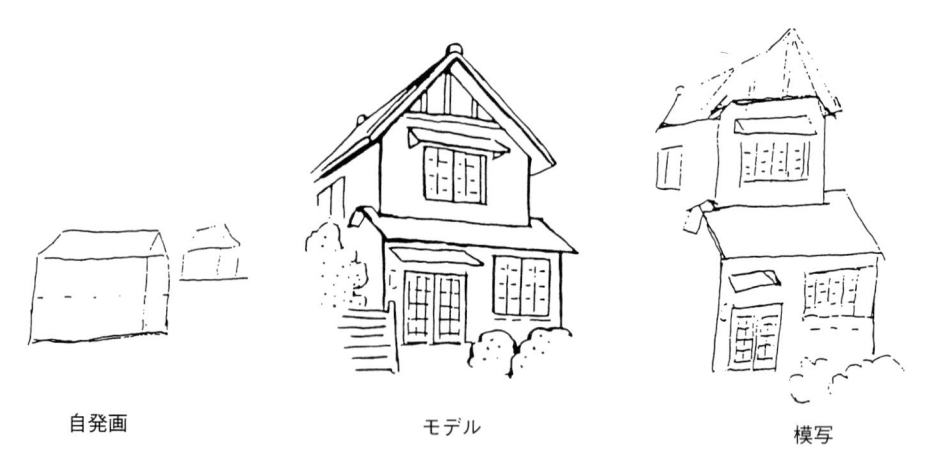

図 2 ● 健忘失語の一症例における「家」の描画
(モデルの絵は「失語症の言語治療」医学書院・付録絵カードより転載)

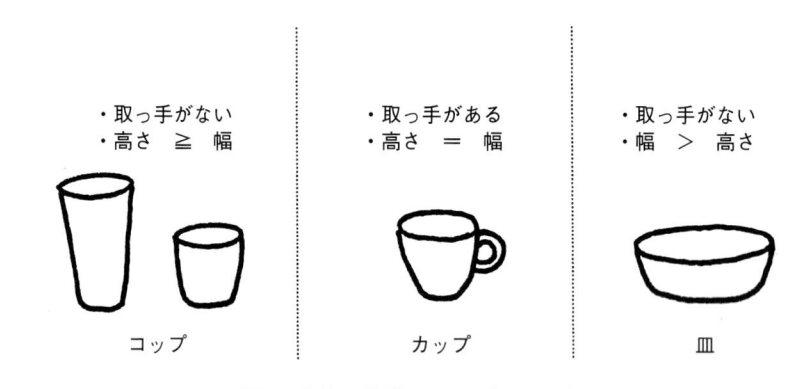

自発画　　　モデル　　　模写

・取っ手がない　　・取っ手がある　　・取っ手がない
・高さ ≧ 幅　　　・高さ ＝ 幅　　　・幅 ＞ 高さ

コップ　　　　カップ　　　　皿

図 3 ● 事物の特徴とカテゴリー判断

4．分類

　象徴機能と呼ばれる心的機能の核となるものについて考えると、事物の特徴を抽出・分析し、統合する働きが重要な役割を果たしていると考えることができる。例えば、図3のような器らしきものが描かれた絵を見て、それを名づける課題があるとする。その場合、取っ手の有無や高さと幅の比率などに注目し、その情報を集め総合して、それが「カップ」なのか「コップ」なのか「皿」なのかの判断がなされ、それに応じた名称が選ばれる。すなわち対象を決定づけるどのような特徴に注目するかがポイントとなる。また、ジェスチャーで表現する場合、取っ手を持って飲む動作をすればカップをそれらしく表すことができる。絵で表現する場合には、取っ手を付け高さと幅を同じくらいのサイズにして器を描けば、カップらしく描くことができる。「何」を「どのように」表現すれば対象を最も正確に表現できるかの問題である。このような事物の特徴の抽出・分析と統合における障害が根底にあると考えると、失語症状とパントマイムや描画の障害の問題を統一的に説明することが可能となる。

　このような能力を評価するための方法として種々の分類課題が考案されてきた。Whitehouseら(1978)[12]は失語症者に対し、カップの絵を原型とし、高さと幅の比率や取っ手の有無をさまざまに組み合わせた絵を提示し呼称させる課題を実施した。その結果、失名詞失語においては適切な呼称ができなかった。また、Caramazzaら(1982)[13]は同様の材料を使い分類課題を実施したところ、流暢型失語においては、適切なカテゴリー判断と名称の選択ができなかった。これらの研究は、ある事物がどのカテゴリーに属するかを決定する情報を収集・分析し、その情報に基づいて事物を同定することの困難が呼称障害の要因となる可能性

を示唆するものであった。Gainottiら（1986）[14]は失語症における分類の困難は意味と語彙の統合の障害に関係すると指摘している。

5．失語症と非言語的象徴行動障害との関係

失語症全体が象徴機能障害のようなグローバルな障害から説明できる、とする考え方に対しては反証データが多数集まっており[15]、この説は今日ではほとんど説得力をもたない。

これに対し、言語とパントマイムや描画などの非言語的行動とは大脳の機能局在が近接しているため、損傷が同時に起こりやすいのだと考える説がある[16]。この考え方によると、失語症と各種の非言語的象徴行動の障害は基本的に独立している。しかし、もしそうであるとするなら、言語症状をまったく示さず、非言語的な領域でのみ明白な障害を示すようなケースが存在するはずだが、そのようなケースは報告されていないという反論[17]もある。

このように失語と非言語的象徴行動との関係を全面的に否定する見解に対し、失語症状の一部は非言語性の症状と関係しているとする説がある。例えば、Gainotti（1988）[17]は非言語的象徴障害と密接に結びついているのは失語症にかかわる要因の一部分だけであり、それは語彙の意味障害であると主張する。音韻処理や統語処理は音声言語機能に特異的なモジュールであるが、意味処理のある側面はモダリティの特異性を超え、パントマイムや描画や分類などのような非言語的な活動にも共有されるという考え方である。

失語と非言語的象徴障害とはまったく独立しているとする説と共通の機序をもつとする説のいずれか一方を選び、他を捨て去るに足る十分な証拠はまだ出揃っていない。今後さらに検討の余地のある問題である。

II まとめと臨床への示唆

失語症者において身振りや描画などの非言語的な伝達行動の障害はよくみられるが、すべての失語症者でそれらの能力が同様に、また言語障害と同程度に低下しているわけではない。そして、身振りや描画は言語障害に比べ残存しやすく、言語に比べシンプルな行動でもあることから、コミュニケーション能力拡大のため、大いに活用されるべきとの見解もある[18]。訓練による代替コミュニケーション手段獲得の成果についてはそれほど多くを期待することができないという悲観論もある[19]が、身振りや描画は今日、実用コミュニケーション能力訓練に活用され、一定の成果も報告されている[20]。適切な評価とコミュニケーション支援のためには、失語症とともによくみられる非言語的な象徴行動障害の特徴を正確に理解しておくことが重要であろう。

（藤野　博）

文献

1) Goodglass H, Kaplan E：Disturbance of gesture and pantomime in aphasia. Brain 86：703-720, 1963.
2) Duffy RJ, Duffy JR：Three studies of deficits in pantomimic expression and pantomimic recognition in aphasia. Journal of Speech and Hearing Research 46：70-84, 1981.
3) Wang L, Googglass H：Pantmime, praxis, and aphasia. Brain and Language 42：402-418, 1992.
4) 黒田喜寿，平野理子，宮崎眞佐男，ほか：失語症者の非言語性象徴機能障害について．失語症研究 14：147-152, 1994.
5) 藤野　博，岩倉稔子，渋谷直樹：self-generated cueとしてのジェスチャー；1失語症例の報告．音声言語医学 31：11-19, 1990 a.
6) 竹内愛子，高橋正，萩生正彦，ほか：重度失語症者の非言語性象徴障害．音声言語医学 32：216-226, 1991.
7) 藤野　博，岩倉稔子，渋谷直樹：失行を伴った1重度失語症例のジェスチャー獲得過程．聴能言語学研究 7：34-42, 1990 b.
8) Gainotti G, Silveri MC, Villa G, et al：Drawing objects from memory in aphasia. Brain 106：613-622, 1983.
9) 藤野　博，岩倉稔子，渋谷直樹：いわゆる「範疇的態度」の障害による健忘失語の一症例．失語症研究 11：230-236, 1991.
10) 堀田牧子，竹内愛子，中西之信，ほか：重度失語症者の描画能力の検討；"重度失語症検査・試案"による分析．聴能言語学研究 13：65-72, 1996.
11) Hatfield G, Zangwill O：Ideation in aphasia：the picture story method. Neuropsychologia 12：389-393, 1974.
12) Whitehouse P, Caramazza A, Zurif E：Naming in aphasia；interacting effects on form and function. Brain and Language 6：

63-74, 1978.
13) Caramazza A, Berndt RS, Brownell HH：The semantic deficit hypothesis；perceptual parsing and object classification by aphasic patients. Brain and Language 15：161-189, 1982.
14) Gainotti G, Carlomagno S, Craca A, et al：Disorders of classificatory activity in aphasia. Brain and Language 28：181-195, 1986.
15) 河内十郎：失語の象徴機能障害．失語症研究 10：118-126, 1990.
16) Vignolo L：Non-verbal conceptual impairment in aphasia. Handbook of Neuropsychology, Boller F, Grafman J(eds), Elsevier Science Publishers, Baltimore, 1989.
17) Gainotti G：Nonverbal cognitive disturbance in aphasia. Contemporary Reviews of Neuropsychology, Whitaker HA(eds), Springer, New York, 1988.
18) Davis GA, Wilcox MJ：失語症言語治療への対話構造の導入．失語症言語治療の理論と実際、横山　巌，川内十郎(監訳)．創造出版，東京，p 177-203, 1984.
19) Kraat AW：Augmentative and alternative communication；does it have a future in aphasia rehabilitation? Aphasiology 4：321-338, 1990.
20) 綿森淑子：失語症に対する治療的アプローチ；実用性重視アプローチを中心に．リハビリテーション医学 28：44-54, 1991.
＊引用した他の文献については 15)16)17)などの総説を参照のこと

12　失構音/発語失行/アナルトリー

I　失構音/発語失行/アナルトリーとは

"失構音"、"発語失行"、"アナルトリー"という用語は、臨床上ほぼ同義に用いられている。本稿ではそれらを区別せず、並列して論じることにする。"失構音/アナルトリー(anarthrie または pure anarthria)"とは、「運動性失語に重畳するような、あるいは運動性失語の一部を構成する、発話の障害」(平山, 1994)[1]を指して用いられる用語である。言語聴覚障害学においては、"発語失行(apraxia of speech)"という用語が広く用いられている。これは、「話す」モダリティに限定された純粋型の障害であり、すべてのモダリティにわたる言語機能の障害である失語とも、発話運動にかかわる神経・筋系の障害である運動障害性構音障害(dysarthria)とも異なる高次の発話運動障害と考えられている。実際には、失語に伴って生じることが圧倒的に多いが、失語を伴わず孤立しても生じうる障害(純粋発語失行)である。

ほぼ同一の症候を指す用語に、Broca の"aphémie(アフェミー、失構語、語啞性失語)"をはじめとして、"ataktische Aphasie(失調性失語)"、"subcorticale motorische Aphasie(皮質下性運動失語)"、"aphasie motrice pure(純粋運動失語)"、"le syndrome de désintégration phonétique(音声学的解体症候群)"、"peripheral motor aphasia(末梢性運動失語)"、"pure word dumbness(純粋語啞)"、"cortical dysarthria(皮質性構音障害)"などさまざまなものがある(大東, 1981；吉野, 1994)[2,3]。これらの名称は、症候の概念・解釈をめぐる議論を反映しており、それらに応じて定義も多様であるにもかかわらず、ほぼ同じ症候を記述しているものと考えられる。

症候概念を理解するうえでは Darley による"発語失行"の定義がわかりやすいと思われるので引用すると、「脳損傷の結果、音素の随意的産生のために構音筋群の positioning と筋運動の se-quencing を program する能力が損なわれたために生じる構音の障害」である。dysarthria(構音障害)とは「構音筋群は反射や自動的行為に使われるときははっきりとした筋力低下、速度低下、協調運動障害を示さない」点で区別される。Darley はまた「プロソディの変化が構音の問題に伴って現れることがあるが、おそらくその代償であろう」と述べている。

一方、実際に臨床家が"発語失行"を診断する際の拠りどころは、Darley ら(1975)[4]による発語失行の記述的特徴であった。これらの多くは、純粋発語失行ではなく発語失行を伴う Broca 失語患者の示す症候に基づく知見であり、分析方法にも問題があったため、その後初期の知見とは矛盾するものが出てきた(吉野, 1994)[3]。例えば、誤りのタイプとしては置換より歪みの方が多いこと、誤りの一貫性についてはいつも誤りがちな音・音脈がある一方でその時々により誤りの有無・誤り方が異なるという一貫性と変動性の両面があること、などである。

一般には、Wertz ら(1984)[5]が"発語失行"の中核症状としてまとめた次の4項目が、"発語失行"の診断基準として欧米ではよく用いられているようである。すなわち、①努力と試行錯誤と探索を伴う構音動作と自己修正の試み、②正常なリズム・強勢・イントネーションの範囲とは思われないプロソディ異常、③同じ発話を繰り返し産生するときの構音の一貫性の欠如、④発話開始の困難、の4項目である。ここではプロソディ障害が発語失行の中核症状として扱われていることを指摘しておきたい。

McNeil ら(1997)[6]は、膨大なレビューに基づいて"発語失行"に現代的定義を与えている。それによれば、発語失行は発話産生における音声学的・運動的障害であり、それは意図した動作を実現するために音韻論的構造を運動学的パラメータに変換することがうまくいかないために生ずる。それは構音器官内・間の時間的・空間的、分節的・

プロソディ的乱れをもたらし、その結果、子音・母音の持続時間、音・音節・語の間の時間の増大が生じる。これらの乱れは、音の置換、ストレスの誤配置、その他のプロソディ異常として知覚される。誤りは、部位のうえでは比較的一貫し、タイプのうえでは変動するとされる。「音韻論的」障害ではなく「音声学的」障害としている点で、この定義は明確である。

実際によくみられる発話症状としては、置換、歪み、省略、付加、努力性・試行錯誤的探索行動、遅い発話、過剰かつ平坦な強勢、繰り返し、一貫性のない誤り、ところどころみられる誤りのない発話などが挙げられる。一方、重度の発語失行患者については、重度の失語を伴うことが多いので記述が困難である。諸理由から記述研究の対象外とされているので、重度の発語失行の発話特徴はめったに記述されない。したがって上記のような発語失行の記述特徴は当てはまらないことが多い。臨床的には、「発話がまったくない」か「限られたレパートリーの音からなる有意味または無意味の再帰性発話」であることが多く(Rosenbek, 1978)[7]、発声失行を伴うことも多いとされる。

また失構音/発語失行/アナルトリーは発症からの時間経過により症状が変容することについても多くの臨床家は認識しているが、そのことが明確に記されている教科書は意外に少ない。例えばRosenbekら(1984)[8]は、急性期における発語失行には2群があり、流暢でジャルゴンを発するが発話量は限られている一群と非流暢でほとんど発話のない一群とがあり、急性期に無言症を呈する患者については時間経過を待たないと正確な言語病理学的診断はできないとしている。松田ら(2005)[9]は、(アナルトリー以外の口頭言語症状を伴わない)"純粋語啞"を呈した10症例の全例が発症初期(2日～2週間)には完全語啞(「あー」「うー」といった発声のみ)であったとしている。さらに、発話の困難さに対する本人の意識や対処の仕方が発話症状に影響を与える可能性も大いにある。吉野・河村(1993)[10]は純粋発語失行症例におけるプロソディ障害の変化を、吉野(2005)[11]は失語を伴う発語失行症例における発話症状の変型と変容を報告し、時間経過や障害に対する本人の意識や対処の仕方と関連づけて考察を加えている。

II 失構音/発語失行/アナルトリーの解剖学的基盤

失構音/発語失行/アナルトリーの責任病巣としては、今のところ優位半球中心前回下部皮質・皮質下が最も有力である(吉野, 1994；松田ら, 2005；大東, 2005)[3)9)12]。

優位半球中心前回下部皮質は、外表面のほとんどがBrodmannの6野、すなわち運動前野に相当する。この領域は、感覚情報と関連した運動出力の組織化および複雑な複合動作系列のプログラミングを担うと考えられている(Square, Martin, Bose, 2001)[13]。

一方、中心前回の最後端に当たる中心溝の中に埋まり込んだ皮質がBrodmannの4野、すなわち一次運動皮質に相当する。この領域は、運動の遂行と分別運動のための遠位部筋群の賦活を担うと考えられ、障害されると一側上位運動ニューロン性(Unilateral Upper Motor Neuron；UUMN)構音障害が生じる。したがって発語失行というよりは構音障害の特徴が強くなる。内包病変も運動皮質からの投射路に当たるので、UUMN構音障害をもたらす。実際の失語症例ではこれらの領域の病変を伴うことが多いので、構音障害的特徴を併せ持つことになる。

病変が中心溝を越えて中心後回に及ぶと、Brodmannの3、1、2野になり、体性感覚一次皮質および体性感覚連合野に相当する部位になる。この領域は、発語器官の体性感覚・運動感覚とともに複雑な運動の系列化も担うと考えられている。しかしながらこの領域の孤立病変による発話障害例はほとんど報告されていない。

補足運動野(これもBrodmannの6野)は、動作の開始、運動出力の評価、運動の系列化、内的に生成された運動行動の組織化と準備を担うと考えられている。補足運動野と外側運動前野やBroca野との連絡線維の損傷からも補足運動野病変と類似した症状が生じると考えられる。発語失行の中核症状の1つとしてWerzら(1984)[5]が記載した「発話開始の困難」は、このシステムの病変から生じる可能性もある。

最近では左島の中心前回が発語失行の責任病巣であるとの説もある(Dronkers, 1996)[14]。その他、大脳基底核、Broca野直下白質、帯状回などが発

話に影響する可能性が指摘されており、実際の症例はさまざまな発話運動障害の複合体と考えられる。これらが失語の音韻論的障害と組み合わさるとさらに症状は多彩になると思われ、発症からの経過時間や障害への個人の反応によっても変化する可能性がある。

　Squareら（1994）[15]は、"失語に伴う神経運動性発話障害（neuromotor speech disorders）"の神経解剖学的・生理学的基盤に関する研究を概観して、「われわれが"発語失行"と呼んできた障害は単一次元の障害とは限らず、むしろ異質な集合からなるもので、主要症候もそれぞれ異なる可能性がある」と述べている。おそらく臨床でわれわれが遭遇する障害はこれらさまざまな病変部位が重なる複合障害が普通であろう。

III 失構音／発語失行／アナルトリーの純粋例

　失構音／発語失行／アナルトリーの症状を理解するために、純粋例を呈示する（吉野ら、1993）[10]。症例は、発症時21歳の右利き女性である。亜急性細菌性心内膜炎で入院中に脳内出血を発症し、言語障害と右不全片麻痺を呈した。意識障害がないにもかかわらず発症後1カ月間は発話がほとんどなく母音の復唱も不可であったが、周囲の言うことはよく理解していた。その後徐々に片言の会話が可能になり、発症3カ月後に筆者の勤務していた病院にリハビリ目的で転入院した。

　MRIでは、左中前頭回後部を中心に左中心前回中・下部に進展する病変が認められた。入院時の標準失語症検査（SLTA）で話す側面のみに成績低下が認められ、音の歪み・置換、発話開始の遅れ、速度低下、自己修正、探索行動が著明であった。発話器官の運動麻痺および失行はごく軽度に認められたが、本症例の著しい構音の誤りを説明するに足るものではなかった。

　声は、声量・発声持続・声質とも正常である。後述する負荷発話試験において、単音節の繰り返しではほぼ正常な速度・リズムを示すのに対して、3音節の繰り返しでは開始の障害、構音の歪み、速度の遅れ、大きさの乱れがみられ、困難が大きい。本症例の発話をVisi-Pitchで分析した結果を図1に示す（平山、1994）[1]。

　聴覚印象による分節音の誤りのタイプとしては歪みが最も多く、歪んだ置換、置換がそれに続き、付加・省略は少なかった。プロソディ面では、発話のメロディーは保たれていたが、発話速度の低下・音節の分離・分節音の引き伸ばしが著明であった。なお音節の分離と分節音の引き伸ばしを比較すると、初期には音節の分離が多かったが、発症9年後には分節音の引き伸ばしが多くなり、障害への本人の対処を反映する結果と思われた。

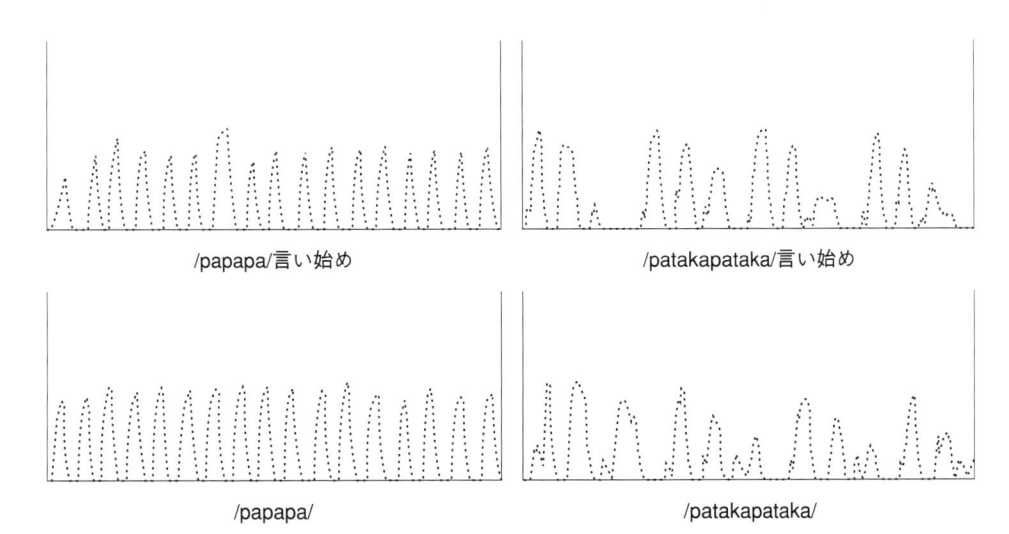

図1 純粋発語失行症例における単音節/pa/の繰り返しおよび3音節/pataka/の繰り返しのVisi-Pitchによる分析結果
X軸は時間（2秒）、Y軸はintensityを示す。上段は言い始め部分、下段はそれに続く部分である。

Ⅳ 評価・鑑別診断

1. 検査法

自発話の観察、負荷発話試験、失語症検査を行う。

❶自発話の観察

自発話は、問診や会話の中で、声・構音・プロソディ(韻律的特徴)の観察を行う。プロソディとは、分節音のみに限定せずある音声連鎖にわたってみられる音声的現象を示し、音の長さ、音の強さ、音の高さ、リズムなどの要素がある。発話速度、断綴性(音節の途切れ)なども含まれる。

❷負荷発話試験

負荷発話試験は、①母音の引き伸ばし(「アー」をできるだけ長く伸ばして言う)、②単音節の繰り返し(「パパパ…」、「タタタ…」、「カカカ…」をできるだけ速く言う)、③3音節の繰り返し(「パタカパタカ…」をできるだけ速く言う)、を行う。①では発声持続の特徴、声質、声量などをみる。②では、主要な構音器官の交互反復運動の速さ・正確さ・リズムをみる。③でも、速さ・正確さ・リズムをみるが、異なる構音器官を順次に用いるので②より高位の神経機構が関与する。

❸失語症検査

失語症検査は、話す・聞く・読む・書く・計算能力を総合的に検査するが、もし施行できない場合は少なくとも指示理解、書字能力を調べ、可能なら呼称、復唱、音読も調べる。

2. 鑑別診断

失構音/発語失行/アナルトリーは、前述のようにそれ自体多様な症候である可能性に加えて、実際にはdysarthriaや失語を合併する場合がほとんどであること、合併する失語の有無や重症度によって実際の症状の様相がかなり異なることにより、鑑別診断には高度の技術を要する。

構音障害(dysarthria)では、声になんらかの異常が現れる。すなわち、声量低下・変動、発声持続時間の短縮、声質の変化(気息性、粗糙性、努力性、無力性)である。これに対して失構音/発語失行/アナルトリーでは普通、声には異常がみられず、声質・声量・発声持続とも正常である。但し病初期や非常に重度の場合、発声も随意的にはできないことがある。

構音・プロソディは、dysarthriaでも失構音/発語失行/アナルトリーでも異常が現れるが、失語では異常がないのが普通である。失構音/発語失行/アナルトリーにおける構音の誤りは歪みや置換が多く、誤り方に一貫性効果(同じ音や語をいつも誤る傾向)と変動性効果(同じ語、語の位置で、そのときにより誤り方が異なる傾向)がともに認められる。dysarthriaはタイプにより誤りの一貫性が高いもの(麻痺性)と一貫性が乏しいもの(失制御性)とがある。

dysarthriaでは、単音節の繰り返しで構音の速さ・正確さ・リズムのどれかに異常が必ず現れるのに対して、純粋失構音/発語失行/アナルトリーでは、単音節の繰り返しで開始時つまずきがあってもいったん繰り返しが可能になると正常な速度・正確さ・リズムになる。これに比べて3音節の繰り返しは失構音/発語失行/アナルトリーでは非常に困難である。運動失調性構音障害では3音節の繰り返しで、はじめは可能でも続けるに従いリズムが乱れ不正確になるのが特徴である。なお失語でも伝導失語などではこの3音節の繰り返しが困難になる。

失語では、失語症検査で、聞いて理解する能力、話す能力、読んで理解する能力、書く能力のすべての側面にわたって障害が現れる。失構音/発語失行/アナルトリーとdysarthriaでは、理論的には話す側面にのみ障害が現れる。失構音/発語失行/アナルトリーと失語が合併した場合、軽度および中等度の失構音/発語失行/アナルトリー患者については重度の失語がない限り、診断は比較的容易である。Wertzら(1984)[5]の"発語失行"の4症候、すなわち、①努力と試行錯誤と模索を伴う構音動作と自己修正の試み、②正常なリズム・強勢・イントネーションの範囲とは思われないプロソディ異常、③同じ発話を繰り返し産生するときの構音の一貫性の欠如、④発話開始の困難、をもとに失構音を診断すればほぼ間違いない。但し筆者は、④については超皮質性運動失語の症状でもあり、失構音/発語失行/アナルトリーとは別の発話発動性にかかわる障害と考えている。

一方、重度の失構音/発語失行/アナルトリー患

者については、先にも述べたように、文献上の記述特徴は当てはまらないことが多い。臨床的には、発話がまったくないか、限られたレパートリーの再帰性発話や偶発語、反応的発話のみであることが多く、発語器官の失行を伴うことも多い。

▶**おわりに**◀ リハビリテーションの具体的方法については、本書の姉妹版である「よくわかる失語症セラピーと認知リハビリテーション」に詳述した(吉野, 2008)[16]ので本書では割愛する。

失構音/発語失行/アナルトリーの生ずるメカニズムについても回復のメカニズムについてもまだわかっていないことが多い。セラピストはいろいろな教科書に書かれていることを鵜呑みにせず、治療効果を絶えず検証しながら個々の患者に最も適した方法を探るべきであろう。

(吉野眞理子)

文献

1) 平山惠造：構音障害と失構音；神経学的視点から．脳と神経 46：611-620, 1994.
2) 大東祥孝："Apraxia of Speech"；その術語についての再検討．精神医学 23：1041-1046, 1981.
3) 吉野眞理子：発語失行(apraxia of speech)．神経研究の進歩 38：588-596, 1994.
4) Darley FL, Aronson AE, Brown JR：Motor speech disorders. Saunders, Philadelphia, 1975.
5) Wertz RT, LaPointe LL, Rosenbek JC：Apraxia of speech in adults；the disorder and management. Grune & Stratton, Orlando, 1984.
6) McNeil MR, Robin DA, Schmidt RA：Apraxia of speech：definition, differentiation, and treatment. Clinical management of sensorimotor speech disorders, McNeil MR(ed), p 311-344, Thieme, New York, 1997.
7) Rosenbek JC：Treating apraxia of speech. Clinical management of neurogenic communicative disorders, Johns DF(ed), p 251-310, Little, Brown & Company, Boston, 1978.
8) Rosenbek JC, Kent RD, LaPointe LL：Apraxia of speech；an overview and some perspectives. Apraxia of speechi physiology, acoustics, linguistics, management, Rosenbek JC, McNeil MR, Aronson AE(eds), p 1-72, College-Hill Press, San Diego, 1984.
9) 松田 実, 鈴木則夫, 長濱康弘, ほか：純粋語唖は中心前回症候群である；10例の神経放射線学的・症候的分析．神経心理学 21：183-190, 2005.
10) 吉野眞理子, 河村 満：純粋発語失行症例における発話の経時的検討．聴能言語学研究 10：110-119, 1993.
11) 吉野眞理子：発語失行はなぜわかりにくい；障害の多様性，症状の変型と変容の視点から．神経心理学 21：191-199, 2005.
12) 大東祥孝：「アナルトリーの責任病巣」再考．神経心理学 21：146-156, 2005.
13) Square PA, Martin RE, Bose A：Nature and treatment of neuromotor speech disorders in aphasia. Language intervention strategies in adult aphasia and related neurogenic communication disorders, 4th ed, Chapey R(ed), p 847-884, Williams & Wilkins, Baltimore, 2001.
14) Dronkers NF：A new brain region for coordinating speech articulation. Nature 384：159-161, 1996.
15) Square PA, Martin RE：The nature and treatment of neuromotor speech disorders in aphasia. Language intervention strategies in adult aphasia, 3rd ed, Chapey R(ed), p 467-499, Williams & Wilkins, Baltimore, 1994.
16) 吉野眞理子：発話．よくわかる失語症セラピーと認知リハビリテーション，鹿島晴雄，大東祥孝，種村 純(編), p 208-215, 永井書店, 大阪, 2008.

13 小児失語症

▶はじめに◀　小児失語症の定義はさまざま（表1）だが、共通の定義では言語発達期にある小児や児童が大脳に損傷を受けた結果生じる失語症のことである(Ozzane & Murdoch, 1990)[1]。しかし、言語発達期とは何歳から何歳までの範囲であるかについては明確にはされていない。小児失語の報告例をみると、一般には2歳頃から13歳前後までに損傷を受け失語症が出現した例が多いが、その範囲が明確でないためか childhood aphasia という呼び方よりも aphasia in childhood（小児期の失語症）または aphasia in a child（小児における失語症）という表現が多くなっているように思える。

先天的に言語のみの発達が遅れている場合には失語症とは呼ばない。かつては先天性失語や発達性失語という呼び方も確かにあったが、混乱を招くものであろう。現在は医学界では SLI(Specific Language Impairment)、教育界では言語性学習障害などの呼び方があり、先天性失語や発達性失語という表現は、WHOの定義でもアメリカ精神医学界の定義にもまた、米国教育法、米国学習障害合同委員会にも日本の文部科学省の用語としても掲載されてはいない。

日本の小児失語の研究は成人の失語症に比べると大きく遅れている感がある。海外では1970年代に流暢型失語の報告が始まったのをきっかけに、それまでの伝統的な小児失語症の症状記載について の再検討が始まっていたにもかかわらず、日本ではいまだに伝統的な症状が教科書にも記載されているのが実情である。本稿では、伝統的な小児失語像とその後現在までに検討されてきた研究報告および検査法、改善などについて言及する。

I 伝統的臨床像（表2）

発症直後は無言、緘黙、非流暢性発話で発話量が少ない。構音の問題を有している。統語の誤りや電文体を呈する。言語理解力は大変よく保たれている(Lenneberg, 1967；Brown, 1976；Brown & Hecan, 1976；Hecaen, 1976；Ludlow, 1980)[2]-[6]。病巣と症状との対応関係は明確でない。語性、字性錯語が少ない、新造語やジャーゴン、語漏が観察されない。改善は早く、良好、ほとんど障害が残存しないこともある。右半球損傷による失語は珍しくない。というのが小児失語の伝統的臨床像であった。しかし、その臨床像は1970年代後半から大きく変化し始めている。

II 近年の捉え方

1978年に Woods と Teuber らが5歳のジャーゴン失語少年を発表して以来、次々に流暢型の小児失語症例が報告され始めた。Wernicke 失語、伝導失語(Martins & Ferro, 1987)、超皮質性感覚

表 1 小児失語の定義

Author	Year	Definition
McCarthy	1963	Childhood aphasia is language impairment occurring after language has been acquired in a normal manner
Alajouanine and Lhermitte	1965	Acquired aphasia in children is language disorganization resulting from focal cerebral lesions occurring during childhood
Hécaen	1976	Acquired aphasia in childhood refers only to disturbances of language due to cerebral lesions which have occurred after language acquisition
Carrow-Woolfolk and Lynch	1982	Acquired aphasia results from focal cerebral lesions occurring during childhood, as opposed to suspected injury occurring before or at birth
Miller, et al.	1984	Children...whose normal language-learning progress is disturbed as a direct result of neurological impairment are...acquired aphasics

(Ozzane and Murdoch, 1990 より引用)

表 2 小児失語の臨床像(1970年以前と現代との比較)

	伝統的臨床像	現代の臨床像
発話	発話量の減少、非流暢、緘黙から構音の問題ありまで電文体。	非流暢型発話に加えて以下に示す流暢型に相当する発話を認める。正常な発話の長さ、プロソディは正常。
聴覚的視解力	新造語、ジャルゴン、語漏はない。大きく保たれている	新造語、ジャルゴン、語漏を認める。軽度から重度までさまざま。
損傷部位	損傷部位と症状とは無関係	成人での損傷部位と症状との関係に類似。
改善	速い(急激)、完全にまで回復	長期にわたって改善する。完全には回復しない。学業の遅れ、言語機能障害の残存。回復は複数の要因(原因疾患、損傷部位、損傷の大きさ、ダイアスキーシス、合併する神経学的疾患など)に依存。
右大脳半球	右半球損傷による失語症はよくある	右利き右半球損傷による失語症は稀

表 3 流暢性失語症の病巣に関する文献

Type of aphasia	Number of cases	Handedness	Site of lesion
Jargon	1	R	F-T
Wernicke	12	R	F(n=2)
			T(n=8)
			P(n=1)
			T-P-O(n=1)
Transcortical sensory	8	R(n=4)	F-T-P(n=2)
		L(n=1)	T(n=1)
		?(n=3)	T-P(n=3)
			P(n=1)
			T-O(n=1)
Conduction	6	R	F-T-P(n=2)
			T(n=2)
			T-P(n=1)
			P(n=1)
Anomic	5	R	F(n=1)
			T(n=2)
			T-P(n=1)
			P(n=1)
Alexia without agraphia	1	R	T-O

(Paquier, ほか, 1996 より一部改編)

L=left ; R=right ; ?=information not provided ; F=frontal ; T=temporal ; P=parietal ; O=occipital ; number of references exceeding the number of patients=the cases have been discussed more than once.

失語(Cranbergら;1987)[10]、健忘失語、軽度の失語を伴う失読失書(Assal & Campiche, 1973)[11]などである。また失書を伴わない失読例が3例(Skoglund RR, 1979;Makinoら, 1979;Paquierら;1989)[12-14]報告されている。これらの報告から小児失語は伝統的臨床像とは異なり、一様ではないことが示されている。1996年にPaquierらは、1978年から1996年までに発表された小児失語の文献を整理し、少なくとも49編(10例は両側損傷例)の流暢性失語の論文が出版されていると報告している。原因疾患として脳外傷が原因疾患である症例や、両側損傷例を除き、また、1例の前頭葉損傷による健忘失語を除く25例は後部病巣例であったという(表3)。病巣との関連においては、3例の流暢型失語症例の報告をVan Dongen, et al(1985)[16]が行っている。

日本では、脳炎例でTanabeら(1989)[17]や5例の脳血管障害例と1例の脳炎例による限局病変計6例にて、宇野ら(2002 a)[18]が後部病変を有する流暢性失語の報告を行っている(図1)。また、坂本ら(2002)[19]は8歳発症のバイリンガルの流暢型小児失語例を報告し、母国語の方が第一外国語よりも

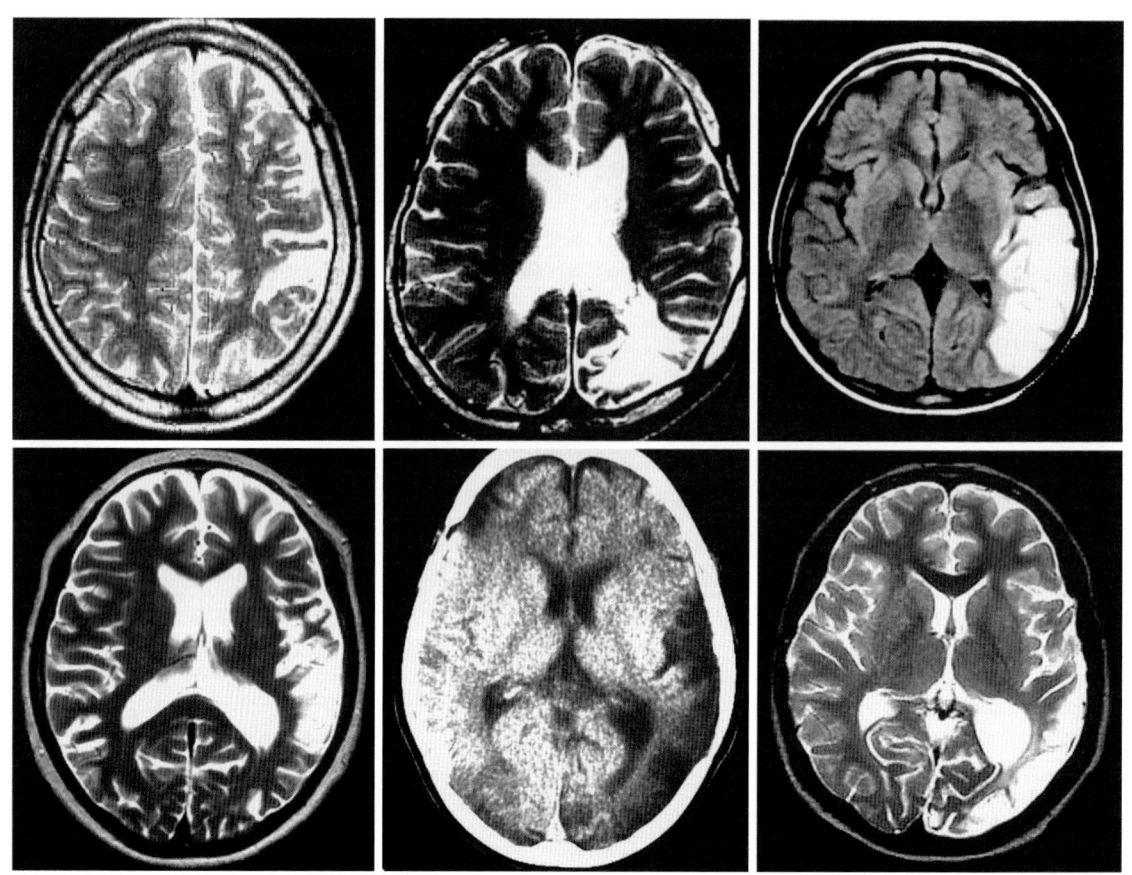

図 1●流暢型失語症例の病巣
向かって右が左側大脳。下段中のみ頭部 CT。ほかは T$_2$強調画像。
(宇野 彰, ほか:大脳の可塑性と側性化の時期. 2002 より転載)

言語能力が保たれていた点、母国語の親近性が高かったこと、発症後は母国語の環境であった点など成人でのバイリンガル失語と同様の解釈が可能であったと報告している(図2)。

これらの報告を概観すると、成人での後天性大脳損傷例による失語症の多くのタイプは小児失語例で報告されている。また、損傷部位と症状との対応関係が小児失語においても成立しているように思える。しかし、損傷部位が明確になっている小児の純粋発語失行例はまだ報告されてはいないようである。機能障害部位が明確な小児の語聾例の報告はあるが、損傷部位は明確でない。全体に症例数が少ないために上記の純粋例の報告が結果的にないのか、これらの症状に関しては成人例とは異なる点であるのかについてはまだ明確になっているわけではない。特に、筆者の経験では、非流暢型失語における発語失行症状が成人における

それとは異なるように思われるのである。すなわち、発語失行の特徴である構音のぎこちなさが、成人でみられる典型的な構音のよどみよりは軽度に感じられるのである。

これら伝統的な臨床像が現代からみると非流暢性失語に偏っていたと思われる原因は、当時は流暢失語であったとしても言語障害としては理解されていない結果、専門家に診察してもらうことが少なかったと考えられること。運動麻痺があってはじめて専門家の診察を受け、失語が気づかれた結果、非流暢型失語が多くなった可能性。てんかん発作時の発話とジャーゴンが症状として類似している場合があることなどから、見逃されていた可能性が考えられている。

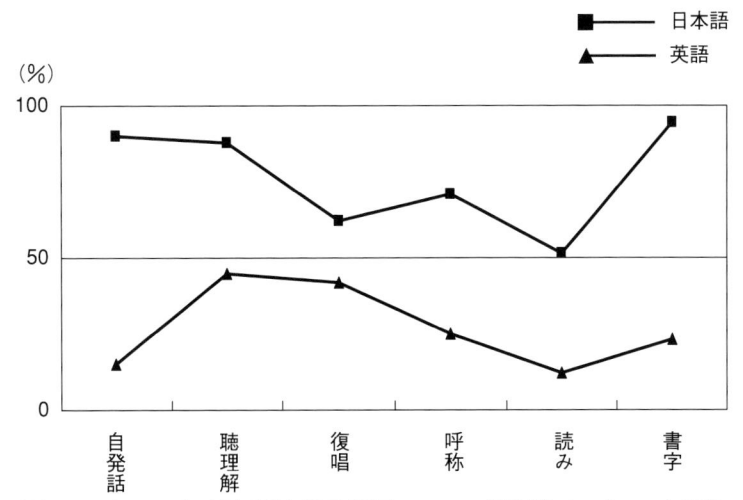

図 2 バイリンガル流暢型小児失語例の WAB 成績（発症 1 年 11 カ月後 10 歳 5 カ月）
（坂本和哉, ほか: 小児の bilingual 失語の 1 例. 2002 より引用）

III 検査法

1. 失語症検査

成人の失語症の評価と同様に考える。豊島、宇野(2003)[20]によると、成人用の標準失語症検査(SLTA)は項目を考慮すると小学生に使うことが可能である。「口頭命令に従う」や「書字命令に従う」では、万年筆という単語はほとんどの小学生は知らないため、あらかじめ万年筆の物品と名称の対応関係に関して教示してからはじめる。「手前」という意味は小学生では知らない場合が多いため、平均正答率は 8 から 9/10 である。呼称では、「鳥居、ふすま、門松」を除いた平均正答は 16 か 17/20 である。音読や書字での漢字単語については学習年齢を考慮し解釈する。但し、「文の音読」は仮名がふってあるし、「短文の書取」は仮名で書いてもよいので、小学生はほぼ正答可能である(宇野ら, 2002 b)[21]。

2. 全般的知能

左半球損傷では、構成障害や観念失行、観念運動失行を伴うことが稀ではないため、再生課題や運動の巧緻性に影響される課題では、得点が低くなる傾向がありうる。したがって、指差し課題が影響を受けにくい。指差し課題であるレーヴン色彩マトリックスは、簡易版知能検査として海外では小児によく用いられる検査の 1 つである。著者らの小学生から中学生までの約 850 人のデータでは、小学 2 年生で平均得点が既に 29 点台で、中学生で成人 30 歳台と統計的に有意差を認めなかった。また、ウエクスラー小児用知能検査との相関も有意に高かったことなどから、本邦においても全般的知能検査として有用ではないかと思われる。

IV 訓練法

まだ、小児失語の訓練方法に関する基本的な考え方は、成人失語症領域に比べて確立されてはいない。専門的な刺激でなく、日常生活や学校生活の中でも回復可能な部分があることや、言語聴覚士が目指した目標とは異なる言語能力が改善することが少なくないからである。おそらく大脳の可塑性が大きいために、専門的な訓練方法だけでなく、一般の教育方法でも有効な部分があること、および大脳損傷後も発達していっていることなどがその理由として考えられる。

実際の小児失語における訓練経過については、頭部外傷例で玉井ら(1981)[22]、広瀬ら(1995)[23]、進藤ら(1998)[24]、視床梗塞例での安立ら(2002)[25]の報告を参考にされたい。

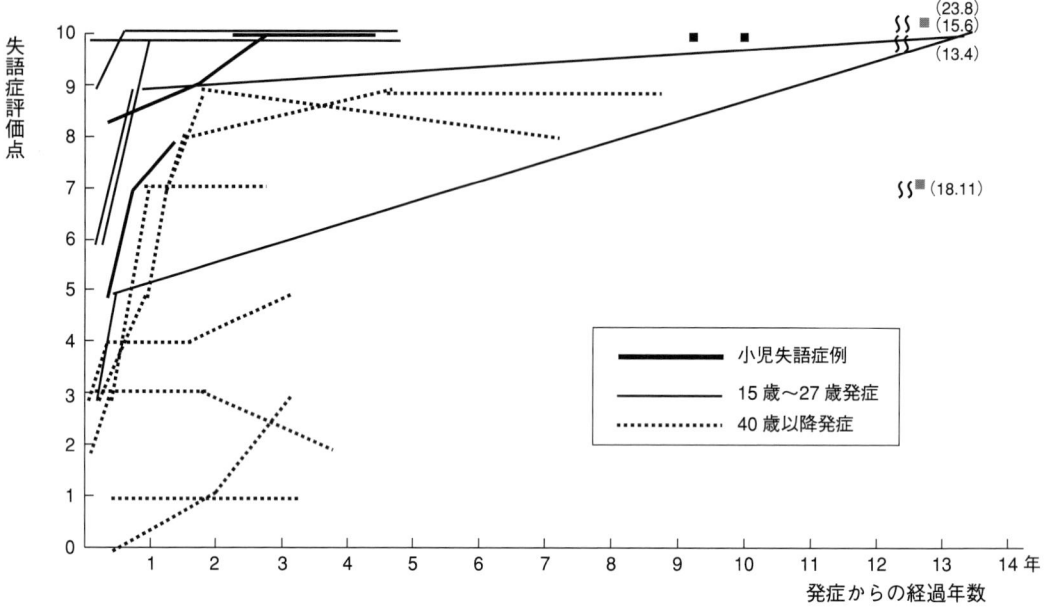

図 3 小児失語例と成人失語例における改善到達度の比較
(宇野　彰，ほか：大脳の可塑性と側性化の時期．2002 より引用)

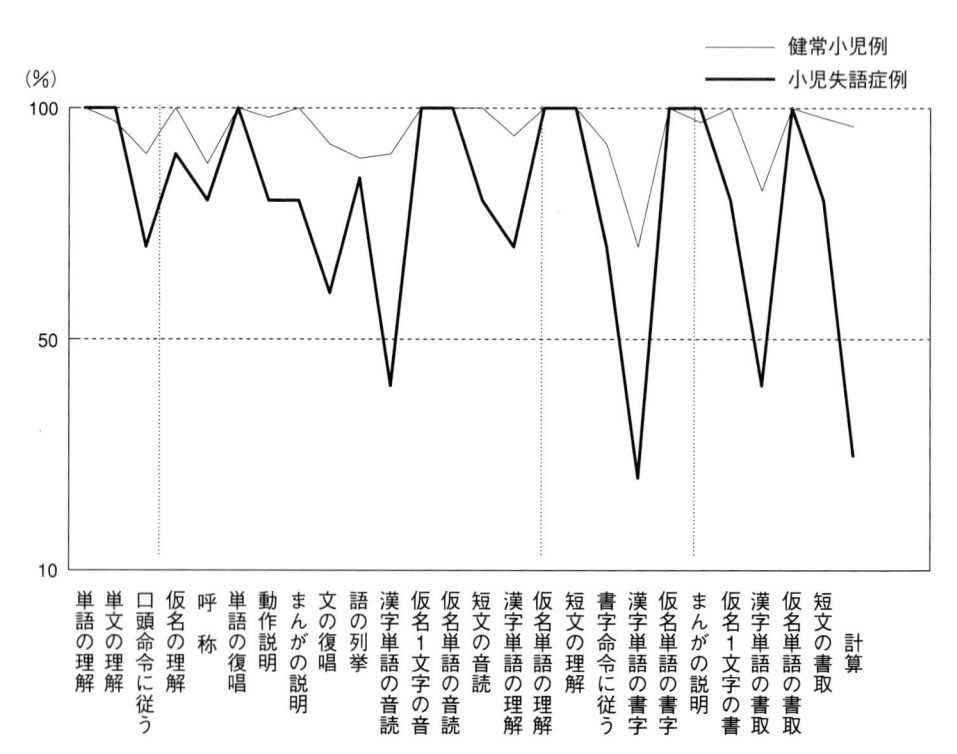

図 4 失語評価点上では高得点でも障害が残存している小児失語例
(宇野　彰，ほか：大脳の可塑性と側性化の時期．2002 より引用)

V 改善

　Lenneberg(1967)[2]は、小児失語の改善に関して以下のように述べていた。すなわち、生後20カ月から36カ月での局所損傷では、発話は完璧に改善する。3歳から4歳の間では2、3週間以内しか持続せず、4歳から10歳の間の損傷では成人と同様の失語になる、但し、流暢で語漏を呈する受容性失語は起きない。数年かかるかもしれないが完全になるまで回復する。思春期の後では語想起障害、語性錯語や音韻性錯語が持続し、15歳を過ぎると成人失語と同様である。

　しかし、現代では、長期間にわたる改善は認めるとしても言語の発達の遅れや読み書き障害および計算の困難さなどが残存する報告が相次いでいる(Cranbergら, 1987；Cooper & Flowers, 1987；Watamoriら, 1990；Aram, 1991)[26-29]。また、改善には、成人の失語例と同様に損傷の大きさや損傷部位、損傷を受けた時期および原因疾患などが改善に関与していることが考えられるが、小児失語例は少ないためか、まだ明確な結論は出されていない。発症年齢が若ければ改善するという報告(Vargha-Khademら；1985)[30]と年齢には依存しないという報告(Basso & Scarpa, 1990)[31]、原因疾患や損傷部位と関連するという報告(Vargha-Khademら, 1985；Loonen & Van Dongen, 1990)[30,32]、特にウェルニッケ領野の損傷があると改善に悪影響が出るという報告(Martin & Ferro, 1992, 1993)[8,9]がある。

　本邦では、宇野ら(2002)[18]が側頭頭頂葉限局病巣例に関して40歳以上発症例との比較から、小児失語例の改善到達度は高いが、15～27歳までの発症例と比較すると差がなかったと報告している(図3)。少なくとも改善到達度が高く、軽度にまで改善する傾向にあるようである。しかし、軽度になった小児失語例は失語症検査において、まだ言語障害が残存していることは明白であった(図4)。

　学校での特別支援教育が必要とされる症例が多いと思われる。

（宇野　彰）

文献

1) Ozanne AE, Murdoch BE：Acquired childhood aphasia；neuropathology, linguistic characteristics and prognosis. In Acquired Neurological Speech/Language Disorder in Childhood.(Ed. Murdoch BE) pp 1-65. 1990. Taylor and Francis.
2) Lenneberg E：Biological Foundations of Language. New York. 1967 John Wiley.
3) Brown JW：The neural organization of language；aphasia and lateralization. Brain and Language 3：482-494, 1976.
4) Brown JW, Hecaen H：Lateralization and representation；observation on aphasia in children, left-handers and'anomalous'dextrals. Neurlogy 26：183-189, 1976.
5) Hecaen H：Acquired aphasia in children and the ontogenesis of hemispheric functional specialization. Brain and Lang 3：114-134, 1976.
6) Ludlow CL：Cchildren's language disorders；recent research advances. Anuals of Neurology 7：497-507, 1980.
7) Woods BT, Teuber HL：Changing patterns of Childhood aphasia. Ann Neurol 3：273-280, 1978.
8) Martins IP, Ferro JM, Cantinho G：Acquired childhood aphasia, temporal lobe dysfunction, and comprehension disorder. J Clin Exp Neuropsychol 15：381, 1993.
9) Martins IP, Ferro JM：Recovery of acquired aphasia in children. Aphasiology 6：431-438, 1992.
10) Cranberg LD, Christopher MF, Edward JH, et al：Acquired aphasia in childhood：Clinical and CT investigations. Neurology 37：1165-1172, 1987.
11) Assal G, Campiche R：Aphasie rt troubles du langage chez l'enfant apres contusion cerebbrale. Neurochirurgie 19：399-405, 1973.
12) Skoglund RR：Reversible alexia, mitochondorial myopathy, and lactic academia. Neurology 29：717-720, 1979.
13) Makino A. Soga T. Obayashi M, et al：Cortical Blindness caused by acute cerebral swelling. Surg Neurol：393-400, 1979.
14) Paquier P, Sarens J, Parizel PM, et al：Acquired reading disorder similar to pure alexia in a child withruptured arteriovenous malformation. Aphasiology 3：667-676, 1989.
15) Paquier PF. Van Dongen HR：Review of research on the clinical presentation of acquired chilhood apghasia. Acta Neurol Scand 93：428-436, 1996.
16) Van Dongen HR, Loonen MCB, Van Dongen KJ：Anatomical basis for acquired fluent aphasia in children. Ann Neurol 17：306-309, 1985.
17) Tanabe H, M Ikeda, Murasawa A, et al：A case of acquired conduction aphasia in a child. Acta Neurol. Scand 80：314-318, 1989.

18) 宇野　彰, 新貝尚子, 狐塚順子, ほか：大脳の可塑性と側性化の時期；小児失語例からの検討. 音声言語医学 43：207-212, 2002 a.
19) 坂本和哉, 宇野　彰：小児の bilingual 失語の一例. 音声言語医学 43：391-395, 2002.
20) 豊島義哉, 宇野　彰：標準失語症検査(SLTA)の小児への適用. 小児用言語機能検査としての使用の試み, 音声言語医学(投稿中).
21) 宇野　彰：小児失語症. 高次神経機能障害の臨床実践入門；小児から老人, 診断からリハビリテーション福祉まで, 宇野　彰(編著), p 86-89, 新興医学出版, 東京, 2002 b.
22) 玉井ふみ, 児玉和夫, 加我君孝：頭部外傷による小児失語症の1例. 音声言語医学 30：41-42, 1981.
23) 広瀬明美, 進藤美津子, 加我君孝, ほか：交通外傷による左利き小児失語症における発話の回復過程；症例報告. 音声言語医学 36：265-273, 1995.
24) 進藤美津子：子どもの後天性言語障害. 子どものコミュニケーション障害, 笹沼澄子(監修), 大石敬子(編), 大修館書店, 東京, p 127-154, 1998.
25) 安立多恵子, 小枝達也：左視床梗塞による漢字書字障害を呈した小児例に対する言語訓練. 音声言語医学 43(2)：111-116, 2002.
26) Cranberg LD, Filley CM, Edward, et al：Acquired aphasia in childhood；Clinical and CT investigations. Neurology 37：1165-1172, 1987.
27) Cooper JA, Flowers CR：Children with a history of acquired aphasia；residual language and academic impairments. J Speech Hear Disord 52：251-262, 1987.
28) Watamori T, Sasanuma S, Ueda S：Recovery and Plasticity in Child-onset aphasics；ultimate outcome at adulthood. Aphasiology 4(1)：9-30, 1990.
29) Aram DM, Eisele JA：Plasticity and recovery of higher cognitive functions following early brain injury. Handbook of Neuropsychology, Tapin I, Segalowitz SJ(eds)：Section 10：Child Neuropsychology(Part I), Vol 6 of Boller F, Grafman J (eds), p 73-92, Amsterdam, Elsevier Science, 1992.
30) Vargha-Khadem F, O'Gorman AM, Watters GV：Aphasia and handedness in relation to hemispheric side, age at injury and severity of cerebral lesion during childhood. Brain 108：677-696, 1985.
31) Basso A, Scarpa MT：Traumatic aphasia in children and adults；A comparison of clinical features and evolution. Cortex 26：501-514, 1990.
32) Loonen MCB, Van Dongen HR：Acquired childhood aphasia；outcome one year after onset. Arch Neurol 47：1324-1328, 1990.

② 読字の障害　失読症

▶はじめに◀　読みの障害(失読)は、失語症にみられる失読と失語を伴わない失読に分類される。さらに失語を伴わない失読は、随伴症状としての書字障害の有無により、純粋失読と失読失書とに分類される。失語を伴わない失読を体系的に記載したのは Dejerine[1] が最初であり、Geshwind[2] がこれを理論的に精緻化した。Geshwind によると、左角回は聴覚、視覚、体性感覚の連合を営んでおり、文字の読み書きに中心的役割を演じる。したがって、角回の障害で失読と失書が生じる。純粋失読では角回への視覚情報が遮断されることによって失読が生じるが、角回そのものは機能しているので書字障害は伴わないことになる[2]。彼らが記載した失読失書や純粋失読の症候学は、日本語の場合にもほぼ有効である。

さて、仮名と漢字を併用する日本語においては、失語症において仮名と漢字の失読が解離する場合のあることが知られていたが、岩田は側頭葉後下部障害による漢字に選択的な失読失書を報告した[3]。失語を伴わない失読においても、漢字と仮名が分離されて障害され得ることを証明したわけである。岩田の報告以降、同様な症例の報告が相次ぎ、この症候群が存在することはほぼ確実となった。したがって、日本語における失語を伴わない失読には主に、純粋失読、角回性失読失書、側頭葉後下部性失読失書が存在することになる。

一方、こうした随伴症状の有無や責任病巣の分析を主体とする神経学的なアプローチに対して、情報処理理論を背景とした認知心理学的アプローチが近年発達してきた。認知心理学的アプローチによる失読の研究では、随伴症状や責任病巣の議論は意識的に無視され、失読の性質そのものが詳細に検討される。現在まで、さまざまな成果が報告されている。

しかし、従来の神経学的アプローチによる古典的な失読症候群と、認知心理学的な読みのモデルに基づくさまざまなタイプの失読とが、どう対応するのかという問題は簡単ではない。また、日本語においては漢字仮名問題とも相まって、2つのまったく異なるアプローチによる分類を混同して使用するための混乱もみられるように思われる。

そこで本稿では、従来の神経学的アプローチによる失読の分類と、認知心理学的アプローチによる失読分類の両者を、別々にとりあげ記載することにした。後者は主に欧米で発展してきたものであるため、日本語における失読との関係を簡単に議論し、最後に失読の評価法についてまとめる。

神経学的アプローチによる失読

1. 失語症にみられる失読 aphasic alexia

失語に伴う失読は、基本的にはその失語症の特徴を反映した病像を示すことが多い。文字言語は音声言語のうえに成り立つものであるから、音声言語の障害が文字言語にも反映されるのは当然である。しかし、文字言語障害が必ずしも音声言語障害に平行するものではないことは、種々の症例で明らかにされている。例えば、口頭言語ではジャルゴン失語で聴覚理解も著明に障害されているにもかかわらず、十分な音読と読解能力を示した症例も報告されている[4]。失語症の診療では、患者のコミュニケーション能力全体を検討し、治療に役立てるという意味でも、必ず読み書き能力を調べておかなければいけない。

❶全失語の失読

通常読みも重度に障害されているが、漢字の意味理解だけは比較的保たれる場合がある。但し、心像性の高い具体的な単語に限られる。

❷Broca 失語の失読

音読よりも読解が良好である。また音読も読解も、漢字よりも仮名に障害が強いのが一般的である。時に、仮名一文字の音読よりも仮名単語の音

読の方が良好な場合があり、これは音韻実現障害の反映と考えられる。一音節の発話よりも、まとまりのある単語の方が発話しやすい場合があるためである。あるいは、仮名と音韻との対応が不安定な場合には、意味を喚起しやすい単語の方が読みやすいといった要因も考えられる。音韻性の錯読が多いが、漢字では意味性錯読がみられる場合がある。

なお、Benson は Broca 失語にみられる失読を第三の失読 the third alexia または frontal alexia と呼び[5]、その特徴として字性失読と失文法的理解を挙げている。後頭葉性失読（純粋失読）、頭頂側頭葉性失読（失読失書）に次ぐ三番目の失読というわけであるが、失読の分類としては整合性を欠くように思われる。

❸Wernicke 失語の失読

音読も読解も悪い。音読はジャルゴンに崩れてしまうことも多い。漢字と仮名の差は症例によってはっきりしない。症例によっては、文字言語理解が音声言語理解に比してかなり良好なことがある。

❹伝導失語の失読

読解は良好だが、音読での音韻性錯読が多い。漢字でも仮名でも、多音節語になると音韻性錯読の頻度が高くなる。音声言語における特徴がそのまま文字言語にも反映されていると考えられる。

❺超皮質性失語の失読

一部の超皮質性感覚失語では、音読が保存されることがあるが、意味理解は伴っていない場合が多い。山鳥はこれを超皮質性失読と名づけている[6]。混合型超皮質性失語の一部にも音読が保存される場合がある。また、超皮質性運動失語でも、自発語の悪さに比して音読は保たれる場合も多い。

❻語義失語の失読

語義失語は復唱可能な単語が理解できず超皮質性感覚失語に属するが、特徴ある失読症状を伴う。最大の特徴は漢字の読みであり、漢字の意味を無視して表音文字のように扱う異常が認められる。「電車」を「でんぐるま」、「海老」を「かいろう」と読んだりする。漢字一文字の音価は正しく喚起されているが、単語全体の意味は無視され、いわゆる当て字読みとなってしまう。超皮質性音読を呈する超皮質性感覚失語ではこうした音訓の混同が顕

著に認められる場合は少ない。したがって、たとえ意味は理解されなくとも、漢字単語を1つの単位として正しく音韻に変換する機能は保たれており、漢字単語の形態は認知されていることになる。ひるがえって、語義失語では漢字単語を意味のある1つの単位として認知する能力が失われていると考えられる。左優位の側頭葉型 Pick 病、意味性痴呆 semantic dementia で、しばしば認められる。

2．失語を伴わない失読

❶純粋失読[1]
pure alexia, alexia without agraphia

ⓐ 失読症状

自分の書いた文字さえ、しばらく後には読めない。患者は「読めない、わからない」という反応をするのが普通で、失読失書や失語性失読にみられるような錯読をすることは少ないが、時に形態的に似た文字に読み誤ることがある（視覚性錯読）。字を漢字・仮名・数字などに分類することはでき、また字形態の誤りを指摘することも可能な場合が多い。仮名や画数の少ない漢字ならば、読めない字を指でなぞらせると、読みに成功することが多い。これは、運動覚から文字心像を喚起できるためであり、運動覚性促通 kinesthetic facilitation（ドイツ語圏では Schreibendes Lesen）と呼ばれている。したがって、既に書きあげられた文字を読めなくとも、検者が書きつつある文字は読めることがある。典型例では音読と読解の差はなく、また漢字と仮名の失読の程度にも大きな差はない。但し、漢字では意味理解が保たれている場合がある。意味理解の程度は症例や病期によっても、漢字（単語）の種類によっても異なるが、漠然としたカテゴリー的な理解だけにとどまる場合から、比較的正確に理解できている場合もある[7]。数字の読みは、比較的保たれ、症例によっては複数桁の数も難なく読み下す場合がある。

なお、軽症例では仮名一文字の読みは保たれる場合があるが、この際にも健常者のように仮名単語をサラリと読み下すことはできず、一文字一文字を確認しながら読む。したがって、文字数が多くなるほど読みに要する時間は長くなり、誤りも多い。Alphabet を使用する欧米では、単語に含ま

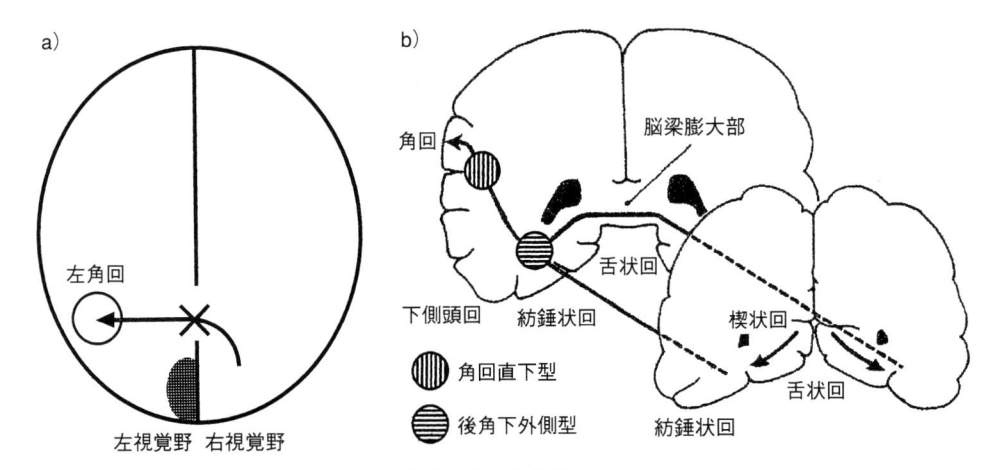

図 1-a 純粋失読の発症機序
視覚情報は右視覚野のみに到達するが、脳梁膨大部の損傷のため、文字処理を司る左角回への連絡繊維は離断される。

図 1-b 非古典型純粋失読の発症機序
左右の視覚野から角回への連絡繊維がともに左半球内で離断される。後角下外側型の病巣は、純粋失読の軽症型や漢字の失読失書の病巣と近似している。
(河村 満:非古典型純粋失読. 失語症研究8, 1998より転載. 原図は HendersonVW:Anatomy of posterior pathways in reading:A reassessment. Brain Lang 29:119-133, 1986による)

れる文字の名称を一文字ずつ呼称し終えてから、単語認知に至ることになる。欧米では alphabet 一文字の呼称が保たれる症例が多く、この意味で純粋失読は字性失読 literal alexia ではなく、語性失読 verbal alexia の性質をもつといわれる。

ⓑ 随伴症状

書字は基本的には正常とされているが、日本語の場合は、漢字の書字障害(想起困難)が合併することが多い。写字障害は症例によりさまざまであるが、失読が重度の場合は図形を写すようなたどたどしい写字となる。右手よりも左手での写字の方が良好な場合がある。口頭言語は正常であるが、症例によっては呼称障害の合併がある。なお、物品を見ただけでは呼称できなくとも、物品を触らせたり、物品の音を聞かせたり、物品についての言語的説明を与えると呼称できる場合があり、視覚失語 optic aphasia と呼ばれる[7]。色彩呼称障害の合併も多い。身体的な所見としては、右半盲を合併することが多い。また、他の神経心理学的所見として、健忘症の合併がみられることがある。

ⓒ 病巣と病態生理

典型例の病巣は、左後頭葉と脳梁膨大部との複合病巣である。純粋失読の病的機転における脳梁膨大部の意義を強調したのは Geshwind である。左視覚野の障害のため右半盲となり、視覚情報は右視覚野にのみ到達するが、この視覚情報も脳梁膨大部の病巣のため左半球言語野から離断されるため、失読が生じる(図1-a)。合併症状としての、色彩呼称障害や視覚失語も視覚から言語への離断として説明される。写字が左手よりも右手で拙劣なのも、右半球視覚領域から右手の運動を司る左半球への連絡繊維の離断で説明可能である。原因疾患としては、左後大脳動脈領域の脳梗塞がほとんどである。同じ後大脳動脈の潅流域である側頭葉内側面や視床に障害が及べば、健忘症の合併がみられることになる。

純粋失読を離断症候群として説明する際の1つの問題点は、右半盲を伴わない純粋失読が存在することである。これには2つのタイプが記載されている。1つは河村が非古典型純粋失読と名づけたタイプで、角回直下型と後角下外側型とがある[8]。いずれの場合も左右の視覚領域に由来する繊維束がともに障害されると考えると、やはり角回への入力繊維の離断で説明可能である(図1-b)。もう1つのタイプは左後頭葉下面の傍錐状回から舌状回にかけての病巣で起こる。この場合は離断説での説明はやや困難であり、単語の視覚形態の認知の座を左舌状回から傍錐状回に求める説が有力である。古典型の純粋失読よりは失読の程度は軽度であり、回復もよい。仮名一文字の読み

は保たれる傾向もあるが、この場合は逐字読みとなる。なお、純粋失読の認知心理学的研究については、後で取りあげる。

❷角回性失読失書

ⓐ 失読症状

　純粋失読との最大の相違点は、なぞり読みが効かないことである。触覚性の読字も低下しており、視覚のみならず体性感覚からも文字認知は障害されている。「読めない」と反応する場合もあるが、錯読がみられることも多い。仮名の読みでは、ためらいや言い直しが目立ち、音韻性の錯読が多く観察されるのに対して、漢字の読みでは意味性の錯読が多い。漢字、仮名ともに障害されるが、仮名に障害の強い場合が多い。仮名一文字の読みよりも、まとまりのある単語の方が読みやすい傾向も指摘されている。純粋失読が語性失読の傾向を示すのに対して、失読失書は字性失読の傾向があることになるが、こうした区別は日本語では明確なものではない。音読よりは読解の方がよいとされるが、これも漢字において目立つ現象である。

ⓑ 随伴症状

　書字障害は強く、失読よりも持続することが多い。写字は良好であり、手本をみれば、自分の字体で書き下すことが可能である。口頭言語では、程度の差はあれ、呼称障害(健忘失語)を伴っていることが多い。軽度の流暢性失語を伴う場合もあるが、失語の程度に比して読み書き障害の程度がはるかに強いことが、この症候群を分離する根拠である。他の神経心理学的徴候としては、計算障害や構成障害を合併する場合がある。身体的には明らかな異常がないことが多いが、部分的な視野障害の合併はあり得る。

ⓒ 病巣と病態生理

　失読失書の病巣を左角回に求めたのはDejerineであり、彼は左角回を文字の視覚心像の座と考えた。Geshwindは角回を視覚、聴覚、体性感覚の連合野をさらに統合する「連合野の連合野」として捉え、文字処理に重要な役割を果たすと考えた[2]。文字の読み書きは、多種感覚の連合のうえに成立すると考えたからである。失読失書において触覚からも運動覚からも文字認知が障害されている点は、この理論によく合致する。

　さて、角回が本当に読みに重要な役割を果たしているのか、という問題は近年新しい展開をみせている。もともと、失読失書の純粋例は稀であり、報告も少なく、また病巣も必ずしも角回のみに集約されるわけではない。5例の失読失書症例の病巣を検討した山鳥は、失読失書の責任病巣を角回に特定はできず、下部頭頂葉、側頭葉後縁および後頭葉の中間部に位置する白質病変が重要であるとしている[9]。最近特に目覚ましい発展をみせているPETやfunctionalMRIなどの脳機能画像による読みの賦活実験では、角回は賦活されないという報告も多い[3][10]。日本語における読みの二重回路仮説を提唱した岩田は、賦活画像の結果から仮名の読みには左角回よりも左中後頭回(19野)が重要であると結論している[3]。そもそも脳回は個人差も多く、1枚の画像から角回の位置を自信をもって同定することは意外と困難である。実際の剖検脳をもってしても、角回の正確な位置決めが困難な場合がある。失読失書と角回との関連性が不明確なのは、こうした事情も関係している。

　また、認知神経心理学の分野では、純粋失読に比べて失読失書が取りあげられることは非常に少なく、失読失書における失読の認知心理学的分析がほとんどないことも、この症候群の地位を不明確にしている。すなわち、失読失書は随伴症状である失書の有無により分離される症候群であり、失読そのものの性質は純粋失読や後述する他の認知心理学的な種々のタイプの失読に比較すると不明瞭である。純粋失書が近接した領域で起こることを考慮すると、失書は単なる合併症状に過ぎないかも知れず、失読失書の失読を失語に合併する失読から分離する本質的な差を見い出すことは困難なのである。一部の研究者が角回性失読を失語性失読と呼ぶ理由はそこにある。角回が文字の処理に真に重要なのかという問題とともに、失読失書の失読の認知心理学的な分析は、今後の重要な課題である。

❸側頭葉後下部性失読失書(漢字の失読失書)

ⓐ 失読症状

　仮名の読みはほぼ正常だが、漢字の読みに強い障害が現れる。「読めない」と反応する無反応が多いが、形態性の誤りや意味性錯読がみられる場合もある。基本的には音読も読解もともに障害されるが、読解の検討が不十分な報告が多い。急性期には仮名の音読障害を伴う場合もあり、また回復しても逐字読みの傾向がみられる場合もある。筆

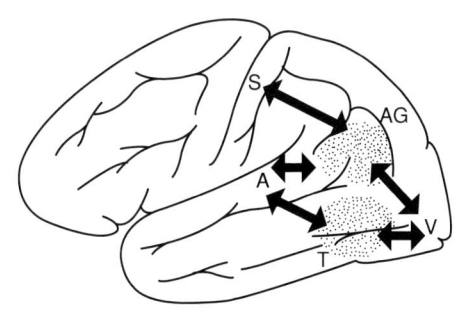

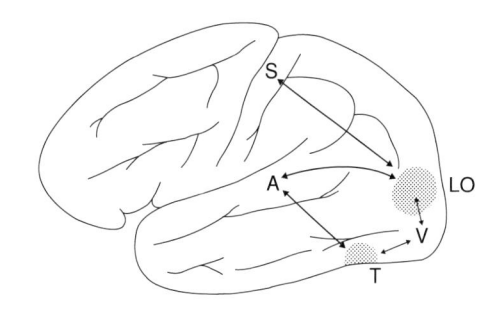

図 2 岩田の提唱した読み書きの二重回路仮説
左の図は発表当初のものであり、右の図は PET による賦活実験の結果などを考慮した修正版である。仮名の読みは視覚野から後頭葉外側部を経て Werncke 領に至るのに対して、漢字の読みでは視覚野から側頭葉後下部を経て Wernicke 領に至る。
A：Wernicke 領域、AG：左角回、LO：左中後頭回、S：体性感覚野、T：左側頭葉後下部、V：視覚領域
（岩田　誠：読字と書字の神経機構．神経心理学 18, 2002 より転載）

者の経験した 4 例では、すべて仮名の逐字読みの傾向が認められた。

ⓑ 随伴症状

仮名の書字はまったく問題ないが、漢字の書字障害が必発であり、想起困難の形をとることが多い。漢字の失読が軽快して漢字の純粋失書になる場合がある。呼称障害の合併は多い。身体的には視野障害の合併があり得る。

ⓒ 病巣と病態生理

病巣は側頭葉後下部、具体的には下側頭回および紡錘状回の側頭後頭移行部の皮質および白質である。この症候群の提唱者である岩田は、脳機能画像の結果も考慮したうえで、37 野が重要であると考えている[3]。

病態生理であるが、仮名の読みに中心的役割を果たす「音韻読み」は視覚領域から後頭葉外側面を経由して Wernicke 領域に至るのに対して、意味的処理が中心的役割を果たす漢字の読みでは視覚領域から側頭葉後下部を経て Wernicke 領域に至るとするのが、岩田のいう「読みの二重回路仮説」である（図 2）[3]。後者が選択的に障害されることで、漢字の選択的な失読（失書）が生じることが説明できる。

この症候群の問題点としては、急性期には仮名の障害も起こっていることが多いことや、漢字の障害は読み書きともに、さほど重度ではないことなどがある。これに関係して、側頭葉後下部性の漢字の失読失書は、「低頻度使用文字の失読失書あるいは軽度の失読失書」と言い換えるべきであるという杉下の指摘がある[11]。純粋失読で仮名 1 文字の読みが保たれる場合のあること、純粋失読では漢字の失書が併発することが多いことなどを考慮すると、漢字の失読失書と純粋失読の軽症型との区別はさほど明確ではなくなり、両者の移行型があることも想像される。結局、左側頭後頭葉下部領域の失読は、非古典型純粋失読の後角下外側型、純粋失読の軽症型、漢字の失読失書（および漢字の純粋失書）であり、これらが病態的には近似の症候である可能性は十分にあると考えられる。

II 認知神経心理学的アプローチによる失読の研究

1. 読みのモデルについて

認知神経心理学では情報処理モデルとして組み立てられた読みのモデルの中で特定の障害部位を仮定することにより、個々の症例の失読症状を説明しようと試みる。また、そうした分析の中で、健常人の読みのモデルそのものを修正し再構築しようとする。最近の文献上に最も多く現れる 2 つの代表的な読みのモデルを図 3 に提示した。A は二重経路モデルと呼ばれ、B はトライアングルモデルと呼ばれる。A と B が異なる点は、A が単語と非単語で読みの経路が別れるのに対して、B では単語と非単語の区別を考えない点であるとされる。認知神経心理学者の間では、この語彙経路、非語彙経路という二重経路を仮定すべきか否かが大きな論争となっているが、いずれのモデルも音読に至る経路として、音韻経路と意味経路がある点では大きな差はないように思われる。なお、A

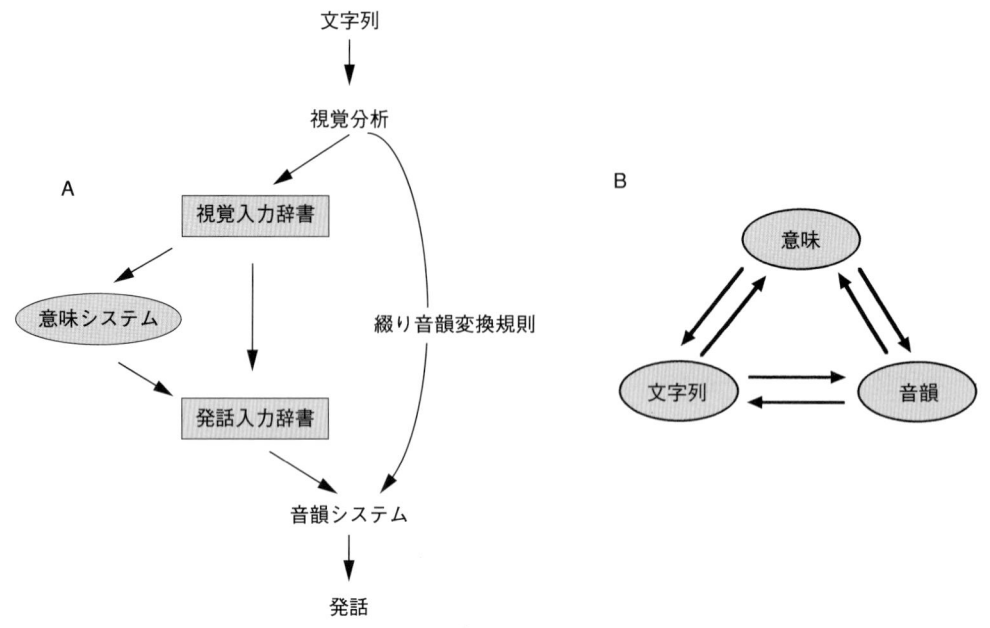

図 3 読みのモデル
A：二重経路モデル、B：トライアングルモデル
A では中央より左の語彙経路、右の非語彙経路(綴り音韻変換規則)があるが、B ではその区別はない。しかし、文字列から音韻に至る経路に、意味を介するものと意味を介さないものがある点では大きな差はない。なお、B のトライアングルモデルの原図(Seienberg & McClelland, 1986)では、意味・文字・音韻の各層の間に中間層があるが、実際のコンピューターにモデルを構築するためのものであり、簡略化のため省略した。

も B もあくまでも 1 つの単語(文字列)の読みのモデルであって、文レベルでの読みをモデル化したものではないことに留意が必要である。したがって、認知神経心理学的な失読分類もあくまでも単語の読みの特徴(特に音読の特徴)に基づく分類である。

2．認知神経心理学的視点による失読の分類

単語認知に至るまでの視覚分析に障害がある末梢性失読と単語認知以後の処理に問題がある中枢性失読に大きく分類するのが一般的である[12]が、この区別は純粋失読については絶対的なものではないことを付記しておく。

❶中枢性失読

ⓐ 表層失読(surface dyslexia)[13]

英語の単語には、綴り音韻変換規則に従う規則語と、規則に従わない発音をする不規則語とがある。"reading"や"dyslexia"は規則語であり、その語彙をたとえ知らなくとも音読することは可能である。"yacht"や"colonel"は不規則語であり、その語彙を知らなければ正しく音読することは不可能である。表層失読とは規則語や非単語の音読は保たれるが、不規則語の音読が選択的に障害される失読である。その誤りは規則化 regularization と呼ばれ、不規則語に綴り音韻変換規則を適用したものとなる。例えば、"colonel"は"kollonel"と発音される。

モデル A では語彙経路の選択的障害と説明され、すべての単語を綴り音韻変換規則を適用して読むための失読と考えられる。視覚入力辞書そのものの障害である 1 型と意味システムそのものも障害を受ける 2 型、および音韻出力辞書が障害された 3 型とがある。1 型では聴覚的理解は可能であり、読み間違えた不規則語を発音された単語に合うように理解してしまう。この失読を最初に報告した Marshall と Newcomb は、"listen"を"liston"と読み Liston という当時有名なボクサーの名前と理解した例を記載している[14]。2 型が最も多くみられるタイプで、聴覚的理解と呼称にも重篤な障害を示す。意味痴呆(semantic dementia)

にみられる失読である。3型は不規則語の音読障害があっても読解が可能であることが特徴であるが、典型例は少ない。

モデルBでは、意味を介する読みが喪失したときに表層失読になると説明される。コンピューターを使った人工的ニューラルネットワークで、この失読をシミュレーションした仕事も報告されている。意味層からの入力を取り除いたモデルでは、低頻度の不規則語の読みで規則化された誤りが出現し、これは表層失読の特徴とよく一致する。なお、トライアングルモデルのコンピューター上での構築は、文字層と音韻層の結合が主体で、真の意味層は組み入れられておらず、音韻層に付加的な入力を与えただけのものである。

ⓑ 音韻性失読(phonological dyslexia)[15]

音韻性失読も次に述べる深層失読も、非単語が音読できない点で共通しており、この点はモデルAでは綴り音韻規則(非語彙経路)の障害で説明される。深層失読が非単語の音読障害以外にさまざまな症状を併せ持つのに対して、音韻性失読は非単語のみの選択的音読障害(非語彙経路の選択的障害)と定義される。したがって、純粋形では実在する単語の読みには障害を示さず、日常の読みには不自由しないことになる。しかし、実際の報告例では単語の読みにも軽度の障害をもつものが多い。特に意味からの支持があまり得られない(心像性の低い)機能語などに障害がみられる。

表層失読と音韻性失読の存在は、語彙経路と非語彙経路の二重解離を示すことから、二重経路モデルを支持すると考えられる。しかし、トライアングルモデルでは文字から音韻への経路の障害は仮定せず、音韻処理そのものの障害として音韻性失読を説明する。音韻処理そのものに障害があると、音韻イメージが脆弱な非単語の音読は困難となるが、音韻イメージの確立された実在語の音読は可能というわけである。

ⓒ 深層失読(deep dyslexia)[16]

非単語が読めない以外に、意味性錯読の頻発で特徴づけられる失読である。その他の特徴として、視覚性錯読や派生的錯読(political を politician と読むような誤り)の存在、品詞効果(機能語の読みが悪く、動詞・形容詞がこれに次ぎ、名詞の読みが最もよい)、心像性の効果(具体語の読みが抽象語の読みより良好)、などがあるが、多数例の検討からは、意味性錯読の存在が非単語の読み障害をも含めて他の特徴の存在を保証するという。意味性錯読には、同義語(dad → father)、上位概念(robin → bird)、関連語(dream → sleep)など、さまざまな種類が記載されている。注意しておかなければいけない点は、この意味性錯読は単語を単独で呈示した場合にみられるものを指していることである。文の音読では、その一部を意味的に類似した表現に読み誤ることは比較的頻繁にみられる現象であるが、これを深層失読とはいわない。深層失読が軽快して音韻性失読になる例がある[10)17)]。

深層失読の説明仮説として、モデルAでは非語彙経路の障害に加えて語彙経路にも障害があるために生じるとされる。語彙経路の中では視覚入力辞書から音韻出力辞書への直接経路も障害されるため、意味システムにのみ依存した読みが残されるが、意味システムにも軽度の障害があるために意味性錯読が生じる。具体語の読みが抽象語よりもよいのも、品詞効果も、脆弱化した意味システムの特性によると説明される。ニューラルネットワークの分野ではPlautらが、文字層から意味層を経て音韻に至るネットワークの一部を損傷して深層失読のシミュレーションに成功している[18]。このモデルでは文字から音韻への直接経路は組み入れられておらず、文字音韻変換機能は廃絶していると仮定していることになる。結局トライアングルモデルでも、文字音韻経路の廃絶と意味経路の損傷を仮定しており、二重経路モデルによる説明と大差はないことになる。意味システムそのものに障害がなくとも、音韻の支えのない意味のみを介する音読では深層失読になるという考え方もある。一方、Coltheartは左半球の読みの機能が廃絶したために右半球がこれを代償しているという右半球仮説を主張している。深層失読は左半球の広範な病巣をもつ患者にみられることが多いこと、脳梁切断患者の右半球による読みや左半球切除術を受けた患者の読みが深層失読に近似していたことなどが、その根拠である。最近は脳機能画像による右半球仮説の検証も行われているが、両方の解釈が可能でいまだに決着は得られていない[13]。

ⓓ 日本語との関係

以上、代表的な中枢性失読につき概説したが、

日本語での失読との関係を整理しておきたい。一時、「表層失読は漢字に強い失読で、深層失読は仮名に強い失読」とか、「音読はよいが読解が悪いのが表層失読、読解はよいのに音読できないのが深層失読」といった記載があったが、こうした解釈は単純すぎる。前者の単純化が許されないのは当然として、後者についていえば、もともと認知心理学的な失読分類は単語の音読障害の特徴、さらにいえば錯読の特徴に基づく分類であり、読解と音読を比較した分類ではないことに留意すべきであろう。例えば、超皮質性失読は音読できても読解が悪いのであるが、これを表層性失読とは呼ばないのは特徴的な錯読がみられないためである。

さて、病態的に最も類縁なのは、表層失読と語義失語にみられる失読である。注意したいのは、語義失語では漢字の読みに障害があるが、漢字一文字の音韻は正しく喚起されている場合が多いことである。まとまりをもった単語の視覚形態認知は障害されるが、文字の音韻的側面は保存されるという点で、表層失読と語義失語の失読は類似しているのである。単に仮名に比べて漢字に強い失読が表層失読のアナロジーなのではない。

音韻性失読については、日本語では仮名の無意味綴りの音読に選択的障害をもつ症例の報告があり、音韻性失読と類似するが、症例数は少ない。Patterson の例や Sasanuma の例[15]は、仮名一文字の音読にもかなりの障害があるので、仮名無意味綴りに重度の音読障害が出現しても不思議ではないが、仮名一文字の音読が正常なのに無意味綴りにのみ音読障害を示す例も報告されている[17]。

深層失読の日本語でのアナロジーを求めるのは困難かもしれない。単に漢字よりも仮名に強い読み障害が深層失読ではない。深層失読を決定的に特徴づけるのは意味性錯読の存在であった。では、漢字に意味性錯読がみられれば深層失読であろうか。これも答えは否である。欧米語における意味性錯読は、表音文字の alphabet で書かれた単語の音読において音韻のまったく異なる意味性錯読が出現する点で、ある種の驚きがあったのであり、文字の成り立ちが異なる漢字における意味性錯読とはその意義が異なる。実際、漢字の意味性錯読の存在が、深層失読の他の特徴の存在を保障するという臨床的証拠はまったくない。仮名単語に意味性錯読が出現すれば、深層失読に近いといえる

であろう。少数ながらこうした症例は存在し、筆者も経験があるが、こうした少数例から一般的な読みのメカニズムや失読の成り立ちについての考察に、どのような寄与ができるかが今後の課題である。

❷末梢性失読
a 注意性失読 attentional dyslexia[12]
個々の単語や文字は単独では正しく読めるが、数個の単語を提示されたり文字列を提示されると種々の誤りをおかす。したがって、文の読みは悪い。Shallice と Warrington によって報告されたが、その後の研究はあまりない。

b 無視性失読 neglect dyslexia[12]
左半側空間無視の患者が、(横書きの)文章を読む際に、文頭を省略する現象はしばしば経験される。無視性失読の患者は、個々の単語を読む際にも、提示視野とは無関係に、その綴りの語頭部分を読み誤る。誤りは語頭部分の単なる見落としではなく、他の文字への置換が起こるのが典型的である。目標語とほぼ同じ長さの別の単語に置き換わることが多い。例えば、clock を block、smoulder を shoulder と読むたぐいである。単語の文字数は知覚されているが、語頭部分の文字の詳細は情報処理されていないことになる。数は少ないが右側の無視性失読(この際には語尾部分を読み誤る)の報告もある。

一般的な半側空間無視と連続した現象と考えられるが、他の無視症状を示さない無視性失読の報告も多く、文の読みでは省略はないのに、文中の個々の単語に失読を示す症例もある。右半側空間無視を示す左側の無視性失読の症例も報告されており、一般的な半側空間無視とは独立した読みだけの異常と考えられるようになっている。日本語での検討は少ないが欧米の研究結果と大差はない。無視性失読と呼ぶかどうかは別にして、無視の強い患者では偏とつくりからなる漢字の読みで偏だけを省略する場合がある(例．松→ハム)。

c 純粋失読、逐字読み(letter by letter reading：LBL reading)[19]
逐字読みでは1文字の呼称はできるのに単語を速やかに読むことができず、その単語に含まれる各文字を1つずつ呼称し終えてから、はじめて単語の同定に至る。骨の折れる遅い読みであり、単語の文字数に比例した時間が必要である(語長効

果、文字数効果)。欧米では純粋失読はこの形をとることが多く、逐字読みは純粋失読とほとんど同義に扱われている傾向がある。しかし、重度の純粋失読では文字の呼称も障害されており、純粋失読と逐字読みは決して同義ではない。逐字読みは純粋失読の一部(あるいは大部分)の患者に認められる読みの特徴を指す言葉と考えるべきである。単語が規則語か不規則語か、心像性の高い語か否かといった因子は、逐字読みには影響を与えない。

さて、こうした逐字読みの病態機序について、欧米では多くの認知神経心理学的研究がある。逐字読みを呈する純粋失読の発症機序については、字は読めるが単語は読めないという解離を離断で説明するのは困難と解釈され、離断説に変わる考え方が提唱されている。その1つはWarringtonらが提唱した語形態失読 word form dyslexia[12]という考え方である。単語を迅速に認知するためには、文字列を既知の単位へと範疇化する視覚性語形態システムが必要であるとし、このシステムに障害があるのが純粋失読であると考えるものである。語形態失読説の修正版として、語形態システムそのものに障害はないが、そこへのアクセスが障害されているという説もある。もう1つの考え方は多数の対象物を同時に認知することの障害(腹側型同時失認)とするもので、文字だけに限定しない、より基本的な視知覚障害に純粋失読を還元しようとするものである[20]。両方の考え方ともに、一文字だけの処理は正常と考えているが、この点については一文字の処理がその速度も含めて完全に正常であると証明された例はないとの指摘もある。最近は、一文字の処理そのものの障害を逐字読みの発症機序として重視する見解が強い[19]。

もう1つの中心課題は純粋失読における潜在的読み能力の問題である。逐字読みができないような短い呈示時間でも、単語の認知がある程度は可能であることを示す症例が報告されている。こうした例では、音読はできなくとも呈示された文字列が実在語か非実在語かを判定する語彙性判断課題や単語を意味的なカテゴリーに分類する課題に成功する。また、単語の中の文字の方が非単語の中にある文字よりも認知されやすいという単語優位効果 word superiority effect という現象も、単語レベルでの認知にある程度は到達している証拠

と考えられている。潜在性読字は逐字読みとは異なり、頻度効果や心像性効果を示す。すなわち、高頻度語で具体語の方が処理を受けやすい。SaffranやCoslettは、こうした潜在的な読み能力は右半球に依存するものであり、逐字読みで音読しようとする読みのストラテジーを抑制することで発揮できる能力であると推測している[13)19]。

日本語の純粋失読との関係でいえば、いくつかの問題点が指摘できる。まず、仮名単語についてはword formという考え方はあまり馴染まない。Alphabetは一文字の呼称と単語の中での発音とは異なる場合が多いため、spellingが問題になるのであって、そこからword formという考え方が出てくるのは比較的自然であるが、日本語の仮名は本来逐字読みが可能な文字であり、単語としての凝集性はalphabet単語よりも格段に低いと考えられるからである。むしろword formに近いのは漢字であると考えられるが、漢字や漢字単語の逐字読みという現象は考えにくい。また漢字一文字でも読みは低下しているので、同時失認という解釈も適さないと考えられる。潜在的読み能力については、漢字での意味理解能力が保たれた症例があることと対応した現象であると考えられる。一方、仮名単語で潜在的読み能力を確認した例は少なく、仮名単語のword formが存在するかという問題とも絡んで今後の検討課題と考えられる。

III 失読の評価法

最後に、失読の評価にあたって留意すべき点を簡単にまとめる。失読の評価の前提として、失語の有無、注意や集中力の程度、視野障害や視覚認知障害の有無、半側空間無視の有無などを検討しておかなければならない。また、病前の教育レベルや読み習慣についての調査も不可欠である。

1. 障害の水準

文字レベルの読みから障害されているのか、単語レベルの読みで初めて障害が明らかになるのか、単語レベルの読みはよいのに文字の認知は悪い場合があるのか、文字や単語はよいが、文レベルではじめて障害が明らかになるのか、といった障害水準を意識して検査を行うことが必要であ

る。文字レベルでの認知が悪い場合は、仮名・漢字・数字に分類する課題、実在する字かどうかという字性判断課題、なども必要である[7]。単語レベルでは、語彙性判断課題で実在する単語か非単語かを分類する能力を調べることも参考になる場合がある。

2．音読と読解

　音読の検査は簡単であるが、読解の検査は骨の折れる仕事である。しかし、読みは本来は読解が基本であるので、その評価を欠かすことはできない。読解が可能でも音読できない場合があるのはもちろんだが、音読ができるからといって読解ができているとは限らないのも超皮質性失読が示す通りである。読解の程度も問題である。漠然とした意味の理解から正確な理解までさまざまな段階があると考えられる。単語レベルでいえば、絵の選択肢を用意するのが一般的であるが、SLTAのようにまったく異なったカテゴリーから構成される選択肢では、十分な読解の検査はできていない。意味的に似た選択肢を用意しておき、それから選択させる検査が必要である。また、一見読解できないと思われる場合でも、漠然とした意味の理解はできていることもあるので、単語を大きなカテゴリーに分類させる（例えば、生物か非生物か、食べられるか食べられないか、など）テストや、関連する2つの単語を結ばせるといったテストも必要となる場合がある[7]。

3．反応の種類と錯読の種類

　患者の反応を記載しておくことは重要である。まったくわからない、読めないと反応するのか、「わかっているのにうまく読めない」というのか、そうした具体的な患者の内観を聴いておくことで、かなりの情報を得られるものである。音読では錯読の種類に注意する。意味的に似た語に読み誤る意味性錯読、形態の似た文字や単語に読み誤る視覚性錯読、単語の中の一部の音韻を誤る音韻性錯読などが区別される。漢字（単語）の音読では音訓の混同にも注意が必要である。

4．文字の種類による差

　漢字、仮名（平仮名と片仮名）、数字など文字の種類で、読み能力が異なる場合が多いので、これに注目する。

5．単語の性質による差

　高頻度語か低頻度語か、心像性の高い具象語か、心像性の低い抽象語かなどの基準が、読み能力にどの程度影響を与えるのかという評価は、認知心理学的な検討する際には不可欠になってくる。また、無意味語が音読できるかどうかも検査しておくとよい。

6．入力モダリティによる観察

　通常は視覚呈示による読みを調べるが、場合によっては体性感覚からの読み能力を調べる。体性感覚からの読みには、なぞり読みによる運動覚からの読みや、手掌に文字を描いて読ませたり、立体的な文字ブロックを触覚から読ませるテストなどが用いられている。

（松田　実）

文献

1) Dejerine J：Contribution a l'étude anatomopathologique et clinique des differentes variétés de cecite verbale. Mem Soc Biol 4：61-90, 1892.（鳥居方策（訳）：神経心理学の源流．失語編（上），秋元波留夫，大橋博司，杉下守弘，鳥居方策（編），p 331-354，創造出版，東京，1982）
2) Geshwind N：Disconnexion syndromes in animals and man. Brain 88：237-294, 585-644, 1965.
3) 岩田　誠：読字と書字の神経機構．神経心理学 18：49-52, 2002.
4) Semanza C, Cipollotti L, Denes G：Reading aloud in jargonaphasia；an unusual dissociation in speech output. J Neurol Neurosurg Psychiatry 55：205-208, 1992.
5) Benson DF：The third alexia. Arch Neurol 34：327-331, 1977.
6) 山鳥　重：神経心理学入門．医学書院，東京，1985.
7) 松田　実，鈴木則夫，生天目英比古，ほか：左後大脳動脈梗塞例における失読の研究；仮名失読/漢字失読/視覚失語の障害水準について．失語症研究 16：284-291, 1996.

8) 河村　満：非古典型純粋失読．失語症研究 8：185-193，1988．
9) 山鳥　重：失読失書と角回病変．失語症研究 2：236-242，1982．
10) Klein RK, McMullen P(eds)：Converging methods for understanding reading and dyslexia. The MIT Press, Cambridge, 1999.
11) 杉下守弘：純粋失読および失読-失書．Clinical Neuroscience 18：1400-1403, 2000.
12) McCarthy RA, Warrington EK：Cognitive neuropsychology. Academic Press, San Diego, 1990.
13) Funnel E(ed)：Case studies in the neuropsychology of reading. Psychology Press, Hove, UK, 2000.
14) Marshall JC, Newcombe F：Patterns of paralexia；a psycholingustic approach. Journal of Psycholinguistic Research 2：175-199, 1973.
15) Coltheart M(ed)：Phonological dyslexia. Cognitive Neuropsychology Vol 13, No 6, 1996.
16) Coltheart M, Patterson K, Marshall JC(eds)：Deep dyslexia(2 nd ed). Routledge & Kegan Paul, London, 1980.
17) 松田　実，鈴木則夫，小林由美子，ほか：Phonological alexia；仮名無意味綴り音読障害の機序．神経心理学 9：172-180, 1993.
18) Plaut DC, Shallice T：Deep dyslexia；a case study of connectionist neuropsychology. Cognitive Neuropsychology 10：377-500, 1993.
19) Coltheart M(ed)：Pure alexia(letter-by-letter reading). Cognitive Neuropsychology Vol 15, No 1/2, 1998.
20) Farah MJ：Visual agnosia. Disorders of object recognition and what they tell us about normal vision, The MIT Press, Cambridge, 1990.

③ 書字の障害　失書症

▶はじめに◀　失書とは、脳損傷により、発症以前は十分に書字可能だった人が、文字を書けなくなったり書いた文字が拙劣になったりした状態のことをいう。文字を書くには言語系はもちろんのこと運動・感覚系が総動員されるため、単なる運動麻痺や末梢神経疾患あるいは筋疾患の場合でも書字に支障をきたすことはある。しかし、これらの場合は運動障害性書字障害とでもいうべきもので、高次脳機能障害としての失書とは区別される(佐藤訳, 1999)[1]。

　Leischner(1969)[2]の総説によると中枢性書字障害について詳細に論じたのは1856年のMarceが最初で、以降、さまざまな分類が試みられている(大東, 1979)[3]。Leischner(1969)[2]自身は、言語障害性失書・構成失書・失行性失書に分類しているが、その後、同じハンドブックシリーズでBensonら(1985)[4]は、視空間性失書を加える一方、構成失書という項を設けない(表1)など、分類上で見解の違いが認められる。解釈に曖昧な点が残されている点については、鳥居(1982)[5]も言及している。このような分類の多様性に示されるように、失書症状はさまざまな臨床像を呈する(佐藤, 1995)[6]。以下に、Leischner(1969)[2]やBensonら(1985)[4]の分類にはこだわらず、失語を伴わない各種の失書症状について論じる。

純粋失書(pure agraphia)

　純粋失書は、書字以外の言語様式が保たれていて、かつ、書字運動を妨げる原因となるような運動麻痺や失行・失認がないにもかかわらず文字を書けないもので、孤立性失書 isolated agraphia と呼ばれることもある(Vignolo, 1983)[7]。文字視覚心像や書字運動覚を喚起する際の経路に問題が生じていると考えられ(佐藤ら, 1981)[8]、自発書字や書き取りの際に文字想起困難や錯書が生じることが多い(佐藤, 1988)[9]。最も重篤な場合にはまったく文字を想起できないため書字行為自体が成り立たないので無反応になるが、軽くなるにしたがって、試行錯誤的に書くために新しい文字を創出して新作文字が生じたり書き間違いで錯書になったりする。写字は保たれ、原則として筆跡が大きく崩れることはない(図1-a、b)。図形模写は保たれる(図1-c)が、報告例の中には自発的描画能力が障害された例もある(徳永ら, 1999)[10]。

　損傷部位としては、異論はありながらもExnerの書字中枢と呼ばれる左前頭葉第二前頭回後部(古川, 1988)[11]や文字の読み書き中枢とされる左頭頂葉角回(Dejerine, 1891；Geschwind, 1965)[11][12]近傍があげられる。実際、報告例も、左頭頂葉病変例(Bassoら, 1978；佐藤ら, 1981；

表 1●Benson & Cummings(1985)による失書の分類
書字障害の多様性を物語る

A．失語性失書	B．非失語性失書
1．非流暢性失書	1．運動性失書
2．流暢性失書	麻痺性失書
3．他の失語性失書	運動低下性失書(小字症)
4．失読失書	運動過多性失書
5．Gerstmann症候群の失書	反復性失書
6．純粋失書	2．視空間性失書
7．錯乱状態の失書	3．ヒステリー性失書
8．深層失書	
9．離断性失書	C．書字過多症

3. 書字の障害 失書症

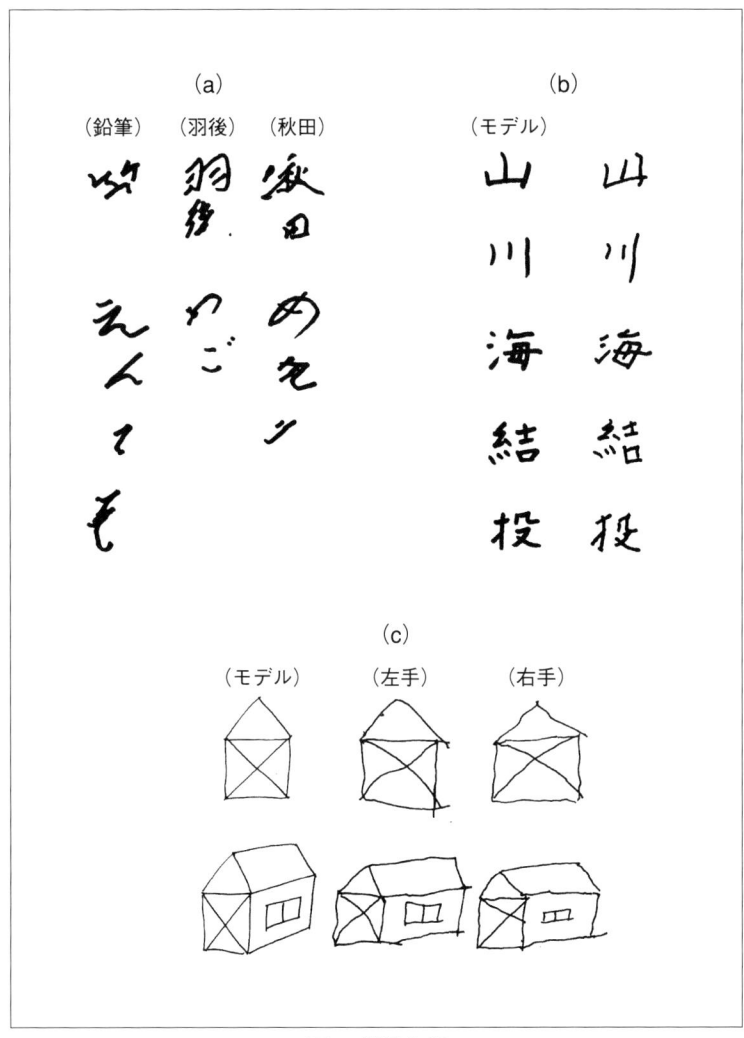

図 1 純粋失書
59歳、男性。右利き。高等小学校卒。土建業。左頭頂葉腫瘍。
(a)書き取り：上段は漢字、下段は仮名。いずれも文字想起困難が著しい。
(b)写字：写字に異常はなく、筆跡の乱れもない。
(c)図形模写：左右どちらの手でも構成行為に異常はない。
(佐藤、ほか：純粋失書を呈した左頭頂葉腫瘍の一例．臨床神経 21，1981 より転載)

Auerbach ら，1981；Paolino ら，1983；坂本ら，1984；河村ら，1984；Miceli ら，1985)[8)13)-18]や左前頭葉損傷例(Gordinier, 1899；Vernea ら，1975；八島ら，1980；Aimard ら，1975；佐藤，1995；Tohgi ら，1995；Sakurai ら，1997)[6)19)-24]が多い。ほかに、左側頭葉損傷例(Rosati ら，1979)[25]や左視床定位脳手術後に純粋失書を呈した例(杉下ら，1973；杉下ら，1974)[26)27]もある。さらに、急性期錯乱状態時にも書字は障害され得る(Chédru ら，1972)[28]。純粋失書例の病巣が多岐にわたっているのも、書字行為をなす神経機構の複雑さを物語る

ものといえよう。

II 構成失書(constructional agraphia)

書こうとする文字は想起できていても形を整えて書くことが難しく、まとまりのない形の文字が書き出されることがある。このような場合は、構成失書が疑われる。構成失書では、目的の文字とある程度似た形の文字を書けるが、字画の一部が欠落したり部分的な誤りが生じたりするのが特徴である。文字形態の乱れは、自発書字や書き取り

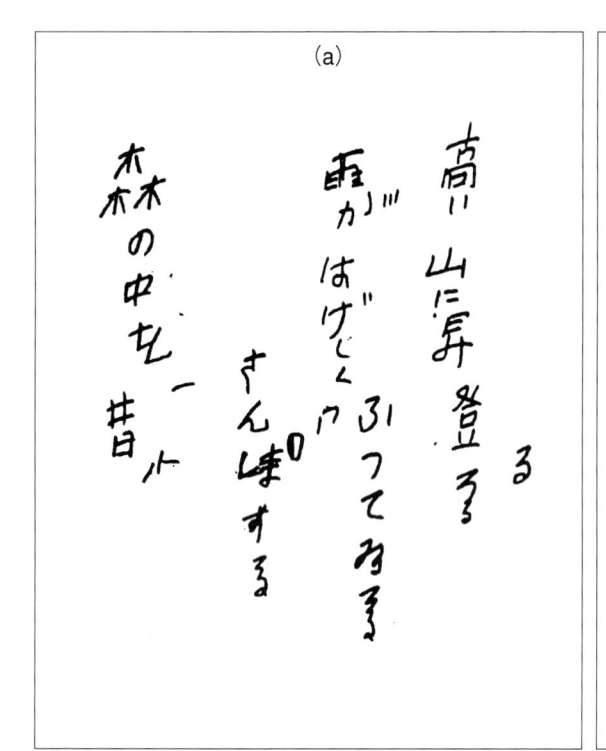

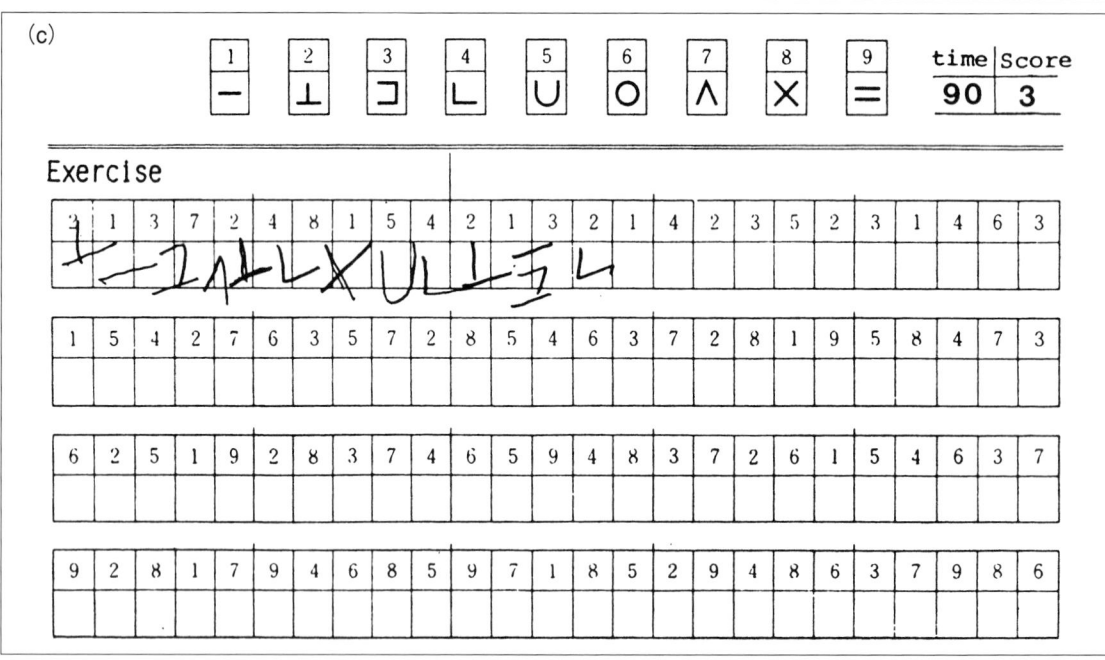

図 2●構成失書

75歳、男性。右利き。旧制中学卒。養鶏業。左中大脳動脈角回動脈閉塞症。左頭頂葉損傷。
(a)書き取り：字画の過不足が目立ち、かつ、文字のまとまりが悪い。行もまっすぐにならない。
(b)写字：書き取りの際と同じような誤りの特徴が認められる。
(c)WAIS 符号問題：著しい構成失行のために、個々の符号を定められた位置に描き入れることも困難で、枠からはみ出た描画になる。
　90秒でわずかに3個描けただけである。言語性 IQ は 93 で正常。構成失行のために各種の構成課題の遂行が困難なため、動作性 IQ は 64。全 IQ 81。

3．書字の障害　失書症

だけではなく写字の場合も生じる点で、上記の純粋失書と異なる(図2)。構成失書は、構成失行により文字を正しく形づくれないために生じるものである。しかし、図形描写や模写が著しく障害されていても自発的書字能力は保たれている例がある(Cipolottiら、1989)[29]ことから、図形を描く能力と文字を書く能力とは必ずしも同じ基盤にあるとは言い切れないようである。つまり、構成失書であれば構成失行は明らかであるが、その逆は必ずしも成り立たず、構成失行が必ずしも構成失書をもたらすというわけではない。但し、日本語の文字体系では構成失書と構成失行は同一基盤に立つと推察する報告もある(太田ら、1970)[30]。病巣は左頭頂葉損傷例が多い(Leischner、1969；今井ら、1981；高坂ら、1981；佐藤、2001)[2)31)-33)]。

III 失行性失書(apraxic agraphia)

構成失行に類似する症状に、失行性失書がある。失行性失書では、書くべき文字が想起できていて口頭で綴りを述べることもできるが、書字は努力性で時間がかかり、書かれた文字も拙い(図3-a) (Coslettら、1986；Hodges、1991；Alexanderら、1992；Otsukiら、1999)[34)-37)]、日本語の場合は、筆順が異常になる(図3-b) (Otsukiら、1999)[37]。筆記具の使い方に支障はない。自発書字と書き取りができず、写字はできる例とできない例がある(Alexanderら、1992)[34]。書字の困難さに比べ図形構成能力は保たれている点が構成失書と異なる。本症は、肢節運動失行など他の失行とは独立しており(Coslettら、1986)[35]、書字に必要な運動記憶が喪失したために生じ(Valensteinら、1979)[38]、文字心像と書字運動の記憶とは別であることを示す症状である(Otsukiら、1999)[37]。左頭頂葉(Coslettら、1986；Otsukiら、1999)[35)37)]や左前頭葉の損傷例、また、左前頭葉に影響が及んだために本症状を呈したと推定される左視床梗塞例(Ohnoら、2000)[39]が報告されている。

IV 空間性失書(spatial agraphia)

右頭頂葉ないしその近傍の病変では、左半側無視がよくみられるが、彼らの書字は用紙の右側に偏り、文字や文の間隔や配置が崩れる(図4)(佐藤、

(a)

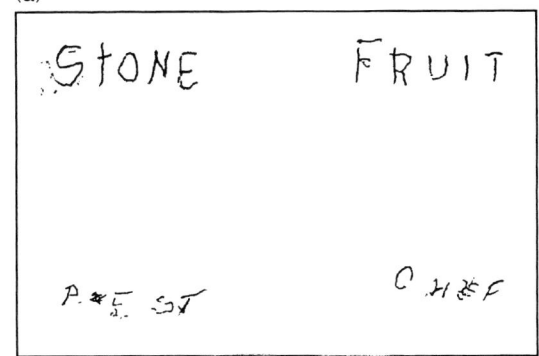

(a)78歳、女性。右利き。高校卒。左頭頂葉出血。上段は左手、下段は右手による書き取り。書くべき文字が想起できていて口頭で綴りを述べることもできるが、書字は努力性で書かれた文字も拙い。書字に要する時間も長い。所要時間は、"stone" 3分30秒、"fruit" 1分56秒、"pest" 2分20秒、"chef" 1分25秒。
(Alexander MP, et al：Lesion localization in apractic agraphia. Arch Neurol 49, 1992 より転載)

(b)

(b)67歳、男性。右利き。大学卒、銀行員。左頭頂葉上頭頂小葉出血。日本語の場合は、このように、筆順が異常になることもある。
(Otsuki M, et al：Pure apraxic agraphia with abnormal writing stroke sequences；report of a Japanese patient with a left superior parietal haemorrhage. J Neurol Neurosurg Psychiat 66, 1999 より転載)

図 3●失行性失書

1995)[6]。このような配置の異常以外にも、個々の文字に字画の省略・重複・置換・付加・分離などが生じることがある(図5)(中野ら、1983；Sekiら、1998)[40)41)]。字画の誤りは、必ずしも半側無視と同時に生じるわけではなく、無視の重症度とも相関しない(Sekiら、1998)[41]。実際、視覚情報を遮断した閉眼の状態でも省略や重複などの誤りが生じたり(中野ら、1983)[40]、また、半側無視を示さずに字画の過不足を呈したりする(図6)(佐藤、

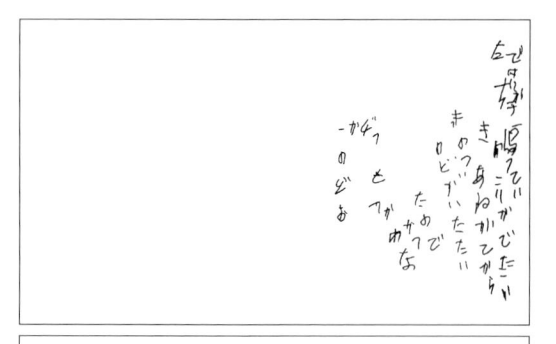

図 4 ● 空間性失書
44歳、男性。右利き。中学校卒。電気部品組立工。右前頭頭頂葉皮質下出血。上段は自発書字。書字は用紙の右側に偏り、文字や文の間隔や配置が崩れている。下段の数字は、上段の書き順を示したもの。「1ヵ月のどを使わなかったので、のどが痛い。きのう姉がきてから声が出た」と、初発症状だった発声障害の改善状況について書いてある。
(佐藤睦子：読み書き障害の概説。脳卒中と神経心理学，平山惠造，田川皓一(編)，医学書院，東京，1995より転載)

図 5 ● 空間性失書の誤りの特徴
空間性失書で書き取りの際に出現する誤りをまとめたもの。このような誤りは、自発書字、書き取り、写字のいずれでも生じる。
(Seki K, et al：Effects of unilateral spatial neglect on spatial agraphia of kana and kanji letters. Brain Lang 63, 1998 より転載)

1995)[6]ことから、空間性失書の基盤にある症状は、一側性の注意や認知の障害よりはむしろ書字に際しての全般性注意の障害あるいは出力系のフィードバックの異常ではないかと推察される(中野ら, 1983；佐藤, 1995)[6][40]。Seki ら(1998)[41]によると、健常者と空間性失書の最も端的な違いは字画の重複で、この種の誤りは右前頭葉損傷と関連すると推定される。一般的には、空間性失書は右頭頂葉ないし右側頭-頭頂-後頭葉接合部の損傷によって生じる。

空間性失書で認められる誤り方は、現象としては、前述の構成失書や失行性失書と似ている部分が多い。Leischner(1969)[2]によれば、構成失書では、①字画が乱れる、②文字がふぞろいで重なる、③行が乱れる、という特徴がある一方、空間性失書では、①行が乱れる、②語の途中で急に行を変える、③紙面の右側に書く、④「m」や「n」のような文字では字画が繰り返される、という特徴で、双方はかなりの部分重複していることがわかる。また、失行性失書と空間性失書も類似している点があるが、失行性失書では形が拙劣であったり文字として読めないような形が産出される一方、空間性失書では少なくとも判読可能な文字を書くという点で区別できる(Seki ら, 1998)[41]。一般に、右利きの場合、左半球損傷であれば構成失書、右半球損傷であれば空間性失書に分類されることが多いようである。いずれにしても、これらの失書の神経心理学的発現機序についてはいまだ不明な点が多い。

V 書字過多症(hypergraphia)

右半球損傷の場合、書字過多症が生じることがある。これは、身近にある筆記具を手にとり半ば自動的に書字運動を続ける現象(図7)で、過書、過剰書字傾向などと呼ばれることもある。その特徴は、次のようにまとめられる。①自発的に書字を開始し、一旦書き始めると周囲にかまわず、なんのためらいもなく半ば自動的に書き続ける、②書字内容には文法や語用などにおける言語的な誤りはないが、意味希薄なものが多く、コミュニケーション上の価値はない、③空間的な配置が整わず、縦書きと横書きが混在し、字形は乱れ、文字の大きさも一定しない、④恒常的にこの現象が持続するわけではない。右中大脳動脈領域病変で生じることが多く、左右大脳半球の均衡がくずれて右半球の抑制が解かれた結果生じると考えられている(Yamadori ら, 1986)[42]。

同様の症状は統合失調症などの精神疾患や複雑部分発作(側頭葉てんかん)間欠期にも認められる

3．書字の障害　失書症

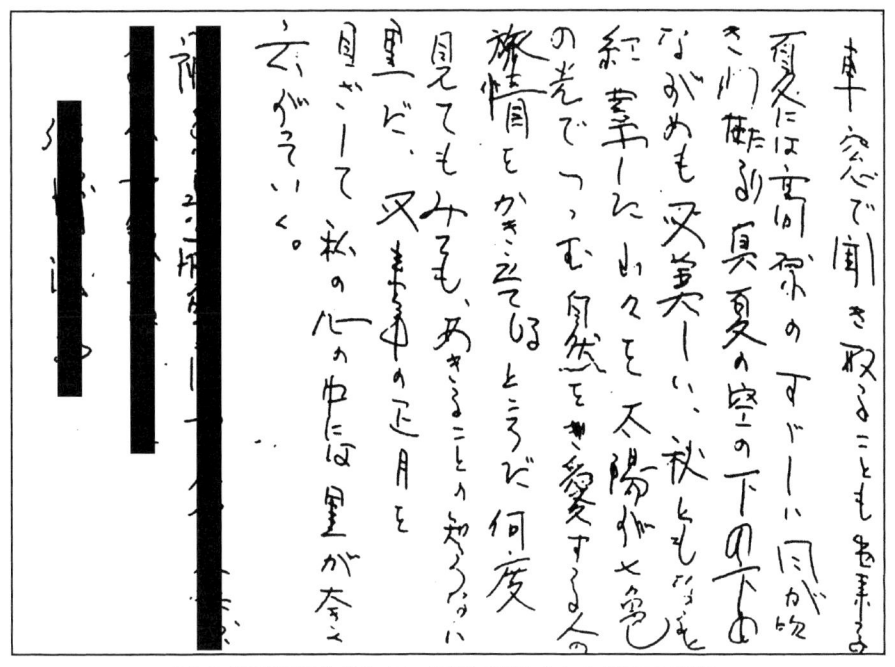

図 6 半側無視を伴わない症例に認められた字画の重複
52歳、男性。右利き。議会議員。右視床出血。長文書き取り課題で、一側性注意障害は認められないが字画過剰の文字が混在している。
（佐藤睦子：読み書き障害の概説．脳卒中と神経心理学，平山惠造，田川皓一（編），医学書院，東京，1995 より転載）

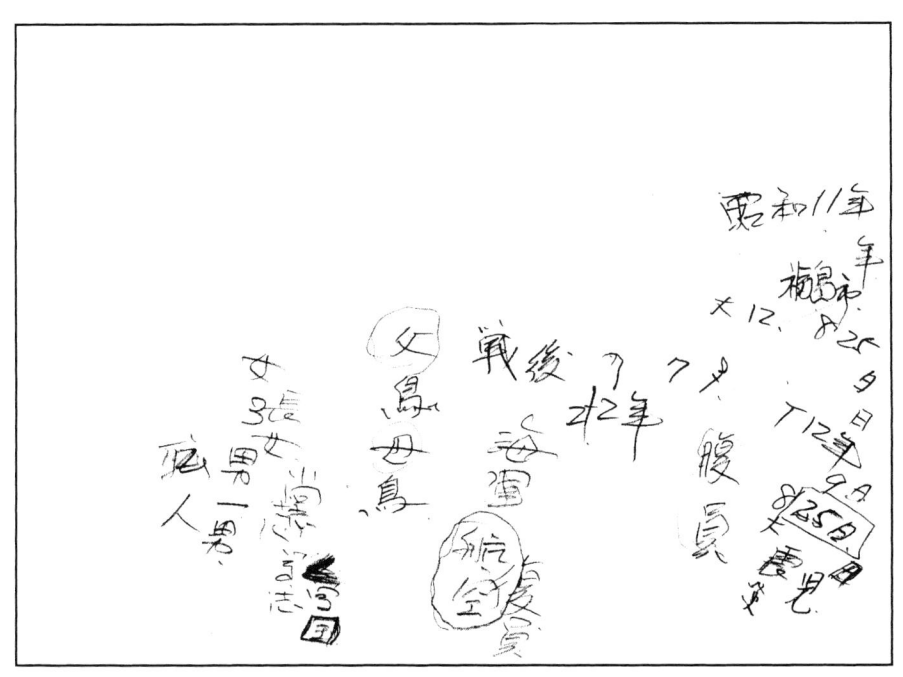

図 7 右中大脳動脈領域損傷による書字過多症
症例 KY。68歳、男性。右利き。高等小学校卒。元国鉄職員。右内頸動脈閉塞症。右前頭–側頭–頭頂葉損傷。検者と会話中、机上の鉛筆を手にとって書き始める。文字の大きさや配列が整っていないが、本人は意に介さずに書き続ける。

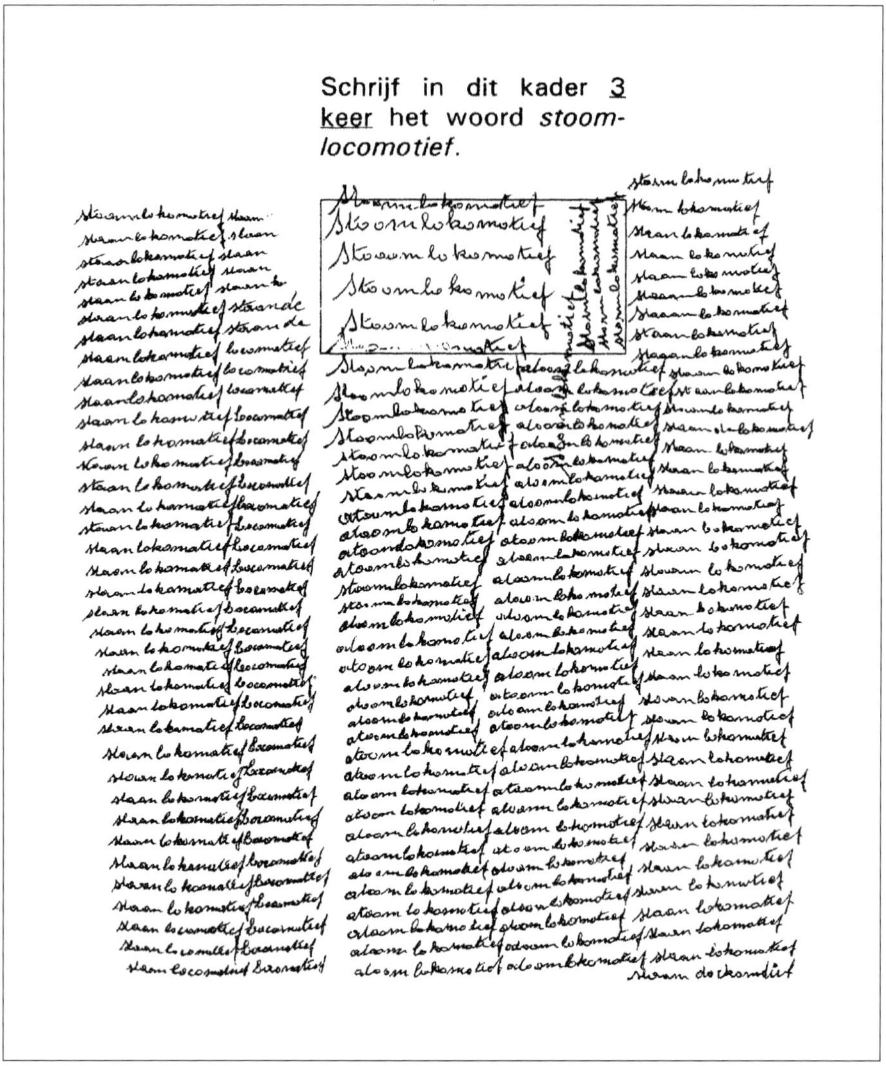

図 8 前頭葉損傷による自動書字行動
70歳、男性。右利き。「枠の中に"stoomlocomotief"と3回書いて下さい」という指示文が載っている用紙に書いたもの。保続的で反復性の書字内容が強迫的に産出される点で、図7に示した右中大脳動脈領域損傷例の書字過多症とは異なる
(van Vugt P, et al：Increased writing activity in neurological conditions；a review and clinical study. J Neurol Neurosurg Psychiat 61, 1996 より転載)

ことがある(Waxmanら, 1974)[43]が、これは、側頭葉損傷によってもたらされた情動反応の現われと考えられている(Okamuraら, 1993)。

さらに、両側前頭葉とりわけ右前頭葉の血流低下でも類似の症状が生じることがある(van Vugtら, 1996)[44](図8)。この場合は、保続的で反復性の書字内容が強迫的に産出され、しかも永続的に生じる点でYamadoriら(1986)[42]の症状と異なっている。van Vugtら(1996)[45]は、これを、前頭葉の抑制機能が障害された自動書字行動 automatic writing behaviour であり書字過多症とは区別するべきであると結論づけている。

VI 半球間離断症候群としての失書

左手に限局した失書は、左半球が言語性優位で脳梁前部が損傷された場合に生じる(Geschwindら, 1962)[46]。左運動野や言語中枢自体は問題ないので右手で文字を書く際は支障ない。しかし、脳梁が損傷されたために言語情報が右半球へ転送さ

3．書字の障害 失書症

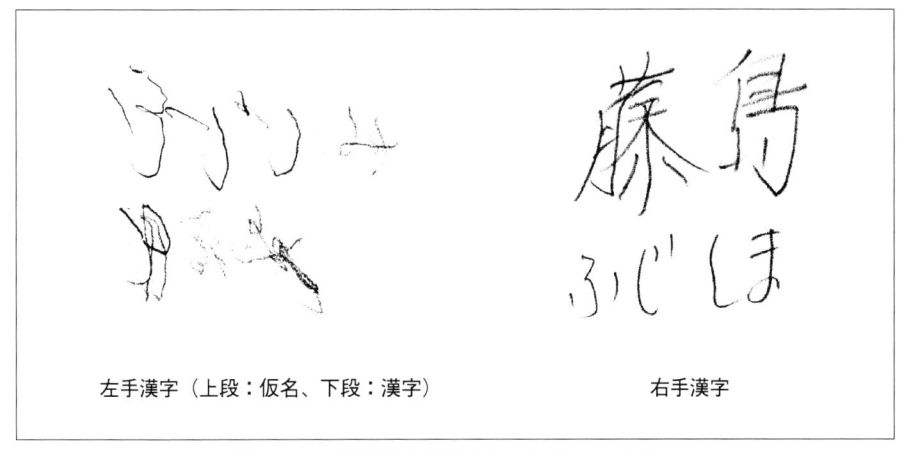

図 9 半球間離断症候群としての左手の失書
73歳、女性。右利き。高等小学校卒。調理師。左前大脳動脈（脳梁周辺動脈）の動脈瘤破裂によるくも膜下出血術後。脳梁損傷。右手での書字は全く問題はないが、左手では、ほとんどの場合、判読困難ななぐり書きとなる。左上肢はごく軽度の脱力を呈しているが、書字運動を阻害するほどの運動障害ではない。

れなくなる。その結果、左手では自発的に書いたり口頭指示にしたがって書き取りをしたりすることができない状態となる(Geschwind, 1965)[12]（図9）。

VII 漢字と仮名の失書

日本語の文字表記では主に漢字と仮名が用いられるが、漢字・仮名には欧米のアルファベット表記とは異なる特徴がある。すなわち、漢字は音のみならず意味も担う一方、仮名は意味よりも音を表すことが多い。このような日本語の文字体系のもとでは、仮名書字に異常がないにもかかわらず漢字が書けなくなったり(Soma ら, 1989)[47]、逆に、漢字書字には異常はないが仮名書字が著しく障害されたりする(木村ら, 1986；Tanaka ら, 1987)[48)49]など、漢字と仮名の障害程度に明らかな差が生じることがある。これらの脳内機序の違いに関しては、脳損傷例の分析や、健常者でのPET(Sakurai ら, 1997)[21]や fMRI(Nakamura ら, 2000)[50]の所見が集積されつつある。それらによると、漢字の視覚心像の想起には左側頭葉後方下部が重要視される一方、仮名の読み書きにはかつて左角回が重視されていた(Dejerine, 1891；Iwata, 1984)[51)52]が、近年では、意味のある仮名語の場合、角回よりはむしろ後頭葉(Brodmann 19野)の関与が大きいのではないかと示唆されるようになっ

ている(岩田, 2002)[59]。

VIII 音韻性失書 phonological agraphia と語彙性失書 lexical agraphia

言語情報処理モデルによると、読み書き機構には少なくとも2つの並行するシステムがある。1つは、音─文字変換規則にしたがって音韻処理をする音韻系、もう1つは意味処理システムによって文字を処理する語彙系である。これらは個別に障害されることがあり、それぞれ、音韻性失書(Shallice, 1981)[54]、語彙性失書(Beauvois ら, 1981)[55]として報告されている。

音韻性失書では、言語音と文字をつなげる音素─形態素変換システムが障害されるため無意味綴りの書字が困難になる。障害された音韻系の代わりに、保たれている意味系を介して書字を行うために意味性錯書も出現する。一方、語彙性失書では、意味処理過程が障害されているため音韻系で処理されることになり、音─形態素変換が規則的な語であれば無意味語でも綴ることができる。しかし、読み方が不規則な語では、音─形態素変換規則を利用できず、しかも意味系を介した処理が必要になっているもかかわらず意味処理系が障害されているため、書き誤りが生じることになる。

これら二種類の失書では病巣部位が異なる。音韻性失書では縁上回もしくは島、語彙性失書では

139

角回(Roaltgenら, 1984)[56]や中心前回病変(Rapcsakら, 1988)[57]が報告されている。なお、音韻性失書は深層失書 deep dysgraphia、語彙性失書は表層失書 surface dysgraphia とも呼ばれる(Bubら, 1982；Pattersonら, 1985)[58][59]。

IX 特殊な症状

タイプライター失書とでも表現すべき症例がある(Otsukiら, 2002)[60]。運動麻痺はもちろんのこと失行や失認あるいは失語など他の神経心理学的症状がないにもかかわらず、病前に比しタイプライティングの処理速度が遅くなりかつ打ち間違いも生じた症例である。筆記具を手に持った際の書字運動障害ではない点で、前項までの失書とは若干異なっているが、文字表出の障害としてみると、タイプライティングの障害も書字障害の1つと解釈できなくもない。Otsukiら(2002)[60]は、本症状をタイプライティングの際の言語処理過程と実行過程の仲介機能の障害と考え、また、左前頭葉第二前頭回脚部から前頭弁蓋の損傷による症状であることから、これらの脳部位が音韻情報をさまざまな実行様式に変換する役目を担っているのではないかと推定している。今後、ワードプロセッサーやパーソナルコンピューターの使用人口が増えるにしたがって、このようなタイプライター失書例も増加する可能性はある。

(佐藤睦子)

文献

1) 佐藤睦子(訳)：失読, 失書, 失行(Devinsky O：Behavioral Neurology；100 maxims. Chapter 5 Alexia, agraphia and apraxia. Arnold, London, 1992[田川皓一, 田辺敬貴(監訳)：神経心理学と行動神経学の100章. p155-166, 西村書店, 新潟, 1999]
2) Leischner A：The agraphias. Handbook of Clinical Neurology, vol 4, Vinken PJ, Bruyn GW, (eds), p141-180, North-Holland Publishing Company, Amsterdam, 1969.
3) 大東祥孝：失読, 失書と失認, 失行の関係. 神経内科 10：515-523, 1979.
4) Benson DF, Cummings JL：Agraphia. Handbook of Clinical Neurology, vol. 1(45), Clinical Neuropsychology, Frederiks JAM, (ed), p457-472, Elsevier Science, Amsterdam, 1985.
5) 鳥居方策：失読と失書. 脳神経 34：531-546, 1982.
6) 佐藤睦子：読み書き障害の概説. 脳卒中と神経心理学, 平山惠造, 田川皓一(編), p216-220, 医学書院, 東京, 1995.
7) Vignolo LA：Modality-specific disorders of written language. Localization in Neuropsychology, Kertesz A(ed), p357-369, Academic Press, New York, 1983.
8) 佐藤睦子, 安井信之, 佐山一郎, ほか：純粋失書を呈した左頭頂葉腫瘍の一例. 臨床神経 21：865-871, 1981.
9) 佐藤睦子：純粋失書. 神経心理学と画像診断, 岸本英爾, 宮森孝史, 山鳥重(編), p95-107, 朝倉書店, 東京, 1988.
10) 徳永博正, 西川 隆, 池尻義隆, ほか：描画障害を伴う純粋失書の1例. 脳神経 51：171-176, 1999.
11) 古川哲雄：Exnerの書字中枢. 神経内科 29：555-557, 1988.
12) Geschwind N：Disconnexion syndrome in animals and man. Brain 88：237-294, 585-644, 1965.
13) Auerbach SH, Alexander MP：Pure agraphia and unilateral optic ataxia associated with a left superior parietal lobule lesion. J Neurol Neurosurg Psychiat 44：430-432, 1981.
14) Basso A, Taborelli A, Vignolo LA：Dissociated disorders of speaking and writing in aphasia. J Neurol Neurosurg Psychiat 41：556-563, 1978.
15) 河村 満, 平山惠造, 長谷川啓子, ほか：頭頂葉性純粋失書；病巣と症候の検討. 失語症研究 4：656-663, 1984.
16) Miceli G, Silveri MC, Caramazza A：Cognitive analysis of a case of pure dys-graphia. Brain Lang 25：187-212, 1985.
17) Paolino E, De Bastiani P, Monetti VC, et al：Pure "aphasic" agraphia due to damage of the left superior parietal lobule. Ital J Neurol Sci 2：233-237, 1983.
18) 坂本 透, 武田浩一, 郭 伸, ほか：両側性「純粋」失書を呈した左頭頂葉腫瘍. 神経内科 21：596-601, 1984.
19) Aimard G, Devic M, Lebel M, et al：Agraphie pure(dynamique?) d'origine frontale；a propos d'une observation. Rev Neurol 131：505-512, 1975.
20) Gordinier HC：A case of brain tumor at the base of the second left frontal convolution, with autopsy；the only positive localizing symptom was agraphia uncombined with any form of aphasia. Am J Med Sci 117：526-535, 1899.
21) Sakurai Y, Matsumura K, Iwatsubo T, et al：Frontal pure agraphia for kanji or kana；dissociation between morphology and phonology. Neurology 49：946-952, 1997.
22) Tohgi H, Saitoh K, Takahashi S, et al：Agraphia and acalculia after a left prefrontal(F 1, F 2) infarction. J Neuro Neurosurg Psychiat 58：629-632, 1995.
23) Vernea JJ, Merory J：Frontal agraphia,(including a casse report). Proc Austr Assoc Neurol 12：93-99, 1975.
24) 八島祐子, 石下恭子, 中西重雄, ほか：Speech arrestと"純粋"失書. 脳神経 32：1039-1045, 1980.

25) Rosati G, De Bastiani P：Pure agraphia；a discrete form of aphasia. J Neurol Neurosurg Psychiat 42：266-269, 1979.
26) 杉下守弘，石島武一，堀　智勝，ほか：左 CM-thalamotomy 後にあらわれた"純粋"失書. 臨床神経 13：568-574, 1973.
27) 杉下守弘，楢林博太郎：左 Subthalamotomy 後に生じた"純粋"失書. 脳神経 26：489-496, 1974.
28) Chédru F, Geschwind N：Writing disturbances in acute cofusional states. Neuropsychologia 10：343-53, 1972.
29) Cipolotti L, Denes G：When a patient can write but not copy；report of a single case. Cortex 25：331-337, 1989.
30) 太田幸雄，古藪修一：構成失書について. 精神医学 12：959-964, 1970.
31) 今井周治，川島康宏，大江千廣：構成失書を示した左頭頂葉腫瘍の1例. 臨床神経 21：567-573, 1981.
32) 佐藤睦子：失読と失書. モダンフィジシャン 21：254-257, 2001.
33) 高坂要一郎，山内俊雄，川村幸次郎，ほか：左頭頂葉角回部損傷による構成失書の1例. 精神医学 23：169-176, 1981.
34) Alexander MP, Fischer RS, Friedman R：Lesion localization in apractic agraphia. Arch Neurol 49：246-251, 1992.
35) Coslett HB, Rothi LJG, Valenstein E, et al：Dissociations of writing and praxis；Two cases in point. Brain Lang 28：357-369, 1986.
36) Hodges JR：Pure apraxic agraphia with recovery after drainage of a left frontal cyst. Cortex 27：469-473, 1991.
37) Otsuki M, Soma Y, Arai T, et al：Pure apraxic agraphia with abnormal writing stroke sequences；report of a Japanese patient with a left superior parietal haemorrhage. J Neurol Neurosurg Psychiat 66：233-237, 1999.
38) Valenstein E, Heilman KM：Apraxic agraphia with neglect-induced paragraphia. Arch Neurol 36：506-508, 1979.
39) Ohno T, Bando M, Nagura H, et al：Apraxic agraphia due to thalamic infarction. Neurology 54：2336-2339, 2000.
40) 中野明子，池田芳信，田川皓一：半側空間無視にみられた書字障害. 神経内科 18：634-636, 1983.
41) Seki K, Ishiai S, Koyama Y, et al：Effects of unilateral spatial neglect on spatial agraphia of kana and kanji letters. Brain Lang 63：256-275, 1998.
42) Yamadori A, Mori E, Tabuchi M, et al：Hypergraphia；a right hemisphere syndrome. J Neurol Neurosurg Psychiat 49：1160-1164, 1986.
43) Waxnan SG, Geschwind N：Hypergraphia in temporal lobe epilepsy. Neurology 24：629-636, 1974.
44) Okamura T, Fukai M, Yamadori A, et al：A clinical study of hypergraphia in epilepsy. J Neurol Neurosurg Psychiat 56：556-559, 1993.
45) van Vugt P, Paquier P, Kees L, et al：Increased writing activity in neurological conditions；a review and clinical study. J Neurol Neurosurg Psychiat 61：510-514, 1996.
46) Geschwind N, Kaplan EF：A human cerebral deconnection syndrome. Neurology 12：675-85, 1962.
47) Soma Y, Sugishita M, Kitamura K, et al：Lexical agraphia in the Japanese language；pure agraphia for kanji due to left posteroinferior temporal lesions. Brain 112：1549-1561, 1989.
48) 木村文祥，松田　皇，黒岩義之，ほか：純粋失書を呈した左頭頂葉白質梗塞. 神経内科 24：484-488, 1986.
49) Tanaka Y, Yamadori A, Murata S：Selective kana agraphia；a case report. Cortex 23：679-684, 1987.
50) Nakamura K, Honda M, Okada T, et al：Participation of the left posterior inferior temporal cortex in writing and mental recall of kanji orthography；a functional MRI study. Brain 123：954-967, 2000.
51) Dejerine J：Sur un cas de cécité verbale avec agraphie, suiui d'autopsie. CR Soc Biol 3：197-201, 1891.
52) Iwata M：Kanji versus Kana；neuropsychological correlates of the Japanese writing sysytm. Trends in Neuroscience 8：290-293, 1984.
53) 岩田　誠：読字と書字の神経機構. 神経心理 18：49-52, 2002.
54) Shallice T：Phonological agraphia and the lexical route in writing. Brain 104：413-429, 1981.
55) Beauvois M-F, Dérouesné J：Lexical or orthographic agraphia. Brain 104：21-49, 1981.
56) Roeltgen DP, Heilman KM：Lexical agraphia；further support for the two-system hypothesis of linguistic agraphia. Brain 107：811-827, 1984.
57) Rapcsak SZ, Arthur SA, Rubens AB：Lexical agraphia from focal lesion of the left precentral gyrus. Neurology 38：1119-1123, 1988.
58) Bub D, Kertesz A：Deep agraphia. Brain Lang 17：146-165, 1982.
59) Patterson KE, Marshall JC, Coltheart M：Surface dysgraphia；neuropsychological and cognitive studies of phonological reading. Lawrence Erlbaum Associates, London, 1985.
60) Otsuki M, Soma Y, Arihiro S, et al：Dystypia；isolated typing impairment without aphasia, apraxia or visuospatial impairment. Eur Neurol 47：136-140, 2002.

4 コミュニケーション機能の評価と対応

1 コミュニケーション機能の評価

　失語症の評価には大きく分けて2つの側面がある。1つは言語学的能力、あるいは言語情報処理能力と呼ばれるもので、失語症検査や別項に述べられている音韻論的、意味論的、統語論的課題を含んでいる。もう1つはコミュニケーション能力のことで、言語学的能力の評価とは異なった観点を必要とする。コミュニケーション能力は言語学的能力によって一義的に決まるものではない。コミュニケーションとは人と人の間で生ずるメッセージの交換である。人と人がお互いに作用し合う状況では、言語行動ばかりではなくすべての行動がなんらかのメッセージ上の価値をもつことになる。コミュニケーション場面ではお互いの間に理解が成立するかどうかが問題となり、言語学的能力の場合のように正確性が中心の問題とはなることはない。失語症者の言語行動の成否ばかりではなく、失語症者とかかわる相手の行動にもよる。すなわち、相手のコミュニケーション行動によって失語症者のコミュニケーション行動が補われるならばメッセージの交換は成立することになる。例えば錯語でも相手が失語症者の本来言おうとしていた言葉を類推できれば、コミュニケーションの点では十分価値をもつことになる[5]。

　コミュニケーション機能の分析法として、近年語用論が適用されてきている。語用論とは状況的・社会的文脈における言語使用の規則体系を研究する学問分野である。個々のコミュニケーション行動がどのような機能を担っているのか、すなわち命令、慰め、質問、印象づけ、脅かしあるいは聴き手に対するラポールをつけるためなど、を分析する。この方法による子どもや頭部外傷者の言語行動の分析が行われてきた。多くの研究では自然なコミュニケーション場面の発話、その他の行動に対して語用論的分析がなされてきた。また、臨床的には評価表に基づく観察が行われている。それによれば多くの失語症者では話をするよりもよくコミュニートすることが認められている。一方、頭部外傷者では発話機能は比較的保持されているが、対人状況において言語を効果的に用いる能力、すなわち語用論的機能、に障害があることが認められている[8]。

コミュニケーションの充足度の評価

　失語症者のコミュニケーション能力の改善を目指した訓練法（PACE, Davis, Wilcox, 1985[2]）ではPACEの訓練場面で治療者が失語症者の伝達内容を理解するために行ったフィードバックの量によってコミュニケーションの充足度を示す。

　評価点4：最初の1回で内容の伝達が可能。
　　　　3：一般的なフィードバックの後に伝達が可能。「言うことがよくわかりません。もっとよく話して下さい」
　　　　2：特定の質問によるフィードバックの後に伝達が可能。「あなたのお子さんについて話しているのですか。お子さんが尋ねてきたのですか」
　　　　1：伝達内容が部分的にしか聴き手に伝わらない。
　　　　0：聴き手は伝達内容がまったくわからない。

II コミュニケーション代償行動の評価

多くの失語症者は正常とはいえないが、有効なコミュニケーション行動を示す。すなわちコミュニケーション代償行動がみられる。コミュニケーション能力の評価には、①語用論的能力の高さないし限界と、②失語症者がコミュニケーションの代償手段として用いる行動、の両面がある。コミュニケーション代償行動をさらに代償的言語行動と非言語的コミュニケーション行動に分けることができる。

1．代償的言語行動

❶自己修正
- 手がかり修正：関連言語反応ののちに修正する。
- 努力性修正：語の一部ずつを表出していく。
- 即時修正：即時に、容易に修正する。

❷語想起のストラテジー
- 遅延：単語を想起するための時間を取り、また要求する。
- 意味性錯語
- 音韻性錯語
- 迂言
- 一般化：代名詞など不定な語を用いる。

2．非言語的行動

❶象徴的ジェスチャー
物品、出来事、あるいは抽象概念を表すために意図的に言語の代わりとして用いる。

　ⓐ イコン
　指示対象の代理として指示対象の特徴を捉えたジェスチャー。
- パントマイム：直接的に代理する。しばしば他動詞的に用いて、物品が現前しない場面でその物品を使用するジェスチャーによってその物品を指し示す。
- 自然なジェスチャー：命題を示すために用いて、例えば目を擦ることによって悲しみを、頭を掻くことによって困惑を示す。
- その他：数を指で示す、など。

　ⓑ 恣意的ジェスチャー
　象徴性のあるジェスチャーで、ジェスチャーと指示対象との間に物理的類似性がない。
- 象徴：慣習的に用いるもので、しばしば自動詞的に使われる。合掌、OKサインなど。
- 形式化された象徴的符号：手話など。
- 空中に文字を書く。

❷信号
非意図的(自然に出てきた、命題化されていない)、非象徴的、非指示的。強調するときに発話に伴って指でタッピングをする場合のように、発話に伴って生ずる。
- 身振り、手真似：発話に伴って慣習的に会話を規制する。頭、腕、手の動きで、話し手と聴き手の役割交換に関する信号にする。
- 自然な表出：例えば困ったときに眉をひそめるような状況に対する直接的反応。
- 感情表現：顔面表出など。
- 指示的動作：実際に物品を用いて使い方を示すなど。

III 機能的コミュニケーション・プロフィール[7]

日常の言語使用(受容と表出)を自然な環境下での観察によって評価しようとする。失語症検査を補完するために作成された。以下の45項目について9段階の実用性の評価を行う。

1. **動作**：口腔運動の模倣、コミュニケーションの試み、はい・いいえを示す能力、エレベーターのオペレーターに階数を示す、ジェスチャーを用いる。
2. **発話**：あいさつ、名前、名詞、動詞、名詞・動詞の組み合わせ、句(非自動的)、指示を与える、電話、短い完全な文(非自動的)、長い文(非自動的)。
3. **理解**：環境音、情緒的な声の調子、自分の名前、発話に対する注意、身近な人の名前、身近な物品の名前、行為動詞、ジェスチャーの指示、言語的指示、1人との単純な会話、テレビ、2人以上の人との会話、映画、複雑な言語的指示、速度の速い複雑な会話。
4. **読解**：単語、リハビリテーションのスケジュール、交通標識、新聞の見出し、手紙、新聞記事、雑誌、本。

5．その他：名前を書く、時間の見当識、模写、書き取り、お金の取り扱い、発話の代わりに書字を用いる、計算能力。

IV 実用コミュニケーション能力検査[9]

Hollandによる"Communicative Abilities in Daily Living-A Test of Functional Communication for Aphasic Adults"の日本版である。この検査は失語症者が日常生活の中で、どのようにコミュニケーションを行っているかを知ることを目的としている。実際の生活用品を用いた検査者との相互のやりとりを通じて、言語学的正確性よりも情報伝達の実用性が評価される。あいさつ、自分についての情報を伝える、受診申し込み用紙に記入、自動販売機の利用、買物、道を尋ねる、電話の利用、マスコミ情報の利用に関して全34項目から成っている。

テスト結果は総得点によって重症度およびコミュニケーション・レベル（全面介助、大半介助、一部介助、実用的、自立の5段階）が判定される。またテストの反応に多く使用されたコミュニケーション・ストラテジー（聞き返し、代償反応、自己修正、回避）を調べ、下位テスト・プロフィールから容易な、あるいは困難なコミュニケーション活動を知ることができる。

34の下位テスト項目のうちから、11の下位テスト項目を選択した短縮版が作成されている。短縮版の得点から全検査の予測得点が導かれ、全検査同様の判定が行われる。また日常のコミュニケーション活動の実態をとらえるための家族質問紙が、検査同様のコミュニケーション行動について作成され、検査結果との比較がなされる。CADL検査は右半球損傷、認知症、難聴などの失語症以外のコミュニケーション障害例にも適用されている。

V 語用論的行動リスト

患者の自然なコミュニケーション場面の観察資料を分析する語用論的行動のリストがいくつか開発されている。例えばPrutting, Kirchner（1983）は4カテゴリー32の語用論的行動のリストを作成した。以下のような語用論的行動が適切に行われているか否かを判定する。

1．発話行為：明瞭性、声の強さ、声の質、プロソディ、流暢性、物理的近接性、身体的接触、姿勢、足の運動、手の運動、身振り、顔の表情、注視。
2．命題行為：語彙の選択と使用（特殊性・正確性）、単語間関係（語順、既知・未知に関する情報—代名詞、省略、ストレス、冠詞、イニシャル）、文体・コミュニケーションスタイルの変異。
3．発語媒介行為と発語内行為：話し手と聞き手の発語行為を対にして分析する（指示・従順、質問・応答、要求・応答、批評・承認）、発話行為の種類（話題の選択・導入・維持、役割交換の開始・応答・訂正・問合い・妨害・フィードバック）。

VI 自然観察

患者の1日の行動を観察するときの観察カテゴリーが体系化されている[4]。

1．言語表出
  ①形式：言葉によって対人関係を潤わせる、社会的慣行、質問する、要求する、質問・要求に応える、情報を提供する。
  ②スタイル：承諾、不承諾、からかう、ユーモア、皮肉、喩え。
  ③会話の優先性：話題の妨害・変更。
  ④訂正の方略：訂正、明確化、要求。
  ⑤メタ言語：自分の発話に関するコメント、音韻的手がかりに関する反応。
2．非言語的表出：空間的指示方法、会話を続けるジェスチャー、ユーモ、感情状態。
3．読み、書き、算数：文字材料に対する反応、書字、数に対する反応。
4．その他：電話で話す、ペットに話しかける、自らに話しかける、家屋内の音声に対する反応、歌唱、外国語で話す。

VII ロール・プレイイングによる評価

患者に日常的場面での役割を演技してもらい、治療者のフィードバックとしての問いかけの回数によってコミュニケーション能力を評価する。内容の伝達に成功したかどうかと同時に、好んで用いる伝達様式も評価される。

設定された場面は、PACE療法[2]では雑貨屋で店員に小麦粉を探してもらう、隣の人に湯沸かし器の修理を手伝ってもらう、など。

Blovertら[1]の日常言語テストでは、テレビを買う、店員として客に対応、パーティーの招待を断る、迷子を助ける、花屋で買物、新しく引っ越して近所の人に自己紹介する、の6場面である。

VIII 質問票

家族、友人、雇用主などから患者のコミュニケーション行動に関する情報を得る[8]。
1．失語症者の発話習慣（例．自ら会話を開始するか、あるいは他の人に反応するだけか）
2．失語症者のコミュニケーション要求（例．自分でお金、手形を扱い、小切手帳を差引勘定することができるか）
3．雇用場面でコミュニケーション能力を評価する（例．教示を与えたり、雇用者や顧客に説明することをいかにうまく行うか）

質問紙は患者の興味、典型的なコミュニケーション文脈、望ましい、あるいは望ましくないコミュニケーション方略、失語症発症前の言語習慣等を知るために有用である。

IX 失語症者の語用論的能力

失語症者の語用論的能力については以下のようにまとめられる[2]。

❶言語的文脈
談話の全体構造の知識は保たれている。代名詞の多用にもかかわらず、指示対象は一貫している。意味的に最もであることで理解が促進される。

❷パラ言語的文脈
感情を表現するプロソディを理解し、用いる。流暢型失語ではプロソディを表出する。強調により語彙の理解が高まる。

❸言語外文脈
場面の非言語的側面を認知している。話題に関して概念的に理解している。会話の際の話し手と聞き手の役割について知っており、認知している。顔面表情を用いる。言語的表現を補って指さしを用いる。

❹会話、文脈間の相互作用
話し手と聴き手の役割を順番に交換する規則が適切に使用されている。すなわちお互いの関係の確立、関係の変更、フィードバック（質問）、両者が同時に話し手とならないようにすることなどが適切に行われている。お互いに協力して会話を行うという原則を心得ている。情報が既知であるか、新規であるかの区別を聴き手の立場に立って行っている。話し手の意図や趣旨を理解しており、例えば慣習的な間接的要求表現を理解し、喩えを字義を離れて解釈することができる。

❺文脈、会話上の制限
代名詞の指示対象を理解することにしばしば失敗する。既知・未知の区分を示す表現を失文法的に落とす。Wernicke失語、特にJargon失語では一貫しない意味のずれがある。重度失語において感情的プロソディの理解に障害がある。言語理解障害が重度の症例で環境音の聴覚失認が認められる。重度失語例で概念的知識が崩壊している。象徴的動作パターンを用いることが困難である。

（種村　純）

参考文献

1) Blovert L, Koster C, Van Mier H, et al：Verbal Communication abilities of aphasic patients；the everyday language test. Aphasiology 1：463-474, 1987.
2) Davis GA, Wilcox M J：Adult aphasia rehabilitation；applied pragmatics. College-Hill Press, San Diego, 1985.
3) Holland AL：Communicative Abilities in Daily Living；manual. University Park Press, Baltimore, 1980.
4) Holland AL：Observing functional communication of aphasic adults Journal of Speech and Hearing Reseach 17：589-598, 1982.
5) Martin AD：Therapy with the jargon aphasic. Brown J(Ed), Jargon aphasia, Academic Press, New York, 1981.
6) Prutting C, Kirchner D：Applied pragmatics. Gallagher T, Prutting C(Eds),Pragmatic assessment and intervention issues in language, College-Hill Press, San Diego, 1983.
7) Sarno MT：The functional communication profile.Manual of Directions, Rehabilitation Monograph 42, Institute of Rehabilitation Medicine, New York, 1969.
8) Sohlberg MC, Mateer CA：Introduction to cognitive rehabilitation. theory and practice, The Guilford Press, New York, 1989.
9) 綿森淑子，竹内愛子，福迫陽子，ほか：実用コミュニケーション能力検査．医歯薬出版，東京，1990．

2　拡大・代替コミュニケーションの適用

▶はじめに◀　重度の失語症者、高齢の失語症者の増加に伴い、言語機能回復のみに焦点を当てたリハビリテーションでは対応しきれないケースが増加している[1]。さらに近年の言語治療では、失語症者という人間そのものを中心にすえ、失語症をもちながらよりよい「生活の質」(Quality of Life；QOL) を達成することを重視する考え方が支持されるようになってきた。こうした背景から、広くコミュニケーションの改善に向けたアプローチの一環として、拡大・代替コミュニケーション (Augmentative and Alternative Communication；AAC) が注目されている。ここでは失語症者向けの AAC について、その考え方を概観し、具体的な方法の一部を紹介する。

I　失語症者に対するAACの考え方の変遷

　AAC の技術開発は当初、身体障害をもつコミュニケーション障害者を対象とするものであり、その後次第に認知障害を伴うケースも考慮されるようになった[2]。失語症者向けの AAC に関心が寄せられるようになったのは 1970 年代からであるが、初期の研究の焦点は失語症者に新たなコミュニケーション手段を獲得させることだった。すなわち、発話や書字での表出が困難な重度失語症者に、言語の代替となるジェスチャーやサインを学習させるというものである。成功例も報告されたが、失語が重度であるほど学習に困難があり、また、たとえ学習できても実際のコミュニケーション場面での使用は難しい[3]ことなどから、こうしたアプローチに限界が見い出されるようになった。

　このような問題点を踏まえ、失語症者に対するAAC の新たな考え方が生まれた。失語症をもつ当事者が生活活動や社会活動に参加できることをAAC の目的とし、これを援助するためのあらゆる介入を AAC と呼ぶようになった。AAC の概念は広がり、障害をもつ当事者に対する訓練がすべてではなく、当事者を取り巻く環境や当事者にかかわる人々にも働きかけ、それらを活用することも含まれる。Garrett と Beukelman[4]を参考に、新しい AAC の理念を以下にまとめる。

- 特定のコミュニケーション手段の獲得を意味するわけではない。
- 利用できるすべての手段を用いてコミュニケーションの向上、生活活動や社会活動への参加の促進を図る (多様なコミュニケーション手段の利用)。
- 失語症者のみならず、コミュニケーション相手も重視する。
- コミュニケーションの機会、参加の機会を提供する。

II　AACの適応

　新しい AAC の理念に基づき、Garrett と Beukelman[4]は体系的な AAC アプローチを提案した。AAC アプローチの適応となる失語症患者を 5つのグループに分け、グループ別に AAC の方法を紹介した (表1)。その後、Garrett と Lasker[5]は、新たに 6 グループに分類し、再体系化している[6]。Hux[2]らは、失語症の重症度別に患者のグループ分けを行い、重症度によって AAC への依存度や、コミュニケーション相手から受ける援助の量が異なることを述べている。

　このように、ほぼすべての失語症者に AAC 適応の可能性があろう。さらに発話は十分に実用的であっても、失読や失書がある場合や、特定の場面で喚語困難や理解障害が問題となる場合もAAC を有効に活用できる可能性がある。

III　AAC導入のための評価

　AAC 導入のための評価として確立されたものはいまだない。施行可能であれば、一般の失語症検査によって言語機能をおおまかにつかむととも

表 1 ● グループ別　失語症患者の目標およびコミュニケーション相手の目標の例

グループ	失語症患者の目標	コミュニケーション相手の目標
1	簡単な選択行為によって意思伝達をする患者：簡単な選択を行うにも、聞き手からの最大限の援助を必要とする、最重度の患者	・着たい服を選ぶ ・カタログから物を選ぶ ・簡単なゲームをする ・うなずきや首振りで同意や拒否を伝達する	・患者の注意をひく ・選択の機会を与え、選択反応を促し、十分に待つ ・簡単なゲームへの参加を促し、助ける
2	統制された条件下なら、コミュニケーションがある程度可能な患者：適切な援助があれば、代償的手段を用いてある程度の情報を伝達できるが、自分からコミュニケーションを始めることは難しい、重度の患者	・相手の注意をひいたり、援助を求めたりする ・相手から差し出された、文字や絵による選択肢を指すことで質問に答え、特定の情報を伝達する ・特定の状況（グループなど）で、代償的手段を用いて自己紹介をする	・選択肢や段階尺度を提示することによって会話をする ・発声、ジェスチャー、描画、ノート、選択肢の指さしなど、あらゆる手段の使用を励まし、その努力に応える ・十分に時間をかけ、患者の伝えようとしていることの理解に努める
3	さまざまなコミュニケーション手段・方略を用いてコミュニケーションを図る患者：場面や内容によっては聞き手側の援助が必要であるが、多様なコミュニケーション手段を使って自分から意思伝達を図ろうと努力する患者	・自己紹介をする ・コミュニケーションノートなどの文字や絵を指すことで、特定の情報を伝達する ・ジェスチャー、指さし、描画などによって、自分の要求や新しい情報を伝える ・必要な場合にはコミュニケーション手段を切り替える	・患者に自己紹介や自分の障害の説明をしてもらう ・適当なコミュニケーション手段を用いて答えられるような問いかけをする ・患者の伝えようとしていることを解釈し、推測する ・必要に応じてコミュニケーション手段を変更し、最も効果的な手段を用いるよう励ます
4	コミュニケーション上の特定のニードをもつ患者：日常生活でのコミュニケーションは一応自立しているが、正確さや効率が要求されるような場面では援助を必要とする中〜軽度の患者	・電話で特定の情報を伝える ・地域での余暇活動の場などで、必要な情報を伝える	・正確さや効率が要求される状況に気づく ・コミュニケーションを補助する手段（ノートなど）の作成を手伝う ・補助手段を使用する機会を提供する
5	理解を助けるためにコミュニケーション相手が工夫する必要のある患者：発話面の能力には個人差があるが、聴覚からの情報の入力が困難な患者	・キーワードの文字提示によって、話の要点を理解する	・聴理解の問題に気づく ・会話をしながらキーワードを書く

（文献 9）を改変）

に、重度失語症検査[7]や実用コミュニケーション能力検査[8]を用いて、指さし、ジェスチャー、描画、などの残存能力をとらえ、それがコミュニケーション場面でどのように使われているかをみておく。また、失語症者の背景情報を得ること、実際の会話場面を観察し、コミュニケーション相手の技能や態度をチェックすることも評価の一環である。

IV　AACの手段

AACの手段のいくつかを以下に紹介する。但し、特定の手段に過度にとらわれず、個々の失語症者に合った複数の手段を併用し、必要に応じて獲得や使用のための訓練を行い、実際の場面でも使用を促すことが大切だろう。

1. ローテクAAC

❶ジェスチャー

ジェスチャーを利用することの利点は、①道具を必要としないため、どのような場面でも表現できる、②多少離れた所にいる人にも伝わり、複数の相手に対して表現がしやすい、③自発的なジェスチャーを拡大し活用するのは、表情とともに感情や思いを伝える自然な方法である、などが考えられる。一方、ジェスチャーの問題点は、①失語症が非常に重度であったり、失行などの認知障害を合併していたりすると、ジェスチャー能力にも障害があり、獲得や使用が困難である、②片麻痺の場合、片手では十分な表現が難しいことがある、③複雑な内容を伝えることは難しい、などである。

ジェスチャーの系統的訓練方法としては、Helm-Estabrooksら[10]によるVAT（Visual

表 2 VATの訓練プログラム

```
レベルⅠ：＜実物レベル＞
  ステップ1：物品の絵と実物のマッチング
  ステップ2：実物の使用訓練
  ステップ3：動作絵から実物を選び、ジェスチャー提示（訓練者による提示）
  ステップ4：動作絵の提示による、実物の使用
  ステップ5：実物を示し、ジェスチャー提示（訓練者による提示）
  ステップ6：ジェスチャーの提示による、実物の選択
  ステップ7：実物の提示による、ジェスチャー表現
  ステップ8：隠された実物のジェスチャー提示（訓練者による提示）
  ステップ9：隠された実物のジェスチャー表現
レベルⅡ：＜動作絵レベル＞
  ステップ5：動作絵を示し、ジェスチャー提示（訓練者による提示）
  ステップ6：ジェスチャーの提示による、動作絵の選択
  ステップ7：動作絵の提示による、ジェスチャー表現
  ステップ8：隠された動作絵のジェスチャー提示（訓練者による提示）
  ステップ9：隠された動作絵のジェスチャー表現
レベルⅢ：＜物品絵レベル＞
  ステップ5：物品絵を示し、ジェスチャー提示（訓練者による提示）
  ステップ6：ジェスチャーの提示による、物品絵の選択
  ステップ7：物品絵の提示による、ジェスチャー表現
  ステップ8：隠された物品絵のジェスチャー提示（訓練者による提示）
  ステップ9：隠された物品絵のジェスチャー表現
```

（文献11）より引用）

表 3 重度失語症者に対する系統的描画訓練プログラム

```
Ⅰ 模写：見本を見て描かせる
  ①線画の模写
  ②カラー写真の模写
  ③実物またはミニチュアの模写
Ⅱ 再現：見本を10秒間提示し、直後に見本を隠したままで描かせる
  ①線画の再現
  ②カラー写真の再現
  ③実物またはミニチュアの再現
Ⅲ 想起：見本なし、ジェスチャーと聴覚刺激を提示し、想起して描かせる
```

（文献12）を改変）

Action Therapy)がある(表2)。障害の状態に応じて必要なステップを選んで訓練を組むこともできるだろう。また、系統的な訓練以外に、PACE (Promoting Aphasics' Communicative Effectiveness)方式*による訓練場面や自由なやりとり場面を用いてジェスチャーの使用を促す方法がある。ジェスチャー能力がある程度保たれている場合には後者の方法だけで有効なこともあるが、そうでない場合はまず系統的訓練を導入し、その後PACE場面や自由なやりとり場面で使用を促す。

❷描画

コミュニケーション手段として描画を用いることの最大の利点は、描いたものが残るため、やりとりの中で参照したり、描き加えたり、修正を加えたりすることが可能である点、また、あとで思い出したり、同じ話題を取りあげたりする場合の手がかりとなる点である。描画能力は失語症の重症度とは比較的独立したものであるといわれている[1]。しかし、構成障害などの認知障害を合併していると描画能力に障害が生じ、獲得や使用が困難であることが問題である。また、描画で表現することに病前から馴染んでいた失語症者は多くはないため、描画による伝達のためにはなんらかの訓練が必要である。しかし、訓練を重ねることによって描画能力に向上がみられる例は多く、その成果が目にみえることから、本人や家族にとって励みになる。さらに楽しみとしての描画に発展することもあり、QOL面での副次的な効果も無視できな

---

*コミュニケーションを促進するための訓練法であり、自然な会話の原則、すなわち①新しい情報を交換する、②伝達手段を自由に選べる（言語に限らない）、③話し手と聞き手が対等な立場で参加する、④内容の伝達ができたかどうかをフィードバックする、といった原則に基づく。具体例としては、裏向きに積み重ねた絵カードの山から、STと患者が交代で、相手に見せないように1枚ずつ取り、発話、書字、ジェスチャー、描画など、さまざまな伝達方法を用いてそのカードの内容を伝達し合う、という方法がある[1]。

4-2. 拡大・代替コミュニケーションの適用

表 4 失語症者の描画を解釈するためのやりとりへの示唆

1. 失語症者が描き終えてから、解釈を始める。
2. 絵全体の主題が不明確な場合は、失語症者に最も重要な部分を指さしてもらう。
3. もし、その部分がよくわからない場合には、
   (a) 失語症者に、その部分が何であるかを示してもらう。例えば、ジェスチャーなどで表現するよう促す。
   (b) 失語症者に、どの視点から描いたかを聞く。例えば、「上から」「横から」など。
   (c) 失語症者に、その部分を別の紙に拡大して描いてもらう。
   (d) その部分について、一般的な質問から特定できる質問へと問いを進めてゆく。例えば、「人ですか、物ですか」、「小さいですか、大きいですか」、「家の中にある物ですか、外の物ですか」など。
   (e) それでも明確でない場合は、自分(聞き手側)が最大限の推量を働かせて大きく描いて見せ、違っていたら失語症者に直してもらう。
4. 失語症者が描き始めない場合は、自分(聞き手側)が自ら描き始めることで、相手の話題を引き出したり、共通の話題を提案したりする。

(文献13)より引用)

い。

系統的な描画訓練の方法として、鶴田ら[12]による重度失語症者に対する物品の描画訓練プログラム(表3)などがある。また、ジェスチャーの場合と同様、PACE方式による訓練場面や自由なやりとりの場面で描画を促す方法がある。この場合、失語症者が完全な描画をすることが目的ではなく、不完全な絵であっても、そこから失語症者の意図する情報を、聞き手側が引き出すことも重視される[13](表4)。

❸コミュニケーションノートなど

コミュニケーションノートは、失語症者個人の日常生活にとって重要性が高いと考えられる事物の絵や写真を集め、カテゴリー別に綴じたものであり、これを指さすことで情報の伝達を行う。コミュニケーションノートの特徴として、①ジェスチャーを行ったり、絵を描いたりすることが難しくても、指さしができれば使用できる、②場面・使用者・聞き手などの要因次第では、特に訓練を行わなくても即、実用的になる、などの利点がある一方で、ノートに含めることのできる語彙数にはおのずと制限が生じる。また描画などとも共通するが、「トイレに行く」、「激しい痛みがある」など、緊急性の高い内容の伝達には向かない。緊急性の高い場面では、表情やしぐさから聞き手側が訴えを読み取ることが、最も現実的な対応法である[14]。

コミュニケーションノートの一般的な構成として、患者の個人情報(住所・氏名・生年月日など)、家族や親しい知人の名前と写真、地図や時計、カレンダー、好きな食べ物や衣類、趣味に関する事物、病院や通院に関すること、身体や気分に関すること、などが含まれることが多い。一人ひとりに合わせて必要な内容を選び、個別のノートを作成する。図1は筆者らがある全失語症患者のために作成したものである。携帯しやすさを考慮してB6サイズとした。下垣らの「失語症会話ノート」[15]が市販されているが、個々の患者に合わせて取捨選択・追加ができる構成になっている。

コミュニケーションノートの導入にあたって、指導が必要となることも多い。ノートのページをめくり、該当する絵を探して指さすといったノートの構成や内容を理解するための訓練のほか、ノートを使えば答えられる質問をしてノートの使

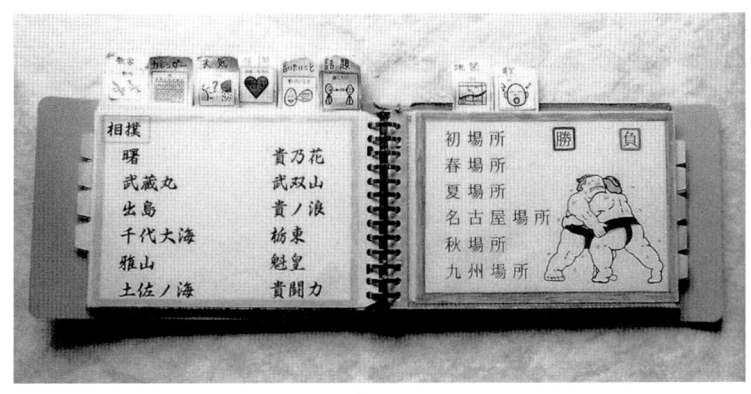

図 1●コミュニケーションノートの例

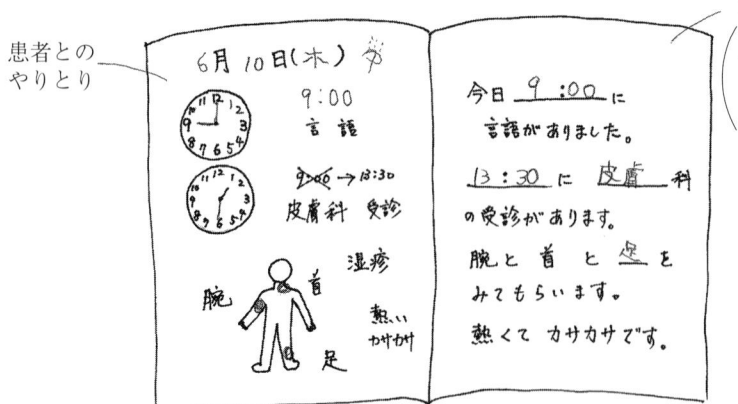

図 2 ● パーソナルノートの例(実物をもとに、情報を一部削除・変更して筆者らが作成)

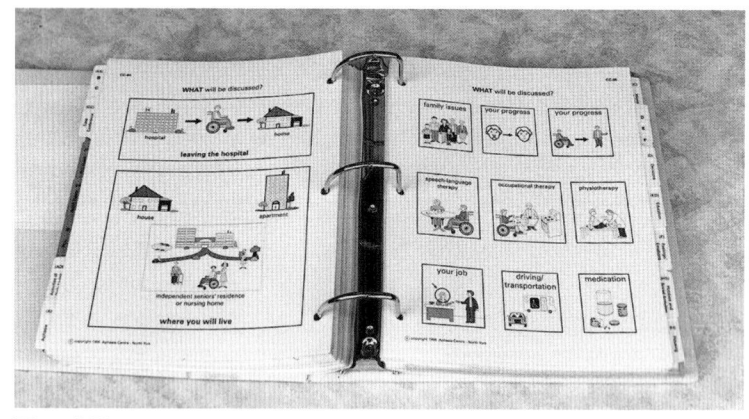

図 3 ● 大型コミュニケーションパッケージ

用を促す、STやコミュニケーション相手との自由なやりとり場面やロールプレイ場面で使用を促す、などの指導がある。自発的にノートを活用できるのは、知的機能が保たれ、コミュニケーション意欲や社会的関心が高い失語症者である[14]が、自発的には活用できなくても、聞き手側の促しや援助があれば使える場合も多いため、ノートの活用には聞き手側の工夫が重要となる。重度失語症者の場合、周囲の援助のもとに使用することを目的にする方がよいだろう。また、作成の際には、誰と、どのような場面で使うかをできるだけ明確にすることも大切である。

また、使用目的や使用方法に応じて、さまざまなノートやファイルが工夫されている。下垣[16]は、喚語困難のある中等度の失語症者が1人で買い物をすることを目的に、「食品名ノート」を作成し、買い物の自立に成功した。このように、特定の場面でその患者が必要とする単語ノートを作ることが有効な場合もある。河原[17]は、失語症者とSTとのやりとり場面で引き出されたことばや描画に、その情報が第三者にもわかるような文を添え、双方の協同作業でパーソナルノート(図2)を作成した。パーソナルノートを用いた指導の結果、コミュニケーション能力に向上がみられたことを報告している。医師とのやりとり場面でもノートが活用され、また、家族もノートに書き込みをするといった参加がみられたという。また、新聞や広告の切り抜き、写真、外出したときの切符や入場券など、本人が話題としたい事柄に関するものをファイルに入れて持ち歩くことで、STや他患とのやりとり場面に積極的に参加する患者もいる。さらに、施設などに常備し、聞き手がページをめくりなが

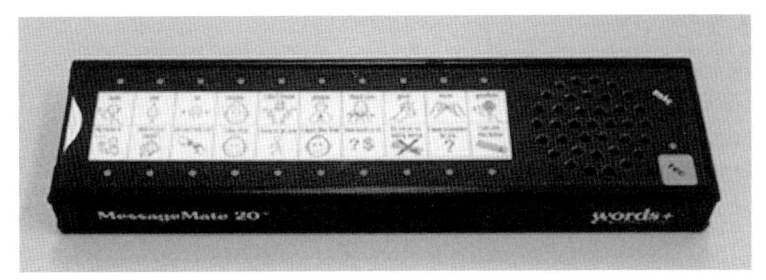

図 4 VOCA の例（メッセージメイト）

ら失語症者との会話を進めるための大型ファイル（コミュニケーション・パッケージ）も Kagan ら[18]によって開発されている（図3）。

❹シンボル

言語に代わるシンボルを獲得するには時間がかかり、困難も多い。しかし、多様な手段の一環として視覚的シンボルを一部導入したところ、これが有効な場面もあり、コミュニケーション意欲の向上にも役立ったという坊岡[19]の報告がある。対象者や表現する事柄に応じて使い方を工夫することが重要だろう。

❺その他のローテク AAC

以下に、失語症者とのコミュニケーションの際に行われてきたさまざまな工夫の一部を紹介する。これらをコミュニケーションノートに組み込むことも多い。

選択肢の提示：漢字単語を中心に文字で選択肢を示し、失語症者がその中から自分の意思に合うものを選ぶ。バリエーションとして、例えば「身体の調子が良い・普通・悪い」といった段階づけによる評定尺度を示し、該当する段階を選べるようにすることもある。

コミュニケーションに役立つ物品の利用：地図、時計の文字盤、カレンダーといった実際の物品を用意し、患者が指さしで応答できるようにする。これらの物品を用いることで、失語症者の側から話題を提供することもできる。

自己紹介カードの携帯：1人で通院や外出をする失語症者には、「病気のため、話したり書いたりすることができません」といった説明と、コミュニケーションをとる際の注意や、行き先、連絡先などを小型のカードに書き、財布などにはさんで携帯してもらう。

表情・視線の読み取り：重度の失語症者では、聞き手側が表情や視線を読み取ることが最も有効なコミュニケーションの手段となる。

2．ハイテク AAC

❶VOCA

VOCA（Voice Output Communication Aid）とは、キーごとにメッセージを録音しておき、必要なときに該当するキーを押してメッセージを出力する装置である。キーにはメッセージに対応した絵、シンボル、文字などを表示しておく。録音できるメッセージ数に制限があるが、キーを押す操作だけで音声で表現できる利点がある。キーの代わりにスイッチで操作することもできる。図4のVOCAには20個のメッセージを録音できる。日常のコミュニケーション場面でVOCAを利用している失語症者は多くはないと思われるが、身体機能面の制限が大きい場合や、音声による表出が必要とされる場面などで活用できる手段である。失語症者のサークル活動の場面で、司会者がVOCAを用いて会の進行を行うことで、言語表出の困難な失語症者も司会役を果たしたという報告がある[20]。

❷失語症者のために開発されたハイテク機器

重度失語症者用のコンピューターエイドに、視覚シンボルを用いて文や句を作成する「C-VIC（Computerized Visual Communication System）[21]」がある。吉畑ら[22]はこのアイディアを生かし、日本の重度失語症者用の「視覚的コミュニケーションシステム」を開発した。対象者となった重度ブローカ失語症者は使用法を習得でき、これを使うことで伝達は促進されたが、持ち運びが不便であるなどから、実際の会話場面での使用には至らなかった。最近では、手のひらサイズの携帯

用コンピューターが普及してきたため、今後の研究開発や工夫が期待される。また、失語症者向けのインターネット閲覧ソフトも開発されている[23]。こうした機器の活用に際しては、障害の状態のみならず、生活状況や好みを含めた個人特性を考慮することが大切だろう。

❸特定のニーズに応じて利用できる一般向けのハイテク機器

一般向けの機器が特定のニーズに対して有効な場合がある。ある純粋失読症患者は、スキャナーで新聞記事などをパソコンに取り込み、音読ソフトを使って読ませることで、短時間で内容を理解できるようになった[24]。漢字に失読症状のある患者は、ワープロのふり仮名機能を利用し、届いたメールの内容を読むことができるようになった[24]。使い慣れていない語の意味理解や、やや複雑な漢字の読み書きに困難のある軽度失語症者には、電子辞書が役立った。コンパクトな本体に複数の辞書を備え、ペン入力も可能なタイプの電子辞書が販売されている。携帯電話の機能を用いたものとしては、撮った写真を提示することで料理を注文する[25]、定型文を用いてメールでのやりとりを行う[26]、などの支援の報告がある。最近では、情報端末の機能を備えた多機能携帯電話が人気を集めている。携帯電話のアプリケーションの1つとして、コミュニケーションツールが公開されており、AAC機器として、携帯電話の活用も期待される[27]。機能が多過ぎることが失語症者にとっては障壁となる場合もあるが、使用法を整理して指導することで利用できる可能性がある。

V まとめ

AACの手段のいくつかを紹介したが、どのようなものを用いる場合でも、①1つの手段の獲得や使用にこだわり過ぎることなく、さまざまな手段の利点と問題点を把握し、それぞれの良い点を利用すること、②コミュニケーション相手の側の能力を高めること、の重要性を忘れてはならない。さらに、失語症者が参加できるような会話の機会を提供するといった環境面の整備も大切である。

最後にAAC導入にあたっての留意点を補足したい。第一には、「実用」一辺倒ではなく、QOLにとってどのような意味があるかの視点をもつことである。例えば、時間をかけた割に伝達できた情報量はわずかかも知れない。しかし会話のプロセスを楽しむことができたのであれば、そのことも評価する視点をもちたい。第二には、日常場面全般への般化を期待するよりも、まずは特定の場面で、必要ならば援助を受けながら利用することを目指す方が現実的である。例えばグループ訓練や患者会で、歌集やコミュニケーションノートを指さし、歌いたい歌を提案する、といった具体的な目標を立てるのもよいだろう。第三には、「言語かAACか」という二者択一ではなく、「言語もAACも」考えることである。これは多様な手段の活用というAACの理念にも適っている。コミュニケーションを確保するために、AACを初期から導入する必要はあるが、言うまでもなく言語機能回復のためのアプローチも重要である。慢性期で回復の程度は僅かな場合でも、当事者にとって言語は重要なコミュニケーション手段であることに変わりなく、言語面の回復への期待は切実であろう。よりよいコミュニケーション、よりよい生活のために総合的な援助が求められている。

（本多留美、吉畑博代）

文献

1) 綿森淑子：実用コミュニケーション中心のアプローチ．音声言語医学 32：235-244, 1991.
2) Hux K, Manasse N, Weiss A, et al：Augumentative and alternative communication for persons with aphasia. Language Intervention Strategies in Adult Aphasia, 4th ed, Chapay R(ed), Lippincott Williams & Wilkins, Baltimore, 2001.
3) 鶴田 薫：重度失語症者の拡大・代替コミュニケーション．総合リハ 27：937-942, 1999.
4) Garrett KL, Beukelman DR：Augumentative communication approaches for persons with severe aphasia. Augumentative communication in the medical setting, Yorkston KM(ed), Communication SkillBuilders, Tucson, Arizona, 1992［富永優子（訳）：第4章 重度失語症患者への拡大コミュニケーション・アプローチ．拡大・代替コミュニケーション入門；医療現場における活用，伊藤元信（監訳），協同医書出版社，東京，1996］．

4-2. 拡大・代替コミュニケーションの適用

5) Garrett KL, Lasker JP：Adults with severeaphasia. Augmentative and alternative communication, 3rd ed, Beukelman DR, Mirenda P（eds）, Paul H・Brookes Publishing CO., Baltimore, 2005.
6) 吉畑博代：拡大・代替コミュニケーション（AAC）．よくわかる失語症セラピーと認知リハビリテーション，鹿島晴雄，大東祥孝，種村　純（編），永井書店，大阪，2008．
7) 竹内愛子，中西之信，中村京子，ほか：重度失語症検査；重度失語症者へのアプローチの手掛り．協同医書出版社，東京，1997．
8) 綿森淑子，竹内愛子，福迫陽子，ほか：実用コミュニケーション能力検査；CADL検査．医歯薬出版，東京，1990．
9) 吉畑博代，本多留美，長谷川　純，ほか：第8章 失語症．言語治療マニュアル，伊藤元信，笹沼澄子（編），医歯薬出版，東京，2002．
10) Helm-Estabrooks N, Albert ML：Visual Action Therapy. Manual of Aphasia Therapy, Pro-Ed, Austin, 1991.
11) 中条朋子，吉畑博代，増山かおり，ほか：慢性期重度失語症患者に対するジェスチャー訓練の検討．第2回言語障害臨床学術研究会論文集，p 59-73，1993．
12) 鶴田　薫，古田雅子，綿森淑子：慢性期重度失語症患者に対する系統的描画訓練．第2回言語障害臨床学術研究会論文集，p 75-90，1993．
13) Lyon J：Drawing；its value as a communication aid for adults with aphasia. Aphasiology 9：33-50, 1995.
14) 小嶋知幸，宇野　彰，加藤正弘：失語症者におけるコミュニケーション補助手段の有効性について；コミュニケーションノートの活用を中心に．音声言語医学 32：360-370，1991．
15) 下垣由美子，奥平奈保子，吉田恭子，ほか：失語症会話ノート．エスコアール，千葉，1998．
16) 下垣由美子：重度失語症者へのAACアプローチ．聴能言語学研究 1：47-54，1900．
17) 河原明子：失語症訓練における「パーソナルノート」の活用．失語症研究 17：85，1997．
18) Kagan A, Winckel J, Whumway E：Pictographic communication resources manual. Aphasia Centre, Toronto, 1996.
19) 坊岡峰子：重度失語症者に対する補助・代替コミュニケーション（AAC）の導入．聴能言語学研究 15：22-28，1998．
20) 坊岡峰子，綿森淑子，向井典子，ほか：失語症者の参加促進のために；当事者サークルにおけるSTの支援内容とその経過．高次脳機能研究 27：41，2007．
21) Weinrich M, Shelton JR, McCall D, et al：Generalization from single sentence to multisentence production in severely aphasic patients. Brain & Language 58：327-352, 1997.
22) 吉畑博代，本多留美，沖田啓子，ほか：重度失語症者のための視覚的コミュニケーションシステムの開発．広島県立保健福祉短期大学紀要 4：129-135，1999．
23) ホームページ探検隊：失語症者用ホームページ閲覧ソフト．㈱広島情報シンフォニー，広島，2004．
24) 吉畑博代，綿森淑子：失語症とコミュニケーション機器．心理学評論 44：215-229，2001．
25) 安井美鈴：慢性期失語症者2名のコピー，携帯電話静止画面使用による外食行動成立へのアプローチ．神経心理学 20：296，2004．
26) 岩木香菜子，植木　彩，出口恵理，ほか：携帯メールを使ったコミュニケーション拡大を目指しての関わり．第8回日本言語聴覚学会抄録集，p 196，2007．
27) 川原田　淳：失語症支援における工学的技術の利用について．コミュニケーション障害学 27：141-149，2010．

5 言語機能のリハビリテーション

1 失語症の長期経過

▶はじめに◀ 失語症者とその家族にとって、最大の関心事は「どこまで失語症は回復するのか」という点にある。しかし失語症者のリハビリテーションに携わる医師もまた言語聴覚士も、それぞれの症例のおおよその予後すら示唆できないのが現状である。失語者の経過を予測できなければ、リハ計画が適正に立てられるとも思われない。それぞれの症例で予後は異なるはずであるのに、発病から間もない頃に「失語症はよくならない」と医師から予後説明を受けた失語症者が少なくない。本当に失語症は「よくならない」のであろうか。

大脳はいったん損傷されれば、神経組織が再生することは不可能であり、失語症の機能回復は困難であると長年考えられてきたことがその背景にあるように思われる。

しかし近年脳の科学はめざましい進歩を遂げ、失語症の機能回復に関する説明仮説の論証にも、注目すべきものが出始めている。失語症という高次脳機能は、麻痺や知覚障害などの脳の一次機能障害の回復がごく僅かであることとは異なり、残存脳の中で機能を再編成する可能性が大きいことがわかり始めている。

十分な期間の適正な言語訓練をするとどのような経過をたどりうるのか、予後に関与する諸要因をどのような重みづけで考えればよいのか、言語機能の中でも回復しやすい機能と回復しにくい機能があるのか、放置すると悪化してしまう言語機能はあるのかなど、リハビリテーションの展開にあたっては不可避の問題が山積している。

ここでは自験例による研究を中心に紹介し、失語症の予後に関する共通認識形成の一助としたい。

I 失語症状の長期経過に関与する諸要因

失語症の長期経過に関する研究は第二次世界大戦の戦傷例に関して米国で始まり、主として言語症状や利き手、性別、年齢などについて多数の報告が続いたが、損傷部位の確認が神経放射線学的に行えるようになる前の研究には限界があることが否めない。また使用している失語症検査の内容や、データ処理方法の差異、失語症状の分類基準の差異など多くの側面での違いがあり、先行研究の結果を簡単に比較することは難しい。しかしながらそれらの研究において、失語症状の予後にかかわる要因として取りあげられてきたものはおおむね次の通りである。

- 病巣の位置と広がり、あるいは残存脳の状態
- 原因疾患や合併する疾患
- 発症年齢
- 利き手および大脳の側性化の差異
- 性別
- 合併するその他の高次脳機能障害
- 失語症の機能回復訓練(内容・量・期間など)
- 社会的要因(教育・家庭環境・就労などの社会的参加の状況など)
- 精神心理的要因(抑うつ・意欲発動性・本来の性格や価値観など)

これらの諸要因の中から、自験例で確認できた諸点を中心に失語症の予後とのかかわりについて概説する。

1．発症年齢

発症年齢が失語症の予後に大きく影響を与えることは、小児の失語症経過に関する研究で古くから指摘されている。古くは Lenneberg（1972）[1]が、またわが国では福迫（1981, 1987）[2][3]や綿森（1981）[4]が指摘するように、発症年齢が低いほど障害の回復は概して良好であり、発症の時期によっても残存する障害に差異があるという。また病変が脳炎や外傷などで両側の大脳、特に両側側頭葉に及んでいるときは回復は不良な傾向があるとしている。

成人の失語症の長期経過に関する筆者らの研究でも、発症年齢は予後に極めて強く影響を与えることがわかっている。発症年齢以外の要因の影響をなるべく減ずるため、右利きの左半球一側損傷で、かつ病巣が中大脳動脈の支配領域ほぼ全域に及ぶような広範損傷例だけを取り出して、SLTAの評価点（長谷川ら，1984）[5]を用いてそのいわば最高到達レベルと思われる点数比較を行った。中大脳動脈支配領域広範損傷は、若年から老年まで幅広い年齢層にみられ、また病巣の均一性が得られやすい特徴に注目した研究である（佐野ら，1991, 1992, 1996, 2000）[6]-[9]。この結果、発症年齢が40歳未満群と、以降群では到達レベルに有意な差があること、言語領野ほぼ全域の損傷にもかかわらず、20歳代では軽度の失語症にまで達する例が少なくないこと、高齢者では重度の失語症にとどまる場合が多いことなどが明らかになった。40歳という年齢は10歳きざみに症例をグループ化して検討したことから分岐点として現れてきた数字であるが、臨床的な印象としても40歳を超えない症例群の方が回復は良好であり、30歳の前半までの症例ではさらに大きな回復を示す例を多数みてきている。

しかし一方で60歳を超えても長期にわたり回復を示す症例もある。

小児と成人の失語症例の経過から、いずれにしても言語機能の回復を担う潜在的ポテンシャルは年齢が若いほど高いことは明らかである。

2．原因疾患

日本失語症学会（現日本高次脳機能障害学会）が2001年に実施した「失語症全国実態調査」（日本失語症学会，2002）[10]によれば、失語症の原因疾患の90.7％は脳血管障害であり、そのうちの62.7％が脳梗塞である。原因疾患の予後への影響を他の要因を統制して比較することは、各原因疾患によって発生する脳損傷の病態が異なることから容易でないが、次のような傾向は一般に見受けられる。

脳梗塞の場合、多発性の小梗塞や皮質の萎縮などびまん性の病変を伴わない場合は、病巣と失語症の予後について、ある程度の見通しを述べることが可能である。しかしこれも病巣の位置や広がりに依存するものであって、原因疾患で予後を予測することは難しい。

脳内出血やくも膜下出血による脳の損傷は、CTやMRIなどの神経放射線学的所見で確認されるよりもさらに広くまた甚大であることがわかっているし、また脳外科手術施行例ではその術式や手術施行部位などでも予後は異なる。

ちなみに脳内出血の中で最も一般的な、被殻出血例では（佐野ら，1993）[11]、病巣の伸展状況により失語症の予後は大きく異なる。詳細は後述する。くも膜下出血例の病変はさらに多様であり、失語症の経過も多様である。

一方、脳外傷の場合対側の皮質・皮質下の損傷や軸索損傷などを伴うことが少なくないし、脳炎などの感染症ではびまん性の損傷が多様であって、これらの症例の失語症の予後は差異が大きく、梗塞例の経過とは異なる。

これらのことから原因疾患により予後の良否を一概に述べることはできない。

3．病巣と予後

筆者らは失語症状の病巣別の予後について、右利きでかつ一側損傷の失語症例において長期経過から検討を加えてきた（佐野ら，1991, 1992, 1993, 1996, 2000）[6]-[9][11]。その知見の中から主要な点を概説する。病巣と予後の関係は、明らかに右利きでかつ残存脳の状態が良好な場合、かなりの確度で対応性があると考えている。

❶前方病巣失語症例

中心溝より前方、すなわち前頭葉に病巣が限局した失語症の経過は一般に良好である。

図1は前方病巣例の失語症重症度をSLTAの

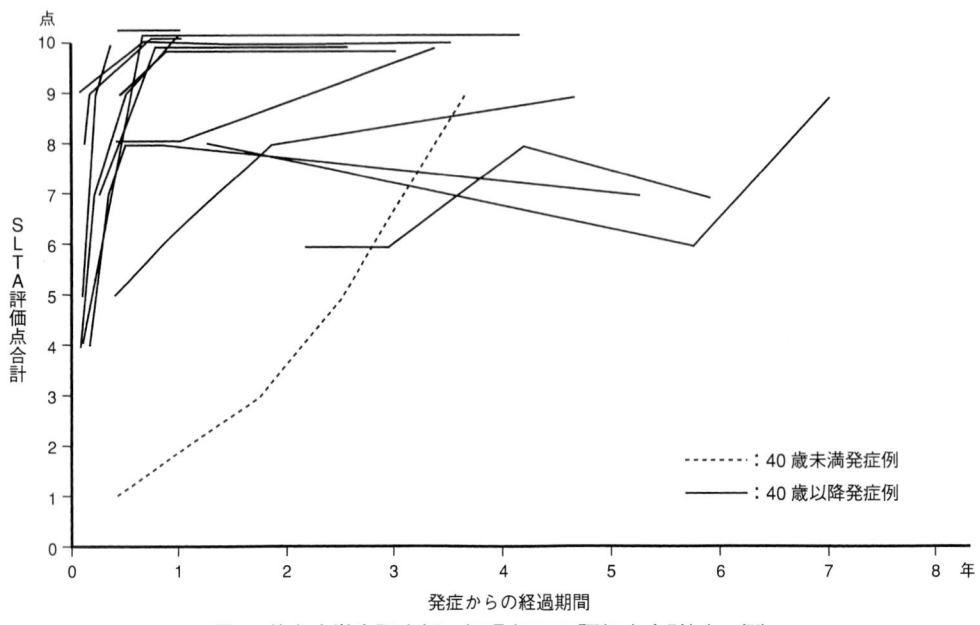

図 1●前方病巣失語症例の経過（SLTA 評価点合計）（14 例）

評価点合計で換算して発症後の経過（横軸は年数）をみたものであるが、この図に示すように前頭葉に限局病巣をもつ症例の多くは、失語症状は発症後1年以内にほぼ緩解する。但しこれら全例に合併していた構音失行症状は軽減しても消失することはほとんどない。すなわち非流暢な失語症が、流暢型失語症に移行したりはしないのである。但し構音失行症状は、構音訓練によってかなり回復し、一方症状を放置すると自然回復は望みにくく語啞のまま移行することが少なくない。

自験例では1年以上語啞のままであった症例が訓練後、文水準で発話するようになった例が複数あり、構音失行については集中的な訓練を必要な期間実施することが極めて重要と考えている。これは失語症が重篤な非流暢失語例あるいは、発話のみられない語啞例にも同様にいえることであって、内言語障害としての失語症への訓練の一方で、構音失行症状に対しては訓練を粘り強くするべきと考えている。また構音失行症状は、回復後も訓練を継続しないと機能が低下することも、臨床的に確認されている。構音の訓練（自習でも可能）を毎日欠かすことなく、長期間おそらく終わることなく続けるよう指導し励ますことが肝要である。

一方構音失行のない、流暢型の失語症が前頭葉損傷で生じることもわかっているが、一般に失語症状の予後は良好であり、その他の前頭葉症状の存在への配慮の中でリハビリを継続することが必要となろう。但し症状の経過は多様と思われる。

いずれにしても前方病巣の失語症は、構音失行の問題への対応さえ適切であれば、経過は一般に良好で、発症後急速な回復を示す場合が多い。

❷後方病巣失語症例

病巣が中心溝より後方、すなわち側頭葉、頭頂葉、一部後頭葉に限局（右利き、左大脳半球一側損傷例）の失語症の経過は、図2に示すように若年発症例（40歳未満発症例）では発症1年から1年半で急速に改善する場合が多く、後方病巣にかかわる言語機能は機能再編成が若年例では起こりやすいことが推察される。これに対して40歳以降発症の例では重症のまま移行する症例や、1年程度で極めてよくなる例、長期間かけて緩徐に回復していく症例などが存在し、これらの症例が一様の障害ではないことが推察された。

このため、この内容をさらに分析するため、中川ら（2002）[12]は「流暢性失語症」、すなわち構音失行を伴わない内言語障害に限った失語症状の経過を、さらに詳しい病巣分析の視点から検討した。これによると、病巣が縁上回にほぼ限局している場合は、症状はいわゆる伝導失語症を呈し、1年程度で意味理解の障害や読み書きの障害はほぼ消失

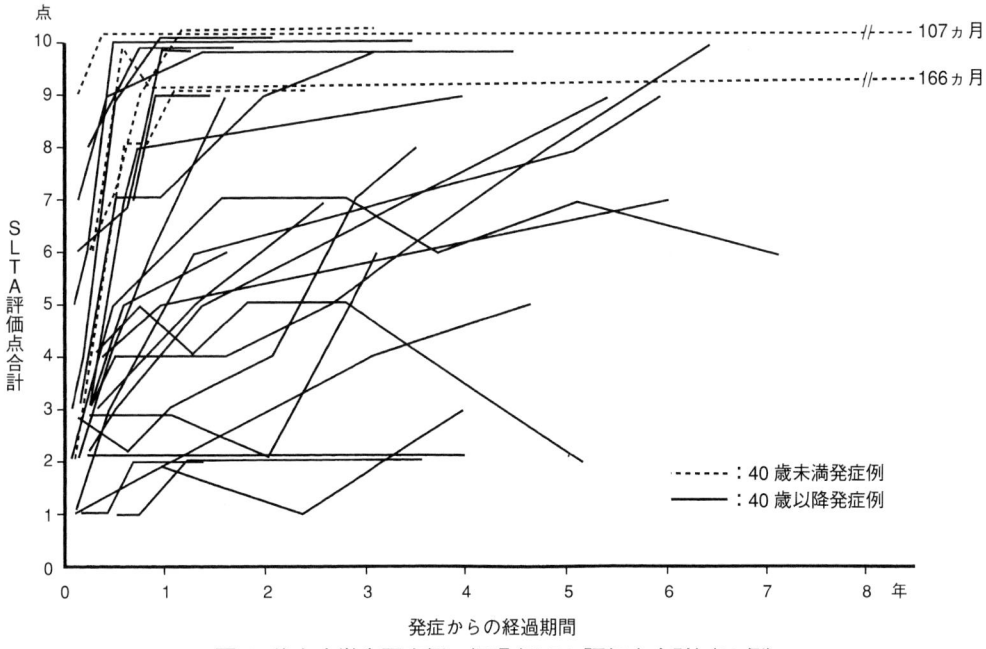

図 2 後方病巣失語症例の経過（SLTA 評価点合計）（28 例）

し、音韻の配列の障害が発話に多少残る程度にまで改善することが多い。その他の上・中側頭葉や頭頂葉に主病巣をもつ症例は回復良好な例と不良の例が存在するが、3～5 年経過しても回復を続ける回復良好例は高年齢層にもみられている。しかし病巣が側頭葉下方や後方にまで及ぶ症例や島または島近傍へと病巣が伸展している症例では予後は不良な傾向がみられたという。そして最も回復が不良な重度失語のまま推移した症例は、その他の経過良好症例に比して、主病巣以外のその他の脳にラクナ梗塞や皮質の萎縮などびまん性病変が有意に多く存在したという。

このことは後方病巣失語症の予後と脳損傷の状態について、次のような点を示唆しているように思われる。

1. 縁上回に局在する機能は、機能再編成の可能性が高い。
2. 病巣が下方すなわち下側頭回、後頭葉などに広く及ぶと機能回復は不良な傾向にある。
3. 回復不良群では、主病巣以外の残存脳の状態が不良であることから、機能再編成には残存脳の状態が関与している可能性が高い。

いずれにしても、主病巣を中心溝の後方にもつ失語症例の予後はその脳損傷の伸展状態により一様ではないものの、脳にびまん性病変をもたない場合は長期間にわたって言語機能は回復する可能性がかなり大きいことを強調したい。

❸広範病巣失語症例

中大脳動脈支配領域ほぼ全域を損傷した失語症は若年齢にも発症し、しかも病巣が他の部位の病巣による失語症に比べ病巣の均一性があることから、発症年齢と予後の関係を検証するためには重要な群であることは前述した通りである。

図3 に示すように優位側の言語野がほとんど失われているにもかかわらず、初期の回復は思わしくないが、2～3 年経過する中で、いずれの言語様式にも回復がみられる症例の存在は、失語症にかかわる大脳の機能には冗長性が大きいことを強く示唆していよう。特に若年発症例では機能の冗長性が高いことが確認される。このことから発症初期は全失語に近いような病像であっても、相当程度までの回復を想定して、適正でかつ十分な量（期間も含めて）の言語機能訓練を継続することが肝要である。

広範病巣例の失語症状がほとんどの場合重篤であることは否定できない。この病巣の症例には多くの場合構音失行が認められ、また音の想起も不良で、意味理解障害、書字障害も強く現れるのが

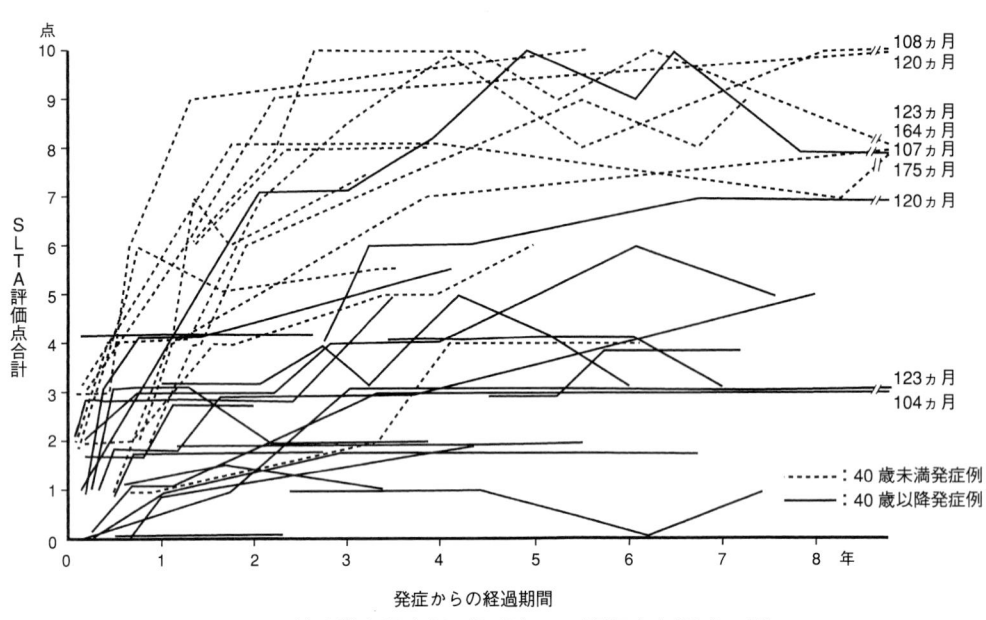

図 3 ● 広範病巣失語症例の経過（SLTA 評価点合計）（34 例）

一般的である。しかし画像的には中大脳動脈ほぼ全域の損傷があるにもかかわらず、急速に言語機能が回復する症例なども存在し、後述する大脳半球の側性化の程度は個人によって大きく違うこともあり、病巣と初期の言語症状から予後不良と決めつけないことも臨床上は重要な点である。

❹基底核損傷失語症例

40 歳代ないし 50 歳代の脳出血による失語症の多くが、被殻出血によるものである。脳出血の場合、血腫が吸収された以後の CT や MRI で確認できる病巣よりも、損傷はさらに広範囲に及んでいることが一般的である。しかしながら出血が吸収された後の神経放射線学的画像で基底核に限局した小さな病巣の場合は、発症初期に発話の障害あるいは多少の意味理解の障害などが出ることがあっても、失語症状は 1 カ月余でほとんどの場合消失する（佐野ら，1993）[11]。しかし出血が脳室穿破し結果として脳室が拡大しているような場合や、皮質の方向に出血が伸展している場合は、急速な回復経過を取るものの失語症状は残存する。一方基底核に沿って前後に長く大きな病変を残した症例（大出血が起こったことが示唆される）や、血腫除去術施行時に島の近傍や弓状束を損傷したことが疑われる症例では、広範病巣例によく似た予後不良の場合が少なくない。また SPECT や PET などの機能画像で調べてみると、広範に皮質下の血流低下を示している場合があり、その場合の失語症の予後は良好とは思いにくい。

基底核損傷失語症例の回復は一般に急速である。発症後間もないときには構音失行とも運動性構音障害とも区別しにくいような音韻のひずみがあり、時にはジャーゴンとも思えるような発話の障害がよくみられる。また、意味理解障害、書字障害、注意の低下、軽い病態失認傾向などもあって混沌とした病像であるが、発話は徐々に明瞭になり、意味理解や書字も脳梗塞の症例とは異なるスピードで回復していくことが多い。妥当な予後予測のもとに、この急激な症状変化に合わせて訓練課題もどんどん替えていく必要がある。言語聴覚士の力量が試されるところである。

一方、視床損傷の症例はまた異なる経過をたどることが多い（佐野ら，1993, 2000）[9][11]。視床損傷例では、発症初期は喚語困難、発話の明瞭度の不良、軽い意味理解障害のほかに、失書や失算症状を示し、また注意の障害を強く示すことが多い。病巣が視床に限局している場合は、これら言語機能の障害は急速に改善し、3 カ月程度経つと軽い失書と失算症状が残ることはあっても、これは注意の障害で説明のつくような誤りパターンであることから、「失語症」としてはほぼ消失したと考え

られることが多い。時にゆっくりした話し方、軽い病態認知の不良などが残ることがある。慢性の高血圧などの既往があり、視床以外にも小梗塞巣を合併してもっている視床損傷症例についても、失語症状が重篤に残ることは少ないようである。

いずれにしても、視床限局の病巣では失語症は明確なかたちでは残りにくいと考えてよいであろう。リハにあたっては失語症状だけでなく、認知、構成機能、注意など他の高次機能障害への対策を視野に入れた包括的なプログラムが必要になる。

4．利き手および脳の側性化の個人差

利き手が失語症の予後に影響を与えることは、古くから知られ多くのデータが報告されている。Subirana(1958)[13]は108例の失語症の経過から失語症が一過性であるかどうかを純粋の右利き群（R）、左利き傾向のある右利き群（r）、左利きの群（L）に分けると、一過性失語の出現率はR群よりr群が10倍高かったこと、L群では100％が一過性であったことなどを報告している。

Hecaen(1981)[14]は左利き者の両半球での言語機能の分布は一定でなく、その言語症状は多彩で右利き左半球損傷失語症者にみられるような病巣と言語症状の対応は必ずしもないとしている。

利き手が言語機能の左右局在を示す大きなよりどころであることは否定できないが、右利き者の中にも右半球損傷で失語症を示す（いわゆる交叉性失語）の存在は周知のことである。交叉性失語症では、その損傷部位が鏡像的関係にある左半球損傷での失語症状と必ずしも対応しないこともよく観察される。

小嶋(2002)[15]は、成人失語症者で変則的な側性化を示す症例を複数例示し、側性化の差異は個人差が大きいこと、言語機能だけでなく特定の高次脳機能が独立して一側の半球に側性化されうる可能性のあること、側性化の変則性にかかわらずに親和性をもって同側に機能局在する「言語機能の組み合わせ」（例．口腔顔面失行と、音韻選択や配列機能）が存在することなどを報告している。

側性化の問題は、残存脳で行われる失語症の機能回復のメカニズムを考えるうえでも示唆に富むものである。失語症の機能回復が再学習とは考えられない経過をほとんどの症例でみることから、「もともと残存脳（反対側の半球も含め）に言語機能がある程度分散して存在しており、それが基盤となって回復していく」「但しもともとの言語機能の局在の仕方には個人差がある」「言語機能には反対側も含めた残存脳で再度機能再編成がある程度できる機能と、できにくい機能が存在する」など、機能回復に関する推論が浮かび上がってくる。いずれも推論の域を出ないが、多数例で回復経過を丁寧に分析し比較することで今後多くの示唆が浮かぶものと思われる。

このように側性化に個人差があることを考えただけでも、失語症状の予後を早期に決めつけることは避けなければならない。

5．性差

失語症の臨床現場では、圧倒的に男性患者が女性患者よりも数が多い。2006年の日本高次脳機能障害学会（旧日本失語症学会）の調査[16]で、過去3カ月間に治療施設を訪れた失語症者（回答408施設）のうちの実に63.1％が男性であり、女性は36.9％であった。この傾向は昭和47年に始めた全国失語症実態調査（初期は日本失語症学会の母胎となった研究グループ「韮山カンファレンス」、後は同学会が実施）以来、一貫してみられる傾向である。

但し、厚生労働省から公表されるわが国の脳卒中患者の発生率においても、男性の方が女性より数が多い。

しかしながら、女性は失語症になりにくいのか、それとも社会的要因により失語症になっても治療施設に来所しないためか、失語症は女性では早期に消失または緩解しやすいのかといった素朴な疑問が生じる。

男性と女性の言語に関する側性化に差異があるのではないかという研究は少なくない。

McGlone(1977)[17]は左半球損傷で失語症の発生する率が男性の方が女性より高いとしている。

最近ではfMRIを用いた性差の研究が複数発表されているが、Caoら(1999)[18]は、失語症の経過を検討する中で、コントロール群の正常者で男性全員が言語課題で左半球が優位に賦活されたが、女性では左半球だけでなく両側が賦活化されたとしている。この所見は女性の方が言語機能の左半

球への側性化の程度が弱いとする説を支持する。

失語症の経過についての内外の先行研究でも、女性の方が予後がよいとする研究(Bassoら, 1982)[19]や、それとは逆の結果を示す研究(Kertesz, 1977)[20]があるが、予後に関する他の要因を十分に統制できていない。今後の研究に待つところが大きい。

自験例では病巣や発症年齢・原因疾患などをコントロールした多数例の厳密な比較はできていないが、女性の失語症例の長期訓練例が男性の約3分の1であり(佐野ら, 2000)[9]全国統計よりさらに男女の差が大きい。

症例M.J.氏は33歳発症(左中大脳動脈支配領域ほぼ全域の脳梗塞)の女性で、右利きであり、家族にも左利きあるいは両利きの傾向の人はいない。家人からの情報では発症直後は語啞の状態にあったという。その後言語訓練や検査を受ける機会はないまま経過し、1年5カ月後に初めて失語症の検査を受けることとなった。そのときのSLTA検査では軽度の意味理解障害や語想起障害はあるが、軽度の健忘失語症であり、構音失行症状も認められない。文レベルの書字も可能であり、日常会話は言いよどみはあるが大きな支障はない。但し行動全般に「ぼんやり」していての失敗などが認められ、家事や育児に家人の援助が必要であった。

この症例は右利きでかつ左大脳半球の言語野はほぼ完全に失われており、言語機能回復を担っているのが残存部位であるとすれば、優位側の言語野周辺または対側による回復ということになろう。このような自然経過で失語症がほぼ消えている女性症例は多くないが、左右大脳半球の側性化が緩やかな症例は男性より女性に多い可能性は否定できない。

6. 合併するその他の高次脳機能障害

脳損傷によって発症した失語症者が、失語症状を単独に示していて、その他の高次脳機能障害をまったく示さないことは極めて稀である。特に発症当初は、意識障害、注意障害、遂行機能障害、失認、高次動作性障害、情動の障害などが混在し複雑な病像を示す。

高次動作性障害症状の中で失語症の訓練展開に直接的に関与するのは、主として「口腔顔面失行」「構成障害」である。

いずれの症状も、失語症の回復を大きく阻害するので、訓練に先立って対応する。口腔顔面動作の訓練が構音失行の症状回復に寄与することはよく知られている(越部ら, 1991)[21]。失語症が重度で将来音韻や語彙の想起ができるようになるかどうか不確かでも、内言語に対する訓練の一方で構音失行に対しての訓練を試みて、経過を追うことが望まれる。

一方、構成障害が顕著なときは文字の想起訓練に先立って写字訓練を行い、その後に文字の想起が可能になるまで準備訓練を行うのが一般的であろう。

また視空間認知障害や、物体画像失認など視覚失認症状も、失語症の訓練展開にあたっては、大きな支障になる。頭頂葉から後頭葉にかけて損傷が及んでいる症例では、視空間および視覚失認への訓練なしには、失語症言語訓練の展開は難しい。また、これら視覚認知に障害を示す症例では、言語訓練用の線画の画カードや情景画に描かれているものを認知しにくく、意味の想起が困難なことが多い。カラーのグラビア画像など上質な訓練教材が必要なゆえんである。

特に発症直後、通過症候群が遷延している場合にも、効果的な言語機能回復訓練の展開は難しい。この場合、健忘・自発性低下・感情障害・幻覚や妄想などの通過症候群の症状観察を行いつつ、迷路課題や、点つなぎ課題、図形の異同弁別課題、図形の模写課題などの認知課題を言語的な課題に先んじてあるいは併行して行う。

さらに注意・遂行機能・記憶・意欲などの機能が全体に低下している場合は、失語症の回復は望めないと判断されて、訓練の対象から排除されることも少なくない。しかしこれらの症例にも失語症の言語訓練に入る前段階として、認知課題やダイナミックな刺激が入るよう配慮されたグループワークなどが有効であることがわかっている。反応性の著しく低い症例に、簡単な体操、呼名への返事、大きな風船を使ってのバレーボール、歌やリズム打ちなどを毎日行うと、反応レベルが上がってきて、失語症への機能回復訓練へと進めるようになる症例は多い。このようなすぐには失語症言語訓練には入れない症例に対しても、粘り強い対応が有効である。

失語症に他の高次脳機能障害が合併し、言語訓練の回復を阻害することはむしろ通常のことであり、この阻害要因を正確に分析し、どう除去していくのかが、失語症言語訓練の展開にあたって極めて重要である。

7．失語症の機能回復訓練

　わが国では、適正な言語訓練の展開が、質的に妥当なだけでなく量的にも十分に行える環境に最近までなかった。また適正でかつ長期にわたる言語訓練を実施したことによる回復への効果を実証することには、回復に関するその他の要因を統制して行うことが必要でありその検証がいまだ不十分である。

　しかし既出の臨床研究によって、限定的ではあるがそれぞれの訓練法の効果の論証は積みあげられてきている。

　問題は、どのような症状に対し、どのような時期に、どのような訓練法を、どのように運用展開するのかである。紙幅の関係でここでは詳細を述べることはできないが、言語訓練計画の策定と運用にあたっての注意点をいくつか挙げてみたい。

1．言語訓練の計画策定にあたっては、障害構造の正しい把握と、回復を誘導するための適正な「訓練理論仮説」の策定がまず必要である（障害構造の把握の仕方や訓練手法の策定のガイドとしては、小嶋ら（2005, 2010）[22)][23)]の教科書を参照することをお勧めする）。

2．失語症のそれぞれのタイプによって、回復する言語機能にある程度の順序性がある。その順序性を踏まえ、どの部分にどのようなレベルで、どの程度の期間訓練を行ったら、次に何をするのかをよく理解していなければならない。障害のある部分を手当たり次第に脈絡なく訓練することは避けなければならない。適正な言語訓練を行った症例の経過を数多く知ることが有用である。

3．前述のように言語訓練は適正な予後予測に基づき、十分な期間訓練を継続することが肝要である。障害が重い病巣の広い症例などは、訓練を濃密に続けていると発症後1年半～2年ぐらいして回復が顕著にみられるようになり、その後も少しずつ回復傾向を示すことが少なくない。特に若年発症症例では十分な期間の訓練が必須である。

4．言語機能回復訓練は、実用的コミュニケーションの確立、脳機能全般の回復へのアプローチ、失語症者本人および家族などへの心理的支持のための援助、就労など社会的問題にかかわる援助など、発症後の各段階で必要な多岐にわたる援助とともに総合的に提供されなければならない（佐野ら，1998）[24)]。

5．言語機能回復訓練は、失語症という「人間であること」を否定されたかのような重荷を背負った「人」に、言語聴覚士が自らのプロとしての知識をもとに全人的にかかわる中で行われるべきものである。言語聴覚士は失語症者の障害だけなく、失語症者全体を見据えて職務にあたらなければならない。言語機能を損うことが人間にとってどれほどに苦しく無念であるかを理解せずには、失語症者の再起につながる言語訓練の展開は不可能である。言語聴覚士に人間としての知性と感性の高さが要求されるゆえんである。

6．言語機能回復訓練は、失語症者にとって苦しみではなく、生き生きした心安らぐものとなるよう工夫しなければならない。訓練の中で材料とする教材の質の高さを確保するとともに、興味をもてる題材で教材を個別に準備するなど綿密な準備が欠かせない。

7．言語機能の中には、訓練を継続（自習を含めて）しないと機能が維持しにくい機能（例えば構音失行、書字など）、あるいは訓練をせず放置すると自然経過での回復は望みにくい機能（重度の構音失行、重度の仮名の失書など）、訓練では回復しにくく障害として残りやすい機能（語聾）などがある。また、訓練によって回復した言語処理機能は脆弱であり、中核的な障害ルートの活性化は機能維持のために欠かせないことも少しずつわかり始めている。

　いずれにしても、言語機能回復訓練は失語症状の予後に大きな影響を与えることは確かであり、不適切な機能回復訓練の展開が予後不良をもたらしかねない。今後訓練手法の効果などについての実証的な研究が蓄積されることが望まれる。

8. 社会的・精神心理的要因

　失語症者とその家族が、発症時どのような社会的環境におかれているか、その後どのような生活形態になるのかによって、失語症が人生にもたらす意味は大きく異なってくる。

　発症前の社会的活動で必要であった言語機能と障害後の機能のギャップが大きいほど心理的葛藤も大きく、したがって言語訓練の展開は思うように進まないおそれが大きい。

　一方失語症者とどのように接してよいか理解できない家族から不適切な対応を受け、このため心理的な葛藤だけでなく、家庭が崩壊するなどの深刻な社会的問題も容易に発生する。家庭崩壊、職業の喪失などが失語症者の回復への意欲を喪失させ、回復を阻害することは容易に想像される。

　心理的な抑うつが非常に強い場合には、無理に訓練を継続せず、精神神経科の医師などの専門的な援助を求める。また家族がもっている心理的葛藤が、失語症者の回復の阻害因子になっていることも少なくない。これについても常に視野に入れて、必要に応じて専門家の援助を促進するなど多面的な視点が欠かせない。

　失語症者が取り戻しつつある言葉を、実際の社会生活で実践的に使ってみることで、言語機能は大きく回復することも明らかである。失語症者が社会的にどのような広がりをもってその後の人生を送れるかどうかが大きな問題であり、この点からの援助も回復をもたらすうえで重要である。

II 失語症の機能回復のメカニズムについて

　失語症は適正な言語訓練を十分な期間行うことによって、かなりの回復を期待しうることがわかってきたが、その回復機序に関する知見も集積され始めている。

　失語症の機能回復をもたらす神経生理学的変化は、発症からの時期によって異なるのではないかといわれている。岩村は著作[25]の中で「高次脳機能回復の生理的メカニズム」について近年の研究を俯瞰して、機能回復の機序を次の3つに整理している。すなわち、①主として急性期にみられる機序で、損傷部位周辺の虚血性の変化で神経組織の停止している機能が血流回復により復元すること、②主として亜急性期にみられる機序で、Diaschisis(病巣と連絡結合のある部位で組織の代謝低下など機能低下を示す現象)からの回復や神経結合の形成やシナプス効率の変化、③慢性期(発症後数カ月〜数年あるいはそれ以降も)にみられる、損なわれた認知機能の代償と再構成で、これは言語表象取り出しの新しい方法の学習による、とまとめている。

　Mimura(1998)[26]、三村(2000)[27]はSPECTを用いて、言語訓練を実施した失語症例の複数時点での言語機能と脳血流量の変化の関係を検討し、失語症の発症後早期の回復は損傷側の優位半球の機能回復と関連し、長期的な回復は対側の非優位半球の役割が大きいことを示唆した。さらに長田ら(2003)[28]は10年以上の長期追跡で右半球(非優位側)の脳血流改善により失語症が回復した症例を報告している。

　しかしながら、非優位半球による機能代償には限界があること、優位半球の特定部位の周辺領域が保たれていることが機能回復の到達レベルにかかわるらしいこと(横山, 2004)[29](三村, 2004)[30]なども、MRIを用いた失語症の回復と脳機能の研究から指摘されている。

　いまだ機能回復をもたらす脳機能の機序については十分な知見は出揃っておらず、研究は道半ばであるが、機能回復をもたらす大脳の修復機序の存在は明らかになってきており、慢性期であっても回復を実現するための方策を模索することが肝要と思われる。

III 結語

　失語症の長期経過に関する知見は、リハビリテーション計画の立案や失語症者とその家族の生活の再建にかかわる援助を行ううえで欠かせない。

　失語症の予後にかかわる要因として、病巣と残存脳の状態、原因疾患、発症年齢、利き手や側性化の差異、性別、合併するその他の高次機能障害、失語症の機能回復訓練、社会的・心理的要因など多くのものが、これまでの研究でも論じられてきたが、実際の臨床の場で適正な予後判断がなされるためには、具体的な資料に乏しかった。

　筆者らはこれまでの失語症者の長期経過を追跡する一連の研究により、利き手、発症年齢、病巣

の広がりと残存脳の状態から、かなり妥当な予後予測を可能にする資料を得た。

これまで多くの臨床の場では、失語症者に量的にもまた質的にも十分な機能回復訓練を提供できないことが少なくなかったと思われる。今後は適正な機能回復訓練と、その他の総合的な援助が失語症者とその家族に提供できるよう、失語症の臨床データを関係者が共有し、経過についての共通認識をもてるようにすることが肝要であろう。

（佐野洋子）

文献

1) Lenneberg EH：Biological Foundation of Language（佐藤・神尾訳：言語の生物学的基礎）．p162-196，大修館書店，東京，1972．
2) 福迫陽子：後天性小児失語症について．音声言語医学 22：172-184，1981．
3) 福迫陽子：小児失語症．耳鼻咽喉科・頭蓋骨外科 3：1157-1165，1987．
4) 綿森淑子：小児失語症の長期的予後．リハビリテーション医学 18：347-356，1981．
5) 長谷川恒雄，ほか：失語症評価尺度の研究．失語症研究 4：634-646，1984．
6) 佐野洋子，宇野 彰，加藤正弘：広範病巣失語症例の長期経過．失語症研究 11：221-229，1991．
7) 佐野洋子，宇野 彰，加藤正弘：SLTA 成績に見る失語症状の長期経過．失語症研究 12：323-336，1992．
8) 佐野洋子，加藤正弘，小嶋知幸：失語症状の長期経過．失語症研究 16：123-133，1996．
9) 佐野洋子，小嶋知幸，加藤正弘：失語症状の病巣別回復経過の検討．失語症研究 20：311-318，2000．
10) 日本失語症学会失語症全国実態調査委員会：全国失語症実態調査報告．失語症研究 22：241-256，2002．
11) 佐野洋子，加藤正弘，ほか：レンズ核および視床損傷例の失語症状の経過．失語症研究 13：296-305，1993．
12) 中川良尚，小嶋知幸，ほか：アナルトリーを伴わない失語症の長期予後について；SLTA 成績と病巣からの検討．高次脳機能研究 24：328-334，2004．
13) Subirana A：The prognosis in aphasia in relation to cerebral dominance and handedness. Brain 81：415-425，1958.
14) Hecaen H, Agostini M：Cerebral organization in lefthanders. Brain Lang 12：248-261，1981.
15) 小嶋知幸：失語症；成年期の言語障害の可塑性．音声言語医学 43：336-343，2002．
16) 日本高次脳機能障害学会高次脳機能障害全国実態調査委員会：高次脳機能障害全国実態調査報告．高次脳機能研究 26：209-218，2006．
17) McGlone J, Kertesz A：Sex differences in the cerebral organization of verbal functions in patients with unilateral lesions. Brain 100：775-793，1977.
18) Cao Y, Vikingstad EM, George, KP, et al：Cortical language activation in stroke patients recovering from aphasia with functional MRI. Stroke 30：2331-2340，1999.
19) Basso A, Capitani E, et al：Sex differences in the recovery of aphasia. Cotex 18：469-475，1982.
20) Kertesz A, McCabe P：Recovery patterns and prognosis in aphasia. Brain 100：1-18，1977.
21) 越部裕子，ほか：純粋語啞例における非構音時の高次口腔顔面動作と構音の関係について．失語症研究 11：262-270，1991．
22) 小嶋知幸：失語症の障害メカニズムと訓練法．改訂第2版，新興医学出版社，東京，2005．
23) 小嶋知幸，大塚裕一，宮本恵美：失語症の評価と治療．金原出版，東京，2010．
24) 佐野洋子，加藤正弘：脳が言葉を取り戻すとき；失語症のカルテから．日本放送出版協会，東京，1998．
25) 岩村吉晃：高次脳機能回復の生理学的メカニズム．よくわかる失語症セラピーと認知リハビリテーション，鹿島晴雄，ほか（編），p40-47，永井書店，大阪，2008．
26) Mimura M, Kato M, et al：Prospective and retrospective studies of recovery in aphasia；Changes in cerebral flow and language functions. Brain 121：2083-2094，1998.
27) 三村 將：失語症の回復過程における左右大脳半球の役割；SPECT を用いた検討．音声言語医学 42：166-174，2000．
28) 長田 乾，横山絵里子：失語症回復の脳内メカニズム．神経進歩 47：781-795，2003．
29) 横山絵里子：失語症の回復と脳機能；PET を用いて．高次脳機能研究 24：209-220，2004．
30) 三村 將：発語の回復過程；機能的 MRI を用いて．高次脳機能研究 24：292-302，2004．

2 失語症・高次脳機能障害者の医療管理

▶はじめに◀ 失語症をはじめとする高次脳機能障害は、大脳皮質を障害するさまざまな疾患によって生じる可能性がある。高次脳機能障害を生じうる代表的な疾患としては、脳卒中、外傷性脳損傷、低酸素脳症、脳腫瘍などが挙げられる。

疾患ごとに急性期から慢性期にわたる医療管理は当然異なってくる。本稿では高次脳機能障害を呈する疾患の中でも頻度の高いものとして、脳梗塞と脳出血、および外傷性脳損傷を中心に急性期医療管理から回復期・慢性期医療管理について概説する。

I 医療管理における特殊性

各疾患ごとの医療管理の内容に入る前に、失語症、高次脳機能障害を呈する患者の医療管理における特殊性について述べる。脳卒中や外傷性脳損傷の急性期では、程度の差はあるが多くの患者で意識障害を伴っており、問診で患者自身から十分な愁訴を聞き出すことが困難である。失語を伴う患者では、さらにコミュニケーションを取ることが難しく、発症時の状況、愁訴、既往歴、家族歴など診療の初期情報として必要な内容は患者家族からしか聞けない場合が多い。運動麻痺や感覚障害の所見を取るときにも、口頭指示による反応が引き出せないため、痛み刺激に対する反応など注意深い観察で推測する必要がある。意識障害の改善した回復期から慢性期にかけても、言語表出が重度に障害されている患者では、痛みの性状や部位などを訴えることができず、合併疾患の診断に手間取る危険性があるので十分な注意が必要である。なお、脳卒中に関していえば、失語症や高次脳機能障害のある患者とそれらの症状を有しない患者とで急性期から回復期・慢性期の医療管理の相違点について基本的な急性期医療管理が異なってくることはない。回復期から慢性期の医療管理に関しても、コミュニケーション障害による対応の特殊性についての配慮や半側無視による転倒の危険性増大などいくつかの点で配慮は必要であるが、基礎疾患の管理や再発予防などの医学的管理については大きな相違はない。

II 脳梗塞の急性期治療

これまでの医療は、個々の施設や医師による経験に基づいた診断と治療が中心であった。しかし、近年では、治療成績の科学的妥当性を検討し、証拠に基づいた医療(Evidence-based Medicine；EBM)を行っていくべきであるという考えが広がってきている。脳卒中急性期治療に関しても、1994年からAmerican Heart Associationによって EBM に基づいたガイドライン[1,2]が発表されてきた。日本では、2004年に最初の脳卒中ガイドラインが出て、その5年後に新たな知見を加えた脳卒中治療ガイドライン2009[3]が発表された。まずは、これらのガイドラインを参考に、脳梗塞患者の急性期医療管理について述べる。

1. 脳卒中ケアユニット

脳卒中の診断と治療を一貫して実行可能なハードとソフトを有している治療ユニットが脳卒中ケアユニットである。脳卒中ケアユニットには、急性期の神経学的変化に即座に対応できる設備が整っていること、脳卒中に関して十分に教育された医療スタッフが揃っていること、統一された医療指針(治療プロトコールやクリニカルパス)を有していることが必要とされる[4]。脳卒中ケアユニットにおける治療は、一般病棟に比べて入院期間の短縮、死亡率の減少、自宅退院率の向上[5]、患者のQOLの向上[6]が証明されてきた。日本でも脳卒中ケアユニットの普及による治療成績のさらなる向上が期待されている。以下に述べる医療管理も、脳卒中ケアユニットにおいて実施されることで、より質の高い医療として提供されるものと思われる。

2．急性期全身状態の管理

❶呼吸管理
　低酸素状態の持続は、脳虚血部位の範囲を拡大する可能性があるため、血液ガス分析で低酸素血症が認められたときには、酸素投与を行う。大脳半球の広範な梗塞や脳幹部の梗塞では意識障害を起こし、舌根沈下で気道の閉塞を生じる危険性があり、エアウェイや気管内挿管による気道確保が必要となる場合もある。

❷血圧管理
　脳梗塞急性期には血圧が上昇していることが多い。脳梗塞巣周辺では血圧の自動調節能が障害されているため、降圧により脳血流の低下をきたす危険性がある。したがって、血圧上昇が心不全や他の内臓器に悪影響を生じる場合を除き、原則的には薬剤による降圧療法は行わない。急性期が過ぎると、自然経過で血圧が正常範囲に戻る場合も多い。

❸栄養管理
　脳幹部の病変や多発性の病変を有する場合には、嚥下障害を合併する危険性が高いため、発症数日間は経口からの飲水や食物摂取を避ける。水飲みテスト、反復唾液嚥下テストで嚥下機能の初期評価を行い、安全な食物形態から段階的に経口摂取を開始する。十分な経口摂取ができるまでは輸液によって水分と電解質を補充する。数日経っても経口摂取が困難な場合には、経管栄養を開始する。

❹排尿管理
　意識障害や失語症で意思を表出できない患者で尿失禁や尿閉が認められる場合には、カテーテルによる排尿管理が必要となる。尿路感染症を予防するためにも、留置カテーテルは避けて一定時間ごとにカテーテルを挿入する間欠導尿を行うべきである。

3．急性期神経学的合併症の管理

❶脳浮腫と脳圧亢進、水頭症
　脳梗塞発症後、数日以内に梗塞巣周辺に脳浮腫が生じる。大脳皮質の広範な梗塞では、脳ヘルニアを起こし死の転帰を取ることもあるので、早急な対処が必要となる。抗脳浮腫薬として最もよく使用されているのは、10％グリセロール（グリセオール®）であり、1回200〜500 mlを1日1〜2回点滴静注するが、脳浮腫の程度により使用量と使用回数を増減する。急速に脳浮腫が増強し脳ヘルニアの危険性が高い場合、D-マンニトール（マンニゲン®、マンニットール®）の点滴静注を行うこともある。外科的治療としては、脳圧が亢進し脳ヘルニアの危険性が高い場合、頭蓋骨の一時的な部分的除去による外減圧術が行われることがある。

❷けいれん発作
　脳梗塞後のけいれん発作には、発症後1週間以内に起こる早期けいれんとそれ以降に起こる後期けいれんがある。早期けいれんは発症後24時間以内に最も起こりやすく、身体の一部にけいれんを生じる部分発作から全身性にけいれんが波及する強直・間代発作まで起こる。発作が長時間持続するけいれん重積状態では、ジアゼパム（セルシン®）の静注を行う。呼吸抑制をきたすため、1回5〜10 mgを緩徐に静注する。さらにフェニトイン（アレビアチン®）を投与することもあるが、この場合、不整脈に注意しながら、1回125〜250 mgを50 mg/min以下の速度で徐々に静注する。

❸出血性梗塞
　脳梗塞発症後、数日以内に症状の増悪をきたした場合、出血性梗塞を生じている可能性がある。閉塞血管の再開通が原因と考えられ、脳塞栓による広範な梗塞や抗凝固療法・血栓溶解療法を行っている患者では特に注意が必要である。出血性梗塞の治療は、出血の程度と症状に応じて決めていく。

4．その他の合併症の管理

❶深部静脈血栓症と肺梗塞
　脳梗塞発症後急性期の安静臥床により下肢の深部静脈内に血栓塞栓を形成することがある。下肢静脈由来の血栓塞栓が肺動脈を閉塞（肺梗塞）した場合、致死的な経過を取ることもある。静脈血栓予防のため、下肢の挙上や弾性ストッキング着用、早期からの離床が促される。薬物療法としては、ヘパリンや低分子ヘパリン、ヘパリノイドの皮下注射、ワルファリンの内服などが行われる。

❷肺炎

　肺炎も脳梗塞後の主要な死亡原因の1つである。意識障害や嚥下障害を有する患者では容易に肺炎を生じる。患者に発熱が認められたときには、常に肺炎を疑い胸部XPを撮影し、喀痰の細菌培養を行い、適切な抗生物質の投与を行う。予防のために口腔内の清潔を保つことも重要である。

❸尿路感染症

　留置カテーテルを使用している患者で特に生じやすい。高熱が持続する場合には、腎盂腎炎や菌血症を起こしている危険性もある。尿一般検査と尿中細菌培養を行い、速やかに適切な抗生物質の投与を開始する。

❹褥瘡

　意識障害や失語の認められる患者では、痛みの訴えが困難で褥瘡を生じる危険がある。褥瘡を生じやすい仙骨部や踵部の皮膚性状の変化に注意し、動けない患者では体位変換での除圧に努める。

5．脳梗塞急性期の臨床病型と薬物療法

　脳血管障害の病型分類は過去にも多く試みられているが、現在広く用いられているのはNINDSによる分類である。この中で脳梗塞は臨床カテゴリーからアテローム血栓性、心原性塞栓性、ラクナ性、その他に分類されている[7]。各病型の特徴を表1に示す。急性期の薬物療法を行うときには、発症からの時間や臨床病型を考慮して治療法を選択しなければならない。

❶血栓溶解療法

　各種の薬剤を用いて閉塞部位の血栓塞栓を溶かすことで、血管の再開通を図る治療法である。使用する薬剤としては、ストレプトキナーゼ、ウロキナーゼ、プロウロキナーゼ、組織組み換えプラスミノーゲン活性化因子(rt-PA)などが試みられてきた。これらの薬剤の中でも特にrt-PAに関しては、NINDS Studyでの結果[8]をもとに、1996年に米国で発症後3時間以内の静脈内投与が正式に承認されている。脳梗塞の臨床病型ではラクナ梗塞、アテローム血栓性梗塞、心原性塞栓のいずれのタイプも対象となっている。なお、rt-PAを用いたこの治療法は、日本でも2005年に承認され、慎重な適用判断のもとに使用されている。また、静脈内からの全身投与に対し、脳血管撮影を行い閉塞血管を確認し、閉塞部位に選択的に薬剤を投与して血栓を溶かす局所線溶療法もある。

❷抗凝固療法

　脳梗塞急性期の症状進行を予防するための薬物療法として抗凝固療法が行われる。抗凝固作用のある薬剤としては、ヘパリン、低分子ヘパリン、ヘパリノイド、アルガトロバンなどが知られている。日本ではまだ脳梗塞に対し低分子ヘパリンとヘパリノイドは認可されていない。アルガトロバン(ノバスタンHI®、スロンノンHI®)は、選択的にトロンビンの活性部位に働き抗凝固作用を示し、出血性の合併症が少なく、日本では1996年に認可された。用法は、脳梗塞発症後48時間以内に投与し、初日と2日目は60 mg/日を24時間持続点滴し、3～7日は1回10 mgを1日2回3時間で点滴静注する。脳梗塞の臨床病型別では、アテローム血栓性梗塞に有効であるとされている。

❸抗血小板療法

　トロンボキサンA2合成酵素阻害薬であるオザグレル(カタクロット®、キサンボン®)が日本ではよく用いられており、脳血栓症に有効である。通常、1回80 mgを1日2回2時間かけて点滴静注する。投与期間は約2週間である。

表 1 ● 脳梗塞の臨床カテゴリーとその特徴

	アテローム血栓性	心原性塞栓性	ラクナ性
好発年齢	壮年～高齢者	若年～高齢者	壮年～高齢者
リスクファクター	高血圧、糖尿病、高脂血症など	心房細動、弁膜症、心筋梗塞など	高血圧、糖尿病、多血症など
発症形式	階段状の進行	突発完成	階段状の進行
意識障害	高度ではない	しばしば高度	ほとんどない
大脳皮質症状	時にあり	多くにあり	ほとんどない
血管撮影所見	主幹動脈狭窄・閉塞	主幹動脈閉塞か再開通所見	主幹動脈病変なし
CT撮影所見	皮質枝領域や境界領域の梗塞巣	皮質枝領域の広範な梗塞巣	穿通枝領域の小梗塞巣(径1.5 cm以下)

❹血液希釈療法

血液粘度の上昇によって脳血流量が減少するという観点から、脱水などにより血液ヘマトクリット値が高くなっている患者に低分子デキストランの点滴静注を行い、血液の粘性を低下させる治療法である。血液希釈療法を行う際には、心不全の増悪や脳浮腫の増強に注意が必要である。

❺その他

フリーラジカルが脳虚血症状の増悪を生じる主要な因子であることから、このフリーラジカルを消去して脳を保護する薬剤であるエダラボン(ラジカット®)も認可されている。通常、1回30 mgを1日2回30分で点滴静注する。発症後24時間以内に投与を開始し、投与期間は14日以内である。

III 脳出血の急性期治療

1999年にAmerican Heart AssociationがStroke誌上で脳出血治療のガイドライン[9]を発表した。しかし、脳梗塞に比較して大規模なランダム化調査で治療の有効性を検討した報告は多くない。

1．急性期全身状態の管理

入院治療によって呼吸管理、栄養管理、排泄管理が行われるのは、脳梗塞急性期と同様である。血圧管理に関しては、高血圧が脳出血発症の主要なリスクファクターと考えられているため、脳梗塞に比べてより厳しいコントロールが必要となる。しかし、過度の降圧は脳循環の低下を引き起こす危険があるので、年齢や発症前の血圧を目安に平均血圧130 mmHg以下となるように維持する。

2．脳出血に対する薬物治療

ステロイドや10％グリセロール(グリセオール®)の投与、血液希釈療法などの有効性が検討されているが、明らかな有用性は証明されていない。

3．脳出血に対する外科的治療

American Heart Associationのガイドライン[9]では、10 cm³より小さい出血や神経症状の軽度の患者や、逆に重度の意識障害で手術による機能的帰結の改善が困難な患者は保存的に治療すべきと提言されている。また、直径3 cmより大きな小脳出血で脳幹の圧迫や水頭症を生じ、神経症状の悪化をきたす場合には、できるだけ迅速な血腫除去術が必要である。脳卒中治療ガイドライン2009[3]においても、脳出血の部位ごとに手術適応が考慮されるように提示されている。

IV 外傷性脳損傷の急性期治療

外傷性脳損傷を生じる原因で最も頻度の高いのは交通事故によるものであるため、多くの場合、頸部や四肢にも外傷を合併している。したがって、脳損傷の治療とともに合併損傷の治療を並行して行っていく必要がある。

1．外傷性脳損傷の分類

外傷性脳損傷は障害される病変範囲の視点から、脳の限局性の病変とびまん性の障害に大別で

表2 外傷性脳損傷のCT所見による分類

カテゴリー	定義
びまん性損傷I (可視病変なし)	CTにて明らかな頭蓋内病変を認めず
びまん性損傷II	脳槽は存在し、正中偏位は0〜5 mm、25 ml以上の高または混合吸収域は認めず、骨片や異物はあってもよい
びまん性損傷III (腫張)	脳槽は圧迫されるか消失し、正中偏位は0〜5 mm、25 ml以上の高または混合吸収域は認めず
びまん性損傷IV (偏位)	正中偏位は5 mm以上、25 ml以上の高または混合吸収域は認めず
除去された占拠性病巣	外科的に除去された病巣
除去されていない占拠性病巣	25 ml以上の高または混合吸収域、外科的除去されていない

(文献10)より引用)

きる。限局性病変には硬膜外血腫、硬膜下血腫、脳挫傷、脳内血腫が区別でき、びまん性障害に関してはCT所見による分類[10]（表2）がある。急性期治療方針は、各病態とその程度によって異なってくる。

2．保存的治療

びまん性脳損傷では、通常は保存的治療が選択される。頭蓋内圧亢進・脳ヘルニアが予測されるときには、D-マンニトール（マンニゲン®、マンニットール®）や10％グリセロール（グリセオール®）を点滴静注する。重症脳損傷で頭蓋内圧コントロールの困難な患者では、バルビツレート療法や低体温療法なども行われることがある。

3．手術的治療

限局性病変では、血腫除去術が行われる。頭蓋内圧亢進に対して外減圧術も行われる。

V 急性期医療管理と急性期リハビリテーション

失語症、高次脳機能障害を呈する患者の多くに四肢体幹の運動障害を合併する。また、運動障害が認められなくとも意識障害や急性期医療管理のためベッド上安静を強いられ、二次的に運動機能の低下をきたしてくるため、大部分の患者には運動障害およびその予防のためのリハビリテーションアプローチが必要となる。リハビリテーションアプローチの導入時期としては、急性期医療管理と並行してできるだけ早期に開始されるべきである。発症早期からリハビリテーションを開始することによって、離床を促し二次合併症を最小限に抑えることができる。急性期リハビリテーションの内容は、ベッド上での良肢位保持指導、麻痺側の関節可動域訓練、健側筋力強化訓練から始まり、急性期リスク管理下に座位訓練へと進めていく。座位訓練の開始時期は、①意識障害がJapan Coma Scaleで1桁以下、②バイタルサインが安定、③運動麻痺の進行が停止、この3つの項目を目安とすることが多い[11]。失語症の患者で座位訓練を開始する場合には、めまいや胸部不快感、動悸といった自覚症状を訴えることが難しいため、医師の立ち合いのもとで、血圧や脈拍を測定しながら徐々にベッドの傾斜を上げ座位をとらせる。ベッドのギャッジアップで問題がない場合、両下肢をベッドから下垂させた端座位の姿勢を試みる。また、車椅子座位も可能となってくるので、耐久性が30分以上になればリハビリテーションセンターでの訓練に移行する。

VI 回復期から慢性期の医療管理

1．脳梗塞の再発予防

脳梗塞や一過性脳虚血発作（TIA）を起こした既往のある患者は、繰り返し脳梗塞を発症する危険性が高くなる。再発により高次脳機能障害者では、症状の増強、多発脳梗塞による脳血管性認知症の合併、さらには生命予後も悪化させる。脳梗塞再発に対しては、以下のような方法が予防的治療として行われる。

❶抗血小板療法

初回発症時と同様に、再発予防でも脳梗塞の病型別に適応を検討しなければならない。アテローム血栓性脳梗塞やTIAでは、大規模なランダム化調査の結果を基に抗血小板療法による再発率減少が証明されている[12]。心原性塞栓性脳梗塞では、リスクの高くない患者に対して推奨されている。ラクナ梗塞についても再発予防効果が示唆されている。日本では、抗血小板薬としてアスピリン（アスピリン®、バイアスピリン®）、クロピドグレル（プラビックス®）、シロスタゾール（プレタール®）、チクロピジン（パナルジン®）などが使用されている。

❷抗凝固療法

心原性塞栓性脳梗塞の原因の多くは非弁膜症性心房細動によるものであり、脳梗塞既往のある患者の再発予防にはワルファリン（ワーファリン®）が有効であることが証明されている[13]。投与量は、国際標準化比（international normalized ratio；INR）が2～3となるのを目標に調節し、通常維持量はワルファリン1日1回1～5mgの経口投与である。納豆やクロレラなどにより効果が影響されるので投与前には食事指導が必要である。また、出血性合併症予防のため定期的なINRのモニタリングが必要である。

表 3 脳梗塞の既往患者に対するリスク軽減のためのガイドライン

リスクファクター	目標	リスク軽減のための対策
高血圧	収縮期血圧 140 mmHg 未満かつ拡張期血圧 90 mmHg 未満、ただし、臓器障害のある場合には収縮期血圧 135 mmHg 未満かつ拡張期血圧 85 mmHg 未満	生活様式の改善と降圧剤内服
喫煙	禁煙	患者、家族への禁煙指導、カウンセリング。ニコチン代替物の使用
糖尿病	血糖値 126 mg/dl（6.99 mmol/l）未満	食事療法、経口血糖降下薬、インスリン
高脂血症	LDL コレステロール 100 mg/dl（2.59 mmol/l）未満 HDL コレステロール 35 mg/dl（0.91 mmol/l）以上 総コレステロール 200 mg/dl（5.18 mmol/l）未満 中性脂肪 200 mg/dl（2.26 mmol/l）未満	American Heart Association ステップ II 食事療法（脂肪 30％未満、飽和脂肪 7％未満、コレステロール 200 mg/dl 未満）開始、体重コントロールと身体活動の励行 以上の手段で目標達成できない場合、LDL コレステロール 130 mg/dl（3.37 mmol/l）以上なら薬物療法（例えばスタチン類）の追加、LDL コレステロール 100〜130 mg/dl（2.59〜3.37 mmol/l）ならば薬物療法を考慮
アルコール	適度な飲酒（1 日 2 合以下）	患者、家族への過量飲酒の中止指導、もしくは禁酒プログラムの準備
身体活動	30〜60 分間の運動（1 週間に少なくとも 3〜4 回）	適度な運動（例えば散歩、ジョギング、サイクリング、または他の有酸素運動）、心疾患など高リスク患者には医学的管理下のプログラム、神経学的症状に応じたプログラムを推奨
体重	標準体重の 120％以下	食事療法と運動療法

(文献 14)より引用)

❸リスクファクターの管理

高血圧、高脂血症、糖尿病などが脳梗塞再発のリスクファクターとして考えられている。American Heart Association により**表 3**のようなリスク軽減のためのガイドライン[14]が提示されている。

❹血行再建術（血栓内膜除去術、バイパス術）

頸動脈はアテローム動脈硬化性病変の好発部位である。高度の頸動脈狭窄に対しアテローム病変を切除することで脳梗塞の再発が減少することが証明されてきた[15]。また、最近では、頸動脈にステントを留置する治療法も行われている。一方、バイパス術に関しては、手術適応を十分検討された症例に対して治療効果が得られている。

2．脳出血の再発予防

脳出血の再発を防ぐ最も基本的な手段は、リスクファクターをコントロールすることである。とりわけ高血圧の管理が重要であり、大規模な国際共同研究でも降圧療法での脳出血再発予防効果が証明されている[16]。

3．転倒・骨折の予防

脳卒中患者は多くの転倒危険因子（高齢、筋力低下、バランス障害など）を有しているが、さらに視空間認知障害や注意障害を合併している患者では転倒の危険性が高まる[17]。脳卒中患者の転倒は骨折、特に大腿骨頸部骨折や腰椎圧迫骨折を引き起こし寝たきりの要因となるため、予防への配慮が重要である。転倒予防対策としては、患者・家族への指導と環境整備の 2 点が挙げられる。立ち上がり動作や移乗動作、方向転換時に転倒しやすいため、危険性の高い患者には監視や介助を必ず付けること、歩行時には装具や杖、歩行器などの歩行補助具を使用することなどを指導する。環境整備では、スロープやステップの設置による段差の解消、手すりの設置、照明の改善、障害物の除去などの家屋改造を行う。

4．後遺症の医療管理

❶痙縮

痙縮は筋緊張の亢進した状態であり、臨床所見としては、腱反射の亢進や足クローヌスが認めら

れる。錐体路系の障害によって引き起こされるため、高次脳機能障害者にもしばしば認められる。痙縮は下肢の支持性を高める要因でもあり、強力な経口筋弛緩薬を用いると歩行障害を増強させる場合もあるため、痙縮の程度や運動障害に応じて少量投与から開始する。股関節の内転や足部の内反尖足など局所の痙縮を抑制するためには、5％フェノール溶液を用いた神経ブロックや運動点ブロックが行われることがある。ボツリヌス毒素の注射も有効である。このほかに温熱療法や低周波治療、装具療法などを組み合わせることで痙縮の軽減を図る。

❷痛み・しびれ

脳卒中患者で強い痛みやしびれを引き起こすことのある代表的な病態は、視床痛と肩手症候群である。回復期に生じることが多く、リハビリテーションの阻害因子となるので、早期に適切な治療を開始する。視床痛に対しては、非ステロイド性消炎鎮痛薬やイミプラミン(トフラニール®)、アミトリプチリン(トリプタノール®)など抗うつ薬、三叉神経痛にも用いられる抗てんかん薬のカルバマゼピン(テグレトール®)などが使用される。肩手症候群には、肩関節の愛護的な関節可動域訓練や温熱療法、非ステロイド性消炎鎮痛薬の内服に加え、肩関節や肩峰下滑液包への副腎皮質ステロイドの注入が行われる。交感神経系の異常活動が要因として考えられるため、星状神経節ブロックを週1〜2回施行することで症状の改善が得られることもある。半側身体への注意障害のある患者では、障害上肢が不良肢位をとりやすく、肩関節の痛みを引き起こす危険性が高いため、車椅子上のテーブルに上肢を置いておくなど正しい上肢のポジショニングの指導も必要である。

❸けいれん発作

後期けいれんは脳卒中発症後数カ月で起こってくる。抗けいれん薬の予防的な投与については、明確な投与基準は得られていない。使用する場合には血中薬物濃度を定期的に測定しながら、有効血中濃度となるように投与量を調節する。強直間代発作に対してはバルプロ酸(デパケン®)が第一選択薬として使用されることが多い。単純・複雑部分発作に対してはフェニトイン(アレビアチン®)やカルバマゼピン(テグレトール®)などがよく用いられる[18]。

❹抑うつ

脳卒中後にうつ状態を呈することは稀ではなく、評価の時期や方法によっても異なるが、大体10〜50％の頻度でうつ状態が認められる。右半球障害に比べ左半球障害に頻度が高いという報告[19]もあるが、今のところうつ状態と障害半球側との関係に明らかな結論は出ていない。近年では、脳卒中発作後のうつ状態(post-stroke depression)と明らかな脳卒中発作の既往や局所神経症状のない無症候性脳卒中によるうつ状態を包括した概念として脳血管性うつ状態(vascular depression)が提唱され、より注目を集めている[20]。抑うつ気分の訴え以外に自発性・意欲の低下が認められることが多いため、リハビリテーションアプローチを進めていくうえでも大きな阻害因子となり、その対策が必要である。規則的な生活を送らせるようにすること、無理な励ましを避けて支持的に接することなどの患者・家族指導とともに、症状・程度に応じて薬物療法を行う。最近では、抗コリン作用による口渇や便秘などの副作用のある三環系抗うつ薬に比べて、より副作用の少ない選択的セロトニン再取り込み阻害薬(selective serotonin reuptake inhibitor；SSRI)であるパロキセチン(パキシル®)、フルボキサミン(ルボックス®)やセロトニン・ノルアドレナリン再取り込み阻害薬(serotonin noradrenaline reuptake inhibitor；SNRI)であるミルナシプラン(トレドミン®)が第一選択薬として処方されることが多い。

❺興奮・せん妄・不眠

脳卒中や外傷性脳損傷の慢性期に興奮や攻撃性が出現し、各種治療への抵抗性なども示してくることがある。家族の付き添いや静かな環境にするなどの工夫でも落ち着かなければ、薬物療法が用いられる。第一選択としては、塩酸チアプリド(グラマリール®)を内服させることが多い。また、抗精神病薬であるハロペリドール(セレネース®)を用いることもあるが、鎮静の強力な薬剤を使用すると過度の鎮静や認知機能低下、錐体外路症状の出現が認められるので、過量投与や不用意な長期投与には注意が必要である。夜間せん妄や不眠には、これらの薬剤のほかに適時睡眠導入剤を処方する。

表 4 リハビリテーション実施の基準

Ⅰ．訓練を行わない方がよい場合 　1．安静時脈拍 120/分以上 　2．拡張期血圧 120 以上 　3．収縮期血圧 200 以上 　4．労作狭心症を現在有するもの 　5．新鮮心筋梗塞1カ月以内のもの 　6．うっ血性心不全の所見の明らかなもの 　7．心房細動以外の著しい不整脈 　8．訓練前すでに動悸、息切れのあるもの
Ⅱ．途中で訓練を中止する場合 　1．訓練中、中等度の呼吸困難、めまい、嘔気、狭心痛などが出現した場合 　2．訓練中、脈拍数 140/分を越えた場合 　3．訓練中、1分間10個以上の期外収縮が出現するか、または頻脈性不整脈（心房細動、上室性または心室性頻脈など）あるいは徐脈が出現した場合 　4．訓練中、収縮期血圧 40 mmHg 以上または拡張期血圧 20 mmHg 以上上昇した場合
Ⅲ．次の場合は訓練を一時中止し、回復を待って再開する 　1．脈拍数が運動前の30％を越えた場合、但し、2分間の安静で10％以下に戻らぬ場合は、以後の訓練は中止するか、または極めて軽労作のものに切りかえる。 　2．脈拍数が 120/分を越えた場合 　3．1分間10回以下の期外収縮が出現した場合 　4．軽い動悸、息切れを訴えた場合

(文献 21) より引用)

Ⅶ 回復期・慢性期リハビリテーションとリスク管理

回復期は全身状態が安定し、座位耐久性も向上してリハビリテーションセンターで積極的なアプローチが可能となってくる時期である。四肢・体幹の運動機能障害の程度に応じて短期・長期の目標を設定し、リハビリテーションプログラムを計画する。具体的なプログラムの内容としては、機能障害レベルでは、①患側関節可動域訓練、②健側筋力強化訓練、③各種の神経筋促通手技、などが行われる。能力障害レベルでは、①移乗動作訓練、②立位訓練、③床上動作訓練、④歩行訓練、⑤日常生活動作訓練、⑥家屋評価と改造指導、などが行われる。回復期リハビリテーションでは運動負荷量も増大し、脳卒中の再発や虚血性心疾患の発症などを生じる可能性があるため、常にリスク管理を怠らぬようにしなければならない。リスク管理として、Anderson、土肥によるリハビリテーション実施の基準[21]（表4）がよく使用される。また、患者の状態が悪化した場合の緊急処置のとれる準備も行っておくべきである。

脳卒中や外傷性脳損傷の慢性期は、リハビリテーション医療の立場からは維持期リハビリテーションを実施していく時期である。リハビリテーション実施上、脳卒中の再発や虚血性心疾患の発症のリスク管理とともに、廃用症候群の予防が重要となる。廃用症候群は、活動低下によって生じる二次的障害のことであり、関節拘縮、筋萎縮、起立性低血圧、褥瘡、静脈血栓症などが含まれるが、身体機能面の障害のみではなく、精神機能面の低下、認知症なども生じてくる。予防が重要な障害であるため、失語症で他者とのコミュニケーションがうまくとれず、外出の機会がなくなり、閉じこもりがちの高齢者では特に注意が必要である。

▶おわりに◀　失語症・高次脳機能障害を生じる代表的な疾患（脳梗塞、脳出血、外傷性脳損傷）の急性期から慢性期に至る基本的な医療管理について、リハビリテーション医療を含めて概説した。薬物療法などに関しては、大規模な調査研究の結果や学会の診療ガイドラインをもとに、臨床において行われている医学管理を紹介するように努めた。しかし、多くの合併症と多様な身体症状を呈する脳卒中や外傷性脳損傷患者は、失語症・高次脳機能障害によってさらに症状が複雑に修飾されるため、画一的な治療ではなく経験に基づく注意深い洞察や個別性を尊重した医療の実践も重要となることを最後につけ加えておきたい。

(竹中　晋、椿原彰夫)

文献

1) Adams HP, et al：Guidelines for the management of patients with acute ischemic stroke. Stroke 25：1901-1914, 1994.
2) Adams HP, et al：Guidelines for thrombolytic therapy for acute stroke；A supplement to the guidelines for the management of patients with acute ischemic stroke. Stroke 27：1711-1718, 1996.
3) 篠原幸人，ほか（編）：脳卒中治療ガイドライン 2009．協和企画，東京，2009．
4) Alberts MJ, et al：Recommendations for the establishment of primary stroke centers. JAMA 283：3102-3109, 2000.
5) Stroke Unit Trialists' Collaboration：How do stroke units improve patient outcomes. Stroke 28：2139-2144, 1997.
6) Indredavik B, et al：Stroke unit treatment improves long-term quality of life；A randomized controlled trial. Stroke 29：895-899, 1998.
7) National Institute of Neurological Disorders and Stroke：Classification of cerebrovascular diseases III. Stroke 21：637-676, 1990.
8) The National Institute of Neurological Diosrders and Stroke rt-PA Stroke Study Group：Tissue plasminogen activator for acute ischemic stroke. N Engl J Med 333：1581-1587, 1995.
9) Broderick JP, et al：Guidelines for the management of spontaneous intracerebral hemorrhage. Stroke 30：905-915, 1999.
10) Marshall LF, et al：A new classification of head injury based on computerized tomography. J Neurosurg 75(Suppl)：S 14-S 20, 1991.
11) 林田来介，ほか：急性期脳卒中患者に対する座位耐性訓練の開始時期．総合リハ 17：127-129, 1989．
12) Antiplatelet Tralists' Collaboration：Collaborative overview of randomised trials of antiplatelet therapy．I．Prevention of death, myocardial infarction, and stroke by prolonged antiplatelet therapy in various categories of patients. Br Med J 308：81-106, 1994.
13) Hart RG, et al：Prevention of stroke in patients with nonvalvular atrial fibrillation. Neurology 51：674-681, 1998.
14) Wolf PA, et al：Preventing ischemic stroke in patients with prior stroke and transient ischemic attack. Stroke 30：1991-1994, 1999.
15) 平島 豊，ほか：頸動脈内膜剝離術と脳卒中再発予防，別冊・医学のあゆみ　脳血管障害；臨床と研究の最前線，東儀英夫（編），p 169-173, 医歯薬出版，東京，2001．
16) PROGRESS Collaborative Group：Randomized trial of a perindopril-based blood-pressure-lowering regimen among 6,105 individuals with previous stroke or transient ischemic attack. Lancet 358：1033-1041, 2001.
17) 尾花正義：脳卒中患者の転倒．総合リハ 25：1199-1205, 1997．
18) 間中信也：急性期から慢性期に至る抗てんかん薬の使用，頭部外傷をめぐる controversies．救急医学 25：1585-1588, 2001．
19) Robinson GR, et al：Post-stroke depressive disorders；A follow-up study of 103 patients. Stroke 13：635-641, 1982.
20) 中根允文：Vascular Depression（脳血管性うつ状態）の疾患概念と治療．Geriat Med 39：347-349, 2001．
21) 土肥 豊：運動療法と循環．総合リハ 12：223-227, 1984．

3 失語症の検査・神経心理学的検査

失語症は高次脳機能障害の中核をなす症候であり、失語症を理解するためには臨床で用いられる失語症の評価法とその他の神経心理学的検査法の解釈を知ることが重要である。

本稿では、①総合的な失語症検査法、②発症初期に施行するスクリーニング検査、③失語症の情報処理過程からみた検査法、そして④高次脳機能障害に対する基本的な神経心理学的検査法、を紹介する。本稿で取りあげるそれぞれの検査法は失語症の障害構造を理解するうえで有効と考えられる認知神経心理学的なアプローチに則した検査法である。また、臨床場面で有効と考えられる検査法を紹介する。

総合的な失語症の検査法

総合的な失語症検査は一般的に3つの目的で作成されている。1つは、失語症の鑑別診断が可能であること、2つ目は症状の経時的変化を測定できること、さらに3つ目として言語治療の指針を得られるという点である。そして、広範な失語症重症度を網羅できるものとして作成されている[2)9)]。

本邦において広く用いられている総合的な失語症検査法は標準失語症検査(SLTA)[12)]である。SLTAは「聴く」、「話す」、「読む」、「書く」の4つの言語モダリティ(言語様式)間の相対的な比較を行うことで、失語症の障害構造を推定し、言語治療の手がかりを得るのに優れている。検査に必要な時間も60〜90分程度であり、再検査が容易でかつ臨床的にも実用性の高い検査である。実際、多くの言語聴覚士をはじめとする臨床家に利用されていることから、多くの関連研究が報告されている。SLTA総合評価尺度[5)16)]は実用的な関連研究の1つである。これはSLTAによる失語症重症度を間隔尺度として10点満点で尺度化することで、失語症重症度を数値で表現できるため客観的な報告が可能である。

その他の総合的な失語症検査にWAB失語症検査日本語版[18)]がある。この検査は失語タイプ分類が可能であり、言語障害の重症度を表す失語指数を算出することができる。

1．標準失語症検査(SLTA)

代表的な失語症検査であるSLTAの特徴と採点法を説明する。

❶下位検査
SLTAは26個の下位検査で構成されており、聴く、話す、読む、書く、計算の5種の検査領域に分かれている(図1)。各検査領域内は標準化データをもとに難易度順に配列され、検査領域内では順番に下位検査を施行していかなければならない。但し、検査領域間では施行順序は原則自由である。

❷採点
採点は患者の反応特徴をより細かく評価するために、反応分類を6段階評価としている。各段階評価基準は以下の通りである。

段階6と段階5が正答であり、わずかに誤りがあった場合を不完全正答として段階4と評価する。段階6、5または段階4の反応が得られない場合はヒントを与える。ヒントにより正答が得られれば段階3とし、ヒントを与えられても正答できなかったが、部分的に正しい反応があった場合は段階2と評価する。ヒントを与えられても段階2に達しなかった場合を段階1とする。

このような詳細な採点はセラピスト間の判定誤差をできるだけ少なく抑えることを考慮したためであるが、失語症にみられる反応は多様であり採点法には習熟を要する。SLTAは過去に採点技法に関する講習会を開催しており、これまでに3,000名以上の受講者が登録され、段階評価に関する採点技術を習得し共有している。また、標準失語症検査マニュアルが改訂され採点に関する記述が詳細になった。

図 1 ● SLTA プロフィール（標準失語症検査マニュアルより引例）

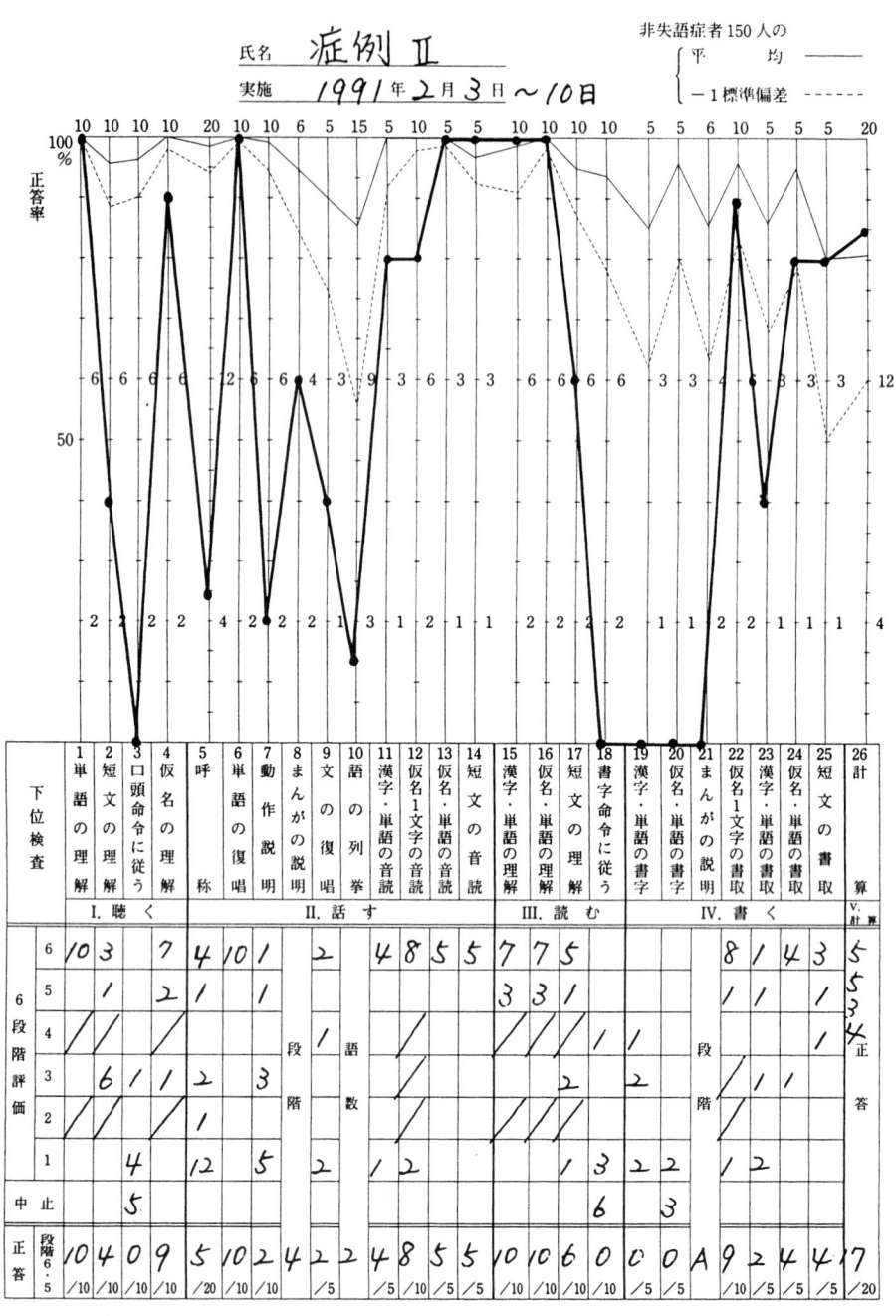

❸中止基準

　SLTAでは易疲労性を呈する患者の心理的負担を軽減するために中止基準を設けている。しかしながら、マニュアルでは「重症な患者でも身体的・精神的状態に余裕のある場合は、中止基準を用いずに、全下位検査を施行することが望ましい」とあるように、SLTAでは中止基準はあくまでも例外的な措置であり、原則としてすべての下位検査項目を施行することを前提としている。これは失語症の反応が多様であり、臨床的には失語症状

の評価が正答率のみではなく、誤反応分析の中にこそ多くの手がかりが得られることを示唆している。SLTAには可能な限り検査を施行し、検査データを分析するという姿勢がみられる。

❹経時的変化

総合的な失語症検査の施行回数は、発症から3ヵ月頃まではおよそ1ヵ月ごとに評価を施行することによって、急性期の経時的な変化の情報を得ることができる。また、発症3〜12ヵ月頃までは、約3〜6ヵ月ごとの評価を繰り返すことで訓練効果判定の手がかりとして有効なデータが得られる。発症1年以後は、約6〜12ヵ月の間隔で再検査を行うのが一般的である。

❺SLTAに加えて施行するのが望ましい課題

SLTAは比較的短時間で検査が可能であり臨床的にも有意義な検査である反面、SLTAにない項目でセラピストが適宜SLTAに補足した方がよいと考えられる簡単な課題がある。それは無意味綴り（非語）の復唱と音読の課題である。非語の課題を施行する有用性については後述するが、通常の復唱検査に問題がみられない程度の症例に対して非語の課題を施行することで、音韻障害や復唱機能にかかわる聴覚言語性記憶処理過程を予測することができる。

┃┃ スクリーニング検査

初期評価としてのスクリーニング検査のもつ意味は大きく2つに分けられる。1つは失語症から生ずる一次的な機能的障害の鑑別と、一次的な機能障害とは別に急性期における混乱や注意障害などの認知障害から生ずる行動上の問題点となる二次的障害の有無を鑑別することである。2つ目には発症初期における患者とその家族への障害の理解を促し、現状に即した失語症状への対応方法を指導するうえでの資料とすることである。

1. スクリーニング検査からみた基本的な言語能力

失語症のスクリーニング検査は、多くの成書に試案が掲載されている。基本となる項目は、①自発話、②復唱、③聴覚的理解、④呼称、⑤音読・読解、⑥書字、である。前項で紹介した総合的な検査法もこの6項目に基づいた検査を施行しているにすぎない[2]。経験のあるセラピストならばスクリーニング検査は患者の重症度やその患者の個人的な情報を踏まえ身の回りのものを用いて簡単に応用することができる程度のものである。

①自発話は自分や家族の名前、住所のやり取りなどの簡単な会話、あるいは情景画などを用いて評価することができる。自発話で知りたい点は発話量や情報量、さらに発語失行の有無やプロソディ障害、ジャーゴンの有無といった鑑別点である。

②復唱は、高頻度語や数の復唱課題を通して言語音の認知障害や反響言語の有無を評価する。

③聴覚的理解はスクリーニング検査では詳細に検討することは難しいが、「ハイ・イイエ」による評価で鑑別できる範囲が求められる。特に、「イイエ」という判断を求めるような課題は患者の基本的な聴覚的理解力を知るうえで有効である。例えば、男性の患者に対して「あなたは女ですね」といった否定を求める質問に的確に答えられないときは聴覚的理解力の障害を疑うことができる。

④呼称は、身の回りにある具体物や絵などを利用して喚語障害の有無を鑑別する。通常、発症初期は失語症の有無にかかわりなく喚語障害が強く現れるため失語症の鑑別点にはならないが、反対に呼称力が良好な場合は全般的な言語機能障害は軽度な可能性も予測できる。

⑤音読・読解の評価は音読が可能であることと、理解していることを分けて評価しなければならない。音読が可能であっても視覚的理解力が低下していたり、反対に音読できなくても視覚的理解が保たれている場合は珍しくない。身の回りにある高頻度な具体物（鉛筆、時計など）の文字課題を用いることで代用できる。

⑥書字はスクリーニング検査では漢字や仮名などの詳細な評価は難しい。親密度の高い自分の名前や住所の書字が可能である場合は、単純に書字運動面にかかわる障害の有無を鑑別できる。

その他に、全般的な精神機能面や注意集中機能の低下の有無、手指構成模倣、口腔顔面動作などの認知、行為面の障害の有無を鑑別することも適宜必要である。

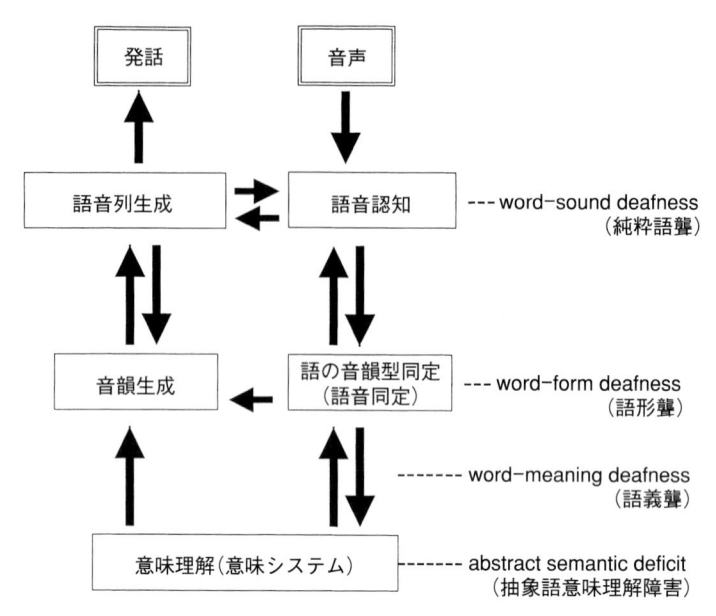

図 2●聴覚的な理解障害を生じる認知神経心理学的な障害構造
(Elliss, 1988 を改変)

III 失語症の情報処理過程からみた検査法

　総合的な失語症検査法は、言語モダリティ別に複数の下位検査から構成されている。それぞれの下位検査に対応して詳細な評価を行う検査を掘り下げ検査という。標準化された掘り下げ検査は失語症補助テスト(SLTA-ST)[14]に代表されるものであるが、すべての下位検査を網羅しているわけではない。掘り下げ検査はセラピストが独自に工夫して作成し、評価を行う場合が少なくない。Benson(1996)は、総合的な失語症検査法は標準化されてはいるが、失語症状を評価するために使用する検査は決して標準化された検査のみではないことを述べている。そして元来、失語症の初期評価やスクリーニング検査にみられるような臨床上から生まれた個々の検査が標準化された検査の元型として使われていると指摘している。その理論的背景の１つが認知神経心理学的な情報処理過程に基づくものである。検査法は施行することよりもその解釈が重要であることはいうまでもない。失語症状を把握し、その障害構造を明らかにすることは失語症の治療訓練に直接結びつくものである。認知神経心理学的な立場から情報処理過程を考えることで失語症状を理解するに相応しい代表的な検査法を紹介する。

1. 聴覚的意味処理過程に関する検査

❶語音弁別検査

　図２は音声言語の意味処理に仮定する言語情報処理過程のモデルである。音声言語の意味を理解するためには、はじめに入力された語音を正しく弁別して聞き取らなければならない。単音「こーぽ」など、有意味語「販路ー伴侶」など、無意味語「いばさーばいさ」などの対語を聴かせ、対語が同じ音であったか、異なる音であったかの判断を求める検査である。この検査成績に低下が認められる場合は、語音認知の段階での障害が疑われる。この初期の入力段階での検査が語音弁別検査である。この段階での障害は語音の聞き取りが難しいために「語聾」症状を呈する。純粋語聾(word-sound deafness)はこの段階での障害と考えられる[8]。

❷標準抽象語理解力検査(SCTAW)[17]

　図２の言語情報処理過程の中で中核をなすものが意味理解(意味システム)と考えられる。意味システムへの障害を仮定する言語性意味理解障害とは、単語や文の復唱や音読が可能であっても意味を理解することが困難な症状である[17]。意味理解障害の有無やその重症度を知ることは言語情報処理による障害機序を仮定し失語症の治療訓練計画を立案するうえで欠かすことができない情報である。ここで紹介する「標準抽象語理解力検査」は標

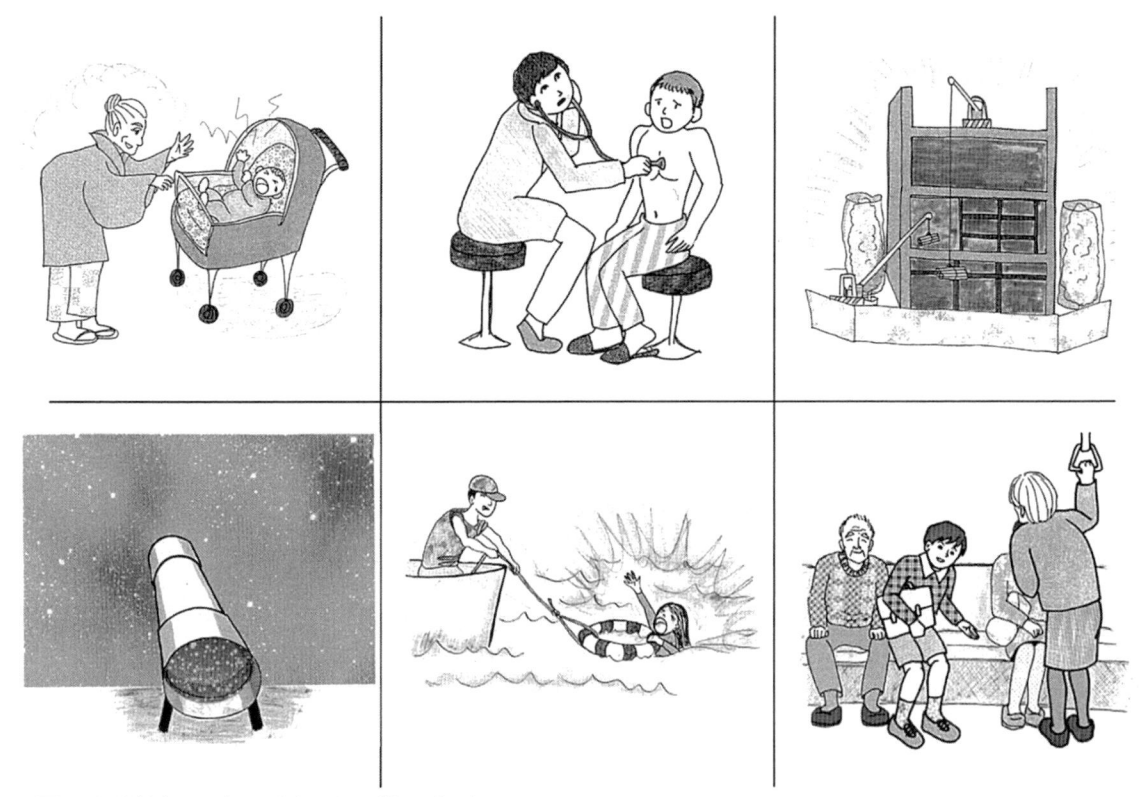

図 3 標準抽象語理解力検査：課題「親切」の例(春原則子，ほか：標準抽象語理解力検査．インテルナ出版，2002 より転載)

準化されており、抽象語を用いることで軽度の意味理解障害までを検出することが可能である。また、小学校2年生から60代(70代参考データ)までのデータを基に標準化が行われており基準値が明確である。抽象語理解力検査成績に問題を認めなければ意味処理過程(意味システム)に問題はないと推測できる。図3は課題「親切」の例である。この課題は視覚呈示、聴覚呈示が可能である。

●語彙性判定課題(lexical decision task)

実在語—非実在語を聴かせ、それが実在する語か、実在しない語かを判断させる課題である。実在語は親密度と頻度を調整することで難易度を容易に変えることができる。また、非実在語は実在語内の単語の配列を入れ替えたり、逆に読んだり、2つの実在する単語内の語頭や語尾を入れ替えて作成されることが多い(「かみなり」と「とびうお」に対して、『りみなか』『おびうと』、『りなみか』『おうびと』、『とみなお』『かびうり』など)。表1はNTTデータベースの音声文字頻度の低い語に基づき、健常例によって標準化を行った語彙性判定課題の例である。音声文字頻度の低い語は語彙性

効果(lexicality effect)の生起しにくい課題と考えられる。語彙性効果とは例えば「てんわやんや」を「てんやわんや」と既知の語彙に読み違える誤りを呈することである。語音認知が良好であるにもかかわらず、語彙性判定課題の成績が特に低下し、「ミシン」と「みかん」を聞き誤ってしまうような場合は、語音同定の段階(語の音韻型同定)での障害が考えられる(図2)。この段階では「語か、語ではないか」の判断が曖昧になると考えることができる。この水準での障害は語形聾(word-form deafness)と呼ばれる。しかし、語形聾(word-form deafness)は純粋語聾(word-sound deafness)から語義聾(word-meaning deafness)への連続体上の一型であり重症度の違いに過ぎないという見方も可能である。復唱が保たれている語義聾ではあるが、非語の復唱が難しいとする報告もある。また、語義聾と語形聾は聴覚的理解障害を呈する点では共通である[8]。

この課題は視覚呈示も可能であり、表1の濁音非語は視覚的語彙性判定課題に使うリストである。視覚課題では文字同定の水準を仮定している。

表 1●視覚的(聴覚的)語彙性判定課題リスト例

	文字	有意味(清音)	有意味(濁音)	清音非語	濁音非語
1文字					
	1	な	ぴ	む	さ゚
	2	ほ	で	の	ま゚
	3	ぬ	ぺ	と	だ゚
	4	き	ぞ	な	め゚
	5	る	げ	は	り゚
	6	え	ぜ	お	す゚
2文字					
	1	あみ	えび	えち	ぐし
	2	しわ	あご	らに	けぞ
	3	ゆり	ずれ	むわ	ごぶ
	4	ふな	だし	そへ	ざし
	5	いえ	ふぐ	ちけ	ひけ゚
	6	まり	へび	にう	ねし゚
3文字					
	1	あさり	たばこ	いるり	じじみ
	2	いとこ	はしご	かもぬ	こふし
	3	おせち	ぶどう	きねつ	けじめ
	4	かつら	ひじき	こけひ	がこめ
	5	せりふ	まぶた	すみね	おかす
	6	いたち	うずら	ほしか	かどと
4文字					
	1	たくさん	かさぶた	へくそり	むざざひ
	2	ふくろう	ざるそば	にわりと	なめぐし
	3	にんにく	どさくさ	したやか	どぐたみ
	4	くちなし	のこぎり	かまりき	たてかみ
	5	まさかり	きんぴら	かくらり	たぞかれ
	6	かもしか	ぜんまい	すといん	ふんとじ
5文字					
	1	ありきたり	おめでとう	なまけのも	あみた゚くじ
	2	いまひとつ	ぬいぐるみ	ふきとのう	かぎつばた
	3	そそのかす	さくらんぼ	やわからい	ふくらばぎ
	4	ところてん	どぶねずみ	かなつむり	さとうきぴ
	5	かりんとう	つまようじ	たまならい	さるずへり
	6	おかみさん	わだかまり	さようなら	がんもとき
6文字					
	1	もしかしたら	きつねうどん	とうもるこし	あですっぽう
	2	のらりくらり	どなりつける	けたたもしい	あんぽんたん
	3	むさくるしい	でんでんむし	かいわらしい	ぶっきらほう
	4	かみきりむし	くすぐったい	つるつんてん	みすぼらしい
	5	それにしても	さやいんげん	ほったからす	ごちぞうさま
	6	なれなれしい	いろはがるた	てんわやんや	おびただじい

(今井眞紀, 2002 より引用)

❹同義語判定課題(synonym judgement)

図4は低頻度な抽象語と同義語の対語(稽古―練習, 没頭―夢中など)と, 同義語15対の組み合わせを変えた異義語対の組み合わせを混ぜた課題の例である。これらの対語を聴覚的に呈示し同じ意味的範疇に入るか否かの判断を求める課題である。同義語判定課題は「語音同定」と「意味理解力」との両方の要素を必要とする課題である。言語情報処理過程において語音弁別検査や語彙性判定課題の成績が良好で「語音認知」や「語音同定」の水準に障害が仮定されない場合がある。かつ, 抽象語彙理解力検査(視覚呈示)などの検査結果にも問題がなければ意味システムの障害は仮定されない。それにもかかわらず聴覚的理解力障害を呈し同義語判定成績が不良な場合がある。このような「語音同定」と「意味システム」の間にある経路の障害によって記述される症候を語義聾(word-meaning deafness)として定義する(図2)[3]。この課題

同義語判定課題(synonym judgement)

名前:

年　月　日

1			憤慨ー故郷	
2	多数ー大量			
3	支配ー統制			
4			墜落ー達成	
5	懸念ー心配			
6			手本ー断崖	
7			成就ーふるさと	
8			考案ー陽気	
9	稽古ー練習			
10	陽気ー快活			
11			仕事ー激怒	
12	俳優ー役者			
13			業務ー落下	
14			大量ー快活	
15	没頭ー夢中			
16			役者ー懸念	
17	発明ー考案			
18			稽古ー発明	
19	激怒ー憤慨			
20			練習ー絶壁	
21	仕事ー業務			
22	故郷ーふるさと			
23			心配ー没頭	
24	成就ー達成			
25			夢中ー統制	
26	手本ー模範			
27	絶壁ー断崖			
28			支配ー俳優	
29	墜落ー落下			
30			模範ー多数	
		／15		／15

図 4◆同義語判定課題例(金子真人：都立大塚病院より引用)

も視覚呈示が可能である。

❺トークンテスト(token test)

短文程度の聴覚的理解力を検査するために広く用いられているのがトークンテストである。この検査は単語から短文水準までの課題で構成されることから聴覚言語情報処理過程全体の重症度を示す指標として捉えることができる。

1962 年に 62 問の課題数で開発されたこの検査は数多くの修正版がつくられている。本邦では失語症検査バッテリーである Neurosensory Center Comprehensive Examination for Aphasia (NCCEA)を改訳した短縮版全 39 問の課題が用いられることが多い。この検査はそれぞれ形(丸と四角)が 2 種類、大きさ(大と小)が 2 種類、そして色(赤、緑、黄色、白、青)が 5 種類の 20 枚の札を用いる。パート A では例えば「丸」、「赤」、パート B では「黄色い四角」、パート C では「小さな白い丸」、パート D では「赤い丸と黒い四角」、パート E

では「大きな白い丸と小さな黒い四角」をそれぞれ指さして下さいと指示する。最後にパートFでは「黒い四角の上に赤い丸を置いて下さい」と動作を指示する。この課題も視覚呈示が可能である。

⑥聴覚言語性把持力検査(auditory pointing-span test)

失語症では少なからず復唱障害や文の聴覚的理解障害を呈する。通常これらの障害では音韻心象を把持する音韻処理過程と意味を解する意味システムの両者の関与が考えられる。この両者の情報処理過程の関与を予測するために音韻処理過程を最小限に抑えた検査が聴覚言語性把持力検査(auditory pointing-span test)である。聴覚言語性把持力検査は、高親密度の単語を複数個呈示した後に(例．栗—船—馬：3単位)、呈示した順番に対応する線画をポインティングにて指示する課題である。把持力とともに意味処理を求めている点が特徴である。

臨床的には、例えば文の復唱機能障害が認められる場合、聴覚言語性把持力検査成績の低下は意味システムとのアクセスを含む一時的記憶処理過程である把持力(短期記憶)の障害を考慮する必要がある。一般的な失語症の復唱機能障害が聴覚言語性把持力という考え方で臨床的にも対応するのは音韻処理過程から意味処理過程までの広範な過程に把持力が関与する可能性があるからである。

2．呼称

呼称検査は従来から100語呼称検査としてさまざまな線画による呼称課題が作成されている。標準化された検査としては、SLTA補助テストの100語呼称検査がある[14]。呼称では、呈示された課題語の親密度や出現頻度により呼称成績が異なることはいうまでもない。Benson(1996)は呼称機能に関して、喚語障害が構音の誤りや錯語などの産出障害にあるのか、あるいは語の想起障害から生じているのかを見極める重要性を述べている。一般に、呼称検査では正答に至らない場合には語頭音のヒントを音韻的手がかりとして与える。ヒントにより喚語力が向上するのならば喚語障害として語音産生の水準での障害と判断できる。また、語頭音のヒントが与えられても正答率が改善しない場合は意味システムの可能性も考慮する必要がある。

喚語力や語想起力を評価する検査としてword fluencyが比較的よく用いられる。例えば語頭の文字が「か」で始まることばをできるだけたくさん羅列することを求めたり、あるカテゴリーのことば(例．花の名前)を列挙する検査である。喚語障害が重度な失語症者は決まった語頭文字の列挙がカテゴリーの列挙に比べさらに正答率が低下する傾向がある。しかしながら、呼称機能をはじめとする喚語力、語想起力は失語症に独特な症状ではなく、全般的な脳機能の低下によっても認められる全般的な症状である。呼称障害が失語症独特の機能障害ではない点は重要である[2]。臨床的には喚語障害は失語症状が軽減しても最後まで残る症状と考えることができる。

3．読みの評価

読みの検査は簡単ではあるが、読みの能力を客観的に評価することは難しい。仮名は文字数が限られているため、検査は比較的容易である。**表1**の視覚的語彙性判定課題リスト例は仮名の音読課題に用いることが可能である。一方、漢字の読みは正答率では標準化された検査課題はあるものの、漢字の属性に基づいた評価法はほとんど認められない。1つの漢字にも複数の読み方があり単語によって読み方が異なるといった一貫性・非一貫性なども漢字の読みを評価する場合に考慮しなければならない要素である。**表2**は中度から軽度の失語症の読みを評価するために頻度と一貫性で統制した読み課題の例である[4]。意味処理過程に問題のある失語症例は、非一貫性低頻度語に読み誤る確率が高い。また誤り方にも特徴が認められる。

抜粋した**表2**の課題は本来120語で構成されており、失読失書および表層性失読が疑われる症例に対する検査として作成されている。

表3は漢字非語を用いた音韻障害検出のための検査課題[4]である。この検査も本来は120語で構成されている。仮名非語は読めるが語彙化(lexical capture)が出やすいものの自己修正可能な程度の症例に対して作成された軽度な音韻性失読検出のための検査である。仮名は読めるが音韻障害が疑われる失語症例に対しても検査が可能なように高い文字頻度でかつ非一貫曖昧非語から構成さ

5-3. 失語症の検査・神経心理学的検査

表2 漢字2字熟語の音読検査課題

	高頻度一貫語	反応時間	反応		低頻度非一貫	反応時間	反応
1	戦争			1	強引		
2	倉庫			2	寿命		
3	医学			3	豆腐		
4	注意			4	出前		
5	記念			5	歌声		
6	番号			6	近道		
7	料理			7	間口		
8	完全			8	風物		
9	開始			9	面影		
10	印刷			10	眼鏡		
11	連続			11	居所		
12	予約			12	献立		
13	多少			13	小雨		
14	教員			14	毛皮		
15	当局			15	鳥居		
16	材料			16	仲買		
17	夕刊			17	頭取		
18	労働			18	極上		
19	運送			19	奉行		
20	電池			20	夢路		

(Fushimi, et al, 1999 より改変)

れている。曖昧語とは典型的読みとする単語の割合が低い文字で構成されているものである。音韻障害を漢字の読みから評価することができる有効な課題である。施行に関して注意する点は教示の与え方である。検査に際しては「正答はないからどう読んでも構いません」という教示をしっかりと与える。そして、非語をみたときに迷っているようならば「どう読んでも構いません」という教示を示すことで音韻化が可能な場合が少なくない。この課題によって音韻化が可能ならば音韻障害は軽度な可能性が考えられる。

※表2、表3の検査で失読症の特徴を鑑別するためには、120語をすべて施行する必要がある。

4．その他の特殊な検査

❶音韻障害検出課題

音韻障害の検出は聴覚性ワーキング・メモリーを必要とする音韻操作課題を含む全般的な音韻処理過程を評価する目的の検査である。図5は小児例から中度の失語症例にまで使える音韻障害検出のための課題例である。

表3 漢字2字非語の音読検査課題

	高頻度非一貫曖昧語	反応時間	反応
1	表品		
2	実定		
3	人風		
4	神間		
5	相経		
6	人元		
7	小引		
8	指場		
9	毛所		
10	台手		
11	間物		
12	道品		
13	出取		
14	建馬		
15	大婦		
16	地打		
17	化間		
18	面口		
19	金由		
20	彼間		

(Fushimi, et al, 1999 より改変)

平成　年　月　日

name: _____

①音韻抽出

	3モーラ	音中音	語尾音
1	かえる		
2	さかな		
3	さいふ		
4	ひつじ		
5	かがみ		
6	たおる		
7	かめら		
8	たぬき		
9	まくら		
10	くるま		

	4モーラ	第2音	第3音	語尾音
1	くつした			
2	かみなり			
3	はぶらし			
4	つめきり			
5	えんとつ			
6	そろばん			
7	ぶらんこ			
8	ちかてつ			
9	かなづち			
10	こうてい			

（語尾音、語中音の順に検査）　　（語尾音、第2音、第3音の順に検査）

②reversal課題（逆唱）

	3モーラ	反応時間	反　応
1	かめら		
2	さかな		
3	さいふ		
4	ひつじ		
5	かがみ		
6	たおる		
7	かえる		
8	たぬき		
9	まくら		
10	くるま		

	4モーラ	反応時間	反　応
1	くつした		
2	かみなり		
3	はぶらし		
4	つめきり		
5	えんとつ		
6	そろばん		
7	ぶらんこ		
8	ちかてつ		
9	かなづち		
10	こうてい		

③word fluency　「あ」　「か」　「た」

図5●**音韻障害検出課題例**(国立精神神経センター精神保健研究所版)

1）音韻抽出、2）逆唱課題、3）word fluency などの課題構成は、復唱、呼称などの情報処理機能の一部を含む。多くの失語症例は音韻処理過程に障害が認められるため、いずれかの項目の検査成績が低下する。逆唱課題は文字数を増やしていくことで難易度が高くなる。また、この検査は正答率が良好でも反応潜時が延長するときは音韻処理過程の障害を疑うことができる。

❷無意味綴り（非語）を用いた検査

軽度の音韻障害を抽出する検査として無意味綴り（非語）による非意味処理過程の復唱機能検査や音読検査は有効である。これまでの復唱機能検査や音読検査には非語による評価を考慮した検査が総合的な失語症検査も含めほとんど認められない。臨床的にも意味処理を経ない復唱機能や音読を情報処理過程に基づいて推論していく点が少なからず疎かになっていたようである。音韻性失読（phonological dyslexia）例は有意味語の音読や復唱などは良好であるが、非語の音読や復唱には障害を示すことが知られている[10]。また、抽象度の高い仮名書き語の音読や復唱でも誤りやすい。このように音韻処理過程の障害により非語に独特な障害を示す症例がいる。

また、失語症にみられる音韻障害による復唱機能障害という視点とは別に、音韻障害を伴わない純粋な復唱機能障害を呈する症例がいる。従来からワーキング・メモリー（working memory）における音韻性ループ（phonological loop）[1]の概念が仮定されている。これは音韻表象あるいは音韻心象として数秒間の音のイメージといった短期的記憶の役割を仮定した理論である。意味処理過程が十分に活性化しない非語の復唱課題ではこのような音韻表象や音韻心象が保持されないと復唱障害を呈する可能性がある。聴いたことのないような抽象語においても結果は同様である。音のイメージが保持できないことから聴覚心象の短期的記憶の障害と考えることができる。しかし、このような非語復唱障害の純粋型においても非語の構成パタンによっては語彙性効果や心像性効果が予測されることから、意味記憶システムの関与が常に影響を及ぼす可能性も考慮する必要がある[3]。また、このような非語の復唱障害に意味性錯語などの失語性症状を合併すると深層失語（deep dysphasia）として鑑別される[11]。

課題としては表1の語彙性判定課題リストで用いたような非語を利用して復唱課題や音読課題とすることができる。非語の音読では語彙性効果（lexicality effect）を判定し、語彙化（lexicalization）などの誤反応分析により軽微な音韻障害を鑑別できる。

Ⅳ 高次脳機能障害のための神経心理学的評価

失語症の臨床的検査と関連する基本的な高次脳機能障害の神経心理学的評価法を概説する。高次脳機能障害は失語症、失認症、失行症、記憶障害、遂行機能障害など多岐にわたるが、これらの症状を評価するための基本的なスクリーニング検査としても有効ないくつかの評価項目である。

❶全般的な精神機能（知的側面）

高次脳機能障害では全般的な精神機能が低下している状況では客観的な評価が難しい場合が少なくない。総合的な検査としてはWAIS-IIIなどの知能検査が有効であろうが、簡便に利用できる検査として有効なのはレーヴン色彩マトリシス検査（RCPM）[15]である。この検査は総合的な知能検査とも相関が高く施行時間も短いため臨床的にも有用な検査である。

❷視覚認知機能（構成能力）

構成行為などに代表される非言語性課題では視覚認知機能に障害が疑われる場合はその重症度により検査成績に影響を与える。したがって、視覚認知障害の鑑別は重要である。視覚認知障害とは、対象の細部を捉えたり、比較照合などを行う視覚認知の障害を広く含む概念である[7]。視覚認知機能は、対象を分割したり、全体に合成し直したり、図地の弁別を行ったり心的な回転を試みたりという機能と理解されている。この視覚認知機能は視覚情報処理の入力段階と考えられ、この入力段階に障害が認められた場合は正確で効率的な視覚情報処理が行われにくいと考えられる。

視覚認知機能を評価するのに有効な検査法の1つは、再認課題である。図6は極めて複雑な線画の同定課題の例である。再認課題は難易度を変えることも容易である。また、再生課題では立方体透視図の模写が有用である。次項の記憶機能の検査として紹介するRey-Osterrieth Complex Figure Test（ROCFT）[9]の模写も難易度が高い検

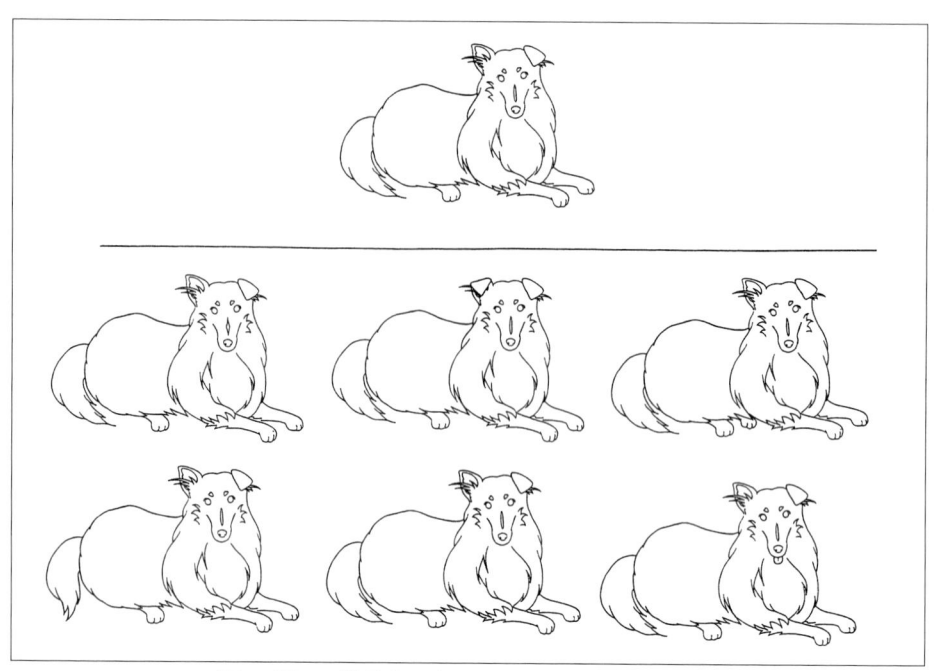

図 6●極めて難易度の高い複雑な線画の同定課題例
(金子真人:構成障害.新興医学出版社,東京,2002より転載)

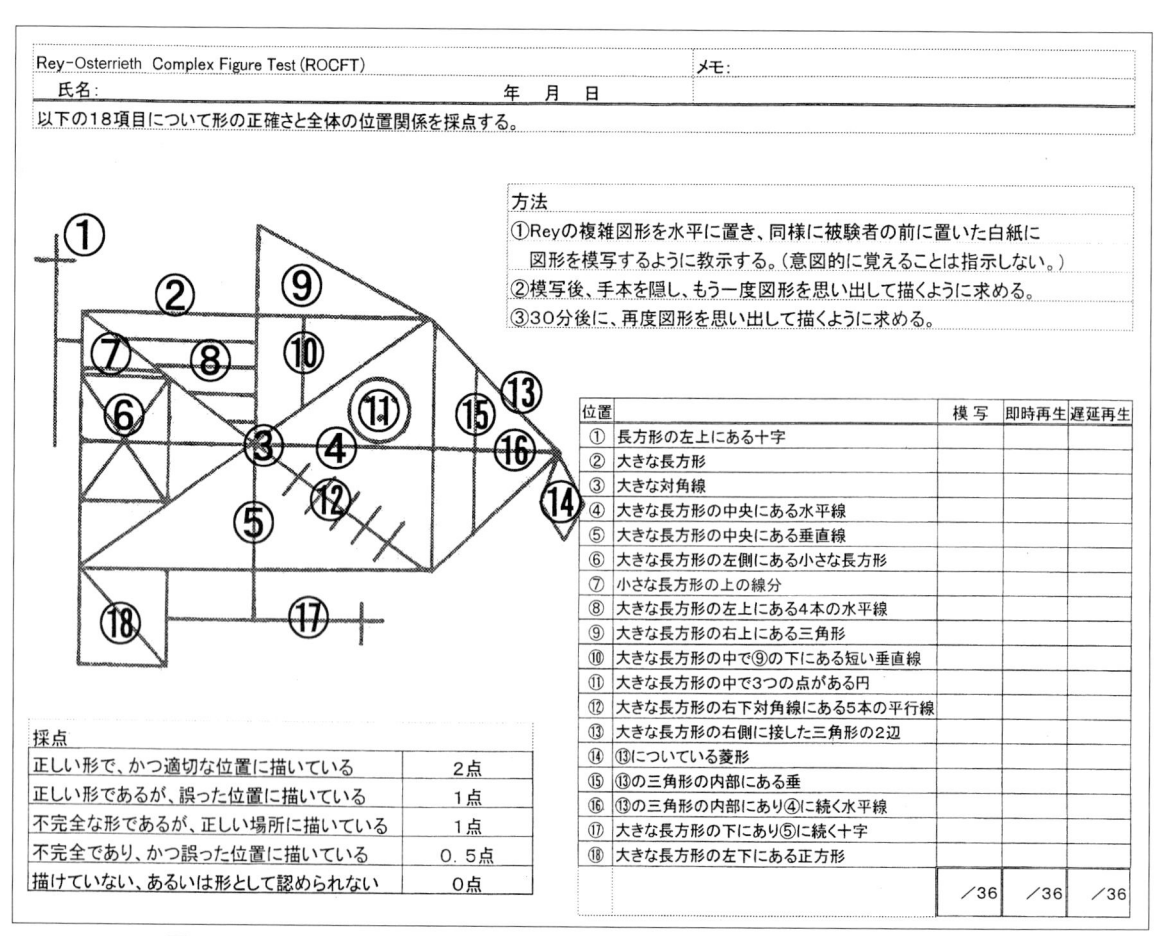

位置	模写	即時再生	遅延再生
① 長方形の左上にある十字			
② 大きな長方形			
③ 大きな対角線			
④ 大きな長方形の中央にある水平線			
⑤ 大きな長方形の中央にある垂直線			
⑥ 大きな長方形の左側にある小さな長方形			
⑦ 小さな長方形の上の線分			
⑧ 大きな長方形の左上にある4本の水平線			
⑨ 大きな長方形の右上にある三角形			
⑩ 大きな長方形の中で⑨の下にある短い垂直線			
⑪ 大きな長方形の中で3つの点がある円			
⑫ 大きな長方形の右下対角線にある5本の平行線			
⑬ 大きな長方形の右側に接した三角形の2辺			
⑭ ⑬についている菱形			
⑮ ⑬の三角形の内部にある垂			
⑯ ⑬の三角形の内部にあり④に続く水平線			
⑰ 大きな長方形の下にあり⑤に続く十字			
⑱ 大きな長方形の左下にある正方形			
	/36	/36	/36

方法
①Reyの複雑図形を水平に置き,同様に被験者の前に置いた白紙に図形を模写するように教示する。(意図的に覚えることは指示しない。)
②模写後,手本を隠し,もう一度図形を思い出して描くように求める。
③30分後に,再度図形を思い出して描くように求める。

採点	
正しい形で,かつ適切な位置に描いている	2点
正しい形であるが,誤った位置に描いている	1点
不完全な形であるが,正しい場所に描いている	1点
不完全であり,かつ誤った位置に描いている	0.5点
描けていない,あるいは形として認められない	0点

図 7●Rey-Osterrieth Complex Figure Test 評価用紙例(金子真人:都立大塚病院より引用)

査として有効である。

❸記憶機能

記憶の情報処理過程は一般的に記銘、保持、再生の過程である。記憶の情報処理過程の中でどの水準に障害を仮定することができるかを評価することは、リハビリテーションを考慮するうえで重要である。Wechsler Memory Scale-Revised (WMS-R) や Rivermead Behavioural Memory Test (RBMT)[16]、Benton Visual Retention Test (BVRT) などが標準化された記憶検査として市販されている。臨床的には記憶の情報処理過程を聴覚性記憶処理と視覚性記憶処理に二分することで障害構造を明確にすることができる。聴覚言語性記憶の情報処理過程を検討するうえで臨床的にも有効で基本となる検査は Rey's Auditory Verbal Learning Test (AVLT)[9] である。この検査は親密度の高い15語の単語から成る listA を順に読み聴かせ、その後に順番を問わず15語すべての語の再生を求める。その後、同様な手続きで同じ listA を合計5回読み聴かせ再生を求め記録する。さらに、干渉課題として15語の listB を読み聴かせ自由再生を求めた後、はじめに聴かせた listA の干渉後再生を行う。30分後に再度 listA の遅延再生を求めるとともに、listA、listB と意味的に関連した語、音韻的に似ている語を含む合計50語の再認課題を行う検査である。聴覚性言語記憶処理過程における記銘・把持の過程を客観的に評価できる検査である。

同様に、視覚性記憶処理過程の検査として有効なのは ROCFT[9] である。ROCFT では模写、即時再生、30分後遅延再生を行うことで視覚記銘に関する情報処理過程の手がかりを得ることができる。特に、即時再生と30分後遅延再生の成績差は視覚性記銘力と把持力を評価する重要な鑑別点となる。

図7は ROCFT の評価用紙の例である。

❹失行症と clumsiness

失語症には失行症を合併することが少なくない。失行症の検査には標準化された標準高次動作性検査[13]がある。また、特に運動麻痺を直接的な原因とせずに手指構成模倣などの簡単な動作や協調運動に拙劣さ (clumsiness) が認められる場合がある。肢節運動失行として表現されることもあるが、運動行為が拙劣であると書字行為などの検査成績にも影響を与える可能性が考えられる。これまでに述べた認知神経心理学的なさまざまな検査結果を解釈する前提として、運動行為などに clumsiness の可能性が認められるか否かの鑑別は情報処理過程を検討する前段階として考慮しなければならない点である。clumsiness の臨床的な評価法としては、スクリーニング検査などで用いられているような左右手のグー・パーによる交互運動や拇指と他指を順番に対向させる運動、手指構成模倣などの基本的な検査に現れやすい。

（金子真人）

参考文献

1) Baddely A : Working Memory. Oxford University Press, New York, 1986.
2) Benson DF, Ardila A : Aphasia. Oxford University Press, New York, 1999.
3) Franklin S, Turner J, Lambon Ralph M, et al : A Distinctive case of word meaning deafness. Cognitive Neuropsychology 13 : 1139-1162, 1996.
4) Fushimi T, Ijuin M, Patterson K, et al : Consistency Frequency, and Lexicality Effects in Naming Japanese Kanji. Journal of Experimental Psychology : Human Perception and Performance 25 : 382-407, 1999.
5) 長谷川恒雄, 岸久 博, 重野幸次, ほか：失語症評価尺度の研究；標準失語症検(SLTA)の総合評価法. 失語症研究 4 : 629-637, 1984.
6) 今井眞紀：平仮名書字の処理過程に関する一考察；濁点の誤りの多い2症例の分析から. 筑波大学修士論文, 2002.
7) 金子真人：構成障害. 高次神経機能障害の臨床実践入門, 宇野 彰(編), p24-27, 新興医学出版社, 東京, 2002.
8) 金子真人：ウェルニッケ失語から純粋語聾症状を呈した症例の経過；word-form deafness の1例. 失語症, 竹内愛子, ほか(編), p175-198, 学苑社, 東京, 2002.
9) Lezack MD : Neuropsychological Assessment. Oxford University Press, New York, 1995.
10) 前川眞紀, 金子真人, 新貝尚子, ほか：Phonological dyslexia と考えられた1例の仮名音読過程. 失語症研究 19 : 114-121, 1999.
11) Martin N, Saffran EM : A computational account of deep dysphasia ; Evidence from a single case study. Brain and Language 43 : 240-274, 1992.
12) 日本失語症学会(編)：標準失語症検査マニュアル. 新興医学出版社, 東京, 1997.

13) 日本失語症学会(編)：標準高次動作性検査．新興医学出版社，東京，2001．
14) 日本失語症学会(編)：標準失語検査補助テストマニュアル．新興医学出版社，東京，1999．
15) 杉下守弘，山崎久美子：日本版レーヴン色彩マトリックス検査．日本文化科学社，東京，1993．
16) 種村　純，長谷川恒雄：失語症言語治療例の改善パターン；SLTA 総合評価尺度による検討．失語症研究 5：709-716，1985．
17) 春原則子，金子真人：標準抽象語理解力検査．宇野　彰(編)，インテルナ出版，東京，2002．
18) WAB 失語症検査作成委員会：WAB 失語症検査(日本語版)．医学書院，東京，1986．
19) 綿森淑子，原　寛美，江藤文夫，宮森孝史：日本版リバーミード行動記憶検査．千葉テストセンター，東京，2002．

4 失語症治療の考え方

▶はじめに◀ 失語症観、特に治療にかかわる考え方についての歴史と現代における重要な考え方を取りあげる。

I 歴史(Howard, Hatfield, 1987；濱中, 1973[7])

失語症の古典論の成立以前では失語症が舌の麻痺によるものだ、という考え方と言語記憶の障害であるという2つの考え方が対立していた。治療については首にお灸を据えるなどで舌を動かそうとしていた。17世紀のRommelは残語（一定の発話のみが繰り返し出現し、その他の発話はほとんどみられない症状）を使ったり、歌を歌わせて訓練を進めたことが記載されている。運動失語の病巣と症候の明確な記述によって古典論の成立を導いたBrocaは左半球前頭葉下部の損傷で失語症が生ずると考え、右半球の対応する部位で言語機能を回復させることを意図して言語訓練を行った。実際にはこどもの言語習得をもう1回繰り返し、それによって患者の語彙が増えたと述べたという。このような考え方は当時の聾唖者に対する言語教育法の応用であった。同様に子どもの言語発達を逆にたどる聾唖教育法を失語症例に適用することがTrousseau, Kussmaul, Bastianによって試みられていた。Kussmaulは発音訓練で治療者の口の運動に着目させる方法、健忘失語に語の第1音節を聴かせて単語を引き出す方法を推奨したという。また、聾唖教育の視・触覚法を失語治療に導入し、治療者と患者自身の発語運動を鏡を用いて視覚的に比較するとともに、触覚的に治療者の口や喉頭を手で触れて発声、発語運動を模倣、訓練させた。またBastianは失語症のタイプ分類を行って、タイプによって訓練法を変えるべきだ、と主張した。

20世紀に入ると失語症の言語治療がそれまでの神経科医から耳鼻科医へ、その中心が変わり、心理学者など周辺分野の学者も参加するようになった。20世紀初頭に失語症言語治療に大きな貢献を成したのはGutzmannであった。Gutzmannは言語障害の学校(Speech Gymnastics)を開き、発声・発話に関するさまざまな言語障害例の中で失語症例も扱った。彼は患者が馬車にのって行き先が言えなかったのを言えるように訓練した、など実用的コミュニケーションの考え方を導入した。また聾唖者の教育法を基本的には踏襲し、復唱の際に鏡や治療者の口許をよく見せたり、子どもの語音の獲得順序に従って構音訓練を行い、母音から始まって、破裂音、摩擦音、子音プラス母音の順序を定式化した。書字訓練、喚語訓練にもさまざまな手がかりを利用し、口、頬の形で文字を示唆する音声図法を考案した。

このGutzmanの方法はその後Froeschelsに引き継がれ、視・触覚法が盛んに行われたが、Fromentがこれに対する批判を行った。Fromentは運動失語でも完全に発話が出なくなる例は稀であり、きれいな構音の残語がある場合があることから、失語の本質は個々の音を作ることではない、というものであった。そしてFromentはなるべく多くの聴覚刺激を与える方法を用いた。

またアメリカではMillsが失語症の言語治療が児童教育や聾唖教育とは異なった独自の方法を必要とすることを指摘したが、その訓練の基本はGutzmann, Froeschelsと同様であった。

第一次世界大戦後は多数の戦傷例に対し言語治療が盛んに行われることとなった。中でもGoldsteinは現在のリハビリテーション医学の考え方を先取りしたような再教育組織を作りあげた。医師、心理学者、学校教員、言語療法士、職業訓練指導者が医学的治療、心理・教育学的訓練治療、作業療法を実施した。包括的検査法のうちに瞬間露出器、反応時間、連続加算などの実験・臨床心理学的方法を導入したり、治療の結果について復職の実状や種々の症状の推移に関する統計的データを残した。Goldsteinは人格と有機体の全体を考えた包括的な治療を行うとの観点から、患者の障害に対する評価とともに、残された作業能力の

評価も不可欠であると考えた。受傷前の機能がある程度残されている場合には、その機能の基礎にある心身的過程を直接訓練し、完全に失われたものについてはこれに代わる機能を学習、訓練することを論じた。彼は運動失語についてはほぼGutzmann, Froeschelsの方法を踏襲したが、失文法、感覚失語、健忘失語、超皮質性運動失語、失書、失読、失算、視覚失認について治療記録を残した。

アメリカでは1920年代に言語病理学 speech pathology が発展して大学に独立の講座ができ、American Speech and Hearing Association が1925年に結成され、これによって言語療法士が養成されるようになった。またWeisenberg, McBride は詳しい治療経験をまとめている。彼らは患者の個別性を重視し、無意味音節よりも語、句、文を用いることをすすめた。

第二次世界大戦以降はリハビリテーション医療の発展とともに言語療法が広く行われるようになり治療成績に関する実証的研究がなされるようになった。以下に失語症の言語療法に関する原則について検討を試みる。

II 失語症の言語療法に関する現代の理論

現代の失語症言語療法の原理については行動変容理論と刺激・促進理論とを分けるのが通常である。このほかに Luria(1963、1970)の機能再編成理論も特殊な立場とみなされ、また社会的な観点からコミュニケーション行動・手段の変化を目指す立場もある。

1．行動変容理論

Martin(1981)は失語症例に対する教育的アプローチの背景には局在論に結びついた言語機能の喪失の考え方があるという。すなわち失語症者は言語野の損傷によって言語機能を失っているのだから、言語治療は学習を通じて言語機能の代償を図ることになる。例えば Bollinger、Stout(1976)は脳損傷は内在的および外顕的な反応を認知的に構成する能力の低下をきたすので、そのための象徴を想起するストラテジーを教える必要がある、と考えている。

行動変容では最も単純なものから始めるという原則から初期のオペラント条件づけを用いた検討で視覚的弁別のような非言語課題が用いられた。そのような課題を用いて Tikofsky, Reynolds (1962)は失語症者では健常者に比べて条件づけが成立するまでに時間がかかると述べた。Goodkin(1969)[6]は保続(前課題での反応語がその次の課題においても反復して出現する現象)およびその他の不適切行動が条件づけを用いて改善したという。Lane, Moore(1962)[15]は/t/と/d/との弁別を条件づけることに成功した。

Holland(1967)は失語症のリハビリテーションにおけるプログラム学習では教育する言語要素の内容および呈示順序について心理言語学的分析が必要であるとしている。学習の段階として再認、模倣、復唱、学習した反応レパートリーからの自発的選択を挙げている。プログラム学習の適用研究から重度失語症例でも視覚的な形態との対応づけや自分の氏名の書字などは学習可能である。また失語症者では健常者に比べ、より細かいステップ、より多くの反復、より体系的な課題構成が必要だとされる。Holland, Sonderman(1974)[11]はトークン・テスト(色・形・大きさの異なったトークンを選択させる聴覚的理解の検査)をプログラム学習によって失語症例に獲得させることを試みた。訓練の結果、軽度失語症例では改善が認められたが、中度および重症例では改善が認められなかった。また類似の課題への学習の転移は認められなかった。

失語症例を対象とした多くの学習プログラムが考案された。全失語を対象として機器を用いたもの(Sarno, Silberman)、中・軽度向け(Holland, 1969, 1970)[9][10]、理解に関して(Culton, Ferguson, 1979)[4]、前置詞の選択(Swith, 1974)、構音、文章完成、口頭命令に関するもの(Ayres, Potter, MacDearmon, 1975)[1]、綴り(Pizzamiglio, Roberts, 1967) ; Schwartz, Nemeroff, Reiss, 1974 ; Hatfield, Weddell, 1976 ; Seron, Deroche, Moulard, Rousselle, 1980)[20][24][25]などである。マイクロ・コンピューター・プログラムも開発されつつある。単語の視覚認知(Katz, Nagy, 1982, 1983)、単語の聴覚的理解(Mills, 1982)[19]などである。行動変容学派の失語症治療に対する大きな貢献の1つは単一症例に対する特定の治療の効果を検討するための実験計画を開発したことである。

ベースラインやスモール・ステップなどによって、「いかに」アプローチするかを示すが、「なぜ」そのような治療を行ったか、については行動変容理論からだけでは説明され得ないこともあることが指摘されている。訓練方法を厳密に規定し、訓練開始前にベースラインを測定するなどプログラム学習の技法を構成したBase-10システムが開発され、訓練経過を量的に表現するうえで広く用いられている(La Pointe, 1977)[16]。

2. 刺激・促進理論

1914年にFromentとMonadが古典的な教育的アプローチに対して生理・心理学的方法を提起したことに、この理論的立場は集約される。失語症は既に獲得された言語機能がその解剖・生理学的基盤が損傷されたために低下することであって、ある特定の語などが失われた状態ではないから、幼児の言語発達とは異なった方法で治療されるべきであることが主張された。こうした失語症に関する「効率低下」(reduction of efficiency)の考え方はFreud(1891)に代表される、という。この考え方では行動変容学説が解剖学的側面については局在論と対応していたのに対し、刺激・促進法では全体論立場と関連する。Wepmanは「刺激、促進、動機づけ」の3つの基本概念を提唱した。刺激とは変化を生じさせること、言語に要する統合をもたらすことであり、そのためには促進の状態に失語症者はおかなければならない。促進とは刺激からの情報を用いる「生理的な」レディネスの内的状態である。そして刺激・促進の両者の関連をつくるためには失語症者は動機づけられていなければならない。そして動機づけにはそれ以前の治療の成否、患者自身の自分の問題についての認識が関連する。具体的な治療は課題中心ではなく個々の患者に合わせること、「全人的」に扱うことが目指される。さらには言語行動の促進には思考過程の重視が必要であり、そのためにはコミュニケーション行動に治療の重点を移すことが必要になると論じた。実際の言語訓練を進めるにあたっては患者の病前の生活から関心があることがわかっている話題を用い、徐々に対象の視覚呈示を増加させる方法を用いた。そのために患者に合わせて選択された写真を示すテクニックを示唆した。

Schuell, Jenkins, Jimenez-Pabonは聴覚的刺激を特に強調した。言語療法士は障害された過程が最大限に機能するように刺激しようとするものであると考えた。感覚刺激のみが脳内にさまざまな複雑な事象を生じさせる唯一の方法であると論じた。そして失語症には聴覚処理の障害があることを前提として、適切な聴覚刺激を強力に、反復して与えることを原則とした。彼女は反応を生起させ、その反応の矯正は最小限に止めるべきだと述べた。失語症検査の因子分析法による検討から症例間の相違は基本的には重症度の相違であり、そのため言語治療もすべての失語症者になんらかの聴覚的理解障害があり、その背景には聴覚的言語性短期記憶障害があると論じた。また聴覚系は発話のフィードバックによる調節も行うことも重視された。わが国においてもSchuellの方法は広く取り入れられ広範囲な症例に対する検討も行われている。

このように目標となる語や文を直接刺激して促進させる方法以外にも促進の現象は数多く記載されている。Kreindler, Fradisはこれを間接的言語促進と直接的言語促進の両者に分けて整理した。間接的言語促進とは目標となる言葉を与えず、関連する条件を調整することによって促進を行う方法で、この中には、①情緒的状態を高めること、②具体的状況におく、③自動言語に導く、④思考の連想、⑤言語刺激の強度・速度を変化させる、が含まれる。①は患者が感情的になって驚き、喜び、怒りなどをあらわすことばを思わず発する。②は、あることばが使われるべき具体的状況ではそのことばが発せられる。③は、いろは、50音、序数、週日名などの系列語や決まり文句、メロディのついた歌詞の中に含まれていると、別の場合には発せられない単語が発話可能となる。④は煙草とマッチのように連想を利用して語を想起させる。⑤は患者に聴かせることばの強さ・速さが適切であると理解が促進される。直接的言語訓練は目標とすることばを与える方法であり、同時的言語促進と継時的言語促進が含まれる。同時的言語促進は種々の言語モダリティを同時に強力に与える方法で、Schuellの刺激法もこれに含まれる。継時的言語促進はWeiglの遮断除去法(deblocking method)を挙げている。これは目標となる言語行

動の前に関連した遂行可能な言語課題を行わせると促進がみられることを指している(Weigl, 1981)[29]。失語症例には言語理解、呼称、復唱、音読、書字などの言語モダリティによって、言語情報処理能力に差があるが、健常な言語モダリティで特定の単語や文を反応した後一定時間では、それまで正答不可能であった言語モダリティで正答することができるようになることを遮断除去(deblocking)現象という。遮断除去法では2つの言語モダリティのうち一方は障害されており、他方は障害されていないことと、これら2つの言語モダリティで処理されるべき一定の項目(語や文)がある、という2つの条件が前提となる。良好な言語モダリティと障害された言語モダリティの両者を組み合わせるものを単一的遮断除去法(simple deblocking)、良好な言語モダリティから1つの障害された言語モダリティをdeblockした後、次にまた別の言語モダリティを順次deblockする方法を連鎖的遮断除去法(chain deblocking)という。

3．機能再編成

Luriaは特定の機能に対しては多くの神経組織が関与しており、それらはシステムをなしている、と論じた。この機能系の一部の損傷によって機能障害が生ずるが、機能系の構成要素と、それらを繋ぐ経路のどこが障害されているかを同定することが、この方法を用いるための前提となる。柏木は失語症における機能再編成法の適用例として、仮名訓練、九九訓練、音声言語と文字言語の乖離を利用する方法および言語理解と文脈・状況把握力との乖離を利用する方法を挙げている。仮名訓練とはひら仮名の音読および書字の障害に対して、仮名1文字ごとに患者が惹起しやすい単語(キーワード)を、例えば「あ」に対して「足」、「い」に対して「胃」のように決め、1音とキーワードとの対応を訓練して音読・書取へと導く。また九九訓練とは音声言語に依存して学習、使用している九九を失語症例に文字言語系を通じて再学習させようとするものである。音声言語に比べ文字言語が良好な失語症例は稀ならず存在する。文字言語は音声言語主導のもとに習得され、運用されているので、音声言語の障害に伴って文字言語も一旦は障害されるが、文字言語刺激を受けるにつれて機能再編成が生じ乖離がみられるようになる。失語症例において言語の理解力と文脈・状況の把握力が解離することが多い。理解の障害を緩和する言語訓練の方法として、文脈や状況判断のような手がかりが豊富に存在する自然な会話を重視する

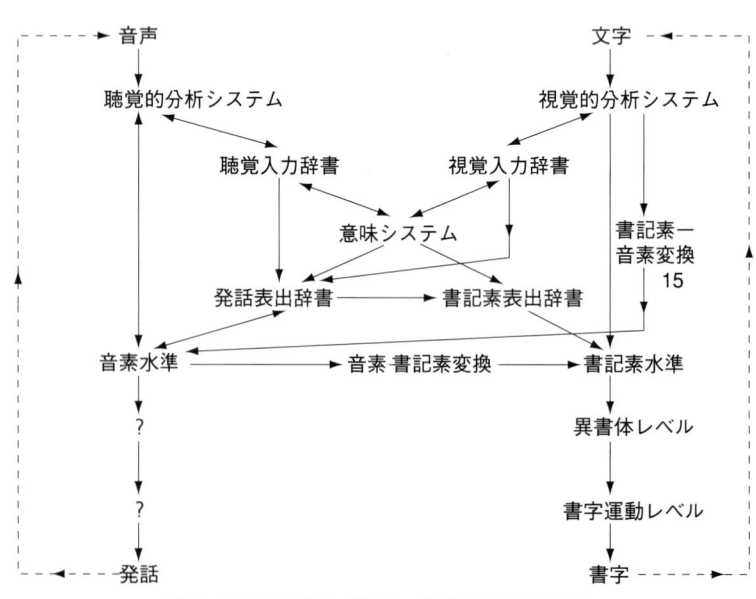

図 1●言語の理解・発話・書字過程のモデル
(Ellis AW, Young AW：書字, Human Cognitive Neuropsychology. Lawrence Erlbaum Associates, London, 1988 より引用)

必要がある、という。

4．認知神経心理学の観点

　失語症各種検査や症状の分析を行った結果から、失語症状の障害メカニズムを推定し、モデル仮説を各症例に立てることがその後の訓練プラン立案の基礎となる。このような場合に通常タイプ分類がまずなされる。失語症のタイプ分類をしただけでは訓練方針および課題は実際に決まらない。より詳細な分析が必要で、臨床活動には常に研究的態度が要求される。

　最近では図1のような言語情報処理モデルに基づく症状の分析がなされることが多くなり、本書でもこのような考え方を取り入れた解説がなされる (Ellis, Young, 1988)[5]。聴覚入力、視覚入力、発話表出および書字表出の4過程を中心に捉えている点は従来の考え方を踏襲しているが、音韻処理の過程を独立させている点が最近の発展といえる。すなわち書記素・音素変換および音素・書記素変換の経路である。これらの経路によって意味抽出を介さない音レベルでの文字と音との変換が行われる。このような認知的モデルを用いることによって障害のレベルを同定し、改善をもたらしうる経路を考察することができる。

❶聴覚的理解の過程

　聴覚分析システムにおいて音波から発話音声を抽出する。次に聴覚入力辞書である単語を以前に耳にしたことがあるかどうかを判定する。そして意味システムで単語の意味が表象される。

❷単語の読解過程

　視覚的分析システムにおいて書かれた単語内の文字の同定、それぞれの文字を単語内の特定の位置にコード化および同一の単語に属する文字を知覚的に組み合わせることがなされる。視覚的入力辞書において既知の文字単語を構成する文字列を同定する。この過程によって未知の単語を未知と反応したり、視覚的に類似の単語を活性化したり、既知の単語の類比に基づいて発音することを開始させる。そして意味システムで単語の意味が表象される。

❸発話表出過程

　意味システムにおいて表象された単語の意味から発話表出辞書で単語の発話形式を明確にする。次いで音素レベルで個々の発話音声が表象され、それらは位置的に符号化され、実際に発話される。

❹書記素・音素変換過程

　文字認知から発話表出へ、視覚入力辞書において既知と判断することなしに、連絡する。この経路によって未知の単語や非単語を視覚的単位に対応する音に翻訳することにより音読が可能となる。日本語では仮名を音韻的に処理する場合にこの過程が用いられる。

❺書字表出過程

　意味システムにおいて表象された単語の意味から書記素表出辞書で蓄えられた既知の単語の文字を使用可能にする。次いで書記素レベルで個々の文字の表象が実現し、書字表出される。

❻音素・書記素変換過程

　音素レベルの表象を書記素レベルの表象に結びつける過程で、これによって未知の単語あるいは非単語を表記することができる。

　多くの症例は典型的ではない。このため、無理に分類しないことも臨床的に意味がある。あくまでも症状の詳細な分析と障害の機制の検討が重要である。このように詳細な分析の上に学習、促進、機能再編成などの考え方に則った訓練が計画される。

5．社会的アプローチ

　失語症はコミュニケーションに障害をきたし、社会参加が阻害されることから、失語症者を取り巻く社会環境の側に対するアプローチが試みられている。このような社会的アプローチの考え方について述べる (Simmons-Mackie, 2001)[20]。

　失語症者が社会人であること、そして個人として適切な活動に参加することを進めていくことが社会的アプローチの目標である。失語症者の生活を高める、という社会的アプローチの究極の目的は、失語症に対する生活参加アプローチ (Life Participation Approaches to Aphasia；LPAA) の立場と一致している。失語症は長期にわたることになり、言語学的機能の改善にもかかわらず、多くの失語症者は残存コミュニケーション上の問題点を感じており、日常生活に重大な影響を被っている。失語症者は社会的孤立(孤独)、自律性の

喪失、活動の制限、役割の変化および偏見を経験している。言語機能そのものではなく、その結果としての生活上の問題に対処しようとする。

個人の疾病を治す、という医学的な考え方に対して、社会的な考え方では問題点は個人の状態と社会的・物理的環境との間の相互作用によって生じると考える(World Health Organization, 1997)[34]。障害とは単に個人内に存する損傷ではなく、社会によって与えられる、障害をもたらす態度や障壁の結果とみなす。このような治療の基本的な考え方の相違を医学モデルと社会モデルと、それぞれ呼ぶ。

社会モデルにたつ場合にはコミュニケーションによって失語症者の心理・社会的ニーズを満たす方法を考えることになる。社会が失語症者のコミュニケーション行動を支えられなかったとき、失語症者の安心感や生活の質が低下する、と考えるのである。一般的には相談と教育が心理社会的問題に対する基本的なアプローチと考えられる。社会参加を促し、健康的な自己意識を維持させることを目標にしてコミュニケーションの成立を図る。コミュニケーションが成功していれば、情緒的にも安定し、社会的にも報酬を得ることになる。社会モデルは失語症者がコミュニケーションを通じて心理社会的ニーズの実現を支援することを目指している。

社会モデルの立場から失語症を定義すると以下のようになる。失語症者は脳損傷による言語の形式化と受容の障害であり、しばしば生活上の出来事への参加に支障をきたし、望ましい社会的役割を実行することに低下をきたしている。失語症における機能的コミュニケーションの目標は自分自身および他者のコミュニケーション技能によって、完全に意志疎通できること、自分自身を表現できて、満足感を得ることである(Byngら, 2000)[2]。

社会モデルにたつ言語療法が種々に開発されている。個々人が会話の参加者として技能と自信を向上させることを目標として会話訓練が行われる。会話の代償的方略を訓練することは重要であるが、この際も自然な会話の流れに則って行う必要がある。臨床家の指導のもとでコミュニケーション用の脚本を練習することもある。集団は会話療法の理想的な場面を提供する。対話的で、個別的な技能よりも集団での相互作用を重点的に行う。集団で、役割演技を行うプログラムが開発されている。臨床家は自然な流れの相互作用の中で手がかりや促しを与える。

コミュニケーションは複数の人々の間で初めて成立する。したがって失語症者本人ではなくコミュニケーションの相手から地域社会に至る環境の改善も失語症者の社会適応のために欠くことができない。会話のパートナーを対象とした訓練が広く行われている。コミュニケーションを行う機会がなければ、言語機能が改善しても意味がない。コミュニケーションを生じさせる遊びや仕事などの生活活動の場面でのコミュニケーション活動を自然に促進する。医療・福祉サービスの構造と内容を改善する必要もある。機能障害に対する治療は弱点を強調する結果となるので、友好的なパートナーとの親しい会話のもとで失語症者の自己認識が改善されるようにする。失語症者の自己主張行動も強化する。地域社会におけるサービスを利用する権利がある、という権利意識も高める必要がある。

(種村　純)

参考文献

1) Ayres SKB, Potter RE, MacDearmon JR : Using reinforcement therapy and precision teaching techniques with adult aphasics. Journal of Behavior Therapy and Experimental Psychiatry 6 : 301-305, 1975.
2) Byng S, Pound C, Parr S : Living with Aphasia ; A framework for therapy intervensions. Aquired neurological communication disorders ; A clinical perspective, Papathanasiou (ed), p 49-75, Whurr, London, 2000.
3) Caramazza A : The logic of neuropsychological reseach and the problem of patient classification in aphasia. Brain and Language 21 : 9-20, 1984.
4) Culton G, Ferguson PA : Comprehension training with aphasic subjects, the deveropment and application of five automated language programs. Journal of Communication Disorder 12 : 69-82, 1979.
5) Ellis AW, Young AW : Human Cognitive Neuropsychology. Lawrence Erlbaum Associates, London, 1988.
6) Goodkin R : Change in word production, sentence production and relevance in an aphasic through verbal conditioning. Behavioral Research and Therapy 7 : 93-99, 1969.
7) 濱中淑彦：失語症の言語治療について．歴史と現況，精神医学 15：120-143, 1973.

8) 長谷川恒雄, 楠 正, 岸 久博, ほか：失語症評価尺度の研究. 標準失語症検査(SLTA)の総合評価法, 失語症研究 4：639-646, 1984.
9) Holland AL：Some current trends in aphasia rehabilitation. American Speech and Hearing Association 11：3-7, 1969.
10) Holland AL：Case studies in aphasia rehabilitation using programmed instruction. Journal of Speech and Hearing Disorder 35：377-390, 1970.
11) Holland AL, Sonderman JC：Effects of a program based on the Token Test for teaching comprehension skills to aphasics. Journal of Speech and Hearing Reseach 17：589-598, 1974.
12) 柏木敏宏, 柏木あさ子：失語症の改善機序；機能再編成を中心に. 失語症研究 8：105-111, 1988.
13) Katz RC, Nagy VT：A computerised treatment system for chronic aphasic patients. Clinical Aphasiology Conference Proceedings, Brookshire RH(Ed), BRK, Minneapolice, 1982.
14) Kreindler A, Fradis A：Performance in aphasia. A neurodynamical diagnostic and psychological study, Gaithier, Paris, 1968.
15) Lane H, Moore D：Reconditioning a consonant discrimination in an aphasic, an experimental case history. Journal of Speech and Hearing Disorer 27：232-241, 1962.
16) La Pointe LL：Base-10 programmed stimuration, task specification scoring and plotting performance in aphasia therapy. Journal of Speech and Hearing Disorder 42：90-105, 1977.
17) Luria AR：Traumatic aphasia. Mouton, The Hague, 1970.
18) Martin AD：Therapy with the jargon aphasic. Jargon aphasia, Brown J(Ed), Academic Press, New York, 1981.
19) Mills RH：Microcomputerised auditory comprehension training. Clinical Aphasiology Conference Proceedings, Brookshire RH (Ed), BRK, Minneapolice, 1982.
20) Pizzamiglio L, Roberts MM：Writing in aphasia, a learning study. Cortex 3：250-257, 1967.
21) Sarno MT, Silverman M, Sands E：Speech therapy and language recovery in severe aphasia. Journal of Speech and Hearing Reseach 13：607-623, 1970.
22) Schuell HM, Jenkins JJ, Jimenez-Paboon E：Aphasia in adults, diagnosis, prognosis and treatment. Harper & Row, New York, 1964.
23) Schwartz MF：What the classical aphasia categories can't do for us, and why. Brain and Language 21：3-8, 1984.
24) Schwartz L, Nemeroff S, Reiss M：An investigation of writing therapy for the adult aphasic, the word level, Cortex 10：278-283, 1974.
25) Seron X, Deloche G, Rousselle M：A computer based therapy for the treatment of a phasic subjects with writing disorders. Journal of Speech and Hearing Disorder 45：45-58, 1980.
26) Shewan CM, Bandur DL：Treatment of Aphasia. A Language Oriented Approach, Taylor & Francis, London, 1986.
27) Simmons-Mackie N：Social Approaches to Aphasia Intervention. Language Intervention Strategies in Aphasia and Related Neurologenic Communication Disorders, Chapey R(Ed), Lippincott Williams & Wilkins, 2001.
28) Tikofsky R, Reynolds G：Further studies of non-verbal learning and aphasia. Journal of Speech and Hearing Reseach 17：393-396, 1963.
29) Weigl E：Neuropsychology and Neuropsychology. Selected Papers, Mouton, The Hague, 1981.
30) Wepman J：Recovery from aphasia. Ronald Press, New York, 1951.
31) Wepman J：A conceptual model for the processes involved in recovery from aphasia. Journal of Speech and Hearing Disorder 18：4-13, 1953.
32) Wepman J：Aphasia Therapy, a new look. Journal of Speech and Hearing Disorder 37：201-214, 1972.
33) Wertz RT, Deal JL, Robinson AJ：Classifying the aphasias：comparison of the Boston Diagnostic Aphasia Examination and the Western Aphasia Battery. Clinical Aphasiology；Conference Proceedings, Brookshire(Ed), p 40-47, BRK, Minneapolis, cited from Bartlett CL, Pashek GV, Taxinomic theory and practical implications in aphasia classification, Aphasiology 8：103-126, 1994.
34) World Health Organization：International Classification of Impairments, Activities and Participation, ICIDH-2, A manual of dimensions of disablement and functions, Beta 1 draft for field traials. Geneva, Switzerland, World Health-Organization.

5　語彙の訓練

言語モダリティ別成績に基づく訓練法の組み立て方

　ここでは患者個人の言語情報処理能力を高めるために行われる課題的な訓練について紹介したい。通常の言語訓練で用いられる課題は言語様式（言語モダリティ）別に分類される。言語様式とは、言語情報処理における入・出力モダリティの組み合わせによって表される。入力モダリティは聴く・見る、出力モダリティは動作をする・話す・書く、である。失語症では言語モダリティ間に成績差がみられ、保たれた言語モダリティと損なわれた言語モダリティとを組み合わせることによって、損なわれた言語モダリティの反応を改善しようと言語訓練を計画する。一般的に言語モダリティの間で難易度をみると、多くの患者では言語理解（聴覚的理解、読解）、発話、書字の順に難しくなる。

　言語モダリティ間に難易度の系列があることは言語モダリティの組み合わせを行うときの順序を考えるうえで参考となる。従来から聴覚的な言語刺激を強力に行うことが強調されてきた。言語理解が前提となって発話へ、さらに書字へという順で行い、困難な書字は当初は無理に組み込まなくともよい。課題語、文の複雑さも、重症度、訓練の進行によって変わってくる。漢字・仮名の成績差も考慮に入れ、組み合わせを考えることができる。以上のような各言語モダリティを組み合わせて行う訓練は"総合的訓練"と呼ばれ、課題に用いる言語刺激のレベルによって"単語レベルの総合的訓練"、"短文レベルの総合的訓練"と表現される。言語訓練を開始して一定期間は、各患者の重症度に応じて総合的訓練を行い、言語機能の全般的促進を行うことが望ましいと思われる。

　総合的訓練によって全般的な言語機能の促進を行ったあとでは、各患者に固有の障害が明らかになってくる。音読は可能だが復唱は困難で促進もされない、漢字書字は可能だが仮名に直せない、などである。次の段階では各患者のモダリティ別障害パターンからことばの表出に結びつく一定のルートを仮定し、そのルートを習得させる訓練を計画する。失語症の障害パターンとして、ことばを音として処理する過程（音韻系路）に障害がある場合と、言葉の意味を処理する過程（意味系路）に障害がある場合とを分ける考え方がある。音韻系路に主な障害がある場合、復唱を用いたのでは発話に結びつかない。このようなときには漢字を用いて意味系路を活用することを考える。漢字書字を練習し、書字した漢字を音読することによって呼称に至ることができる。こうした一連の訓練を続けた結果、最終的には書字なしでも呼称が可能となることを何例も経験した。これらの言語モダリティの組み合わせ方は個々の患者の障害パターンによって考えられるべきものであるが、刺激がすぐに消失してしまう聴覚刺激よりも文字を用いる方が訓練を行いやすく、また宿題を与えるなどして訓練量を増やすためにも好都合である。

　言語モダリティを組み合わせること以外にさまざまな手がかりを活用してことばの表出を促進しようとする方法がある。呼称しようとしているものの使用法を言うなど、その語との連想を利用する。文脈を与える、主格、目的格にあたる名詞および助詞を与えて用言の表出を促す。例えば、「木の葉が」を与えて「落ちる」を表出させようとする。この際さらに副詞や擬態語を与えるとより効果的かもしれない。例えば「木の葉がハラハラと」→「落ちる」。また形容詞や連体修飾語文節から名詞の表出を促す。例えば、「日本一高い」→「富士山」。また単語の最初の音節を与えることもよく行われる。例えば、「ほ」→「ほん」、「つ」→「つくえ」。こうした手がかりが実際のコミュニケーションに活用できるようになるためには手がかりも自分で与えられる方がよい。その意味では語頭音の手がかりよりも語連想や文脈を与えるものの方が自ら活用しやすい。自ら活用しやすい方法としては、文

表 1 言語促進と言語症状・改善との関連

失語タイプ	SLTA 成績 理解	SLTA 成績 復唱・音読	SLTA 成績 呼称	SLTA 成績 書字	言語促進	改善
混合型	○	×	×	×	なし・理解→理解	理解
W・B①	○	△	×	×	理解→発話	理解・発話
W・B②	○	○	△	×	発話→発話	発話
W・B③	○	△	△	△	発話→書字	発話・書字
失名詞	○	○	△	△	理解→発話→書字	発話・書字

注) W：Wernicke 失語、B：Broca 失語

字に書いて音読する、同意語、反意語、定義・音の似た語を言ってみる、ジェスチャーをする、仮名を漢字に、漢字を仮名に直してみる、などがある。

失語症者の言語機能、あるいは処理可能な言語課題は取り扱う言語素材と言語モダリティによって決まる。失語症例は高頻度な単語のような単純で容易な言語素材では正答が可能でも、複雑な構文の文や低頻度で抽象的な単語を多く含む文は理解できない。一方言語モダリティは失語症の症候論では最も基本となっているが、通常は各言語モダリティは独立的に捉えられている。しかしモダリティ間で同一の単語や文を用いて直接成績を比較すると、易から難に向かって言語理解、発話、書字の順序性を示す（種村、1984、1985)[1][2]。言語訓練の目標を立てる際にはどの言語モダリティが改善するかについて予測し、さらにいかにして目標のモダリティの正答を導くか計画する。

II 言語モダリティ別成績による改善のタイプ

失語症のタイプ、SLTA 言語モダリティ別の成績、モダリティ間言語促進、および言語促進実験後 3 カ月の SLTA 成績の改善モダリティの間には表 1 のような関連性がみられる（Tanemura, 1992）。これらの関連によって 5 型が分類される。

❶言語理解のみが保たれた症例

主に混合型失語。聴覚、視覚とも入力機能は保たれているが、発話書字の両表出機能は障害されている。言語促進は得られないか、あるいは言語理解モダリティ間で促進が生じる。すなわち聴覚的理解、漢字読解および仮名読解のうちで保たれたモダリティで正答した後に障害されたモダリティで正答できるようになる。表出機能の障害のために促進は言語理解面に限られる。そして 3 カ月後の改善は言語理解モダリティで生じる。

❷言語理解が保たれ、復唱および音読は一部正答、呼称および書字は障害された症例

失語症のタイプのうえでは Broca 失語および Wernicke 失語である。復唱および音読で一部正答できることから、語想起、すなわち意味を抽出して発話表出のために単語を音韻的に符号化すること、は障害されているが、聴覚あるいは視覚的に単語が与えられればそれを発話表出することができる。言語促進は言語理解モダリティの前刺激後に発話モダリティ、すなわち復唱、音読および呼称、が促進される。聴覚的、視覚的な入力によって発話表出の経路が活性化される。そして 3 カ月後には言語理解および発話の諸モダリティが改善する。

❸理解、復唱、音読が保たれ、呼称は一部正答し、書字は障害された症例

失語症のタイプのうえでは Wernicke 失語および Broca 失語である。言語促進は発話モダリティ間、例えば音読後に呼称など、で生じる。意味抽出および音韻的符号化が不十分ながらも機能しつつあり、音読、復唱によって単語が直接与えられ、意味抽出および音韻的符号化の障害が補われ、促進が生ずる。3 カ月後には発話の諸モダリティが改善する。

❹言語理解が保たれ、復唱、音読、呼称、書字は一部正答する症例

Wernicke 失語および Broca 失語の症例にみられる。聴覚、視覚入力の機能は良好で、表出の諸モダリティも比較的良好であることから、意味抽出、発話および書字表出がある程度機能的とみられる。言語促進は発話の諸モダリティの前刺激後に書字モダリティの成績が改善する。発話表出によって単語の音韻的な形態が形成されることが理解よりも書字表出に有効である。単語レベルあ

るいは音レベルで発話から書字への変換が行われるものと思われる。3カ月後には発話および書字が改善する。

❺言語理解、復唱および音読は良好で、呼称および書字が一部正答する例

失名詞失語の症例にみられる。聴覚、視覚入力の機能は保たれていて、意味抽出を含め、発話、書字の表出機能が幾分良好である。促進は言語理解から発話、そして書字のどの良好なモダリティでもどの不良なモダリティを促進する。意味抽出および音韻的符号化により、単語レベルでも1音レベルでも発話から書字への影響が生じる。3カ月後には発話、書字の成績が改善する。

言語促進と3カ月後の改善とは極めてよく一致する。以上に述べた促進の背景となる過程がその後の言語学習の基礎になる。また一部正答可能な言語モダリティが、より良好な言語モダリティの前刺激によって促進され、その促進の経路が反復して刺激を受けることで学習が成立し改善に結びつく。

以上のように症例ごとの単語レベルの言語モダリティ別成績、deblocking法に基づく促進パターンおよび失語症検査の3カ月間の改善に共通して易から難に向かって、①言語理解、②発話、③書字、の順序性が認められる。この順序性に基づいて言語訓練の計画を立てる必要がある。

以下に遮断除去法に基づく促進方法、すなわち言語モダリティの具体的組み合わせについて認知論的解説をする。

III 言語理解の促進法 (種村, 1991 b)[3]

単語の聴覚的理解、漢字読解および仮名読解の間に成績差を示した重症失語症例では3タイプの理解障害のパターンが見い出され、それぞれについて以下のような促進が認められる (図1)。

❶聴覚的理解・漢字読解良好、仮名読解不良

仮名を1文字ずつ音に変換することに障害があり、仮名単語は音韻的符号化・意味抽出がなされないと考えられる。一方聴覚、漢字で与えられた単語を単語単位で処理することには問題はない。このタイプでは有効な促進法は見い出されない。音レベルでの処理が障害されている場合には発話表出の処理過程を経て聴覚的理解に結びつくこ

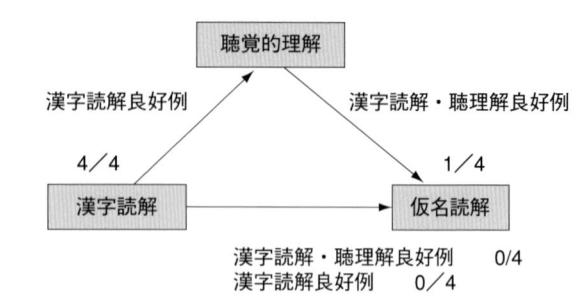

図1 理解モダリティ間の促進
矢印の出発点は前刺激モダリティ、終点は目標モダリティを示す

とも考えられるが、こうした症例では発話表出過程も重度に障害されており、仮名読解を促進する方略が残されていない。単語は音、文字、意味のいずれについても他の単語との結びつきが多く、またモダリティ間の関連性も強い。しかし仮名と音とは1対1対応であり、この対応関係が障害された場合には回復することは困難である。

❷漢字読解良好、聴覚的理解・仮名読解不良

仮名・音変換とともに聴覚からの入力も障害されている。このタイプでは漢字読解後に聴覚的理解が促進される。漢字読解によって意味抽出がなされれば、単語単位の処理という共通性をもつ聴覚入力系にも影響が及ぶ。一般に促進が生じる背景に一度活性化された過程は再度活性化される閾値が低下するという仮定がある。漢字読解による辞書・意味過程の活性化が、それ自体では十分な活性化水準に達しない聴覚的入力によっても意味に達することを助けると考えられる。

❸聴覚的理解、漢字読解および仮名読解のいずれも障害

各入力過程の複合的障害とみられる。このタイプでは良好なモダリティがないために促進の組み合わせが得られない。

IV 発話の促進法 (種村, 1991 a)[4]

単語の復唱、漢字音読、仮名音読および呼称の各発話モダリティに成績差を示す中等度失語症例を対象とし、単語の発話成績パターンと発話障害パターン別の言語促進法について検討する (表2)。

❶音読・復唱良好、呼称不良

語の想起が障害されているが、その後の発話表出過程は保たれており語が与えられれば適切に発

表 2 発話モダリティ成績パターンと失語タイプ、病巣

良好なモダリティ\症例群	仮名音読	漢字音読	復唱	呼称	症例数	失語のタイプ	左大脳半球病変 F	T	P	O	BG	脳萎縮
語想起障害群	○	○	○		10	A 4, B 3, W 2, TCS 1	○	◎	○		○	
文字処理良好群	○	○			1	B 1	◎	○				
音韻処理良好群	○		○		2	W 1, M 1	○	◎	○		○	
仮名音読良好群	○				4	B 1, W 1, A 1, M 1	○	◎	○		○	
漢字音読良好群		○			1	W 1		◎	◎			
復唱良好群			○		2	W 1, A 1	○	◎	○			○

注）失語のタイプ　A：失名詞失語、B：Broca 失語、W：Wernicke 失語、TCS：超皮質性感覚失語、M：混合型失語
　　　左大脳半球病変　F：前頭葉、T：側頭葉、P：頭頂葉、O：後頭葉、BG：大脳基底核

話される。このタイプでは漢字・仮名音読および復唱後に呼称の成績が改善する。このタイプの症例では言語理解は良好であり、意味抽出は障害されていない。したがって呼称障害は意味抽出ではなく音韻実現の水準である。各発話モダリティによって単語の音韻形式に関する情報が事前に与えられることによってこの音韻実現の水準の障害が補われる。

❷音読良好、復唱・呼称不良

Broca 失語例にみられ、聴覚および物体からの入力系からは発話表出に至るだけの十分な活性化ができないが、文字からの音韻化は保たれている。このタイプでは漢字・仮名音読後に復唱および呼称が促進される。音読、特に漢字音読が良好に保たれていれば音韻化の障害は小さく、発話促進成績は良好である。

❸復唱・仮名音読良好、漢字音読・呼称不良

左半球後方病巣の Wernicke 失語または混合型失語例にみられる。音韻的情報が与えられれば発話表出に至ることができるが、意味的情報では音韻化ができない。このタイプでは復唱および仮名音読後に漢字音読が促進される。呼称の促進は復唱後も仮名音読後も一部の対象で促進が認められる。復唱後の漢字音読の促進は保たれた仮名・音変換が聴覚入力系と視覚入力系を関連づけ、促進を成立させているとみられ、呼称が促進される場合も音韻処理が機能的なこのタイプでは音韻イメージが保たれることによると考えられる。仮名音読後の漢字音読促進は不十分な漢字入力による音韻化が仮名音読によって音韻形式が実現され、フィードバックされることで可能になる。呼称の促進も同様に一旦活性化された語の音韻的イメージからのフィードバックと考えることができる。

❹仮名音読のみ良好

さまざまな失語症タイプを含むが、共通に側頭葉病巣をもち、表層性失読(Surface dyslexia)の特徴を示す。聴覚・視覚的に与えられる単語からは発話表出に至らないが、音の単位で仮名・音変換によって音のイメージに達する。それがフィードバックされて発話表出される。意味処理は障害されている。このタイプでは仮名音読後に復唱、漢字音読および呼称が促進される。仮名音読によって音韻化され、障害された発話表出が回復される。

❺漢字音読のみ良好

音韻処理が不良な Wernicke 失語で深層性失読(deep dyslexia)の症例である。このタイプでは漢字音読後に呼称が促進される。意味抽出には障害はなく、漢字音読が可能であるように音韻化の障害も大きくはないので、呼称の経路が促進を受ける。一方復唱と仮名音読は促進されない。仮名・音変換が障害されたこれらの症例では仮名音読は回復されないし、復唱についても聴覚入力系とのつながりが生じないと考えられる。

❻復唱のみ良好

聴覚入力系のみが発話表出に結びつく。意味抽出が十分になされず、音としてそのまま復唱されている可能性がある。このタイプでは有効な促進法は見い出されない。意味抽出および仮名・音変換が障害されているので漢字・仮名音読、呼称のいずれの経路も回復され得ない。

表 3 ● 良好な促進が得られた前刺激・目標モダリティの組み合わせ

書字障害パターン別症例群	前刺激モダリティ	目標モダリティ
書き取り＞書称 n＝1	漢字・仮名書き取り 漢字・仮名読解 復唱 漢字・仮名音読	漢字・仮名書称 仮名書き取り 仮名書き取り 漢字・仮名書き取り
漢字＞仮名 n＝7	漢字読解 復唱 漢字音読 仮名音読	漢字書き取り 漢字書き取り 漢字書き取り・書称 漢字書き取り
仮名＞漢字 n＝5	仮名書称 聴覚的理解 仮名読解 漢字読解 復唱 仮名音読 漢字音読	漢字書称・書き取り 仮名書き取り 仮名書称・書き取り 仮名書称・書き取り 仮名書称・書き取り 仮名書称・書き取り 仮名書き取り
書字全般障害	なし	なし

V 書字の促進法(種村, 1990)[5]

単語の漢字および仮名の書称・書き取り成績の間に差を示す中度から軽度の失語症例を対象として書字モダリティの障害パターンとモダリティ間の促進法について検討した(表3)。

❶書き取り＞書称

この症例では呼称も不良で、読解、音読に漢字・仮名差はなく、文字の認知、書字に基本的な障害はない。絵・対象物や単語の分類、抽象語の理解も障害され、意味抽出から発話・書字の表出に際して単語を想起することに障害がある。このタイプでは書き取り後に書称が促進させ、読解・復唱・音読後には書称は促進されない。単語の想起に基本的な障害があるこのタイプでは書き取りにおいて聴覚的に単語が呈示され、書字表出されることで、意味抽出から単語の文字表象は活性化されている。この過程が書称を阻害していることから書き取り後には書称が可能となる。一方、読解・復唱・音読後では書字表出を行わないために単語の文字表象は活性化されず、書称は促進されない。

❷漢字書字＞仮名書字

深層性失書(deep dysgraphia)を示す症例群で、失語症のタイプとしては Broca 失語、Wernicke 失語および混合型である。音を仮名に変換する過程に障害がある。漢字書称が良好な症例と不良な症例があり、漢字書称が良好な症例では漢字単語の文字表象が活性化可能であるが、漢字書称が不良な症例では意味抽出から漢字単語の文字表象の活性化過程にも障害がある。このタイプでは漢字書字やその他のモダリティによって仮名書字は促進されない。音・仮名変換過程は仮名書字を行うこと以外に活性化されることはなく、その障害は回復されえない。

❸仮名書字＞漢字書字

表層性失書(surface dysgraphia)を示す症例群で、左頭頂葉、側頭葉に共通病変がある。漢字単語の文字表象活性化の過程が障害されている。このタイプでは仮名書き取りはどの症例も良好だが、仮名書称が保たれている症例と保たれていない症例がいる。仮名書称が良好な症例では単語の音韻的表象を活性化することができるが、仮名書称が不良な症例では聴覚的に単語が与えられることによって意味抽出から音韻表象の過程が初めて活性化される。このタイプでは仮名書き取りおよび仮名書称後に漢字の書き取り・書称が促進される。単語の音韻的表象と文字表象とのつながりが形成されることによってこの促進が生じる。

❹全書字モダリティとも障害

前刺激モダリティが得られず書字は促進されない。

VI モダリティ別言語訓練課題(Duffy, 1981 ; Shewan, Bandur, 1986 ; 宇野, 1992)[5]-[8]

モダリティ別に言語刺激を与える場合の具体的な手続きを以下に示す。

1．聴覚的理解

❶語音認知

復唱によって行う。課題が長くなると困難となる。無意味語は有意味語よりも困難である。仮名書字が保たれている症例には書き取りを行う。

❷意味理解

仮名単語を漢字に直す、復唱、書き取り、音読が可能な単語の絵の聴覚ポインティングや口頭説明、描画などを行う。

❸ポインティング

聴覚情報の受容、処理、把持を目的とする。ポインティングではなく、口頭表出によって話しことばの訓練に使用できる。①名称を言われた絵または実物、②用途や機能について述べる（書くときに使うもの）、③文末の空白部分に対応する項目、④質問の答に該当する項目（台所にあるもの）、⑤述べられた文によく合う項目（忙しい人）。

2．発話

喚語困難は言おうとする意味内容に対して言語音が想起されないために生ずる。語頭音のヒントや復唱など、音を呈示した場合は喚語が促進されやすいが、自力でヒントを作れないという問題がある。

3．意味的関連語による呼称促進

呼称促進のさまざまな手がかりのうちで語頭音が最も即時的促進効果が高いことが知られている。一方で意味的手かがりの意義は持続効果にあると考えられる。意味処理障害を中核とした超皮質性感覚失語と意味処理、音韻処理の両面に障害を示すWernicke失語症例を対象として意味的手がかりと音韻的手がかりの呼称に対する効果を比較した。事前の検査で呼称が不可能であった12カテゴリーの単語に対してカテゴリー、属性および事例の3種の意味的関連語と語頭音を加えた4種の手がかりをランダム順に呈示し、その後の反応を観察した。

カテゴリーとは「雲」に対して、「天候」、「線路」に対して「交通」、「豆腐」に対して「食べ物」など、属性は「歯」に対して「噛む」、「足」に対して「歩く」、「町」に対して「商店」など、事例は「病気」に対して「風邪」、「草」に対して「はこべ」、「掃除」に対して「ちりとり」などであった。超皮質性感覚失語例では語頭音の手がかりよりも意味的関連語の方が呼称促進の効果が大きかった。意味的関連語の中でもカテゴリーおよび属性が有効であり、意味的関連語によって意味性錯語が多く導かれた。目標語と関連した、非常に特殊な単語が頻出した。例えば「雲」に対して「モンスーン」、「肩」に対して「筋骨」などである。また絵の一部、細部を描写するという特徴もあった。例えば「晴」に対して「そよ風が吹いている」、「足」に対して「水虫」などの反応があった。事例の正答促進率が低く、無反応も多くみられた。これはより特殊な単語を表出しやすい本症例にはより上位のカテゴリーの方が下位の事例より有効で、属性も目標語の水準を示す機能をもったと考えられる。語頭音の手がかりのあとでは音韻性錯語が多くみられた。1日後の呼称でもこの両手がかりの効果が持続した。この症例は呼称の際に非常に特殊な、細部にわたる単語が表出されることが多く、カテゴリーおよび属性の手がかりが、より一般的水準へのシフトをもたらすことが考えられる。促進実験を行った1日後に促進されて正答に至った単語と促進実験に用いられなかった単語の中で促進語と同一カテゴリーの単語および異なったカテゴリーの単語の呼称を行った。超皮質性感覚失語症例ではカテゴリーおよび属性によって促進された単語はよく保たれ、事例および語頭音によって促進された単語は維持されなかった。波及効果については促進語と同一カテゴリーの単語が別のカテゴリーの単語に比べて正答率が高く、波及効果も認められた。一方、Wernicke失語例では語頭音の正答促進効果が非常に大きく、語頭音呈示後の誤反応としては音韻性錯語および新造語であった。超皮質性感覚失語例に比べると意味的関連語の促進効果は小さく、誤反応としても意味性錯語の比率が低く、音韻性錯語もみられた。誤反応の内容が多彩で、意味的関連語の促進効果にも一貫性が認められなかった。効果の持続性について各手がかりの間に差は認められなかった。促進語と同一カテゴリーの単語への波及効果はみられなかった。

4．復唱

復唱は発話を促進するうえで有効である。入力側である聴覚的理解、特に語音認知の改善を目的にする場合もある。復唱は自習や宿題として行う場合、ランゲージマスターやテープレコーダーを用いる。①単語、②定型句、挨拶、日常的な言い回し。

5．音読

音読は自発話の改善に結びつく。漢字の音読は症例によって意味を示すことによって促進されたり、音を呈示することによって促進される。漢字の音読の難易度は画数や病前の使用習慣や社会生活での使用頻度の影響を受けるであろうし、具体的な意味よりも抽象的な意味の方が難しい。仮名の音読は仮名1文字から音への変換過程の障害が認められる場合に障害される。復唱的に音を提示することによって音読が促進される。仮名で使用頻度の高い単語は、仮名1文字よりも音読されやすいことがある。また仮名音読は文字によるフィードバックがあるため音の選択・配列の訓練として用いやすい。①文字、単語の音読、②治療者と同時に音読(斉唱)、③復唱して音読。

6．読解

意味と漢字とのマッチングによって辞書経路での読解を訓練する。一方音韻レベルの障害に対しては音読が中心となる。音読が可能でも意味を理解することが困難な場合には聴覚的な意味理解の訓練を行う。聴覚的理解で述べた諸課題を文字で入力することで読解課題とすることができる。①絵と単語・文のマッチング、②言われた文字を選ぶ。

7．書字

書字訓練は単語水準では発話に代わるコミュニケーション代償手段を獲得する意味がある。文水準では語想起が十分でないと実用的な水準までは到達しない。発話に関する諸課題に対し、書字反応させることで適用できる。①写字、②単語の完成(高層　築)、③よく書く文字(氏名、住所、数字)。

8．書き取り

書き取りは聴覚的に与えられた語音や意味に対応した文字を書く過程であり、語が聞き取れなかったり、意味がよく理解されなかったりすると書き取りの障害を引き起こすことになる。漢字の場合語音を繰り返したり、意味を示すことで促進されたり、字形の一部を提示することによって書字が完成することがある。仮名の障害は多くは音から仮名1文字に変換することが困難な場合である。音と仮名文字との1対1対応の再学習は困難なことが多い。①文字の書き取り、②漢字・仮名単語の書き取り。

9．書称

自ら音を想起し、音に対応する文字に変換する過程が書称である。呼称と共通性が高く、喚語が困難だと書称も困難である。一般的には音韻経路を用いて行われるが、漢字や高頻度の仮名単語では、意味から直接文字に至る辞書経路を用いることがあり、呼称は困難でも書称が可能になることがある。訓練は漢字は写字を用いて行うことが多い。

宇野ら(1985)[9]はブローカ失語症例を対象として呼称できない単語について漢字書称を行わせ、書称訓練を行い、書称・音読を通じて呼称に至るという呼称訓練方法を提案した。呼称できない単語20語を2週間訓練を行ったところ、85％呼称可能となったが、語頭音のヒントや復唱を用いた音韻的な呼称訓練後には30％の正答率であり、有意に高い効果が認められた。音韻処理経路に障害がある症例において漢字書字は保たれた視覚・意味経路を利用することになると考えられる。

10．漢字音読・書称による呼称訓練

中～重度のWernicke失語の症例を対象として漢字音読、漢字書称および仮名書称を用いた呼称促進訓練を行った。急性期のCTでは左半球側頭葉から頭頂葉の皮質下に高吸収域が認められた。

❶言語症状・聴覚的理解
　単語レベルの理解は可能。語音認知は軽度障害。聴覚的把持スパンは単語、数字とも2単位と低下していた。意味理解の段階の障害と考えられた。

❷読解
　短文レベルの理解が可能。漢字の方が仮名より良好で、仮名読解では音読をしてから理解に至った。

❸発話
　自発話は流暢で、発話量は多かったが、内容語が少なく、喚語困難が著明であった。ジェスチャーおよび迂遠表現によって不足した発話による情報を補っていた。音韻性・意味性錯語、保続がみられた。復唱は高頻度単語レベル。呼称は重度に障害され、ジェスチャーや迂言、時には漢字書字によって示そうとするが、発話できなかった。探索行動、音韻性錯語が頻出し、保続もみられた。音読は仮名が良好で漢字は不良であった。

❹書字
　書称は漢字の方が仮名よりややよく、書き取りでは仮名の方がよかった。書称と書き取りを比較すると書き取りの方がよく、語想起障害を反映していた。

❺漢字・仮名単語の音読と読解
　100語呼称検査とPeabody絵単語テストを用いて検討した。漢字単語についてはほとんど意味理解はしていたが音読は困難であった。以下に反応例を示す。
　ⅰ）意味理解していなかった反応：櫛→食べるジェスチャー。蜜柑→「ミツ」と読み、蜂の巣のようなジェスチャー。薬→飯物を飲むジェスチャーと歯を磨くジェスチャー。
　ⅱ）漢字の音韻性錯読：お風呂→オハラ。洗面器→セーサイ、セーメンサイ、セーメンキ。歯ブラシ→エンピツ、セキ、サブラシ。扇風機→サンプー、セップーキ。
　ⅲ）意味性錯読：電車→ジテンシャ。湯呑み→オチャ。魚→サシ、スシ。自動車→ジテンシャ。熟語の最初の文字を訓読みした反応）石鹼→イシ。蜜柑→ミツ。足袋→アシ、アシクビ。林檎→ハヤ、ハヤ。
　ⅳ）新造語：洗濯機→センベツ、セッペツ。湯呑み→ユース、ユタン。仮名は逐字読みで、音読ができなければ意味理解ができず、音韻性錯読が頻出した。反応例　音読できても意味理解ができなかった単語）さら、きょうだい、まっち、ほんばこ、でんきがま、ぽーと。
　ⅴ）仮名の音韻性錯読：ぶどう→ビドウ。せんぷうき→センピウキ。おにぎり→オニキリ。じてんしゃ→ベテンシャ。しんぶん→シンプン。すぽん→ズバン。けいこうとう→ケイコウト。きしゃ→キシ。

❻本症例の問題点
　音韻的符号化が大きく障害されており、呼称および漢字音読は困難である。また音の把持が悪く、音韻的表象が短時間で消えてしまう。したがって従来の刺激法、すなわち聴覚的言語刺激、復唱を用いた呼称訓練には限界があることが予想された。

❼呼称訓練法の検討
　呼称に比べ漢字音読の方が良好であること、呼称の際漢字書字を伴うことがあること、また仮名音読は良好であることからこれら3モダリティによる訓練のあとに呼称成績が向上するかどうかを検討した。呼称検査で正答できなかった75語を選び、25語ずつを漢字音読、漢字書称および仮名書称を行った。そしてそれぞれ4時間後に呼称させた。その結果、漢字音読が可能な単語はその後呼称されなかった。漢字書称はそれ自体困難であったが、漢字書称できた単語はその後呼称できた。仮名書称でも一部は呼称に結びついた。単語の表象の持続性という点で漢字書称が最も優れているが、それ自体困難なことと、その後必ずしも音韻化され、発話表出に結びつかないことが問題点として残る。
　漢字書称訓練：前述の結果から2-3モーラの漢字でかける単語34語を用いて、2週間にわたり漢字書称を中心としてその後音読、仮名振り、呼称の順に訓練を行った。その結果漢字書称の正答率が6%から39%に、呼称の正答率が0から32%に改善した。反応の過程を観察すると、必ず漢字書字を伴って呼称する単語と（課題語中の29%）、仮名書字後に呼称する単語(15%)および文字によらずに音を引き出す単語(15%)、いずれとも結びつきが不良な単語(44%)が認められた。実際の症例ではこのように障害の機制が複合的であることが多く、複数のモダリティを併用することが良い結果をもたらすと考えられる。

〔種村　純〕

文献

1) 種村　純, 長谷川恒雄, 岸　久博, ほか：標準失語症検査の構造と失語症臨床評価との関連について．因子分析による検討．失語症研究 4：629-639, 1984.
2) 種村　純, 長谷川恒雄：失語症言語治療例の改善パターン；SLTA 総合評価尺度による検討．失語症研究 5：709-716, 1985.
3) 種村　純：言語理解過程におけるモダリティ間の関連性；Deblocking 法による失語症患者の検討から．神経心理学 7：234-241, 1991 b.
4) 種村　純：失語症の言語促進による発話過程の検討．失語症研究 11：180-186, 1991 a.
5) 種村　純：失語症の言語促進による書字過程の検討．失語症研究 10：272-280, 1999.
6) Duffy JR：Schull's Stimulation Approach to Rehabilitation. Language Intervention Strategies in Adult Aphasia, Chapey R(Ed), Williams & Wilkins, London, p 105-139, 1981[横山　厳、河内十郎(監訳)：失語症言語治療の理論と実際．創造出版, 東京, 1984]
7) Shewan CM, Bandur DL：Treatment of Aphasia. A Language Oriented Approach, Taylor & Francis, London, 1986.
8) 宇野　彰：各モダリティー別反応促進法．言語聴覚療法臨床マニュアル, 日本言語療法士協会(編), p 56-57, 協同医書, 東京, 1992.
9) 宇野　彰, 種村　純, 肥後功一：訓練モダリティ別呼称改善のメカニズム(I)書字を用いた呼称訓練と復唱的呼称訓練．失語症研究 5：893-902, 1985.

6　文理解・文表出の訓練

▶はじめに◀　文の理解と表出の訓練は、単語レベルの理解・表出と比較すると、効果的な訓練法の開発がこれからも期待される領域である。本稿ではまず文の理解と表出のさまざまな側面について簡単にまとめたのち、文の理解と表出の訓練の実験的研究を日常の臨床に応用できる形で紹介する。

I 文の理解と表出についての概説

1．理解と表出の関係

　音声言語のモダリティである聴覚的理解と発話および文字言語のモダリティである読解と書字を、認知神経心理学的モデルで表すと図1のようになる。一般的に、表出の障害があれば理解の障害もあると考えられているが、それはことばの情報処理過程の中心に位置する意味を担う部分に問題が起きていることが原因と考えられる。稀なケースとして理解と表出がそれぞれ独立して障害される場合もあるが、本稿ではシステムの中心的な部分に障害のある場合のみを扱うこととする。

　理解と表出の訓練のどちらを優先するかについては、一般的には理解の訓練を行うことが表出を促通するといわれている(Byng, 1999)[1]。コミュニケーションの実用性を高めるという観点からも、原則的には理解の訓練を先行させるのが原則である。やりとりにおいては、話し手が「通じる」と感じる度合いは聞き手の理解力が良好な方が高いからである。特にウェルニッケ失語の場合は聴覚的理解の訓練はセルフ・モニタリングの練習になる(Holland and Beeson, 1995)[2]。ウェルニッケ失語にとって「よく聞く」ことを要求される聴覚的理解の訓練は、自分の発話をもよく聞くフィードバック機能を高め、錯語を減少させることにつながるのである。

2．失語症のタイプ分類と文レベルの訓練

　失語症のタイプ分類はおおまかに二分法で表されることが多い(ブローカ失語/ウェルニッケ失語、運動性失語/感覚性失語、非流暢性/流暢性など)。そして文の理解・表出の訓練に関する欧米の研究では、ブローカタイプ(非流暢なタイプ)についての言語学的理論を背景にした論文が圧倒的に多い。しかし、臨床における言語訓練のプログラムは、失語症のタイプだけから導かれるものではないことを銘記しておきたい。訓練は、失語症の症候が「なぜ」出現しているのかを考え、どこにどのように働きかけたら改善が図れるのかという「仮説」を立て、それにしたがって訓練を行ってその結果から仮説の真偽を「検証する」過程である。一人ひとりの患者の症候をよく観察して、それが生じるプロセスにアプローチする方法を工夫するべきである。

3．認知神経心理学的アプローチ

　このように症候の原因プロセスにアプローチする訓練法は、近年失語症言語治療の方法論として注目を浴びている。これは認知神経心理学的アプローチと呼ばれ、情報処理過程のモデル(図1)に失語症の症候を当てはめて解釈する。しかし、モデルは単語レベルの処理に関して考案されたものなので、残念ながら文の理解・表出の訓練には直接は結びつかない。とはいえ、情報処理の流れという考え方は文の処理に関しても応用できるので、文レベルの処理のどの段階でどの要素がどのようにかかわっているのかを考慮しながらモデルを参照する。

4．文の理解と表出の評価

　現在のところ、文レベルの理解・表出に関して

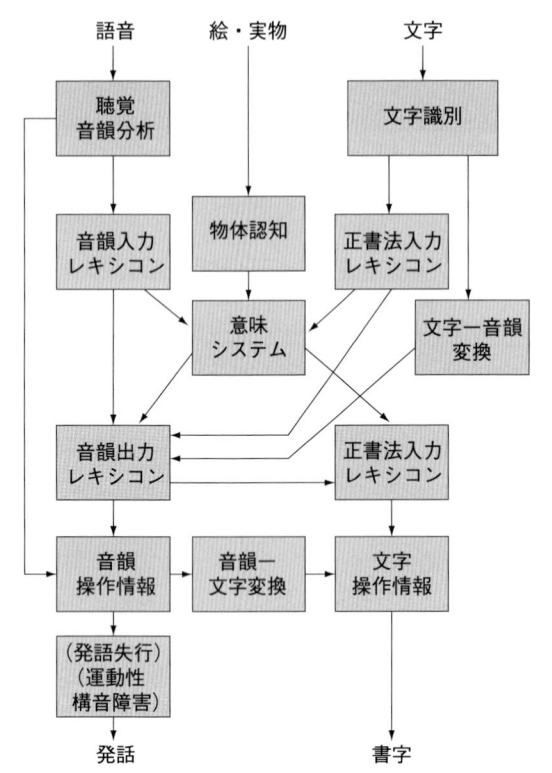

図 1 認知神経心理学的な言語の処理のモデル
(紺野加奈江：失語症言語治療の基礎．p 101，診断と治療社，東京，2001 を改変して転載)

は確立された特別な評価法はない。通常は包括的失語症検査(標準失語症検査 SLTA、WAB 失語症検査など)の文に関する検査項目部分を使用するか、deep test であるトークンテストや構文検査(藤田ら，1984)[3]を使用するかである。文の理解には文法的な知識である統語、文の長さ、記憶、(話しかけられる)発話の速度、情報の量などの要素が、多様かつ複雑に絡み合っている(Pierce and Patterson, 1996)[4]。個々の要素を織り込んだ独自の検査を工夫したり、自由会話や情景画説明などを行って、単語レベルの能力と文の理解・表出を比較することも重要である(藤田，1999)[5]。しかもこのような評価の手続きは、そのまま訓練に移行できることも多い。

5. 文レベルの訓練に使用される訓練法

訓練には文レベルの訓練であっても単語レベルと同様、聴覚的な刺激を与えて反応を引き出す刺激促通法を主として使用する(紺野，2001)[6]。聴覚的に文を聞かせ(＝刺激を与え)、該当する絵を選択するなどが聴覚的理解の基本的な訓練だが、文の表出の場合は絵カードや文字カードなどの視覚的刺激も併用しながら先によい反応を引き出しておき、その後患者自身が目標の文を言えるように複数のモダリティを活用する(デブロッキング)。最近は文法的な知識に焦点を当てたマッピング訓練が注目を浴びているが、それについては後述する。

6. 文レベルの訓練の適応

文レベルの訓練への適応の有無の判断は、藤田(1996)[7]によれば、①基本的な意思伝達が確立している、②理解訓練で名詞が約80％理解できる、③産生訓練では名詞が約30語以上産生できる、④その30語の復唱ができる、ことが最低必要な条件とされている。さらにこれらに加え、聴覚的に聞いた単語が2個以上把持できることが望ましい。

II 文理解の訓練

以上述べてきたことを踏まえたうえで、まずはじめに理解のプロセスのどの部分の障害が原因で理解が障害されているのかを評価する。効果的な訓練は障害されている部分に正確に働きかけるアプローチが必要である(表1)。そのために、臨床的な手続きの中で以下の点を確認していく。

1. 評価：なぜ文が理解できないのかを確かめる

❶把持力を調べる

日常物品6枚〜8枚の絵カードを机上に並べ、閉眼で2つの単語名を聞き、聞き終わったら開眼

表 1 文理解の訓練の評価の流れ図

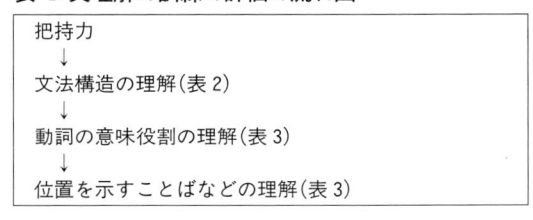

把持力
↓
文法構造の理解(表2)
↓
動詞の意味役割の理解(表3)
↓
位置を示すことばなどの理解(表3)

表 2 文法構造の理解の評価：文の文法判断課題の例

課題：聞いて正誤判断をする	
①正しい2語文	猫が寝ている
文法判断をする文	が寝ている猫（語・語順の入れ替え）
	猫に寝ている（助詞の入れ替え）
②正しい3語文	猫がねずみを追いかける
文法判断をする文	追いかけるをがねずみ猫（語・語順の入れ替え）
	猫をねずみに追いかける（助詞の入れ替え）

して絵カードを指差してもらう。もし2つの物品名が把持できないようなら、文の理解訓練の準備段階として把持力の訓練が必要である。把持力が4単位程度あれば聴覚的理解は非常によいといわれる（竹内, 1995）[8]。

❷ 文の文法的な構造が理解できているかを調べる

日本語は主語、目的語、述語の順に並ぶ基本的構造をとる。そして、名詞には必ず助詞が付随し述語の動詞から受ける意味を名詞に付与している。そのような構造が理解できているかどうかを調べるには、文法判断検査が用いられる。正式な検査はまだ作成されていないので、例えば失語症語彙検査（2000）[9]の語彙判断検査を参考に、患者のレベルに合わせて自分で工夫して作成する（表2）。重度失語症の患者を除けば、多くの失語症患者は文法判断能力は保たれているといわれる。

❸ 動詞が与える意味役割を理解しているかどうかを調べる

ある動詞がとる意味的な役割が理解できているかどうかを確かめる（表3）。標準化された検査はないが、自分で絵カードを使いながら調べることが可能である。例えば、「猫が魚を食べる」という文を聞かせ、「何が魚を食べるのですか？」「猫が何を食べるのですか？」と聞いて、動作主、対象などの要素が正しく理解されているかを確認する。さらに長い文にするのであれば「妹が花に水をやる」と対象をもう1つ加え、「何に」（被動作主）「何を」（対象）を特定してもらう（表3-課題1、課題2①、②、③）。

特に難しいのは、授受動詞といわれる「あげる（やる）、もらう」などや「せる、させる」などの使役の助動詞、「れる、られる」などの助動詞による受動態である。難しい理由は、動詞や助動詞の意味に力が働く方向が含まれており、「誰が誰にあげるのか」「誰が誰からもらうのか」、「誰が何をするの

か」「誰が何をされたのか」という関係性、つまりどちらが動作をしてどちらが動作を受けるのかという動作の向きが複雑だからとされる。「ねずみが猫につかまえられる」という文では、つかまえるのは「猫」、つかまえる対象は「ねずみ」であるということをまず理解しなければならない（表3-課題2④）。この文は基本的な語順のみで解釈すると動作主は「ねずみ」被動作主は「猫」となり、まったく反対の意味になってしまう。

❹ 位置を示すことばなどが理解できているかどうかを調べる

位置を示すことばである「上・下・左・右・前・後」や、接続詞などが理解できているかどうかを調べる（表3-課題3）。例えば、「テレビの上に新聞を置く」という文では、「どこに」置くか理解できているかを選択肢の絵の種類を工夫して確かめる。または、「薬を飲んでからご飯を食べましょう」という文では、薬が先かご飯が先かが理解できているかどうかをみる。

2. 理解の訓練

理解の訓練は、上述の文理解の評価に基づき、障害のある部分に対してアプローチする。

❶ 把持力

音を繰り返し与えるだけではなかなか把持力は伸びない。そのような場合、意味の助けを借りて頭の中に意識的に視覚的イメージを喚起して、意味とともに記憶するようにする。例えば2単語の復唱（音の把持）では絵カードを4枚置き、2つの単語を聞かせて指さしてもらう。視覚的にそのカードを記憶して意味も理解したうえでカードを裏返す。裏返したカードをもう一度同じ順に指さし、単語を口頭で繰り返す。結果的に2つの単語の復唱となり把持できたようにみえるが、実は音を把持したのではなく視覚的イメージと意味の助

表 3 動詞の意味役割の理解の評価：文の構造の理解課題

課題1：文を聞いて正誤判断をする（動詞と名詞の意味的整合性）
正しい文　　　猫が寝ている 　　誤った文　　　猫が飛ぶ 　　　　　　　　　猫を動く
課題2：絵を見ながら文を聞き、「誰がしたのか（動詞の動作主の同定）」「何をしたのか」「誰にしたのか（動詞の対象）」などを1つずつ確認する。
①単純な構造の文（不可逆文＝主語と目的語は入れ替えられない） 　　　　　　　　　こどもが本を読んだ 　　　　　　　　　（主語＋目的語＋動詞） 　　　質問：誰がした　　　　　　　答え：こどもが 　　　　　　したことは何　　　　　　　　読んだ 　　　　　　何を読んだ　　　　　　　　　本を ②少し難易度の上がった構造の文（可逆文＝主語と目的語は入れ替えられる） 　　　　　　　　　猫がねずみをつかまえた 　　　　　　　　　（主語＋目的語＋動詞） 　　　質問：誰がした　　　　　　　答え：ねこが 　　　　　　したことは何　　　　　　　　つかまえた 　　　　　　何をつかまえた　　　　　　　ねずみを ③語順を転換した文（答えは②と同じ） 　　　　　　　　　ねずみを猫がつかまえた 　　　　　　　　　（目的語＋主語＋動詞） 　　　質問：誰がした　　　　　　　答え：ねこが 　　　　　　したことは何　　　　　　　　つかまえた 　　　　　　何をつかまえた　　　　　　　ねずみを ④受動態の文　　　ねずみが猫につかまえられた 　　　　　　　　　（主語＋目的語＋動詞） 　　　質問1：誰が　　　　　　　　ねずみが 　　　　　　何をされた　　　　　　つかまえられた 　　　　　　誰に　　　　　　　　　ねこに 　　　質問2：誰が　　　　　　　　ねこが 　　　　　　何をした　　　　　　　つかまえた 　　　　　　何を　　　　　　　　　ねずみを 　　　質問3：つかまえたのは誰（動作主の同定）　　　ねこ 　　　　　　つかまえられたのは誰（被動作主の同定）ねずみ
課題3：位置を示すことばや接続詞のある文の理解
テレビの上に新聞を置く　　　4枚の絵（テレビの上、横、前に新聞がある絵と花がテレビ 　　　　　　　　　　　　　　　　の上にある絵）の中からテレビの上に新聞がある絵を選択 　　薬を飲んでからご飯を食べましょう　「薬とご飯と、どちらが先ですか？」

けを借りて喚語していると解釈できる。このようなバイパスができるようになったら、手がかりなしで把持できるように徐々に手がかりを減らしていく。すなわち、絵カードを裏返さずに目をつぶって単語名を言う、絵カードなしで言われた単語を頭の中にイメージして言う、何もなしで音声言語だけで繰り返して言う、というようにステップアップしていく。

❷ 文法的な構造の理解

この部分が障害されている患者は少ないと述べたが、障害がある場合は、名詞と動詞の区別や助詞の区別などを練習する必要がある。例えば、文字で呈示された文の中から名詞と動詞を拾って色分けするという文法的事項の区別の練習、3語文では動作主（名詞）、目的語（名詞）、述語（動詞）を色で塗り分ける練習などが考えられる。このような練習は普段意識していない文法的な事項に関する練習なので、文字に関する興味や教育歴によって患者の訓練意欲に差が出る可能性がある。あまり興味のもてない患者には、例えばコンピューターで文を呈示して「名詞を選んで下さい」という課題で、該当する部分をクリックすると正解か不正解かが表示され、正答率がグラフ化されるようなビジュアルなソフトが開発されれば訓練に対する動機も高まるかもしれない。

表 4 動詞の意味役割の理解の訓練

基本の文：女の子がケーキを食べる		
①主語の要素を変える	「<u>女の子が</u> ケーキを 食べる」	「<u>男の子が</u> ケーキを 食べる」
②目的語の要素を変える	「女の子が <u>ケーキを</u> 食べる」	「女の子が <u>ご飯を</u> 食べる」
③動詞の要素を変える	「女の子が ケーキを <u>食べる</u>」	「女の子が ケーキを <u>作る</u>」
④複数の要素を変える	「<u>女の子が</u> <u>ケーキを</u> 食べる」	「<u>男の子が</u> <u>ご飯を</u> 食べる」

＊実際の訓練では、④の「複数の要素を変える」文の方が、理解としては容易である。したがって、①〜④の順番にはとらわれない。
＊難易度を上げるには、可逆文にしたり、語順を変えたり、受動態や使役動詞などを使用したうえで①〜④のように変化させる。

表 5 文表出の訓練

1．目的語と動詞からなる2語文（文字で呈示）を、絵カードとマッチング
2．文を音読
3．文の目的語と動詞に、マーカーで別々の色塗り
この過程をいくつかの文で繰り返す。
4．2語文を名詞と動詞に分けて書いた2枚のカードを何組か用意し、机上にばらばらに置いて、意味的に合う名詞と動詞をマッチング
5．合わせたら音読
6．音読の後、絵カードと再びマッチングする
7．文字カードは隠し、絵カードを見ながらさっき音読した文をもう一度言う
8．絵カードを見ることに加え、名詞だけを文字的なヒントとして与え、後の動詞が続いて出てくるように促す
9．最後に、絵カードだけ見て文が言えるようにする
このステップは、主語あるいはもう1つ目的語の名詞が加わって3語文になっても、手続きとしては同様である。

(文献11)より引用)

❸構文の理解

まず、名詞と動詞の意味的なつながりが理解できるように練習する。例えば、聴覚的に「ご飯を食べる」「ご飯を飛ぶ」などと聞いて、正誤判断をする。次は名詞と動詞の文字カードを机上に何組か置き、「ご飯を」という名詞と合う「食べる」という動詞を選択する課題などが適当である。

次に、意味的な役割を理解する課題を行う。1枚の絵カードを見ながら文を聞き、「誰がする(した)のか」「何を」「何に」など、一つひとつの要素を確認していく。そして次第に絵カードの枚数を増やし、文の中の1要素を変えた文を加えて、その1要素の違いが聞き取れるように練習し(表4)、徐々に変える要素の数を増やしていく。この練習は次に述べる文の表出の練習の土台として非常に重要である。というのは、この練習を重ねることで、文の基本的構造が形作られていくと考えられるからである。

受身や使役の理解の訓練については、藤田(1996)[7]に詳しい。先に述べたように、文を聞き、動詞を同定し、主語を同定し、主語の意味役割を絵の中で選択するという手順がとられた。

一方、このような意味役割の同定をしなくても文の理解は改善するという報告もある。Berndt and Mitchum (1998)[10]は、能動態の文と受動態の文の理解がチャンスレベルのブローカ失語の患者に対して、文理解の実験的訓練を施行した。その手続きは、患者の文理解の反応の正誤に徹底的にフィードバックを与えるというものであった。第一段階では1枚の絵を前にしてSTが文を言い、患者はそれが合っているか誤りであるかを言う。そしてSTはそれに対して正しい文を復唱して必ずフィードバックを与える。第二段階では名詞の意味役割を交替させてある2枚の絵を提示して、STが言った文に相当する絵を選択してもらい、それに対してSTが文を復唱してフィードバックする。このように徹底して聴覚的に与えた文構造と絵カードの意味の結びつけを繰り返したのである。しかし、患者自身が気づくまで文の意味の違いが絵の違いになるということは教示されなかった。このような訓練の結果、患者の文理解は改善したと報告されている。但し、動詞がもつ意味によって、理解のしやすさに差があるという内省が患者側から報告された。例えば「（銃で）撃つ」のよ

表 6 ● 竹内(2001)の文の作成ドリル　項目例

課題：	答え：
①動作を表すことばを選択・模写する	紅茶を(　　　　　　) 選択肢：食べる、書く、飲むなどの中から選択し模写する
②動詞を想起して2語文を作る	動詞を絵から想起し、文に挿入する (水を　　　)
③語を選択して指定された文型を作る	「～が～で～する」の文型に、選択肢を組み合わせて入れる。 選択肢：学校、会社、子どもたち、勉強する、食事する
④指示に従って文を書き換える	「父が私を叱った」を、何かをされる立場に立った言い方に書き換える
⑤二つの文をつなぐ	「ながら」でつなぐ　　「音楽を聞く」と「勉強する」

表 7 ● マッピング訓練(1)

大切なポイントは、患者がなんでもよいから何か単語を表出することができたら、それを強化することである。誤った反応の場合は「違います」と言うのではなく、患者が言ったことばを復唱して返したり、「そのことばはここに入れたほうがいいですね」と導いたり、適切なときに適切な質問をして、患者がどうしたらよいか自分で気づけるようにすることである。

第1段階　事象の言語的あるいは非言語的な概念化
＊この段階は動作とその中の事物の関係を意識することである。

準備するもの
　①絵カード（動作主が対象を必要とする動作をしている絵を2枚。その2枚はある一要素だけが違っている。例えば**女性**がお皿を洗っている、**男性**がお皿を洗っている。この段階での動詞は非可逆文しか作れない動詞のみを使用する）
　②文字単語カード　　お母さん　お父さん　　お皿　　洗っている
　　　＊名詞は赤、動詞は緑の線が引かれている
　③ボード　　＊赤、赤、緑の順で線が引かれている
１．教示：この2枚の絵をよく見て、どちらか好きな方を取って下さい
　　患者：女性が洗っている絵を取る
　　教示：この絵の通りに、この文字を並べて下さい（文字カードをSTが選んで渡す）。ボードの色と文字カードの色が同じになるように注意して下さい。
２．次に、もう1枚の絵カードについても同様に、文字カードを並べてもらう。
　　そしてさっきの文字カードとどこが違うのかを答えてもらう。
　　主語（動作主）の違いに気づけるようになったら、動詞を変える、目的語を変える、というように変化させる要素を1つずつ変えていく。
＊STは作った文が合っているか誤っているかを先に言わないことが大切である。問題を解決する責任は常に患者にあることを自覚してもらい、自分の出した答えをモニターする力をつけてもらう。

第2段階　語彙項目の回収：事象の中の語彙を想起

準備するもの
　①絵カード（動作主が対象を必要とする動作をしている絵、例えば「女性がお皿を洗っている」、第1段階で使用したものと同一）
　②ボード　　　赤、赤、緑の順で線が引かれている
＊第1段階で使用した絵カードを使い、口頭で表出することが求められる
　　教示：この絵に描いてあることを、さっき並べたカードを思い出しながら、言ってみて下さい

(文献12)より引用)

うに一方の人物が明らかな変化をする動詞は理解しやすいとのことであった。この報告は英語の結果なので日本語に直接結びつけられない部分もあるが、徹底したフィードバックと動詞の意味の違いが理解の違いに結びつくという点については示唆が多い。

III 文表出の訓練

日本語の基本構造としては、目的語と述語（動詞）のみでも文が成立し、主語は必ずしも必要とされるとは限らない。そこで、表出の訓練は基本的にはまず目的語と述語（動詞）の2語文から始める。理解の訓練で行った評価は表出の訓練の際も参考になるが、それに加えて名詞・動詞の喚語力や音読、復唱などの表出力の評価を事前に行う。

❶文字をヒントに発話を促通する

表5は、単語レベルの発話が主体の患者が、2語文を練習するプロセスを表している。患者によってはさらに細かいステップ分けが必要かもしれな

5-6．文理解・文表出の訓練

表 8 ● マッピング訓練(2)

訓練材料：①男の子が犬をたらいで洗っている絵。 ②動作主、被動作主、動作、場所(時間)の 4 つの要素が書かれた絵カード。絵カードの絵には、文に出てくる順に番号が振られている。 ③それぞれの構成要素を表す文字カード ④文の構造を示すボード（♀は動作主、□は物や対象、∧は動作を表わす） 訓練手続き： 　教示：このマークは動作を表しています。(動詞の文字カードを選んでボード上の動詞の位置に置く) 　　　　このマークは人を表しています。(マークと絵カードの男の子を指差す) 　　　　この男の子は洗っている人です。(男の子(が)と書いた文字カードを人のマークのところに置く) 　　　　このマークは物を表していて(マークを指差して絵の犬を指差す)、この犬は洗われている物です。(犬の文字カードをボード上に置く) 　　　　このマークも物を表しています。(マークを指差して絵のたらいを指差す) 　　　　たらいは犬が洗われている場所です。(たらいの文字カードをボード上の最後のところにはめる) 　患者が文を音読する。 　教示：文字カードをはずして、もう一度並べて下さい 　　　　人はどこでしたか(患者が男の子の文字カードをボード上に置く) 　　　　動作はどこでしたか(患者が動詞文字カードをボード上に置く) 　　　　洗われている犬はどこでしたか(患者が犬の文字カードをボード上に置く) 　　　　洗われている場所、たらいはどこでしたか(患者がたらいの文字カードをボード上に置く) 　　　　並べ終わったら、もう一度声を出して読んで下さい ＊さらに複雑な構成の文についても同様の手続きで行う。文の構成要素それぞれを書いた文字カードと誰が、何を、いつ、どこでなどを書いた文字カードとボードを用意し、最初に ST が動詞と名詞の意味役割を確認しながら並べ、次に患者に同じ手順で並べてもらって音読してもらう。

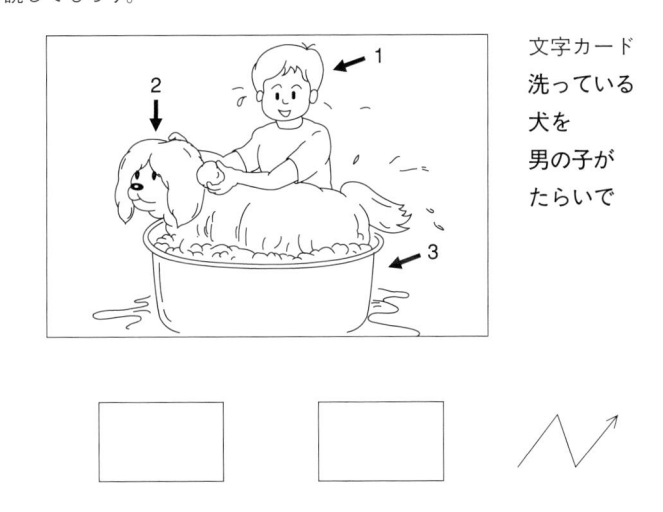

文字カード
洗っている
犬を
男の子が
たらいで

(文献 13)を改変)

い。この中で難しいのは「名詞だけを与えて動詞を想起する」という部分である。そのような場合は、目標とする動詞をジェスチャーで行うと動詞の喚語が促通されやすいともいわれている(Swinburn, 1999)[11]。また、竹内(2001 a, b, c)[14)-16)]の一連のドリルは、動詞の意味理解から文の作成まで、文字をヒントとしたさまざまな課題が工夫されている(**表 6**)。

❷マッピング訓練

発話内容を文に形づくることができずに発話できない場合、発話内容から文構造へのマッピング(写像)ができないと考え、マッピングの障害と呼ぶ。マッピング訓練の一例は、発話内容を一つひとつ意識して文型に当てはめる練習であり、**表 7**に示した。

Thompson(1998)[13)]は、WAB で失語指数 62、流暢性 4.0、理解、復唱、呼称、読解が 5.0-8.0 のブ

209

ローカタイプの失語症患者に実験的な文表出の訓練を施行した。患者は名詞や動詞の理解は良好で、文の文法判断も良好であった。しかし動詞の表出は単純な文に限られており、文法的に誤りが認められ、動詞もしばしば省略された。したがって問題の中心は動詞の喚語とその動詞がとる目的語を選択して並べることにあるとした。そこで最初の訓練は能動形の簡単な動詞を想起すること、次に動詞のもつ意味的な役割に関する知識を増しそれにアクセスすることにステップアップすることとした。具体的な手順は**表8**の通りである。この訓練は短期間で効果を上げたと報告された。

IV まとめ

文の理解と表出の訓練は、個々の患者の症候とニーズに合わせて、さまざまなモダリティをさまざまに使う方法を組み合わせて課題を作る、STの創意と工夫の過程である。例として紹介した訓練法は英語の研究が多いが、日本語でもすぐに応用できるのでぜひ参考にされたい。

以上述べてきた訓練の結果について考察する場合には、訓練の場では使えるが実際の場面ではどうかという般化の問題が必ず生じてくる。本稿で論じたのは言語に限った狭い意味の言語訓練であり、患者のQOLをより高めるためには、実用的なさまざまな場面を想定しての訓練が重要であることは言うまでもない。例えば動詞が出にくいときはジェスチャーをすると自分で言い始められるというようなセルフ・ジェネレイテッド・キューとしてのジェスチャーや、コミュニケーションノートの携帯など、音声言語以外での手段(AAC)の併用も常に視野に入れながら、患者のコミュニケーションの実用性を高めていきたい。

(石坂郁代)

文献

1) Byng S: Introduction to Part 3; therapies addressing impairments in processing verbs and sentences. The aphasia therapy file, Byng S, Swinburn K Pound C(eds), p 107-110, Psychology Press, Hove, 1999.
2) Holland A, Beeson P: Aphasia therapy. Handbook of neurological speech and language disorders, Kirshner H(ed), p 445-463, Marcel Dekker Inc., New York, 1995.
3) 藤田郁代, 三宅孝子:失語症構文検査改訂版ⅡA. 日本聴能言語士協会・失語症検査法委員会, 1984.
4) Pierce R, Patterson J: Chapter 10 Treatment of auditory comprehension impairment. Adult aphasia rehabilitation, Wallace G(ed), p 175-192, Butterworth-Heinemann, Boston, 1996.
5) 藤田郁代:C 統語障害の治療. 失語症臨床ハンドブック, 濱中淑彦(監修), p 599-610, 金剛出版, 東京, 1999.
6) 紺野加奈江:失語症言語治療の基礎. 診断と治療社, 東京, 2001.
7) 藤田郁代:失語症構文処理障害に対する治療計画. 失語症研究 16(3):214-220, 1996.
8) 竹内愛子:第11章 失語症の言語治療テクニック. 脳卒中後のコミュニケーション障害, 竹内愛子, 河内十郎(編著), p 225-247, 協同医書出版社, 東京, 1995.
9) 藤田郁代, 物井寿子, 奥平奈保子, ほか:失語症語彙検査. 日本音声言語医学会言語委員会失語症小委員会, 2000.
10) Berndt R, Mitchum C: An experimental treatment of sentence comprehension. Approaches to the treatment of aphasia, Helm-Estabrooks N, Holland A(eds), p 91-111, Singular Publishing Group, Inc., San Diego, 1998.
11) Swinburn K: An informal example of a successful therapy for a sentence processing deficit. The Aphasia therapy file, Byng S, Swinburn K, Pound C(eds), p 151-157, Psychology Press, Hove 1999.
12) Byng S, Nickels L, Black M: Replicating therapy for mapping deficits in agrammatism; remapping the deficit? Aphasiology 8(4):315-341, 1994.
13) Thompson C: Treating sentence production in agrammatic aphasia. Approaches to the treatment of aphasia, Helm-Estabrooks N, Holland A(eds), p 113-146, Singular Publishing Group, Inc., San Diego, 1998.
14) 竹内愛子(編):失語症訓練のためのドリル集 3 動作・状態を表す語(動詞・形容詞・形容動詞)の改善をめざす. 協同医書出版社, 東京, 2001 a.
15) 竹内愛子(編):失語症訓練のためのドリル集 5 文構成の改善をめざす. 協同医書出版社, 東京, 2001 b.
16) 竹内愛子(編):失語症訓練のためのドリル集 7 文作成と難しい語句の改善をめざす. 協同医書出版社, 東京, 2001 c.

7 失読の治療

　読みには読解と音読がある。失読の治療における究極の目標は読解が改善することにあると考えられるが、長い文の読解には正確な音読能力が必要なこともあり、音読を訓練することも意義深い。

　読みに関するモデルは複数あるが、音読の経路としては大きく分けて、①文字から音へ直接変換する音韻経路と、②意味を介して変換する意味経路とがある(図1)。どちらかの経路が障害されると音読はもう一方の経路に依存することになり、さまざまな失読症状が現れる。治療法は、基本的に、障害された経路を改善させるものか、あるいは保たれている経路を利用するかのどちらかとなる。

　ここでは、まず欧米で報告されている治療研究について紹介し、次いで日本で報告されている治療研究、および筆者らが行った失読の特徴に合わせた治療的アプローチについて説明する。

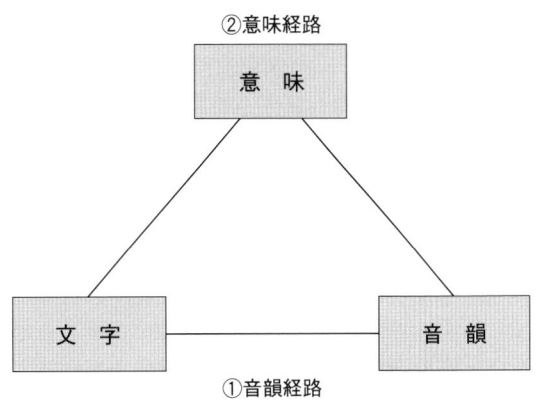

図1 音読における2つの経路

I 欧米における失読の治療研究

1. 深層/音韻失読の治療

　このタイプの失読は非語や機能語の音読ができず、意味を介さず文字を音韻に直接変換する音韻経路に主として損傷があると考えられる。そのため、訓練は音韻経路の再訓練に焦点を当てたもの、残存する意味経路の利用を促したものが報告されている。

❶音韻経路の再学習に焦点をおいた訓練

【de Partz(1986)[4]の症例】

　i) **対象例の症状の特徴**：症例SP(31歳、発症後3カ月のフランス語話者)はWernicke失語で、情報量のある自発話が可能であるが、字性錯語および中等度の語想起障害がみられた。読みにおいては1文字の音読が困難であり、単語の音読において意味性錯読、心像性効果、品詞効果を示し、語彙性効果(非語の音読困難)が顕著な深層失読例である。音韻経路に重度の障害があると考えられた。

　ii) **訓練内容**：残存した意味経路の補助により音韻経路を再学習させることを目的とした。症例は音読できない文字を、知っている単語と結びつけることができる場合があったので(例．Cに対して彼の妻の名である"Carole"、Mに対して"maman"「ママ」)、第一段階は一つひとつの文字にキーワードを決め、文字を見せてキーワードが言えるように訓練した。第二段階はキーワードの語頭の音を強調して長く言うことで最初の音素だけを抽出できるように訓練した。第三段階は1～4文字で1音節を表す非語において、一つひとつの音素を発音して結合する形で音読を訓練した(例．AKO―/a/…/k/…/ɔ/…、/akɔ/)。この時点でaやuのような単一の文字は読むことができたがauのようなフランス語の二重字に対しては/o/という正しい音素を表出できなかったので、症例の読める同音異義語(例．"eau"/o/「水」)と結びつけて学習させた。同音異義語がない文字の場合は高頻度の内容語(例．in/ɛ/に対し"lapin"「ウサギ」)を用いた。

　iii) **訓練効果**：音韻経路の再学習に成功し、9カ月後には一文字の音読が可能になり、語彙性効果が消失したほか、単語においても意味性錯読、

心像性効果、品詞効果がほぼなくなり、読みに飛躍的な改善を示した。

❷障害されている音韻経路を使わずに保たれている意味経路を利用する訓練

Friedman(2002)[5]は上記の訓練の問題点として、①時間がかかり患者に強い動機づけと忍耐を要求するものであること、②個々の文字の音韻化(but →/b/.../ʌ/.../t/...)が再学習できたとしても、深層/音韻失読では、音素を音節に結合する段階(b/.../ʌ/.../t/...→/bʌt/)に問題をもつ症例が多いこと、③音韻経路が有効なのは規則語に限られるが、深層/音韻失読が苦手とする機能語には不規則読みをする綴りが多い(of、to、someなど)こと、の3点を挙げている。そのため音韻経路の再学習がこのタイプの失読の治療に最良なアプローチでないと考え、障害されている音韻経路を再訓練するのではなく、残存する意味経路を用いて音韻を全般的に強化する治療法を検討した。

ⅰ) **対象例の症状の特徴**：症例HN(48歳、発症後4年)は伝導失語中等度、症例DN(67歳、発症後2年)は非流暢型失語中重度である。2症例とも音韻失読で、1文字の音読ができず、聴覚的に呈示された音素に対応する文字を選べなかった。具象性効果、品詞効果(特に動詞、機能語の低下)、語彙性効果がみられたが、規則性効果、単語長効果は認められなかった。音韻経路の障害と考えられた。

ⅱ) **訓練内容**：心像性の低い機能語や動詞の音読を改善させることを目的として、読めない機能語や動詞を、描画可能な同音異義語(not/knot、knows/nose)、あるいは同音に近い具象名詞(of/oven、she/sheet)と対連合学習させた。例えば、beという機能語の場合、カードの表に目標語のbeという文字を印字し、裏には、左側に目標語のbe、右側に同音異義語bee(蜂)の文字とその上に蜂の絵を同時に提示し、音読練習を行った。

ⅲ) **訓練効果**：機能語の読みに改善が得られた。対連合された具象語はまったくの同音でなくても、語頭の位置に目標語の音素を含むなど音韻的に似ている語であれば効果が認められた。読めない単語の文字形態と音韻形態との再連合(knows →/noz/)は異なるモダリティを繋ぐ困難なものであるが、類似する単語の文字形態との連合(knows → nose)は同一モダリティ内であるため容易であり、その結果、読める単語を媒介として(nose →/noz/)、目標語の文字形態(knows)と音韻形態(/noz/)を結びつける対連合学習(knows → nose →/noz/)が成立したものと考察されている。すなわち障害された音韻経路を回避し、意味経路を用いて目標語の文字と音韻の連合を機能的に再編成したものと解釈できる。非訓練語には改善はみられなかった。

2．表層失読の治療

このタイプの失読には意味経路の障害があり、音読は専ら文字を音韻に直接変換する音韻経路に依存すると考えられている。その結果、音韻経路が苦手とする例外語(ないし不規則語)の音読ができない。また、文字から意味を引き出せず音韻経路から生成された読みで意味処理を行うために、同音異義語の区別ができない。訓練としては、意味的な働きかけを行って意味経路の機能の促進をするものが報告されている。

❶視覚イメージの助けによって単語全体を捉える訓練

【ColtheartとByng(1989)[3]の症例】

ⅰ) **対象例の症状の特徴**：症例EE(40歳、発症後5ヵ月)は例外語の音読と同音異義語の同定に成績低下を示す表層失読例である。意味経路の障害と考えられたが、聴覚的理解に比べ読解が不良であることから、特に意味理解に先行する段階、つまり視覚的な単語認知のレベルの障害が仮定された。

ⅱ) **訓練内容**：単語の文字形態全体を音韻に対応させ、視覚的な単語認知を改善させることを目的として、読みが非常に不規則な例外語(例．ghという二重字を含む単語、though、through、coughなど)の音読課題において、単語をその意味を表す絵と一緒に呈示し、視覚イメージの助け(mnemonic aid)によって単語全体を捉えるよう促した(例．"bough"「大枝」という単語は木の絵と一緒に呈示する)。症例はこの音読課題を自宅で1日に15分ずつ練習して毎日の成績を記録した。また、別の単語群で、絵の代わりに、ある種の記憶を助けるシンボルを提示し(例．"work"という単語には、症例の職業の「郵便屋」にちなんで最後の文字のところに封筒の形を描く)、1週間自宅で練習し

iii）**訓練効果**：訓練語に大きな改善を認め、非訓練語においても訓練語ほどではないが般化を認めた。

❷**同音異義語の理解訓練**

【Scott と Byng(1989)[17]の症例】

 i）**対象例の症状の特徴**：症例 JB(24 歳、発症後 8 カ月)は例外語の音読、同音異義語の判断課題(brake、break が同音か否か判断する。break は例外語であり、/bri：k/と規則読みをすると判断を誤る)および同音異義語の定義説明(同音異義語を黙読しその意味を説明する)に低下を示す表層失読例である。文字から意味へのアクセスに障害があると考えられた。

 ii）**訓練内容**：同音異義語の理解を向上させることを目的として、同音異義語のペア 135 対を選び、正しい語を含む文と、同音異義語を入れ替えて作った誤り文に対し正誤判断を求めた。例えば、同音異義語ペア bawled/bald では、(正)The man with no hair is bald. と(誤)The man with no hair is bawled. のうち正しい綴りをもった文を選ばせた。文の音と意味はいつでも正しいので綴りに注意するよう説明した。

 iii）**訓練効果**：同音異義語を含む文の正誤判断課題では、訓練語における訓練効果、非訓練語における般化が有意に認められた。同音異義語の書取成績は向上しなかったが、同音異義語の定義による理解(口頭で単語の定義を呈示し、対応する文字を同音異義語を含む選択肢から選ぶ)および同音異義語の定義説明にも改善がみられた。

3．純粋失読の治療

純粋失読は、逐字読み(letter-by-letter reading)およびその結果として単語長効果(word length effect)を示し、音読・読解とも究めて遅いが、失語や書字障害はない。重度例では正答率も低下し、1 文字の音読も障害される。音読・読解の双方が障害される発現機序としては、①視覚性障害説、②離断説、③単語形態システム(word-form system)障害説、などが挙げられる(伏見ら、2002)[8]。

❶**運動覚促通法**(Goldstein, 1948[9]；ほか)

 i）**対象例の症状の特徴**：1 文字の音読も障害されている純粋失読例である。

 ii）**訓練内容**：良好な書字に伴う運動覚からのフィードバックを利用して 1 文字および単語の音読を改善させることを目的として、文字を写すことにより 1 文字ずつ音読し、単語の構成文字を順に口頭で綴ることで単語を音読させた(例．mate→/em/ /ei//ti/ /i/→/meit/)。この過程が速く行われるようになるまで続けられた。

 iii）**訓練効果**：1 文字および単語の読みに改善を示した。

❷**Multiple Oral Rereading 法**(以下 MOR 法、Moyer, 1979[14]；Beeson, 1998[2]；ほか)

 i）**対象例の症状の特徴**：文章の音読で障害がみられる純粋失読例である。

 ii）**訓練内容**：同じ文章を毎日繰り返し音読練習し、成績が改善したら新しい文章が与えられた。

 iii）**訓練効果**：反復練習により般化がみられ、新しい文章における音読速度が速くなった。Beeson(1998)の症例 HL(53 歳、発症後 2 カ月)は、この訓練法により文章レベルの音読速度が改善し、文章の音読では逐字読みをしているようには一見みえなくなったが、単語の音読潜時を測定すると改善は認められず単語長効果も残存していた。意味的、統語的情報により単語認知を促進するトップダウン方略を用いたため文章の音読が改善したと考察されている。

どの失読タイプにしても、その重症度に応じて有効な治療目標および方法が異なる。障害された機能が比較的軽度ならば、その機能の回復あるいは再学習を目標にするのが妥当と思われるが、重度に障害されているならば、障害された機能に対して直接アプローチするのではなく、残存能力を最大限に活用するプログラムをたてるべきであろう。また、回復の程度に応じて訓練法を段階的に移行していく必要もある。また失読タイプや重症度のみならず、年齢なども治療法の適用において考慮すべき重要な要因である。

Ⅱ 日本における失読の治療研究

1．仮名訓練

仮名の読み書き訓練では、仮名 1 文字と拍の間

に両者を橋渡しする役割を担った単語(キーワード)を挟み込み、文字⇔キーワード⇔拍の三者間の対応づけを行うキーワード法が提起されている。書き取りに重点をおいた訓練が多いが、音読も改善することが知られている。キーワードには、仮名多音節語、漢字1～3音節語、単音節語に複合語を組み合わせたものがあるが、ここでは3番目の鈴木ら(1996)[20]の方法を紹介する。

ⅰ)対象例の症状の特徴:症例1(56歳、発症後2年)、症例2(41歳、発症後3年6カ月)は重～中等度のブローカ失語、症例3(43歳、発症後1年6カ月)は重度のウェルニッケ失語である。3症例とも仮名1文字の書き取り、音読成績に低下を示した。

ⅱ)訓練内容:漢字1文字で表記される単音節語(例.蚊)およびそれを含む複合語(例.蚊取線香)をキーワードとし、音⇔キーワード⇔仮名の連合を形成する訓練が行われた。まず段階1では音韻形態、文字形態を修得させるため、仮名(か)とキーワードの漢字(蚊、蚊取線香)を書いた文字カードを見せて、キーワードの復唱、単音節キーワードの漢字、仮名の模写を行った。段階2では、キーワードの漢字から仮名を想起して書くことを訓練した(キーワード→仮名)。次に音とキーワードの連合を強化させる訓練(音→キーワード)として、音から単音節漢字を想起して書く(段階3)、音から複合語を想起して言う(段階4)よう促した。最後にキーワードを消去する訓練として、単音節キーワードの漢字を書かずに音から仮名を書き取る(段階5)、複合語キーワードを言わずに仮名を書き取る(段階6)ことを行った。それぞれの段階で80%以上正答できたら次の段階へ進んだ。1文字の訓練を清音、濁音・半濁音、拗音の順に進め、それぞれが可能になった時点で仮名単語の訓練に移行した。

ⅲ)訓練効果:全例で仮名1文字および仮名語の書き取りのみならず、音読にも改善が認められた。音→キーワード→仮名の訓練過程で、逆方向の連合、音←キーワード←仮名も形成されたと考えられる。キーワードについては、「か(蚊)」などの単音節語では意味想起が難しく、「からす」などの多音節語では音韻抽出の困難が伴う(「からす」から「か」を抽出する)が、単音節語と複合語を併用することでこれらの欠点が軽減される。実際、症例1と2は以前、漢字あるいは仮名書きの多音節語のみをキーワードとする仮名訓練を行っていたが効果が上がらず、単音節語と複合語を併用する上記の方法に変更したところ成果が得られており、キーワードに複合語を併用することは重度の症例においても有効であったと考察されている。

2.漢字1文字に対するキーワード法による音読訓練(伊澤ら, 1999)[11]

ⅰ)対象例の症状の特徴:症例AT(46歳、発症後1年半)は失名辞失語と漢字を中心とする失読失書症状を呈していた。仮名の読み書きは良好なのに対し、漢字は1文字の音読が音読み、訓読みともに重度に障害されていた。しかしその文字を含む具体的で視覚イメージを喚起しやすい漢字熟語の音読は比較的良好であった。

ⅱ)訓練内容:熟語をキーワードとして漢字1文字の音読みを改善させることを目的とし、漢字1文字と熟語を対連合学習させる(「路」に対し「道路」を一緒に呈示する)キーワード法と、漢字1文字と読み仮名を対応させる(「路」に対し「ろ」を呈示する)非キーワード法を比較した。

ⅲ)訓練効果:キーワード法は非キーワード法に比べ有効で、有意な改善と持続的な訓練効果がみられた。意味を利用して文字から音韻を引き出す手法が仮名1文字だけでなく漢字1文字にも有効であることが示された。

3.純粋失読の治療

❶運動覚促通法

ⅰ)訓練内容:Kashiwagiら(1989)[12]は仮名および漢字を右手の人差し指で机上や空中などに書く方法を用い、清音から始め濁音、拗音、漢字へと複雑さを増していった。Sekiら(1995)[18]は文字そのものをなぞることも認め、わからなければ鉛筆で写字をさせ、さらにわからなければ答えを教えて復唱と写字をさせた。

ⅱ)訓練効果:1文字の仮名、漢字の音読に改善を示した。

❷単語全体読みを促すフラッシュカード訓練とMOR法(吉野ら, 1998)[22]

ⅰ)対象例の症状の特徴:単語の音読に障害を

もつ純粋失読例(28歳、発症後3カ月)である。

ii）**訓練内容**：単語のなめらかな音読能力を獲得させる目的で行ったフラッシュカード訓練では、「なるべく単語全体をいっぺんに見て、わかったらすぐに音読する」よう指示を与え、音読に成功したらセラピストは素早く次のカードを手で繰って提示し、平仮名2～5文字語1セット30枚にかかる音読時間を測定した。患者に貸し出して反復練習させ、全体を60秒以内で読めるようになったら新しいセットに交換した。2文字語から3文字語に移行した発症後5カ月頃よりMOR法を開始した。

iii）**訓練効果**：2～3文字語では訓練語のみならず非訓練語でも音読時間が短縮した。4～5文字語では訓練語の時間短縮はあったが非訓練語ではあまり変化が認められなかった。

MOR法では4～5文字語の非訓練語に変化がみられなくなってからも、文章の音読時間にしばらくは改善が続いたと報告されている。

4．深層/音韻/表層失読の治療

これらの失読症状に対する本邦での治療研究は現在のところほとんどみられず、欧米の研究から治療法を類推する必要がある。ここではまず、欧米の研究を日本語に適用する際に問題となっている点について述べ、次いで筆者らが経験した失読例の治療的アプローチについて紹介する。

❶漢字仮名差と単語属性効果

欧米の失読研究で得られたさまざまな成果がどの言語の文字体系においても通用する普遍的なものであるのか、それとも日本語では文字体系の特殊性を考慮する必要があるのかが問題となっている。日本語には漢字と仮名の2種類の文字が存在し、症例によって障害のされ方が異なってみえるため、日本では長い間、漢字仮名問題が失読研究の中心となってきた。上述した深層、音韻、表層失読が日本に紹介されて以来、欧米の言語における文字と音の対応関係の規則性(regularity)は漢字と仮名という文字種の違いに置き換えて捉えられてきた。そのため、両者に異なった処理経路が考えられ、二重経路モデルによって、漢字は意味経路、仮名には音韻経路が使用されると説明されてきた。

しかし、最近、計算理論をもとにした並列分散処理型モデルによって、漢字と仮名の差はそれぞれ単語の属性が異なることから生じた結果であって、両者の処理経路が異なるわけではないと指摘されている(伏見ら, 2000；伊集院ら, 2001)[7)10)]。辰巳(2000)[21)]は、漢字仮名の乖離が示されたこれまでの研究では単語の頻度や表記妥当性など刺激語の統制が十分でないことを挙げ、データベース(天野, 近藤, 1999[1)]など)を用い、単語の属性を統制して再検討する必要があることを指摘している。

このモデルでは、単語のさまざまな属性が音読に影響すると仮定されている。読みに関与する属性としては、単語親密度(単語の馴染みの深さ)、心像性(心的イメージの思い浮かべやすさ)、単語頻度、語彙性(単語か非単語か)、読みの妥当性(読みのもっともらしさ)、表記の妥当性(表記のもっともらしさ)、一貫性(構成文字の読み方が、異なる単語の間でどの程度一貫しているか)などがある。また、漢字語においては構成文字の語彙性、親密度、文字頻度、学年配当、音訓などの属性も関与する。これらのうち、例えば一貫性は音韻経路に、心像性などの意味的な変数は意味経路に関与する指標と考えられている。

失読の治療においては、失読タイプを見極めるとともに、患者の成績がどういった属性に最も影響を受け、どのような訓練に対して敏感であるかを探ることが訓練者にとって必要となる。

❷日本の深層/音韻/表層失読症例で考慮すべき単語属性と治療的アプローチ

　a 深層失読と心像性

これまで報告された深層失読例(Sasanuma, 1980[16)]；ほか)は漢字に比べ仮名の成績が悪く、漢字では意味性錯読、仮名では視覚性錯読が優勢であるという特徴をもっている。筆者らの経験した深層失読例TM(65歳)でも、漢字(例．机)に比べ仮名(例．つくえ)の音読、理解は極めて困難であった。漢字語では意味性錯読、視覚性錯読、心像性効果、品詞効果などが認められたが、一貫性効果や音韻性錯読はまったくみられず、音韻経路はほとんど機能していないと思われた。仮名語では、高親密度語でも「そして」「いつも」など心像性の低い語ではほとんどが無反応であったが、「りんご」「いちご」などの具象語の音読は可能で、意味性錯読(例．きつね→コネコ、ドウブツ)や視覚性錯読

（例．うなぎ→ウサギ）がともに観察された。また、親密度、文字数をそろえた具象語では「自動車」などの漢字語と「りんご」などの仮名語の間に表記形態による成績差はなくなった。本症例には視覚性認知障害が認められ、自分の書いた文字が読めないという純粋失読の要素もあったが、視覚性障害が疑われる場合、表記間の比較においては文字数の影響を考慮する必要がある。

　本症例の訓練は、視覚認知機能を向上させること、および、機能しない音韻経路を補うために意味経路を強化することを目的とした。図形や文字の模写課題の他、読みの訓練では心像性、具象性の高い漢字語、仮名語を刺激語として用い、線画・動作絵と文字のマッチング課題や、カテゴリーによって文字単語を分類する課題など、視覚認知および意味的な側面への働きかけをした。その際、単語/句/短文などの長さ、あるいは、名詞/形容詞/動詞などの品詞も考慮し、それぞれやさしいものから難しいものへと訓練材料を導入・移行していった。また、音読できない場合でも、どのような意味か、あるいはどのようなカテゴリーに属するかを質問していくことで音読可能となることがあり、意識的に方略を変えさせることも必要であった。同様に短文も音読させずに意味を捉えるよう促すことで文意を説明できる場合が増えてきた。音韻経路の障害のためか、なぞり読みは無効であった。しかし深層失読例でも仮名語、仮名非語の音読が比較的保たれる例も報告されており、音韻経路の再学習についても今後、検討する必要がある。

ⓑ 表層失読と一貫性

　漢字は仮名に比べて不規則な読みをもつため、日本では、漢字に強い障害を示す失読症状が表層失読であると考えられていたが、近年、漢字語の単語属性によって表層失読例の音読成績が大きく異なることが知られてきた（Pattersonら, 1995）[15]。例えば、同じ漢字語でも、どの熟語に出てきても同じ読み方をする文字で構成される一貫語（例．医学）と、熟語によって異なった読み方をする文字で構成される非一貫語（例．中学、中身）がある。また非一貫語にも、典型的な読み方をする典型語（例．中学）と、非典型的な読み方をする非典型語（例．中身）とがある。漢字語の音読にはこのような一貫性が大きく影響することが報告されている（Fushimiら, 1999）[6]。一貫語、典型語、非典型語の違いを特定することは必ずしも容易ではないが、概して熟語では訓読み語に非典型語が多いので、臨床的には、表層失読は訓読み熟語が苦手であると判断できる。筆者の経験した表層失読例MT（62歳）の音読成績をみても、高頻度具象語であっても訓読み熟語（例．手紙、切手、毛糸）には低下がみられたが、音読みの抽象語（例．混雑、回転、願望）はむしろ良好であった。また漢字非語（例．回望）の音読も良好であり、意味を介さない読みの良好さが目立っていた。具象語は、意味理解障害のある症例において、絵とのマッチングなどの意味訓練でよく用いられるが、非典型読みとなる単語が多いため、表層失読例にはかえって音読しにくいので注意が必要である。一方、理解力は、語音認知障害により聴覚的理解力は顕著に低下していたが、読解は比較的保たれていた。しかし、より正確な理解には正確な音読が必要であると考えられるため、音韻経路から生成される音韻による意味理解を補助として、理解力の向上を促した。具体的には、音読しやすい仮名単語、仮名書き文、音読み熟語など典型語の音読を練習し、音韻からの意味理解を促す訓練を行った。その結果、意味理解力が向上し、それに伴い、非典型語である訓読み熟語でも"首輪"を「シュリン」と読むような別の読みを当てはめる誤りが減少し、正反応が増加した。表層失読における漢字語の音読・読解訓練では、読みの一貫性や音訓の考慮が重要な留意点となる。この訓練は残存する音韻経路を利用した訓練であるが、今後、障害された意味経路に直接働きかける訓練についても検討する必要がある。

ⓒ 深層失読から音韻失読へ移行した症例における音韻経路の強化

　前川ら（1999）[13]の症例HN（58歳）では、発症1年時の時点で"親"を「チチ」、"気軽に"を「カンタンニ」、"叩き売り"を「バナナ」など意味的に関連するが音韻的には類似しない語に読み誤る意味性錯読が頻出した。そのほかにも品詞効果、語彙性効果など深層失読の症状を示した。その後、意味性錯読は減少し、2年時以降は"調理"を「リョウリ」、"設備"を「シセツ」、"故郷"を「キョウリ」と読むような意味的かつ音韻的に類似する語への錯読へと変化している。この錯読は、意味理解障害によっ

て出現した意味性錯読ではなく、むしろ障害された音韻経路ないし音韻そのものの働きを補うのに良好な意味情報を用いたために生じたものと捉えられる。この時点の症状は深層失読よりは音韻失読といえるものであった。音韻経路の回復が想定されたため、訓練としては、漢字1文字に対し思いつく限りの読み方を書かせて、漢字の意味ではなく音を想起させるといった音韻経路を強化する方法を用いた。その際、熟語を介在させると、"泳"に対し「水泳」を想起して「スイ」、"宮"に対し「神社」を想起して「ジャ」とふりがなをふるなどの誤りが多かったため、漢字1文字の偏や旁などに注目させ1文字の読みを意識させるなどの働きかけを行った。約3カ月後には漢字の意味のみならず音に対する意識も高まり錯読が減少した。

以上、失読の治療法について概説したが、失読症例の報告やモデルや機序に関する文献は比較的多い割に、失読の治療研究については特に本邦では報告が少ない。今後さらに、症例ごとに十分な失読症状の評価を行い、そこから導き出される障害の機序や仮説に基づいて治療計画をたて、綿密に検証していく研究の積み重ねが必要である。

（新貝尚子）

文献

1) 天野成昭，近藤公久：日本語の語彙特性．三省堂．東京，1999．
2) Beeson PM：Treatment for letter-by-letter reading；a case study. Approaches to the treatment of aphasia. Helm-Estabrooks N, Holland A（eds）, Singular Publishing Group, San Diego, London, p 153-177, 1998.
3) Coltheart M, Byng S：A treatment for surface dyslexia. Cognitive approaches in neuropsychological rehabilitation, Seron X, Deloche G（eds）, Lawrence Erlbaum Associates, Hillsdale, NJ, p 159-174, 1989.
4) de Partz M-P：Re-education of a deep dyslexic patient；rationale of the method and results. Cognitive Neuropsychology 3（2）：149-177, 1986.
5) Friedman RB, Sample DM, Lott SN：The role of level of representation in the use of paired associate learning for rehabilitation of alexia. Neuropsychologia 40：223-234, 2002.
6) Fushimi T, Ijuin M, Patterson K, et al：Consistency, frequency, and lexicality effects in naming Japanese Kanji. Journal of Experimental Psychology；Human Perception and Performance 25：382-407, 1999.
7) 伏見貴夫，伊集院睦雄，辰巳 格：漢字・仮名で書かれた単語・非語の音読に関するトライアングル・モデル（1）．失語症研究 20（2）：115-126, 2000．
8) 伏見貴夫，伊集院睦雄，辰巳 格：読み書きの認知モデル．高次神経機能障害実践入門 小児から老人，診断からリハビリテーション，福祉まで，宇野 彰（編著），新興医学出版社，東京，2002．
9) Goldstein K：Language and language disturbances. Grune and Stratton, New York, p 119-125, 1948.
10) 伊集院睦雄，伏見貴夫，辰巳 格：並列分散処理モデルによる読みの障害へのアプローチ．アドバンスシリーズ コミュニケーション障害の臨床5 失語症，日本聴能言語士協会講習会実行委員会（編集），p 85-142, 協同医書出版社，東京，2001．
11) 伊澤幸洋，小嶋知幸，加藤正弘：漢字の失読症状に対する訓練法，漢字一文字に対して熟語をキーワードとして用いる方法．音声言語医学 40：217-226, 1999．
12) Kashiwagi T, Kashiwagi A：Recovery process of a Japanese alexic without agraphia. Ahasiology 3（1）：75-91, 1989.
13) 前川眞紀，金子真人，新貝尚子，ほか：Phonological dyslexia と考えられた1例の仮名音読過程．失語症研究 19（2）：114-121, 1999．
14) Moyer SB：Rehabilitation of alexia；a case study. Cortex 15：139-144, 1979.
15) Patterson K, Suzuki T, Wydell TN, et al：Progressive aphasia and surface alexia in Japanese. Neurocase 1：155-165, 1995.
16) Sasanuma S：Acquired dyslexia in Japanese；Clinical features and underlying mechanisms. Deep Dyslexia, Coltheart M, Patterson K, Marshall J（eds）, p 48-90, Routledge & Kegan, London, 1980.
17) Scott C, Byng S：Computer assisted remediation of a homophone comprehension disorder in surface dyslexia. Aphasiology 3（3）：301-320, 1989.
18) Seki K, Yajima M, Sugishita M：The efficacy of kinesthetic reading treatment for pure alexia. Neuropsychologia 33（5）：595-609, 1995.
19) 新貝尚子，金子真人，前川眞紀，ほか：単語の読字成績に心像性効果が著明に認められた左利き右半球損傷例．第3回認知神経心理学研究会抄録集，p 18-19, 2000．
20) 鈴木 勉：失語症の仮名書字訓練導入の適応と訓練方法．失語症研究 16（3）：246-249, 1996．
21) 辰巳 格：ニューラルネットワーク入門；ネットワークは単語をどう読んでいるのか．失語症研究 20（3）：222-233, 2000．
22) 吉野眞理子，山鳥 重，高岡 徹：純粋失読のリハビリテーション：単語全体読み促進を目ざしたフラッシュカード訓練とMOR法による検討．失語症研究 19（2）：136-145, 1999．

8 重度失語の言語療法―「自発的言語活動」に注目する―

▶はじめに◀　本稿では、一般的に強調される「コミュニケーションの実用性」などの観点には言及せず、今までほとんど取りあげられたことのない「自発的言語活動」という次元に注目したい。

重度失語症者は失語症がまさしく重度であるために、日常的な会話やコミュニケーションの実用性も大きく損なわれてしまう。しかしそれにもかかわらず、いや、それだからこそ、彼らの「自発的言語活動」は動き出す。重度失語症者は、普通イメージされるよりも、はるかにさまざまなことを感じ、考え、苦悩し、また理解し表出するのである。臨床家はそこに注目する必要がある。彼らが失語症者として「本来的な課題」（後述）に取り組む活動が、何よりもこうした「自発的言語活動」に現れるからである。以下に具体的な症例を通して、重度失語症者の「自発的言語活動」に着目する臨床的方法を紹介しよう。

I 「自発的言語活動」に注目する方法

1．失語症者の本来的な課題―「言葉の世界」へ戻る仕事―

失語症は重度失語であるか否かにかかわらず、急性期に消失しない限りほとんど完全治癒はない。失語症者は、失語症の軽減が切なる願望であるとしても、多かれ少なかれ失語症のままで生きてゆかざるを得ないのである。したがって彼らには、発症し失語症となった時点から、いわゆる言語訓練に取り組むことだけではおさまらない、より本来的な課題が生じるのだと考えられる。すなわち、失語症のままで再び「言葉の世界」、他者と交わる世界へいかに戻るか、「言葉の世界」と自分との関係を確かめ直すという課題が生じ、その課題に取り組む言語活動が失語症者において動き出すのである。

例えば、ある70代男性の失語症者は「一人前の人間としてものが言える人間じゃない」という。また別の女性患者は「最初は全然話せなかった。真っ白でした。…人間を否定されているような…」と語る。失語症者の口から、このように「人間ではない」という言葉を聞くのは決して珍しいことではない。彼らの言葉は、人にとり失語症になることが、情報伝達や表現の道具としての言語の障害を被るだけに留まらず、「言葉の世界」において「人間」として生きてゆけるかどうかという事態をも引き起こすことを示している。つまり象徴的に「人間」であるか否かという次元、言語と「人間」の根本的な関係が問題になるのである。失語症のままで「言葉の世界」へいかに戻るか、この基本的な仕事が失語症者に生じるのは、実用性や日常性という次元においてではなく、このような「人間」か否かという境界が問題となる次元においてである。

2．なぜ「自発的言語活動」か―「無用の用」としての言語活動―

さて失語症者の「自発的言語活動」を強調するのは、何よりもそこで以上のような「言葉の世界」へ戻るという彼らの基本的な仕事が行われると考えるからである。それは日常生活や実用上での自発性を重視することとはまったく異なっている。ここでいう「自発的言語活動」とは、臨床家が検査や言語訓練で求めるような「規範的な言語活動」のことでも、日常生活に必要とされる実用的な言語行動やコミュニケーション行動のことでもない。むしろ失語症者が何気なくふとみせる表情や態度、思わず言ってしまう言葉、語ってしまうような話、激しく訴える言葉、あるいは沈黙や拒否などのことを指している。さらに彼らが語る夢、自由に描く描画などの活動も含む。従来、いわば周辺的とされやすかったこれらの活動を、ここでは「自発的言語活動」と総称したい。本稿で紹介するのは、このような非日常的、非実用的な、いわば「無用の用」ともいうべき「自発的言語活動」に臨床的な意義を見出そうとする方法である。以下にその実例を

示そう。

II 症例

　これから紹介する2症例は、全失語である。いずれも言語訓練はほとんど行わなかったか、あるいは僅かに試みた程度であり、彼らが語るところ、「自発的言語活動」を聞いてゆくことを中心とした症例である。

1．切実な思いを話し続ける

　A氏は全失語であるにもかかわらず、臨床家（以下ST、私）へ向けて話し続けるという形で、1つの精神的な区切りに至った症例である。STは初回面接から退院まで、彼の訴えるところを聞いてゆくこと以外、ほとんど何もしなかった。しかしいったい、全失語患者の何をどのように聞けばよいのだろうか。

❶現病歴、初回面接、方針

　A氏は脳出血、70代前半の男性、職業は会社経営。突然の意識障害、右上下肢の麻痺の出現にて発症した。前院にて脳内出血（左被殻）と診断され血腫除去術が施行された。当院には発症後2カ月ほどで入院となった。A氏の発話は、語音として聞き取れない不明瞭な呟きの連続といえるようなジャルゴンで、言わんとする内容はまったくわからなかった。STの問いかけに対するYES-NOの判断・応答も曖昧であった。にもかかわらず彼の態度からは何かを言いたい、何かを嘆いている、ということが感じられた。ここはA氏の思いを確かめることが先決であろうと私は考え、彼との治療関係を、いわゆる訓練的なかかわりによってではなく、彼自らが語るところ、彼のジャルゴンを聞くという形から始めた（4回/w）。

❷経過（退院までの約2カ月間）

　ⓐ ほとんど不明瞭なジャルゴンを聞いてゆく（入院後20日間）

　彼の何かを哀願するような様子は、私の中に聞かねばならないという緊張感を生じさせた。入院して2週間後（#6）、A氏はそれまでより、何かを訴えているという態度をはっきり示し、泣き出したりする。多量のお経のようなジャルゴンの中に「もういいよ」「なんで…」などの言葉が曖昧だが聞きとれた。#7、担当ナースが私に次のようなことを告げた：A氏には妻にはどうしても知られたくない、ある秘密、「隠されたこと」がある。A氏の家族では娘だけがそれを知っている。昨日その秘密の中心人物M氏が尋ねてきた。私は直裁にA氏に「昨日、その方が来たのですか？」と聞いてみた。彼は少し照れたような顔をして微笑んだ。話を少しずつ確認しながら進めることができそうだ。彼は私に憚ることなく、二度三度と大泣きした。#8、何かを言いたい様子がさらにはっきりしてくる。誰か聞いていないかというような目配せをA氏がしたので、私が大丈夫と告げると彼はうなづき了解した。A氏は状況がよくわかっているのである。

　ⓑ 話が絞られてゆき、核心へ（入院後1カ月過ぎまで）

　#14からは「隠されたこと」がはっきりと話題の中心となった。［YES-NO応答で（以下、応答で）］「妻にわかってしまうことが心配だ」。〈とにかくその問題が解決しないと、リハビリどころではない？〉と問うと、A氏は「そうそうそう」と答え、自然な会話風になる。#17、［応答で］「M氏にはここにもう来ないでほしい。M氏にSTからそれを伝えてほしい。妻に心配かけたくない」。ここが1つの「ヤマ」だった。A氏は私に対し、単に話を聞くことだけでなく、具体的な行動を依頼してきたのである。しかし私はA氏とM氏の間に入るような行動はとらなかった。A氏の今後については、あくまでも彼と家族が決める問題であるという線を崩さなかったのである。

　ⓒ A氏の決断、そして退院へ（入院後1カ月半～2カ月まで）

　事態が動いたのは次の日だった（#18）。この日、A氏は「隠されたこと」について、1つの重大な決断を自ら下した。娘からの連絡を受けたM氏が彼を尋ね来院してきたのだった。以下は、付き添っていた家政婦からあとで聞いたその時の彼の様子である。A氏はM氏へいろいろジャルゴンで話し、最後に「心配いらない」「もういい」とだけははっきり言った。そしてM氏に対して"もうすべて任せる"というような仕草をした。M氏がやむなく泣きながら病院を去る時、A氏は手を振りながら彼女を見送ったという。

　こうして「隠されたこと」について決断し終えた

A氏はその後沈みがちではあったが、私との対話はそれまでと同じように続いた。#20、[応答で]「M氏が何かまた言ってくるのではないか心配。だから家に早く帰りたい」。#21、A氏が何かを私に尋ねてきた。その表情から"STが妻にいろいろ言わないか？"心配しているのではと私は考え〈誰にも言わない。安心して下さい〉と答えた。彼はほっとしたようだった。#22、妻は私に「とにかく一度自宅に退院することにしました」と告げた。私が〈退院が決まってよかったですね〉と言うと、A氏は「えー」とやや泣き顔で答える。#23、〈落ち着きましたか？〉と尋ねると、しんみりとした調子で「okatta（よかった）」と。#26、退院前日。〈「隠されたこと」についてはもう安心ですか？〉A氏、「です」。〈向こうに帰ると気が抜ける面もあるのでは？〉「うん」。そして次の日、A氏は泣きながら当院をあとにしたのだった。

d WAB評価について

退院決定後の#23、彼はWAB失語症検査に驚くほど集中して応じた。入院後3週間の時点でもWABのごく一部を施行した（WAB単語聴理解0/8）が、そのときの受け身的な態度とはまったく違い、自ら検査に取り組んだ。このことからも、M氏に関する「決断」と退院決定が、彼にとり精神的に大きな区切りとなったことがみて取れた。区切りがついて初めて検査という"土俵"にのる気になれたのだ。WAB聴理解では、単語1/10、YES-NO問題27/60とchance levelは越えなかった。読解は漢字単語4/6、仮名単語1/6。復唱・呼称は各々1問のみ正答。WAB-Ravenにも集中して取り組み、時間はかかったが、24/37正答だった。

❸まとめ

A氏は全失語で、口から出る言葉はほとんど不明瞭なジャルゴンであり、具体的な内容はほとんどまったく読み取れなかった。しかし彼は入院から退院するまで私に向かって、大量のジャルゴンを話し続け、それがそのまま彼にとり1つの精神的な区切りにたどりつく過程でもあったのである。これは、上記のWABの結果からすると、とても想像できないことかもしれない。しかしA氏において、発症・失語症という危機が「隠されたこと」をめぐる危機へと連鎖し、上述したような「自発的言語活動」が呼び起こされ続けたと考えられる。

ⓐ どのようにジャルゴンを聞いたか

WABのYES-NO問題の結果（27/60）からわかるように、A氏のyes-no判断・応答はもちろん正確ではない。また彼の語る不明瞭なジャルゴンの中からそれと聞き取れる言葉はごく稀にしかなかった。しかしそれらの言葉、そして彼の声の調子や顔の表情、身体の姿勢・動きから、漠然とでも、ある感情や情緒が感じ取れたのである。そこを手がかりに、および第三者から得られた情報をもとに、浮かんでくるいくつかのことを尋ねてみる。それにA氏が頷いたり、ジャルゴンで何かをさらに語ろうとするという具合に対話が進んだ。話が核心にふれたときなどにみせる、はっきりとうなずいたり返事する彼の確信的な態度からは、彼が何をどのように考えているか、その内的な思いがはっきりわかると思えることがあった。そのように「思いがわかる」といった瞬間が、何度か、何日か、何週間か積み重なり、A氏と私との間に大まかだが「話の展開」が現れてきたのだった。

ⓑ 「自発的言語活動」の力

ごく稀にそれと読み取れる彼の言葉は「その時にしか言えないような意味に満ちたもの」であるように思われた。STという場で発せられたこれらの言葉を1つのつながり、連鎖されたものと考えると、そこにA氏の精神的な変遷をみてとれる。初めの頃のお経のような声の中に確かに聞き取れた「…なんで…」という嘆きから、退院が決まりしんみりと語った「okatta（よかった）」という言葉まで、A氏の口から発せられた「自発的言語活動」としての言葉の連なりは1つの持続する「力」として作用し、彼が入院当初の不安・混乱から抜け出て、自分が囚われていることから自分を「離す」過程を生み出したと考えられる。「隠されたこと」という現実の問題をめぐって動いた彼の「自発的言語活動」は、無意識的には再び「言葉の世界」へ戻ろうとする必死の作業でもあったといえよう。

どのように展開してゆくかわからない患者の言葉を聞き、やがて患者自身が「okatta」のような区切りの言葉にたどりつく。こうした過程に立ち会うことは臨床家の仕事であろう。

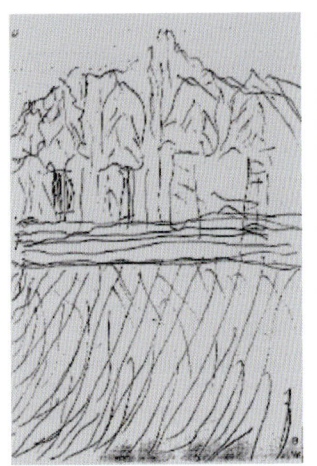

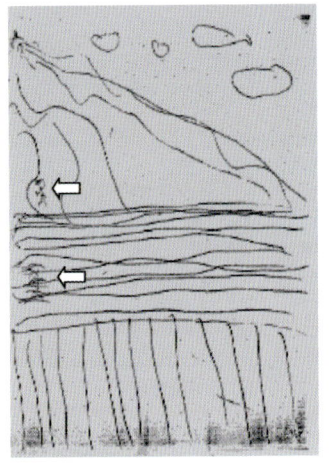

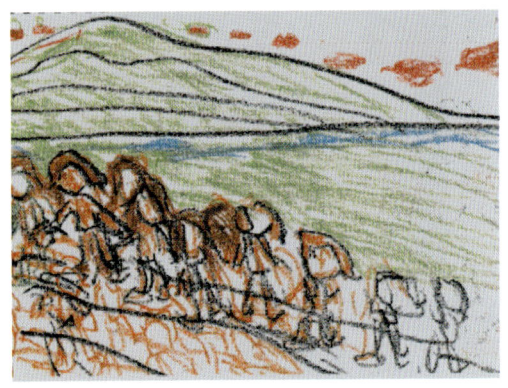

図1 描画1　　図2 描画2　　図3 描画3

2. 自発的に絵を描き継ぐ

次に紹介するのは、描画という「自発的言語活動」を通じて、A氏と同じように1つの精神的な区切りに至った全失語の症例である（吉原，中西，1999；中西，吉原，2000）[1)2)]。

❶現病歴、初期評価、方針、経過

B氏は50代後半、脳梗塞による重度右片麻痺、全失語の男性である。発症後約1カ月で当院に入院となった。聴理解は単語レベルより困難で、重度の口腔顔面失行が認められ発声も困難だった。初回面接ではSTの問いかけにうなずくばかりで、時々困ったような笑顔をみせ、受身的な態度に終始していた。日常場面でもしばしば困惑したり不安そうな態度がみられた。STは今困っていること・訴えたいことをyes-noを使って聞こうとしたが、やはり笑顔とうなずきだけで何も聞き出せなかった。入院当初は課題的な言語訓練も試みたが、ほとんど進展がなかった。そこで（入院から約1カ月後）、病前から絵を描くことが好きだったB氏に、自画像を描くようすすめたところ、1枚の風景画を一気に描いた［描画1（図1）］。彼はこの風景画を出発点として、その後自分でもその意味にほとんど気づかないままに、無名の群集、家族の絵などを描き続けたのである。

❷描画による「言葉の世界」へ戻る仕事

描画というB氏の「自発的言語活動」は、彼が全失語となり、どのように「言葉の世界」から抜け落ち、そして再び「言葉の世界」へ戻ってきたかを見事に象徴する作業と考えられる。以下に約3カ月間にわたり描き続けられた描画の中から特徴的なものを取りあげ、その展開を、精神分析（フロイト、ラカン、新宮）*の考え方に依拠し紹介しよう。

描画1（図1）は、「自画像を」と指示され描いた絵だが、自画像とはまったくいえない風景画だった。人は誰もおらず、川を隔て、遠くに高く険しい山が聳え立っている。夢に出てくる空は「言語の場」であるという（新宮，1996）[6)]。それに倣えば、山の向こうの遠い空は戻るべき「言語の世界」であろうか。その3日後に描かれた描画2（図2）では、川の中に人がいる（下の矢印）。水の中で溺れているようだ。STがそう指摘すると、B氏はすぐに川の向う岸に描き直し、その人物を助けた（上の矢印）。「水中への墜落」の夢はフロイトのいう「類型夢」の1つであり、古くから出産と関係づけられている（Freud S, 1900）[7)]。描画2（図2）はB氏がこの世界、すなわち「言葉の世界」に誕生する場面を象徴していると思われる。

入院から2カ月後、病室でスケッチブックに描かれた数枚の絵を見つけた。描画は当初の風景画から次第に人物群がはっきり描かれるようになった［描画3、4（図3、4）］。しかし、彼は絵に描かれた具体的な事物を確認する質問にはyes-noで答えられるが、それらの絵の意味を尋ねても、わか

---

*なぜ失語症の言語療法にとり精神分析なのか、その詳細については、中西の文献[3)-5)]を参照。

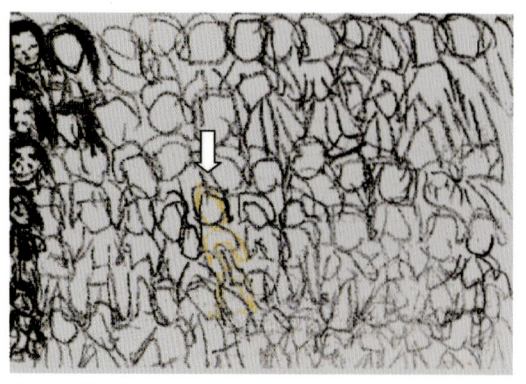

図 4 ● 描画 4

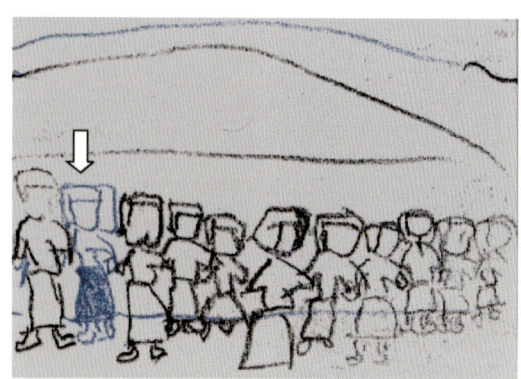

図 5 ● 描画 5

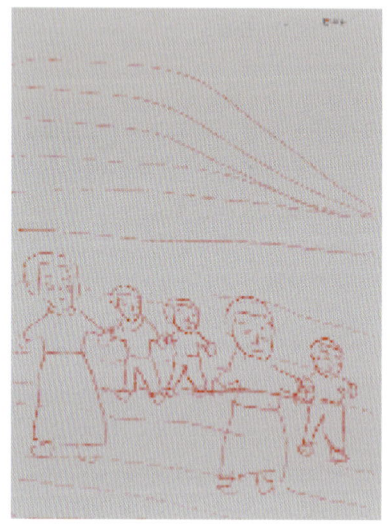

図 6 ● 描画 6

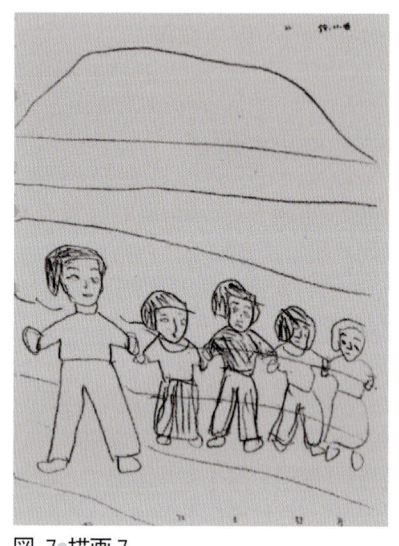

図 7 ● 描画 7

らないと首を振るだけだった。彼は半ば無意識的に描いているのだ。描画3(図3)では、特定できない人物群が集団をなして山の方へ向かっている。自分以外の人々は「言葉の世界」へ入ってゆくのに、B氏だけがこちら側に取り残されたままなのだろうか。次の描画4(図4)は何か不気味なエネルギーのようなものを感じさせる印象的な絵である。矢印の人物だけが黄色の線でもう一度縁取りされている。この不特定多数の他者という群集が、その矢印の人物―おそらくB氏自身であろう―を取り囲むように描かれている。自分は話せないが、周りの他者たちは自分のことを語っているという一方的な受動的状況が象徴されている。精神分析によれば、人と「言葉の世界」との出会いは「無力な受難」(新宮, 1995)[8]として開始されると

いう。この描画4(図4)はまさしくこの「無力な受難」を描いたような絵である。人と言語の関係は、自己が言語という他者(他なる者)へ「疎外」(Lacan J, 1973；新宮, 1989)[9)10)]される、いわば"売り渡される"ことから始まるのだ。描画4(図4)はこの「疎外」の契機を示しているといえよう。

次の描画5、6(図5、6)では描画4(図4)までの無名性は消失し、人物が家系、家族として現れ始める。描画5(図5)に現れた特定できない人物群や女性たちは、B氏自身の生い立ちや家族にかかわっているのではと考え、STは彼の生活史全般について話を聞きながら描画を続けた。この頃には、彼は自分が女系の家族の中に生まれたこと、現在の家族のことなどについてyes-noで答えられるようになった。この絵はそうした家族・親族

222

の中での彼の位置(矢印の女性だけが青で描かれており母親か、それとも彼自身か)を象徴しているようにみえる。その後、描画6(図6)で初めてB氏の家族と思われる人物たちが描かれた。

入院より3カ月後、描画7(図7)では、家族の絵の中に明確な自己像が描かれた。B氏は自分を一番左側にやや大きく描き、その他の家族も描き分け、STが尋ねて彼がyes-noで答える形だが、自分を含めそれぞれの家族をはっきりとSTへ示すことができた。この絵の中で、B氏は一家の長として、再び家族たちとにこやかに交わる姿として描かれている。この描画7(図7)は、彼が他者からあれこれ語られるだけの存在から抜け出て、「言葉の世界」において自ら欲望する主体、すなわち周囲の人々と能動的に語らう者となったことを象徴していると考えられる。つまりこの絵は、先程の「疎外」から「分離」(Lacan J, 1973；新宮, 1989)[9][10]への移行を示しているのである。「分離」とは、他者に語られるだけの自己から離れて、自らが「欲望としての主体、つまり話す主体」(Lacan J, 1971)[11]となる契機のことである**。この契機を経て、B氏は「言語を使う」主体となったのである。

現実的にも、この頃には既に聴理解、発話ともわずかだが改善した。入院当初の何でも笑顔でうなずくだけの受身的な態度や不安でおどおどしたような表情はみられなくなり、yes-noの判断も以前より確かとなり、病棟などでも他患者との交わりの中へ入ってゆけるようになった。ここでB氏は、いわば"重度失語のままで再び話せる"ようになったといえよう。

❸まとめ

フロイトには「過去への回帰」(Freud S, 1926)[12]という考え方がある。私たちはある困難な状況に遭遇したとき、「むかしに経験した外傷体験を思いだ」(Freud S, 1926)[12]し、その経験により私たちの判断が導かれ、現在の状況を克服しようとする。例えば、神経症患者は過去へ戻ることにより症状を形成し、「危険状況を捨て去るという実際の効果」(Freud S, 1926)[12]をあげようとする。新宮(1996)[6]はこの「過去への回帰」について、「空を飛ぶ夢」という類型夢の検討を通して、次のように述べている。「空を飛ぶ夢は、言葉を話せるようになったときの体験の記憶の、象徴的な再現である。…人生の過程で、この空を飛ぶ構造は、繰り返される。なぜなら、言葉は、少しずつ性質の違った要素が積み重ねられていて、人間は年を重ねるにしたがってそうした層の間をくぐり抜けていかねばならないからである。学校に上がったり、思春期に入ったり、大学に合格したり、そういうことがあるたびごとに、段差が生まれる。もう一度、飛ばなくてはならない。そのたびに、はじめの跳躍を思い出すことになる」(新宮，1996)[6]。

この新宮の考察は、本稿にとっても示唆するところが大きい。新たな言葉の世界へ入ろうとするとき、人はその都度「空を飛ぶ夢」をみて、「はじめの跳躍」という過去、すなわち初めて「言葉の世界」へ参入するという体験へ戻るという。ならば失語症という「危険状況」にとらわれた失語症者にも、きっと何らかの形で無意識のうちに「空を飛ぶ夢」が到来し、彼らはそれによって過去へ回帰し、最初の跳躍を思い出すことにより、再び「言葉の世界」へ戻ろうとするに違いない。B氏の描画は、いわば彼がみた「空を飛ぶ夢」なのだ。彼の描画という「自発的言語活動」も、半ば夢のように無意識的な言語活動であった。B氏は描画という「空を飛ぶ夢」を通して、「はじめの跳躍」という過去へ回帰することにより、脳梗塞・全失語により「言葉の世界」との関係が途絶えるという困難な状況を克服し、「重度失語のまま話す」という「新たな言葉の世界」へ再び参入したのである。

▶おわりに◀ 以上、2症例を通じて、重度失語症者の「自発的言語活動」がどのように動き、いかに彼らに作用するかを紹介した。彼らはSTとの治療関係において、いずれもコミュニケーション上の「実用性」を追求したわけではなく、彼らなりの「自発的言語活動」を通して、象徴的に「言葉の世界」へ再び戻ってゆく仕事を行ったと考えられる。彼らの「自発的言語活動」が半ば無意識のうちに彼ら自身に作用することにより、1つの精神的な区切りをもたらし、結果的に失語症状もわずかだが改善した。重度失語症者だからといって、必ずし

** 「疎外」、「分離」は共に、精神分析の基本的な言語観を示す概念である。「疎外」から「分離」への移行は、言語と人間の関係における受動性から能動性への変換を意味している。しかし精神分析の言語論が、あくまでも言語に対する人間の根本的な受動性を基礎においていることに留意すべきである。失語症の言語療法にとっても、この考え方は重要である。

も日常的な「コミュニケーションの実用性」などの面ばかりに目を向けなくともよいのである。

現在、失語症の臨床では、「コミュニケーションの実用性」あるいは「日常的なコミュニケーション」という側面が強調されている。しかし人間の言語活動は、「実用性」、「日常性」の次元に留まらないところに、もう一方の本質をもっている。本稿で取りあげた重度失語症者の「自発的言語活動」は、自己の存在を確かめ直そうとするが故に、非実用的、非日常的であり、象徴的であるような言語活動である。臨床家は重度失語症に限らず、失語症の臨床において、言語活動におけるこうした「非実用性」、「非日常性」の次元にもっと目を向けるべきであろう。

(中西之信)

文献

1) 中西之信, 吉原博：失語症者の"「言葉の世界」へ戻る仕事"；無意識的な言語活動に注目する．第24回日本失語症学会総会プログラム・講演抄録, p61, 2000.
2) 吉原博, 中西之信：一重度失語症患者の描画と精神的・言語的変化について．第25回日本聴能言語学会予稿集, p61, 1999.
3) 中西之信：失語症者の"「言葉の世界」へ戻る仕事"；失語症治療と「精神分析的態度」．精神分析研究 49(1)：39-50, 2005.
4) 中西之信：失語症者はどのように話せるようになるのか；フロイト，ラカンの視点から．言語臨床事例集，第5巻，人間学的言語臨床，手束邦洋，中西之信，崎原秀樹(編), p113-145, 学苑社，東京, 2004.
5) 中西之信：失語症者はなぜ「言葉の回復」に固執するのか；フロイト＝ラカンの精神分析による検討．コミュニケーション障害学 25(1)：2-10, 2008.
6) 新宮一成：宗教体験と夢体験．現代における人間と宗教；何故に人間は宗教を求めるのか，有福孝岳(編), 京都大学学術出版会，京都, 1996.
7) Freud S：Die Traumdeutung. 1900[高橋義孝(訳)：夢判断．フロイト著作集，第2巻，人文書院，京都, 1968].
8) 新宮一成：ラカンの精神分析．講談社，東京, 1995.
9) Lacan J：Le Séminaire, Livre XI, Les Quatre Concepts Fondamentaux de la Psychanalyse. Seuil, Paris, 1973[小出浩之, ほか(訳)：精神分析の四基本概念．岩波書店，東京, 2000].
10) 新宮一成：無意識の病理学；クラインとラカン．金剛出版，東京, 1989.
11) Lacan J：Lituraterre. Litterature 3：3-10, octobre 1971.
12) Freud S：Hemmung, Symptom und Angst. 1926[井村恒郎(訳)：制止，症状，不安．フロイト著作集，第6巻，人文書院，京都, 1970].

9 社会復帰

▶はじめに◀ 本稿では職業復帰、家庭復帰、あるいは施設入所といった外的基準に基づく失語症者の社会復帰の状態のみならず、失語症者がどのように社会に適応しているかという側面を含む広義の社会復帰について考える。

I 職業復帰率

社会復帰という言葉から最も一般的に想定されるのは、職業復帰を果たせるか否か、家庭復帰が可能であるかどうかという外的基準に基づく状況である。言語機能に障害が残存する失語症者が病前の職業にそのまま復帰することがいかに難しいかについては容易に想像することができる。失語症者の職業復帰はどの程度可能であろうか。日本高次脳機能障害学会が2006年に実施した高次脳機能障害全国実態調査（日本高次脳機能障害学会, 2006)[1]によれば、408施設、2,570名についてみると、社会復帰の状況として最も多いのは家庭復帰47%、次いで病院に入院中27%、福祉施設入所、通所者10%となっている。職業復帰を果たした失語症者は全体のわずか5.5%にとどまり、2001年の失語症全国実態調査（日本失語症学会, 2002)[2]における職業復帰率8%を下回っている。

職業復帰については、さらに病前就業していた者が現職に復帰が可能か否か、あるいは配置転換が可能か、転職が可能かなどが問題となる。先の失語症全国実態調査では、現職復帰は102名、48%、配置転換が78名、37%、職場を変わった者が32人、15%という内訳となっている。職場を変わったという回答のうち、職種の変更もあったかどうかは明らかではないが、復職を果たしたとしても、半数以上は病前とは異なる状況であることが示されている。

このような外的基準に基づく社会復帰に関する調査はこれまでにも行われてきているが、そこでは職業復帰率について10〜20%という数値が発表されている（永江, 1982, 佐藤, 1987)[3][4]。失語症全国実態調査における復帰率は前述のように8%となっているが、病前就業していた人のうち、不明とその他に該当する19%を除くと職業復帰率は約10%となる。数値に幅があるのは、対象、調査を行った発症後の時期などが異なるためと考えられる。先にみたように病院に入院中、あるいは福祉施設入所という状況にある比率を合計すると27%に達し、およそ3.5人に1人は家庭に帰ることもできない、という状況にあることを考慮すると、職業復帰率が低率にとどまっていることも頷ける。どの程度、病前の言語機能を回復したか、さらに身体的な状況、病前従事していた仕事の内容、受け入れの環境などが復帰率に影響を及ぼす要因となる。

失語症者の抱える問題が単にある機能が障害されたという道具立ての問題では済まず、コミュニケーションをはじめとする他者とのかかわり、日常生活、ひいては職業生活にまで波及する問題であることが改めて示唆される。

II 失語症者の生活状況

失語症者に対するリハビリテーションは、近年、言語機能のみならず、より広義のコミュニケーション能力に対するアプローチも視野に入れた長期的な訓練が行われる方向へと変化してきている。言語機能の障害は程度の差はあれ残存し、上述したように職業復帰が可能な症例は限られている。多くは、職業には戻ることができず家庭生活を送ることになる。失語症者の言語機能の改善を図ることは言語聴覚士の主たる業務であるが、失語症者が言語機能の障害とつきあいながらよりよい生活を送れるよう補助手段、代償手段の活用を促し、行動半径を拡大するよう援助することもまた重要な業務の一部である。

このような流れの中で、社会復帰についても職業復帰という観点のみならず、障害とともにいかに社会に適応していくかという観点から捉え直さ

図 1 ● 言語機能の推移

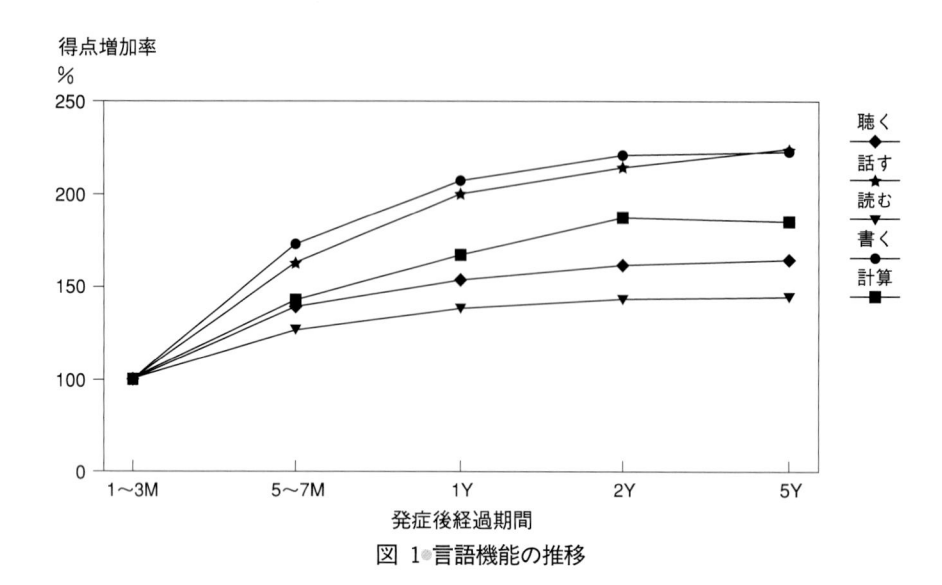

　れようとしている。
　慢性期失語症者はどのような生活を送っているのか。また言語機能のレベルはどうであろうか。臨床では長期間にわたり言語機能を維持する症例にも、経過につれ言語機能の低下を示す症例にもしばしば遭遇する。発症から5年以上経過した慢性期失語症者について言語機能の変化を追った調査の一部を紹介する（立石、2000）[5]。「聴く」「話す」「読む」「書く」「計算」の各言語様式別に発症後1～3カ月時点のSLTAの得点を基準として得点増加率の推移をみると、全症例の平均値では「計算」を除く言語様式は発症5年経過後になお得点の増加傾向を認めた。特に増加傾向が著しかった様式は「書く」、および「話す」であった（図1）。
　個々の症例では言語機能が維持されている症例と低下している症例があり、発症後5年経過時点に言語様式のいずれかにおいて、ピーク時の得点の10％以上の低下を示した症例を機能低下群、いずれの言語様式においても得点上昇が継続しているか、得点が低下していない症例を機能維持群として分類すると、性別、平均年齢だけでなく、自立歩行の比率や有職率についても両群間で統計的な有意差を認めなかった。一方で、統計的に有意ではないが、維持群では言語障害の重症度が軽度の比率が低下群に比して高い傾向を示した。また機能低下群の正答率は言語機能のうち「聴く」「話す」「読む」では相対的に保たれているのに対し、特に「書く」で正答率の低下が著明であった。生活上

の話し言葉のやりとりに必要な「聴く」「話す」などに比べ、「書く」「計算」は意識していないと日常的な使用が少ない言語様式であることもこのような差が生じた一因であると推察される。
　さて、日常生活の行動について「よく行う」「月1回以上」との回答の比率を維持群、低下群別にみると、「テレビを見る」「家族との会話」を除く項目ではいずれも低下群に比べ維持群で「よく行う」「月1回以上」の比率が高く、同居家族数についても低下群2.8人に比べ維持群では3.8人と維持群で有意に多い結果であった。性格傾向では「外向的で細かいことにこだわらない」循環気質か、「几帳面、完全主義的」な執着気質かという分類では、循環気質の比率が維持群56％で低下群25％に比べ高い傾向を示した。これらの結果から、機能維持には、発症時年齢や性別、言語機能の障害の程度というより、行動の広がりが影響を及ぼしていることが示唆される。
　そこで筆者らは失語症者の活動性について検討を行った（立石、2000）[6]。対象は慢性期失語症者71名、およびその家族である。日常的な活動をどの程度行うか尋ねた回答では、テレビを見る、家族との会話、新聞を読むといったごく日常的な項目については失語症者の頻度と健常者である家族の頻度に大きな差異は認められなかった。一方、会合への参加、友人とのつきあい、趣味活動、買物、家事、仕事、電話などの項目を行う頻度は家族に比べ失語症者で低い傾向を示した（図2）。活

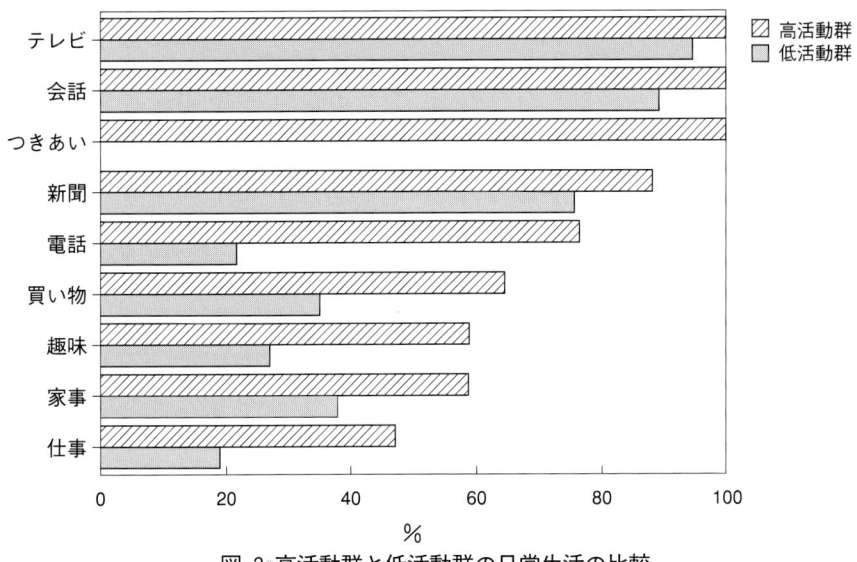

図 2 ● 高活動群と低活動群の日常生活の比較

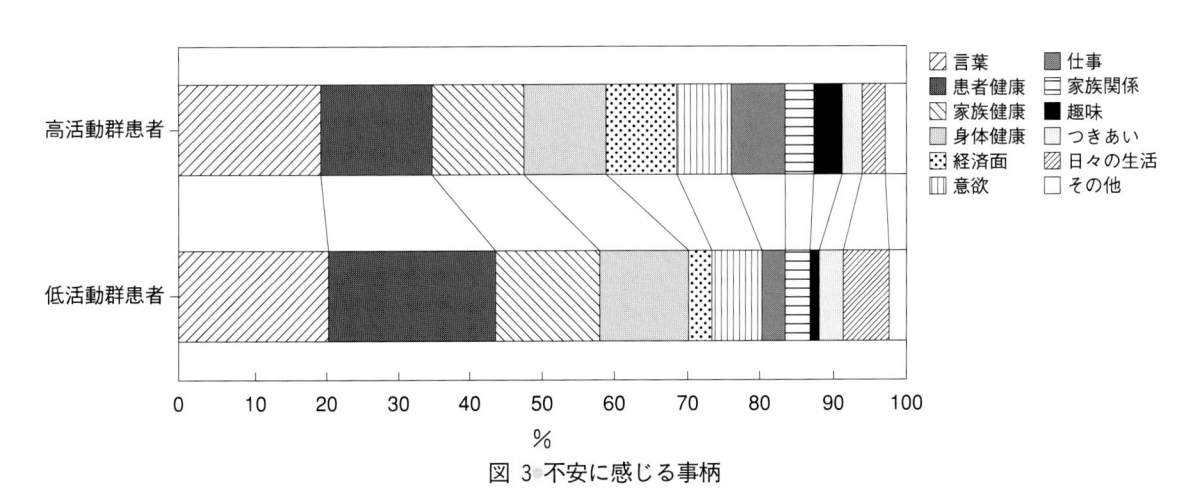

図 3 ● 不安に感じる事柄

動性には症例ごとで差があるため、活動性の高い群と低い群に分類し、その属性をみると、両群で有意な差が認められたのは年齢と就業率であった。すなわち、活動性の高い群では就業率が有意に高く、年齢は有意に低くなっていた。活動性は加齢とともに低下することが推測された。一方、運動機能と活動性の間には運動機能が良好であると活動性が高いというような特定の関係は認められなかった。失語症者が不安を感じる事項は身体機能、言葉、健康をはじめ、家族関係、経済的状況、仕事、つきあい、趣味活動、日々の生活など、多岐にわたっており（図3）、また活動性の高い群と低い群とでは不安に感じる項目の比率が異なっていた。

これらの結果は失語症の社会復帰を考える際には以上のような側面についても考慮しなければならないことを示唆している。

III 社会適応に影響を及ぼす要因の検討

障害への対処の仕方、coping という考え方はリハビリテーションの領域ではよく知られている(Broida, 1979)[7]。障害をもちながらどのように社会に適応していくかという観点は、この coping に通じる考え方である。

発症後3年以上経過した失語症者150名についてみると（立石, 1989）[8]、言語機能の障害の程度が軽度の者では適応良好例が68%、言語機能の障害

表 1 失語症と社会適応　　　　　（人）

	適応良好	適応不良
失名詞失語	8	8
伝導失語	1	0
Broca 失語	9	8
Wernicke 失語	18	14
全失語	1	17
その他	1	3

の程度が中等度もしくは重度の症例では適応良好例が34%であった。χ^2検定の結果は1%の危険率で有意であり、言語機能の障害の程度が重くなるにつれ適応良好例が減少する傾向が認められた。これらの結果は当然予想されることである。一方、失語型別、性別、年齢別と適応の良否との間に特別な関連は認められなかった。注目されるのは失語型別の中・重度の症例についてみると失名詞失語で8人、50%、Broca 失語では9人、53%、Wernicke 失語では18人、56%といずれの失語型においても50%以上は適応良好例であった（表1）。すなわち障害の程度が中・重度であっても適応良好例は存在するということが示されたわけである。

適応の良否と、言語障害の程度を表すSLTA（標準失語症検査）得点およびコミュニケーション能力を反映するとされるCADL（実用コミュニケーション能力検査）得点との関係について検討した調査（立石, 1990）[9]においても、言語機能の障害が重度であっても社会適応が良好である、あるいは逆に障害は軽いにもかかわらず病前の言語機能との落差のみを問題として社会適応が良好でない、など言語機能の障害の程度と実際の社会生活の状況とが解離している失語症者がかなりの割合でいることがわかった。このことから社会適応の良否は言語機能の障害の程度のみでは予測できない側面があることが推測される。

そこで、何が適応の良否に影響を及ぼしているか、その要因を検討する目的で、適応良好例について、家族が患者の言語機能をどのように捉えているかに関する質問紙、社会・経済・家族状況に関する調査、また患者の病前、病後の性格などに関する精神科医による面接を行い、検討を行った（立石, 1997）[10]。その結果、適応良好な症例を特徴づける4つの要因が抽出された。

1．障害に対する本人の理解
2．病前性格
3．家族の理解
4．脳損傷による器質的人格変化

の4つである。その要因がどのように適応の良否と関連するかを模式的に示したものが図4である。

失語症者はまず自己の障害を理解しているか否かで大別される。自己の障害を客観的に理解しているのは、Broca 失語、失名詞失語や障害の程度が軽度なものに多い傾向が認められた。自己の障

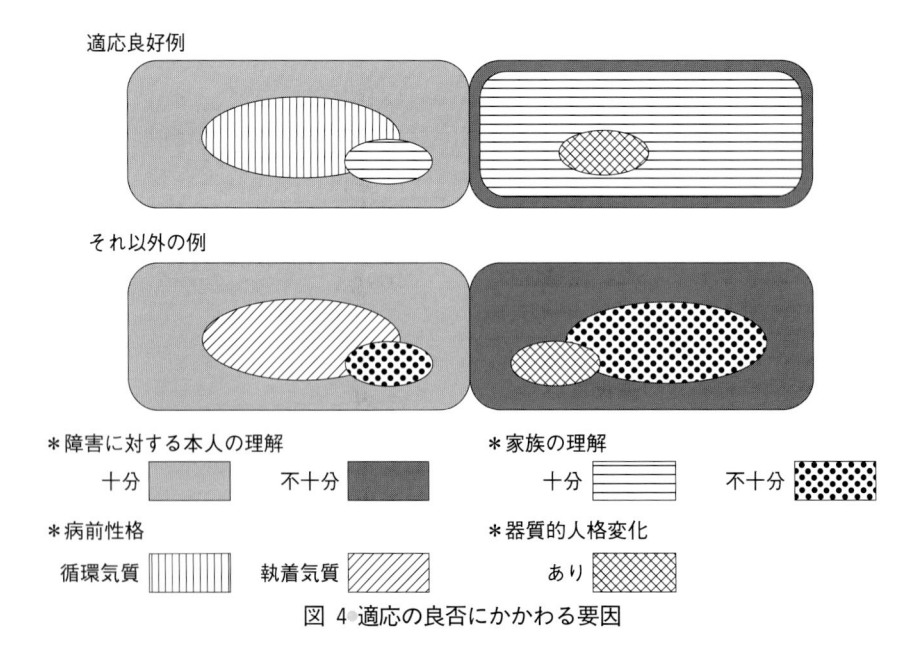

図 4 適応の良否にかかわる要因

害を理解したうえで、訓練や社会生活の状況をそのまま受け入れるか否かという点については症例の病前性格が反映されるようである。すなわち、適応良好例には円滑、自然かつ柔軟性があり、外向的な循環気質と呼ばれる性格特性を示す例が多く、几帳面で完全主義的傾向のある執着気質の性格特性は適応良好以外の例に多いことがわかった。

一方、自己の障害の理解が十分でない症例は、Wernicke失語や障害の程度が重度であるものに多く、このような例では適応の良否にかかわる要因として家族の理解と脳損傷による器質的人格変化が重要であった。障害に対する本人の理解が十分でない場合には、家族が失語症者の状況を理解しているか否かが社会適応に大きく影響する。家族が失語症者の状況をよく理解していれば本人の行動をうまくリードすることができる。また多幸、暢気といった器質的人格変化の存在は、通常はリハビリテーションを行ううえで阻害因子になると考えられるが、場合によってはかえって障害による抑うつなどの深刻な心理的反応を引き起こさず、家族の理解があれば、社会的内向に陥らせないと考えられる。

IV 社会復帰を念頭においたリハビリテーション

失語症者の良好な社会適応を図るために具体的な働きかけを行うことも言語聴覚士の重要な業務の一部であることは既に述べた。具体的にいつ、どのようなリハビリテーションを行うべきであろうか。機能レベルの言語訓練、あるいは能力レベルへの働きかけが終了した後に社会適応を考えるのではなく、早期から、各々の症例について大まかなゴール設定を行い、良好な社会適応を可能にするために考慮すべき要因を的確に把握する必要がある。基本的には言語機能に対する訓練と並行して指導や情報提供が進められることが望ましい。

先に述べたように、言語機能の障害の程度が重篤である場合、障害に対する本人の理解が不十分である場合、また器質的人格変化がある場合には家族の理解が重要な要素となる。さまざまな局面で家族の協力が必要となるので、患者の行動半径を広くするのも狭くするのも患者の家族の理解に依るところが大きい。言語機能に対する集中的訓練期には家族同席で訓練の様子を実際に見せること、評価結果を家族と本人に話すことなどは失語症者の状況について、家族の理解を深めることにつながる。家族に本人の言語機能の状態とコミュニケーションの確実な取り方、接し方のポイントをできるだけ正しく知っておいてもらうことが重要である。

職場復帰の難しさについては既に述べたが、患者の機能レベルが病前の職種に完全復帰が可能な程度に改善していない場合には、受け入れ側である職場の関係者との調整が必要となる。患者は何ができて何ができないかを明確に説明することが重要である。そのうえで、原職への復帰が可能か、あるいは配置転換が可能かを決定してもらうことが望ましい。実際に復職してみると、復職前には考え及ばなかった問題に直面する場合もあり、復職後一定期間は経過観察を行う必要がある。

中等度から重度の言語機能の障害が残存し、復職もかなわない失語症者の場合、あるいは既に退職年齢に達している場合には、よりよい社会適応という観点から、日常生活の中で趣味であれ、地域活動であれ何か生きがいとなる事柄を見つける援助も重要である。福祉センターなど社会資源の活用や友の会活動の紹介なども新しい活動の契機として有効である。

医療保険における在院日数の短縮、介護保険の導入など、失語症者を取り巻く社会状況はめまぐるしく動いている。一方で、長期にわたり機能レベルの改善が認められる症例の存在、慢性期患者の言語機能の維持、社会適応に長い経過を必要とする症例の存在など、失語症を含む高次脳機能障害者に対するリハビリテーションには長い時間が必要であることも明らかとなっている。このような状況の中にあっても、各々の失語症者の状況を的確に把握して、早期からの取り組み、家族指導、環境調整、社会資源の利用など適切なサービスを提供することが重要であることに変わりはない。

(立石雅子)

文献

1) 高次脳機能障害全国実態調査委員会：高次脳機能障害全国実態調査. 高次脳機能研究 26：209-218, 2006.
2) 失語症実態調査委員会：失語症全国実態調査. 失語症研究 22：241-256, 2002.
3) 永江和久, 中村美子, 江島 緑, ほか：失語症患者の社会復帰状況に関する調査. 日本災害医学会会誌 30：522-530, 1982.
4) 佐藤ひとみ, 遠藤尚志, 保坂敏男, ほか：失語症者の職業復帰. 失語症研究 7：1-9, 1987.
5) 立石雅子, 大貫典子, 千野直一, ほか：慢性期失語症者の言語機能維持について. 失語症研究 20：71-72, 2000.
6) 立石雅子, 大貫典子, 千野直一, ほか：慢性期失語症者の活動性について. 失語症研究 20：287-294, 2000.
7) Broida H, et al：Coping With Stroke. p 100-122, College Hill Press, Huston, 1979.
8) 立石雅子, 鹿島晴雄：失語症；治療と社会適応. 精神科治療学 4：413-416, 1989.
9) 立石雅子：良好な社会適応を示した失語症者について. 失語症研究 10：251-258, 1990.
10) 立石雅子：社会適応に影響を及ぼす要因の検討. 失語症研究 17：213-217, 1997.

10 高次脳機能障害者の職業リハビリテーションと社会的対策

▶はじめに◀ 失語症・失行症・失認症などの巣症状や注意障害・記憶障害などの一般症状、さらには前頭葉損傷による行為障害や感情障害などを含む高次脳機能障害は運動障害や感覚障害などの身体機能障害と同様に、医療リハビリテーション(医療リハ)の阻害要因として注目され、その評価や訓練に対するニーズの高まりを受け、取り組みがなされるようになった。

一方、職業リハビリテーション(職業リハ)の領域において、支援対象は、身体障害者、知的障害者、精神障害者が主体であったが、最近、高次脳機能障害を有する脳損傷者の就労支援ニーズが増加しつつあり、その対策が急務となっている。ここでは、雇用行政における職業リハを中心に、社会的対策について最近の取り組みも含めて紹介する。

I 職業リハビリテーション

1. ILOの定義

1955年のILO第99号勧告「障害者の職業リハビリテーションに関する勧告」によれば、職業リハは"職業指導、職業訓練、選択方式職業斡旋などの職業サービスの提供を含めた、継続的、統合的リハビリテーション過程の一部であって、障害者の適切な就職とその維持を可能ならしめるよう計画されたものである"と定義される。その対象は"適当な職業に就く準備をすることができ、適当な職業に就き、それを継続する見込みがあれば、障害の原因、種類の如何を問わない"と規定され、職業リハは、すべての障害者の利用に供するべきとなっている。

この定義は、1983年のILO第159号条約「職業リハビリテーションおよび雇用障害者に関する条約」において、職業リハの目的は"障害者が適当な職業に就き、その雇用を継続し、その雇用の中で向上していけるようにすること、並びに、そうすることによって、障害者の社会への統合または再統合を促進することである"と再定義され、条約の規定は、すべての種類の心身障害者について適用される。

2. 障害者の雇用の促進等に関する法律

わが国では、1960年に制定され、その後改訂を重ねてきた「障害者の雇用の促進等に関する法律」[1]によれば、職業リハとは"障害者に対して職業指導、職業訓練、職業紹介その他この法律に定める措置を講じ、その職業生活における自立を図ることをいう"となっている。

II 社会的対策(障害者雇用施策)

障害者の社会復帰支援には、医療・福祉・教育・労働、さらには地域や企業などさまざまな機関や施設がかかわっているが、ここでは、職業リハの観点から、障害者雇用支援策を中心に述べる。

1. 職業リハの当事者

佐藤[2](2001)は、障害者が職業生活を維持するための要件として、「3つの当事者と2つの環境条件」を挙げて整理している。

3つの当事者とは、①障害者自身(職業的自立に向けた努力)、②企業/事業主(社会連帯の理念に基づく障害者雇用の責務)、③職業リハ支援者(①と②の結合の支援)、である。2つの環境条件は、①制度的環境(医療・福祉・雇用法制、雇用率・助成金など)と、②地域社会環境(日常生活支援、家族、ボランティア)、である。特に高次脳機能障害者の場合、障害特性上、本人の努力には限界があるので、障害者を受け入れる企業と職業リハ支援者の障害理解が重要となるとともに、環境条件面の整備が不可欠となる。

2. 職業リハに関する法律

職業リハに関係する法律は多方面に及んでいるが(表1)[3]、中でも「障害者の雇用の促進等に関する法律」は障害者の雇用の促進と職業生活の安定を図るための基本的な法律である。この法律により、障害者雇用率制度、障害者納付金制度が規定され、重度障害者対策、保健福祉施策との連携による総合的支援など、障害者雇用対策が推進されている。

❶障害者雇用率制度

日本における障害者雇用の基本政策は、障害者を雇用する割合をあらかじめ法律で定めて、事業主がそれを達成するよう指導や支援を行う「雇用割当て制度」を採用している。障害者雇用率制度とは、事業主が労働者を新たに雇い入れたり解雇しようとする場合、その労働者中に占める障害者の割合が一定率(障害者雇用率)以上であるようにしなければならないという制度で、雇用率は障害者に一般労働者と同じ水準において常用労働者となり得る機会を与えることを基準として設定されている。したがって、障害者雇用率は一般労働市場における常用雇用と失業の状態に対応しつつ、障害者の雇用機会を保障するものであるので、時々の条件で変化するべきものであるが、雇用率が常に変動することは安定性を欠くので、5年ごとに見直しを行うことになっている。2010年現在の雇用率は、民間企業が1.8%、国・地方公共団体が2.1%となっている。

❷障害者雇用納付金制度

障害者を雇用するには、作業施設・設備などの改善、職場環境の整備、特別な雇用管理などが必要とされる場合が多く、健常者の雇用に比べて経済的負担を伴うこともあり、雇用義務を守っている事業主と、そうでない事業主とでは経済的負担のアンバランスが生じて、事業主間に不平等が生じる。この点を考慮し、障害者の雇用は事業主が共同して果たしていくべき責務であるとの社会連帯責任の理念に立ち、事業主間の障害者雇用に伴う経済的負担を調整するとともに、障害者を雇用する事業主に対して助成、援助を行うため、事業主の共同拠出による障害者雇用納付金制度[1]が設けられている(図1)。

事業主は法定雇用数に応じて障害者雇用納付金の納付をしなければならないが、障害者を雇用している事業主は、障害者雇用数に応じて納付金が減額される。結果的には雇用率未達成の事業主だけが納付金を納めることとなる。納付金の額は、法定雇用数に不足する人数に応じて決定されるが常時雇用している労働者(常用雇用労働者)の数が200人を超える規模の事業主から1人につき月額50,000円、当分の間は常用雇用労働者が200人以下の規模の事業主は納付金を徴収されないこととなっている。

常用雇用労働者数が200人以上の事業主で、障害者雇用率(1.8%)を超えて障害者を雇用している場合には、その超えて雇用している障害者の人数に応じ、1人につき月額27,000円の障害者雇用調整金が支給される。なお、常用雇用労働者数が200人以下の事業主で、一定数を超えて障害者を雇用している場合には、その超えた人数に応じて、1人につき月額21,000円の報奨金が支給される。

事業主が障害者を新たに雇い入れたり、重度障害者の安定した雇用を維持するために作業施設や

表 1 ● 職業リハに関する主要な法律

	障害者雇用促進法	職業能力開発促進法	労働安全衛生法	労働災害対策法	雇用保険法	労働者災害補償保険法	身体障害者福祉法	知的障害者福祉法	精神保健福祉法	学校教育法
雇用率制度・雇用納付金制度	○									
職業紹介・職業指導	○	○			○					
能力開発・職業教育	○	○			○					○
労働災害による疾病の防止			○							
障害者のための就労支援	○			○						
雇用事業主に対する助成	○			○						
福祉工場・授産施設							○	○	○	

図 1 ● 障害者雇用納付金制度の概要

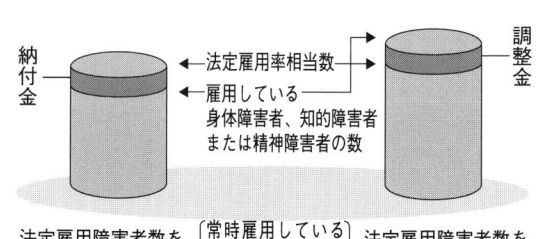

設備の改善をしたり、職場環境への適応や仕事の習熟のため、きめ細かい指導を行ったりする際の経済的負担を軽減することを目的として、納付金を原資とした助成金が支給される。また、在職中に労働災害、疾病などにより障害者となった人の職場復帰、雇用継続を図るため、施設・設備の設置や職場適応措置を講ずる事業主に対する障害者雇用継続援助事業として、中途障害者作業施設設置等助成金や重度中途障害者職場適応助成金がある。

3．障害者雇用支援機関と主な業務

障害者の職業的自立を援助したり、障害者を雇用する事業主に対して必要なサービスを提供するための主な機関を図2に示す[1]。

❶ハローワーク

ハローワーク(公共職業安定所)は、一般雇用を目指す求職者の職業リハの開始点となる。サービス内容には、①求職登録(求職の受理と求職登録)、②職業指導(適性検査の実施、雇用情報の提供、障害者に適応した職業指導の実施、知的障害者に対する学校の進路指導との連携)、③職業斡旋計画の策定(個々の障害者に最も適した職業斡旋計画の立案と計画的な職業的自立援助)、④求人の受理、求人開拓(求人に際し差別的な扱いの禁止、必要以上に厳格な条件への指導、事業主に対する求職情報の提供、障害者雇入れの勧奨)、⑤事業主に対する指導(障害者の雇入れ、配置、作業補助具、作業設備・環境などの指導)、⑥職業紹介(求人者には雇用条件に適合する求職者を紹介し、求職者には能力に適合する求人者の紹介)、⑦就職後の指導(雇用継続のための指導・助言、時に重度障害者や知的障害者を重点として)、などがある。

❷独立行政法人高齢・障害者雇用支援機構

障害者の雇用の促進とその職業の安定を図るためには、行政機関による施策の推進とともに障害者を雇用する事業主の障害者に対する正しい認識と理解のもとに、雇用問題に積極的に取り組むことが必要となる。このため、「障害者の雇用の促進等に関する法律」に基づき、1977年に日本障害者雇用促進協会が設立され、2003年に高年齢者雇用開発協会の業務の一部を加え、高齢者と障害者の雇用支援を実施する組織として、独立行政法人高齢・障害者雇用支援機構として再編された。

障害者関連の事業内容として、①障害者職業センターの設置および運営、②障害者職業能力開発校の運営、③障害者雇用納付金関係業務(納付金の徴収、調整金および報奨金の支給、各種助成金の支給など)、④障害者雇用に関する調査研究・情報提供、⑤障害者雇用に関する広報・啓発、⑥障害者技能競技大会(アビリンピック)の開催、などがある。

サービスの窓口としては、①障害者雇用情報センター(仙台、東京、名古屋、大阪、福岡の5カ所

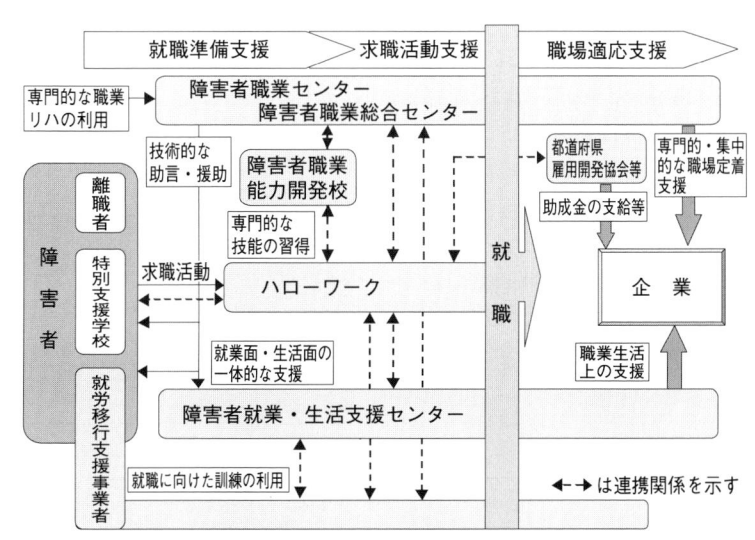

図2 障害者の雇用を支援する機関

で、就労支援機器の展示、障害者の就職、雇用に関する情報提供を行う)、②地域障害者職業センター(全国47都道府県と北海道、東京、愛知、大阪、福岡の5支所で、障害者職業カウンセラーを配置し、障害者と事業主に対する職業リハサービスを行う)、③広域障害者職業センター(埼玉県所沢、岡山県吉備の2カ所で、医療リハと連携して一貫した体系の中で職業リハサービスを行う)、④障害者職業総合センター(職業リハ関係施設の中核的機関として、先駆的な職リハサービスの提供、専門職員の養成・研修を行う)、などがある。

❸障害者就業・生活支援センター(246カ所)

就職や職場定着にあたっての就業面での支援と併せ、生活面における支援を必要とする障害者を対象として、身近な地域で、雇用・保健福祉・教育などの関係機関との連携の拠点として連絡調整などを行いながら、就業およびこれに伴う日常生活、社会生活上の相談・支援を一体的に行う施設で、都道府県知事が指定する一般社団法人もしくは一般財団法人、社会福祉法人、特定非営利活動(NPO)法人などが運営している。2002年の改正障害者雇用促進法の施行を受けて設置が進められており、2009年4月1日現在で全国246カ所となっている。

❹障害者職業能力開発校
(19カ所：国立13、県立6)

職業能力開発促進法に基づき、ハローワーク、障害者職業センターなどの関係機関との密接な連携の下に、訓練科目・訓練方法などに特別の配慮を加えつつ、障害の様態などに応じた公共職業訓練を実施している。また、企業に雇用されている障害者に対して、多様な職務内容の変化にも対応できるよう、在職者訓練も実施している。

2002年度からは中央障害者職業能力開発校(国立職業リハビリテーションセンター)と吉備高原障害者職業能力開発校(国立吉備高原リハビリテーションセンター)において、高次脳機能障害者を対象とした特設コースが設けられた。2009年度の利用者32名中27名(84.4%)が就労可能となっている。

III 高次脳機能障害者対策

1. 障害者の雇用の促進等に関する法律に基づく施策の適用

「障害者の雇用の促進等に関する法律」において、障害者とは「身体又は精神に障害があるため、長期にわたり、職業生活に相当の制限を受け、又は職業生活が著しく困難な者」と定められており、この要件に該当する限り、すべての障害者が対象となり、障害の種類や程度は限定していない。しかしながら、表2に示すように、法律に基づく施策の適用については、障害種類により差がある[4]。身体障害を伴わない高次脳機能障害者はその他の障害者に分類され、職業紹介や職業訓練などの職業リハサービスは利用できるが、障害者を雇用する事業主にとっては、障害者手帳を所有しない高次脳機能障害者を雇用しても、雇用率に算定されない、調整金や報奨金の対象とならないなど、身体障害者、知的障害者、精神障害者と比較すると雇用のメリットがないため、地域障害者職業センター利用後もなかなか就職に結びつきにくいのが実態であった。2006年4月から精神障害者が雇用率に算定されるようになった影響もあり、近年、地域障害者職業センターを利用する高次脳機能障害者に、精神障害者保健福祉手帳の所持者が増加している。

表 2 障害者の雇用の促進等に関する法律に基づく施策の適用

事 項	身体障害者	知的障害者	精神障害者	その他の障害者
職業紹介、職業訓練などの職業リハ	○	○	○	○[注1]
雇用率制度	○	○	◯(斜線)	×
納付金徴収、調整金・報奨金の支給	○	○	◯(斜線)	×
助成金の支給	○	○	○	×[注2]
研究、広報・啓発	○	○	○	○

斜線部：2006年4月～
注1)：適応訓練など一部除く
注2)：職場適応援助者助成金は支給

2. 高次脳機能障害者支援の展開

❶職業リハ領域

　障害者職業総合センターでは、障害の重度化、多様化に対応した職業リハサービスの推進を図ることを目的として、職業リハに関する研究・開発、情報の収集・提供、専門職員の養成・研修、地域障害者職業センターなどへの指導・助言などを総合的に行っているが、特に高次脳機能障害者を対象とした支援の展開としては、①研究部門では、職業リハの対象となる高次脳機能障害者の障害特性の実態調査や職業能力評価法の開発、②職業センター部門では、研究部門との連携の下に、高次脳機能障害者の職業準備訓練や職場復帰支援、③業務管理部門では、障害者職業カウンセラーに対する高次脳機能障害者の障害特性理解の研修や、医療・保健・福祉などの関係機関の職員を対象とした職業リハ実践セミナーを通じた連携支援体制強化、などに取り組んできた。

ⓐ 高次脳機能障害者のための職場復帰支援プログラム

　職業総合センターにおいて、高次脳機能障害者の復職支援のために開発された本プログラムは、①残存能力の活用、②障害者本人と事業主の両者への支援、③障害特性を考慮したきめ細かな段階的支援、④事業所を中心とした支援ネットワークの形成、などを基本的な考えとしている。プログラム実施にあたり、特に事業所との連携、事業所への支援に重点をおき、高次脳機能障害を有する脳損傷者が事業所内で遂行可能な職務を見い出し、円滑にその職務を行っていくための支援がポイントとなる。支援プログラムを通じ、事業所の不安や悩みを軽減するとともに、高次脳機能障害を有する脳損傷者本人が自己の能力を客観的に理解し、新たな職業生活に定着できるようにするための支援を目的としている。

　基本カリキュラムおよび指導内容は、①基礎評価/職務分析(1週間)、②作業評価/職務設計(4週間)、③模擬講習/環境整備(7週間)、④実地講習/職場適応(4週間)、の計16週で構成される。各段階のポイントは、①基礎評価では、個人の高次脳機能障害の障害特性把握にとどまらず、職業上の課題を明らかにするために、医療情報と地域障害者職業センターの職業評価結果に基づき、研究部門との連携により神経心理学的所見を整理するとともに[4]、家族からの情報収集、宿泊棟での生活状況など日常生活場面の様子も参考とする。②作業評価では、さまざまな作業課題や場面を設定し、作業遂行能力、職場環境への適応力、能力開発の可能性、補助機器の必要性などを評価し、職務設計の基礎資料とする。作業評価プログラムでは、さまざまな課題や場面を体験し自己の能力についての理解を深めるために、結果の即時フィードバックを行う。③模擬講習では、職務分析、職務設計の結果を踏まえ、復帰後の職務内容シミュレーションを実施する。模擬講習のポイントは、ⅰ)作業課題を事業所から入手する、ⅱ)作業機器を事業所から借用する、ⅲ)代償手段を段階的に指導する、ⅳ)指導手順書で進捗状況をチェックするとともに、本人は予定管理表で訓練の現状を整理・確認する。技能指導は職務内容に合わせたモジュール訓練技法を援用する。医療機関との連携により、服薬管理・健康管理などを指導する。模擬講習の成果を各自まとめ、プレゼンテーションを行うなど。④実地講習では、家族・事業所と連携し、通勤方法の指導を行う。復帰後の円滑な人間関係形成のために、事業主や従業員に対して障害特性の理解を促し、受傷前後の状態の変化を伝え、過度の期待や要求を避ける。職務の変更や配置転換に伴い、事業所内配置の理解を促す。模擬体験指導の結果を踏まえ、実際の就業場面で作業体験および作業指導を行うなどである[5]。

ⓑ 職場適応援助者(ジョブコーチ)支援事業

　2002年度から、知的障害者や精神障害者を主な対象として、ジョブコーチが職場に直接出向いて支援を行うと同時に、事業主や従業員に対しては、障害者の職場適応に必要な助言を与える「ジョブコーチ支援事業」が全国の地域障害者職業センターに導入され、高次脳機能障害者支援にも適用されている(図3)。ジョブコーチ支援のポイントは、従来の施設内訓練が、「できないこと」に着目し、「訓練」の後で「就職」、特別な環境内での応用と一般化を前提にした訓練であったのに対し、「できること」に着目し、「就職」の後から「訓練」、実際の職場の仕事を通じた具体的・直接的訓練へと発想を転換したことである。ジョブコーチ支援の内容は、①職務を円滑に遂行するために必要な技能指導(上司の指示を守って作業を行う習慣の

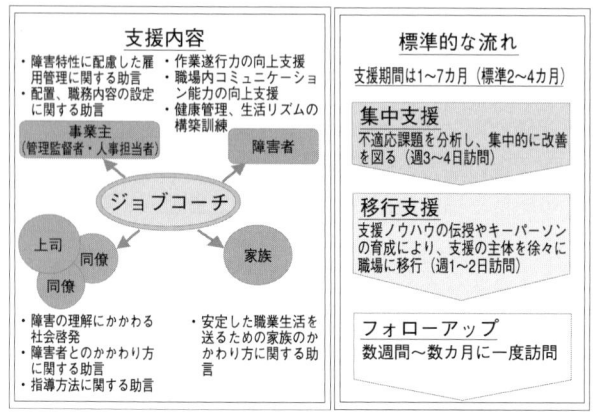

図 3 ● 職場適応援助者(ジョブコーチ)支援事業

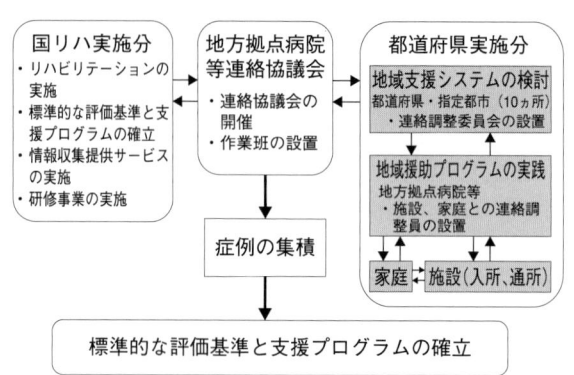

図 4 ● 高次脳機能障害支援モデル事業

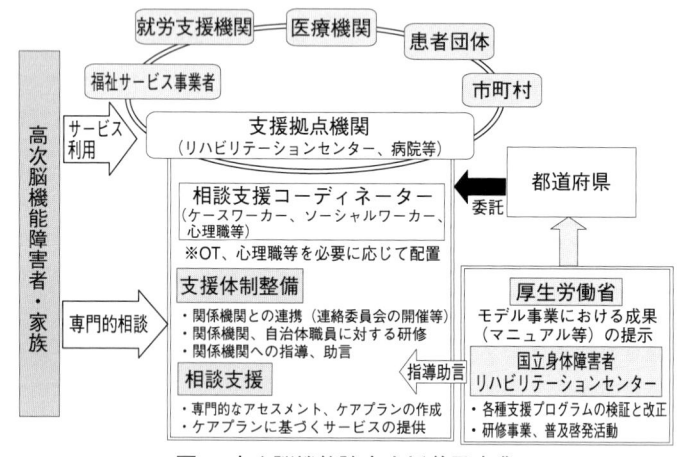

図 5 ● 高次脳機能障害支援普及事業

確立、職場の整理整頓に関する習慣の確立、挨拶・報告・相談などのコミュニケーションにかかわる習慣の確立などの指導・援助)、②職場における対象障害者の特性理解の促進への援助(事業主、同僚などに対する対象障害者の特性に関する説明など)、である。

2008年10月〜2009年9月の1年間に全国の地域障害者職業センターにおいてジョブコーチ支援を実施した高次脳機能障害者58名中47名(81.0%)が就労可能となっている。

❷医療リハ領域

ⓐ 高次脳機能障害支援モデル事業・普及事業

高次脳機能障害を有する患者・家族会による支援ニーズの高まりを受け、2001年度から5カ年にわたり高次脳機能障害支援モデル事業(図4)が厚生労働省により実施された。前期3年間に、424例の支援データの分析をもとに「高次脳機能障害診断基準」「高次脳機能障害訓練プログラム」「高次脳機能障害支援ニーズ判定票」および「標準的社会復帰・生活・介護支援プログラム」が作成された。後期2年間では前期の成果を活用しつつ、支援コーディネータを配置した関係機関の連携支援体制の確立を図る試みがなされた。

2006年度からは、このモデル事業の成果を踏まえ、障害者自立支援法の都道府県地域生活支援事業の一環として「高次脳機能障害支援普及事業」(図5)が開始された。この事業は都道府県に支援拠点機関を置き、①相談支援コーディネータによる専門的な相談支援、②関係機関との地域ネットワークの充実、③高次脳機能障害の支援手法などに関する研修、などを行うものである。

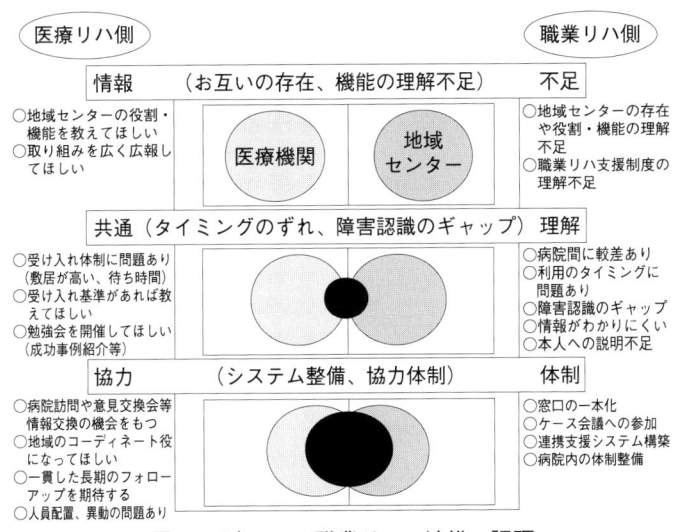

図 6 医療リハと職業リハの連携の課題

▶おわりに◀ わが国において、「高次脳機能障害」という言葉は1980年代にリハ医療関係者の間で認知されるようになったが、医療リハ領域における本格的な取り組みは2001年に開始された「高次脳機能障害支援モデル事業」が契機と考えられる。2006年に開始された「高次脳機能障害支援普及事業」の支援拠点機関が2010年6月に全都道府県に設置されるに至り枠組みが整備されたところであり、今後内容の充実が期待されるところである。

一方、職業リハに目を向けると、2002年度から全国展開されたジョブコーチ支援事業、2006年度に導入されたジョブコーチ支援助成金制度および精神障害者保健福祉手帳所持者の雇用率算定など、高次脳機能障害者の就労支援に有効と思われる制度が着実に整備されてきている。このように、かつて「制度の谷間・狭間の障害」と呼ばれた高次脳機能障害者に対する理解・支援策が医療リハ、職業リハ領域とも過去10年間に大きく進展したが両者の連携支援はいまだ十分とはいえず、今後の課題である(図6)[7]。

(田谷勝夫)

参考文献

1) 厚生労働省：障害者の雇用促進のために；事業主と障害者のための雇用ガイド．平成21年度版，独立行政法人高齢・障害者雇用支援機構，東京，2009．
2) 松為信雄，菊池恵美子(編著)：職業リハビリテーション入門．共同医書出版社，東京，2001．
3) 菊池恵美子：就労支援の現状と作業療法の課題，OTジャーナル36(4)：2002．
4) 独立行政法人高齢・障害者雇用支援機構(編)：障害者職業生活相談員資格認定講習テキスト．平成22年度版，2010．
5) 障害者職業総合センター職業センター実践報告書 No 4；高次脳機能障害者のための効果的な支援方法(構想)．日本障害者雇用促進協会，東京，1999．
6) 長岡正範：高次脳機能障害について；高次脳機能障害支援モデル事業．失語症研究 22(3)：206-213，2002．
7) 田谷勝夫：高次脳機能障害者に対する理解と研究モデル事業の試行．職リハネットワーク 60：5-8，2007．

6 計算の障害 —失算 acalculia—

▶はじめに◀ 失計算の概念はHenschen(1920)[1]によって確立され、Hécaenら(1961)[2]による分類—失語性失計算(aphasic acalculia)、視空間性失計算(visuo-spatial acalculia)、失演算(anarithmetia)の3型—が用いられてきた。前2者はある障害(各々失語症と左半側空間無視などの空間操作障害)に基づく計算障害であり、anarithmetiaは純粋な計算の障害とされている。しかしWarrington(1982)[3]によりarithmetic factsの概念が神経心理学分野へ紹介されて以来、Hécaenらの分類はほとんど顧みられなくなり、代わって20世紀末からarithmetic factsを前提とした、計算を含む数処理・数認知のモデルが提出されるようになった。McCloskeyら(1985, 1987, 1992)[4-6]やCampbell and Clarkらのモデル(Campbell, 1994；Clarkら, 1991)[7,8]、Ashcraft(1992)[9]、Cipolottiら(1995)[10]のモデルも提唱されたが、現在の数処理に関する標準モデルはDehaeneらによるtriple-code modelとしてよいものと思われる。数の認識機序を含めた近年の数に関する研究は、それを肯定的に捉えるか批判的に捉えるかの差はあれ、ほとんどすべてtriple-code modelを実質上前提としている。

I Arithmetic facts

Warrington(1982)[3]は、計算手続きの知識は保たれるが単純な計算結果の「記憶」の再生に障害があると考えられる症例を報告し、発達障害の研究で以前から知られていたarithmetic factsという概念を神経心理学の分野に紹介した。Arithmetic factsは学習の結果、長期記憶に「貯蔵された」計算の結果であり、簡単な乗法—九九(multiplication table)—と簡単な加法の遂行は、arithmetic factsを検索・回収(retrieve)して行われるものとされる。減法でも一部はarithmetic factsの検索・回収が行われていると考えられている。その具体的構造はいまだ不明確で、除法についてはほとんど顧みられていないが、言語機能依存と考えられており、機械的丸暗記—rote verbal memory—とも記述される。

II Triple-code model

Triple-code modelはarithmetic factsを中心にした機能モデルであり、その初期のモデル(Dehaene, 1992, Dehaene & Cohen 1995)[11,12]では計算を含めた数の処理に対して3種類のcode—auditory-verbal code・visual-arabic code・analogue magnitude code—を仮定している。Auditory-verbal codeは数の音韻的・視覚的言語的側面("二十四"など)に対応し、数え上げ(counting)、簡単な乗法と簡単な加法のfactsの検索・回収に関与すると考えられた。Visual-arabic codeはアラビア表記された数("7"など)に対応し、奇数/偶数の判断、複雑な計算に対応するとされた。Analogical quantity and magnitude codeは大小比較、量の評価、概算に関与するとされ、各codeの機能部位と脳の解剖学的部位の対応も提案された(図1)(Dehaene & Cohen, 1997)[13]。すなわち、数の言語的表象は左半球依存で、arithmetic factsの検索・回収(retrieval)＝簡単な乗法と加法の一部には左前頭葉・基底核・視床などを含めた左Sylvius裂周囲が重視された。Analogical quantity and magnitude codeの表象は両側頭頂葉に位置づけられ、数や量の認識は心的な数直線(mental number line)との対応に帰せられ、同部位が加法の一部と減法や概算・大小比較を行う場とされた。この時点の図式はDehaene & Cohen(1997)[13]にまとめられている。さらに彼らは計算障害のパターンについて、乗法・減法が同等に障害される例と選択的加法障害例は存在しないと予想した(Cohen & Dehaene, 2000；Cohen, et al, 2000)[14,15]。

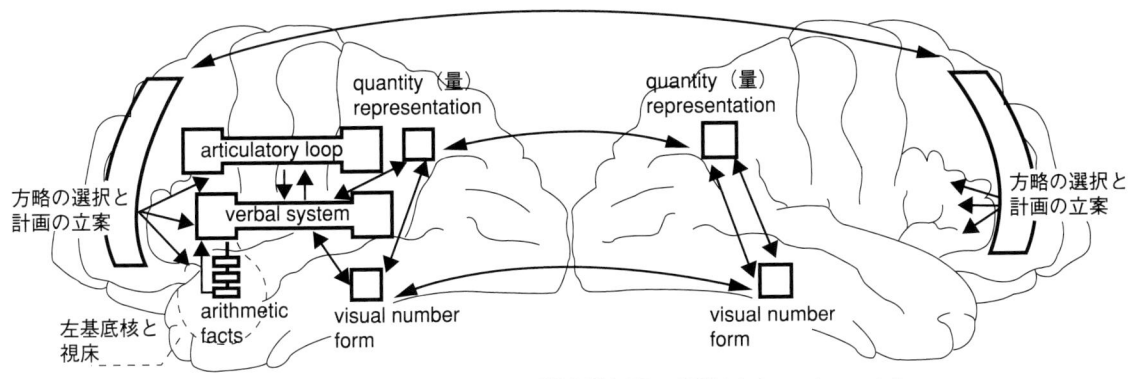

6. 計算の障害―失算 acalculia―

図 1 Dehaene、Cohen による脳内数処理の初期 triple-code model
詳しくは本文を参照。
(Dehaene, Cohen, 1997 より改変)

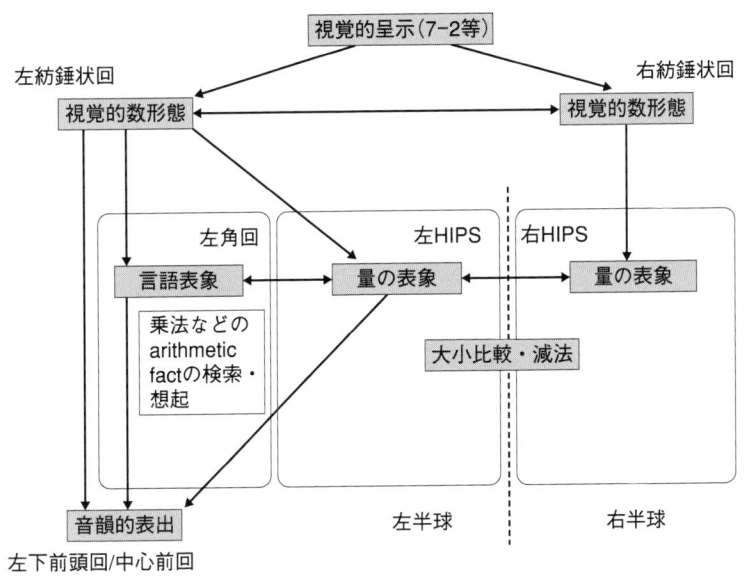

図 2 Dehaene らによる改訂後の triple-code model
mental number line の局在は定かでない。詳しくは本文参照。
(Dehaene S, Molko N, Cohen L, et al, 2004 を改変)

しかし、van Harskamp & Cipolotti(2001)[16]により加法・減法・乗法の各々が選択的に障害された3症例が報告され、さらに機能画像による検討が蓄積されるに従い、図1に示される単純な機能―解剖モデルの信頼性が揺らぐことになった。実際 Arsalidou & Taylor(2010)[17]はこれまでの機能画像の報告の meta-analysis を行い、図1に示される triple-code model の改変の必要性を主張している。

実際数の認識や計算は単純な局在機能ではなく、改訂された最近の triple-code model(Dehaene ら, 2003；2004)[18][19]では、数処理に関する機能系は quantity system・verbal system・visual system に分けられているが、code という言葉は使われていない。Quantity system は数の大きさ・差の関係の非言語的意味表象を行う system であり、verbal system は音韻的・文字的・また統語的側面を表象するとされる。Visual system はアラビア表記の処理に関与する。解剖学的には頭頂葉が極めて重視され(図2)、頭頂葉には数処理

に関して次の3つの回路があるという(Dehaeneら, 2003)[18]。

①左角回：数の言語的側面に関与＝facts retrievalや正確な計算
②両側頭頂間溝：量に関与する中核部分＝数そのものの意味・認識、概算
③頭頂葉後上部：空間的・非空間的注意＝mental number line上での移動

左角回は明らかにarithmetic factsの検索・回収を担うが、近年のDehaeneらの視点はむしろ両側の頭頂葉間溝水平部(horizontal segment of the bilateral intraparietal sulcus；HIPS)ないしIPSに力点を置いている。数そのものはIPSの機能に直結しており、脳内には左から右向きへのmental number line(数直線)が比喩的に仮定され、数そのものの認識・意味あるいは彼らのいうnumber sense、数に対する直観的理解intuitionとはmental number lineへの対応にほかならない(Dehaene, 2009；Nieder & Dehaene, 2009)[20][21]。

Mental number line

失計算＝計算の障害を数の操作障害の1つであるとするならば、その操作される対象である「数」とは一体何であるのか、という根源的な疑問が生じるのは当然である。Dehaeneらは初期からnumber sense、あるいはintuition(直観)を重視し、mental number lineにその基礎を置こうとしている。Mental number lineは実際の数直線同様に左から右への順序をもち、左の方が小さな数に、また右の方が大きな数に対応するとされる。このような数の空間性を裏づける証拠として、SNARC effect(spatial-numerical association of response codes effect) (Dehaene, et al, 1993；Nuerk, et al, 2005, 他多数)[22][23]がしばしば挙げられている。すなわち小さな数に対しては左空間での処理が、また大きな数に対しては右空間での処理がより速く行われる。さらに近年ではOM effect (operational momentum effect)―加算ではその結果をより大きく、減算ではより小さく見積もってしまう現象―(Knops & Viarouge, 2009)[24]や、SOAR effect(space-operation association of responses effect)[24]―dotsの集合呈示による加算課題では答えとして右にある選択肢を選びやす

く、減算課題では左にある選択肢を選びやすい―などが有力な証拠として挙げられている。さらに大小比較でみられるdistance effect―比較される数の差が大きいほど比較の判断が速い―や左半側空間無視患者でみられるnumber bisection課題における偏倚(Zorzi, et al, 2006)[25]もmental number lineの存在を強く支持している。Mental number lineの構造に関しては、その「目盛り」は線形表示か対数表示か(Cantlonら, 2009；Dehaeneら, 2008)[26][27]、また与えられた数はどの程度の確からしさ(確率分布)をもって該当する目盛りに対応するのか[21][26]というレベルまでなされるようになっている。

しかし、SNARC effectを採りあげてもその報告の大部分は、数の大小比較ではなく偶数/奇数の判断(parity judgment)を課題としており、呈示される数字も1桁程度でしかない。この問題はGeversら(2006)[28]も指摘している。Dehaeneら(1993)[22]の報告でも2桁数字の大小比較ではSNARC effectは有意に至っていない。加えて眼球運動の潜時を用いた検討(Schwarzら, 2004)[29]や反応方法を工夫した検討(Ito & Hatta, 2004)[30]から、SNARC effectは垂直方向でもみられ、数は左から右への方向だけではなく、下から上への方向にも順序を構成している可能性が示されている。さらにBächtoldら(1998)[31]は一種の外的環境・刺激のinstructionによってもSNARC effectが逆転する可能性があることを報告している(Clock task)。これらはSeronら(1992)[32]、Gertnerら(2009)[33]の報告と併せ、数が脳内で一定の順序で配列しているとしても、必ずしもすべての人間で一様に水平線上に構成されているわけではないことを示唆している。Seronらの報告例には1～12までを時計の文字盤のように配列してイメージする例がみられ、固有の文化的・言語的影響を反映しているかのようであり興味深い。

Mental number lineの概念は数と空間の関係をよく表し、IPSにおける機能分化の重なりともよく一致している。しかし、計算ないし数理解のうえで、mental number lineがなしうるのは計算の面では概算であり、数理解の面ではおおまかな評価に留まる。正確な計算、複雑な計算、正確な数の同定については数のアラビア表記が必要であり、また計算の手続き、working memoryの関与

などが必要になってくる。

IV 数処理障害の評価の実際

1. Transcoding

Transcodingとはfiveを5と書く、5をfiveと読むなどのように、言語的数表現とアラビア表記による数表現の相互変換を指す。Triple-code modelの言葉を借りればauditory-verbal codeとvisual-arabic codeの相互変換ということになり、一見単純に見える。しかしtriple-code modelでは、数の認識＝意味の把握をquantity systemに帰着させるため、図2から明らかなように、アラビア数字を音読する場合、減法などを行わせて数の意味を喚起する経路と、arithmetic factsを検索・回収するための機械的な意味を介さない経路の2つが存在することになる(Cohen & Dehaene, 1995)[34]。Dehaeneらは機械的な経路が意味を介する経路を抑制するとしており、Cipolotti & Butterworth(1995)[10]やFias(2001)[35]も同様の見解を述べている。すなわち呈示された課題の数字は音読できないにもかかわらず、計算自体はほぼ完全に保たれ、その結果を述べることができる症例が存在する[10)34]。このような抑制機序の存在は健常人を対象とした検討でも確認されている(Campbell & Metcalfe, 2008)[36]。これとは逆に、transcodingは保たれているが計算が障害されたという報告(Cohenら、1994；Lamplら、1994；Sokolら、1991；Warrington、1982)[3)37)〜39]もある。臨床的には、失語症者であれば読み書きの障害は通常の現象に過ぎず、またtranscodingができなければ計算障害は必発と考えやすいが、数字が書けないから、あるいは読めないから計算できないであろうとするのは早計であり、別個に確認する必要があることが理解される。

Transcodingの誤りを表す用語として、syntactic error、lexical errorが挙げられる。前者は125を521または251、242を20042と変換する誤りであり、構成数字に誤りはないが、その配列を誤るものとされる(Cipolottiら, 1995；McCloskey & Caramazza, 1987；Power & Dal Martello, 1990)[5)10)40]。しかし報告者によりその用語の使い方が微妙に異なり注意を要する。後者はsevenを11と変換する誤りであり、数字そのものの誤りとされる。しかしこれらは欧米語圏での定義であり、日本語にこの区分が厳密に適応できるか問題がある。実際、4をfourteenと読むないし書く誤りやfortyを4と書く誤りもsyntactic errorとされる場合があり、日本語の観点ではこれらを数字の配列の誤りとして承服するのは難しい。さらに混乱するのはDelocheら(1982)[41]が80を24と変換する誤りをstack errorとする点である。これは、フランス語では16進法が混在しているばかりか80を20×4と表現するためと思われ、term-by-term strategyと彼らが称するtranscodingの方略を反映している。Stack errorはフランス語の数に関する言語的表現の特性によるものであり、日本語を含めて普遍性をもつとはいえない。英語圏ではlexical classとしてOnes(1〜9)、Teens(10〜19)、Tens(20〜90)などの概念を用いてtranscodingの誤りが記述されるが、これらも12進法が混在する英語特有の数表現を反映しており、用語の使用にあたっては注意を要する。

Power & Dal Martello(1990, 1997)[40)42]は言語的数表現からアラビア表記への変換について人工知能研究のproduction systemの影響を受け、lexical-semantic modelとしてconcatenation and overwriting rulesの概念を提出しているが、このモデルはアラビア数字の書字にのみ適用可能で、読字障害については無力なため、異なるアプローチの提案もされている(Furumoto, 2006)[43]。

Transcodingの誤りは明らかに使用する言語体系に影響を受けている。日本語ほど体系的な数の言語的記述を行う言語体系は乏しく、さらに少なくとも日本人では右半球損傷によりアラビア表記において0の位置のみが混乱—位取りの混乱—する現象が報告されており(古本ら、1993；Furumoto, 2006)[43)44]、言語体系の差異と同時に左右半球の役割も文化ごとに異なる可能性さえ示唆される。

2. 大小比較・量の評価・基数と序数

多くの場合視覚的に(2, 4)のような一対のアラビア表記された数あるいはdotsの集合を呈示し、どちらが大きい—多いか(小さい—少ないか)を判

断させる課題が行われる。呈示課題の対の差が大きいほど反応時間が短くなること(distance effect)、および比較の対を構成する数が小さい方がより速く反応すること(size effect)が知られている。また量の評価能力として、目盛りが両端にのみ記された直線上に、指示された数をplotする検査が行われることがある。同様に2つの数字を呈示し、その平均(中間の値)を直観的に答えさせる検査(number bisection)もある。これらは明らかにtriple-code modelのmental number lineを念頭においた検査である。偶数/奇数の判断課題(parity judgment)も量の評価の一連に位置づけられている。また正確な計算ではなく、概算能力も量の評価能力として位置づけられている。課題呈示後に2つの選択肢を示し、どちらが正答に近いかを選ばせるパラダイムや、加法であれば2桁+2桁の課題を視覚呈示した後、計算結果が100より大きいか小さいかを素早く判断させる方法、多数のdotsを含む集合の対を呈示し、その和ないし差に最も近いdotsの集合を選択させる方法などが用いられている。

なお大小比較は基数—概数の把握・比較を含めて—に関しての評価である。驚くべきことに「2は5より小さいか」を判断させる課題と「2は5の前にあるかどうか」を判断させる課題の結果は異なる振る舞いを示す(Nieder and Dehaene, 2009)[21]。基数と序数は共通する部分もあるが異なる性質をもつものであることが指摘されており(Schwarz & Müller, 2008)[45]、別個に検討する必要がある。

3．個数あるいは多数性の概要把握

各対象を一つひとつ数え上げるcountingやenumerationのほかに、少数の対象群を一瞬見ただけでその個数を正確に把握できる能力をsubitizingと呼ぶ。サイコロの目を瞬間的に把握できる能力に例えればわかりやすいが、ほぼ1～4の範囲といわれている。これとは別に、より多くの個数の刺激を呈示し、どちらが多いかを数え上げさせることなく概数としてその多寡の程度を判断させる(numerosity＝多数性の比較)検査方法もある。Subitizingはnumerosityの評価能力の一型に見えるが、別個のものと考えるべきだとされている

(Dehaene, 2009)[20]。

4．複雑な計算・計算規則・知識・手続き

Arithmetic factsはよく学習された簡単な計算について妥当し、1桁×1桁、ないし1桁+1桁の課題の一部については有効だが複雑な計算には適用できない。複雑な計算は、繰り上がり・繰り下がりや一定の手順(algorithm)に沿って遂行されなければならず、手順の知識—procedural knowledge—が必要である(McCloskeyら, 1985)[4]。実際の複雑な計算では異なるknowledge—declarative, procedural, conceptual—が相互作用を行うと考えられている(Delazerら, 2003)[46]。Conceptual knowledgeは計算規則と原理の理解で、交換則、結合則、分配則が含まれ、効果的で柔軟な計算遂行能力に関与する(Hittmair-Delazerら, 1994, Delazer & Benke, 1997)[47][48]。このような複雑な計算の手続きの知識はarithmetic factsの検索・回収(retrieve)と二重乖離する場合がある[3][13][37][47][48]。

以上のknowledgeに加え、arithmetic rulesとして、N×0=0(zero rule)、N×1=N (1's multiplication problem)、0/N=0、N/N=1、N−0=N、N−N=0などが挙げられており、ここでも0×NとN×0が乖離する場合があることが指摘されている。近年はruleについての議論が乏しくなっているが、zero ruleが突然回復した症例の報告もあり、この点からもarithmetic factsとruleをきちんと分けて検討する必要があることが理解される。

以上のknowledgeや規則を踏まえたうえで複雑な計算が行われることになるが、筆算の減法では"Smaller-from-Larger" bugと呼ばれる誤りが知られている(Girelli & Delazer, 1996)[49]。これは課題が縦書きで与えられ、52−29のように1の位の下の行の数字が上の行の数字より大きい—繰り下がりを要する—場合大きい数字から小さい数字を引くタイプの誤りを指す。すなわちこの場合は37と答えることになる。乗法では九九の同じ段に誤るか(6×8→42(6×7)、3×9→21(3×7)など)、また加法であれば、正答とどの程度離れた解答をするかなどの点に注意が払われている。

一方、複雑な暗算の遂行にはさまざまな方略が駆使されることが知られている。加法では37＋28→(30＋7)＋(20＋8)→(30＋20)＋(7＋8)→50＋15、減法では30−13→30−10−3、49−17→50−17−1などであるが、従来の内観報告(LeFevreら、1996, 2006)[50)51)]に代わって、より洗練された方法で検討が加えられるようになっている(Thevenotら、2010)[52)]。

　またこのような計算方略のvariationから明らかなように、計算障害評価の検査課題としては、同じ数が現れる課題—tie problem(3＋3、5×5、10−5、64÷8など)—は特異的に正確で素早く解答されることから用いられないのが通常である。また一般に問題に使用される数が小さくなるほど正確かつ素早く解答できる＝やさしくなる現象(problem size effect)も知られている。以上を踏まえ、検査課題の実際の選択にあたっては、1桁同士の演算に留めるのか、それ以上の桁数を負荷するのか、また繰り上がり・繰り下がりを要する課題とするのか否かなどに注意を払う必要がある。

V 失計算と左右半球損傷

　現在arithmetic factsを含めた計算障害の検討は左半球損傷例を対象としたものがほとんどである(Hittmair-Delazerら、1994；Sokolら、1991；Warrington、1982)[3)39)47)]。失語症患者に計算障害がみられることはいわば当然のことであって、Delazerらの検討(1999)[53)]によれば数処理能力の障害は言語障害の程度に関連し、全失語が最も重度で、Broca失語・Wernicke失語が同程度の障害でそれに続き、amnesic aphasiaの障害は軽度であった。Arithmetic factsの検索・回収はすべての失語型で障害されていた。Broca失語で特に九九(multiplication table)の想起が悪く、減法より乗法が困難であった。これはarithmetic factsの言語性を考えれば当然であり、言語障害患者では乗法の障害が高頻度にみられるという従来の報告(McCloskeyら、1985、Hittmair-Delazerら、1994)[4)47)]に一致している。またRosselli & Ardila(1989)[54)]の検討では左半球損傷者では後方部損傷の方が計算障害が強かった。

　しかし失語症者のすべてが失計算を呈するわけではなく、失語症患者の約1/4は計算障害を伴わないという報告もあり、計算と言語能力の二重乖離が認められる(Basso, et al, 2000, 2005)[55)56)]。計算と言語機能は密接な関連をもつとはいえ、予断を挟まず検討する必要がある。さらに右半球損傷による計算障害はHécaenのvisuo-spatial acalculiaとして処理されることがほとんどであったが、筆算ではなく繰り下がりのある減法の暗算課題でrepresentational neglectともみなせる誤り(21−6→5、23−7→6など)を高頻度に呈することが報告されている(古本、2002)[57)]。またGranàら(2006)[58)]は、右後方損傷による乗法の筆算障害例を詳細に検討し、乗法の筆算に特異的な空間配置障害を障害の基礎として考察している。

　繰り上がり・繰り下がりを含めた複雑な計算を遂行するためには、working memory、特にvisuo-spatial working memoryの関与は必須と考えられている(Zagoら、2001；Lee & Kang、2002；Trbovich & LeFevre、2003；Tronsky LN、2005)[59)−62)]。右半球損傷者における減算の暗算でのrepresentational neglect様の現象と合わせると興味深い。Arsalidou & Taylor(2010)[17)]の解析によれば機能画像による計算の側性化はtriple-code modelと一致しない点があり、数の処理は本質的には左右両半球の関与を要すると考えられる。

▶おわりに◀　数の認識や数処理といわれた場合、通常は自然数を念頭におく。数学的には自然数はペアノの公理から導くことができる。それはしかし具体的な数を与えるというよりも、自然数が満たすべき性質を規定するものである。現在の数についての研究のtop leaderは明らかにDehaeneであり、彼らが扱い、検討している「数」は具体的なものであるようにみえる。しかし、数は抽象的であり、事物に固有の性質というよりも、種々の事物に共通する一種の関係にもみえる。空間性を関係性と捉えるならば、数の空間性とは数の関係性であり、それは性質という抽象的な存在にほかならない。数を数直線にmapし、それをさらに線形のアラビア表記の体系に写像していくことで数は具体性を獲得するといえるのであろうか。そうであるならアラビア表記とは何であるのか。一方演算についてみれば除法は検討から取り残されている。近年、数に関するpaperは急増している

が、現在の方向で数そのものに到達することができるのだろうか。クロネッカーは神が与えた数は自然数のみであると述べたが、ペアノの公理を満たしさえすればその全体は自然数である。

（古本英晴）

文献

1) Henschen SE：Klinische und anatomische Beiträge zur Pathologie des Gehirns. Pt. 5, Uber Aphasie, Amusie, und Akalkulie, Stockholm, Nordiska Bokhandeln, 1920[Clinical and anatomical contributions on brain pathology. Fifth Part：aphasia, amusia and acalculia. Archives of Neurology and Psychiatry 13：226-249, 1925(transdated by Schaller, WF)].
2) Hécaen H, Angelergues R, Houllier S：Les variétés cliniques des acalculies au cgurs des lésions rétrorolandiques ; Approche statistique du problème. Revue Neurologique 105：85-103, 1961.
3) Warrington EK：The fractionation of arithmetical skills ; A single case study. Quarterly Journal of Experimental Psychology 34 A：31-51, 1982.
4) McCloskey M, Caramazza A, Basili A：Cognitive mechanisms in number processing and calculation ; Evidence from dyscalculia. Brain and Cognition 4：171-196, 1985.
5) McCloskey M, Caramazza A：Cognitive mechanisms in normal and impaired number processing. Mathematical Disabilities ; A cognitive neuropsychological perspective, Deloche G, Seron X(eds), pp 201-219, Lawrence Erlbaum Associates, Hillsdale, NJ, 1987.
6) McCloskey M：Cognitive mechanisms in numerical processing ; Evidence from acquired dyscalculia. Cognition 44：107-157, 1992.
7) Campbell JID：Architectures for numerical cognition. Cognition 53：1-44, 1994.
8) Clark JM, Campbell JID：Integrated versus modular theories of number skills and acalculia. Brain and Cognition 17：204-239, 1991.
9) Ashcraft MH：Cognitive arithmetic ; A review of data and theory. Cognition 44：75-106, 1992.
10) Cipolotti L, Butterworth B：Toward a multiroute model of number processing ; Impaired number transcoding with preserved calculation skills. Journal of Experimental Psychology：General 124：375-390, 1995.
11) Dehaene S：Varieties of numerical abilities. Cognition 44：1-42, 1992.
12) Dehaene S, Cohen L：Towards an anatomical and functional model of number processing. Mathematical Cognition 1：83-120, 1995.
13) Dehaene S, Cohen L：Cerebral pathways for calculation ; Double dissociation between rote verbal and quantitative knowledge of arithmetic. Cortex 33：219-250, 1997.
14) Cohen L, Dehaene S：Calculating without reading ; Unsuspected residual abilities in pure alexia. Cognitive Neuropsychology 17：563-583, 2000.
15) Cohen L, Dehaene S, Chochon F, et al：Language and calculation within the parietal lobe ; A combined cognitive, anatomical and fMRI study. Neuropsychologia 38：1426-1440, 2000.
16) van Harskamp NJ, Cipolotti L：Selective impairments for addition, subtraction and multiplication ; Implications for the organisation of arithmetical facts. Cortex 37：363-388, 2001.
17) Arsalidou M, Taylor MJ：Is 2+2=4? Meta-analyses of brain areas needed for numbers and calculations. NeuroImage (2010), doi：10.1016/j.neuroimage.2010.10.009
18) Dehaene S, Piazza M, Pinel P, et al：Three parietal circuits for number processing. Cognitive Neuropsychology 20：487-506, 2003.
19) Dehaene S, Molko N, Cohen L, et al：Arithmetic and the brain. Current Opinion in Neurobiology 14：218-224, 2004.
20) Dehaene S：Origins of mathematical intuitions ; The case of arithmetic. Annals of the New York Academy of Sciences 1156：232-259, 2009.
21) Nieder A, Dehaene S：Representation of number in the brain. Annual Reviews of Neuroscience 32：185-208, 2009.
22) Dehaene S, Bossini S, Giraux P：The mental representation of parity and number magnitude. Journal of Experimental Psychology：General 122：371-396, 1993.
23) Nuerk HC, Wood G, Willmes K：The universal SNARC effect ; The association between number magnitude and space is amodal. Experimental Psychology 52：187-194, 2005.
24) Knops A, Viarouge A：Dynamic representations underlying symbolic and nonsymbolic calculation ; Evidence from the operational momentum effect. Attention, Perception, & Psychophysics 71：803-821, 2009.
25) Zorzi M, Priftis K, Meneghello F, et al：The spatial representation of numerical and non-numerical sequences ; Evidence from neglect. Neuropsychologia 44：1061-1067, 2006.
26) Cantlon JF, Cordes S, Libertus ME, et al：Comment on "Log or linear? Distinct intuitions of the number scale in Western and Amazonian indigene cultures". Science 323：author reply 38, 2009.
27) Dehaene S, Izard V, Spelke E, et al：Log or linear? Distinct intuitions of the number scale in Western and Amazonian indigene cultures. Science 320：1217-1220, 2008.
28) Gevers W, Lammertyn J, Notebaert W, et al：Automatic response activation of implicit spatial information ; Evidence from the SNARC effect. Acta Psychologica 123：221-233, 2006.

29) Schwarz W, Keus IM：Moving the eyes along the mental number line；Comparing SNARC effects with saccadic and manual responses. Perception & Psychophysics 66：651-664, 2004.
30) Ito Y, Hatta T：Spatial structure of quantitative representation of numbers；Evidence from the SNARC effect. Memory & Cognition 32：662-673, 2004.
31) Bächtold D, Baumüller M, Brugger P：Stimulus-response compatibility in representational space. Neuropsychologia 36：731-735, 1998.
32) Seron X, Pesenti M, Noel MP, et al：Images of numbers, or "When 98 is upper left and 6 sky blue". Cognition 44：159-196, 1992.
33) Gertner L, Henik A, Cohen Kadosh R：When 9 is not on the right；Implications from number-form synesthesia. Consciousness and Cognition 18：366-374, 2009.
34) Cohen L, Dehaene S：Number processing in pure alexia；The effect of hemispheric asymmetries and task demands. Neurocase 1：121-137, 1995.
35) Fias W：Two routes for processing of verbal numbers；Evidence from the SNARC effect. Psychological Research 65：250-259, 2001.
36) Campbell JI, Metcalfe AW：Arabic digit naming speed；Task context and redundancy gain. Cognition 107：218-37, 2008.
37) Cohen L, Dehaene S：Amnesia for arithmetic facts；A single case study. Brain and Language 47：214-232, 1994.
38) Lampl Y, Eshel Y, Gilad R, et al：Selective acalculia with sparing of the subtraction process in a patient with left parietotemporal hemorrhage. Neurology 44：1759-1761, 1994.
39) Sokol SM, McCloskey M, Cohen NJ, et al：Cognitive representations and processes in arithmetic；Inferences from the performance of brain-damaged subjects. Journal of Experimental Psychology 2 Learning, Memory, and Cognition 17：355-376, 1991.
40) Power RJD, Dal Martello MF：The dictation of Italian Numerals. Language and Cognitive Processes 5：237-254, 1990.
41) Deloche G, Seron X：From one to 1；An analysis of a transcoding process by means of neuropsychological data. Cognition 12：119-149, 1982.
42) Power, RJD, Dal Martello MF：From 834 to eighty thirty four；The reading of Arabic numerals by seven-year-old children. Mathematical Cognition 3：63-85, 1997.
43) Furumoto H：Pure misallocation of "0" in number transcoding；A new symptom of right cerebral dysfunction. Brain and Cognition 60：128-138, 2006.
44) 古本英晴，北野邦孝：数概念の喪失による失計算；数概念の構造．神経心理学 9：221-229, 1993.
45) Müller D, Schwarz W："1-2-3"；Is there a temporal number line? Evidence from a serial comparison task. Experimental Psychology 55：143-150, 2008.
46) Delazer M, Domahs F, Bartha L, et al：Learning complex arithmetic；An fMRI study. Brain research. Cognitive brain research 18：76-88, 2003.
47) Hittmair-Delazer M, Semanza C, Denes G：Concepts and facts in calculation. Brain 117：715-728, 1994.
48) Delazer M, Benke T：Arithmetic facts without meaning. Cortex 33：697-710, 1997.
49) Girelli L, Delazer M：Subtraction bugs in an acalculic patient. Cortex 32：547-555, 1996.
50) LeFevre JA, Sadesky GS, Bisanz J：Selection of procedures in mental addition；Reassessing the problem size effect in adults. Journal of Experimental Psychology：Learning, Memory, and Cognition 22：21-230, 1996.
51) LeFevre JA, DeStefano D, Penner-Wilger M, et al：Selection of procedures in mental subtraction. Canadian Journal of Experimental Psychology 60：209-220, 2006.
52) Thevenot C, Castel C, Fanget M, et al：Mental subtraction in high- and lower skilled arithmetic problem solvers；Verbal report versus operand-recognition paradigms. Journal of Experimental Psychology：Learning, Memory, and Cognition 36：1242-1255, 2010.
53) Delazer M, Girelli L, Semenza C, et al：Numerical skills and aphasia. Journal of the International Neuropsychological Society 5：213-221, 1999.
54) Rosselli M, Ardila A：Calculation deficits in patients with right and left hemisphere damage. Neuropsychologia 27：607-617, 1989.
55) Basso A, Burgio F, Caporali A：Acalculia, aphasia and spatial disorders in left and right brain-damaged patients. Cortex 36：265-280, 2000.
56) Basso A, Caporali A, Faglioni P：Spontaneous recovery from acalculia. Journal of the International Neuropsychological Society 11：99-107, 2005.
57) 古本英晴：右半球損傷者に認められた減法の暗算における左半側空間無視；左半側空間無視の出現機序と減法の特異性についての理論的考察．第26回日本神経心理学会総会抄録，p 75, 2002.
58) Granà A, Hofer R, Semenza C：Acalculia from a right hemisphere lesion dealing with "where" in multiplication procedures. Neuropsychologia 44：2972-2986, 2006.
59) Zago L, Pesenti M, Mellet E, et al：Neural correlates of simple and complex mental calculation. Neuroimage 13：314-327, 2001.
60) Lee KM, Kang SY：Arithmetic operation and working memory；Differntial supression in dual tasks. Cognition 83：B 63-B 68,

2002.
61) Trbovich PL, LeFevre JA : Phonological and visual working memory in mental addition. Memory & Cognition 31 : 738-745, 2003.
62) Tronsky LN : Strategy use, the development of automaticity, and working memory involvement in complex multiplication. Memory & Cognition 33 : 927-940, 2005.

7 視覚認知の障害

1 視覚認知の障害と物体・画像認知

　見えているのにそれが何であるかわからないという症候を視覚失認という。但し、聴覚など視覚以外の感覚を介すればわかることが条件になる。すなわち視覚失認とは、視覚という感覚に限定した認知障害である。

　視覚認知の過程は、神経心理学的には統覚と連合に二分される。要素的な知覚（視覚刺激）をまとめるのが統覚である。統覚されると視覚刺激は形態として把握される。この形態を意味に結びつけるのが連合である（図1）。図1の(1)(2)の過程が障害されると、それぞれ統覚型視覚失認、連合型視覚失認と呼ばれる症候が出現する。この二分法は100年以上前にLissauerが提唱したもので[1]、以来、神経生理学的メカニズムを含め視覚認知の神経科学は大きく進歩しているが、臨床的な症候の分類は現在も統覚型・連合型の二分法に基礎をおいている。

症候

1. 視覚性物体失認

❶統覚型視覚失認

　図1に示したように、知覚を形態にまとめること（これを統覚と呼ぶ）の障害による症候を統覚型視覚失認という。BensonとGreenbergが報告した例が有名である[2]。それは25歳の男性で、一酸化炭素中毒からの蘇生後に、目が見えていないように思われる行動が出現した。物品や絵を見ても何であるかわからない。しかし触覚や聴覚を使えばわかる。一方、廊下を物に突き当たらず移動でき、色彩の命名は正常である。明るさや色の微妙な差もわかる。この例の模写課題の結果が図2である。著しく不良で、知覚を形態にまとめることの障害が示唆される。また図3のマッチング課題の成績も著しく不良であることもこの解釈を支持するものである。

　統覚型視覚失認が脳血管障害によって出現することは稀で、これまでの報告の大部分は一酸化炭素中毒の症例であり、脳の後部のびまん性の損傷

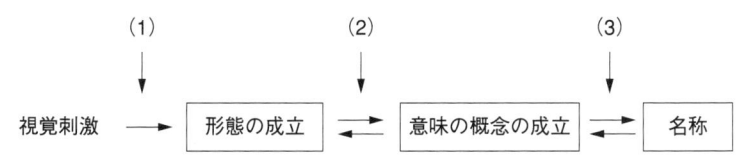

```
                (1)           (2)            (3)
                 ↓             ↓              ↓
視覚刺激 ───→ 形態の成立 ⇄ 意味の概念の成立 ⇄ 名称
```

図1 視覚認知の過程
(1)の障害が統覚型視覚失認、(2)の障害が連合型視覚失認、(3)の障害が視覚失語である。但しこれは単純化したもので、この図には臨床的にも理論的にもいくつもの問題がある（本文参照）。

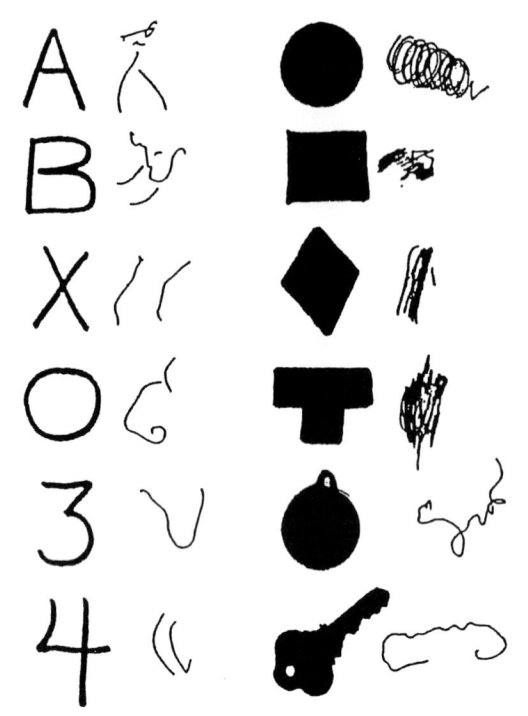

図 2 ● 統覚型視覚失認患者の模写
左の列が見本、右の列が模写である。模写は極めて不良である。
(Benson DF, Greenberg JP, 1969 より転載)

によって生じる症候と考えられている。
❷ **連合型視覚失認**
　図1に示したように、形態の認知までの経路は正常だが、そこから意味へのつながり（これを連合と呼ぶ）の障害による症候を連合型視覚失認という。RubensとBensonが報告した例が有名である[3]。原因不明の昏睡（脳血管障害と思われる）から覚醒した47歳の医師に出現したもので、例えば聴診器を視覚的に呈示すると「丸いものが長いコードの先についています。時計かな」と答えている。食べ物は食べてみるまで何かわからない。物品を見ても何かわからないが、触ればすぐにわかる。模写は図4のように可能だが、正確に模写した後であってもそれが何であるかわからない。例えば図4の鳥については、模写したあとでも、「切り株かな」と述べている。
　連合型視覚失認は、典型的には後大脳動脈流域の脳血管障害で、側頭・後頭接合部の下部の両側性損傷によって生じる。
❸ **視覚失語**
　視覚を介する呼称のみが障害される。しかし、

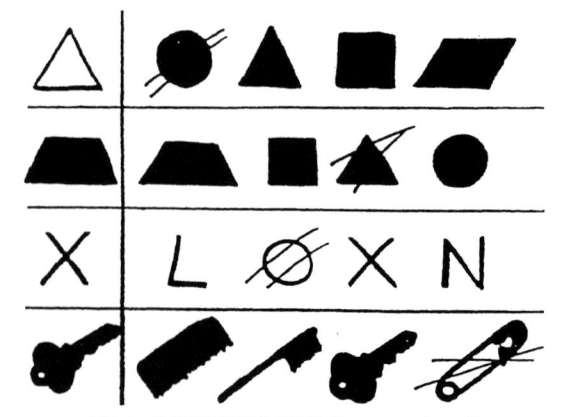

図 3 ● 統覚型視覚失認患者のマッチング
左と同じ物を右から選ぶ課題である。マッチングが不能であることが明らかである。
(Benson DF, Greenberg Jp, 1969 より転載)

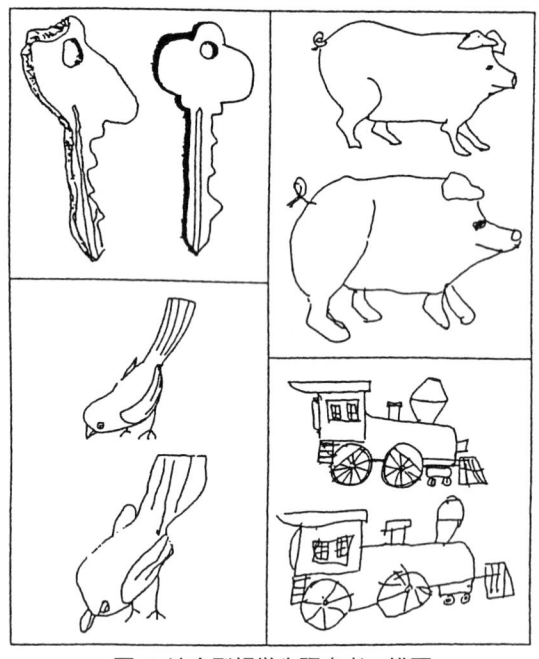

図 4 ● 連合型視覚失認患者の模写
模写そのものは正確だが、患者は自分の描いたものが何であるかわからない。
(Rubens AB, Benson DF, 1971 より転載)

使用法を身振りで示すことや、ポインティング（検者が名前を言った物品を指し示す）はできる。したがって、図1の中の意味と名称を結ぶ経路が断たれていると解釈できる。触覚や聴覚による呼称は正常である。
　視覚失語の病巣は連合型視覚失認の病巣とほぼ重なっており、事実上区別は困難である。

2．画像失認

写真や絵画などの画像に対する視覚失認である。画像失認は、症候的にも病巣的にも物体失認の軽症型とみなされることが多い。但し純粋例の報告もあり、物体失認と質的な違いがあるのか、単に重症度の差にすぎないのかは未解決の問題である。

II 評価法

症候の特徴と、背景にある理論を理解していれば、特別な検査用具がなくても、おおまかな評価をすることは可能である。例えば手近な物品や絵を呈示して呼称させるのは、ベッドサイドの検査としてごく日常的に行われる。このとき、脳損傷の患者が呼称に失敗することはしばしばあるが、頻度的には失語症による方がはるかに多いので、次には自発話の中で物の名前がスムースに出てくるか、また定義から物の名前を言うことができるかどうかをチェックする。これらに問題があれば失語症を疑うが、もし問題がなければ、聴覚や触覚により物品を呈示し、呼称の可否を調べる。ここで呼称が可能であれば、視覚認知障害の可能性が極めて大きいと判断できる。

次の段階としては、図1を念頭において、視覚認知経路のどの段階に障害があるかを調べることになる。もちろんこの段階でも身近な材料を用いて検査を工夫することは可能であるが、正確な診断のためには標準化された検査が必要である。現在わが国でも最も一般的に用いられているのは日本失語症学会が作成した標準高次視知覚検査[4]であり、視覚認知障害の検査としては必須といえるので、以下にその内容を概説する（なお、視覚の検査という性質上、検査法の理解のためには図が必須であるが、図をここに掲載することは逆に検査の信頼性を落とすことになりかねないので差し控える。検査そのものを適宜参照して頂きたい。また、標準高次視知覚検査には、相貌認知、色彩認知、シンボル認知、視空間の認知と操作、地誌的見当識の項目もあるが、本稿では省略する）。

1．標準高次視知覚検査（Visual Perception Test for Agnosia；VPTA）

❶視知覚の基本機能

視知覚の基本機能とは、線分の長さ、形、明るさ、色、大きさ、距離などである。以下の7項目の下位検査がある。

ⅰ）**視覚体験の変化に関する質問**：主観的訴えを問う。視覚認知障害の全般的状態を知るとともに、主観的機能と客観的機能の解離について評価するという意味もある。

ⅱ）**線分の長さの弁別**：2本の線分のどちらが長いかを問う。

ⅲ）**数の目測**：3〜5個の直径1 cmの黒い円を教える。

ⅳ）**形の弁別**：2種類の検査からなる。第一はマッチングで、図5のように、標準図形と同じものを6つの図形の中から選択する。第二は2つの図形の異同判断である。

ⅴ）**線分の傾き**：2本の線分の上端と下端を比較して、どちらが開いているかという形の問いによって、傾きの知覚を判定する。

ⅵ）**錯綜図**：古典的にはPoppelreuterの図として有名である。2種類の図を用いる。第一は、複数の日常物品の線画が重ね書きされており（錯綜して描かれており）、その命名をさせる。命名が不能な場合には線画を手でなぞらせる。第二は、図6-Aのように複数の図形の線画が重ね書きされており、いくつの図形が書かれているかを問う。これに正答したら、選択カード（図6-B）を同時に呈示してその中のどの図形があるかを問う。

ⅶ）**図形の模写**：三角形などの図形を模写させる形態認知課題である。

以上が基本的視覚機能の課題である。いずれも統覚の過程をみる検査であるといえる。すなわち、統覚型視覚失認では原則的にどの課題の成績も大きく低下する。一方、連合型視覚失認ではいずれも正常であるのが典型的である。

❷物体・画像認知

ⓐ 絵の呼称

かなづち、櫛などの絵について、それが何であるか言わせる（呼称させる）課題で、画像失認を検

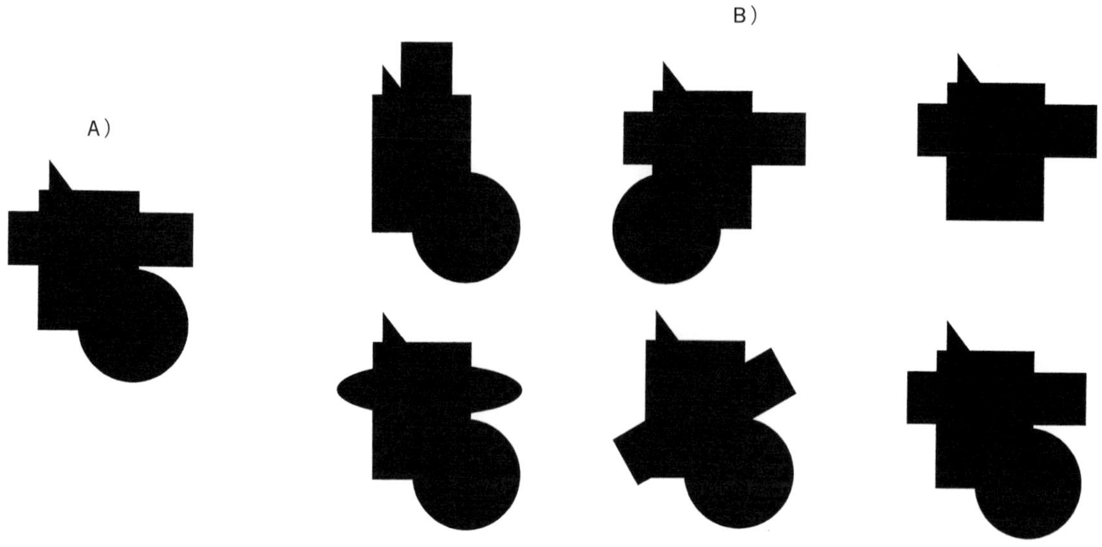

図 5 ● マッチング課題
Aと同じものをBから選択する（この図は説明用に筆者が作成したもので、実際の検査課題とは異なる）。

出する基本的項目である。

ⓑ 絵の分類

10枚の絵を並べて示し、関係の深いものを2つずつ（例えば、かなづちと釘）組み合わせることを求める。ⓐの絵の呼称が不能で、しかしⓑの絵の分類が可能であった場合、絵の意味理解は保たれていることが明らかになる。図1でいえば、視覚刺激から意味までの経路は保たれていることになる。

ⓒ 物品の呼称

実物についての呼称で、対象はⓐの絵の呼称と同一である。物体失認を検出する基本項目である。

ⓓ 使用法の説明

ⓒで呼称できなかった物品の使用法を説明させる。これが正答できれば、意味理解は保たれていることが明らかになる。ⓒ物品の呼称が障害されていて、ⓓ使用法の説明が可能であれば、視覚失語が示唆される。

ⓔ 物品の写生

ⓓで使用法の説明ができなかった物品を写生させる。形態認知をみるものである。

ⓕ 使用法による物品の指示（ポインティング）

ⓒで呼称できなかった物品について、検者が例えば「釘を打つのに使うものはどれですか」といい、かなづちを含む8個の物品の中から該当するものを選ばせる。これもⓓ使用法の説明と同様に

意味理解の検査である。ⓓ使用法の説明が不能で、ⓕポインティングが可能である場合は、意味理解は保たれているが表出障害があると判断できる。

ⓖ 触覚による呼称

失認はその定義上、他の感覚を介せばたちどころに認知可能になる。視覚以外の感覚として、ここでは触覚により呼称させる。ⓒで呼称できなかった物品を用いる。

ⓗ 聴覚呼称

ⓖと同様の理由で、聴覚入力による呼称させる。鈴などを刺激として用いる。

ⓘ 状況図

3人の人物と物からなる図が呈示され、どういう状況であるかの説明が問われる。上述のⓐからⓕまでの項目はいずれも単一の対象の視覚認知の検査であるのに対し、ⓘ状況図の正答のためには、図の細部と、それぞれの関係を把握することを求められる。認知すべき対象が複数であることが他の項目との大きな違いである。同時失認ではこの検査項目のみが障害される。

連合型視覚失認では、基本的に②物体・画像失認の項目が障害される。これらの検査項目の背景となる理論として、図1に示した視覚認知の経路がある。すなわち、正常の視覚認知では、形態が

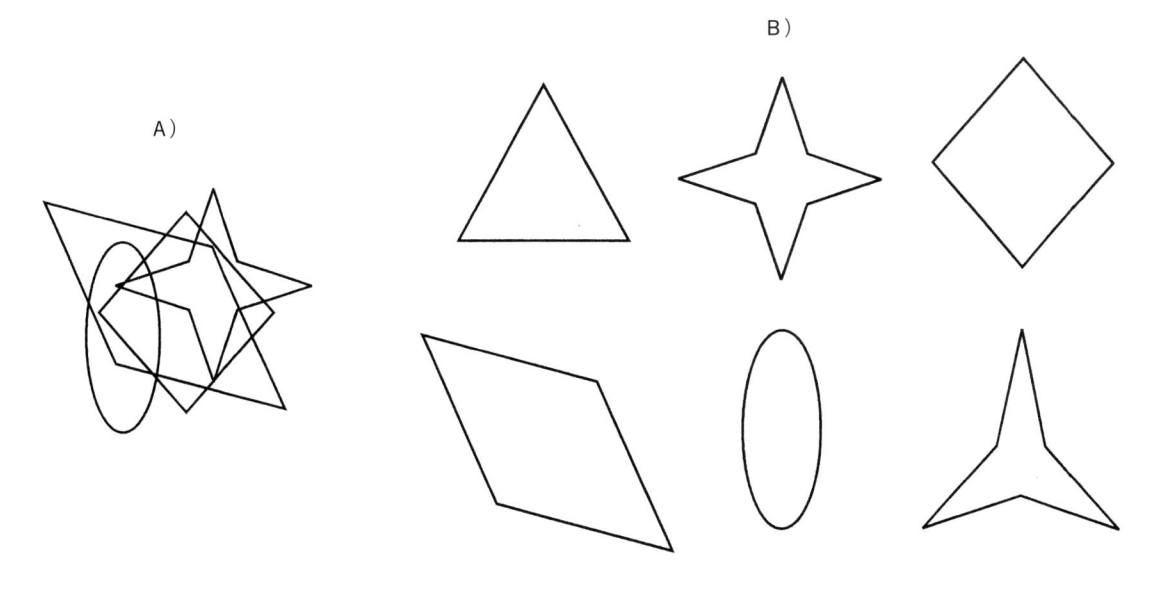

図 6 錯綜図
A を呈示し、いくつの図形が描かれているかを問う。次に B を同時に呈示し、A の中にある図形がどれであるかを問う（この図は説明用に筆者が作成したもので、実際の検査課題とは異なる）。

認知されると、それが意味につながる。その形態に関する脳内に貯蔵された意味が活性化されるといってもよい。意味からは引き続き名称につながり（脳内の辞書が活性化されるといってもよい）、呼称が成立する。例えばかなづちであれば、道具であり、釘を打つものであり、固いというような意味（概念）が活性化された後に、かなづちという名称が出てくる。

「見えているのにそれが何であるかわからない」という冒頭の定義は、物の名前が出てこない、という形ではじめに気づかれる症候である。それを調べるのがⓐ絵の呼称、ⓑ物品の呼称である。しかし図1から明らかなように、呼称できなくても意味・概念は理解されていることがあり得る。それを調べるのがⓒ絵の分類、ⓓ使用法の説明、ⓕ使用法による物品の指示である。ⓔ写生は形態認知を調べるものである。そして、意味そのものは保たれていることの検査が、ⓖ触覚による呼称、ⓗ聴覚による呼称である。

以上のように、標準高次視知覚検査の項目は、視覚認知過程のどの部分が障害されているかを検出できるようにデザインされている。

III 視覚認知の障害をめぐる臨床的問題

以上、視覚認知障害の基本的な概念と検査法について概説した。しかし以上は説明のためにごく単純化したもので、臨床的には種々の問題が未解決のままになっている。これらの問題を認識することは、視覚認知障害の理解のためにも、また有効なリハビリテーションの戦略のためにも重要なことである。以下に、視覚認知の障害をめぐる臨床的問題のいくつかについて述べる。

1. 統覚型と連合型の区分の曖昧さ

Lissaur が視覚失認を統覚型と連合型に二分したときには、視覚認知の神経生理学的知見は皆無に等しかったが、その後 1962 年に Hubel & Wissel[5] によって、視覚認知の経路には一定の傾きに特異的に反応する細胞が存在することが証明されて以来、視覚が網膜に入った刺激が順に統合されて像として認知される過程であることは定説となっている。この過程を考えれば、統覚型・連合型の二分法は理解できるものである。

しかし実際の臨床では統覚型と連合型のどちら

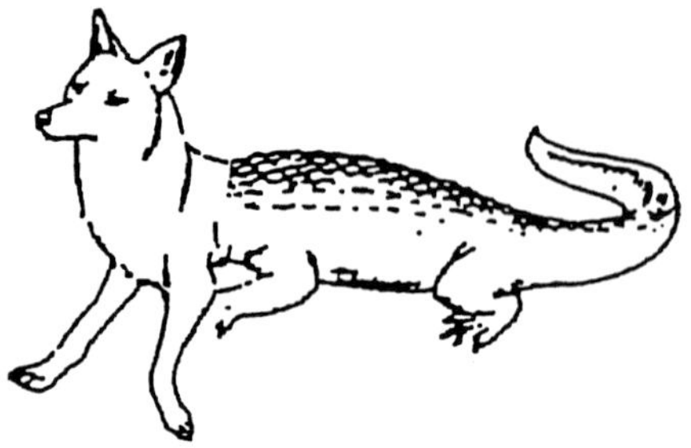

図 7●キメラ図の１例
統合型視覚失認では、この図の奇妙さを認知しにくい(但し半側無視とは異なる)。
(藤永ら, 1999 より転載)

に分類すべきか迷う例の方が多い。前述の高次視知覚機能検査においても、理論的には結果によって統覚・連合に二分できるが、実際には理論にマッチしたきれいな検査結果が出るということはほとんどあり得ない。

また、統合型視覚失認[6]という概念も提唱されている。部分は把握できても全体が把握できないということを特徴とする。そのため、模写は結果としては可能だが、その方法は図の端から部分部分を書き加えていく形を取る。また図7のようなキメラ図の異常に気づかない[7]。すなわち、全体像を把握することができない、言い換えれば部分を全体に統合することができないという症候である。

2．視覚失語をめぐる問題

健常者でも、何か物を見たとき、何であるかは明確にわかっているのに名前が出てこないという体験をすることがある。ここから類推すれば、視覚認知は、形態認知→意味→名称という順に成立するという図式は納得しやすいであろう。実際の障害パターンからも、このメカニズムはほぼ支持されているといえる。すなわち、形態認知は良好でもまったく意味がわからない場合は形態認知と意味の間のつながりが途絶えているのであり、意味はわかる、つまり物品の使用説明や身振りはできるのにもかかわらず呼称が不能な場合は意味と名称の間のつながりが途絶えていると解釈できる。

ところが、視覚失語という症候の存在はこの図式に疑問を投げかける。視覚失語は、前述の通り、視覚的に呈示された物の呼称はできないが、使用法の説明などはできる。つまり図1でいうと意味の把握まではできている。では意味と名称のつながりが途絶えていると解釈できるかというと、それはできない。視覚失語では、聴覚や触覚で呈示されれば呼称も可能であるためである。これは、意味と名称のつながりは視覚・触覚・聴覚などのモダリティには無関係であるという図1の構成に矛盾する。そこで、視覚から直接呼称につながる経路を仮定する、あるいはモダリティ特異的な意味システムの存在を仮定するなどの試みがなされているが、結論は出ていない。

また、臨床的には視覚失語と連合型視覚失認の区別は曖昧である。呼称はできないが使用法の説明ができるのが視覚失語、呼称も使用法の説明もできないのが連合型視覚失認、と定義上は明確に区別できるが、実際には例えば「呼称ができない」といっても、複数ある呼称課題のうちのいくつかは可能でいくつかは不可能という成績になるため、できる・できないという明確な二分法は成り立たない。また、病巣的にも視覚失語と連合型視覚失認は鑑別が困難である。

3．統覚型視覚失認の概念の拡大

従来は前述のBensonの報告のような症例を統覚型視覚失認と呼んでいたが、最近では概念が拡大され、同時に混乱も生じている。Farahはこれを以下の4型に分類して整理を試みている[8]。

ⅰ）狭義の統覚型視覚失認：先の定義の通りで、前述のBensonの例が典型である。

ⅱ）背側性同時失認：一度に複数の対象に注意を向けることができない。1つしか知覚できない。背側という名称は、病巣が両側の頭頂葉と後頭葉上部であることに由来する。

ⅲ）腹側性同時失認：一度に複数のものを知覚することはできるが、認知することはできない。つまり一つひとつの知覚をまとめて把握することができない。病巣は側頭葉と後頭葉下部である。

ⅳ）知覚的カテゴリー化の障害：物品について、通常の視点から撮った写真は正常に認知できるが、通常とは異なる視点から撮った写真には困難を生ずる。例えばバケツであれば、横から取った写真の呼称には問題ないが、真下から撮った写

真を呈示されると何であるかわからない。

4．主観的視覚世界

視覚的認知障害で、最も興味深く、最も重要で、最も不明な点が多いのは、主観的視覚世界の変化であろう。例えば典型的な連合型視覚失認では、模写が正常であることから形態認知は保たれていると判断されるが、患者本人は「はっきり見えない」あるいは「ぼやけて見える」と訴えることが多い。客観的には、形態は正確に認知されているが、意味とのつながりが断たれていると解釈できるが（図1参照）、本人は決して「意味のないものが見える」とは訴えない。これは主観的訴えと客観的所見の解離とみなせるが、ここで重要なことは、主観的訴えは常に言語を介していることである。すなわち、視覚失認の主観体験は、それまでの人生で体験されたことのない知覚や認知であるから、本質的にそれを表現する言語を人はもたないはずである。したがって訴えとしてはいわば手持ちの言語を横流しせざるを得ないことになり、その結果が「はっきり見えない」というように一見単純な表現に帰着していると考えることができる。

主観的体験はいかなる場合でも本人以外にはアクセス不能であるが、視覚失認ではその言語表現と客観的検査所見を比較できる数少ない症候であるという意味で、極めて興味深いものである[9]。

リハビリテーションの立場からもこのことは重要である。検査成績が悪くても日常生活能力は良好なケースや、その逆のケースがしばしば存在する。したがって、いかに精密にデザインされた検査であっても、それが客観的であればあるほど、日常場面での能力とは解離するというパラドックスが生じ得る。高次脳機能障害では、主観的訴えと客観的所見が解離することはしばしばある。

標準高次視知覚検査にも、主観的視覚世界に関する項目はあるものの、訴えの単なる記述にとどまっており、視覚認知障害の主観と客観に関する解明はこれからの問題である。

（村松太郎）

文献

1) Lissauer H：Ein Fall von Seelenblindheit nebst einem Beitrage zur Theorie derselben. Arch Psychiatr Nervenkr 21：222-270, 1890[波多野和夫，浜中淑彦（訳）：精神医学 24：93-106, 319-325, 433-444, 1982]
2) Benson DF, Greenberg JP：Visual form agnosia. Arch Neurol 20：82-89, 1969.
3) Rubens AB, Benson DF：Associative visual agnosia. Arch Neurol 24：305-316, 1971.
4) 標準高次視知覚検査(Visual Perception Test for Agnosia：VPTA)．日本失語症学会（編），新興医学出版社，東京，1997.
5) Hubel DH, Wiesel TN：Receptive fields, binocular interaction and functional architecture in the cat's visual cortex. J Physiol (London) 160：106-154, 1962.
6) Riddoch MJ, Humphreys GW：A case of integrative agnosia. Brain 110：1431-1462, 1987.
7) 藤永直美，村松太郎，加藤元一郎，ほか：Integrative Visual Agnosia を呈した一例．神経心理学 15：39-46, 1999.
8) Farah MJ：Visual Agnosia. Disorders of object recognition and what they tell us about normal vision, The MIT Press, Massachusetts, 1990[河内十郎，福澤一吉（訳）：視覚性失認．新興医学出版社，東京，1996]
9) 鹿島晴雄，村松太郎：知覚の量的・質的異常；知覚体験と言葉．臨床精神医学 28：727-732, 1999.

2 色彩認知と相貌認知

I 色彩認知

　色彩処理過程の障害として、大きく色彩知覚の障害である中枢性色覚障害と従来呼ばれていた色彩失認の2つの障害がある。この色彩失認という用語自体には種々問題を含んでいた。色彩失認の古典的定義は、種々の色彩知覚の課題を正常に遂行できるのに、呈示された色を呼称できず、かつ検者の言う色を指示できない状態であるが、これは現在の用語では色彩失名辞(color anomia)に相当するものである。

　色彩処理障害のタイプとしては、近年、Damasioら(2000)[3]は色彩知覚障害と色彩処理過程に関する他の障害に分け、前者に中枢性色覚障害を、後者には色名呼称障害と色彩連合障害に分類している。また、Tranel(2001)[7]は色彩心像障害、色彩認知障害(色彩失認)、色彩呼称障害(色彩失名辞)に分類している。ここでは色彩認知検査の課題の成績の組み合わせから臨床でみられる色彩処理障害のタイプについて述べる。

1．色彩認知検査

　色彩処理障害を検索するために多種多様の色彩認知検査が考案されてきたが、これらの検査は次の4群に分けられる。

❶視覚―視覚性課題

　この課題に属するものとして、石原式色盲検査、Farnsworth-Munsel 100 Hue testやその短縮版のFarnsworth Panel D-15 testなど各種のhue test、Sahlgren Saturation test、および色の照合、分類や弁別検査などがある。色覚障害の患者は色相の識別に障害が認められる。

❷視覚―言語性課題

　呈示された色の呼称(color naming)や検者が言う色を選択指示させる課題である。

❸言語―言語性課題

　この課題は口述された物品の特徴的な色を口答で答えさせるテストで、例えば「バナナは何色？」の質問に口答で答えさせるものである。また、これと逆に、口述した色を特徴とする物品名を口答で列挙させる課題で、例えば「赤い色を呈す物の名前を挙げて下さい」の質問に口答で答えさせる課題である。

❹coloring of picture

　塗り絵をさせたり、身近な物品の線画に色をつけさせたり、反対に不適切な色が塗られた線画を見せて指摘させる課題である。この課題は色彩失名辞と色彩失認の鑑別に役立つ。

2．各色彩処理障害の臨床症状の特徴、随伴症状および責任病巣など

❶中枢性色覚喪失 central achromatopsia または中枢性色覚障害 central dyschromatopsia

　視覚連合皮質やその周辺の白質損傷で視野全体または視野の一部に生ずる獲得性の色覚の喪失である(Damasio, 1985)。

　色覚喪失の患者は色覚の喪失を自覚していて全視野または半視野、時には1/4視野に色覚の喪失を訴える。自分の視界が有色から色褪せて「白黒」、「まったくの灰色」、「はげた色」、「色が洗い落とされたよう」または「汚れた色」に見えると訴える。しかし、色覚は失われているが、その物の形や奥行きの知覚は保持されていて、色覚が失われている視野でもそれらのわずかの違いを区別する能力はよく保たれている。

　色覚喪失の患者たちは、石原色盲表、各種のhue tests、色の分類・対応などの純粋に視覚性(つまり非言語性)の色彩課題において全般的に不良な成績を示し、その程度に応じて視覚―言語性課題の成績も不良である。しかし、言語―言語性課題はほぼ正常に行うことができる。

全視野の色覚喪失は随伴症状として相貌失認や地誌的失見当識（場所の失認）と、一側あるいは両側の上1/4を含む視野欠損を伴っていることが多い。少数ではあるが物体失認や同時失認を伴う症例も報告されている。相貌失認を伴うときは、色覚喪失の病巣は両側性で後頭側頭葉を含んでいる。

中枢性色覚障害の責任病巣は紡錘状回や舌状回を含む後頭葉内下面の両側性損傷がみられることが多い（Mackay & Dunlop, Lenz および Heidenhain の剖検例；Pearlman ら，Victor ら，Heywood らの CT ならびに MRI 所見）。

半側色覚喪失 hemiahromatopsia は色彩トークンテストで健側から反対側に動かすことで、例えば、患者は正常の視野では赤色の物体が色覚喪失の視野に移動したとき灰色に見えると訴えることで検出できる。左半側性色覚喪失は右後頭側頭葉領域の損傷で生じ、通常、他の神経心理学的所見を示さない。右側の半側色覚喪失は紡錘状回と舌状回を含む左後頭側頭葉領域で生じうる（Damasio ら，1980）。病巣が下方の視放線か、時には下方の鳥距皮質を含む場合、純粋失読と右上四分盲を伴うことが多い。

❷色名呼称障害 disorders of color naming（色彩失名辞 color anomia）

色名呼称障害は以前に健忘性色盲［amnetische Farbenblindheit, Wilbrand(1884)］や色彩失認［color agnosia, Pötzl(1928)］などの名称をもっていた状態である。色名呼称障害は色覚障害や失語が認められていないのに、呈示された色名呼称や聞かされた色名に合う正しい色を選択指示することができない。すなわち、視覚−視覚性課題および言語−言語性課題はほぼ正常な成績を示すのに視覚−言語性課題でのみ、二方向性の障害を示す。

Wilbrand は色名呼称障害を、当時既に色における感覚中枢と言語領域との連合路の切断で説明している。

この障害は通常、右同名半盲と純粋失読を合併（色彩失認と純粋失読の合併は Pötzl 症候群と呼ばれる）していて、左後頭葉内側面と脳梁膨大部の損傷の結果で生じ、純粋失読と共通の機構により出現、すなわち、右後頭葉の正常な色覚の情報が左半球言語中枢に到達しないために起こる視覚領野と言語中枢との visuo-verbal disconnection の結果生ずる色彩処理障害と考えられている。右同名半盲は視放線、有線野あるいは外側膝状体が巻き込まれたことになる。Geschwind & Fusillo の報告以来、色彩失認という語はあまり使用されなくなっている。

❸特殊性色彩失語 specific color aphasia

Oxbury ら(1969. cose 2)は color anomia の症例の中に、視覚−言語性課題の障害ばかりでなく、言語−言語性課題に障害を呈す症例を特殊性色彩失語と呼んだ。Oxbury らは Stengel(1948)、Kinsbourne & Warrington(1964)などの症例もこのタイプとして挙げている。

このタイプは、色と色のみの照合や、分類などの課題にはまったく異常は認めないが、しばしば形態と色の組み合わせに障害がみられ、塗り絵をさせると奇妙な色を塗りつける。塗り絵の課題の障害は多くの失語症患者でも認められる（De Renzi ら，1972）ことが知られている。山鳥は形態と色彩を結ぶ過程にはなんらかの概念過程が介在する可能性を示唆しているという。Damasio ら(2000)[3]、Benton ら(1993)[1]の色彩連合障害はこのタイプの障害に近い。

解剖的には正確に決められていないが、下頭頂葉小葉領域にあると思われる。但し、この障害は失語とは独立して生じているので Wernicke 領域から十分離れた領域であろう（Meadow, 1974）。

❹色彩失認 color agnosia

Rubens(1979)は色彩失認を上述した色彩失名辞と同一視している。また、視覚以外の感覚属性をもたない色彩同定の異常に失認という用語を用いることの困難さ、Teuber の失認定義が厳密に用いられないことより色彩失認に疑問視する学者もいる。しかし、Tranel(2001)は色彩認知障害 disoders of color recognition(色彩失認 color agnosia)を独立の症状と認め color anomia と別に論じている。Tranel によると色彩失認者は「その意味を剥ぎ取られた正常な知覚表象（normal percept of stripped of its meaning）」の Teuber の失認定義に従えば、呈示された刺激に適切な色に関する知識を引き出すことができない。この障害は決して知覚異常や呼称障害によるものではない。すなわち色彩失認の患者は例えば、物品の特徴的な色を思い出したり、ある色の物品を思い出

表 1●色彩処理障害の鑑別

課題	中枢性色覚喪失	色彩失名辞	特殊性色彩失語	色彩失認
視覚—視覚(非言語性) 石原色盲表、色調弁別、 色の分類・照合など	障害	正常	正常	正常
視覚—言語性 色の呼称、口命指示	障害	障害	障害	障害
言語—言語性(言語性) 物品名→色名 色名→物品名	正常	正常	障害	正常
塗り絵	異常	正常	異常	異常

すことができない。また、色についての基礎的知識(例えば赤と黄を混ぜるとオレンジ色になる)が求められるような課題が不良となる。Tranel は色彩失認の症例として Farah ら(1988)、Kinsbourne & Warrington(1964)、Luzzati & Davidoff (1994)、Schneider ら(1992)を挙げている。Tranel の症例は病前は油絵に玄人であったのが両側後頭側頭損傷後、色を混ぜてほしい色を作ることができなくなっていた。彼には色覚喪失も色彩失名辞も認めていない。また、検査でも色覚も色彩呼称も正確であった。彼は「山の陰影にほしい色にはこの淡青色と少し黒にこの深紅色を混ぜないと…」というようにある色を作るときの行程を言語的には言えても正しく混ぜて作れなかった。この症例は真の色彩知識の喪失で、色彩失認と考えられた。この症例の病巣は Tranel が示唆したように両側性後頭側頭領域で、色覚喪失でよく認められる部位よりわずかに前方部に認められていた。

表1に各タイプの色彩処理障害の異同を示しておく。

II 相貌認知

相貌失認 prosopagnosia は、粗大な視覚障害がないと思われるのに、熟知している人物や有名人の顔を同定できない。しかし、その人物の声を聞いたり、その人物に特徴的な顔以外(extra-facial)の視覚情報(例. 髪型、髭、眼鏡、歩き方、服装)が得られると、その人物の同定が容易になるのである。

Bodamer(1947)は顔および表情現象全般についての失認を相貌失認(Prosop-Agnosie)と呼び、他の視覚失認から独立した臨床型と考えた。

Bodamer の報告後今でも相貌失認の本質的障害が顔に特異的(face-specificity)であるかどうかが論争の的になっている。また、相貌失認の語もその後、よく見知っている顔すなわち熟知相貌に対する失認だけに限定され、未知相貌の弁別や学習に関する障害は別個に取り扱われるようになった。Malone ら(1982)は相貌失認と未知相貌の弁別・学習障害との間に二重解離が成立したことを報告している。

相貌失認は、臨床症状のさまざまな特徴、経過および病巣部位など症例によって一様であるとは言い難く、近年その非均質性が指摘されている。視覚性物体失認が「統覚型 apperceptive form」と「連合型 associative form」の二分法にそって論じられてきたように、相貌失認も二型に分類される傾向にある。Tzavaras ら(1973)は「知覚型 perceptual form」と「記憶型 mnestic form」に分け、その後 De Renzi ら(1991)は、「統覚型」と「連合型」の二型に区分している。Benton(1993)は「純粋連合型 pure associative」と「統覚型 apperceptive」のほかに、「健忘連合型 amnesic associative」という亜型を挙げている。しかし、この「健忘連合型」は視知覚が正常であるという意味では「純粋連合型」に類似するものであるので、相貌失認においても物体失認同様「統覚型」と「連合型」の二分法が妥当と考えられている。筆者もこの二分法で相貌失認を論じてきた(1995, 1996, 1998)。しかし、Benton らが指摘するように統覚型と連合型との間に明瞭な境界が存在するものではなく、実際の臨床例ではその両側面がともに障害されており、その障害の比率が症例によって異なるものと思われる。

1．顔に関する検査法

❶熟知相貌の検査
　①有名人の顔写真の命名と指示課題：政治家、スポーツ選手や芸能人などよく知られている人物の顔写真を呈示して命名させたり、名前を挙げた人物写真を選択指示させる。この際、同定ができなくても親近感(familiarity)を感じていたり、職種を当てることがあり、親近感の有無や職業を述べさせることでovertな認知ができなくてもcovertに認知されていることが疑われる。
　②熟知相貌と未知相貌の弁別課題
　③家族の顔の認知

❷未知相貌の検査
　①未知相貌の照合・異同弁別
　②性別、老若、美醜、人種の識別
　③表情（怒り、悲しみ、幸せ、驚き、恐れなど）の読み取り課題
　以下に統覚型相貌失認と連合型相貌失認の二分法を念頭におきながらその臨床症状の特徴を述べる。

2．臨床症状の特徴

❶熟知相貌の認知
　相貌失認者は熟知している人物―家族、親戚、友人、職場の仲間、有名人など―を顔によって認識することができない。時には鏡に映った自分の顔や写真に撮っている自分の顔さえもわからないことがある。ヒトの顔が別の物に見えたりすることは、変形視や視覚性保続など他の視覚異常を合併しない限り起こり得ない。患者は通常、自己の障害を自覚していて、「ヒトの顔が皆同じように見え、よく知っているはずの人物を見分けられない」などと訴える。他の視覚対象についてはみられないが、ヒトの顔だけは「すりガラスを通して」あるいは「大衆浴場の湯煙の中で」見ているようだと訴えることもある。熟知相貌失認の経過は連合型では高度で持続性であるのに対し、統覚型では比較的一過性である。しかし、過去にAdler(1944, 1950)が統覚型相貌失認の症例として報告したCO中毒例は40年後も相貌失認が認められていた(Sparr, 1991)。

❷未知相貌の認知
　統覚型では未知相貌の弁別・学習課題の成績は悪い。しかし、性別、老若、美醜、表情などの判定は統覚型の中でも比較的良好な症例(Sergent & Villemure, 1989)と不良な症例(Levine, 1978)とがある。筆者(1998)の症例では老若の識別は比較的良好であったが、表情・性別は不良であった。これに対し連合型では未知相貌の弁別・照合・対連合学習などの課題の成績は比較的良好で、性別・年齢・表情などの判定もほぼ正常であった。

❸顔特異性(face-specificity)
　統覚型では認識障害の対象が顔に限定されていなくて、動・植物の種類(Lhermitte & Pillon, 1975；Davidoffら, 1986；Sergent & Villemure, 1989)、建造物や風景(Lhermitte & Pillon, 1975；Sergent & Villemure, 1989)などクラス内の識別が顕著に障害されている。筆者も顔の認識だけでなく、昆虫、花、有名建造物、車種の認識も不良の統覚型を報告している。これに対し連合型では顔以外の対象クラス内識別は比較的良好であり、Bruyerら(1983)の症例では相貌失認発症後も自分が所有する牡牛や犬の識別が可能であった。要するに連合型相貌失認は顔特異性がみられる。

❹視知覚障害
　視知覚障害はその障害が比較的顕著なものが統覚型相貌失認であるが、顔の認知障害がこの視知覚異常によってのみ全面的に説明されるものではない(Benton, 1993)[1]。一方、連合型相貌失認の症例でも視知覚レベルの障害をまったく認めないわけではなく、その障害の程度が統覚型に比して軽度なものである。
　視知覚に関する検査は、標準高次視知覚検査の視知覚の基本機能の検査項目の視覚体験の変化、線分の長さの弁別、数の目測、形の弁別、線分の傾き、錯綜図、図形の模写のほかに、Porteus型迷路テスト、間隔通過テスト(玉井ら, 1982)、誤字訂正テスト(倉知ら, 1975)、Masked Word and Pictures(Lezak, 1983)、ThurstoneのHidden Figure Test、Gollin Figures、Rubin VaseやDouble Necker Cubeなどの諸検査および視覚刺激の背景、照明、撮影の角度や視覚時間などの操作による知覚ないしは認識の低下など詳細なる検査が施行されるのが望ましい。

❺合併症状

　統覚型相貌失認の合併症状として記載が多いのは場所の失認、地誌的失見当識である。統覚型の患者は自分がよく知っている場所で建物、家並み、風景などの認識ができないので、道に迷ってしまうことが多い。このことは統覚型相貌失認の認識障害が顔に特異的でなく、建物、景色や街路状況などのクラス内識別障害を呈することと関連が深い。これに対して連合型相貌失認は障害が顔に特異的であり、上記のような顔以外の視覚対象に対する弁別障害はほとんどみられないので、場所の失認は生じないと思われる。

　連合型は中枢性色覚喪失の合併が多く、時に視覚性物体失認や純粋失読を合併する。

　Meadowら(1974)は多数の相貌失認例の視野欠損の検討から、左同名半盲、左上四半盲、両側上半盲などが多くに認められ、殊に左上四半盲を有する症例が多いことを指摘し、このことから右後頭葉内下面の損傷が相貌失認の責任病巣と考えていた。

❻コバート認識(covert recognition)

　相貌失認患者のあるものには熟知している人物の顔をovertlyには認知できないが、本人の意識にのぼらないレベルで、熟知感を感じていたり、顔に関する何らかの情報をつかんでいると思われるcovertな認知を示すことがある。このcovertな認知を初めて記載したのはBruyerら(1983)である。このcovert認識は相貌失認患者すべてに認められるものでなく、従来の報告例をみてみると、Bruyerら(1983)、Bauer(1984)、Tranel & Damasio(1985)、De Haanら(1987)、Sergent & Poncetら(1990)らの症例でcovert認知が確認されているが、これらはいずれも知覚レベルの障害が少ない連合型相貌失認と思われる症例である。他方、covert認知が否定されている症例はDavidoffら(1986)、Sergent & Villemure(1989)、Newcombeら(1989)、Young & Elles(1989)などで統覚型と思われるものである。筆者(1995)も両側後大脳動脈領域梗塞により、未知相貌学習障害や視知覚障害は比較的軽度で連合型相貌失認と思われる症例でcovert認識を認めた症例を報告している。

　covert認識の確認方法には、①皮膚電気反射、事象関連電位などの電気生理学的方法、②眼球運動、③行動的指標を用いる方法としてⅰ)プライミング法、ⅱ)干渉課題、ⅲ)学習課題、ⅳ)多肢選択課題、などがある。

　干渉課題は有名人の名前を職種に分類させる課題で、顔写真と同時に名前を呈示し、顔に関係なく名前をスポーツ選手であるか政治家に分類させる。covert認識が存在すれば名前の人物と異なった職種の顔(unrelated condition)では名前の分類が干渉され、他の呈示法(same person、related condition、名前のみ)より反応が遅れるという。また学習課題では同定できない有名人の顔写真と名前や職種をペアにして学習させると、covert認知があれば正しい組み合わせの方が誤った組み合わせよりも速く学習される。多肢選択課題は、同定できなかった有名人の顔を呈示し、そのtargetの人と職種など同じカテゴリー6人の名前を視覚的または聴覚的に与えて選択させる。正当率がチャンスレベルを有意に上回ればcovert認識が証明されたことになる。

　covert認識はリハビリテーションへの展開が期待される。

3．相貌失認の責任病巣

　報告された相貌失認の剖検例13例をみてみると9例[Wilbrand, 1892；Heidenheim, 1927；Gloningら, 1970；Lhermitteら, 1972；Bensonら, 1974；Cohnら(case 1, 2), 1976；Nardelliら, 1982；東谷ら, 1983]はいずれも両側後頭側頭葉損傷を呈していた。特に右側に強い病変がみられ、右側の舌状回、紡錘状回の皮質および皮質下が共通していた。Damasioら(1983)も相貌失認の出現には両側の視覚連合野の内側下面の障害が必要と指摘している。

　近年、右側一側損傷による相貌失認例の報告が増えるにつれ、右後頭葉損傷でも発現しうる可能性が強く示唆されている(De Renziら, 1994)。Landisら(1986)も指摘するように、右側例はしばしば一過性であるが、長期に持続する例もある。筆者ら(1996)[5]は自験例も含めた右側損傷の相貌失認例で経過が判明している10例を検討してみたが、相貌失認が1年以上持続している例はいずれも後頭葉病巣は内側部広範に、下縦束や脳梁一部に及んでいるようである(藤野ら, 1982；De

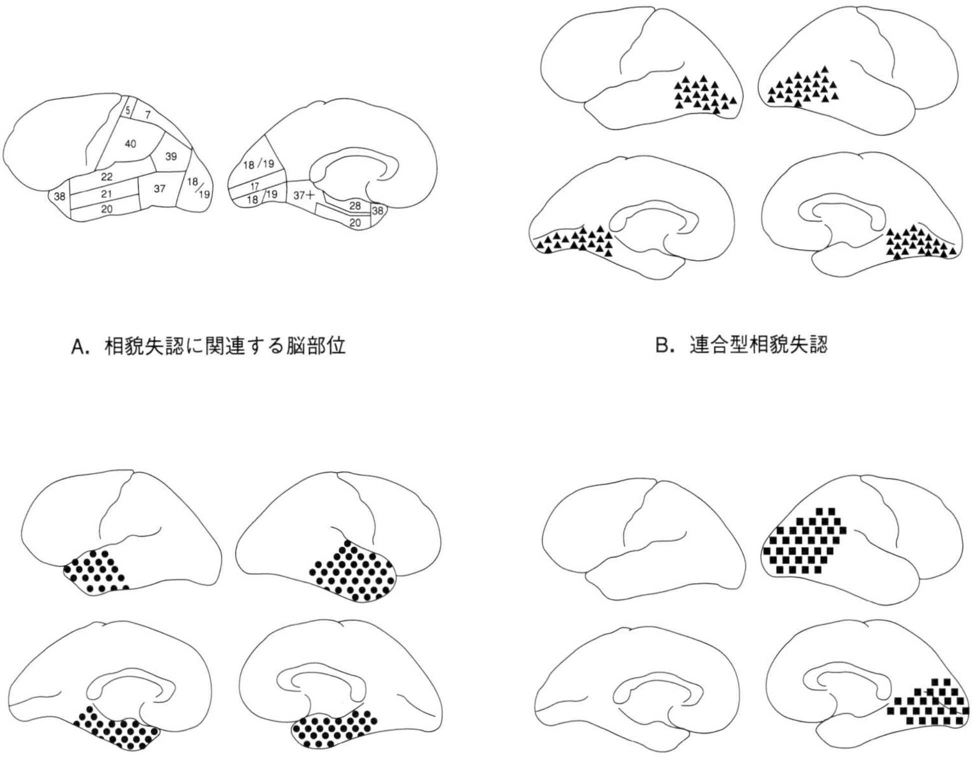

A. 相貌失認に関連する脳部位

B. 連合型相貌失認

C. 健忘性連合型相貌失認

D. 統覚型相貌失認

図 1 相貌失認の責任病巣
(Damasio AR, et al, 1990 より転載)

表 2 相貌失認の非均質性

	連合型	統覚型
未知相貌の弁別・学習障害	正常〜軽度	高度障害
視知覚機能障害	正常〜軽度	高度〜中等度障害
熟知相貌の経過	持続性	一過性、時に持続性
顔一特異性 (face-specificity)	顔に特異的	同一クラス内の種類の区別や同一種類内の個体の弁別も困難
コバート認識	可能性あり	可能性なし
主要合併症状	色覚喪失 物体失認、純粋失読など	場所の失認
病巣部位	両側性損傷	右後頭葉損傷でも生じる

Renz 1986, Ladis ら, 1986；De Renzi, 1994；河村ら, 1995)。一方、相貌失認が1年以内に改善されていて、一過性にみられたものは、持続例の病巣より外側に位置し、脳梁が侵されたものはなかった(玉井ら, 1982；De Renzi ら, 1994；Tohgi ら, 1994)。Damasio ら(1990)は病巣部位を詳細に検討し、典型的な連合型では後頭葉下部(18、19野下方)および側頭葉視覚連合皮質部(37野)の両側性損傷で、健忘性連合型は両側性側頭葉前部(38、20、21、22野)損傷で、統覚型は右側後頭頭頂領域の視覚連合野(18、19、39、37野)で生ずると報告している(図1)。

表2に連合型相貌失認と統覚型相貌失認の相違を示しておく。

(小山善子)

参考文献

1) Benton A, Tranel D：Visuo-perceptual, visuospatial, and visuoconstructive disorders. Clinical Neuropsychology, 3 rd ed, Heilman KM, Valenstein F(eds), p 165-213, Oxford, New York, 1993.
2) Damasio AR, Tranel D, Damasio H：Face agnosia and the neural substrates of memory. Ann Rev Neurosci 13：89-109, 1990.
3) Damasio AR, Tranel D, Rizzo M：Disorders of complex visual processing. Principles of Behavioral and Cognitive Neurology, 2 nd ed, M-Marsel Mesulum(ed), p 332-372, Oxford, 2000.
4) 小山善子, 鳥居方策, 山口成良：相貌失認および色覚喪失を呈した両側後大脳動脈領域の梗塞の1例；特に overtry に同定できない熟知相貌に対する covert な認識について. 神経心理学 11：240-249, 1995.
5) 小山善子, 鳥居方策, 今井昌夫, ほか：相貌失認の長期経過. 失語症研究 16：143-152, 1996.
6) 小山善子, 鳥居方策：統覚型相貌失認の1例. 失語症研究 18：282-287, 1998.
7) Tranel D：Central color processing and its disorders. Hand book of Neuropsychology, 2 nd ed, volume 4：Disorders of Visual Behavior, Behrmann M(ed), p 1-14, Elsevier, 2001.

8 空間認知の障害

▶はじめに◀ "空間 space"とは、非常に複雑な概念の1つである。"空間"とは、上下・左右・前後といった方向に広がる世界であり、時間とともに、われわれが生きる世界が成り立つための基本概念の1つといえ、その認知の障害は、単独の感覚モダリティにとどまるものではない。一般にはこれらの障害に対して空間失認という呼称を用いているが、山鳥(1985)[10]は、これらが対象の空間内での諸特性の認知障害であるため、対象の形態認知(対象の色や形態の識別や認識)の障害に用いられる失認という用語は不適切であることを指摘している。このことは、かつて視空間失認の半側型と考えられていた症状を、失認という表現を用いずに、観察される現象に基づき半側空間無視と呼ぶようになってきた経緯にも当てはまる。

空間を認知するとはどのようなことであろうか。位置 position を知る反応において、主体は自分の身体を1つの基準に用いる。これらには、右あるいは左への回転、四肢や身体を動かすといった行為が含まれる。その動きが一旦学習されると、ほぼ自動的に、すなわち意識的モニターなしに遂行される。空間を移動するということは、さまざまな外的手がかりにより導き出される動きである。それらには、ある対象に向かってあるいはある対象から離れて歩く、音や匂いに従うといったものが含まれる。これらの反応は刺激からの距離による反応の変化、すなわち、近づくと、音が次第に大きくなるとか匂いが強くなるというような"刺激の勾配"の影響を受ける。空間を認知するということはこのような力動的過程であり、その過程の障害像は、単に一対象の認知障害にとどまらない。

本稿では空間認知の障害像を概観し、その中でも臨床上重要である Bálint 症候群、地誌的障害、半側空間無視を取りあげ、その臨床像、評価法、リハビリテーションについてまとめることにしたい。

I 総論：空間認知とその障害

表1は、臨床上記載されている空間認知障害の障害像をまとめたものである。身体認知障害、構成障害については他稿で扱われているので省略する。また、視覚的イメージの障害も、その神経生理学的機序は視空間認知障害に一部共通するものを含んでいるが、半側空間無視の項で、補足的に取りあげるにとどめる。

空間情報はさまざまな感覚モダリティを通じて獲得することができる。また、特定の空間能力、例えば刺激の定位(stimulus localization)、線分の定位の判断(judgment of line orientation)、奥行知覚(depth perception)などが神経学的障害により単独で傷害を受けることもある。ここではまず、空間認知と主な感覚モダリティとの関係を概観することにしよう。

1. 空間認知と視覚 Visual perception

空間認知に果す視覚機能の役割は大きい。適切な視空間分析は、ほとんどの日常生活、例えば着衣、ものの操作、読み、書き、描く、歩く、そして毎日の環境での人と対象との相互作用を遂行する際の基本である。視空間認知障害は、2つ以上の

表 1 空間認知障害の種類

- 空間知覚障害
    変形視(大視・小視)
    刺激の定位の障害(距離の判断の障害、奥行の知覚の障害)
    線分の定位の障害(視座標系歪曲)
    立体視(遠近)障害
- 視空間認知障害
    Bálint 症候群
    地誌的障害(地誌的見当識障害、地誌的記憶障害)
    半側空間無視
    身体認知障害
    構成障害

対象の空間内での視覚による認知障害であり、脳損傷、特に右半球損傷の後に共通にみられるものである。それらは、機能的回復の障壁になり、運動、感覚、そして言語機能の障害より以上にリハビリテーションの効果を制約するものである。

視空間認知障害や視空間失認という用語は、これまで、視空間情報の誤った理解や操作を含むさまざまな障害にラベルされ、広く曖昧な形で用いられてきた。正常な空間機能の概念的枠組みを明確に定義することが困難であるという問題もあるが、視空間認知障害を、事物が空間において占めている位置、物と物あるいは物と人との空間的関係に関する視覚的な認知障害と考えるなら、次の3群に大別することができる。

❶空間知覚障害

変形視(metamorphopsia)すなわち、物が実際より大きく見える大視 macropsia、その逆の小視 micropsia、あるいは対象が歪んで見える現象、視座標系歪曲 deformation of visual-coordinates(水平線、垂直線が一定方向に傾斜する)、立体(遠近)視障害 loss of stereoscopic vision などがある。

線分傾斜の知覚障害は、線分の傾きを正しく知覚することができない障害である。二種類の線分の傾きの異同を判断させたり、提示した傾きと同じものを複数の選択肢の中から選び出すというような二次元平面での知覚や、実際に傾いた棒を見せ、その傾きを別の棒で作らせる三次元平面での知覚の検査でみる。右半球損傷の関与が重要と考えられている。

立体視障害は、2つの対象間の空間知覚の問題ではなく、三次元の物体がその立体性を失い、平面に見えてしまうもので、空間定位障害とは異なるものである。例えば、階段を見て、「床の上に直線が並んでいるように見える」といった訴えになるが、その対象が認知できないわけではない。両側性角回損傷が指摘されているが、右半球の関与が重要と考えられている。

視覚性失見当 visual disorientation は、視覚による対象の空間位置の定位能力の障害と複数の対象間の空間関係の定位能力の障害である。明らかに見えている対象をつかんだり、触ったりすることに失敗する。また、空間における複数の対象の相対的な関係が把握できなくなり、複数の対象のうち、どれが自分の近く(あるいは遠く)にあるのか(遠近の判断)、どちらの方が長い(あるいは短い)のか(長短の判断)、あるいはどちらの方が大きい(あるいは小さい)のか(大小の判断)がわからなくなる。

両側頭頂葉(特に角回、縁上回)の損傷が指摘されているが、症状が一側視野に限局される場合(一側性損傷)もあるとされる。

❷注視空間における障害

主な症状は Bálint 症候群と半側空間無視である(Ⅱで細述)。

Bálint 症候群の一症状である視覚失調の類似症状として、視覚性運動失調 ataxie optique がある。これは、前者が注視下の対象物を手で把えることが困難であるのに対し、注視下で物を把えることは可能であるが、周辺視野にある物体を手で把えることが障害されるもので、独立した症状として報告されている。

❸活動(力動)空間における障害

主な症状は半側空間無視と地誌的障害である。(Ⅱで細述)。

2．空間認知と触覚
Tactile perception

われわれは能動的探索(触知覚 haptic perception)と皮膚表面の異なる部位の同時刺激(passive touch)によって触覚空間パターンを知覚することができる。

触覚の基本的知覚における大脳半球の機能的左右差は依然結論は出ていないが、点の局在における左手の優位性、すなわち kinesthetic モダリティにおける空間定位の再生における右半球の優位性が指摘されている。点字の学習や点字の読みのスピードと正確さに関する左右半球における有意差(右半球優位)が、晴眼者、重度の視覚障害者ともに確認されている。

3．空間認知と聴覚
Auditory perception

触覚と視覚の場合と異なり、聴覚領域における空間情報は、抹消受容器においては局所解剖学的に表象されてはいない。聴覚的音源定位は、聴覚的属性によって生成された空間的手がかりを用い

て脳により統合的に発生されているのであろう。

脳損傷後の音源定位の正確さは、損傷部位により異なることが指摘されている。側頭葉損傷の場合、損傷側の対側の音源を定位する際の正確さが影響を受けるとする報告があるが、損傷部位は明らかではないとする報告も多い。また、損傷半球の違いについては、左半球より右半球損傷の方が有意に成績が低いことが指摘されている。

以上、視覚のみならず、触覚、聴覚においても空間情報の処理に関しては、右半球の優位性が指摘されており、空間認知の障害によりとらえられる臨床像が右半球との関連で語られるという事実を裏づけている。

II 各論：視空間認知障害

視空間における物体間の関係、物体と患者との空間関係を正しく把握、認知できなくなる症状の総称であり、視覚物体失認とは別の症状である。ここでは、臨床上重要であるBálint症候群、地誌的障害、半側空間無視を取りあげる。

1. Bálint症候群

1909年Bálintにより記載された症候群で、精神性注視麻痺 psychic paralysis of gaze または眼球運動失行 oculomotor apraxia、到達障害 misreaching（つかみ損ね）（視覚失調 optic ataxia または視覚運動失行 visuomotor apraxia）、そして視覚注意障害 impaired visual attention（同時失認 simultagnosia）の3症状より成り、これに距離の判断の障害 defective judgment of distances を加え Bálint-Holmes 症候群と呼ぶ場合もある。

❶臨床症状

ⓐ 精神性注視麻痺または眼球運動失行

眼球運動にかかわる神経、筋の麻痺はないにもかかわらず、視覚刺激に対して、随意に視線を移動させたり、固定（注視）することができない。また、視線が1つの対象に固定すると、その対象から視線を移動できないこともある。意図的に注視しなければならない状況では眼球の動きに制限がみられないこと（意図性と自動性の解離）から、眼球運動の失行と考えられている。

ⓑ 視覚失調

運動麻痺や感覚障害はないにもかかわらず、視線上にとらえている対象を、うまくつかむことができない（つかみ損ね）。この現象は、視覚による運動制御を必要としない自己身体部位の指示には現れない。

全視野にみられるが、Bálintの症例では右手での到達運動の障害が強かった（左右差があった）ため、彼はこの症状を、視覚性定位能力の障害より、視覚制御下の運動の障害（視覚と手の協調運動障害）ととらえ、失調の語を用いたと考えられる。近年、後頭葉—前頭葉離断（occipito-frontal disconnection）によるものと考えられており、視覚運動失行という用語が用いられる理由となっている。

ⓒ 視覚性注意障害

視野内のある1つの対象を注視するとその周囲にある他の対象が認知できなくなる状態をいう。一つひとつの対象しか意識上に知覚できず、全体の把握ができない同時失認の下に議論される障害である。対象の大小が問題ではなく、刺激の単位性が問題となり、視力の障害では説明できない。

❷病巣

Bálintの報告例も含め、剖検例の病巣は、両側性であり、主病巣は頭頂・後頭葉が共通しているが、特に、下頭頂小葉（角回、縁上回）の白質が重視されている。

❸発現機序

Bálint症候群のメカニズムについては、3症候が並列して生じるのか、どれか1つが主症状であり他の2つは従の関係にあるのか、など不明な点が残されている。

精神性注視麻痺と視覚性注意障害については、その背景に注意機能の障害が関与していると考えられている。

視覚失調に関しては、視覚制御下で物体を手で把握する際にかかわる複数の情報の統合障害の視点から説明が試みられている（平山ら，1995）[5]。すなわち、網膜からの視覚情報と網膜外からの視覚情報、さらに対象物を把える上肢の動きに関する体性感覚情報とが、統合されることによって、目で物を追い手で取ることが可能になると考えられ、視覚失調は、これら3つの情報が入力する角回の損傷により網膜外からの視覚情報と体性感覚情報との協調障害が生じ、その結果として発現す

ると説明されている。

2．地誌的障害

Jackson(1876)は"imperception"の論文の中で、右側頭葉腫瘍で突然家の近所にある公園の道がわからなくなった女性患者を報告している。その後、熟知している場所で道に迷う、新しい道順を覚えられない、熟知した場所(自宅、近所)の見取り図が描けなくなる症状が注目されるようになる。

この障害を記述する用語は、道順障害、地誌的記憶障害、地誌的健忘、地誌的失認、環境失認、街並失認など、さまざまである。

❶臨床症状

地誌的障害は、道順がたどれなくなり、馴染んでいる空間(自宅から駅までなどの通いなれた道)で迷うという道順障害(地誌的見当識障害)、地図上で任意の位置を示したり、地理的位置の関係を口頭で答えたり図示したりすることができなくなる地誌的障害(地誌的記憶障害)の2種類に分けられている。

ⓐ 道順障害 defective route finding

熟知した場所で見当識を失い、「迷う」症状である。自宅や病棟などの比較的狭い環境でみられる方向定位障害(自分の家の中の部屋の位置関係がわからなくなる、病室で自分のベッドの位置がわからなくなる)と、通い慣れた道がわからなくなり迷う道順障害(自分の家の前にいても中に入れない、訓練室から病棟へ帰れない)までを含み、地誌的見当識障害 topographical disorientation とも呼ばれる。

ⓑ 地誌的記憶障害 topographical amnesia

場所に関する記憶の選択的喪失で、熟知した地理が想起できず、通い慣れた道や自宅の間取り、名所旧蹟などの様子も陳述できない。室内見取図や母国の地図などが描けず、地図を読解できない。

熟知した道路や場所では、周知の建物などを場所や方角を認知するための手がかりとして利用することができず、結果、よく知っている場所で迷うことになる。

道順障害と地誌的記憶障害は併存することもあるが、分離することも珍しくはない。道順障害は一過性に現れることが多い。痴呆、コルサコフ症候群による見当識障害のため道に迷う場合は、道順障害とはいわない。

❷病巣

地誌的記憶障害が相貌失認、色彩失認と合併することが多いことから、両側の後頭葉・側頭葉接合部を責任病巣と考えられている。

最近、右の海馬傍回の中1/3という限局した損傷で地誌的障害の生じた症例が報告されている。海馬の関与については、脳機能マッピングの研究から、ロンドンのタクシードライバーにおける熟知した道順の口述実験では、右の海馬が活性化するというPETの結果が得られている。

❸発現機序

「迷う」ことの原因として、①一側性空間無視、②視覚性アロエステジー(allesthesia)、③地誌的空間図式障害、④視覚失認、が考えられている。一側性空間無視や視覚性アロエステジーによる「迷い」は、これら症状の結果としての障害であり、純粋な地誌的障害とはいえないかもしれない。このようなことは、記載されている1つの臨床症状を、独立した症状とみるか、その発現に加算的、階層的機序を考えるかの立場による違いといえるかもしれない。臨床上、地誌的見当識障害は、空間知覚障害に属する他の障害と独立して現れることは少ない。

3．半側空間無視あるいは無視症候群

一次感覚あるいは運動障害に帰すことのできない、脳の損傷とは対側の片側空間に呈示された視覚、聴覚、触覚刺激に気づかない(unawareness)あるいは注意を向けたり(orient)反応したり(respond)することの失敗と定義されている。そのほとんどが、右半球損傷後に起こり、左側の空間に特有にみられることから、単に「左側無視」と呼ばれることもある。

Jackson(1876)の"imperception"の論文に始まり、Brain(1941)による症候学的重要性が指摘されて以来散見されていた報告が、1970年代より急速に増加、この症状の多様性という特性を反映して、さまざまな用語(unilateral spatial agnosia；unilateral spatial neglect；hemi-inattention；hemineglect；contralesional neglect；hemispatial agnosia；amorphosynthesis など)、が提

8. 空間認知の障害

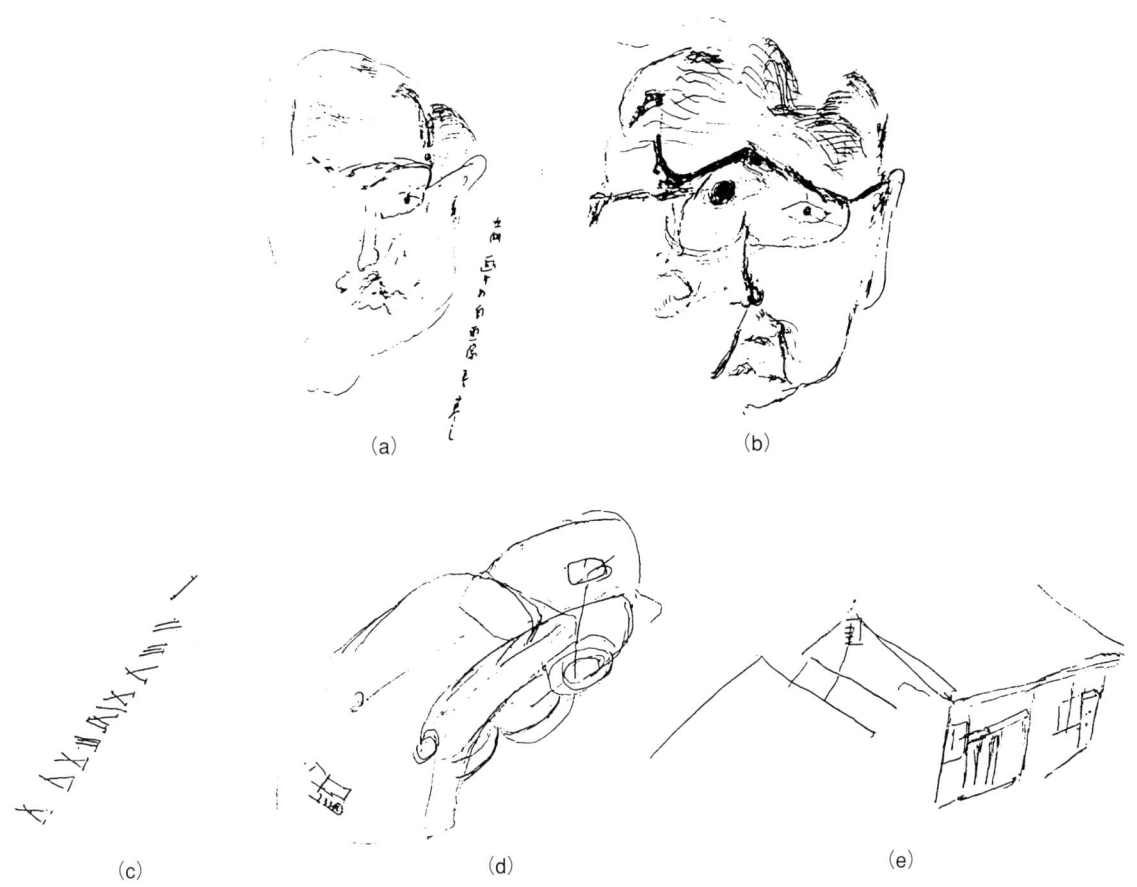

図 1 左半側空間無視の症例（73歳、男）が描いた自画像（a）、（b）と再生画（c）～（e）
（b）は顔の半分を描き、鉛筆を置いた際の質問「もう一方の眼や耳はどうしましたか」に対し、また同じ側の半分を描き足したもの。また（c）～（e）はそれぞれ時計、自動車、家を何も見ないで描いてもらったものである。記憶心像の左側まで脱落しているといえるかどうか議論の余地はあるが、いくら言語的刺激で注意を促しても左側へ向かない重度なタイプで、本人の「左側画けぬ自画像春寒し」（a）の一句に象徴される貴重な例である。30年程前に遭遇した症例であり、CT所見は得られていないが、脳波所見より右頭頂葉に損傷が疑われていた。

唱されてきているが、本稿では最も定着した名称の"半側空間無視"を用いることにする。

半側空間無視は、左半球損傷により生じる失語症と同様、脳損傷の臨床では必ず遭遇する劇的・印象的で高頻度の臨床症状の1つであり、右半球機能理解の鍵となる重要な症状ともいえる（図1）。また、半側空間無視が臨床上重要である理由に、本症状の存在そのものが、リハビリテーションの過程や適応能力そのものに多大な影響を及ぼすという問題がある。空間の半側を無視するということがどのような問題を孕んでいるのであろうか。

❶臨床症状

左に曲がるべきところを通り過ぎてしまい道に迷う、左のおかずを食べ残す、着衣の左側が不完全である、左の髭を剃り残す、などは日常よく観察されることであるが、問題はこれにとどまらない。空間の情報を不完全にしか処理できないということは、自分自身を含む自分を取り巻く空間のとらえ方が大きく変化していることを意味するもので、いわば"世界観の狭窄"とでも呼べるような状態に陥っている可能性がある。

右半球損傷、特に、半側空間無視を有する患者にたびたび経験される、患者とかかわりをもつ家族や医療スタッフから指摘される対人関係上の問題は、その根底に、空間認知障害が発展した"気配・雰囲気の認知障害"とでも呼べるような問題が潜んでいる可能性を示すもので、半側空間無視という病態のもつ多様性という特徴が浮かび上がってくる。

ⓐ 半側空間無視の下位症状

半側空間無視にはいくつかの亜型が報告されている。

ⅰ）**運動性無視 motor neglect**：運動野の損傷や明確な麻痺がないにもかかわらず、損傷側と対側の肢の自発的動きが乏しい現象をいう。命令動作（意識させた状況）では十分機能的な肢を、両側性の課題状況では忘れてしまったかのように使用しない。

ⅱ）**無視性失読症 neglect dyslexia**：単語を構成する左側の要素を無視することにより生じる読みの誤りであるが、意味的単位は保たれていることが特徴的である。すなわち、「健康診断書」を「診断書」と読むことはあっても、「康診断書」、「断書」と読むことはない。また一文字の場合も、文字の偏や旁を無視して読み誤る場合、認知された構成要素が意味をなしている文字に限られるのが普通である。欧米の報告では、"smile"を"mile"、"belief"を"grief"と誤読する例が報告されている。後者の例は、無視により成立しない見えの変化を、意味的に修正して「読んだ」結果と解釈できる。文章の読みでは、これらの特徴がより顕著になり、書出し（横書き）を飛ばす、残りの行を飛ばす（縦書き）、行を見失い同じ行を何度も読んだり、別の行へつなげてしまったりして、正しく文意を汲み取ることが困難になる。

ⅲ）**無視性失書症 neglect dysgraphia**：失読の場合と異なり、意味的単位による影響は少ない。書字はより視覚的構成要素の強い対象であるからであろう。「梯子」を「弟子」と書き取るばかりでなく、自発書字の場合においても、文字の構成要素の部分的欠落、増加などにより構成的崩れが特徴的となる。長文の書き取りでは、失読傾向の影響も絡み、意味不明な文章となってしまう。また、用紙の一部に文字が押し込められたかのようになったり、文章が傾いてしまったり、交叉してしまったりするのも特徴的である。

ⅳ）**聴覚性無視 auditory neglect**：視覚性の消去現象 extinction と同様の現象と考えられている。比較的重度の半側空間無視の患者に話しかけられると、右方ばかり探し、見つけられないと何事もなかったかのように平然としている場面を経験するのは珍しいことではない。

ⅴ）**触覚性無視 tactile neglect**：この現象を明確に示す報告は稀であるが、半側空間無視が視覚のみならず、他の感覚モダリティでも生じ得ることを示す重要な知見といえ、無動無言の現象は、視覚、聴覚、触覚の3モダリティの無視（tri-modal neglects）が併発した結果ではないかとの指摘もある。

ⓑ 半側空間無視と関連症状

半側空間無視と関連する症状を簡単に取りあげる。

ⅰ）**病態失認 anosognosia**：存在する病態を完全に否認するもの（顕在性病態失認 explicit type）から、対側の不全感を不承不承に認めるタイプ（implicit type）のものまでさまざまである。

ⅱ）**半側身体失認**：自己身体の一側の認識障害であり、その側に注意を払わなくなる病態である。半側上下肢の喪失感を訴える場合が多いが、「他人の腕や脚がついている」、「別にもう1本腕や脚がある」という錯覚にとらわれたり、麻痺側の腕にあだ名をつけて、「～ちゃん」と呼んだりすることもある。重度の半側空間無視の初期症状としてみられることが多く（意識型）、多くは消失し、次第に無意識型（喪失感を明確に訴えることはないが、あたかも喪失したかのように振舞う：unilateral hypothese）へ移行する。

ⅲ）**消去現象 extinction**：両側同時刺激提示で、障害側の刺激を知覚できない。

ⅳ）**感情認知の障害**：感情表現に乏しい平板化した発話、無表情さは、右半球損傷患者にしばしば経験することであり、これが、受傷後の対人関係の問題へ発展することも指摘されている。先に指摘した"気配・雰囲気の認知障害"と著者が呼んでいる障害像は、空間認知障害を基盤に感情認知の障害が加味された病態と考えることができるかもしれない。

これらは、必ずしも半側空間無視に伴うわけではないが、合併の有無を確認することはリハビリテーションを考える場合、特に重要となる。

このように半側空間無視の下位症状、関連症状をみてくると、半側空間無視という病態は、一見わかりやすくとらえやすい症状ではあるものの、その本質は一義的にとらえることのできない複雑な問題を孕んでいることが理解されるのである。

表 2 半側空間無視の病巣

- 皮質損傷
    右頭頂葉―下頭頂小葉
    右前頭葉
    右側頭―頭頂領域（上・中側頭回、角回、縁上回）
- 皮質下損傷
    右視床
    右基底核
- 脳梁

表 3 半側空間無視の発現機序理論

- 感覚障害説 sensory neglect
- 感覚情報統合障害説 sensori-perceptual neglect
    amorphosynthesis
- 注意―覚醒障害説 attentional neglect
    半球間相互抑制障害説 interhemispheric inhibition
    方向性注意理論 directing attention
    方向定位障害仮説 orienting hypothesis
- 表象機能障害説 percept-representational neglect

❷病巣

半側空間無視の責任病巣については表2のようにまとめることができる。下頭頂葉、縁上回および角回周辺が重視されているが、前頭葉背外側、後部帯状回、視床・内包後脚、側頭・後頭葉内側の報告もある。

❸発現機序

半側空間無視は、今日、一貫した障害パターンで証明される必要のない広い範囲にわたる障害構成としてみなされるようになっている。それは、その障害像を説明するための唯一の説を提供するのに失敗してきたからである。

半側空間無視の発現機序については、表3のようなものが提唱されている。半側空間無視の研究の足取りをたどることができるが、最近では、症状に伴う反応様式の特徴から注意―覚醒機能の障害と、高次の認知システムとしての中枢表象機能の障害を重視する立場が支持されてきている。

i）**感覚障害説（要素的障害説）**：半側無視は感覚障害すなわち同名半盲や麻痺側の重度な感覚障害に起因すると考えるものである。しかし、視野障害のないところでも半側無視が起こることや、出現頻度や重症度にみられる損傷半球の非対称性（右半球の優位性）を説明することができない。半盲にみられる代償行動が半側無視では生じにくいこと、また、半盲は視野測定で確認されるが、半側無視がある場合、視野測定がほとんど困難であることは、少なくとも半盲と半側無視が同一の病態ではないことを物語るものといえる。

ii）**感覚情報統合障害説**：感覚刺激の空間統合の一側性の障害を考えるもので、Denny-Brownが提唱したamorphosynthesis（失形態合成あるいは形態合成不全）に代表される。

iii）**注意―覚醒障害説**：Heilmanらフロリダ学派の提唱する注意―覚醒系の障害を、半側空間無視の発現の基礎に考えるもので、いくつかの考え方が提唱されている。Kinsbourneの提唱した半球間相互抑制（interhemispheric inhibition）の考え方も含まれる。Mesulamは、半側無視がなぜ左に多いのかの説明に、各半球が担っている方向性注意の点から説明している。すなわち、左半球は右一側への方向性注意、右半球では左側への方向性注意を司ると同時に左右両側への方向性注意を呈し、バランスをとっていると考えている。そのため、左半球の損傷を生じても右半球が両側への方向性注意を保っているため半側空間無視が生じにくいが、右半球損傷では残った左半球の右一側への方向性注意しか使えないために右側への注意が向けられ、左半側への注意はさらにおきにくくなり左半側無視が生じると説明している（方向性運動低下説）。注意障害が半側無視の根底にあるという考えは有力なものといえるが、すべての症例を説明するものではない。リハビリテーションの可能性を検討するためにも、さらなるメカニズムの解明は重要な課題といえる。

iv）**空間表象障害説**：表象機能が無視症状発現に重要な役割を果していると考えるもので、重要な症例報告がそれを支持している。Bisiachらの「ミラノの大聖堂広場 Piazza del Duomo in Milan」のイメージ想起の実験、Marshallらの「燃える家」の実験、Bisiachらの「欠けたワイングラス」の実験は、半側空間無視が人の心的イメージにまで影響を与える病態であることを示すものであり、発現機序の議論に新鮮で新しい視点を提供する発見であるとみることができる。

III 空間認知障害の評価

検査法には症状の検出を目的に作られたスクリーニング法とより高次な機能を想定した総合的

表 4 空間認知障害の評価(検査法)

1. 視空間知覚の評価(Bálint 症候群の評価も含む)
    - 空間における視覚性定位(サッケード、凝視の正確さ、視覚性誘導把握)
    - 長さ、定位、大きさの弁別
    - 垂直、水平、前後(矢状面)の弁別
    - 奥行知覚(立体視)
    - 視覚構成能力(摸写、描画)
    - 文字、文章の読み
    - 書字(自発・写字・書き取り)
    - 錯綜図(画)の認知
2. 地誌的障害の評価
    - 病棟内、自宅における行動観察(問診)
    - 自宅周辺の地図の描画
    - 病棟、自宅の間取りの作図
    - 白地図検査
3. 総合版
    - 標準高次視知覚検査(VPTA:visual perception test for agnosia)

検査法に分けられる。スクリーニング法はその目的の症状の有無を判断するためには優れているが、他の症状との関係や背景に潜む機序を理解するための情報源としては限界がある。一方、標準化された総合的検査法は項目も多く、患者、実施者ともに負担の多いものである。

ここでは、各論で取りあげた各症状の評価法を中心にみていくことにしよう(表4)。

1. Bálint 症候群

周辺視野での対象の「つかみそこね」という経験を、患者が訴えることは少ないので、積極的に調べる必要がある。

まず、中心視野に視標をおき、それを把えることができることを確認する(optische Ataxie の除外)。次に、正面の一点(対座した検者の鼻)を凝視(注視)させ、周辺視野に視標をおき、それを摘む(拇指と示指で把える)ように指示する。この基本的手続きを、左右・上下・対角の各視野条件で、左右の上肢それぞれについてランダムな順番で実施する。視標は、患者が注視していることを確認しながら、視野の外から移動させて視野内の任意の位置で止めて提示する。

実施の際、患者に求められる条件として、指示理解力、視力・視野が保たれていること、また、四肢の体性感覚障害、運動麻痺、運動失調、付随意運動、失行がないこと(あっても評価に支障のない程度)が挙げられる。

「つかみそこね」の視標と手のずれは、前後方向のこともあれば、前額面方向のこともあり、また、両眼視でも単眼視でも生じる。また、症状の出現は浮動的であり練習効果による改善もみられる。

視覚認知機能全般に関しては、標準高次視知覚検査(VPTA:visual perception test for agnosia)がある。半側空間無視と各種の失認症状を広く対象にする認知障害の包括的検査法である。

2. 地誌的障害

院内の任意の場所を指定し、実際に移動してもらい、迷わないかどうかを確認する。机上の検査では、自宅や病棟の見取り図、自宅から駅までの道順を描かせるあるいは口述させるという方法がとられる。

机上の検査では異常を示さないのに、実際の生活場面では迷う症例がいるのも事実であり、「迷う」行動にはさまざまな要因が背景にあることが理解される。「迷う」原因の1つとしてしばしば挙げられる痴呆、半側空間無視の有無を確認する必要がある。

地誌的見当識障害(道順障害)
①風景写真の認知検査:熟知した風景写真(富士山や東京タワー、患者の自宅、近所を撮影した写真など)を刺激として提示し、それがなんの写真であるかを問う。

②見取り図の描写:自宅の間取り、自宅付近の見取り図、また、入院後1カ月以上経過していれば病室の間取り、病棟の見取り図、を描いてもらう。

③白地図検査:日本の白地図上に、大都市(東京、大阪など)および患者の居住都市の位置を記入してもらう。

3. 半側空間無視

唯一標準化された検査法としてBIT(The Behavioural Inattention Test)があり、日本版も完成されている。

半側空間無視は日常生活場面でも明らかであるため、症状の存在を確認するためだけなら、机上

表 5 半側空間無視の評価（検査法）

- 日常観察
  - 聴覚的不注意の現象（左側からの声かけに反応が乏しい）
  - 眼球が右方へ偏位/臥床時の体幹の歪み/立位時の傾き
  - 生活場面での左の見落とし
- ベッドサイド評価
  - 両側同時刺激による一側刺激の消失 extinction
  - 麻痺側の身体部位の認知
  - 正中線を越えた麻痺側への動き
- 机上検査法
  - 抹消課題
  - 線分二等分課題
  - 図形模写・描画課題
  - 文章の読み・書き
- 関連障害の評価
  - 病識の水準・病態失認の有無を確認
  - 半側身体失認の有無を確認
  - 発話の特性（プロソディーの障害・自己関与的発話）
- 日本版 BIT（The Behavioural Inattention Test）

表 6 空間認知障害のリハビリテーション

1. 視空間知覚障害
   - 空間における視覚性定位の練習（凝視、把握）
   - 長さ、大きさ、定位の弁別の練習
   - 主観的垂直、水平軸の練習
2. Bálint 症候群
   - サッケード眼球運動と視覚定位の幅を広げる練習
   - 同時視の練習
   - 刺激の配列の大きさを段階的に広げながら注視野を"拡大"する
   - 視覚的走査、探索の練習
   - 視覚的定位の練習
   - 感覚の洞察と読みの練習
3. 地誌的障害
   - 患者が適応しやすくなるように環境調整を行う（場所を特定する表示、コントラストの明確な色の使用、など）

の検査を導入する必要は少ないかもしれない。ただ、リハビリテーションの可能性を検討する際、症状の存在の重大な影響が指摘されており、効果判定の問題も含め、やはり正確で洗練された評価法の導入が重要になってくる（表5）。

半側空間無視の診断に用いられている従来の方法は、線分二等分、線分の抹消、図形の模写などが一般的である。通常はこれらの課題を複数組み合わせて実施することになる。しかし、その結果を得て、どのような基準を満たせば半側空間無視ありと判断してよいのかは明確とはいえない。例えば、線分二等分課題の場合、中点よりどの程度偏位すれば陽性といえるのか、線分抹消課題では見落としの数がいくつ以上なら陽性といえるのか、が明確に示される必要がある。この点、BIT日本版の標準化の意義は大きい。

IV 空間認知障害のリハビリテーション

半側空間無視を除けば、視覚認知障害のそれぞれのタイプに対応したリハビリテーションの報告は少なく、また、半側空間無視の場合も含め、方法論的に確立されているわけでもない。ここでは主なものを概観するにとどめる（表6）。

1. Bálint 症候群のリハビリテーション

Bálint 症候群のリハビリテーションでは、その中核症状と考えられる視覚失調へのアプローチの試みがある。

コンピューター制御によるタッチスクリーンを用いたもので、タッチパネル上にランダムな位置に、呈示時間を変化させて刺激を呈示し、患者は、提示された刺激に示指でできるだけ正確にポイントするというものである。刺激は正中の位置から提示され、徐々に周辺視野へと広げられ、この訓練を繰り返すことにより、日常では、コップを正確につかめるようになるなどの改善が得られるという。

2. 地誌的障害のリハビリテーション

地誌的障害を独立した症状として分類することを疑問視する研究者が存在しているように、この障害に直接アプローチする試みはほとんど記載がない。併発する症状で、アプローチの可能性があるものへ、積極的にかかわり、その二次的効果として地誌的障害の改善がみられるかを検討するというのが現実的対応ということができる。

3. 半側空間無視のリハビリテーション

半側空間無視のリハビリテーションについて

表7●半側空間無視のリハビリテーション

- 対症的アプローチ（無視側へ直接注意を促す方法）
    'look to the left' (Lawson, 1962)
    The New York Studies (Weinberg, 1977, ほか)
    'computer version of The NYS' (Robertson, 1990)
- 機能代償的アプローチ（発現機序にかかわる機能改善を目指す方法）
    'dynamic stimulation' (Butter, 1990)
    'caloric stimulation' (Cappa, 1987, ほか)
    'eye-patching' (Butter, 1992)
    'Fresnel prism' (Rossi, 1990)
    'optokinetic stimulation' (Pizzamiglio, 1990)
    神経薬理学的アプローチ；'dopamine agonist therapy' (Feet, 1887)
- ADL指向的アプローチ（具体的ADL能力の改善を目指す方法）
    車椅子移乗動作の段階的ステップ訓練 (Stanton,)
    家事動作・家事訓練のビデオフィードバック訓練 (Soderback, 1992)
    聴覚フィードバックを利用した歩行訓練 (Robertson, 1991)
- 補償的アプローチ（awarenessの改善と補償を目指す方法）
    'mental prosthesis（心的補装具）' (Seron, 1989)
    'spatio-motor cuing' (Robertson, 1992)

は、発現頻度に対応するかのように、膨大な試みがなされているものの、決定的に有効な方法が開発されているわけではない。

表7は、これまでのおもな手続きを、関連性の視点から便宜的に分けたものである。これらを概観し、今後の可能性について論じることにする。

❶対症的アプローチ：手がかり（課題練習）法 cueing techniques

"look to the left"を目的に、さまざまな手がかり（言語―聴覚的、視覚的）を利用して患者の注意を「左へ」向けさせようとする最もポピュラーな方法である。多くは、実施した課題での効果を確認しているが、他の領域への学習の転移（汎化）は乏しいことを報告している。

❷機能代償的アプローチ

さまざまに工夫された道具・装置、刺激（薬物も含む）の提供により半側空間無視の症状を改善させるアプローチである。これらのアプローチは、半側空間無視の発現機序を実証するための役割としては重要であるが、ほとんどの試みでは、提供刺激を除去したあとの効果の持続は確認されておらず、刺激を受ける患者側への負担も考慮すると、有効なリハビリテーションへの積極的応用には難があると言わざるを得ない。耳に冷水を入れられること、LEDが点滅するあるいは半分黒く塗りつぶされた眼鏡を装着し続けることを好む患者が存在するとは考え難い。

❸ADL指向的アプローチ

半側空間無視が原因となり、制約を受けているADLの具体的項目（立位保持、移乗、歩行、家事など）をターゲットにして、その動作を安定して遂行できることを目的にしたものである。通常より多くの手続きと時間が必要となるが、ターゲットにした動作の獲得は可能となる。しかし、やはり他の領域への汎化は乏しいことが報告されている。

❹補償的アプローチ

患者自身が自己の病態（半側空間無視）に対してもつ「気づき（awareness）」を高めることで半側空間無視の改善を果たすことを目的にしたアプローチとしてまとめることができる。バイブレーション機能を利用したポケットベルの装着、麻痺側上肢の動き、をawarenessを高める道具（「心的補装具」）として利用し、それらが無視の存在を気づかせる手がかりとなるように習慣づけていくもので、患者の日常行動のペース（適応的に行動できるようなスピード調整）獲得に有効と考えられている。これらの手続きを利用できる能力が患者側に要求されるが、リハビリテーションにまず期待される患者自身のawarenessを重視したアプローチとして重要な視点であるといえる。

V 今後の課題

空間認知障害をその種類、評価法、リハビリテーションの側面から概観してきた。神経心理学が中心テーマにしている、大脳半球の機能的非対称性、高次脳機能の局在性という視点、また、これらの症状の存在がもたらすリハビリテーションへの影響という視点からみても、いずれも重要な問題を含んでいる障害といえる。画像技術の革新的進化は脳をさまざまな角度から「みること」を可能にした。「みえる」ことが「わかること」に結び付くためには、やはり地道な臨床的観察が必要なのであろう。そこに空間認知障害の理解の重要性があると思えるのである。

（宮森孝史）

参考文献

1) Beaumont JG, Kenealy PM, Rogers MJC, (eds): The Blackwell Dictionary of Neruopsychology. Blackwell Publishers Ltd, 1996.
2) Boller F, Grafman J, (eds): Handbook of neuropsychology, 2 nd (ed), vol. 4, Disorders of visual behavior, Behrmann M, (eds), Elsevier, 2001.
3) Denes G, Pizzamiglio L, (eds): Handbook of clinical and experimental neuropsychology. Psychology Press, 1999.
4) 江藤文夫, 原 寛美, 坂東充秋, ほか(編): 高次脳機能障害のリハビリテーション. 医歯薬出版, 東京, 1995.
5) 平山惠造, 田川皓一, (編): 脳卒中と神経心理学. 医学書院, 東京, 1995.
6) 岸本英爾, 宮森孝史, 山鳥 重, (編): 神経心理学と画像診断. 朝倉書店, 東京, 1988.
7) Loring DW, (eds): INS dictionary of Neuropsychology. Oxford University Press. 1996: INS=International Neuropsychological Society.
8) 大橋博司: 臨床脳病理学. 医学書院, 東京, 1965.
9) 武田克彦, 宮森孝史: 視覚認知障害のリハビリテーション. 診断と治療社, 東京, 2002.
10) 山鳥 重: 神経心理学入門. 医学書院, 東京, 1985.
11) Zihl J: Rehabilitation of Visual Disorders after Brain Injury. Psychology Press, 2000.
12) Zoltan B: Vison, Perception, and Cognition. A manual for the evaluation and treatment of the neurologically impaired adult, 3 rd ed, 1996 [河内十郎(監訳), 河内 薫(訳): 失行・失認の評価と治療(第3版). 医学書院, 東京, 2001].

9 聴覚認知

I 症候

　一般に、人間の耳に入ってくる聴覚情報には、人が話す言葉のほかに救急車や電話の音に代表される社会音(環境音)や、風の音、鳥の鳴き声、工事現場の音などがある。そのうち人が話す言葉を言語音、その他を非言語音に分けると、大脳損傷によって末梢レベルの聴力に著しい障害がないにもかかわらず、言語音のみが聞き取りにくくなる病態が語聾といわれ、また言語音は理解できるが、環境音や社会音などの非言語音に選択的に障害が生じる症状を聴覚失認(狭義)という。言語音も非言語音も聞こえるが、その意味がわからなくなることを称して聴覚失認(広義)という場合もあるので注意したい。Albert[1]も述べているが、この聴覚失認は大変稀な疾患である。

　聴覚失認の症例の中には音楽の聞き取りにも困難を示すことがあり、メロディやリズム、イントネーションの認知に障害をきたすが、失音楽症として別に扱うことも多い。以下、本文では特に断らない限り、広義の意味で使用する。

　言葉や周囲の音が聞き取りにくくなる場合は、末梢の聴力障害によっても生じるので、まず聴力障害の有無を確認することが大切である。例えば、オージオグラム(聴力検査結果を示す図)上で高音域に著しい聴力の閾値上昇があると、子音の聞き取りが困難になるので、言葉や周りの音が聞こえなかったり、ひずんで聞こえたりするために、語聾や聴覚失認と誤ることがある。聴覚失認は脳梗塞や脳出血、ヘルペス脳炎などの大脳損傷に伴う疾患である。

　聴覚失認の病巣診断にはMRIが有効である[6]。既報告では両側一次聴覚野に損傷を認めた報告が多い。一側の大脳損傷による聴覚失認例(狭義)としては、右半球損傷によるSpreenらの報告[25]があり、その例は失語症を伴わない聴覚失認(狭義)例で、65歳の右利き男性の剖検例である。右半球に大きな陳旧性の梗塞巣があったとしている。Motomuraらの報告例[10]は、発症当初言語音、非言語音ともに聞き取りに困難を示し、聴覚失認症状を呈していたが、経過とともに非言語音のみの障害(狭義の聴覚失認)となり、しかも2カ月でその症状は消失したと述べている。損傷部位は両側皮質下の限局性病変であったという。狭義の聴覚失認を呈したFujiiらの症例[2]は発症から16日で症状が消失したという。同症例[2]は右側頭葉の限局性病変であった。

　聴覚失認は小児例にも報告例がみられる。てんかん発作を伴わない小児例の聴覚失認例として、進藤ら[17]、鈴木ら[22]の報告がある。進藤らは1歳3カ月の幼児期に発症した聴覚失認の1例について、4年あまり言語訓練を行ったが、聴覚的ルートの改善はなかったという。鈴木らの報告例は生後6カ月時にヘルペス脳炎に罹患した小児例で、ABRでは潜時、波形ともほぼ正常であったが、純音聴力検査において平均59 dBの中度の閾値上昇を認め、環境音認知テストでは75%であったという。鈴木らの小児例では、両側の一次聴覚野を中心とした広汎な領域が損傷されているにもかかわらず、音の知覚に対して完全に喪失しておらず、一部の音に反応したことや環境音にはかなりの程度反応したことから、中枢での音刺激の知覚について一次聴覚野を介さない経路の存在を想定している。組織学上でも内側膝状体から一次聴覚野以外、すなわち縁上回や頭頂弁蓋部、島葉に直接投射する線維が発見されており、この経路で音が認知されているのではないかと考えられている。

　小児例ではランドウクレフナー症候群による聴覚失認や純粋語聾が知られている。**表1**はわれわれが以前まとめたものである。この症候群は小児のてんかん発作に伴う聴覚言語障害といわれる病態で、聴覚失認を呈する場合と、純粋語聾を呈する症例が報告されている。前者に属するものでは

表 1 ● ランドウクレフナー症候群の報告

報告者	鈴木ら (1971)	西野 (1977)	症例 1 (1978)	八島ら (1982)		中野 (1988)	田中ら (1988)	症例 2 (1988)
性別	女	女	女	女	女	女	男	女
発症	4歳7カ月	5歳	4歳前半	3歳6カ月	2歳6カ月	5歳	3歳	5歳8カ月
経過	理解面の低下 ↓ 自発語不明瞭 ↓ てんかん発作	理解面の低下 ↓ 発語不明瞭 脳波異常	難聴の疑い ↓ 自発語不明瞭 ↓ 全身発作	理解面の低下 ↓ 発語減少 不明瞭 ↓ けいれん発作	自発語減少 ↓ 理解面の低下 ↓ けいれん発作	理解面の低下 ↓ 自発語減少 けいれん発作	けいれん発作 ↓ 聞き返し 自発語不明瞭	難聴の疑い ↓ 自発語減少 不明瞭 ↓ 欠神発作

(文献12)より引用)

表 2 ● ランドウクレフナー症候群を呈した例の検査結果
症例1は純粋語聾で、症例2は聴覚失認を呈した。

	症例 1	症例 2
純音聴力	正常	軽度伝音難聴
ABR	正常	正常
環境音認知検査	20/20 正答	14/20 正答
最高明瞭度	0〜35%	10%
音源方向	良好	良好
不快域値	100 dB 以上	—
自記 audiometry	振幅大	—

(文献12)より引用)

先の表1以外に三村らの報告[9)]がある。能登谷ら[12)]の症例1は純粋語聾を呈した例で、症例2は聴覚失認を呈した例である(表2)。

聴覚失認や純粋語聾をはじめとする中枢性の聴覚障害の病態生理や聴覚検査の成績については、田中[24)]や鈴木ら[22)]の報告を参照されたい。

❶経過

聴覚失認症状の経過についてみると、失語症を伴わず狭義の聴覚失認を呈したSpreenらの症例[25)]は発症3年後から検索を始め、その後1年6カ月間症状は変わらなかったと述べている。同様に狭義の聴覚失認を呈したFujiiらの症例は16日で症状が消失したという。Motomuraらの症例[10)]は2カ月間症状が持続したという。広義の聴覚失認を呈した症例報告では、池田ら[4)]、Oppenheimerら[15)]などのものがあるが、池田らの症例は1年間持続し、Oppenheimerらの症例は6カ月間、永淵らの症例は1年間、佐藤らの報告では13カ月間持続したとの記載があり、そのうち一番長く経過をみている進藤らの症例は[18)]、4年間症状が継続したという。

小児のランドウクレフナー症候群の経過については、能登谷ら[12)]がまとめた表1の通りである。小児に生じるランドウクレフナー症候群の経過は、一過性の予後良好群と、予後不良群にわかれる。能登谷らの聴覚失認を呈した例は6カ月程度で改善したが、純粋語聾を呈した症例は20歳を過ぎても改善を示さなかった。

❷類似の疾患

聴覚失認と混同しやすい症状に失語症がある。特に感覚失語症の場合に聴覚失認を合併することがあるので、注意を要する。失語症と語聾や聴覚失認を合併していたり、失語症による聞き取りの低下であったりする場合には、文字理解や発話や書字にも誤りが出現するので、失語症の検査を施行するとわかる。純粋に語聾や聴覚失認が生じている場合には、書字を用いての筆談が可能である。

Ⅱ 評価法

1. 鑑別すべき類似疾患

評価は主として聴覚検査であるが、言語機能のチェックも必要である。両側の側頭葉損傷によっ

て高度の聴力閾値上昇を示す皮質聾といわれる症状を示す例は、周りの一切の音に反応せず、補聴器も無効である。患者の自声は大きい傾向があり、聴覚的な feedback が機能していないことが伺える。一方で、聴力検査上でそれほど著しい閾値上昇がないにもかかわらず、不釣合いに言葉や環境音の理解が悪い例も存在する。また、感覚失語にこれらの症状が合併している場合もあるので、患者の自発語に誤り（語想起の障害や文法的な誤りなど）がないかに注意をはらう。

2. 純音の聴力検査

成人例の場合標準純音聴力検査は必須である。各年齢別の正常純音聴力閾値を参考に閾値上昇の有無を検討するとよい（図1）。また、念のために耳疾患の既往歴（中耳炎など）がないかも情報として必要である。特に、オージオグラムの型によっては、日常生活の上で音に対する反応があるにもかかわらず、言葉や環境音の聞き取りが悪くなる場合もあるので注意したい。例えば、高音急墜型のオージオグラムを示す症例では、低音部でしばしば 20～30 dB 程度であると、日常場面で難聴とは気づかれないことが多いが、聞き返しや聞き間違いが多くなり、一見聴覚失認や語聾と似た状態を示す。

加我[6]によると、聴皮質や聴放線の損傷では初期には純音閾値は軽度の上昇であっても経年的に中度まで閾値が上昇するものが多いという。これは、内側膝状体のニューロンの逆行性変性によるものではないかとしている。したがって、初診時のみならず経過観察中にも時々標準純音聴力検査が必要である。

聴覚失認をはじめ、中枢レベルの聴覚障害例ではしばしば閾値変動が指摘されているので、一度の測定でなく、数回繰り返す方がよい。そこで、聴性脳幹反応（ABR）検査が威力を発揮する。ABR は聴性脳幹反応ともいわれ、誘発反応の1つであるが、詳しい説明は次の項で述べるので、ここでは省く。高音域における聴力閾値上昇の有無を検索する際に便利である。

小児例の検査としては、BOA（聴性行動反応聴力検査）、COR（条件詮索反応聴力検査）、Peep Show Test、遊戯聴力検査などの自覚的検査や

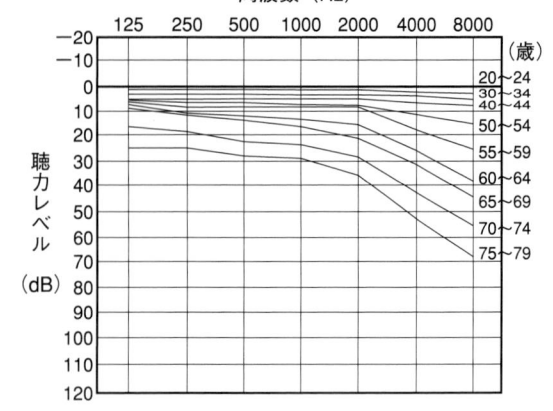

図 1 聴力の年齢変化
（日本聴覚医学会（編）：聴覚の検査の実際．1999 より引用）

ABR などの他覚的聴力検査を併用するとよい。また、家庭での音に対する反応の様子を家族から情報を得ることも重要である。

3. ABR（聴性脳幹反応）

末梢から脳幹レベルの聴覚伝導路に障害がないことを確認するために ABR も必要な検査である。ABR は聴性電気反応のうちで安定性や再現性がよいことから、臨床的にも広く用いられており、特に小児例では覚醒時の自覚的な検査では反応が得にくいことがあるので、ABR を勧めたい。聴覚失認では ABR は潜時、波形ともに正常である。一方、自覚的検査である COR や Peep Show Test では閾値上昇を認めたり、閾値が変動したりすることが多い。既報告によると、中間潜時反応 MLR は無反応または振幅低下、緩反応 SVR は正常とされている。

4. 環境音認知検査

純音聴力検査で閾値上昇がないことを確認した後に、社会音、環境音（動物の鳴き声、赤ちゃんの泣き声、救急車のサイレン、お経、車のエンジンの音など）の認知を検査する。

環境音の認知検査として本邦でもいくつか報告されているので紹介する。

倉知ら[8]は Faglioni らの非言語性有意味音同定

9. 聴覚認知

表 3 倉知らの非言語性有意味音（環境音）認知テスト

```
 1. 鐘              11. うぐいす
 2. 牛              12. ライオン
 3. 馬              13. 嵐
 4. トランペット    14. 柱時計
 5. 猫              15. 飛行機
 6. 蒸気機関車      16. 赤ん坊
 7. お経            17. 豚
 8. 機関銃          18. バイオリン
 9. バス            19. オートバイ
10. 救急車          20. 犬
```

Form I
　└ テスト音：例. 猫のなき声
　└ 4枚の絵：例. 猫、ネズミ、犬、バス
　　　　　　　　（Faglioni et al, 1969. 一部改変）

Form II
　└ テスト音：例. 猫のなき声
　└ 4枚の絵：例. 猫、ドアのベル、お祈り、バス

（文献8）より引用）

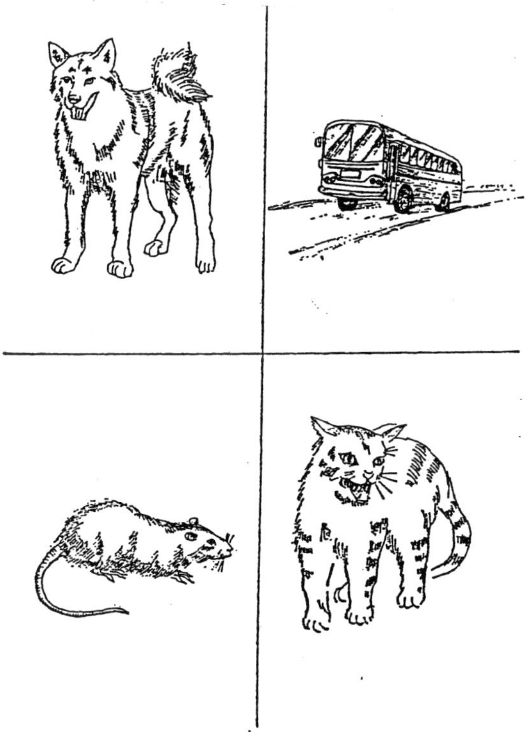

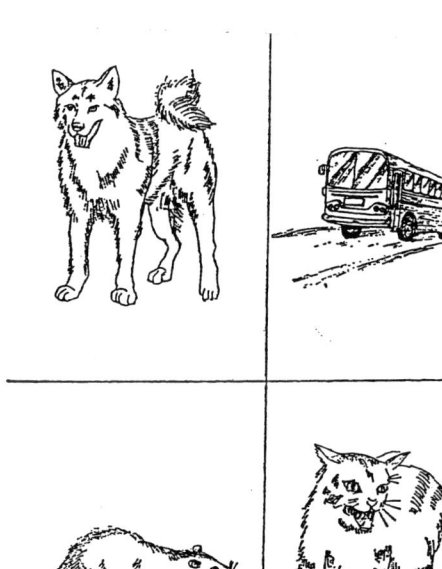

図 2 倉知らの Form I の1例
（倉地正佳, ほか：Auditory Sound Agnosia はありえるか. 1983 より転載）

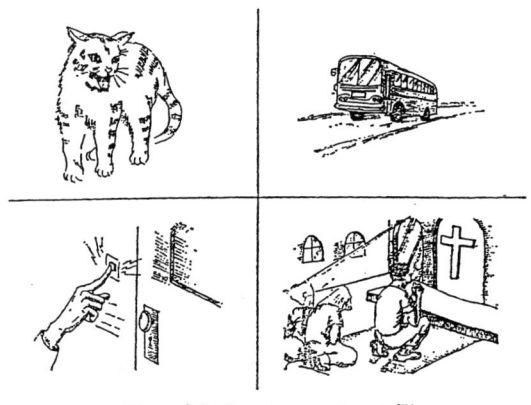

図 3 倉知らの Form II の1例
（倉地正佳, ほか：Auditory Sound Agnosia はありえるか. 1983 より転載）

正答と同じ意味的カテゴリーの範疇に属するもの2枚、および提示音と無関係なものからなっている。Form II は Faglioni の原法にはないが、Form I の前半10種類のテスト音を用いており、4枚の絵は正答のほかはすべて正答の絵と意味的にも音響的にも正答と関連が少ないものからなるテストである。Form II は、Form I で正答率が低い症例に施行している。失語が合併している場合には、Form II がよい。

杉下[20]は24種類の検査音を利用している。人間の声（笑い声、赤ちゃんの声、男の声）などが6つ、動物の鳴き声（ネコ、カラス、牛）などが6つ、楽器音（たいこ、ラッパ）などが4つ、雑音（電車の音、足音）などが5つ、自然界の音（風の音、波の音）な

検査を参考に環境音認知検査を作成し、失語症例20例に施行している（表3）。検査方法は Form I（図2）と Form II（図3）からなり、Form I は20種類の環境音のテープ音に対応する絵を4枚の中から選択する検査である。4枚の絵は、正答1枚、

表 4 橋本らが作成した環境音のリスト

(1)	電話	(11)	チャルメラ
(2)	うぐいす	(12)	エンマコオロギ
(3)	赤ん坊の泣き声	(13)	鶏
(4)	野菜を刻む音	(14)	風
(5)	お寺の鐘	(15)	食器を洗う音
(6)	猫	(16)	自動車の急ブレーキ
(7)	踏み切り	(17)	雷
(8)	ミンミンぜみ	(18)	オートバイ
(9)	読経	(19)	足音
(10)	犬	(20)	電車

(文献3)より引用)

どが3つからなる。施行方法は、1回目が口頭か書字で答えてもらう方法で、2回目は検査音のあとに4枚の絵から1つを選択させる方法である。

橋本ら[3]は、日常生活音20種を選択し、テープに録音したものを健常者と失語症者に口頭や書字、動作表現による直接応答と、4枚の絵カードから1枚を選択する方法(著者らは間接応答法としている)で施行している(**表4**)。その結果、健常者でも年代の相違による差、知識の違い、表現力の違いなどがあったという。また、失語症者では直接応答法で失語による影響が認められ、また、間接法でも意味論的な障害が影響を与える可能性を指摘している。

先述の倉知らの報告[8]でもふれたが、絵カードの選択法で検査を施行する場合でも正答カード以外のカードの選択に注意を要する。刺激音と意味的に似た絵カードと音響的に似た絵カードなどの用意が必要であると思われる。

5．音楽認知

聴覚失認例に対する音楽認知の障害については詳しく調べられたものが少ない[16]。それは、音楽能力は個人差が大きく、音楽を職業としている人に問題が生じた場合以外、あまり表面的に問題が表れないことによるのではないかと考える。文献上で音楽認知について報告されているものの中では、Seashoreテスト(**表5**)を利用している例が多い。Seashoreテストは進藤の報告[19]にまとめられたものを引用した。このテストは音楽の適性テストであり、音の高さ、強さ、リズム、音の持続時間差、音色、音の記憶を調べるもので、進藤は、両側聴中枢・聴放線損傷により聴覚失認を呈した症例にSeashoreテストなどを用いて音楽認知障害を検討した結果、メロディ、音の強弱、長短、高低、音色を正しく認知できなかったという。既報告例でもSeashoreテストの結果の記載がいくつかみられる。Spreenらの症例はピッチの下位検査項目の成績が低かったという。また、Fujiiらの症例はリズム、大きさ、音の持続時間、音色、音の記憶の下位項目で困難であったという。最近、聴覚失認例における音の要素的弁別障害の障害機序についても検討されつつある[14)21]。

表 5 Seashore音楽才能テスト

```
1960年版(1939改訂版に類似)
テスト数 6  音高、強度、リズム、時間、音色、音記憶
適用年齢 10歳から成人まで
実施所要時間 約1時間
出版元  The Psychological Corporation 音楽学生用のより難しい形式のテスト「B」形式は1939年に出版されたが、それ以
  後回収されたままである。
音高  50対の音 周波数差は17Hzから2Hzである。後の音が先の音より高いか低いか？
強度  50対の音 強度の差は4.0dbから0.5dbである。後の音が先の音より強いか弱いか？
リズム 30対のリズム・パターン 1対の2つが同じか違うか？
時間  50対の音 持続時間の差は0.30秒から0.05秒である。後の音が先の音より長いか短いか？
音色  50対の音 各音は基音と第5倍音までの音からできていて、第3・第4倍音の強度が変えられる。2音は同じか違
  うか？
音記憶 30対の音系列で、3音、4音、5音のそれぞれ10項目である。どの音が違うか？
基準  各テスト別のパーセンタイルで、全得点の基準はない。4年生から5年生、6年生から8年生、成人の3種類。音
  高、リズム、音記憶で約3500名(4年生から5年生)、2500名(6年生から8年生)に基づくが、この年齢では他のテスト
  はもっと少人数に基づく(成人の水準ではどのテストでも4000名以上)。
```

(文献19)より引用)

6. 言語機能検査

　左半球の言語野を損傷部位に含んでいる場合は、失語症を合併することもしばしばあるので、SLTAなど失語症検査バッテリーで失語の有無や程度を確認する必要がある。失語が合併している場合には、発語に迂遠な言い回しや錯語、ジャーゴンなど失語症例によくみられる症状がみられ、書字においても錯書が出現することが多いので、急性期で標準化された検査が困難な場合でも、会話場面で注意して患者の行動を観察することにより失語の合併はある程度とらえられる。

III リハビリテーション

1. 成人例

　進藤らは語聾や聴覚失認(広義)例を対象として読話能力を検討している。その報告によると、単語課題の読話成績は、聴覚と読話併用で40〜70%、聴覚のみで0〜40%、読話のみでは0〜10%程度の正答率で、おのおの単独提示よりも聴覚と読話を併用した方がよかったと述べている。聴覚失認例に対する訓練の可能性や訓練経過を報告しているものは少ない。

　今後、聴覚失認症状そのものにアプローチした訓練を考えるためには、環境音検査の刺激音を音響分析し、検査施行後に患者の誤反応と刺激提示音との音響物理的な違いに注目し、さらに音の持続や大きさ、音と音の間隔などいずれの問題に由来するものかを検討することが必要であると考える。

2. 小児例

　小児例ではいずれの症例でも聴覚経由での言語獲得が困難であるとしている。視覚的なルートを利用した言語訓練を試みているが、報告者によりその方法は異なり、いまだ小児の聴覚失認例の言語訓練法が確立されているわけではない。

　われわれの症例は4歳後半に発症したと思われるランドウクレフナー症候群であったが、われわれが末梢性聴覚障害児に行っている「金沢方式」という単語レベルからの文字言語導入や手話による訓練を行い、コミュニケーション手段を獲得できた。しかし、聴覚的な語音の聞き取り訓練の経過は、10年を経過しても有声(または無声)子音間の弁別成績は改善しなかった。鈴木らの症例[22]は生後6カ月に発症しており、言語発達は著しく障害され、しかも視覚的ルートを利用しても言語の獲得は困難であったという。進藤は小児の聴覚失認例に、聴覚活用が見込めないとし、視覚(身振り、手話、のちにキュード・スピーチ)を媒介とした言語訓練を行い、文字に興味が出てきた5歳過ぎから、キュード・スピーチによる語彙数の増加があったとしている。

（能登谷晶子）

参考文献

1) Albert ML, Sparks R, von Stockert T, et al：A case study of auditory agnosia；Linguistic and nonlinguistic processing. Cortex 8：427-433, 1972.
2) Fujii T, Fukatsu R, Watabe S：Auditory sound agnosia without aphasia following a right temporal lobe lesion. Cortex 26：263-268, 1990.
3) 橋本佳子，進藤美津子，田中美郷：環境音認知テストの検討．失語症研究 9：227-236, 1989.
4) 池田久男，黒岩義五郎：純粋語聾を伴った聴覚失認の一例．臨床神経 7：527-532, 1967.
5) 加我君孝：画像診断と機能検査；聴覚失認(皮質聾)．日耳鼻 99：1144-1147, 1996.
6) 加我君孝，竹腰英樹，林　玲年：中枢性聴覚障害の画像と診断．聴覚失認；音声・音楽・環境音の認知障害．高次脳機能研究 28：224-230, 2008.
7) Landau WL, Kleffner FR：Syndrome of acquired aphasia with convulsive disorder in children. Neurology 7：523-530, 1957.
8) 倉知正佳，鈴木重忠，能登谷晶子：Auditory Sound Agnosia はありえるか．精神医学 25(4)：373-380, 1983.
9) 三村　将，加藤元一郎，横山尚洋，ほか：聴覚失認を呈した Landau-Kleffner 症候群の1例．失語症研究 8：274-282, 1988.
10) Motomura N, Yamadori A, Mori E, et al：Auditory agnosia；Analysis of a case with bilateral subcortical lesions. Brain 109：379-391, 1986.
11) 日本聴覚医学会(編)：聴覚検査の実際．南山堂，東京，1999.
12) 能登谷晶子，鈴木重忠，古川　仭，ほか：Landau-Kleffner 症候群の2例．失語症研究 9(1)：1-8, 1989.

13) 能登谷晶子, 鈴木重忠, 倉知正佳, ほか：語聾を伴った外傷性失語の長期経過. 失語症研究 10(3)：198-204, 1990.
14) 能登谷晶子, 原田浩美, 橋本かほる, ほか：聴覚失認の1例における音の要素的弁別障害. 神経心理学(印刷中).
15) Oppenheimer DR, Newcombe F：Clinical and anatomic findings in a case of auditory agnosia. Arch Neurol 35：712-719, 1978.
16) 佐藤正之：Ⅳ. 高次脳機能障害各論；失音楽症. 神経内科 68(Suppl 5)：387-396, 2008.
17) 進藤美津子, 加我君孝, 赤井貞康, ほか：両側側頭葉損傷による小児の聴覚失認の発達経過. 音声言語医学 33：307-316, 1992.
18) 進藤美津子, 加我君孝, 田中美郷：左右の側頭葉聴覚領損傷による聴覚失認の1例. 脳神経 33：139-147, 1981.
19) 進藤美津子：音楽認知テスト. JOHNS 15：121-124, 1999.
20) 杉下守弘：環境音テスト. JOHNS 15：117-119, 1999.
21) 鈴木重忠, 能登谷晶子, 古川 仭：中枢性語音弁別障害患者の音の大きさと時間解析能. 神経心理学 6(3)：195-201, 1990.
22) 鈴木弥生, 加我君孝：ヘルペス脳炎による小児の聴覚失認の1例；その聴覚的評価を中心に. 音声言語医学 42(1)：33-38, 2001.
23) 玉井ふみ, 加我君孝：両側側頭葉損傷による小児の聴覚失認の一例. 音声言語医学 33：169-176, 1992.
24) 田中康文：聴覚性認知障害の病態生理；「いわゆる」皮質聾の責任病巣と純粋語聾及びリズム認知障害の生理学的機序について. 神経心理学 9：30-40, 1993.
25) Spreen O, Benton AL, Fincham RW：Auditory agnosia without aphasia. Arch Neuro 13：84-92, 1965.

⑩ 触覚認知

▶はじめに◀ われわれは、視覚、聴覚、体性感覚および味覚・嗅覚という感覚様式(モダリティ)を通じて脳内に入る情報から、目前のものが何であるのかを認知する。どの感覚によって認知されるかは、その対象物の特性(音が出る、さわるもの、食べものなど)や状態(見えている、音だけ聞こえる、動いている、止まっているなど)、対象物とのかかわり方(見るだけ、実際に使ってみるなど)によって異なる。

体性感覚によるものの認知(触覚認知)は、皮膚や骨格筋、関節にある感覚受容器から末梢神経、神経伝導路を経て、大脳の第一体性感覚野(S I)・第二体性感覚野(S II)に入り、ものの概念に関する記憶貯蔵場所に至る神経経路によって行われる。さらに、感覚受容器から脳へという受動的な流れのみではなく、脳内にある情報をもとに、感覚知覚情報に対する積極的な選択や意味づけおよび、ものの探索という運動を伴う能動的な働き(能動的触覚:アクティブタッチ)も関与すると考えられている(岩村, 2001)[1]。

触覚認知の障害は、以上のような受動的過程および能動的過程のどの過程が障害されても出現する可能性がある。本稿では触覚認知に関連する高次脳機能障害として、触覚失認、触覚失語、そして触知失行についてその症候と評価法を解説する。

I 触覚失認

1. 触覚失認とは

触覚失認(tactile agnosia または tactile asymbolia)とは、素材弁別(重量、粗滑、硬柔、材質)や形態弁別(平面図形の弁別、立体図形の弁別)が保たれているのに、さわった物品が何であるのか認知できない状態である(Delay, 1935)[2]。素材弁別の障害は素材失認(aphylognosia)、また形態弁別の障害は形態失認(amorphognosia)と呼ばれる。近年、要素的感覚障害はないが形態知覚が障害される統覚型と、素材や形態の弁別は保たれているが認知ができない連合型の2つのタイプの触覚失認が報告されているが、本稿ではDelayにしたがい後者を触覚失認という。また、これまでに触覚失認として報告された症例には触覚失語(後述)との鑑別がされていないことが多い。

2. 触覚失認の評価

❶前提検査

まず問診を行うが、触覚認知障害は視覚により代償されることが多く、障害があっても気づいていないことがある。次に手の要素的感覚障害(触覚、温度覚、痛覚、運動覚、振動覚)や運動障害(運動麻痺など)、意識障害、注意・知能低下、中等度以上の失語の有無について調べる。運動障害については、コインなど小さな物品をつまんで持つ際の手指の細かな動きを含めて観察する。これらの障害があると以下の検査に影響し、触覚失認の評価は困難である(図1)。

❷物品の触覚呼称検査

触覚による検査の際は、物がたてる音から何であるか気付かれないよう、机上に防音布を敷き、ついたてを用いる。目隠しは患者が疲労するので避けた方がよい。

触覚呼称検査では、WAB失語症検査(杉下, 1986)[3]の呼称課題の物品など、通常さわれば何であるのかがわかり片手に収まりやすい物品を用いる。そして、物品を被験者の手に渡してその名称を答えてもらう。感覚障害や運動麻痺がなければ右手・左手各々について実施する。同じ物品について、見て名称を答える(視覚呼称)検査を行い、触覚呼称の成績と比較を行う。

視覚呼称と比較し触覚呼称の成績が明らかに低下している場合、素材弁別障害、形態弁別障害、

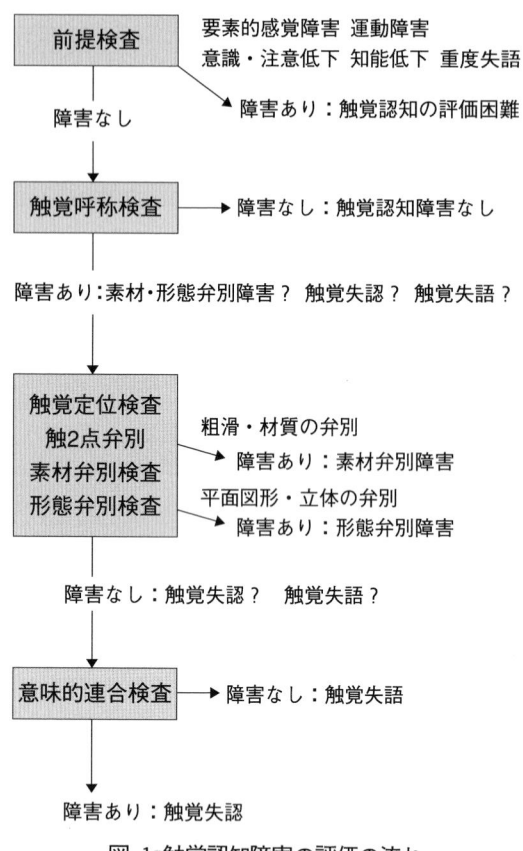

```
前提検査 ── 要素的感覚障害 運動障害
            意識・注意低下 知能低下 重度失語
    │       → 障害あり：触覚認知の評価困難
 障害なし
    ↓
触覚呼称検査 → 障害なし：触覚認知障害なし
    │
障害あり：素材・形態弁別障害？ 触覚失認？ 触覚失語？
    ↓
触覚定位検査
触2点弁別   ── 粗滑・材質の弁別
素材弁別検査    → 障害あり：素材弁別障害
形態弁別検査 ── 平面図形・立体の弁別
               → 障害あり：形態弁別障害
    │
障害なし：触覚失認？ 触覚失語？
    ↓
意味的連合検査 → 障害なし：触覚失語
    │
障害あり：触覚失認
```

図 1 触覚認知障害の評価の流れ

触覚失認、触覚失語の可能性があるので以下の検査を行う。失語症による語健忘では、視覚呼称と触覚呼称が同程度に低下する(Goodglass ら, 1968)[4]。

❸触覚定位検査

検者が患者の手の1点に触れ、その場所を反対の手の指で示してもらう。手掌上の異なる場所について行い、検者が触れた場所を定位できるかどうかみる。

❹触2点弁別

スピアマン式触覚計(竹井機器工業製など)を用い、人さし指指腹で2点間の距離を0～6 mmの7段階に変化させ、刺激が1つに感じるか2つに感じるかを答えさせて、2点の刺激を1点と感じる弁別閾値を測定する(健常成人では弁別閾値2.2 mm)。

❺素材弁別検査

ⓐ粗滑の弁別

粗さが微妙に異なる2枚のサンドペーパーをさわらせて、粗い方を選ばせる。紙ヤスリはJIS(日本工業規格)600番、800番、1000番、1200番の4種類の粗さから2種類ずつ組み合わせてランダムに提示する。患者の成績を同年代の健常者の成績と比較する。

ⓑ材質の弁別

異なる素材、例えば5種類の皮(牛皮、豚皮など)、5種類の布(絹、タオル地など)を用いて、見本と同じものを5つの中から選んでもらう。

❻形態弁別検査

ⓐ平面図形の弁別

厚紙を切り抜いて作った5種類の図形を提示し、見本と同じものを選んでもらう(図2)。

ⓑ立体の弁別

形の異なるスパナを袋に1つずつ入れてさわらせ、その物品の絵を描かせる。またスパナを見せて絵を描いてもらい、触覚提示と比較する。構成障害により描画が困難な場合は、さわったものと同じスパナを、選択肢の中から見て選ばせる(図3)。

②の触覚呼称検査で、視覚呼称と比較し触覚呼称の成績が低下しており、かつ③〜⑥の検査で素材弁別や形態弁別に明らかな障害がない場合、触覚失認か触覚失語の可能性があるので、次の意味的連合検査を行う。

❼物品の意味的連合検査

3つの物品(短い鉛筆・消しゴム・ようじ、栓抜き・500円玉・ビールの栓など)を手に渡して、その中から関係のあるものを2つ選択させる。物品にさわってそれが何であるか認知できていれば、鉛筆と消しゴム、栓抜きと栓のように対になる物を選ぶことができる。意味的関連のあるさまざまな物品の組み合わせを用い、触覚提示と視覚提示の2条件で同じ検査を行い比較する。

触覚失語では触覚呼称は障害されるが、触覚認知および視覚認知は保たれているので、触覚でも視覚でも意味的連合が可能である。一方、触覚失認では触覚呼称も触覚認知も障害され、視覚では意味的連合が可能であるが触覚提示ではできない。但し、ごく稀に触覚失認と視覚失認が合併(multimodal agnosia)することがあり、この場合は触覚でも視覚でも意味的連合は困難となる(Ohtake ら, 2001)[5]。

このほか認知検査として、物品の使い方を身振りで表現させる方法がある。しかし失行症を合併

10. 触覚認知

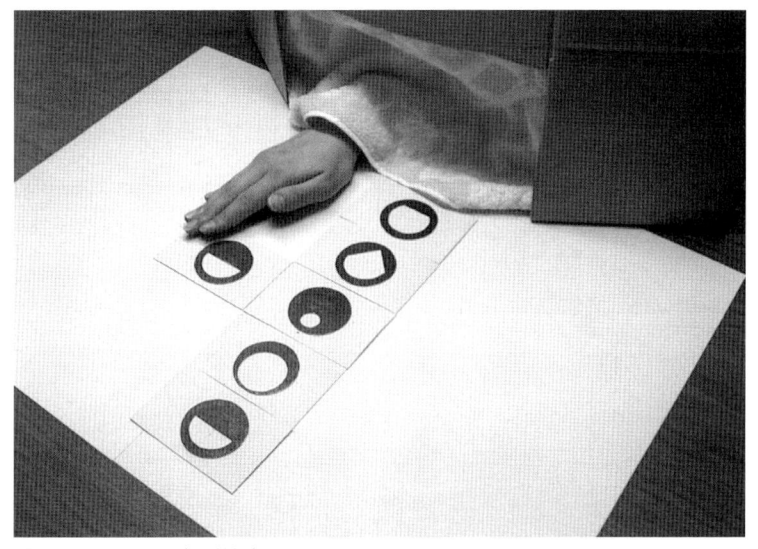

図 2 平面図形の弁別検査

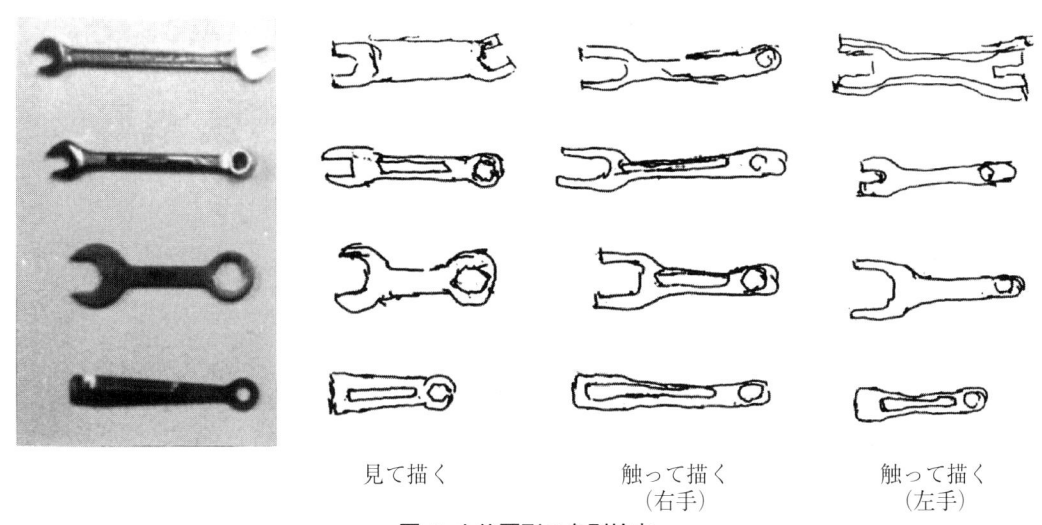

　　　見て描く　　　　触って描く　　　　触って描く
　　　　　　　　　　　（右手）　　　　　（左手）
図 3 立体図形の弁別検査

している場合はそれが身振りに影響するので、認知検査としては妥当でない。

以上の評価法の詳細については、遠藤ら(1988)[6]を参照されたい。

3. 症例の実際

触覚失認の症例報告は非常に少ない。次に筆者らが経験した症例を紹介する(Nakamura ら、1998)[7]。

❶症例

発症時64歳、右手利き、男性。50歳の時に、脳梗塞により軽度の右片麻痺と軽度の言語障害になったが、すぐに回復し復職した。それから14年後、話す内容がおかしいことに家人が気づき、また嘔吐と顔面蒼白が生じたため、近医を受診した。X線CTで左頭頂葉皮質下出血と診断され、翌日、血腫除去術施行。術後のX線CTで左縁上回と角回の皮質下、および後頭葉に低吸収域が認められた。左前頭葉皮質下にも古い病巣が認められた。また右角回の皮質下に発症時期不明の病巣が

281

Nakamuraら（1998）の報告例

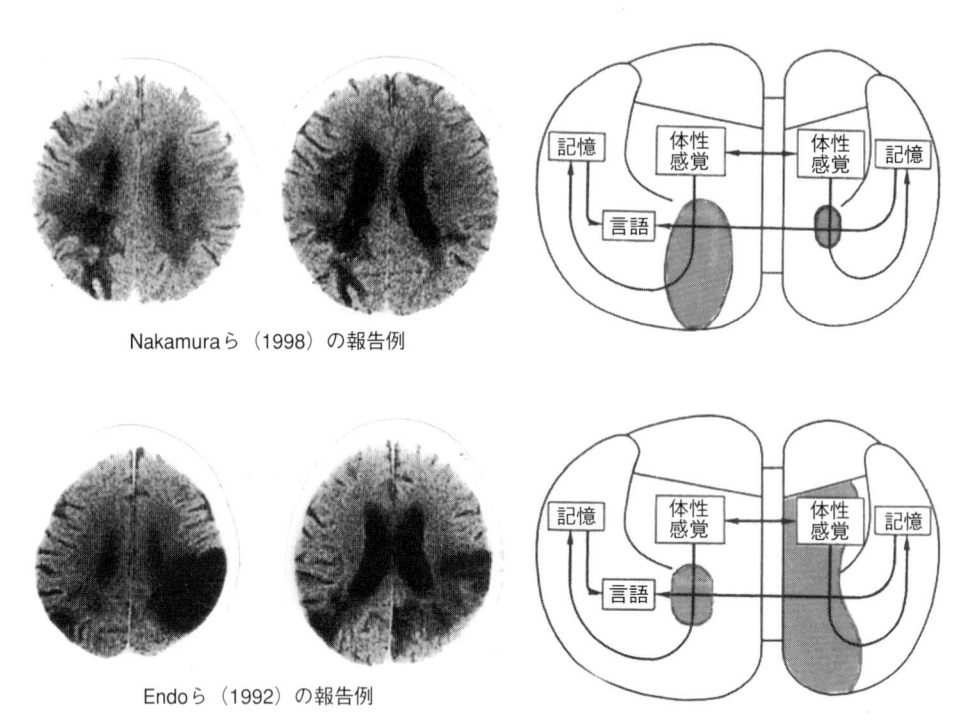

Endoら（1992）の報告例

図 4 触覚失認 2 症例の病巣の比較（各症例の右図の影の部分は病巣を示す）

表 1 触覚認知の検査結果 （正答数/試行数）

検査	症例（視覚）	症例（右手）	症例（左手）	＊統制群（視覚）	＊統制群（右手・左手）
WAB 呼称	17/20	6/18	6/18	13〜20/20	11〜18/18
触覚定位		正常	正常		
触 2 点弁別（弁別閾）		2.0 mm	1.5 mm		2.2 mm
粗滑の弁別（800 対 600）		10/10	10/10		5〜10/10
（800 対 1,000）		8/10	10/10		6〜9/10
（800 対 1,200）		10/10	10/10		10/10
材質の弁別		5/10	5/10		5〜7/10
平面図形の弁別		3/5	3/5		2〜3/5
立体の弁別（図 3）					
意味的連合検査	13/13	8/13	10/13	13/13	12〜13/13
触覚呼称検査	22/24	14/24			
（ABBA 法）	24/24		18/24		

＊統制群：WAB 呼称と意味的連合検査では、症例と視覚呼称の成績が同程度の健忘失語例 4 名を統制群とし、その他の検査では健常者 2 名を統制群とした。

認められた（図 4 の上段）。術後の神経学的検査では、右同名半盲と右半身の軽度の運動麻痺が認められた。表在覚や深部覚は正常であった。右片麻痺は非常に軽度で、物品をさわる際の手指の動きに問題なく、左上下肢にも障害は認められなかった。神経心理学的検査では中等度の感覚失語、重度の失算、構成障害、一過性の観念失行および一過性の右半側空間無視が認められた。

発症から 2 週間後、詳細な神経心理学的検査を実施した。意識は清明で検査に協力的であった。WAIS 知能検査で言語性 IQ 74、動作性 IQ 60。最近の記憶はごく軽度に障害されていたが、遠隔記憶は保たれていた。中等度の感覚失語はごく軽度の健忘失語に移行し、物品の視覚呼称障害は軽くなったが、重い触覚呼称障害が残存した（WAB 失語症検査の呼称課題正答数：視覚呼称 17/20、右

手触覚呼称 6/18、左手触覚呼称 6/18)。SLTA(標準失語症検査)では軽い聴覚的理解障害が認められ、長く文法的に複雑な文章の理解を時々誤ったが、単語の理解や日常会話の理解は良好であった。失書と失算は残存していた。また失語症の改善により、手指失認と左右障害のあることが明らかとなった。右半側空間無視は消失した。

❷触覚認知の検査

本例の触覚呼称障害の原因を調べるために、触覚認知の検査を実施した(表1)。各検査の施行法は前述のとおりである。

触覚定位検査、触2点弁別、素材弁別検査(粗滑と材質)、形態弁別検査(平面図形と立体)で、本例は明らかな障害が認められなかった。立体の弁別では、異なるスパナの違いがほぼわかる描き方であった(図3)。

触覚失認と触覚失語の鑑別のために行った物品の意味的連合検査では、視覚提示では全問正答であるのに対して、右手の触覚提示では明らかに低下していた。また左手は、右手ほどではないものの、健常者と比較し低下が認められた。

触覚呼称検査をABBA法で試行したところ、視覚呼称と比較し、右手と左手の触覚呼称の成績は明らかに低下しており、左手よりも右手の方が重度であった。触覚呼称では次のような誤反応が出現した。

(右手) ごはん茶碗:「湯呑み」(錯語)
　　　 蛇　口:「これは重いな…工作機械に使うもの…鉄…毎日使っている」(素材の口述)
　　　 はさみ:「2つ穴があいてて、ボツボツがあって…わからない」(形態の口述)
(左手) フォーク:「スプーン」(錯語)
　　　 ものさし:「本…くし」(錯語)
　　　 ナイフ:「くし」(錯語)

以上のように、素材弁別も形態弁別もほぼ保たれているにもかかわらず、意味的連合検査で低下が認められることから、本例の右手・左手の触覚呼称障害は触覚失認によるものと診断された。また意味的連合検査および触覚呼称検査の結果から、触覚失認の重症度は左手よりも右手の方が重度であると考えられた。

4．触覚失認の出現メカニズム

Endoら(1992)[8]の報告例は、左角回とその深部、および右頭頂葉と後頭葉に病巣があり、右手の触覚失認と左手の感覚障害を呈していた。筆者らの報告例と病巣を比較すると、角回皮質下の弓状束を含む領域に共通した病巣が認められる(図4)。

Endoらによれば、触覚認知は、体性感覚連合野で分析された物品の素材や形態に関する情報が、角回皮質下の弓状束、垂直後頭束、下縦束などを経て、側頭葉下部の意味(概念)記憶系に伝達され、そこの情報と照合されて成立する。両手の触覚失認は、両側角回皮質下の損傷によりこの経路が両側性に離断され、物品の素材や形態に関する情報が意味記憶系に届かなくなり出現すると推定される。また触覚呼称における錯語は、物品の素材や形態に関する不完全な情報が意味記憶系に伝達され、誤った意味づけがされることにより出現すると考えられる。

一方、Platz(1996)[9]は、右中心後回と縁上回の病巣により左手の連合型触覚失認を呈した症例を報告し、触覚失認は触覚に固有の意味表象障害によると解釈している。このように触覚失認の出現メカニズムについて、一定の見解は得られていない。また統覚型の触覚失認について、Reedら(1994, 1996)[10][11]は、左半球の縁上回と角回の一部の病巣により右手の触覚失認を呈した症例を報告し、触覚失認は体性感覚によって正確に得られた物体の特徴を心的イメージに統合する高次元の知覚障害によって生じると述べている。

近年、機能的MRI(fMRI)を用いて健常者を対象にした研究が行われているが、Deibertら(1999)[12]の研究では、触覚で物品を同定する際に、視覚有線野、非有線野、下頭頂小葉、下前頭回、上前頭回の賦活が認められ、触覚認知は触覚系から視覚系を介して成立することが示唆された。

II 触覚失語

1．触覚失語とは

触覚失語は触覚認知の障害ではないが、触覚失認との症候の相違を明確にするため解説を加え

る。

触覚失語(tactile aphasia)とは、物品の触覚的認知は保たれているのに、さわっている物品の名称が言えない状態である(Geshwind, 1965)[13]。さわって名称が言えない場合、見たり、その物の音(電話のベルなど)を聞いたり、言語的定義やその用途(遠くの人と話す時に使うものは？)を聞くと名称を言うことができる。失語性の語健忘ではどのモダリティでも同程度に呼称は障害されるが、触覚失語のようにあるモダリティに限局した呼称障害では、モダリティによって呼称成績に乖離が認められる。また触覚失語と視覚失語が合併した症例では、触覚呼称と視覚呼称は障害されるが、音や言語的定義を聞いて呼称することは可能である(Endo ら, 1996；長谷川ら, 2000)[14)15]。

2．触覚失語の評価法

物品の呼称検査を触覚呈示、視覚呈示および、ものの音や言語的定義を聞かせて名称を答える条件で行う。触覚呼称が他のモダリティによる呼称と比べ明らかに低下し、さらに物品の意味的連合検査の結果が正常であれば触覚失語と診断される。

3．触覚失語の出現メカニズム

左手の触覚失語は、脳梁の幹から膨大前部の損傷により、右半球(左手)の触覚認知系(体性感覚〜意味記憶)の情報が、左半球に伝達されないために生じるとされる(杉下, 1988)[16]。また両手の触覚失語は、左角回深部で脳梁放線が損傷され、右半球(左手)触覚認知系と左半球言語系の離断に、左半球(右手)触覚認知系内部の離断が加わって出現するが、左半球(右手)の体性感覚系と右半球の触覚認知系の結合は保たれ、両手の触覚認知は右半球で行われると考えられている(Endo ら, 1992)[8]。

III 触知失行

触知失行(parpatory apraxia)とは、Yamadori (1982)[17]によると、見ながら模倣する際の手指の動きや筋力は保たれているが、ものにさわって扱う際の手指の巧緻動作が拙劣で、触2点弁別、形態弁別および触覚認知の障害を伴う状態である。これは中心後回の損傷により、高次の体性感覚であるアクティブタッチが障害されて生じると考えられている。

触覚失認では通常、手指の運動拙劣化はなく、触2点弁別、形態弁別の障害を伴わない点が異なる。しかし、Platz(1996)[9]が報告した連合型触覚失認例では、小さな物品を手探りする際の手指巧緻動作に低下があり、症候の相違、または手指の運動障害をみる検査の検出力の相違、両者の可能性が考えられる。

▶おわりに◀ 触覚失認は、素材や形態の弁別ができるのに、物品が何であるか認知できない状態である。物品の意味的連合検査ができない点が触覚失語と異なる。また物品にさわる際の手指の運動拙劣化を伴わない。触覚失認や触覚失語の報告例は少なく、障害があっても視覚により代償されることがあるため、そのリハビリテーションに関する研究は見当たらないようである。しかし、ものの認知に関する脳内の情報処理過程を解明するうえで、非常に貴重な情報をわれわれにもたらしてくれる。

(中村　淳)

文献

1) 岩村吉晃：タッチ．医学書院，東京，2001．
2) Delay J：Les astéréognosies. Pathologie du toucher, Masson et Cie, Paris, 1935.
3) 杉下守弘：WAB 失語症検査(日本語版)．医学書院，東京，1986．
4) Goodglass H, Barton MI, Kaplan EF：Sensory modality and object-naming in aphasia. Journal of Speech and Hearing Research 11：488-496, 1968.
5) Ohtake H, Fujii T, Yamadori A, et al：The influence of misnaming on object recognition；a case of multimodal agnosia. Cortex 37：175-186, 2001.
6) 遠藤邦彦，宮坂元麿：触覚失認．神経心理学と画像診断，岸本英爾，宮森孝史，山鳥重(編)，朝倉書店，東京，p.158-169, 1988.

7) Nakamura J, Endo K, Sumida T, et al：Bilateral tactile agnosia；a case report. Cortex 34：375-388, 1998.
8) Endo K, Miyasaka M, Makishita H, et al：Tactile agnosia and tactile aphasia；symptomatological and anatomical differences. Cortex 28：445-469, 1992.
9) Platz T：Tactile agnosia；Casuistic evidence and theoretical remarks on modality-specific meaning representaions and sensorimotor integration. Brain 119：1565-1574, 1996.
10) Reed CL, Caselli RJ：The nature of tactile agnosia；a case study. Neuropsychologia 32：527-539, 1994.
11) Reed CL, Caselli RJ, Farah MJ：Underlying impairment and implications for normal tactile object recognition. Brain 119：875-888, 1996.
12) Deibert E, Kraut M, Kremen S, et al：Neural pathways in tactile object recognition. Neurology 52：1413-1417, 1999.
13) Geshwind N：Disconnection syndromes in animals and man. Brain 88：237-294, 585-644, 1965.
14) Endo K, Makishita H, Yanagisawa N, et al：Modality specific naming and gesture disturbances；a case with optic aphasia, bilateral tactile aphasia, optic apraxia and tactile apraxia. Cortex 32：3-28, 1996.
15) 長谷川しのぶ，遠藤邦彦，中村　淳，ほか：感覚限局性呼称障害のメカニズム；視覚失語，触覚失語，味覚失語を合併した一症例の検討から．失語症研究 20：337-345, 2000.
16) 杉下守弘：脳梁と症状局在．神経心理学と画像診断，岸本英爾，宮森孝史，山鳥　重（編），朝倉書店，東京，p. 235-241, 1988.
17) Yamadori A：Palpatory Apraxia. Eur. Neurology 21：277-283, 1982.

11 身体意識の障害

▶はじめに◀ 身体意識は、身体感覚と違ってわかりにくい概念である。私たちは普段そのようなものを意識していない。しかしある種の病態はヒトの脳の中に、自己身体の構造を認知する座が備わっているのではないかということを思わせる。

その代表格は体肢切断の後に現れる幻肢である。切断の後に、失った筈の腕や脚の存在をありありと感じたり、痛みを感じたりすることがあるのはよく知られている。この幻肢の存在は1551年のAmbroise Pareの最初の記載以来、広く関心を呼ぶところとなった(Denes, 1989)[1]。患者は、幻肢のサイズ、重さだけでなく、位置あるいは運動の状態までも述べることができる。この現象は体肢切断のあとだけでなく、乳房や睾丸など他の部分の切断の後にも起こる。また脊髄切断や上腕神経叢損傷、さらには先天性肢欠損、脳損傷、てんかん発作の後にも起こる。

第2の病態は左大脳半球損傷後に生じるとされる身体部位失認である。1908年と1920年にPickが、正常な理解力を有しているにもかかわらず口頭命令に対して自己身体部分を正しく指さすことができない2名の患者を報告し、これを身体部位失認 autotopoagnosia と名づけた。このときからこの症状はポピュラーなものとなった(Denes, 1989)[1]。やや遅れてGerstmannが登場し、手指失認、左右見当識障害、失書、失算の4症状から成る独立の症候群の存在を主張するとともに、その中核的障害は手指失認だとした(Gerstmann, 1940)[2]。このこともまた、身体の位置関係の認識と脳との関連に人々の興味を引き寄せた。

そして第3の病態として半側身体失認がある。自分の半身がなくなってしまったと訴える患者や、逆に片麻痺があるにもかかわらずそれがないかのように振る舞う患者がいるということは、脳には本来、自己身体の存在感や所有感を維持する機能が備わっているのだということを思わせる。

身体意識の概念は結局のところ、脳損傷者の症状の分析を通して発展してきた。だが、身体部位失認とは何なのか、ゲルストマン症候群ははたして真の症候群なのか、半側身体失認はなぜ右半球損傷に多いのか、疑問点は多い。

本稿では、個々の症状概念の発展をたどりながら、その病態像、検査法、病態論の大枠を示すこととしたい。リハビリテーション的介入はあまり進展していないが、これについても少し触れる。

なお本稿において身体意識とは、自己身体部分の存在にかかわる意識、およびそれらの空間的配置にかかわる意識を指すものである。

I 両側性身体意識障害の臨床像

ここで「両側性」とは、非半身性と同義である。神経学もしくは神経心理学の臨床で取りあげられる両側性身体意識障害には以下のものがある。

1. 身体部位失認

上述のようにこの症状の命名者はPickだとされる(山鳥, 1985;Denes, 1989)[1,3]。彼が報告した2名の患者は、びまん性脳萎縮の患者であったが、口頭命令に応じて自分の身体部分を指さすことが選択的に侵されていた。理解面での問題はなかった。

Pickの報告以降、この新たな症状をめぐってたくさんの報告がなされた(Denes, 1989)[1]。その結果、このような症状は口頭命令によらなくても、つまりは検者が自分の身体を触ってみせたり、身体部分図を示したりするのでもやはり現れることがわかった。一方、このような患者たちは身体部分の名前を言うことや身体部分図の名称を言うことは比較的よくでき、中には無欠の場合があることもわかってきた。

Guariglia ら(2002)[4]は身体部位失認を次のように説明している。

11. 身体意識の障害

「身体部位失認(autotopoagnosia；AT)とは、自己身体、検者の身体、または絵図のうえで、身体部分を局在化localizeすることの不能をいう。通常は左頭頂葉損傷に伴い、しばしば腫瘍を発症原因にもつ。最も頻繁にみられる誤りは、隣接部分を指さすこと、または標的と意味的に関連がある他の箇所を指さすことである。欠陥はしばしば、身体部分を呼称することや、その部分の機能を述べることの中にも認められる。あるいは、それらの位置関係判断を誤ることもある」。

この説明の中で「局在化localizeする」とは、"それはここだ"と示すことであろうが、結局は指さしpointingをすることだとみてよい。また誤り説明の中で「隣接部分を指さす」とは、膝を問われているのに大腿を指さすような場合を、「意味的に関連がある他の箇所」とは、膝に対して肘を指さすような場合のことである。ここからわかるように、身体部位失認には多くの要素が含まれている。

検査にもいくつかの問題が伴う。最大の問題は、言語を介在させなければ検査ができない点にある。言語機能障害や全般的知能低下がある場合には、身体部位失認があるかどうかの判断はしにくい。この点を解決するのに、人物画を描かせたり、マネキンの切片を構成させることが行われる。しかし今度は視覚や視空間構成という別の要素が介在することになるので、これもまた完璧な検査法とはいえないことになる。

Semenza & Goodglass(1985)[5]は、脳損傷者における身体部分の局在化を調べるのに、鼻・膝・胸・目・肩・耳・腰・手首・足指・頸・肘・髪・大腿・顎・足首・頬・母指・口唇の18部位に関して、次の9つの条件を定めた。

(A) 被検者は口頭命令に応じて、自分の身体部分を指さす。
(B) 被検者は口頭命令に応じて、フルサイズの人体図の上の身体部分を指さす。
(C) 被検者は口頭命令に応じて、個々に描かれた身体部分図を多選択肢の中から選んで指さす。選択肢は、正解、隣接部分、意味関連部分、無関係部分の4つである(例．膝が正解なら、他の3つは下腿、肘、鼻)。
(D) 検者が身体部分図を提示し、被検者は相当部分を自己身体上で指さす。
(E) 検者が身体部分図を提示し、被検者は相当部分を人体全身図上で指さす。
(F) 検者は被検者を閉眼させてから被検者の身体部分に触れ、あとから被検者は相当部分を人物全身図上で指さす。
(G) Fに同じ。但し被検者は多選択肢方式の身体部分図を使って答える。
(H) 検者は人体全身図上のある部分を指さし、被検者は相当部分を自己身体上で指さす。
(I) 検者は被検者の横に並び、自己身体上のある部分を指さす。被検者は同じ部分を自己身体上で指さす。

この中に身体部分の呼称を求める条件がないのは、右半球損傷群と左半球損傷群を比較する必要から、失語の影響を最小にしたためと思われる。通常の検査では、検者が被検者の(または検者や人体図の)特定部分を指さしてその部位の呼称を求めることはよくある。

Denes(1989)[1]は大抵のテストバッテリーに取り込まれている典型的課題は次の5つだという。それらはすなわち、言語介入課題としての上記の(A)(B)(C)、そして非言語性課題としての上記の(D)および「検者が被検者の身体部分に触れ、被検者は相当部分を検者の身体上または図の上で指さす」であるという。

しばしば発せられる疑問に、身体部分認知だけが単独のカテゴリーを成すことがありうるだろうか、というのがある。Semenza & Goodglass (1985)[5]がこれを検討した。彼らは32名の脳損傷者にさきの18の身体部位について9条件を設けて検査をした。その結果、検査の条件にかかわらず、使用頻度の高い身体部分は正しく識別される頻度が高いことを見い出し、ここから、身体部分の識別にはモダリティの違いを超えた共通要素が存在するという見解を導いた。またSemenza (1988)[6]は、ある患者が、身体部分に関しては意味的エラーを示すが、他の物体に関しては全体一部分の意味的エラーを示さなかったことを報告している。つまりこれらは、身体部分認知が1つの特異的なカテゴリーを形成するのだという考えを支持している。

2．手指失認

手指の局在化と同定の困難という現象を初めて記述したのは Badal(1888)だという(Gainotti ら，1972)[7]。しかしこの現象の重要性を最初に強調したのは Gerstmann(1924)であった(Gainotti ら，1972；山鳥，1985；Denes，1989)[1)3)7]。

Gerstmann が 1924 年にある患者に出会って興味をひかれた独特の症状とは，自己および他者の指について，また左右両方の手指について，その個々を識別 recognizing し，呼称 naming し，選択 selecting し，区別 differentiating し，かつ提示 indicating することの不能または低下であった。手指の肢位模倣の障害もあった(Gerstmann，1940，1957)[2)8]。彼はこれを手指失認 finger agnosia，FA と名づけた。

だが彼のこの FA の定義はあまりにも広い範囲を切り取っていた。それゆえ，研究者の中には，「手指局在化障害 finger localization deficit」の名を掲げ，局在化の問題だけを取りあげる者がある。

Gainotti ら(1972)[7]はこの流れを汲んでいる。彼らは FA が左半球損傷と有意に結びついているという Gerstmann の考えが正しいかどうかを検証した。このため，左半球損傷の患者 88 名，右半球損傷の患者 74 名に手指局在化の検査が行われた。検査は，①視界を遮られない状態で触られた指(1 本ずつ)を局在化する，②視界を遮られた状態で触られた指(1 本ずつ)を局在化する，③視界を遮られた状態で触られた 2 本の指(片手上の)を局在化する，の 3 つである。手指の呼称は求めなかった。結果は，手指局在化の障害の出現に関して，右半球損傷群と左半球損傷群との間で有意差はないというものだった。左半球損傷の場合は，同症状の出現は知的低下，失語，身体感覚障害と関連していると思われた。右半球損傷の場合は，全般的知的低下と有意に関連していると思われた。

今日，FA という言葉は，古典的な意味で使われていることもあれば，手指局在化障害という意味で使われていることもある。また，同じ FA という言葉を使っていても，そこで用いられた検査法をみるまでは意味していることの内容が正確にはわからないことが多い。因みに上述の Gainotti らの論文には手指局在化障害も手指失認も登場するが，この場合は 2 つがまったく同義に扱われている。

3．左右見当識障害

左右見当識障害(左右失認ともいう)は文字通り，自分自身の身体について，あるいは対面している人の身体について，左右の判断が正しくできない状態を指している。当初は知能低下や空間思考の欠損の一般症状とみなされていたが，左半球損傷から起こるという説が登場するようになってから，診断的，理論的見地から興味がもたれるようになった(Benton，1993)[9]。本症状はゲルストマン症候群の 1 症状でもある。

だが左右判断の誤りは健常成人でもときに犯すことがあるものである。脳損傷患者なら，極めて多くの患者にそれがみられることを大抵の臨床家は知っている。左右見当識障害の判断にはかなり微妙な問題が含まれているといわなければならない。

Sauget ら(1971)[10]が行った一側半球損傷者の身体図式障害の発症率の研究の中に，左右見当識障害に関するデータが含まれている。この障害の検出のために彼らが行った検査は次の 5 種である。

❶自身の身体の左右判断

口頭命令に応じて，患者は自分の右腕，左耳等々(6 項目)を指さす。また，Head の手—目—耳テストを実行する(10 項目)(筆者注．「右手を左耳へ」の類)。採点は左右判断の誤りに関してのみ行われる。

❷検者とモデルの前面像の左右判断

口頭命令に応じて，患者は対面している検者の右腕，左耳等々を指さす(6 項目)。また人体前面モデルについて同様の箇所を指さす(6 項目)。

❸検者とモデルの後面像の左右判断

②と同様のことを背面を見せている検者および人体後面モデルについて行う。

❹左右の方向づけ right-left orientation

患者は Head の手—目—耳テストの動作模倣を行う(9 項目)。

❺物品関連

4 種の物品(灰皿，マッチ箱，鍵，鉛筆)を用い，1 つの物品を他の右または左に置かせる(5 項目)。

また、ある物品の右または左にある物を指さささせる（5項目）。

異常かどうかの判断は健常者の成績を参照して決めた。結果について彼らは、テストの成績が失語の有無と高い関連をもつことを見い出している。だが失語があってもこれらの障害をまったく示さない左半球損傷患者もいた。彼らの結論は、失語は身体図式障害発現の必要条件ではあるが十分条件ではない、というものである。

ところでこの結果は、課題の質による違いが大きいことも示唆していた。上記の検査条件の中では、④の異質性が際だっていた。左右にかかわる課題だからといってすべてを同格に扱ってはならないことをこのデータは語っている。

臨床の場では、上記の例のほかに、二重の左右判断課題を与えることがある。「あなたの右手にあるペンを私の左手に載せて下さい」と告げる類である。検出力を上げるために難度を上げている例であるが、この場合も左右判断のほかに他の要素が加わってくる可能性がある。左右見当識課題の中には、言語的要因、視空間的要因、概念的要因、mental rotationなどの要因が抜きがたく混じり合っていることに留意すべきである。

4．ゲルストマン症候群

1930年までにGerstmannは、それまでに発表した自身の症例と他の研究者の症例をもとに、新たな症候群の存在を確信するようになった（Gerstmann, 1940）[2]。手指失認、左右見当識障害、失書、失算の4症状からなる「ゲルストマン症候群」（以下G症候群）がそれである。一見ばらばらな4つの症状の中核を成すのは手指失認であると彼は主張した。彼の主張は、これら4症状が1つの集合体を成すということと、それが左半球角回周辺の損傷から生じるという点にあった。

だが現実には、純粋なG症候群がみられることはほとんどなかった。そこで、これを症候群と認めることの是非について、あるいは責任病巣が左半球角回周辺にあるという見解について疑念が提出されるようになった。それが最も先鋭的な形で現れたのは、Benton（1961）[1]のゲルストマン症候群虚構論である。彼は100名の脳損傷患者に実施

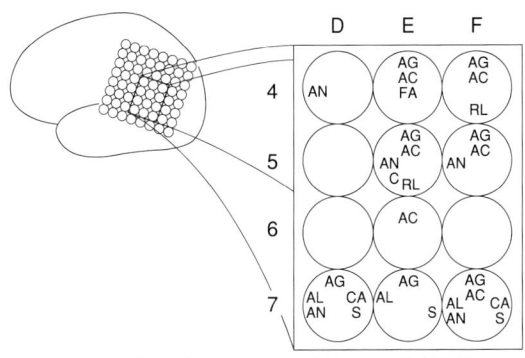

図1 電気刺激下で現れた神経心理学的所見
AG＝失書、AC＝失算、FA＝手指失認、RL＝左右見当識障害
AL＝失読、AN＝＝失名辞、CA＝構成失行、C＝会話困難、
S＝綴りのエラー
（Morris HH, et al：1984より引用）

した7種の"頭頂葉課題"の検査結果を携えて登場し、Gerstmannの4症状には特に強い内的結合が見当たらないと述べた。またこのことは左頭頂葉の局所的病巣をもつ患者群にも、広範囲病巣をもつ患者群にも当てはまるとした。Heinbergerら（1964）は、G症候群の発症が不全失語と重なることが多いことに着目し、この2つは同じ責任病巣をもつのだと主張した（Morrisら，1984による）[12]。

だがその後、G症候群の純粋例は存在するという報告が少数ながらあらわれた（Roeltgenら, 1983；Varney, 1984；Mayerら, 1999）[13)-15]。患者はいずれも、左半球の頭頂葉後部に局所的な病変をもっていた。

Morrisら（1984）[12]の報告は、G症候群と責任病巣の関連に関する長年の疑念と混乱を吹き払うのに貢献した。彼らはあるてんかん患者の皮質切除術の施行に先立って脳内に硬膜下電極を挿入したが、このとき脳皮質に電気刺激を与えつつさまざまな神経心理学テストを実施する機会に恵まれたのである。電極の大きさは3mmである。中心間距離10mmの間隔で8×8個が左側頭頂領域におかれた。その結果、G症候群の4症状は、シルビウス裂後方におかれたE4、F4電極（彼らの命名による）を刺激したときに現れることがわかった（図1）。この部位では他の神経心理学症状は現れなかった。これよりやや下方におかれた電極を刺激した場合は、G症候群の個々の症状と失読、失名辞、構成失行などが混在して現れた。上

述のE4、F4がおかれた場所は、角回に相当していた。たいていの病巣は2 cm²を超えるのが普通であるから、病巣がE4、F4部位だけに留まるのはめったにないことだとMorrisらは述べている。

G症候群を検出するための特別な検査はない。系統的な検査を行い、結果として4症状が揃えばG症候群あり、とみなすことになる。

II 半側性身体失認の臨床像

ここでは半側身体失認と半身幻覚・半身妄想を取りあげる。

1．半側身体失認

Frederiks(1969)[16]は半側身体失認を、意識される(conscious)半側身体失認と意識されない(unconscious)半側身体失認の2つに分けた。

"意識される半側身体失認"とは患者本人が半身の喪失感を訴えるものである。筆者はかつて、「朝目がさめたとき、あ、右腕はどこへ行っちゃったんだろう、と思って探す」と語った少女に出逢ったことがあるが、さしずめこれがこの例に当たる。普通一過性、発作性であり、左右半球いずれの損傷の場合にも生じるとされる。極めて稀である。

"意識されない半側身体失認"とは、第三者からみて患者が半身がないかのように振る舞う現象のことである。ひげそりの際に顔半分をそり残したり、片手の上に平気で尻をのせたり、片足が床上に残っているのにそのまま車椅子をこぎ出そうとする、などがみられる。使えるはずの片手を使わないこともある。症状は永続的で、右半球損傷の場合に圧倒的に多い。比較的ひんぱんに起こり、責任病巣は右頭頂葉だとみられている。

この意識されない半側身体失認は半身の体性感覚障害や疾病否認、あるいは半側視空間失認とともに発症することが多い。このため、これらの症状は同じ機構から発生するのではないかという疑問が生まれる。

Bisiachら(1986)[17]がこのあたりの検討を行っている。彼らは97人の右半球損傷の患者を対象に、personal neglect(PN、身体性半側無視)とextra-personal neglect(EPN、視空間性半側無視)の頻度を比較した。結果はPNを示したものが6名、EPNを示したものが35名と、極端な開きがあった。また、PNは運動障害、体性感覚障害、視野欠損との関連が高いのに対し、EPNはそうでなかった。これらの結果からBisiachらは、身体性半側無視と視空間性半側無視はおそらく別個の機構から起こるものだろうと考えている。

2．半身幻覚および半身妄想（半身異常体験）

これに属するのは「半身変容感」（自己の半身が膨張して感じられたり、縮小して感じられたりすること）、「半身異物感」（おがくずが詰まった感じ、などの異物感を訴えること）、「余剰幻視または第3幻肢」（麻痺肢のほかにもう一本腕がついていると訴えること）などである。

またこのほかに、麻痺肢を"○○ちゃん"と呼んだり、ニックネームを与えたりする「麻痺肢の人格化」、麻痺肢が誰か他人に帰属していると主張する「autoheterosyncisis」、麻痺肢に対して憎しみの感情をあらわす「片麻痺憎悪」などがあるが、山鳥(1985)[3]はこれらに「半身パラフレニー」の総称を与えている。但しこれらは、片麻痺否認に合併するものとされているので、身体意識の障害に帰属させるべきか、迷うところではある。

III 身体意識とは何か

これまでに述べた症状は、脳損傷から発生することがわかっているものばかりである。しかしこのそれぞれが別個の脳機能の障害を映し出しているのか、より大きな機能系の障害とみるべきものか、あるいは別の機能系の二次的障害が混じり込んだ結果なのか、ということはまだ明らかでない。

前出のMorrisら(1985)の脳皮質刺激実験は、Gerstmann症候群が虚構でなかったことを証明した。しかしE3電極の刺激下で起こる症状の組み合わせは失書・失算・手指失認の3つであり、F4の電極刺激下で起こる症状の組み合わせは失書・失算・左右見当識障害の3つである。また、E5電極の場合は、G症候群の3つのほかに失名辞と会話困難が生じていた。つまりこれらは、3 mm²の電極1個の刺激下で複数の症状が現れる

ことを、またその位置が変われば出現する症状は少しずつ入れ替わることを示している。症状は与えられた課題に応じて現れたものであるから、半ば人為的なものと考えなければならない。脳の構造の中に、各種の機能がどのように配置されているのか、それはモザイク状なのか、階層状なのか、ネットワーク状なのか、興味がかきたてられる点である。因みに、Morris らの実験では、聴覚的幻覚や視覚的幻覚を生じさせる区域が、G 症候群および類縁症状が発する区域に隣接していた。これも興味をひかれる点である。

Guariglia ら(2002)[4]は「身体部位失認は現実のものか？ EC は yes という」と題する論文を書いた。EC とは患者の名前である。この患者は左半球白質の放冠を含む部分に小さな血管性病巣を有し、"純粋な"身体部位失認(AT)を示した。つまり、言語障害がなく、知的低下もなく、その他の認知障害もないと判断された。そこで彼らは、積年の疑問を解くためにいくつかの実験を試みることにした。最初に、AT が一般的な"部分－全体"障害の一部として現れている可能性を排除できるかどうかを決定することにした。このため、「部分」を局在化することの障害がはたして身体にのみ現れるのか、あるいは動物(例．象)や無生物(例．自転車)にも現れるのかをテストした。EC は動物や無生物では 100%の正答を示し、かつ迅速だった。次に身体図式の検査を行った。これは最初に顔の輪郭図を与えておき、次に顔の切片を 1 つずつ与えて正しいと思う位置にそれをおかせる、というやり方で調べた。全身像についてはまず頭を描いた切片を正位置に置いてみせてから、他の切片を正しいと思う位置に置かせた。EC は顔と全身像についてはめちゃめちゃな切片配置をしたが、自動車やバスに関しては驚くべき正確さをもって答えた。3 番目は所属カテゴリー、形状、性能に関する"知識"のテストであった。EC は、身体カテゴリーにかかわる 1 問で、自信のなさをみせたほかはすべてに正解した。4 番目に身体部分の意味知識のテストをした(鼠径部と膝の間にある身体部分は何？ の類)。EC はしばしば自信のなさを示したが、これもすべてに正解した。最後は心像のテストである。EC は記憶に基づいて正しい人体図を描くことができなかった。その他の生物や無生物の絵は正しく描いた。

こうして彼らは、一般知能低下にも、言語障害にも、別の認知障害にも、また部分を全体に関連づけることの一般障害にも帰することのできない AT が存在する、ということを証明した。そしてこの AT は、身体カテゴリーに固有の現象として、また表象の障害から生じたものとしてとらえるのが適切であるとした。

AT の多重身体表象モデル説には既に先人がいる。Guariglia らは、自分たちが患者 EC に見い出した AT は、Paillard に従えば"where system"の障害であり、Sirigu らに従えば視空間表象の障害にあたるものだと述べた。Sirigu ら(1991)[18]の多重身体表象モデル説とは、身体知識 body knowledge の組織化には「感覚運動」「視空間」「意味 semantic」の 3 つの表象レベルが関与している、というものである。

身体意識が何かという問題はまだ部分的にしか解かれていない。とりわけ、左半球損傷の場合と右半球損傷の場合の症状の違いが何に由来するのかという問題は、いまも解かれるべき問題として大きく横たわっている。

IV リハビリテーション

リハビリテーションにおいて、身体意識の障害それ自体が治療や介入のターゲットになることはほとんどない。これはそれほど深刻な問題を生まないし、たいていの患者は身体意識以外にたくさんの障害を抱えているので、まずはそれらが優先されるからである。

飛田ら(1995)[19]は、身体部位失認を示したある患者の場合に、口頭指示に対して自己身体部分を指さすようにさせると 5/15(33%)の正答率であったのが、鏡の中の自分を見ながら指さすようにさせれば 5/7(71%)に好転し、応答の迷いもなく、課題遂行時間も短縮したと述べている。またこの患者は、検者が患者の身体部分を指し示した場合にはその部位の名称を 2/7 しか正答しなかったが、検者が患者の手を取って患者の身体部分に触れさせると即座に正答したと述べている。しかしこれらはこの患者における身体部位失認の特質を説明するための記述であり、いわゆるリハビリテーションのために行われたものではない。

ゲルストマン症候群の場合も、リハビリテー

ションの目標は手指失認や左右見当識障害以外の症状や、随伴障害の軽減もしくは生活スキルの獲得におかれる(鎌倉, 1971；大滝, 鎌倉, 1991；種村, 1995)[20)-22)]。身体意識の関連ではわずかに鎌倉(1971)[20)]の事例報告の中に、左右関係について、その再学習が自己身体の左右の識別から始まって外空間の物体の左右関係の判断へ、さらに対面している他者の身体の左右判断へ、次いで図中の人物の身体の左右判断へと進んだ、という記述があるのみである。

身体パラフレニーの治療に関しては、能登ら(1998)[23)]の2症例の報告がある。いずれも女性で、1～2年以上にわたる片麻痺否認と身体パラフレニーを有していた。両例とも傾眠状態になることが多かったため、覚醒レベルを向上させることが状態の改善につながるかもしれないと考え、全身の筋活動を伴う動的な運動を多く取り入れた作業療法を実施した。立位訓練、キャッチボール、風船バレーなどがそれである。その結果、身体パラフレニアの内容が変化し、やがて消失した。身体パラフレニー消失までの期間は症例1の場合に訓練開始後約3カ月、症例2の場合に約4カ月であった。訓練期間を通じて、覚醒レベルの動揺と身体パラフレニアの出現が平行するのがみられたという。

高次能機能障害の評価と治療を扱ったZoltan(1996)[24)]のテキストには、身体失認、身体半側無視、左右弁別障害、手指失認について、それぞれ治療の方法が提示されている。いずれも体性感覚刺激の併用、両側性身体活動の強化、知識強化訓練、自己モニター法の導入などを奨めるものである。しかし適用した場合の実績報告がないため、これらの有用性については判断を保留しなければならない。

(鎌倉矩子)

文献

1) Denes G：Disorders of body awareness and body knowledge. Handbook of Neuropsychology, Vol. 2, Boller, Grafman(eds). Elsevier, p 207-228, 1989.
2) Gerstmann J：Syndrome of finger agnosia, disorientation for right and left, agraphia and acalculia. Arch Neurol Psychiat 44：398-408, 1940.
3) 山鳥 重：神経心理学入門. 医学書院, 東京, 1985.
4) Guariglia C, Piccardi L, Puglisi Allegra MC, et al：Is autotopoagnosia real? EC say yes. A case study. Neuropsychologia 40：1744-1749, 2002.
5) Semenza C, Goodglass H：Localization of body parts in brain injured subjects. Neuropsychologia 23：161-175, 1985.
6) Semenza C：Impairment in localization of body parts following brain damage. Cortex 24：443-449, 1988.
7) Gainotti G, Cianchetti C, Tiacci C：The influence of the hemispheric side of lesion on non verbal tasks of finger localization. Cortex 8：364-381, 1972.
8) Gerstmann J：Some notes on the Gerstmann syndrome. Neurology 7：866-869, 1957.
9) Benton A, Sivan A：Disorders of the body schema. Heilman KM, Valenstein E(eds), Clinical Neuropsychology, 3 rd ed, Oxford University Press. pp 123-140, 1993[坂尻顕一(訳)：身体図式の障害. 臨床神経心理学, 杉下守弘(監訳), p 81-92, 朝倉書店, 東京, 1995]
10) Sauget J, Benton AL, Hecaen H：Disturbances of the body schema in relation to language impairment and hemispheric locus of lesion. J Neurol Neurosurg Psychiat 34：496-501, 1971.
11) Benton AL： The fiction of the "Gerstmann syndrome". J Neurol Neurosurg Psychiat 24：176-181, 1961.
12) Morris HH, Luders H, Lesser RP, et al：Transient neuropsychological abnormalities(including Gerstmann's syndroem)during cortical stimulation. Neurology(Cleveland) 34：877-883, 1984.
13) Mayer E, Martory MD, Pegna AJ, et al：A pure case of Gerstmann syndrome with a subangular lesion. Brain, 1999 Jun；122(Pt 6), 1107-1120, 1999.
14) Roeltgen DP, Sevush S, Heilman KM：Pure Gerstmann's syndrome from a focal lesion. Arch Neurol 40：46-47, 1983.
15) Varney NR：Gerstmann Syndrome without aphasia. Brain and Cognition 3：1-9, 1984.
16) Frederiks JAM：Disorders of the body schema. Handbook of Clinical Neurolgy, Vol. 4, Vinken, Bruyn(eds), North Holland Publishing Co., p 207-240, 1969.
17) Bisiachi E, Perani D, Vallar G, et al：Unilateral neglect；personal and extra-personal. Neuropsychologia 24：759-67, 1986.
18) Sirigu A, Grafman J, Bressler K, et al：Multiple representaions contribute to body knowledge processing. Evidence from a case of autotopagnosia, Brain 1991 Feb；114(Pt 1 B), 629-642, 1991.
19) 飛田真理, 長谷川修, 長友秀樹, ほか：鏡の使用により改善をみたautotopagnosia. 臨床神経学 35：296-298, 1995.
20) 鎌倉矩子：失行・失認患者の治療例；あるゲルストマン症候群患者の場合. 理学療法と作業療法 5：514-520, 1971.

21) 大滝恭子・鎌倉矩子：ゲルストマン症候群，構成障害等を呈した一主婦への作業療法プログラムとその効果．作業療法 10：300-309, 1991.
22) 種村　純：症例報告；ゲルストマン症候群．Journal of Clinical Rehabilitation 別冊，医歯薬出版，東京，p 212-214, 1995.
23) 能登真一，杉原　浩，網元　和，ほか：長期に持続した身体パラフレニア(somatoparaphrenis)の2症例．神経心理学 14：188-196, 1998.
24) Zoltan B：A manual for the evaluation and treatment of the neurologically impaired adult. 3 rd ed., Slack Inc, 1996[河内十郎(監訳)：失行・失認の評価と治療．第3版，医学書院，東京，2001].

⑫ 病態認知

▶はじめに◀ 脳損傷患者でみられる病気の否認(denial of illness)のことを病態失認(anosognosia)と呼ぶ。一般的には自己の左片麻痺を言語的に否認する症状を、病態失認という語をはじめて用いたバビンスキー(J. Babinski)にちなみバビンスキー型の病態失認と呼ぶ。また広義には麻痺に対する無関心な態度のこともこれに含め、疾病無関心(anosodiaphoria)と呼んでいる。劣位半球損傷による片麻痺(一般に右脳損傷による左麻痺)では約30〜60%で疾病無関心が生じるともいわれている。さらに麻痺を否認するだけでなく、積極的に麻痺肢を「見舞いに来た娘の手だ」などと述べてきれいに洗うなど、二次的な妄想や作話を行う場合には身体パラフレニア(somatoparaphrenia)と呼ばれたりする。

病態失認という用語を最初に用いたのは前述のようにバビンスキーであるとされているが、最初に記載したのは von Monakow(1885)と Anton(1896)とされている。

本稿では、病態失認の中でも症状が特徴的であったり臨床場面で多くみられる、アントン症候群(Anton's syndrome)、ウェルニッケ失語(Wernicke's aphasia)、左片麻痺の3つを取りあげて簡単に解説するとともに、病態失認がリハビリテーション場面で惹き起こすさまざまな問題を整理する。

I アントン症状群

アントンは皮質盲1例および皮質聾2例で自己の盲や聾についての否認症状を記載した。皮質盲の患者では、瞳孔は光に反応するが機能的に視力はなく、指を提示し数をたずねても、色彩の区別をすることもできない。しかし質問に対しては自分の推量で作話をし、誤りを指摘すると「部屋が暗すぎる」「眼鏡がないから」などと答える。幻視を呈することや、記憶障害、錯乱をきたすこともある。

病巣は、通常は後大脳動脈領域の両側性梗塞である。Redlich ら(1945)は自験6例に文献的検討を加えて以下のような特徴をまとめている。

1. 盲を自覚せずにまるで見えているかのように振舞う。視覚体験を報告する。尋ねられれば盲を否定する。
2. 全例に中等度の知的障害がある。
3. 全例に見当識の異常、作話の傾向がある。
4. 全例に健忘失語。
5. 盲の原因の多くは両側の後頭葉あるいは側頭葉の障害によるが、視神経萎縮や糖尿病性網膜症などの末梢性にも生じることがある。

アントン症状群の患者が盲を否認する理由には諸説ある。Hécaen らは錯乱と記憶喪失に関連しているとしている記憶障害や見当識の障害の合併こそが本質的なものだとする主張もある。大橋(1965)は、①健忘症状群の要因、②幻視の要因、③感情的要因、の3つを挙げている。

聾についての報告は盲に関するものよりも少ないが理由は不明である。平野(1973)は未分化なヒステリー性格に非意識的抑圧が関与しているとしている。

II ウェルニッケ失語

ウェルニッケ失語はよく知られる言語障害である。患者は言語新作(neologism)と錯誤(paraphasia)を伴う流暢な発話(jargon aphasia)をする。しかし理解は著しく障害されており、呼称や復唱も障害されている。読みや書きも困難なことがあり、自己を表現する手段が乏しい場合も多い。

一般に、大部分の型の失語患者はたとえ十分ではないにせよ自身の発語を監視して(self-monitoring)修正しようとする衝動が保たれていることが知られている。失語の型や程度により異なるが、臨床的にはよく知られた事実である。

ウェルニッケ失語の患者は、失語があるため、

表 1 ● ビジャックらの運動障害に関する病態失認の 4 段階評価

0	一般的な質問に対して、自発的に自分の運動障害について述べる場合
1	左の上下肢の力に関する質問をされた場合にのみ、自分の運動障害について述べる場合
2	通常の神経学的診察で障害の所見が示されたときのみ、運動障害が認知される場合
3	運動障害を認める所見が得られない場合

(文献 1) より引用)

自己の言語障害を積極的に否認するわけではない。しかしウェルニッケ失語の患者は、全体に上機嫌で多幸的であり、無意味無内容な話を平然と続ける。自己の発語の音素性の誤りを修正しようと試みることがなく、相手の話を聞き返そうという態度を示さない。大部分の失語症者でみられる躊躇や自己修正はほとんどみられない。また、周囲が理解不能なジャルゴンで話しているときでさえ自分が話しかけている相手に対して、自分のことを理解していないことに怒りを示したりすることから、病態失認であることがわかる。このことは Alajouanine(1957)、Gerstmann(1958)、大橋(1963)、Critchley(1964)らが指摘している。

III 左片麻痺の否認

右の頭頂葉を中心とした広い損傷で生じた左片麻痺において、自分の麻痺症状に無関心であったり、気づかなかったりする。いわゆるバビンスキー型の病態失認である。バビンスキーは麻痺を言葉により明確に否認したものを病態失認(anosognosia)、そのような病態に対する無関心な態度を疾病無関心(anosodiaphoria)と呼んで区別した。この 2 つが質的に違うものであるか、程度の差であるかには議論がある。しかし一般的には下記のような 3 段階に区別されている。

❶片麻痺無関心レベル

片麻痺に対して無関心な状態である。日常生活上は不自由を感じているようではないが、指摘されたり質問されれば麻痺の存在を認める。しかし深刻味はない。

❷片麻痺失認レベル

臨床的には、しばしばみられる状態で、患者は片麻痺に気づかず、あるいは気づいていないかのように振舞う。麻痺肢の挙上などの支持に健側を挙上したりする。麻痺側を動かすように繰り返しても、動いています、などと答えて泰然としている。

麻痺側で立ち上がろうとして転倒したり、移動時に麻痺側をぶつけたりすることも多く、半側空間無視との関連も論じられる。

❸片麻痺否認レベル

より積極的に麻痺を否認するもので、かたくなな否認をする。Critchley 以来妄想的解釈との関連がいわれている。麻痺した手を「自分の赤ちゃん」と述べたり、「先ほど見舞いに来た娘が置いていったので、きれいに洗っておいてあげないと」と述べて実行することがある。また「もう邪魔だから取ってほしい」と述べて叩くこともある。非常に稀な症状であるが、いずれにせよ自己所属感が極めて希薄であり、奇妙な印象を受ける。

Bisiach ら[1](1986)は片麻痺の否認を計量化しようと試み、上肢の運動障害を 4 段階で評価している(表 1 参照)。

前述の 3 段階に共通していることは、いずれも右損傷後の左片麻痺に多いことである。共通して深部知覚の障害があるとされ、触覚異常を伴っている。また急性期に多く、時間の経過とともに消褪していくことが多い。

しかし臨床的あるいは治療的に重要なことは、これらの病態失認に伴う特徴的な態度や言動の問題である。

IV 右半球損傷に共通した特徴

こうした右半球症状を呈する患者のリハビリテーションに際しては、とりわけ注意をひかれることの 1 つに、左片麻痺患者に独特とされる態度が挙げられる。すなわち、右脳損傷(左片麻痺)患者では、深刻味のない奇妙な態度やいい加減さ、さらに訓練課題はどんどんやるが的外れで治療効果が乏しいことなどが指摘されている。疾病否認や無関心反応、自己の誤りに対する過小評価などの特徴もこれにあたる。また言語の情動的側面を理解あるいは表出できなくなったり(aprosodia)、冗談や皮肉が通じなくなったりする。このこ

とから、左脳損傷(右片麻痺)患者の場合とは異なる特有の性格変化あるいは器質性人格変化の存在が指摘されている。

上述の病態失認や病態無関知のほかに、言語の情動的側面を理解あるいは表出できなくなったり(aprosodia)、冗談や皮肉が通じなくなったりする。これらをまとめて、右半球損傷では特有の人格変化ないし性格変化が伴うとする立場がある。こうしたより一般的な劣位半球症状をめぐっては、特に左片麻痺の無視や無関心とその原因、特に損傷側との関連などを通じて、古くから緒家により議論されている[2]。

脳損傷者が片麻痺を否認したり、無関心な態度をとることはBabinskiにより病態失認(anosognosie)または病態無関知(anosodiaphorie)として記載されたことは上述の通りだが、以後、脳損傷後の情動障害や疾病に対する態度に関しては様々な議論がされてきた。Goldsteinが課題遂行に際して、自己の障害を知り破局反応を呈した左半球損傷者を報告したのに対して、Denny-Brownら[3]は右(劣位)半球損傷者の麻痺に対する無関心な反応を記載し、その成立基盤として頭頂葉障害により対側半身の知覚情報の統合処理障害を想定した。またHécaenは片麻痺に対する無関心な態度は右半球損傷で多いと記載した。TerzianとCeccotttoは、アミタール・ソーダを内頸動脈へ注入するWada法を行った際、左優位側へ注入した際には抑うつ的破局反応を示すのに対して、右劣位側注入時は多幸的軽躁状態を呈することを指摘した。

Gainotti[4]の有名な研究は、脳損傷により情動障害や性格変化は直接的に認めうるのか、それらは器質性のものなのか、反応性のものなのか、器質性であれば左右半球側により際はあるのかという観点で左右各80例の一側半球損傷者に対して神経心理学的検査を施行し、そのテスト中に被検者が示す言動や態度を詳細に記録し比較した。それによると破局反応や不安抑うつ状態が左半球損傷群で、これとは逆の疾病否認や無関心反応などが右半球損傷群で優位に多くみられたという。Gainottiは感情情報を統合するシステムが左右半球間で異なっており、右半球損傷では情報が言語的に処理されることなく処理されるため情緒的価値をとどめたまま表出されるというHécaenら

の説を引き、これらの情動反応を疾病否認を基底にもつものとみなしている。

Heilmanらは左右の各脳損者に、情動的内容のない刺激文に幸福、悲哀、怒り、無関心などの感情的トーンを込めて録音したテープを聴かせ、その感情表現を当てさせ比較した。その結果失語のないはずの右損傷例で、話し言葉の情緒的要素の把握が失語を有する左損傷例よりも著しく障害されていることを見出した。

こうした観察を発展させ、Rossら[5]は右半球損傷による情動言語の障害をアプロソディア(aprosodia)として報告している。

またGardnerら[6]は、雑誌の1コママンガを脳損傷者に示し、その中から最もユーモアがあり面白いものを選びその理由を述べさせたところ、右半球損傷者では、極めてよく笑ったものとまったく笑わない者の両極端の反応がみられたという。

このほか、Fredericks[7]はverbal anosognosiaとanosognosic behavior disorderに分類し、前者は麻痺肢の運動幻覚により起こるとし、後者についてはDenny-Brownによる感覚情報の空間的統合の障害(amorphosynthesis)をよりどころとしている。またWeinsteinは麻痺という破局に対する心理的抑制規制を強調し、左脳損傷の場合の言語的表現能力の問題を挙げて、右損傷者に多い根拠としている。

わが国では大橋が詳細な症例検討より、心的水準の低下により生じているものと、一般的精神症状の強いものに分けて論じており、また森は急性期ないしは亜急性期の多数の右損傷例の検討から、身体認知異常の伴うものでは心的水準の低下を、また伴わないものでは意識障害の関与を強調している。また筆者らも左右脳損傷者を対象として、片麻痺に対する認識ないし態度を調査するとともに、神経心理学的検査を用いて、それぞれの関連と特徴を比較検討し、右損傷における刺激に対する過剰反応性と片麻痺に対する認識の良し悪しとの関連を指摘している[8]。

Ⅴ 疾病失認の発現機序

病態失認に関する体系的研究は少ない。

旧くはHeadら(1911)が、身体図式(body schema)の欠損が病態失認の原因であるとした。

この説では身体図式機能は右半球、特にその頭頂葉に代表されると考えられ、右半球損傷によりこの機能が障害されると反対側の半身認知が障害されるとするものである。

Weinsteinら(1953)は病態失認を示す患者の病前性格についての研究を行い、病態失認を示す患者は発病以前から環境ストレスに対処するのに否認という心理的防衛機制を働かせていると考えた。しかしこの説だけでは、病態失認が左麻痺患者に圧倒的に多く出現するという事実の説明には至らない。

Geschwind(1965)は右半球の疾病に合併した病態を説明するために、離断(disconnection)仮説を取りあげた。すなわち、右半球病変により対側の感覚監視が行われなくなり、それに加えてこの感覚監視で得た情報を言語と発話を媒介している左半球から離断されてしまうとするものである。しかし片麻痺の否認においては、麻痺した左腕を右視野で見ることが可能なはずであり、左半球は手が動いていないという情報を得ることができるはずである。片麻痺の否認においては、仮に麻痺肢を右視野に入れても病態失認が軽くはならず、発話―言語領域の離断だけでは説明できない。

右損傷ではしばしば半側空間無視がみられる。これにより自己の身体無視が生じ、片麻痺に気づかないとする説もあるが、前出のBisiachら(1986)は左側の身体や四肢の無視が必ずしも片麻痺の否認とは結びつかないことを示し、身体図式障害説にも異議を示している。

▶まとめ◀ 病態失認の定義、分類は定まったものがなく、片麻痺に対する本症状が右損傷に特徴的であること、時間的には急性期に出現することが特徴であることなどが広く知られているものの、その成立機序などは不詳である。

特殊な治療方法もないとされるが、caloric testなどの脳幹刺激が有効だという知見が注目されている。リハビリテーションなどに際しては、局所症状に対するアプローチのみでなく、こうした一般的な症状に対する理解と対応も重要である。

(水野雅文)

文献

1) Bisiach E, Vallar G, Papagno C, et al：Unawareness of disease following lesions of the right hemisphere；Anosognosia for hemiplegia and anosognosia for hemianopia. Neuropsyychologia 24：471-482, 1986.
2) 水野雅文, 鹿島晴雄：右半球症状と性格・情動障害. 精神科治療学 4：1615-1620, 1989.
3) Denny-Brown D, Meyer JS, Horenstein S：The significance of perceptual rivally resulting from parietal lesion. Brain 75：433-471, 1952.
4) Gainotti G：Emotional behavior and hemispheric side of the lesion. Cortex 8：41-55, 1972.
5) Ross ED：The aprosodia. Arch Neurol 38：561-569, 1981.
6) Gardner H, Ling PK：Comprehension and appreciation of humorous material following brain damage. Brain 98：399-412, 1975.
7) Fredericks JAM：Anosognosie et hemiasomatognosie. Rev Neurol 109：585-597, 1963.
8) 水野雅文, 鹿島晴雄：右(劣位)半球損傷者の片麻痺に対する態度について；神経心理学的検討. 脳と精神の医学 2：751-755, 1991.

13 行為の障害

1 失行症

I 失行症とは

　失行症とは習熟した目的運動の障害で、無力、akinesia、筋緊張・姿勢の異常、失調症、dyskinesiaのような運動障害、理解や協力の欠如によっては説明されないものをいう。(Maher, Rothi, 2001)[5]。失行という用語は多くの神経行動学的症状に用いられており、歩行失行、閉眼失行など習熟動作ではない運動、口腔顔面失行、嚥下失行など上下肢以外の身体部位にかかわる動作、着衣失行、構成失行など無視や視空間障害などの他の神経心理学的障害に関連した動作障害が含まれる。これらは障害の背景となるメカニズムが異なると考えられている。なお、前頭葉性の動作の抑制障害についても一部取りあげる。

1. 肢節失行

　失行症は身振りが日常文脈を離れて行われる場合にのみ出現し、実際的には大きな問題にならないと考えられてきた。しかし今日では肢節失行が実際の生活行動に影響を与えていることが指摘されるようになってきた。(Maher, Rothi, 2001[5]；種村, 2000)。

　神経学的背景に関して、習熟動作の障害は右半球損傷後にも起こる。しかし、左半球損傷後よりも低頻度で、障害も軽度である。右半球後の失行症における習熟動作障害の性質は運動の視覚・空間表象、視覚・運動表象により大きく関連している。

❶肢節失行の下位類型

　行為システムは行為表出と行為概念に関する2つの機能成分に分けられる。観念運動失行は行為表出システムの障害を反映している。観念失行は実際の物品を使用する「観念」、あるいは複雑な動作の系列化の障害を反映すると記述されてきた。肢節運動失行は巧緻動作の障害であり、一次的運動障害に近いとされてきた(河村, 1994)[3]。

a 観念運動失行

　動作の時間的、空間的体制化に関する困難である(Maher, Rothi, 2001)[5]。この障害は道具や対象物なしで道具を使用するパントマイムを行うよう求められたときに最も明らかになる。他動詞的動作(命令に応じて道具を使用するジェスチャー、例えば金槌を打つ真似)も自動詞的動作(慣習的で道具を使用しない象徴的ジェスチャー、例えばバイバイをする)もいずれも障害されうる。自動詞的動作と他動詞的動作ではいずれかが障害されやすい、あるいは回復に違いがあるという指摘がある。典型的には観念運動失行症例は運動の空間的あるいは時間的な側面における誤りを示し、結果としてジェスチャー表出が乏しくなる。空間的誤りには道具に対して上肢の位置取りが不適切となり、身体部位を道具それ自体として用いる誤り(body parts as object)が示される。また、望ましい運動に必要な、特定の関節と筋を適切に静止し、活動させることの誤りが出現する。例えばコルク抜きで肘や肩をねじるなど、正しい運動を実行することの障害がある。ジェスチャー、パントマイムの空間的側面の障害として運動が小さ過ぎたり大き過ぎたり、空間内での量について不規則となる。

また、運動の時間的側面の障害として運動要素の順序が不正確で、例えば鍵穴に入れる前に鍵を回す(Maher, Rothi, 2001)[5]。

ⓑ 観念失行

Liepmannは観念失行を複数物品における系列動作の障害であり、模倣動作でも障害されるとした。すなわち、個々の運動は保たれているのに、系列動作に両側性に障害が及ぶ。例えば、マッチ箱からマッチを取り出し、たばこに火を付けるという一連の行為で、個々にはマッチ箱からマッチは取り出せるし、たばこを口にくわえることができるのに、マッチを擦らずにたばこに近づけたりする。検査場面だけでなく、実際の場面でも障害を示す。Morlaàsは単一や複数といった物品の数を問わず、物品そのものの使用障害と定義した(大東, 1994)[10]。山鳥は観念失行を「使用すべき道具の認知は保たれており、運動遂行能力にも異常がないのに、道具の操作に失敗する状態・使用のまずさ(運動拙劣症)によるのでなく、使用に際しての困難、誤りによる障害」とし、使用失行と呼んだ(山鳥, 1994)[26]。観念失行と観念運動失行は合併することが多い。責任病巣は左前頭葉から頭頂葉にかけてである。

検査ではジェスチャーの模倣に困難を示す。患者は為すべきことがわからない。抽象的な活動と目標計画の高次の障害であり、道具や対象物の使用と結びついた概念的知識に関連した障害、複雑な活動シェマの障害と考えられる。Ochipaら(1992)[9]はジェスチャーに結びついた道具および対象物の概念的知識に関する障害を概念失行(conceptual apraxia)と名づけた。

ⓒ 肢節運動失行(limb-kinetic apraxia)

Kleistは、部位により神経支配された運動行為が障害され、拙劣となることを手指失行、顔面失行、躯幹失行と分類した。麻痺と失行の境界にあるといわれる。しかし、肢節運動失行を失行と呼ばない学者は多く、症例報告も少ない。責任病巣は中心溝周辺であるといわれ、皮質基底核変性症および純粋な頭頂葉の脳血管障害の症例で観察されている。身体の一部もしくは一側、すなわち病巣反対側に現れる熟練運動、巧緻動作の障害である。手指や顔面、躯幹・下肢に現れる。麻痺や感覚障害がないのに、ボタンをはめる、口笛を吹く、ボールを蹴ることなどに障害をきたす。肢節運動失行では、日常生活でも障害が出現する。意図的な動作も自動的な動作も、これまで熟練された運動がぎこちなく拙劣となり、kinetic melodyが失われる(塩田ら, 1994)[12]。

ⓓ 脳梁失行

脳梁前部の損傷により左手一側の観念運動失行を生じ、麻痺は認められない。左半球言語野と右半球運動野との離断により言語命令下での左半側の動作が行えない状態である(島田, 1991)[13]。脳梁損傷では時に右手の動作を左手が妨げ、まったく逆の行為をする拮抗失行が生じることがある。例えば右手でボタンをかけると、左手ではずしてしまう行為をいう(種村ら, 1991)[16]。

ⓔ 連合障害性失行

脳梁ではなく半球内での離断によると考えられる失行型をいう。言語-運動連合障害性失行では言語指示は理解しているが、ジェスチャーをするようにいわれても躊躇し、模倣や物品使用では誤りがなかった。したがって動作の表象は正常であると考えられた。このタイプの症例で障害されているのは言語に応じて正しい運動系列を引き出す能力である。病変は左頭頂葉角回か、その深部と推測されている(Heilamn, Rothi, 1993)[2]。

ⓕ 伝導失行

模倣条件において他の条件よりも行為の遂行成績が不良である。パントマイムを理解でき、言語命令よりもパントマイムの模倣が困難である(Ochipaら, 1990)[8]。

ⓖ 前頭葉性失行

左補足運動野の損傷後に両側性の観念運動失行で、再認、弁別は良好。補足運動野は抽象的な運動表象を、運動野によって実行されるべき特定の運動プログラムに変換するために必要となるようである。

ⓗ 肢節失行の行為処理モデルによる解釈

図1はRothiら(1991)[11]による失行症状分析のための行為処理過程のモデルである。口頭命令と模倣との相違は聴覚言語入力と視覚ジェスチャー入力との相違であり、物品の有無は視覚物体入力と聴覚言語入力との相違として捉えられ、これらの条件の間で行為の処理過程が異なることから説明される。模倣に対して口頭命令が困難であることは聴覚言語入力過程の障害と関連づけられるが、これは言語理解の障害と片づけられるもので

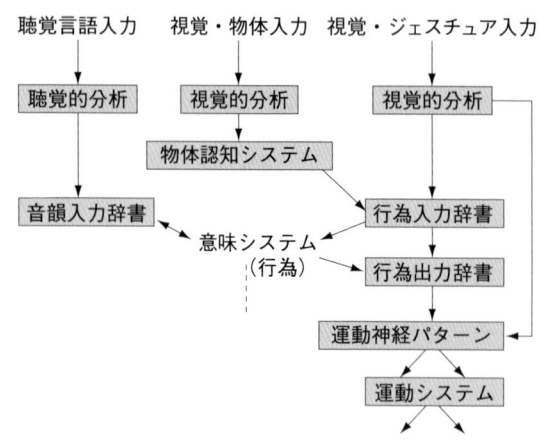

図 1 行為処理のモデル(Rothi LJ, et al : 1991 より引用)

はなく、行為の形式に至ること、すなわち行為出力辞書の活性化が大きな困難になっていることによると考えられる。物品なし条件の困難も言語的意味システムから行為出力過程への結合が問題であると考えられる。

　各構成要素を検討すると、行為辞書とは学習された、習熟動作表象の貯蔵庫。行為入力辞書は知覚された行為の物理的(視覚的)属性(時間的、空間的次元)に関する情報を含んでいる。一方、行為出力辞書は意図された行為の物理的(運動的)属性に関する情報を含んでいる。非辞書的行為の表出経路により貯蔵された運動表象にアクセスせずに、組み合わせ過程によって模倣を生成する。入力モダリティは分離していることが仮定され、視覚的に提示されたジェスチャー入力、視覚的に提示された道具、聴覚的に提示された言語入力である。入力モダリティによる遂行成績には相違がある。行為意味システムとは機械的行為、道具と物品と行為に関する感覚運動的知識とは意味知識の分離した成分である。神経運動パターンでは原型的な行為項目をその瞬間において個々に特有な文脈に適合させる。

❷ 構成失行(constructional apraxia)

　「細部を明確に知覚し、対象の構成部分の関係を把握して正しく合成することを要する、組み合わせまたは構成の活動の障害」である(板東、1994)[1]。右大脳半球損傷後にも左大脳半球損傷後にも出現するが、右半球損傷例の方が重症である。左半球損傷例が描いた絵は全体的な形は保たれるが、細部に欠ける。一方で、右半球損傷例では細部は描かれるが全体的な形が崩れている。右半球損傷例の構成成績には半側空間無視の影響が強く現れ、描かれた絵の左側が欠落したり、傾いて絵が描かれたりする。誤り方の特徴として、手本に重ねて書いてしまう closing in 現象、全体の形が認知できずに個々の線を逐次描いていく piecemeal approach がみられることがある。右半球損傷例が視空間認知障害と深く関連することに対し、左半球損傷例では構成の手順を教えたり、モデルとの照合によって遂行成績が改善し、学習効果もあることから、プログラミングやプランニングといった機能と関係があると考えられている。

　構成課題には自発描画(「日の丸の旗を書いて下さい」)や模倣描画(立方体等の幾何学図形の模写)、積み木構成、マッチ棒などによる二次元構成テスト、手指構成(キツネやじゃんけんのチョキを作る)テストなど二次元的構成と三次元的構成の課題がある。誤りのパターンとしては歪み、線の付加、省略、保続、散乱、大きさの変化、空間平面化、逆転、回転などが分類される。

❸ 着衣失行(dressing apraxia)

　Brain は患者は身体と自己の身体と衣服とを空間的に適合できず、衣服の上下、左右、表裏の区別、ボタンかけの障害が認められると述べた。しかし、純粋な着衣失行例の存在は懐疑的であり、半側無視、構成失行、身体図式障害、離断症候群、アルツハイマー型痴呆などによっても現れる。

　着衣失行は、洋服の上下、左右、表裏が、空間的に把握できず、両側性に身体に適合させることができなくなることである。また、ボタン、紐、ネクタイなどもうまく扱えない。着衣失行は右半球損傷で両側性に起こり、自己の身体に関連した身振りの障害である。他の身体失認、構成失行、半側空間失認、観念失行などの失行症を合併しない、独立した真の着衣失行というのは稀で、二次的に生じる着衣の障害(例. 半側無視例は左半分を着ない)がほとんどである。

　着衣の評価は、前開きのシャツを用いるのがよい。ポイントは、①どこから手をつけるか、②シャツの左右の袖、衿、裾の区別、③前後、左右、表裏の区別、④ボタンの掛け方、⑤順序の誤り、⑥着忘れている箇所はないか、の評価を行う。

❹動作の抑制障害

ⓐ 拮抗失行(diagonistic apraxia)
脳梁の損傷によって生じる症状で、右手と左手の動きが拮抗的に動いてしまう。例えば、洋服のボタンを右手ではめると、左手がはずしてしまう、車のハンドルを右手で右に回すとすぐさま、左手が左に回してしまうなどが現れる。

ⓑ 他人の手徴候(alien hand sign)
前頭葉の内側面の損傷などにより、脳梁の離断によって症状が出現するが、自分の意思と関係なく、左手が勝手な行動をしてしまう。例えば、病室の冷蔵庫の取っ手を用もないのに左手が勝手に開け、それを右手が制しようとする。

ⓒ 使用行動または利用行動
（utilization behavior）
意志に反して、眼前にあるものを使用してしまう。例えば、机の上に人の眼鏡が置いてあると自分でかけてしまったり、隣の人のお茶を飲んでしまったりする。

ⓓ 模倣行動(imitation behavior)
命令がなくても、目の前の検者の真似をしてしまう。例えば、検者が眼鏡をはずすと自分もはずし、眼鏡をかけると自分もかける。

ⓔ 環境依存症候群
（environmental dependency syndrome）
自分の意思とは関係なく、環境に依存した行動をとってしまう。病室にいて、ドアが目に入るとドアを開け閉めしたり、トイレに行きたくないのに、トイレの側を通ると入ってしまう。環境依存症候群は、模倣行動や使用行動と同様の症状で、環境に依存して意思がなくても、行動してしまう。

Ⅱ 評価法

1．評価の手順(種村, 長谷川, 1997)[19]

❶必要情報の収集
発症時の状況、病巣部位、病前と病後の生活内容、病前の趣味や職務内容、病前の対人技能について調べる。

❷失行症以外の神経症状
意識状態、麻痺、筋力低下、感覚障害、失語、失認、痴呆について評価し、動作障害への関与を検討する。麻痺や筋力低下、もしくは感覚障害によるものなのか、失行によるものなのかの判断がつきにくい場合は、検査場面と自然状況下で、上肢の使用が一貫しているかを確認する。例えば、上肢機能検査でコインをつまむ動作が困難であるのに、自分の財布から小銭を出すことは容易である場合は、障害が麻痺よりも失行に起因するかもしれない。失語症により指示を理解していない場合は、首を傾げたり、指示後にすぐ反応しないなどがみられる。患者がこちらの指示を繰り返し復唱している、大きく頷くなどの素振りをみせるときなどは、指示を理解していると判断できるかもしれない。但し、いつでも即座に反応し、誤り動作がみられる場合は障害を自覚していない場合もある。ものの操作をするときに、対象物が理解できないときも物品操作に影響がみられる。これは物品の呼称、マッチングなどで確認できる。

❸患者との面接
動作の障害を有する患者は、自分が示す動作・行為の障害に大いに困惑あるいは戸惑っていたり、逆に困っている様子がみられない場合もある。

困っていること：失行症患者は、困っている場合、身振り手振りで状況を説明することがある。日常の生活障害を把握する。言語障害のためにうまく表現できない場合は、こちらから具体的に訊く。失行症以外の動作の抑制障害の場合は、発動性の低下がみられなければ、患者自らが自分の動作がうまくいかないことについて、説明できることが多い。例えば他人の手徴候を示す患者は自分の左手が、あるいは「道具の強制使用」を有する患者は右手が言うことを聞かないことを切々と訴える。

❹家族との面接
病前の生活時間、職務内容・余暇・対人技能(前述)、性格特徴、病前病後の性格変化、家族が患者について困っていること、患者の動作で奇妙だと思った出来事、またそれをどう感じ、どのように接したか、これからどのようになってほしいか、について訊く。

2．標準化されている検査

❶WAB失語症検査─行為と構成課題
本検査では結果の点数化がなされている点が特徴であり、重症度評価が可能である。

ⅰ）行為：上肢客体のない動作（げんこつ、敬礼など5項目）、顔面動作（舌を出す、眼を閉じるなど5項目）、道具使用（くし、歯ブラシなど5項目）、複雑な動作（車を運転する、戸を叩いて開けるなど5項目）の20項目について、口頭命令と模倣条件で行い、右手と左手で行う。はじめは客体のない状態で行い、次いで、実物を用いて行う。

ⅱ）構成行為：A描画；8課題（円・四角形・立方体など）について行う（WAB失語症検査日本語版作製委員会, 1986)[23]。

❷標準高次動作性検査（SPTA）

本検査は失行症の評価に関する基本課題が網羅されており、分析的な評価が可能となる。

ⅰ）標準高次動作性検査の大項目：顔面動作、物品を使う顔面動作、上肢慣習的動作、上肢手指構成模倣、上肢（両手）客体のない動作、上肢（片手）連続的動作、上肢・着衣動作、上肢・物品を使う動作（客体あり、なし）、系列的動作、下肢・物品を使う動作、上肢・描画（自発）、上肢・描画（模倣）、積み木構成の13項目からなり、口頭命令と模倣などで評価する。

ⅱ）標準高次動作性検査の誤り分類法：高次動作性障害では反応の成否ばかりでなく、反応の質的特徴が障害の性質を表す。誤り反応は以下の分類で行われる。

N：normal respons 正常反応
PP：parapraxis 錯行為　求められた行為ではない違う行為に置き換えられた反応。失行症に特徴的な反応であり、この反応が出現した場合には失行症とみなされる。
AM：amorphous 無定形反応　何をしているかわからず、形にならない反応、求められた行為の部分的反応も無定形反応とする。
PS：perseveration 保続　前課題の行為が繰り返される。
NR：no responce 無反応
CL：clumsy 拙劣　課題は行えるが、ぎこちない。
CA：conduite dapproche 修正行為　正しい行為に近づこうと、修正を繰り返したり、試行錯誤の行為がみられる。
ID：initiatory delay 開始の遅延　行為を開始するまでに時間を要する。
O：others その他　上記の含まれない誤反応、verbalization（動作が言語化されてしまう。例．咳ばらいをして下さい→ゴホン、ゴホンと言葉で言う）やpiecemeal approach（構成作業において全体的形態が認知されておらず、部分ごとに組み立てていき、全体としてのまとまりに欠ける）、body parts as object（身体の一部を道具として使ってしまう。例．歯を磨く真似をして下さい→ひとさし指を立てて歯ブラシのように使う）などもこれに含まれる。

【検査結果の解釈】（種村, 1997)[15]

全検査を施行した後に動作障害の性質を検討する。鑑別すべき他の動作障害として、前頭葉性の動作障害があげられ、強制把握、模倣行動、使用行動などが知られている。これらの前頭葉性の動作障害と失行症との鑑別には、失行症が意図した動作が困難で、自然な場面では自動的には動作可能であるという、自動性・随意性の乖離を示すのに対し、前頭葉性の動作障害は自動性が亢進した状態であり、受ける印象は大いに異なる。失行症のタイプを検討するうえでは諸項目に障害を示すかどうかを検討する。しかし、実際の症例ではさまざまなタイプの失行症状を合併していることも多い。標準高次動作性検査標準化時の失行タイプ間の合併データをみると、観念運動失行と観念失行の間の合併率が高く、口腔顔面失行もそれらとよく合併している。構成失行はやや独立している。

各検査項目の臨床的意義を検討すると、上肢・慣習的動作や手指構成模倣、物品を使う動作（物品なし）は観念運動失行を、上肢・物品を使う動作（物品あり）、系列動作は観念失行を、描画や積み木テストは構成障害を、顔面動作は口腔顔面失行を、着衣動作は着衣障害の可能性を検討することができる。

また、口頭命令や模倣などの指示様式で差があるかどうかも重要である。口頭命令に従えなくても、模倣が可能であれば介入に利用できる。

【失行症以外の動作障害における標準高次動作性検査の意義】

道具の使用行動や強迫的使用などは、障害の現れ方が明確である。道具の使用行動を有すると、検者が指示する前から眼前の道具を使い始めるし、強迫的使用では、意志に反して右手が行った

動作を左手や身体を反らすことで制止しようとする。また、拮抗失行ではお茶を入れる課題などで、右手が急須のふたをはずすと左手がまたふたをはめるといった拮抗した動作が出現する。脳梁に損傷がある場合、両手間での感覚移転(閉眼した状態でが行えなくなるし、描画が右手では拙劣もしくは描けない。また、手指構成などの客体のない動作で左手に観念運動失行が生じる。

3．ADL検査

失行症の場合のADL評価は、得点化するよりも具体的に障害を記述することが望ましい。日常生活の様子を観察し、また病棟のスタッフなどから聴取する。また外来の場合は、面接時に家族および患者から日常生活の1日の流れや様子を聴取する。例えば、食事動作では、箸などの使用の様子、摂食の順序、食器の扱い方、調味料の利用の有無や様子、食後の服薬などをみる。

また、日常生活では多くの道具および対象物を扱う。食事動作では箸やスプーン、茶碗や複数の皿、湯呑み、お盆、整容動作では、歯ブラシ、歯磨き粉、コップ、水道の蛇口、水、タオル、石けんなど、多くの道具に失行症患者は下記のようなさまざまな誤り方を示す場合がある。道具の選択を誤る、道具の使い方を誤る、道具に働きかける位置を誤る、道具の持つ位置を誤る、道具への腕や手の合わせ方を誤る、余分な動作が加わる、働きかける順序を誤る、など。

4．APDL検査

家事動作(調理・掃除・洗濯・買い物など)、屋外活動動作(公共機関の利用)、金銭管理、交通機関の利用、外出の有無や行き先、コミュニケーション手段の利用の有無(電話・携帯・FAX・手紙・パソコンなど)などを尋ねる。

5．着衣障害の評価

着衣の評価として、標準化されたものはない。山崎ら[27]はかぶり式のトレーニングウェアと前開き式のカーディガンと開衿シャツで不可能を1点、言語による介助と修正可能を可能0点とし、着衣を、①上衣の前後、左右、上下、裏表の理解、②左手を入れる、③左袖に通す、④左肘まで入れる、⑤右手、頭を通す、⑥左肩部分を引っ張り、衣服を整える、⑦ファスナー、ボタンをする、に項目を分け動作分析を行った。桑代ら[4]は、①上着とズボンの区別、②裏表の区別、③左右の区別、④前後の区別、⑤ボタンとボタン穴の対応、の5項目について評価した。

III 失行症例への治療介入

1．行為モダリティ間促通法

既にみてきたように、失行症例では行為処理過程によって遂行成績が大きく異なる。失行症例は失語症をほぼ合併していることも関係して、口頭命令による動作遂行に困難を示す例が多く、動作模倣や物品を実際に使用する条件では動作成績は良好であることが多い。既に述べたように多様なパターンで成績が乖離し、これらの条件間での成績相違を解釈するうえでは行為処理モデルが有効である。種村(1994)[17]の症例1では、聴覚的理解と模倣の障害が強かったが、実際の物品をみると運動性錯行為を示しながらも修正を繰り返し、使用可能であった。すなわち聴覚的言語入力と視覚・ジェスチャー入力の経路は機能的でなかったが、視覚・物体入力の経路が何とか機能的であると考えられた。従ってさまざまな道具を使用する活動を中心とした介入を行い、運動性錯行為(類似した動作への誤り)の軽減を図った。症例1が示す誤りに自ら気づき、意味システムを介して行為の意味を正しく捉えたことによって修正が可能となり、運動性錯行為が修正されていったものと思われる。症例2はWernicke失語により聴覚的言語理解障害が重度で、模倣も重度に障害されていた。意味性錯行為(内容的に類似した動作への誤り)による物品の誤用が出現し、修正も行われなかった。意味性錯行為が出現したときには治療者が症例2に手を添えて正しい動作を誘導し、運動覚を利用した経路を利用して改善を促した。症例2は視覚・物体入力、聴覚言語入力および視覚・ジェスチャー入力とも障害され、意味システムへのアクセスがなされなかったが、運動覚入力によって非効率ではあったが、意味システムへの連絡が可能

であった。また入浴や洗濯、家事などの日常生活動作関連動作における問題を抱えていたので、用いる物品を減らし、やさしい動作で実際のADL動作を行わせた。

　このような考え方は一般に刺激促通法(stimulation-facilitation approach)と呼ばれる。具体的には以下の3種類の方法が提案されている。①やさしい課題を行うことで、それまで不可能であった課題を可能にする(Weigl, 1981)[24]。②反応が正しかったかどうかは問題にせず、また誤っていても矯正せずに、目的動作に関係する刺激を強力に用いる(Schuell、ほか、1964)[14]。③日常的な場面で、困難な動作を行う(Wepman、ほか、1951)[25]。③の方法は単なる日常応用動作訓練ではない。人工的で、失行症例にとって目的動作を遂行する動機がなく、そのような状況でもない検査場面・訓練場面とは、演技ないしパントマイムを行っていると考えられ、意味システムが活性化される程度も異なると推定される。実際的な有用性の立場ばかりでなく、神経活動促通の観点からも自然な場面での動作が望ましい。

2. 訓練課題選択の基準

　リハビリテーションで問題となる失行症は観念失行である。特に観念失行の訓練を取りあげて説明する。物品の使用障害は保続、取り違え、修正行為、錯行為、拙劣などの現象が認められる。これらはすべてよく認められる症状であるが、物品使用に慣れてくると改善は認めても、新たな課題でまた再度障害が認められることも多々見受けられる。

1. 専ら本人の可能な課題を繰り返し行う
2. 慣れ親しんでいる課題から行う
3. 系列動作は動作を細分化して行う
4. 徐々に単数物品から複数物品に増やしていく
5. 困難な物品に関しては、運動覚イメージの手がかりを利用する(一緒に手を添える)
6. 言語を同時に用い、イメージを高める(例．金槌で釘を打つ→「トントントン」)などの手段を組み合わせるのがよい(Miller, 1986)[6]。

3. 着衣失行の訓練法(種村, 1994)[22]

　着衣障害の訓練は、①衣服にラベルや印を貼る、②言語指示を症例に有効に使う、③代償手段や環境を整える、④着る順番をテープで流す、⑤更衣の一連の順序を細分化し、可能な部分から始める、などが現在までに行われてきた。

　Miller(1986)[6]は更衣の際、体と服の照合と正しく着る操作を獲得させるために、服に直接「右手」「左手」「前」「後ろ」「衿」「裾」とラベルを貼るとよいと述べている。また、74歳の着衣障害を呈した症例に、言語的理解能力を利用し、テープの使用と着衣を順番に重ねる方法で成功した例を報告している。この症例は着衣が可能となったことにより、他のADLにも般化し、テープを自宅に持ち帰って息子が正確に洋服を並べテープを回すことで息子と一緒に生活することができた。

4. 構成失行の訓練

　左大脳半球損傷例の訓練法として、視覚的な手がかりが、右半球損傷例では言語的な手がかりが有効である。具体的な訓練課題としては積み木、図形の模写、パズルなどが用いられる。また簡単な二次元図形から三次元図形へと進めていく。

〈種村留美、種村　純〉

参考文献

1) 板東充秋：構成失行の病変と病態生理について．神経進歩 38：547-551，1994．
2) Heilman KM, Rothi LJG：Apraxia. Clinical Neuropsychology, 3 rd ed. Heilman KM, Valenstein E(Eds), 1993[板東充秋(訳)：失行．臨床神経心理学，杉下守弘(監訳)，93-107，朝倉書店，東京，1995]
3) 河村　満：失行の総括的機序．神経進歩 38：533-539，1994．
4) 桑代美智代，小野知子，延時正子，ほか：衣服のリボン目印による着衣失行の改善．看護技術 29：1491-1495，1983．
5) Maher LM, Rothi LJG：Disorders of skilled movement. Neuropsychology, Vol. 3, Berndt RS(Ed), Handbook of 267-283, Elsevier Sceience B. V. 2001.
6) Miller N：Dyspraxia and its Management. Croomhelm, p 155-194, 1986.
7) 日本失語症学会高次動作性検査法作製小委員会：標準高次動作性検査；失行症を中心として．医学書院，東京，1985．
8) Ochipa C, et al：Conduction Apraxia. Journal of Neurology, Neurosurgery and Psychiatry 57：1241-1244, 1990.
9) Ochipa C, et al：Conceptual Apraxia in Alzheimer's Disease. Brain 115：1061-1071, 1992.

10) 大東祥孝：失行論の歴史的変遷．神経進歩 38：526-532，1994．
11) Rothi LJ, Ochipa C, Heilman KM：A cognitive neuropsychological model of limb praxis. Cognitive Neuropsychology 8：443-458, 1991.
12) 塩田純一，ほか：肢節運動失行の症候学的検討．神経進歩 38：597-605，1994．
13) 島田陸雄：脳の心理学．p127-152，誠信書房，東京，1991．
14) Schuell HM, et al：Aphasia in Adults；Diagnosis. prognosis and treatment, Harper & Row, New York, 1964.
15) 種村　純：失行検査の実際と読み方．J of Clinical Rehabilitation 6(1)：75-80, 1997．
16) 種村留美，種村　純，重野幸次，ほか：離断症候群の症例に対する言語的行動調整の試み．作業療法 10：139-145, 1991．
17) 種村留美：観念失行の作業療法；行為処理過程分析に基づく訓練と ADL・APDL への展開．作業療法ジャーナル 28：608-613，1994．
18) 種村留美：失行・失認と awareness. 失語症研究 15：157-163，1995．
19) 種村留美，長谷川恒雄：失行症の評価．作業療法ジャーナル 31：879-884，1997．
20) 種村留美：失行症．理学療法ジャーナル 33(6)：412-427，1999．
21) 種村留美，ほか：標準高次動作性検査の指示条件差の検討．神経心理学 9：262, 1993．
22) 種村留美：着衣失行と作業療法．OT ジャーナル 28：561-564，1994．
23) WAB 失語症検査(日本語版)作製委員会(代表杉下守弘)：WAB 失語症検査日本語版．医学書院，東京，1986．
24) Weigl E.：Neuropsychology and Neurolinguistics. Selected Papers, Mouton, Tue Hague, 1981.
25) Wepman J, et al：Recovery from aphasia. Ronald Press, Chicago, 1951.
26) 山鳥　重：観念失行のメカニズム．神経進歩 38：540-545，1994．
27) 山崎多紀子，福本安甫，日吉知恵子，ほか：左片麻痺の着衣失行．日本作業療法学会誌：146-148，1980．

2 構成障害

I 構成障害の歴史と定義

構成障害(Constructional disorder)、構成能力障害(Constructional ability disorder)、あるいは視覚構成能力障害(Visuoconstructive disability)は、歴史的には Poppelreuter(1917)[13]の視覚性失行(Optische apraxie)に始まり、Kleist(1934)[10]の一連の研究によって構成失行(Constructional apraxia)と呼ばれるようになった。以来、構成能力の障害は、失語・失認・失行といった高次脳機能障害の枠組みにおいて、観念運動失行や観念失行などと一緒に失行に分類されてきた。そして構成失行と称され、失行の一種として取り扱われてきた。

通常、失行は学習された運動行為の障害という Liepmann(1920)[11]の定義に従うことが多い。失行の臨床的特徴は、経験によって学習された目的的な動作や行為において、感覚・知覚・認知的側面が保たれているにもかかわらず、動作や行為の実際の実行に際して困難を示す状態である。つまり失行の概念は、感覚・知覚・認知的な要素を可能な限り除外して、動作・行為といった運動的な要素の障害を強調している。

一方、構成行為や構成活動には、対象の理解という感覚・知覚・認知的な要素と、対象の構成という運動的な要素の両者が密接に関連している。少なくとも臨床的には、これらの要素を明確に分離することは困難である。そのために、構成障害に対して、失行という用語を用いることが妥当であるかに関しては、当初から疑問がもたれていた。

最近の傾向として、他の失行とは別にして、構成障害は視覚構成能力の障害として独立して扱われることが多い。また失行の概念に馴染まないことから、構成失行という用語よりも、構成障害という用語が使用されることが多くなっている。ここでも構成障害という用語を用いる。

以上のような歴史的な経緯を踏まえて、構成障害を定義すれば、次のようになる。構成障害とは、視知覚能力や運動能力自体には明らかな障害がないにもかかわらず、種々の構成課題に困難を示す状態であり、構成対象の部分を空間的に配置して全体的なまとまりのある形態を形成する能力の障害をいう。

II 構成能力と関連能力

構成行為や構成活動には、種々の能力が関係する。描画や積木の構成課題を解決するためには、視力、視知覚能力、視空間能力、運動能力、そして自己監視と修正能力が必要である。

視知覚能力には、形態知覚、形態弁別、色彩知覚の各能力が含まれる。視空間能力には視覚対象の方向判断や空間関係判断の能力が関係する。また構成対象の空間的特徴を抽出する視覚的抽象能力といった知的能力もかかわってくる。

運動能力には、感覚の低下や脱失などの感覚障害の有無、麻痺などの運動障害の有無、振戦や失調などの異常運動の有無、視覚と運動の協調性能力、手指の巧緻性動作などの微細な運動の調整能力、そして動作手順の計画やプログラム能力が関係する。さらに、構成過程で生じた誤りを監視して修正する自己監視と修正能力が要求される。

構成障害が、これらの関連能力の障害に直接に起因するものではなく、構成能力の障害にあることを確認するためには、各関連能力の評価が欠かせない。構成行為や構成活動の困難さが、各関連能力自体の障害によっては直接にまた十分に説明できない場合に、構成能力に障害が存在すると判断される。この意味で、構成能力とはこれらの関連能力が統合された能力であり、構成障害はこの統合能力が低下したあるいは障害された状態とも考えられる。

III 構成障害の評価課題

　構成能力は種々の構成課題によって評価される。一般的には、描画課題、二次元のパズルや積木模様の構成課題、三次元の積木構成課題、さらに自己の身体の一部を対象にした肢位構成課題などを用いている。一般的には、模写による描画課題や積木模様の構成課題が施行されることが多い。以下に、各種の構成課題について概略する。

1. 描画課題

　描画課題には、模写による描画課題と口頭指示による描画課題とがある。模写による描画課題は、検査者が視覚的に提示した見本対象を正確に写す課題である。また口頭指示による描画課題は、聴覚的様式での提示すなわち言語的な指示を与えて、ある特定の対象を描いてもらう課題である。見本対象の模写課題は記憶を要しないが、言語(口頭)指示による描画課題は記憶に基づいて描画することになる。

　描画課題で実際に描いてもらう見本対象には、比較的単純な幾何図形や身近な日常物品を用いることが多い。単純な幾何図形の見本対象としては、菱形や六角形や十字形などを提示することが多い。ほかにも、重ね図形のような単純な幾何図形を複数組み合わせた図柄や図案、また立方体のような三次元的な図形(遠近法的な形や透視図的な形)などを見本対象として提示することが多い。また日常物品としては、自転車や時計の文字盤など身近な物を描画対象に用いている。

　図形の模写課題で標準化されている検査課題としては、ベントン視覚記銘検査(Benton Visual Retention Test)、レイ・オストリッチの複雑図形検査(Rey-Osterreith Complex Figure Test)、ベンダー・ゲシュタルト検査(Bender Gestalt Test)などがある。これらの検査は必ずしも構成能力を評価するためだけの検査ではなく、形態知覚能力や記憶能力の検査としても利用される。これらの検査には、記憶能力をみるために、記銘した見本対象を記憶から再現する再生試行のほかに、見本対象の模写試行が含まれており、構成能力をみるためにも利用されている。

2. 二次元構成課題

　二次元の構成課題には、マッチ棒のようなスティックで幾何図形などの見本対象を構成するスティック構成課題、いくつかの部分に分割された図形や物を元の形に再現するパズル課題、積木で模様を構成する積木模様課題などがある。

　積木による二次元の構成課題はよく用いられている。各面の色が塗り分けられた立方体を複数個使用する。立方体の積木を組み合わせて形成することができる見本対象の図案模様と同じ模様を、立方体の各面に描かれた図柄を適宜に組み合わせて再現するものである。やさしいものでは見本対象の図案が単純で使用する立方体の積木の数が少ないが、難易度が高くなるにつれて、図案が複雑になり、使用する積木の個数が増すようになっている。

　よく利用される二次元の構成課題は、ウェクスラー式成人知能検査改訂版(Wechsler Adult Intelligence Scale Revised；WAIS-R)や同知能検査の第三版(WAIS-III)の動作性検査に含まれる積木問題(積木模様の構成課題)や組み合わせ問題(パズル課題)である。また非言語性知能検査の1つであるコース立方体検査(Kohs Block Design Test)を積木模様の構成課題として用いることも多い。WAIS-RやWAIS-IIIの積木問題や組み合わせ問題、コース立方体検査は標準化されている。

3. 三次元の積木構成課題

　三次元の積木構成課題は、検査者がいくつかの形の異なる積木を使用して作った立体物を見本対象にして、積木で同じ立体物を構成する課題である。実際の奥行きが存在する点が、他の構成課題とは異なる。Bentonら(1983)[4]による立体物の積木構成テストがある。

4. 身体部位構成課題

　身体部位による構成課題は、自己の身体の一部を対象にして、ある特定の姿勢を形成するものである。実際には、手指部による構成が用いられる。検査者が実際に手指構成して示す"チョキ"型や"キツネ"型などのさまざまな手指形態を、被検者

にも同様に手指部で模倣して形成してもらう課題である。

IV 構成障害における誤り

前述のような描画や積木などの構成課題を実施して、構成課題の解決過程を観察したり、実際に再現した構成図や構成物を検討することになる。構成障害の存在は、構成課題の解決過程で被検者が示す反応の観察や、被検者が描いた図形や絵、組み合わせた図柄模様、そして作り上げた立体物などに現れた種々の特徴的な誤りから判断される。

以下に、構成課題における特徴的な反応や誤りについて、主な研究者の分類を紹介する。

1. Hécaenによる誤りの分類

脳損傷患者の構成課題にみられる誤りとして、Hécaenら(1978)[9]は次のものを指摘している。

ⅰ) 単純化(Simplification)：描画図の細部が省略されて描かれたり、積木模様の細部が省略して作られたりする。

ⅱ) 密着現象(Closing-in phenomenon)：再生図が見本図に接近して描かれたり、あるいは見本図の上に重ねて描かれたりする。積木模様の構成でも同様に、見本図や見本の積木にくっつけて構成されたり、見本図や見本の積木の上に重ねて置かれたりする。

ⅲ) 空間的失見当識(Spatial disorientation：reversals or rotation)：描画図が見本図と空間的に異なって描かれる。逆転して描かれたり、回転して描かれたりする。積木も、見本図と空間的に異なって配置される。逆転して作られたり、回転して作られたりする。

ⅳ) 垂直軸または水平軸の崩壊(Disruption of the vertical or horizontal axis)：垂直軸や水平軸といった空間の規準となる枠組みに対して、描画図が歪んで描かれる。同様に、垂直軸や水平軸の関係を歪めて、積木が構成される。

2. Strubらによる誤りの分類

Strubら(1985)[20]は、脳損傷患者にみられる構成課題の特異的な誤りの型として、次のものを挙げている。

ⅰ) 回転(Rotation)：45°以上に回転して描いたり配置したりする。全体や背景に対して構成要素部分を的確に位置づけられない。

ⅱ) 保続(Perseveration)：全体の形や図形の部分を反復して描いたり配置したりする。

ⅲ) 断片化と省略化(Fragmentation and omission)：図案を断片的に描いたり、図形の要素部分を省略して描いたりする。

ⅳ) 統合と配置の困難(Displacement)：構成要素部分を正しい空間的な位置関係で配置できない。

ⅴ) 置換と付加(Substitution and addition)：違った図形や描画を描いたり、図形や描画に余計なものを付け加えて描いたりする。

3. Caprusoらによる誤りの分類

Caprusoら(1998)[6]は、脳損傷患者の構成活動に観察される特徴的な誤りや反応を、次のようにまとめて分類している。

ⅰ) 不注意に起因する誤り(Attentional error)：健常者にもみられる不注意による誤りで、本来の構成障害による誤りとは異なる。模写課題で模写対象図の要素を省略したり、積木模様の構成課題などで積木の模様の配置方向を間違えてしまったり、積木構成課題で積木を回転させて配置してしまったりなどする。

ⅱ) 無視に起因する誤り(Neglect)：半側空間無視が存在することによる誤り。描画や積木構成課題などで、右半球損傷後の左半側空間無視の場合は左側の構成要素が、また左半球損傷後の右半側空間無視の場合は右側の構成要素が単純化したり、歪曲したり、抜け落ちたりする。これは構成行為自体の障害というよりも、視空間知覚の異常に起因するものである。

ⅲ) 単純化(Simplification)：模写課題や構成課題の見本よりも、構成要素の細部が全体的に簡略化や単純化されて描かれたり形作られたりする。

ⅳ) 密着化(Closing-in)：模写課題で模写図を見本図に重ねて描いたり、くっつけて描いたりする。また積木構成課題では、見本の積木に接して形作られたりする。

ⅴ）積み上げ反応(Vertical piling-up)：積木構成課題で、部品の積木を垂直方向に単純に積み上げてしまう。崩れ落ちるまで積み上げることが多い。

ⅵ）並べ上げ反応(Horizontal stringing-out)：積木構成課題で、部品の積木を水平方向に並べてしまう。垂直方向や奥行き方向が無視されたかのように、積木の横並べが行われる。

ⅶ）取り壊し反応(Dismantling)：積木構成課題で、見本のように積木を構成するのではなく、見本の積木を壊してしまう。

ⅷ）無目的な反応(Nonpurposeful activity)：本来の構成活動とは無関係な目的性のない反応を行う。無目的にペンを走らせたり、積木を反復して動かし続けたりなどする。"見本の通りに形作る"といった方向性のある目的的な動きが実行されない。

ⅸ）保続反応(Perseveration of design elements)：構成行為はいくつかの連続的な段階からなるが、ある段階の構成行為が反復されてしまい、次の段階の構成行為に移行しない。そのために、構成活動を最終的に完了することができない。

ⅹ）自己修正の失敗や欠如(Failure to self-correct)：構成活動中に生じた誤りを修正することができない。その誤りのために構成課題を解決できないことに困惑し、また最終的に構成課題を完成できないことに気づいてはいても、その誤りを自ら修正しようとしない。

Ⅴ 構成障害の病巣部位と発現機序

構成障害は左右大脳半球のどちらの半球側の損傷によっても生じる。どちらの大脳半球側損傷の場合も、構成障害は頭頂葉領域の損傷と関連が深い。一般的には、左側大脳半球損傷後に比べて、右側大脳半球損傷後に構成障害の発現頻度が高く、また障害の程度も重症であるという報告が多い。しかし、この点に関しては疑問を呈する報告もある。さらに構成障害の量的側面の違いだけでなく、大脳半球の損傷側や損傷領域の違いによって構成障害の誤りが質的に異なる点も指摘されてきた(Piercyら, 1960)[12]。

1．左側大脳半球損傷による構成障害

左側大脳半球損傷後の構成障害では、構成活動の実行手順の適切な段取りや計画の困難さ、言い換えれば行為的側面における障害の要素が強いとされている。

左側大脳半球損傷後の構成障害の特徴的な誤りとして、構成図や構成物に単純化を起こしやすい。描画課題では、空間的要素や外側の輪郭はうまく再現されるが、実際の描画見本よりも、少ない線数で描いたり、輪郭の内側の細部が省略されたりする(図1参照)。二次元の構成課題でも同様に、積木模様の外側の輪郭はうまく構成されるが、内側の模様の細部の構成に困難を示す(図2参照)。つまり左側大脳半球損傷による構成障害では、図案や積木の模様などの外側の全体的な枠組み(輪郭)や構成要素間の空間的配置関係は維持されやすいが、内側のより詳細な細部の構成に困難を示しやすい。ほかにも、構成物を完成させるまでに要する操作手順が多い構成課題で困難を呈しやすい。また手本を提示することによって、構成課題の実行が改善しやすいという特徴が指摘されている。

左側大脳半球損傷に起因する構成障害は、右側大脳半球損傷後に比べて、構成課題における描画や模様などの再現が不正確である場合に、その不正確さや誤りに対する洞察は保持されていることが多い。また左側大脳半球損傷後の構成障害に合併しやすい他の症状として、流暢性失語やゲルストマン症候群(Gerstmann syndrome：左右障害・手指認知障害・失書・失算の四症状)、あるいはゲルストマン症候群の一部の症状が指摘されている。

2．右側大脳半球損傷による構成障害

右側大脳半球損傷後の構成障害では、構成対象の視知覚的・視空間的分析の困難さ、特に図案や積木模様の構成要素の相互関係の知覚における障害の要素が強い。

右側大脳半球損傷後の構成障害では、構成活動を秩序立てて組織的に行うことが困難になりやすい。単純な形よりも、複雑で立体的な形の構成に困難を示しやすい。描画課題では図形や図案の構

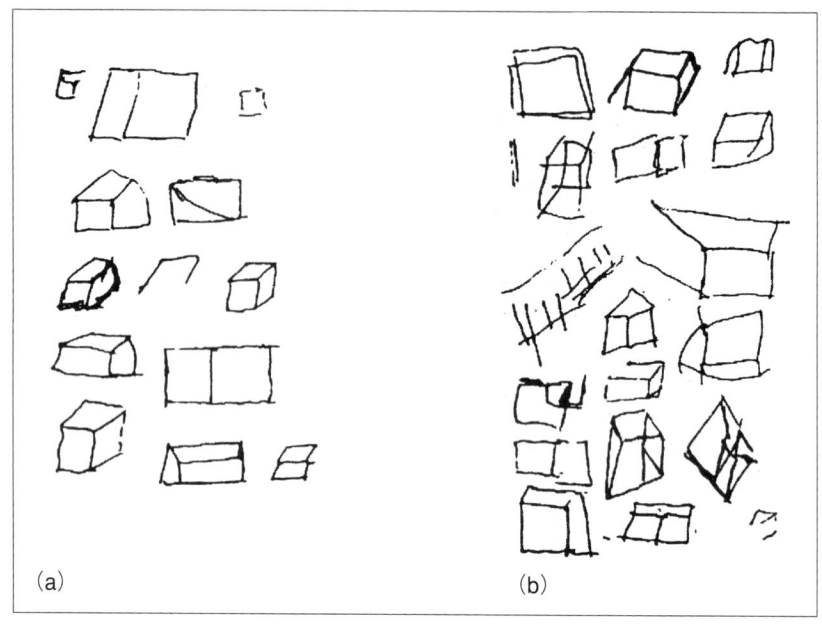

図 1●幾何図形（立方体）の模写課題における誤り
(a)は右側大脳半球損傷患者の模写例。立方体が単純化して描かれる傾向がみられる。(b)は左側大脳半球損傷患者の模写例。立方体を歪曲して描く傾向がみられる。
(Piercy M, et al：Constructional apraxia associated with unilateral cerebral lesions；Left and right sided cases compared. 1960 より転載)

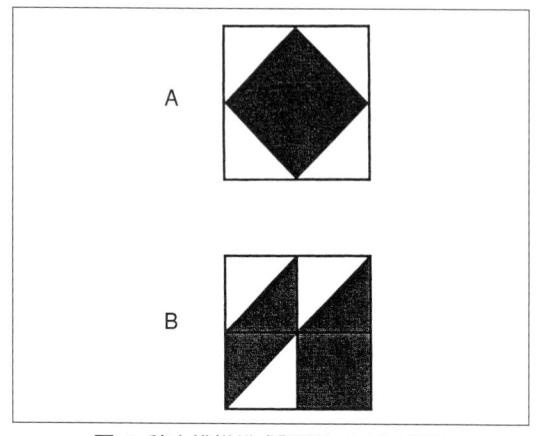

図 2●積木模様構成課題における誤り
(A)は 4 個(2×2)の積木による見本模様。(B)は左側大脳半球損傷患者による構成例。輪郭内側の模様構成に誤りがみられる。
(Capruso DX, et al：Clinical evaluation of visual perception and constructional ability. 1998 より転載)

成要素自体は正確に再現するが、構成要素間の空間関係が歪んでしまう。構成要素の配置位置の間違いが生じやすかったり、余計な線を付加して描いたりしやすい。また左半側空間無視に起因する構成要素の脱落や、構成要素を右側部分に偏らせて混み合って描くなどの誤りが生じやすい（図1参照）。二次元の構成課題では、図案模様の内側の特徴は保持されるが、外側の輪郭が崩壊しやすい（図3参照）。

　右側大脳半球損傷に起因する構成障害では、再現した描画や積木模様などが歪んでいたり不正確であったりしても、その誤りに対して洞察を欠き気にしないことが多い。また右側大脳半球損傷後の構成障害に合併しやすい他の症状として、左半側無視など視空間知覚・認知に関係した症状が指摘されている。

3. 前頭葉損傷による構成障害

　構成障害は、頭頂葉領域の損傷以外に、前頭葉の損傷によっても生じることがある。特に右側前頭葉損傷によって発現しやすいといわれている。
　前頭葉損傷に起因する構成障害は、一連の構成活動おける各構成手順を、適切に意図したり、計画したり、組織化したり、修正したりすることにおける困難さが原因と考えられている。これら一

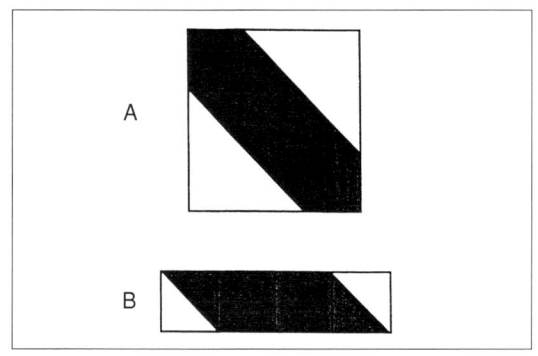

図 3 積木模様構成課題における誤り
(A)は 9 個(3×3)の積木による見本。(B)は右側大脳半球損傷患者による構成例。輪郭内側の模様の概略は保持されているが、全体の輪郭の構成に誤りがみられる。
(Capruso DX, et al：Clinical evaluation of visual perception and constructional ability. 1998 より転載)

連の活動を営む遂行機能の障害に起因すると考えられている。

4．構成障害の発現機序

構成障害の発現機序に関してはいくつかの説が唱えられている。特に Duensing(1953)[3]による「観念失行(Ideational-apractic)」型と「空間失認(Spatioagnostic)」型という構成障害の区別と、左右大脳半球側の機能局在とが関係づけられて理論化されてきた(Benton ら, 1993)[5]。

一般的には、視知覚、特に視空間知覚過程の障害と右側大脳半球機能との関連の強さから、右側大脳半球損傷後の構成障害では視空間情報処理における障害が強調されている。また、左側大脳半球損傷後の構成障害では、運動過程の障害である失行と左側大脳半球機能との関連の強さから、構成動作や行為を実行する手順のプログラム設定における障害が強調されている(Warrington, 1969)[23]。

一方、構成行為は構成対象に含まれる各要素部分の相互の空間関係を適切に分析して、1 つの全体に統合する一連の過程であり、知覚と運動の両過程が密接に関連している。そのために各過程を明確に区分するのは困難である。むしろ、知覚過程から運動過程への情報の伝達と統合に構成活動の本質が存在するともいえる。このような視点から、Grünbaum(1930)[8]や 秋元(1932, 1994)[1][2]

のように、構成障害は空間形態の視覚的イメージを構成する機能が障害され、知覚と運動が未分化な状態へ退行したいわゆる「失行＝失認(Apractognosia)」の状態であると考える立場もある。

VI 構成障害と知能障害

1．構成能力と認知症および加齢

構成能力は大脳半球の後方領域、特に頭頂葉領域の機能によって中心的に営まれる。その一方で、構成能力は大脳皮質の統合機能を反映する能力であり、他の皮質領域の病変や損傷によっても、構成能力は低下しやすい。皮質の統合機能が障害される代表的な疾患としては、認知症がある。

知的能力の障害が中核である認知症では、言語・記憶・視空間能力や種々の認知機能(抽象化能力・計算力・判断力など)がさまざまな程度に障害を受ける(Cummings ら, 1983)[7]。特にアルツハイマー型の認知症では、頭頂葉領域の大脳皮質の萎縮が、比較的早くから進行する。前述のように、頭頂葉領域の病変や損傷によって、構成障害は出現しやすい。認知症の場合、描画課題では図形や図案の単純化、空間的な歪曲、そして見本に密着させたり重ねたりして描画する誤りなどがよく観察される。

また加齢と知的能力の低下に関しては、知能概念の多義性(例えば言語性と非言語性知能、流動性と結晶性知能など)や加齢の性質の違い(正常な老化と病的な老化など)などによって議論も多いが、一般的には動作性(非言語性)知能や流動性知能は加齢による影響を受けやすく低下しやすい(Steuer ら, 1981)[19]。構成課題は動作性(非言語性)知能と流動性知能の要素が強い課題であり、構成能力は加齢によって低下しやすい能力である。

2．構成能力と知能検査

WAIS-R や WAIS-IIIなどの知能検査では、積木やパズルのような視覚的構成課題は、動作性(非言語性)知能の検査に含まれている。WAIS-R や WAIS-IIIの下位検査である積木問題の解決には視覚的抽象能力、また組み合わせ問題では全体的

イメージの直接的知覚と部分の関係づけの能力が必要とされる。

同じように、非言語性で流動性の知能検査であるレーブン色彩マトリックス検査(Raven's Colored Progressive Matrices Test；RCPM検査)の成績は、認知症以外では失語や半側無視よりも、構成障害の存在によって低下しやすく、また加齢による影響も受けやすいことが指摘されている。そしてRCPM検査の回答は口頭反応や指さし反応で可能であり、直接的な構成動作は必要としないことから、RCPM検査の解決には、外界刺激(刺激材料)の"受動的"な視空間的処理(例えば半側空間無視による見落としなど)や構成動作の遂行手順のプログラム自体よりも、空間形態をより"能動的"で"心的(イメージ的)"に構成する能力が必要であるとされている(坂爪ら, 1995)[15]。構成障害には、このような能力における困難さも関係していると考えられる。

以上のように、各種の知能検査からも、構成能力は知的能力、特に非言語性で流動性タイプの知的能力と関係が深く、認知症や加齢によって低下しやすい能力である。したがって知的能力の低下や障害に伴う構成能力の低下と、知的能力は保持されながらも構成能力が特異的に困難な構成障害とを鑑別することが大切になる。このためには、知的能力の確認、および構成活動に関連した各能力の個別的な評価が欠かせない。

VII 構成障害への治療介入

1. 認知リハビリテーションの治療介入と構成障害

近年、高次脳機能障害に対しては、認知リハビリテーションが実施されてきている。認知リハビリテーションでは、認知機能を分析して健常部分と障害部分を明確に同定して治療介入する。障害機能がいくつかの下位の構成要素からなる場合、どの構成要素に障害が存在するかをさらに分析して同定する。これによって、治療標的をより明確に設定することが可能になる。そして障害された機能や、当該機能が変調した原因である構成要素に対して具体的に治療介入することになる。例えばSohlbergら(1989, 2001)[21][22]やZoltan(1996)[24]やPrigatano(1999)[14]などにみられるように、構成障害を含めた失行や失認などの高次脳機能障害に対する治療介入法はさまざまに考案されてきている。

認知リハビリテーションの治療介入は、①障害された機能や能力を反復練習する直接的治療介入、②障害された機能に他の機能や構成要素を介在させて、当該機能や能力を達成する代償的治療介入、③外的補助手段を利用して障害機能や能力を補う補填的治療介入、④日常生活上の適応行動の増加および問題行動の予防と減少を目的にした行動的治療介入、⑤患者の機能や能力に適合するように生活環境を整える(環境情報を調整する)環境設定的治療介入、以上に大別できる(坂爪, 2000, 2007, 2010)[16]–[18]。

構成障害への治療介入も同様の枠組みで実施される。まずはじめに構成障害をもたらしている原因、言い換えれば構成能力を支えている種々の下位機能や能力のうち、構成障害を生じさせている機能や能力における障害を明確に同定することが大切になる。

治療介入の仕方には、同定された下位機能や能力の障害に対して個別的に治療介入するいわばボトムアップ式の治療介入の様式と、構成能力全体として総合的に治療介入するいわゆるトップダウン式の治療介入様式が考えられる。どちらの治療介入様式を採用するかは、対象患者の構成障害の状態、他の認知機能の状態、および知的能力の状態に応じて、選択することになる。一般的には、トップダウン式の治療介入様式では、構成課題を解決する見通しや洞察などの能力が対象者に要求される。そのために対象者の知的能力の状態がよくない場合には、ボトムアップ式の治療介入様式が有効である。

2. 構成障害への治療介入と学習法

構成障害への治療介入には、前述の各治療介入のうち、直接的治療介入、代償的治療介入、補填的治療介入を実施することが多い。実際には、各治療介入の要素が多かれ少なかれ混在する。また各治療介入の技法を利用した構成能力の獲得に際しては、適切な学習法を適用して、より効率的に習得できるように工夫することも大切である。

❶直接的治療介入

構成能力を必要とする課題を反復して練習することによって、障害された構成能力を刺激し賦活して直接的に回復させたり改善させたりすることを目的にする治療介入法である。対象者が解決可能な課題レベルから始めて、徐々にレベルを上げていくことになる。

❷代償的治療介入

構成課題の解決に必要な視空間分析能力の低下を、触覚や運動覚を利用して代償する。模写課題では見本対象を手でなぞらせて、視覚以外に、触運動覚を活用する。また三次元の構成課題では見本対象の立体物を手で探索して、触運動覚を最大限に利用して、各構成部品の位置関係を視覚と触運動覚の両方を介して確認する。つまり、あらゆる感覚様式を総動員して空間的な分析と統合を達成する治療介入である。

❸補填的治療介入

構成動作の実行手順を確実にするために、外的な補助手段を導入して解決手がかりを補填する。描画課題および二次元や三次元の構成課題で、構成部品へ数字を記入して、構成手順を明確にする。また図案や模様の輪郭や一部をあらかじめ示して、解決への手がかりを補助する。さらには、実際に患者の手をとって、構成動作の実行手順を継時的に導いていく補助の仕方もある。

❹効果的学習法の利用

各治療介入の技法を実施して、障害された構成能力をより効果的で効率的に改善するための学習方法としては次のものがある。これらを適宜に組み合わせて実施する。

ⅰ）手がかり漸減法(Method of vanishing cues)：課題達成に必要な手がかりを最大限に提示し、達成後には手がかりを徐々に減らしていく。最終的には、手がかりなしで構成できるようにする。学習者の課題達成状態に合わせて、手がかりの低減を適宜に細やかに行うことが大切である。

ⅱ）無誤謬学習法(Method of errorless learning)：課題の習得中に発生する誤り反応は、正しい反応の獲得を妨げる。そのために、構成課題の実行時に誤り反応が生起しないように、学習者の状態に合わせて、課題の内容を下位段階にきめ細かく区分したり、課題のレベルを細やかに調整したりして練習する。

ⅲ）背向(逆向)的連鎖化(Backward chaining)：通常の構成行為の実行手順とは反対に、構成課題の解決手順を最終段階(完成型)の一歩手前から練習し習得していく。この段階が可能になったら、完成型からさらに少し離れた段階から始めて、完成型に達するまで構成課題を練習する。すなわち構成行為を逆順で徐々に形成していく手続きである。このような手続きを順次繰り返して、最終的には最初の段階(部品)から完成型(見本対象)を構成できるように導く。

（坂爪一幸）

参考文献

1) 秋元波留夫：視空間認識障害と特に関連せる失行症について．精神神経学雑誌 35：267-306, 1932.
2) 秋元波留夫：失行の研究；失行失認を中心として．神経研究の進歩 38：519-525, 1994.
3) Duensing F：Raumagnostische und ideatorisch-apraktische Stöung des gestaltenden Handelns. Dtsch Z Nervenheilk 170：72-94, 1953.
4) Benton AL, Hamsher KdeS, Varney NR, et al：Contributions to Neuropsychological Assessment. Oxford University Press, New York, 1983.
5) Benton AL, Tranel D：Visuoperceptual, visuospatial, and visuoconstructive disorders. Clinical Neuropsychology, 3 rd ed, Heilman KM, Valenstein E(eds), p 165-213, Oxford University Press, New York, 1993[杉下守弘(監訳)：臨床神経心理学．朝倉書店，東京，1995].
6) Capruso DX, Hamsher KdeS, Benton AL：Clinical evaluation of visual perception and constructional ability. Clinical Neuropsychology, Snyder PJ, Nussbaum PD(eds), p 521-540, American Psychological Association, Washington DC, 1998.
7) Cummings JL, Benson DF：Dementia；A Clinical Approach. Butterworths, Boston, 1983[長谷川和夫(監訳)：痴呆；診断と治療へのアプローチ．情報開発研究所，東京，1986].
8) Grünbaum A：Aphasie und Motrik. Z ges Neurol Psychiat 130：385-412, 1930.
9) Hécaen H, Albert ML：Disorders of gestural behavior；The apraxias. Human Neuropsychology, Hécaen H, Albert ML(eds), p 90-127, John Wiley, New York, 1978[安田一郎(訳)：神経心理学．上・下巻，青土社，東京，1983].
10) Kleist K：Gehirnpathologie. Barth, Leipzig, 1934.
11) Liepmann H：Apraxie. Erg ges Med 1：516-543, 1920.

12) Piercy M, Hécaen, H, de Ajuriaguerra J：Constructional apraxia associated with unilateral cerebral lesions；Left and right sided cases compared. Brain 83：225-242, 1960.
13) Poppelreuter W：Die psychischen Schadigungen durch kopfschuss in kriege. 2 vols, Voss, Leipzig, 1914-1917.
14) Prigatano GP：Principles of Neuropsychological Rehabilitation. Oxford University Press, New York, 1999.
15) 坂爪一幸, 今村陽子：脳損傷患者のレーヴン色彩マトリックス検査の成績と痴呆, 年齢, 構成障害および性差の関連. 神経心理学 11：158-169, 1995.
16) 坂爪一幸：認知リハビリテーション. リハビリテーション患者の心理とケア, 渡辺俊之, 本田哲三(編), p 236-249, 医学書院, 東京, 2000.
17) 坂爪一幸：高次脳機能の障害心理学；神経心理学的症状とリハビリテーション・アプローチ. 学文社, 東京, 2007.
18) 坂爪一幸：失行症. 高次脳機能障害のリハビリテーション；実践的アプローチ, 第2版, 本田哲三(編), p 131-152, 医学書院, 東京, 2010.
19) Steuer J, Jarvik L：Cognitive functioning in the elderly；Influence of physical health. Aging；Biology and Behavior, McGaugh J, Kiesler S(eds), p 231-253, Academic Press, New York, 1981.
20) Strub RL, Black FW：The Mental Status Examination in Neurology. 2 nd ed, Davis Company, Philadelphia, 1985[江藤文夫(訳)：高次脳機能検査法；失行・失認・失語の本態と診断. 第2版, 医歯薬出版, 東京, 1987].
21) Sohlberg MM, Mateer CA：Introduction to Cognitive Rehabilitation；Theory and Practice. Guilford Press, New York, 1989.
22) Sohlberg MM, Mateer CA：Cognitive Rehabilitation；An Integrative Neuropsychological Approach. Guilford Press, New York, 2001.
23) Warrington EK：Constructional Apraxia. Handbook of Clinical Neurology, Vincken P, Bruyn G(eds), Vol 4, p 67-83, North Holland Publishing Company, Amsterdam, 1969.
24) Zoltan B：Vision, Perception, and Cognition；A Manual for the Evaluation and Treatment of the Neurologically Impaired Adult. 3 rd ed, Slack Inc, New Jersey, 1996[河内十郎(監訳)：失行・失認の評価と治療. 第3版, 医学書院, 東京, 2001].

3 前頭葉性動作障害

▶はじめに◀　私たちが動作(すなわち振る舞い)に至る背景には、状況(刺激)に応じた感覚や記憶の選択、そして運動の選択が必要となる。日常の動作は、順序とその組み立て、開始やタイミング、さらには感情や意志、知的面まで幅広い影響を受け、動作全体の構成と質をなしている。実際日常行っている動作、例えば、お茶を入れる動作においても一つひとつの動作が順序出てて組み合わさることで、目的が果たせる動作となる。そのことは1つの動作だけでなく行動全体の意味づけにつながる本質的な問題であることを丹治は述べている。もし、動作の企画と遂行にとって重要な前頭葉が傷害されると、単純な運動の障害からより高次の運動の障害、そして結果的に状況に合わない不適切な動作が現れ、日常さまざまな行動、社会生活やコミュニケーションに幅広い影響を与える。そのため前頭葉性動作障害のリハビリテーションは、前頭葉の機能を十分理解したうえで実施する必要がある。

I 前頭葉損傷後に現れる動作障害の特徴

私たちの動作は、きっかけとなる内外のさまざまな感覚情報に影響を受けつつ、状況を把握し、適切な判断のもとに動作を組織化し遂行している。前頭葉性の動作障害は、上肢や手指など四肢の比較的局所に特徴的に現れる場合と姿勢変換時など全身の動作として現れる場合がある。例えば、車椅子からベットへのトランスファーでは、ある患者は「ベットに移りましょうね」と声をかけられたり、ベットが見えた途端に車椅子のブレーキやステップを上げずに急に立ち上がる。すなわち状況を見極めず、判断することなく、突発的で順序立てた動作や自己身体への注意と配慮、起こるべき転倒の危険の予測、行動全般の自己評価などさまざまな問題が考えられる。また、これとは対称的に、促しても動作が開始しなかったり、動作も著しく緩慢で周囲に気を配ることなく、マイペースで一見だらしなくみえる場合がある。いずれも状況を正しく判断した適切な動作ができない。これらの前頭葉性の動作障害の特徴を動作の抑制障害や開始や維持停止の障害、遂行過程の障害として捕えることができる。

1．動作の抑制障害

❶把握反応

前頭葉損傷後に病的な把握が現れる。病的把握は把握反射と本能的把握反応に分類できる(Seyffarth ら, 1948)。把握反射は手掌面に加えられた触刺激や固有深部知覚などの動的な刺激で誘発される把握運動で、本人の意志で把握を緩めることが困難である。把握反応は、触刺激のみでなく、対象物品など視覚刺激に対して追い求めたり(磁性反応；magnetresponse)、探索する(探索反応；gropingresponse、視覚性探索；visualgroping)ような動作や刺激を取り去ろうとすると把持が強くなる(図1)。把握反射・反応が実際の場面で問題となるのは、物体の操作ができないばかりでなく、移動やトランスファーの介助の際に困難をきたすことである(図2)。

❷運動保続

単純な動作を不随意に反復し、意図的に止められない状態(Shahani ら, 1970)。あるいは一度使われた動作や言葉が不適当な状況で再び繰り返される(山鳥, 2002)ことをいうが、ある思考、感情に固執している場合もしばしばある。また、しばしば把握反射や本能性把握反応を伴うことが多い。動作障害は、例えばおはじきで円や十字を構成する課題では、おはじきを並べ続けたり、円の描画や模写課題で一度書いた描画を何度もなどる、幾種類かの図形を規則に従って順序正しく並べることができない(図3)。そのため目的動作が円滑に進まず時間がかかるのみでなく、思考の変換や修正がうまくいかない。このような保続傾向からコミュニケーションに問題が起きることもある。

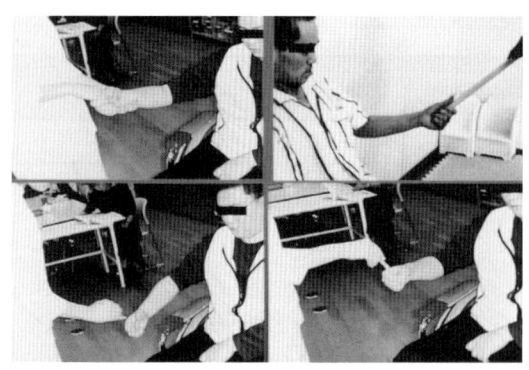

図1 把握反射と把握反応

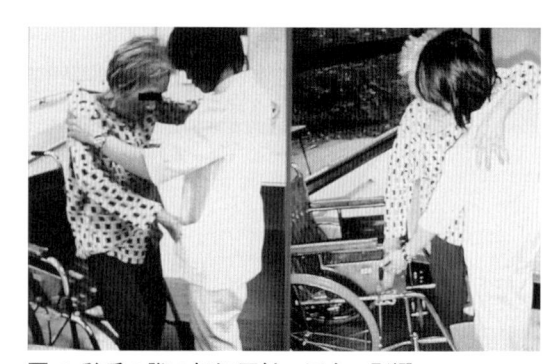

図2 移乗の際の把握反射、反応の影響
把握したものから手を離せない。

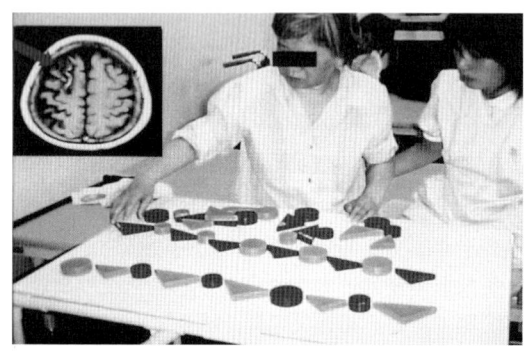

図3 図形を大きい△、小さい○、小さい△、大きい○の順に最初は並べることができるが、次第に△、○のみで並べてしまっている

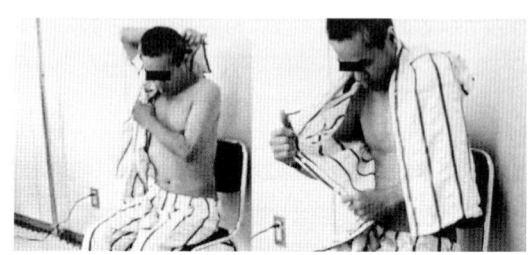

図4 右手は服を着ようとするが左手は右手の動作を邪魔している(前頭葉内側面の障害)

❸道具の強迫的使用とutilization behavior

　道具の強迫的使用は病的把握の延長線上にあるといわれている。運動・行為の抑制障害により本能的な把握運動のみならず、学習された動作が開放されたと考えられている。目の前の机の上にくしやハサミを置くとそれを取りあげ使用したり、おかれた物を意志に反し強迫的使用してしまい、左手が意志を反映してこの運動を押さえる。このような現象を森らは道具の強迫的な使用と名づけた(1982)。また、Lhermiteeは、強迫性はないが、差し出された道具を何となく両手で使用してしまう異常行動をutilization behaviorと名づけている。

❹拮抗失行

　意図された行動と実際に起こった行動との間の衝突を特徴とした異常行動を拮抗失行として名づけて報告されている(Akelaitis, 1944-1945)。また、森は企図された右手の運動に触発されて、左手が患者の意志に従わず、非協力的で著しいときには逆目的で動き始め、運動が中断するか反復して行為が完遂できない状態と定義している(図4)。

❺他人の手症候

　通常左手が勝手に不随意的なある程度まとまりのある運動を起こす。この運動は意志で停止できず止めるためにもう一方の手がこれを抑制する。

❻imitation behavior

　指示をしてないにもかかわらず身ぶり、物品使用、発言、書字、描画を模倣してしまう行動でutilization behaviorの初期段階として現れると報告されている。

2. 動作の開始と維持困難

❶運動維持困難

　ある一定の運動や動作を持続、維持することができない状態、開眼や閉眼の維持、舌の突出、上肢挙上など1つの動作を維持することが困難である場合と閉眼と開口など2つの動作を組み合わせることでより動作の維持が困難になる場合が多

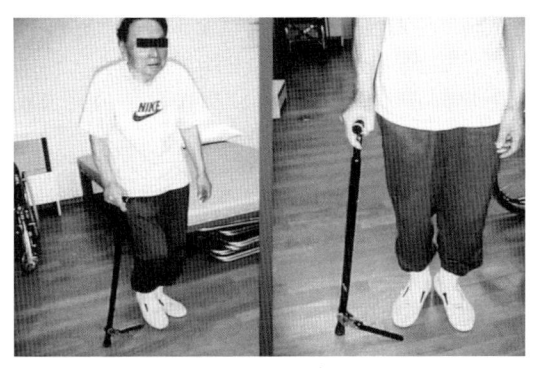

図 5 歩行失行の動作の開始を介ける杖
視覚刺激となる横のバートとバーの開閉時の音刺激で歩行が開始される。

い。このような患者は日常の諸動作を継続して取り組めず、困難な課題に対してすぐにあきらめてしまう傾向にある。

❷動作の開始困難

　自動的、自律的には可能な運動が意図的に開始できない状態と山鳥は定義し、最も臨床的な動作開始困難な障害として歩行開始困難(歩行失行)が知られている。歩行の開始が困難ですくみ足や、小歩となり、視覚的な手がかりを杖や床に与えたり、1、2とリズムを聴覚的に与えると動作が開始する(図5)。また、動作が開始しても目的の位置で動作が停止できない症例も多い。

❸その他の前頭葉損傷による動作の異常

　前頭葉の一部である一次運動野や運動前野、その周辺領域の障害では、肢節運動失行や観念運動失行がみられる。また、補足運動野の障害では、構成障害や着衣障害など高次の感覚野や頭頂連合野の障害でみられる症状と類似した障害が現れる。また、高次の運動野の障害として動作開始前の姿勢セットや手の到達運動や形状づけの問題、両手を協応して使えない、リズム動作や熟練動作の障害など動作遂行にとって重要な問題を抱えている。

II 動作障害にかかわる脳の領域

　一連の動作遂行においては大脳皮質の多くの領域や大脳基底核・小脳、大脳辺縁系など広範な部位の統合的な働きが必要となる。特に前頭前野や高次の運動野(補足運動野、前補足運動野、帯状皮質運動野、背側、腹側運動前野)などが動作の企画と遂行にかかわる。前頭葉性の動作障害では、一次運動野の機能を調整する高次の運動野がかかわっていることが明らかにされてきている。また、動作を円滑に遂行するため、前頭前野の機能がさまざまな刺激や記憶の選択と一時的な情報の保持、操作(ワーキングメモリー)が必要となる。

III 動作障害の評価

　前頭葉の動作障害の評価が確立されているというにはほど遠いが、前頭葉損傷で特異的に現れる動作を詳細に観察、分析することが重要である。しかし、動作障害は、刺激や環境によりさまざまに変化するため、鹿島が述べているように、構造化された刺激を用いて観察することや特異的に成績が低下している検査や項目から問題を捜すことが必要である。そのためには課題となる刺激の特徴や枠組みを検者が再認識し、刺激の種類やその特徴、刺激に対する反応、刺激の提示方法などを十分検者が把握すること、動作により引き起こされるであろう結果予測までを幅広く行う必要がある。そのため評価は、机上での検査場面や訓練場面での物品操作のレベルから日常の社会生活場面(環境適応場面)の中での動作中の姿勢や運動を細かくみることが重要である。すなわち用いる刺激課題とその評価環境の両側面から局面をさまざまに変化させ分析する必要がある。

1. 動作観察

　動作観察は、座位や立位などの静的姿勢や寝返りや起き上がり、歩行などの動的姿勢変換を伴った基本動作の観察、操作活動時の観察、さらに日常社会環境の中での動作を観察する。また動作内容については、状況に応じた適切な動作か、順序や組み立てはどうか、運動や姿勢を適切に調整できるか、特に動作の開始や維持、停止、運動パターンやスピード、タイミングはどうかなどである。

2. 机上テスト　(一般的な前頭葉機能テスト)

　机上課題による評価は、ある一定環境の中で、構造化された刺激による評価、分析が可能である。

表 1 テスト課題

- 抽象概念動作テスト
- Modified Stroop Test(Perrt, 1974)
　ステレオタイプの抑制障害の検査
- Recenecy memory(半田, 鹿島, 1989)
　新規制記憶、時間的順序に関する検査
- 位置異同検査(半田, 鹿島, 1989)
- Vygotsky Test(Haanfmann Kasanin, 1939)
　概念セットの転換検査
- Wisconsin Card Sorting Test(Milner, 1963 鹿島修正、法 1985)
　概念セットの転換検査
- Visual search Test(Teubr, 1964)
　視覚的注意の検査
- 自己中心的定位テスト(Teuber, 1964)
- Trail Making Test
- ロンドン塔課題(Schallice, 1982)
　企画能力テスト
- Frontal assessment battery FAB(B.Dubois, 2000)
- 標準高次動作性検査(日本失語症学会, 2000)
- 動物実験で用いられている課題
　遅延反応課題
　遅延交替反応課題
　遅延見本合わせ課題
　自己順序づけ課題
　GO/NO-GO 課題
　逆転学習課題

また、用いる評価バッテリーは、これまで前頭葉機能テストや高次脳機能テストとして多く用いられてきたテスト課題が、ある程度観察がしやすく動作の特徴をとらえることができ、客観的結果を残すことができる。用いられるテスト課題を(表1)に示し、そのうちのいくつかを簡単に紹介する。

❶抽象概念動作テスト

空のコップから飲むふりをすることや字を黒板に書くまねをする、患者は抽象的な概念による動作ができなくなる。また、さまざまな毛糸やおはじきの中から見本と同じ色の選択はできるが、よく似た色を選ぶといった抽象的カテゴリーでは選ぶことができない。

❷Frontal assessment battery FAB

前頭葉の検査の多くは複雑で、検査に時間がかかる。しかし、本検査は簡易的(10～15分で可能)で客観的評価が可能である。渕らはFABの紹介とWisconsin Card Sorting Testとの相関があることを述べている。

6項目の検査により構成され、18点が満点である。特に動作に関連する項目として、①運動の連続性をみる検査:ルリアの連続動作(こぶし、かたな、てのひら)を行う。②支持に対して矛盾した動作で応答する検査:検者が机を1打つと患者は2打つ、また、検者が2打つと患者は1打、つまり支持とは矛盾した連続動作を行う。③Go/No-Go検査:検者が2打つと患者は1打つ、1打つと患者は打たない、行動すること、しないことを検査する。④把握反応の検査、の4項目がある。

動作傷害は、動作が拙劣となったり、同じ動作を繰り返したり、動作の切り替えや抑制ができない、把握反応が出るなどの問題がみられる。

❸Wisconsin Card Sorting Test

前頭葉機能検査で最もよく用いられ、概念セットの障害の検査として知られ、分類・変換検査に属している。三角・星・十字・円の4種類の図形を赤・青・黄・緑の4色と1～4の数で印刷されたカードを用いた検査で、4枚の刺激カードの下に一枚ずつ反応カードを置いていくことが求められている。被検者は形・色・数の3つのカテゴリーのいずれかに従って検者の「正しいです。違います」のYes Noの反応で実施結果を判断、予測し遂行する課題である。動作の障害として、手渡された反応カードを分類カテゴリーで抽出することや、検者のYes Noの反応に対して動作の保続や混乱、継続や注意持続が困難となる。脳活動をPETで調べた研究では、前頭葉では、前頭連合野背外側部(46野、9野)活性化がみられている。

❹Trail Making Test

文字や数字の刺激と限定された空間内で、数字順や文字と数字の交互の概念セットの切り替えを交え、探索活動と線結びで遂行する。動作は、順序性に混乱が起きたり、最も最短での線の結びができなかったり、探索に時間と混乱がみられるなどの動作障害が観察される。

❺抹消課題、刺激の選択課題

多くの図形や色、数字や文字の刺激から目的とする刺激を選択したり、アルバートの線分抹消課題のように線の傾きと空間的配列といった頭頂連合野の機能との関連が強い課題などで評価する。このように刺激形態を変えることで前頭葉と側頭葉、頭頂葉など他の領域との関連で評価が可能と考える。抹消動作が円滑に行えなかったり同じ図形や線分を何度も繰り返し抹消したり順序と秩序性のある動作の遂行ができないなどの問題が起きる。

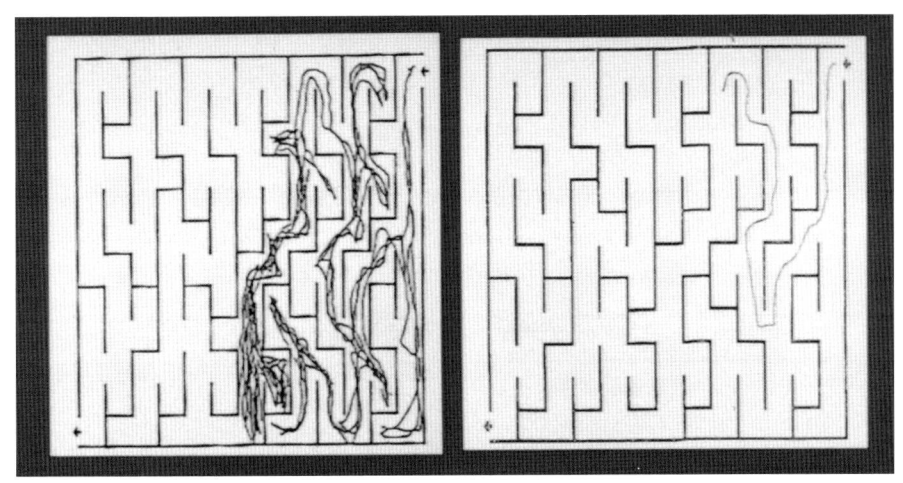

図 6 左：前頭葉皮質下損傷の迷路課題、右：頭頂後頭葉損傷

❻道具の使用

カンナで板を削る、釘を打つ、ハサミで切るなどの道具の使用において、ちょうどよい適切な仕上がりで道具の使用を止められなくなる。削り過ぎたり切り過ぎたりする。カンナかけでは台まで削り続けたという報告もある(Luria)。

❼ロンドン塔課題

企画能力テストで、赤・青・緑色のビーズ一個を、最初の位置から最少の移動回数で目標とされる位置に移す課題である。プラニングと組織的動作をみる。PETで調べた研究によると、前頭葉では前頭連合野の背外側部(46野、9野、10野)、帯状回前部、運動前野に活動がみられている。

❽描画その他テスト

・図形模写：＋を１つ○を２つ△１つの見本の模写や指示で＋＋＋と書いたり、＋○○○と続くなど動作の切り替えが起きにくい。

・塗り絵・自発画・迷路課題・おはじき構成課題：描画テストでは課題図形の模写や構成などから同じ場所を塗り続けたり、線を何度もなどる迷路課題では同じ道を行ったり来たりする(図6)。おはじき構成など円や十字の構成では渦巻き状におはじきを並べ続け目的とする形態の完成ができない(図7)。

❾コンピューター反応課題テスト

コンピューター課題によるテストは、前頭葉損傷の特徴を客観的にとらえるために有効な方法である。コンピューターにより一定の空間で一定の

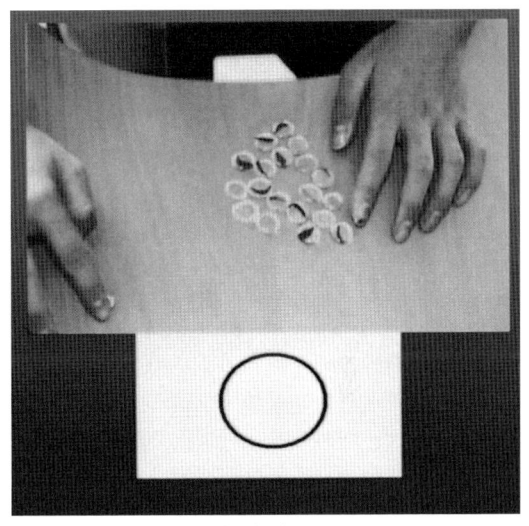

図 7 おはじき構成で保続がみられる
円形におはじきを並べることができない。

刺激を用いることが可能となる。われわれは、これまで霊長類で行われてきた前頭葉機能テストを改良し実施している。前頭葉損傷患者に特に著明な変化がみられる課題としては、注意シフト課題・遅延反応課題・NO/GO-NO課題などである(図8)。これらの課題刺激は空間的位置や形態変化の記憶やコンピューターの指示と反応を手がかりに動作を遂行する課題で、反応時間や到達時間、誤反応をコンピューターで記録する。前頭葉損傷患者は、これらの課題で反応時間の遅れや誤反応数など動作の障害を客観的に記録できる。また、

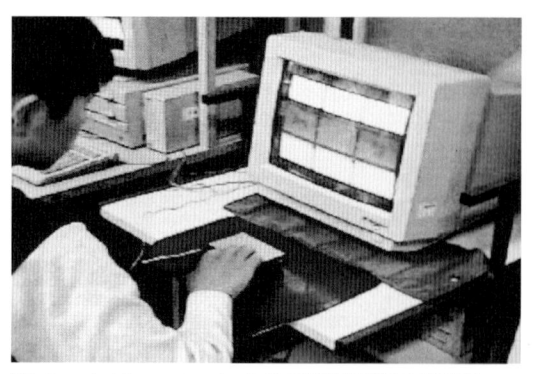

図 8 コンピューターによる視覚性到達反応課題
(京都大学霊長類研究所、三上作成プログラム)

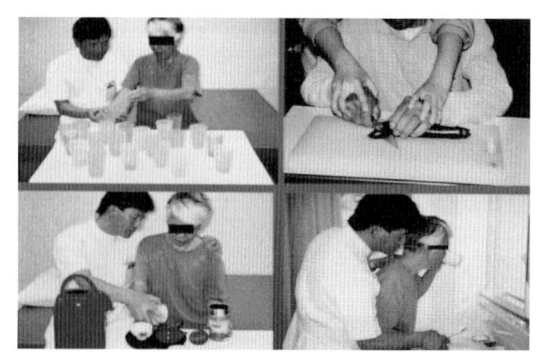

図 9 基本物体操作から日常生活場面での動作誘導の方法

動作傷害としては、場所や形態の記憶課題において、まったく別の場所や形態を選択したり、動作の開始が遅れるなどの動作障害が現れる。また一度混乱が起きるとその修正が非常に困難となり、同じ間違えを繰り返したり、手順がみだれ動作は拙劣となる。また、ある刺激から他の刺激への注意のシフトが起きなかったりまったく課題から注意がそれる、イライラする、場合によっては思考や動作が停止するなどの動作障害が観察される。

IV リハビリテーション

前頭葉損傷後の動作障害のリハビリテーションについて記載された文献は少ない。前頭葉性動作障害の多くは、内外の情報の選択や順序立てた動作の組み立ての誤りや混乱が原因になっていることが多い。リハビリテーションは動作障害の背景が、何であるか、いくつかの治療場面とその環境から受けている刺激と反応から分析し、セラピストの治療的介入による、課題または目的指向型のアプローチを実施することが重要となる。治療場面では、動作の準備となる基本動作治療、さらに単一・複数物品の操作の治療、ADLの実際場面や家庭、社会環境の中での治療へと変化させ実施する(図9)。また、セラピストは、課題遂行の場面で、その環境の調整や課題内容の選択を行う。混乱を起こした不適切な動作は、直接的にセラピストが徒手的に介入し、動作の異常を修正する。多くの動作障害は、動作の開始が遅れたり、開始した動作の停止、切り替えができなかったり、動作順序の誤りや混乱が起きるなどの問題がある。そ

の背景には、思考や注意のシフト、記憶の一時的な保持と操作といった問題が含まれている。治療課題や用いる動作は、簡単な課題から複雑課題、単純な動作から複雑な動作、これまで経験した記憶にある物品や環境から新たな物や環境へと変化させて用い、できるだけ混乱は起こさないようする。前頭葉性の動作傷害は混乱を起こしやすく一度混乱すると修正が困難となる場合が多いからである。

1．基本動作の治療

前頭葉に障害がある患者は筋緊張に問題がある。例えば、筋緊張が低下している場合では、体幹や上下肢の中枢部の低下が著しい。そのため姿勢は円背となり頭部は、下を向くことが多く、うつろで表情が乏しい。また、動作に伴って必要以上に過緊張になる患者では、対象物品を用いることで更に動作が固くなりぎこちない。また、動作遂行に伴い混乱が広がる患者がいる。このような患者は運動の開始や停止、切り替え、持続などに問題があり、さまざまな日常動作に影響がある。そのため動作開始前にセラピストがあらかじめ筋緊張の調整を徒手的に行ったり、動作遂行時に介入することで直接筋緊張を調整し、誘導することで状況に適した動作の学習を促す。また、セラピストは、誘導に対して患者がスムーズに追従できるように繰り返し実施する(図10)。

13-3. 前頭葉性動作障害

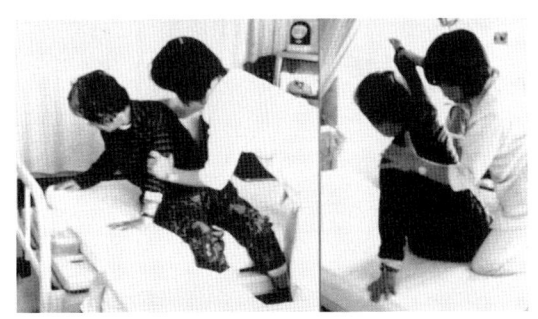

図10 ベッド上での基本動作の誘導
筋緊張の調整を行う。
(渕, 2002より引用)

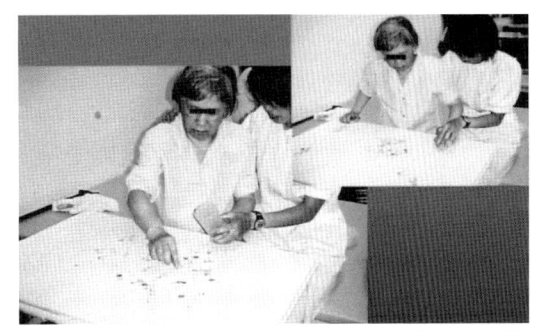

図11 多くの色おはじきから類似した同色の色を選択する作業
両手協応動作と選択活動をセラピストが徒手的に誘導する。

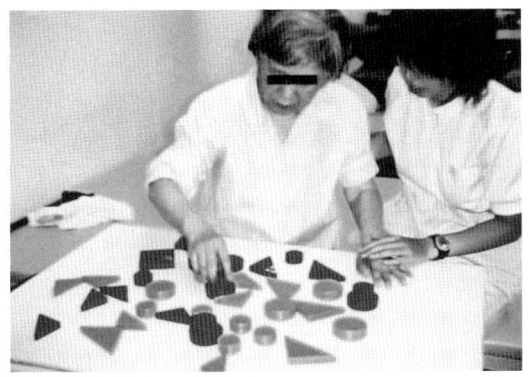

図12 形や色の種分作業
できるだけ動作の混乱を軽減するように徒手的誘導する。

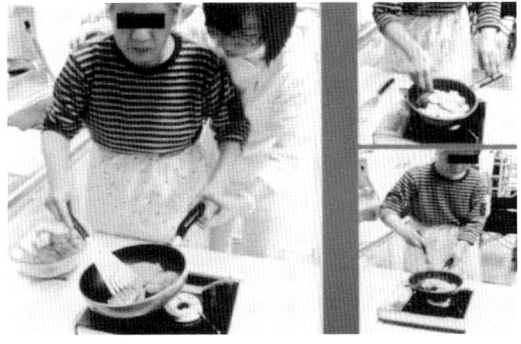

図13 調理動作での徒手的介入と動作の誤りの修正により調理動作が改善
右上：治療前、右下治療後
(渕, 2002より引用)

2. 単一・複数物体、物品の操作治療

　動作の障害の多くは、対象物に働きかける際に問題がより明確に現れる場合や反対に対象物がよりよい動作を誘発する場合がある。そのため対象物の種類、提示位置や数、その際の動作内容を変化させることで、調整を行う。できるだけ混乱が起きない範囲に設定し、一側上肢あるいは両手協応動作により、同形態と同色の比較的単調な物体を用いてのやや保続的な繰り返し移動動作から開始し、次第に形態や色の変化を与える。さらに分類作業や順序性のある操作活動へと移る。例えば、積木やおはじきなどを用いて、並べ替えや色分け、形の分類作業、構成課題など刺激の選択、動作の切り替えや、目的を変化させて動作を繰り返し経験させる（図11、12）。動作の保続や混乱を起こした場合は、セラピストが一端動作を停止し、適正な動作誘導により修正を加える。この際、バーバルコマンドによる調整は、慎重に行う。言葉かけとそのタイミングに注意し、過去の記憶を引き出すように用いたり、動作のイメージを広げる。また、思考力や自発性を促すような「次はどうする」といった疑問符的な言葉を選んで投げかける。また、動作のイメージングは、使用する物品や使用環境によっても誘発されるため、過去に用いた慣用物品や道具を用いる。さらに動作の遂行状況をフィードバックできるように、セラピストは「それでいいですよ」などの確認言語やほめるなど適時言葉をかける。

3. 日常生活、家庭場面での治療

　物体や物品だけでは日常場面で十分に般化しなかったり、日常場面がかえって混乱を起こす場合や逆に過去の動作や場面からの記憶が助けとなる場合がしばしばある。例えば女性症例の中には毎

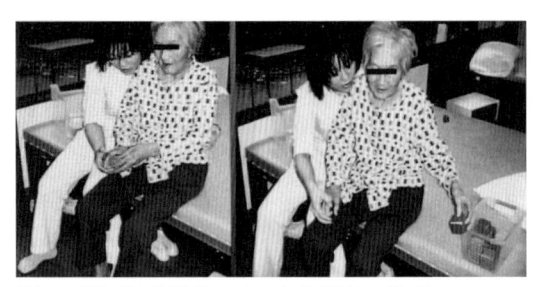

図 14 両手協応動作による把握反射の治療

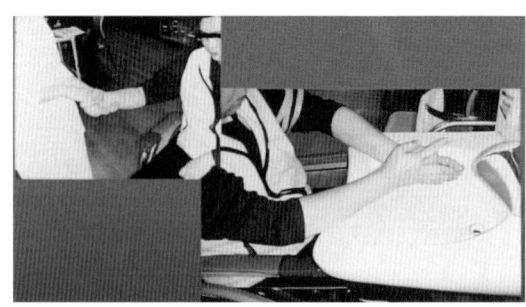

図 15 習慣化した動作（手洗い動作）では、把握反射がみられない

日習慣化していた家事動作のように、繰り返し学習されパターン化している動作、さらに調理することへのモチベーションも高い活動がある（図13）。動作は系列動作で複雑な過程であるにもかかわらず、非常に積極的に取り組み、わずかな介入でスムーズな動作が可能な症例もみられる。しかし、一般的には患者が混乱を起こしにくい、単一慣用物品の使用や慣れた使用環境の中で、系列動作の少ない課題から介入し、次第に系列動作の多い課題へ移行する。セラピストは物品操作同様いつでも動作誘導による介入が可能な体制で実施し、動作の開始が遅れたり、切り替えや順序を間違いを起こす前にすぐに介入し、誤りを繰り返すことは極力避ける。前頭葉損傷患者の多くは、混乱した場合の修正が非常に困難であるためである。混乱が始まった場合は、いったん動作を止め、バーバルコマンドで「次はどうする」と思考能力を高めたり、あるいは「昔はどうしてた」など記憶を引き出すような言葉を選んで手助けをする。

4．社会、公共環境での治療

駅や公共機関など人混みの中での目的地への移動、慣れない公共機器（切符を販売する券売機、改札機など）の利用場面やスーパーマーケットでの買い物などを治療場面として用いる。このような場面やレジの支払いなどでは、人混みや多くの物品、食料品などの刺激が多く、思考や動作の選択が複雑であることや時間的な制限も加わることで、より動作の混乱や戸惑いがみられる。このような混乱や戸惑いは、繰り返すことで慣れる場合もあるが、出かける前に目的地にあらかじめ予測できる状況を説明したり、その日の買い物メニューなど目的を明確にすることや人混みの少ない場所や時間帯を選んで実施する必要がある。また、いきなり目的動作に移るのではなく、スーパーなどの椅子にしばらく座り、その状況に慣れてから目的動作に移る。

Ⅴ 把握反射・反応のアプローチ

把握反射や反応は、前述したように、物品操作の問題はもちろん、衣服着脱時に袖に手がスムースに通せなかったり、トランスファー介助の際に車椅子のアームレストなど強く把握し、トランスファーがスムースに行えないなど問題がある。また同時に全身が過剰筋緊張となり、体幹や上肢、下肢が、セラピストや介護者の誘導に追従した姿勢変換が行えない。このような、把握反応が強い患者の上肢に対しては、積極的に重心移動を伴った視覚性到達運動を実施しする。セラピストは対象物をしっかりと把持させ、重心移動を伴った誘導により上肢の到達把持運動と手のリリースを繰り返し行う。また、両手の協応動作を積極的に行う（図14）。動作時は、手掌面に触圧刺激を加え、把握した後に反対側の手で把持物を受け取る。但し最初はリリースができないため対側て強引に引き取る動作から開始し、繰り返すことで把握とリリースの切り替えを学習する。また、マジックペンや太いペンでの描画活動などの持続的な物品の把持が必要な目的動作を用いて連続的な線引き動作など、体幹の動きを引き出すよう誘導する。また、手洗いなど日常の習慣化した動作を用いることで把握反応が軽減することがある（図15）。

VI 患者や家族への指導

　患者本人は、まったく自分自身の障害に無頓着な場合と、道具の強迫的使用のように自己の奇異な動作に嫌悪感を抱いたり、悩んでいる場合がある。また、家族もあまりの変化に気づき落胆したり、悲観的になっている場合と問題が明確にできず、イライラ感ばかりがつのる場合がある。治療者は、できるだけ患者の状態や特徴を具体的に説明するとともに、なぜそのような動作障害が起きているか説明する。そのため評価や治療場面を家族に積極的にみせたり、簡単な動作治療を体験させる。また、外泊時にできること、難しかったこと、自発的に取り組んだことなど、十分把握する。問題点をただ羅列するのではなく可能性に目を向けさせ、問題点の分析とその取り組みを促す。自発性がまったく低下している患者は別として、動作障害はすべての動作が困難なわけではなく、よく観察すると可能な動作や得意な動作があったり、与えられた環境により可能となる場合がある。また、患者の中には、積極的に取り組んだり、自律的動作として実施可能な場合があるため、たとえ少し間違った動作であっても自発性と動作の遂行をできるだけ援助することが新たな動作の獲得と修正に役立つ。

　▶まとめ◀　前頭葉性動作障害は損傷部位により現れ方やその原因もさまざまである。そのため動作の企画、遂行過程を、いくつかの評価を用いたり、目的指向場面で多面的に観察、評価分析する必要がある。また、治療も一場面では難しく、いくつかの場面を用いて、課題、または目的指向型アプローチの中で積極的な介入が必要である。

　　　　　　　　　　　　　　　　　（林　克樹）

参考文献

1) 前頭葉の機能とその障害．神経研究の進歩 37(1), 1993.
2) 失行とその周辺．神経研究の進歩 38(4), 1994.
3) 久保田競, 酒田英夫, 松村道一(編), 松波謙一, ほか(共著)：記憶と脳．サイエンス社, 東京, 2002.
4) 丹治　順, 古澤修治(編)：脳の高次機能．朝倉書店, 東京, 2001.
5) 酒田英夫, 外山敬介(編)：脳神経の科学Ⅱ．岩波書店, 東京, 1999.
6) 鎌倉短子(編)：高次神経障害．作業療法学全書, 協同医書出版社, 東京, 2002.
7) 林　克樹, 渕　雅子：観念の失行の評価と治療．OT ジャーナル 28(8), 1994.

14 音楽の障害

▶はじめに◀ 「音楽は歌うことから始まる」と音楽学者のSachs C(1943)は述べているが、音楽と言語は、人間の認知とコミュニケーションの普遍的な表現であり(Clarke, 1989；McAdams, 1987；Sloboda, 1985)、両者はその類似性・相違性によってしばしば比較されている(Aiello, 1994)[1]。

左半球の特定領域の損傷による失語症者では、非流暢発話のブローカ失語症者や、ほとんど発話がみられない全失語症者においても、馴染みのある歌のメロディを口ずさんだり、歌詞の一部を歌うことができる例が少なくない。失語症者は障害されていない右半球機能により、歌を歌ったり、音楽を聞いて楽しむことが可能であるといわれている。好みの音楽を聞いたり、歌ったりすることにより、楽しい気分になったり、自分に自信がついてきたり、何よりも音楽によって心を癒すことができる。

音楽の知覚、歌唱、楽器演奏、作曲などのさまざまな音楽活動と大脳の局在性については、古くから多くの人々により関心がもたれてきた。脳損傷の結果として生ずる音楽能力の障害である失音楽症は、失語症の臨床研究を通じて、多くの神経心理学者たちに注目されてきた。しかし、音楽能力は言語能力と比較し個人差が大きいため、音楽の脳内機構の十分な解明には至っていない。ここでは、失音楽症における音楽認知の問題を中心として音楽の障害について述べることにする。

I 失音楽症とは

失音楽症(amusia)(Wertheim, 1969)[2]とは、脳の障害によって生じた音楽機能に関連したさまざまな障害を示す包括的な名称である。"amusia"という用語は、1987年Steinhaisによって用いられ、1888年Knoblauchはこの用語を医学用語として位置づけた(Wertheim, 1969)。Benton(1977)[3]は、音楽的能力の障害を次のように記述している。

①運動または表現能力の障害
　a)口頭表現性失音楽症(oral-expressive amusia)：歌を歌ったり、口笛を吹いたり、ハミングしたりできなくなる。b)楽器性失音楽症(instrumental amusia)、または音楽失行(musical apraxia)：楽器を演奏できなくなる。c)楽譜失書症(musical agraphia)：楽譜が書けなくなる。
②受容的な側面の障害
　a)受容性または感覚性失音楽症(receptive or sensory amusia)：耳に聞こえるメロディが著しく弁別できなくなる。b)健忘性失音楽症(amnestic amusia)：知っているメロディが同定できなくなる。c)楽譜失読症(musical alexia)：楽譜が読めていた人が読めなくなる。
③音楽に対する情動反応の変質。

これらの障害のどれもが、単独で起きたり、合併して起きたりする。

失音楽症の研究は失語症の諸障害と関連させて論じられてきた。

II 失音楽症の歴史

19世紀の末から20世紀の初めにかけて、左半球が言語機能も音楽機能も優位であると考えられてきた。右半球損傷患者が体系的に検査されるようになってから、右半球損傷患者にも音楽機能障害があることがわかってきた。

言語能力と比較して、音楽能力に関しては健常者についての基準がないため、音楽の神経心理学的分野はいまだ解明されていないことが多い。従来より失音楽症の臨床例は、病前の音楽能力が把握できることから、音楽家であった患者の音楽能力の障害についての報告が主流を成している。

失語症を伴う失音楽症例の多くは、失語症患者の一連の検査によって、ことばの障害とともにさまざまな音楽的技能も喪失していたことが明らか

になったものである。

Benton(1977)[3]によると、失音楽症の初期の報告は、Proust(1866)の楽譜失読症の例が挙げられる。この例は失語症の音楽家で、楽譜が読めなくなったが音楽を認識する能力は残存しており、歌唱や楽器演奏、書譜は可能であった。数年後、さらにProust(1872)は2名の失語症患者における異なるタイプの音楽能力の喪失について報告した。第1例は読譜、楽器演奏、メロディの再認は可能であったが、ハミングにより歌うことができなくなっていた。第2例は音楽家で、メロディの再認、読譜、作曲などが可能であったが、ハミングで歌うことができなかった。Fischer(1867)の例は音楽教師をしている作曲家で、運動失語、受容失語の両方の障害を示していた。リズムパターンの弁別やメロディの再認、楽器演奏などは可能であったが、歌唱や読譜・書譜ができなくなっていた(Benton, 1977)[3]。

一方、失語症を伴わない失音楽症例もBenton(1977)[3]によって報告されている。Mann(1898)の例は優れた歌手であったが、右前頭葉を負傷した後歌唱や口笛吹きができなくなった。しかしメロディの再認はよく保持されていた。Jossmann(1926, 1927)もよく似た症状の音楽家の例を報告している。彼の症例は右総頚動脈の結紮と分岐での頚動脈瘤の除去後、失語症を伴わず一時的な左不全麻痺をきたした。しかし数カ月後の検査では、音高や強弱の認知は残存していたが、歌唱や口笛吹き、読譜ができなくなっており、自己の障害を認識していた。

このように、ひとたび失音楽の症状に関心が向けられると、さまざまな特色あるタイプの音楽能力の障害が観察され報告された。これらの初期の研究の中で最も包括的なものはEdgren(1895)[4]のもので、彼は特に解剖所見のある症例と関連させながら文献に批判的な分析を加えた。文献研究と自験例の分析から、タイプの異なる失音楽症が存在し、それらはタイプの異なる失語症と密接に関連していて、それぞれ別個の解剖学的基礎を有していることを明らかにした。

III 音楽と脳

中世の科学者は音楽性(musicality)は耳の内に存在すると考えていた。Willisは小脳が音楽機能の座であると信じ、一方Gallは人間の脳内に「音楽器官」が存在することを初めて主張した(Wertheim, 1969)[2]。失音楽症を生じる脳の局在をつきとめる試みは、解剖学的―臨床的症例の報告と関連して行われた。

1. 音楽家の失音楽症例

表1は、20世紀後半に報告された音楽家(プロ・アマチュアも含めて)であった失音楽症例をまとめたものである。表の7例中、右半球損傷をきたした3例(Botezらの例[5]、McFarlandらの例[6]、武田らの例[7])に音楽の表出面の障害である楽器性失音楽症がみられ、左半球損傷4例中3例(Wertheimらの例[8]、Brustの2症例[9])は楽譜の失読・失書がみられた。受容性失音楽症を示した2例(Wertheimらの例[8]、Mavlovの例[10])はいずれも

表 1 音楽関係者の失音楽症例

報告者	損傷側	職業	言語症状	音楽症状
Botez & Wertheim(1959)	右前頭葉(右利き)	アマチュア・アコーディオン奏者	プロソディ障害	アコーディオンの演奏困難 歌唱障害
Wertheim & Botez(1961)	左半球(右利き)	ヴァイオリニスト	軽度ウェルニッケ失語症	受容性失音楽症(楽譜の失読、絶対音感の喪失)
Brust(1980)例1	左側頭葉	音大生	失読・失書	楽譜の失読・失書のみ
Brust(1980)例2	左側頭頭頂葉	ジャズ奏者 ベース奏者	軽度混合性失語症	重度表現性失音楽症 楽譜の失読・失書
Mavlov(1980)	左側頭葉	プロの音楽家	初期非流暢性失語 →回復良好	重度受容性&表現性失音楽症が持続
McFarland & Fortin(1982)	右上側頭葉&縁上回	アマチュア・オルガニスト	失語なし	オルガン演奏困難
武田ら(1990)	右側頭葉	アマチュア三味線奏者	失語なし	三味線演奏困難 歌唱障害

表 2 ● 側頭葉切除術例の音楽認知の比較

報告者	用いた検査	切除後の成績
Milner(1962)	Seashore Test	右側頭葉切除群：低下(音色と音記憶) 左側頭葉切除群：なし
Shankwieler(1966)	dichotic melody test	右側頭葉切除群：術前より有意に低下 左側頭葉切除群：変化なし
Zatorre(1985)	馴染みのない メロディの異同弁別	右側頭葉切除群：統制群より有意に低下 左側頭葉切除群：有意差なし 左側或は右側の横側頭回切除を含む群 　　　　：統制群より有意に低下

表 3 ● 脳血管障害例のメロディ認知の比較

報告者	用いた検査	成績
Schulhoff ら(1969)	dichotic melody test	右側頭葉損傷群：統制群より有意に低下 左側頭葉損傷群：統制群より有意に低下
Barbizet ら(1969) Barbizet ら(1972)	童謡のメロディ認知 童謡のメロディ認知	左半球損傷群＜右半球損傷群＜統制群 左半球損傷群＞右半球損傷群
Gardner ら(1977)	馴染みのあるメロディ の認知	[歌詞]　　：左半球損傷群＜右半球損傷群 [イメージ]：左半球損傷群＞右半球損傷群
Shapiro ら(1981)	馴染みのある歌の誤り に気づく	左半球損傷群＞右半球損傷群
Peretz(1990)	メロディの異同弁別	右半球損傷群：全体的な形をとらえる 左半球損傷群：部分情報をとらえる

表 4 ● Dichotic listening 法による研究

報告者	左耳優位	右耳優位	両耳差なし
Kimura(1964)	メロディ		
Gordon(1970)	和音	数字	メロディ
Goodglass ら(1977)*	トーン	数字	
Gates ら(1977)	馴染みのない メロディ	馴染みのある メロディ	
北條ら(1979)	メロディ	数字、リズム	トーン
田崎(1982)*		数字	メロディ

＊印の被験者：音楽科学生

左側頭葉損傷と考えられ、馴染みのあるメロディの同定が困難であったり、絶対音感の喪失が生じていた。これらの報告例からも右半球あるいは左半球の損傷により、それぞれ異なる音楽機能の障害が生じうることがわかる。

2．側頭葉損傷例の音楽認知

症例研究とは別に、脳損傷患者を用いたグループ・スタディもなされている(Damasio, 1977)[11]。

❶側頭葉切除術後の音楽認知

左右いずれかの側頭葉の切除手術を受けた患者のグループに音楽認知検査を行った報告(表2)では、いずれの例も右側頭葉切除群は成績が低下していたが、左側頭葉切除群の成績には変化がみられなかった。Zatorre(1985)[12]では、左右いずれの半球であっても横側頭回の切除を含む群の成績が有意に低下していた。

❷脳血管障害例のメロディ認知

左右いずれかの一側半球の脳血管障害例に行ったメロディ認知検査の報告例(表3)では、左および右の側頭葉損傷群はともに統制群より成績が低下しており、ストラテジーの違いで左右の半球損傷群の成績が異なる傾向がみられた。

このような実験データや臨床データより、左半球損傷患者は右半球損傷患者と比べて頻度や程度は少ないものの、音楽認知が障害されていることが示された。

一方、脳損傷患者による研究とは別に、健常例を対象として音楽機能の大脳半球優位性を調べる

14. 音楽の障害

表 5 ● 音楽家と非音楽家のメロディ認知の比較による研究

報告者	検査方法	音楽家	非音楽家
Bever ら(1974)	モノラル	右耳優位	左耳優位
Johnson(1977)	Dichotic listening	右耳優位	左耳優位
Gamble ら(1977)	Dichotic listening	音楽能力の卓越した者のみ 右耳優位	その他 左耳優位
Gaede ら(1978)	モノラル[和音分析] [旋律分析]	左耳優位 右耳優位	左耳優位(音楽適性の高い者:右耳優位) 右耳優位
Zatorre(1979) Gordon(1980)	Dichotic listening Dichotic listening	左耳優位 左耳優位 (＊卓越者の半数:右耳優位)	左耳優位 左耳優位
Mazzucchi ら(1981)	Dichotic listening	左耳優位 (＊非音楽家より高頻出)	左耳優位
Morais ら(1982)	モノラル	両耳差なし	左耳優位

表 6 ● 音楽経験・音楽能力による音楽認知の比較

報告者	優位性の決め手	
Bever ら(1974)	音楽経験	＊音楽家:左半球優位(分析的) 非音楽家:右半球優位(全体的)
Gamble ら(1977)	音楽能力	高い音楽能力:左半球優位 その他 :右半球優位

表 7 ● 音楽認知課題の難易・ストラテジーによる比較

報告者	用いた検査	音楽家	非音楽家
Shanon(1980)	Dichotic(トーン)	課題(易):両耳差なし 課題(難):右耳優位	
Peretz ら(1987)	Dichotic(メロディ)		分析的アプローチ:右耳優位 全体的アプローチ:変化なし
Dowling(1978)	Dichotic(キャノン)	分析的なストラテジー:右耳優勢	分析的なストラテジー:右耳優勢

試みがなされてきた。

❸Dichotic listening 法による研究

健常大学生に行った Dichotic listening 法によるメロディ認知検査の報告例(表4)では、言語刺激である数字の聴取についてはいずれも右耳優位を示していたが、メロディに関しては左耳優位であるものと両耳差なしのものに分かれた。したがってこれらの結果から、音楽機能は言語機能ほど1つの半球への側性化はみられないこと、メロディの認知に関しては両半球が関与していることが示唆された。

❹音楽家と非音楽家のメロディ認知の比較

音楽家と非音楽家のメロディ認知に関する報告(表5)では、いずれの例も音楽家でない被験者の多くがメロディ認知検査で左耳優位を示していたのに対して、音楽家の場合は右耳優位と、左耳優位とに分かれていた。Gordon(1980)[13]の例では、音楽家の中でもとりわけ音楽能力の卓越した者のみ右耳優位であったことが報告されている。

❺音楽経験・音楽能力による音楽認知の比較

さらに音楽経験・音楽能力による優位性の遷移については、表6のような報告がある。Bever ら(1974)[14]は音楽経験が優位性の決め手と考えた。すなわち、音楽家の場合は楽器演奏など音楽の遂行に右半球が大きく関与するために、本来右半球機能であった他の音楽機能は左半球に移行し、音楽家は左半球で分析的なストラテジーを用いて音楽を認知すると考えた。しかし、この考え方は一般には魅力的であったが、Dichotic listening 法を用いた研究により全面的には支持されなくなった。

❻音楽認知課題の難易やストラテジーによる比較

音楽経験や能力の条件は同じであっても、音楽

認知課題の難易やストラテジーに着目すると、課題が難しい場合や、分析的なアプローチを用いた場合には右耳優位になることが報告(表7)されている。したがって、課題の難易や課題遂行のストラテジーによっても優位性が遷移すると考えられる。

以上より、音楽の認知にはそれぞれの音楽経験、課題の難易や遂行のストラテジーによって異なるものの、左右、両半球の側頭葉が関与しているといえるだろう。

3. 音楽の表出能力の障害

受容性失音楽の報告例ほどは多くないが、表出性の失音楽症についても報告されている。

❶右半球損傷による表出性失音楽症例

脳損傷の部位が明らかにされている表出性失音楽症例として、次の例が挙げられる。表1のBotezら(1959)[5]の例はアマチュアのアコーディオン奏者で、右前頭葉の脳腫瘍摘出術後に、音楽能力の受容面は保たれていたが、表出面、特にアコーディオンの演奏が困難となった。歌唱も困難となり、リズムやメロディの再生も不完全であった。本例は右半球損傷であったが、軽度の失語症がみられた。McFarlandら(1982)[6]の例は、正規の音楽教育は受けていないが、オルガンを弾くことができた例であり、脳梗塞の発症によりオルガンの演奏ができなくなった。失語症を伴わず、歌唱は可能であり、楽器演奏に選択的な失音楽が生じたことが特徴的であった。武田ら(1990)[7]の例は、脳出血により右上側頭回と横側頭回皮質下が損傷され、受容性の失音楽は伴わず、歌唱と三味線の演奏ができなくなった。武田らの報告によると、失語症を伴わない表出性失音楽がみられた文献例14例中13例は右半球損傷によるものであった。これらの例を通じて、音楽の表出面の機能は右半球の関与が大きいことが推察される。

❷脳損傷患者による研究

一側半球損傷患者における歌唱能力を比較した研究では、Shankweiler(1966)[15]によると、馴染みの歌を歌ってもらう場合、左側頭葉損傷患者と比べて右側頭葉損傷患者の方がより歌が苦手であった。Grison(1972)も同様に左右の一側半球損傷患者に馴染みの歌を歌ってもらった結果、両方の半球患者とも障害がみられたが、右半球損傷患者の方が左半球損傷患者と比べてより歌唱障害が認められた(Benton, 1977)[3]。左半球損傷患者における研究ではYamadori(1977)ら[16]はブローカ失語患者24名中21名が歌唱可能であったと報告している。右半球における歌唱の役割が示唆されるが、上手に歌うには両半球が障害されていないことが重要である。

Ⅳ 音楽能力の評価

前述のように音楽能力は個人差が大きく、そのため健常者の基準となる尺度を作ることが難しい。ここでは海外で使用されている音楽テストを中心に、筆者が失語症患者に行ったアンケート結果について述べる。

1. 失音楽症の研究のために開発されたテストバッテリー

❶Wertheim-Botezのテストバッテリー(表8)

非常に念入りに作られたテストバッテリーで、受容面では音色・メロディ・ハーモニー・リズムの認知、楽譜を読むテスト、表出面では歌唱および口笛を吹くテスト、楽器のテスト、楽譜を書くテストなど計45項目からなっているが、標準化はされていない。音の弁別や馴染みのある曲の再認など初歩的な部分のみ音楽家でないアマチュアの患者に適用されている(Wertheim, 1969)[2]。

❷Dorgeuilleのテストバッテリー(表9)

包括的で長過ぎず、実用的に使用できる体系的な検査である(Benton, 1977)[3]。

❸Grisonによる音楽的教養レベル(表10)

病前の音楽的機能のレベルを6つのカテゴリーに分けて評価する実用的な方法である(Benton, 1977)[3]。

2. 音楽適性テストバッテリー(Gordon, 1971)

表11は、標準化された音楽テストバッテリーとそれらの下位テストの一覧(Gordon, 1971)[17]である。これらのテストは、音楽学力の基礎となっている音楽適性を客観的に評価するために作られ

表 8 Wertheim-Botez のテストバッテリー

〈受容面〉
音色、メロディ、ハーモニー
　①音高判断の可否
　②絶対音感の有無
　③歌や口笛、楽器でだされた音群を再生する。
　④歌、楽器、レコードやテープで既知の旋律を聴かせ当てさせる。
　⑤既知の旋律を歌ってきかせ、イントネーションの誤りを指摘させる。
　⑥楽器音の認知
　⑦音程判断
　⑧長短和音の弁別
　⑨和音の中の数の認知
　⑩和音の中の音程の認知
　⑪音楽を聴いて楽譜に書き取る
リズム
　⑫何拍子であるか
　⑬ハンマーの音で示された単純なまたは周期的なリズムを再生する。
　⑭ピアノの音で示されたリズムをハンマーをたたいて再生する。
　⑮ピアノで演奏された旋律のリズムをハンマーをたたいて再生する。
　⑯打たれた拍子のテンポによって、何拍子かあてる。
緩急的、力動的要素
　⑰曲のテンポ（速いか遅いか）を記述する
　⑱曲のテンポのバリエーション（だんだん遅く、だんだん速く）を認知する。
　⑲曲の力動的なバリエーション（次第に強く、次第に弱く）を認知する
辞書的要素
　⑳楽譜の音符の名称を言う
　㉑音符、休止、符点の長さの同定
　㉒ソルフェージュ
　㉓音部記号、調、臨時記号（シャープ、フラット）、記号、拍子記号の名称を言う
　㉔補助の記譜法（例：*pp, Allegro, Fuga*, etc.）と略記法の説明

〈表出面〉
歌唱および口笛を吹くテスト
　（音色、旋律、ハーモニー）
　㉕指定された音を発声する
　㉖熟知の旋律の自発的歌唱および口笛吹き
　㉗ピアノの伴奏で自発的歌唱および口笛吹き
　㉘同じ調性の異なる声域で㉗と同じテストを行う
　㉙歌あるいはピアノで示された既知と未知の旋律を、声および口笛で再生する
　㉚自発的歌唱および上昇音階、下降音階、レガート（なめらかに）、スタカット（断音奏で）の模倣
（緩急的、力動的要素）
　㉛次第に強く自発的に歌う
　㉜次第に弱く自発的に歌う
　㉝次第に急速に自発的に歌う
　㉞次第に緩徐に自発的に歌う
楽器のテスト
　㉟病前演奏していた楽器の技能と操作
　㊱弦、鍵、ペダルなどの名称を言う
　㊲指示された音を出す
　㊳楽譜を見ずに自発的に曲を弾く
　㊴楽譜を見て曲を弾く
　㊵声を出してあるいは楽器で旋律を再生する
　㊶別の楽器を用いた曲を弾く
　㊷ピアノ、アコーディオン、ハープなどを、両手で曲を弾く
　㊸歌いながら伴奏する（病前、患者がしばしばそうしていたならば行ってみる）
楽譜を書くテスト
　㊹楽譜の模写
　㊺既知の旋律を五線紙に書く

(Wertheim(1969)より引用)

表 9 Dorgeuille のテストバッテリーで評価される機能

I．声楽的表現
　A．検査者が曲名を指示して、よく知られた歌を歌わせる。
　B．メロディを模倣して歌わせる。
　C．メロディを口笛で吹かせる。
　D．声、ピアノなどで提示された音を再生させる。

II．リズムの表現
　テーブルを叩いてリズム・パターンを再生させる。

III．楽譜を書く
　A．簡単な楽譜を筆写させる。
　B．音楽的な教養からみて適切な時、メロディを聴き取り楽譜に書かせる。

IV．音の弁別
　2つの音のうちどちらが高い音か答えさせる。

V．よく知っているメロディの区別
　フルートで演奏されるよく知られたメロディの曲名を答えさせる。

VI．音楽のタイプの区別
　各ジャンルで代表的な曲をフルートまたはピアノで演奏し、その音楽のタイプ（例：舞曲、軍楽、教会音楽）を答えさせる。

VII．楽器の区別
　ピアノ、バイオリン、オルガンなどそれぞれの特徴的な曲を演奏し、楽器を答えさせる。

VIII．読譜
　音楽的な教養からみて適当ならば、視唱をさせる。

(文献3)より引用)

表 10 Grison(1972)の音楽的な教養のレベル

1．音楽に関心を示さなかった。聴くこともしたがらなかった。
2．童謡や民謡のような、なじみのあるメロディを時々歌った。時々、ラジオで音楽を聴いた。
3．歌うことで楽しみ、「レパートリー」は増えつつあった。ラジオで音楽を批判的に聴いた。レコードを購入し、それを頻繁に聴いた。
4．楽器の演奏をしたが、理論や視唱の訓練は受けなかった。
5．楽器を演奏した。かなりの視唱力と一般的な音楽的知識がある。
6．実技・理論ともに優秀な音楽家だった。

(文献3)より引用)

たものである。

❶Seashore 音楽才能尺度（表12）[18]

初めて標準化された音楽適性テストで、テスト刺激は通常の楽器ではなく、音または周波数発振器などを用いたものであった。Seashore の功績は、従来行われていた音楽家の伝記や経験談を基礎に音楽適性をはかることを排し、音楽的才能を要素に分けて、それぞれの聴覚的鋭敏さを客観的に測定しようとした点にある。

❷音研式音楽能力診断テスト（表13）

日本文化科学社から刊行されている、わが国唯一の標準化された音楽テストである。幼児用～中学校用に分かれており、5段階（小学校用）、あるいは7段階（中学校用）評価ができる。しかし、全体的に問題数が少なく、信頼性は0.4～0.5、妥当性も必ずしも高くはない。

3．失語症発病後の音楽へのかかわり方の変化（アンケート調査より）

筆者（進藤ら, 1987)[19]は失語症54例（ブローカ失語32例、ウェルニッケ失語22例；全例とも左半球損傷）、聴覚失認（両側聴皮質損傷）3例の計57例に、失語症発病後音楽能力がどのように影響

14. 音楽の障害

表 11 音楽適性テストバッテリーの一覧

	聴覚的-音響的知覚	音の概念	リズムの概念	表現-解釈の概念	学力 技能	※
Seashore 1919-1960	音高弁別(発振器) 強度弁別(発振器) 時間弁別(発振器) 音色弁別(発振器)	音記憶(オルガン)	リズム記憶(発振器)	協和の好み*(音叉) *1919年版のみ		6
Kwalwasser-Dykewa 1930	音高弁別(発振器) 強度弁別(ピアノ) 時間弁別(ピアノ) 音色弁別(管楽器)	音記憶(ピアノ)	リズム記憶(ピアノ)	音運動(ピアノ) 旋律鑑識(ピアノ)	音高の記譜(ピアノ) リズムの記譜(ピアノ)	11
Wing 1939-1961		音記憶(ピアノ) 音高記憶(ピアノ) 和音記憶(ピアノ)		リズムの好み(ピアノ) 和声の好み(ピアノ) 強度の好み(ピアノ) フレージングの好み(ピアノ)		2
Tilson 1941	音高弁別(リード) 強度弁別(騒音計) 時間弁別(メトロノームと騒音計)	音記憶(オルガン)				1
Gaston 1942-1957		音楽的記憶:(ピアノ) 和音記憶(ピアノ)		音運動(ピアノ)	音高とリズムの記譜(ピアノ)	1
Kwalwasser 1953	強度弁別(発振器) 時間弁別(発振器)	音記憶(発振器)	リズム記憶(発振器)			1
Drake 1954-1957	テンポ弁別(メトロノーム)	音楽的記憶:(ピアノ)				2
Gordon 音楽適性プロフィール(MAP) 1965		旋律のイメージ(ヴァイオリン) 和声のイメージ(ヴァイオリンとチェロ)	テンポのイメージ(ヴァイオリン) 拍子のイメージ(ヴァイオリン)	フレージングの好み(ヴァイオリンとチェロ) 音とリズムの均整の好み(ヴァイオリン) 様式の好み(ヴァイオリン)		11
Bentley 1966	高音弁別(発振器)	音記憶(オルガン) 和音記憶(オルガン)	リズム記憶(オルガン)			1

※標準が明示されている得点の数
**「時間」の変化をも含んでいる項目もある。

(文献 17)より引用)

表 12 Seashore 音楽才能テスト

```
1960 年版(1939 改訂版に類似)
テスト数　6　音高、強度、リズム、時間、音色、音記憶
適用年齢　10 歳から成人まで
実施所要時間　約 1 時間
出版元　The Psychological Corporation 音楽学生用のより難しい形式のテスト「B」形式は 1939 年に出版されたが、それ以後回収されたままである。
音高　50 対の音　周波数差は 17 Hz から 2 Hz である。後の音が先の音より高いか低いか？
強度　50 対の音　強度の差は 4.0 dB から 0.5 dB である。後の音が先の音より強いか弱いか？
リズム　30 対のリズム・パターン　1 対の 2 つが同じか違うか？
時間　50 対の音　持続時間の差は 0.30 秒から 0.05 秒である。後の音が先の音より長いか短いか？
音色　50 対の音　各音は基音と第 5 倍音までの音からできていて、第 3・第 4 倍音の強度が変えられる。2 音は同じか違うか？
音記憶　30 対の音系列で、3 音、4 音、5 音のそれぞれ 10 項目からなる。どの音が違うか？
基準　各テスト別のパーセンタイルで、全得点の基準はない。4 年生から 5 年生、6 年生から 8 年生、成人の 3 種類。音高、リズム、音記憶で約 3,500 名(4 年生から 5 年生)、2,500 名(6 年生から 8 年生)に基づくが、この年齢では他のテストはもっと少人数に基づく(成人の水準ではどのテストでも 4,000 名以上)。
```

(Shuter, 1968 より引用)

331

表 13 音研式音楽能力診断テスト（日本文化科学社刊）

A．幼児用

問題番号	問題の種類	問題数	
1	強弱		4
2	リズム		4
3	高低	A	4
		B	4
4	音色		5
5	和音	A	4
		B	4
6	鑑賞		6

B．小学校下学年用

問題の種類			問題数
Ⅰリズム	1	2拍子・3拍子	4
	2	リズム譜	5
	3	異　　同	4
Ⅱ旋律	4	異　　同	6
	5	繰り返し	2
Ⅲハーモニー	6	異　　同	6
	7	終止感	3
	8	合　　唱	5
Ⅳ読譜	9	ふしあて	8
	10	ドレミ	6
Ⅴ創作	11	まとまり	3
	12	ふしづけ	3
Ⅵ鑑賞	13	感じあて	5

C．小学校上学年用

問題の種類			問題数
Ⅰリズム	1	2拍子・3拍子	4
	2	リズム譜	5
	3	異　　同	5
Ⅱ旋律	4	異　　同	7
	5	繰り返し	2
	6	長短調	4
Ⅲハーモニー	7	異　　同	8
	8	終止感	5
	9	輪唱	5
Ⅳ読譜	10	ふしあて	10
	11	ドレミ	5
Ⅴ創作	12	まとまり	5
	13	ふしづけ	3
Ⅵ鑑賞	14	感じあて	6

D．中学校用

問題の種類	問題数
1．リズム	4
2．メロディ	4
3．ハーモニー	4
4．読譜	3
5．演奏形態	3
6．鑑賞	3

を受けるか、Grison の評価法を参考にしアンケートを作成・調査した。病前、病後の音楽生活の変化を比較すると、重度の失語症例でも、病前好きだった曲は病後も楽しむことができ、斉唱やハミングで歌うことは可能だった。一方ブローカ失語群は病後、歌唱については、声が出なくなった（44％）、歌詞がはっきり歌えなくなった（41％）との訴えが多いのに比して、ウェルニッケ失語群では、歌詞が思い出せなくなった（18％）と語健忘による訴えがみられた。一方、聴覚失認例では、全例において音楽が楽しめなくなり、全く歌えなくなった。さらに音感が鈍くなり楽器演奏ができなくなった（67％）など、音楽知覚の障害による影響が強く示された。

▶おわりに◀　脳科学の進歩に伴って、今日では機能画像法を用いた研究により、音楽活動において賦活する大脳皮質領域が注目されている。複数の研究者の実験により、もはや音楽は右半球の所産であるとか、左半球のみの所産であると言い切ることはできない段階にきている。音楽活動は皮質領域のみの働きだけでなく、脳のほぼ全ての領域の活動が総合されたもの（岩田，2001）[20]と考えられる。

したがって、脳の多様な精神活動から由来する音楽の障害もまた多様であり、脳機能の解明にとって興味の尽きない領域といえよう。

（進藤美津子）

文献

1) Aiello R : Music and Language ; Parallels and Contrasts. Musical Perceptions, Aiello R(ed), Oxford University Press, p 40-63, 1994.
2) Wertheim N : The amusias. Handbook of Clinical Neurology, vol. 4, Vinken PJ, Bruyn GW, (eds), p 195-206, North-Holland Publishing Company, Amsterdam, 1969.
3) Benton AL : The Amusias. Music and Brain, Critchley M, Henson RA(eds), p 378-397, William Heinemann Medical Books Limited, London, 1977..
4) Edgren JG : Amusie(Husikalische Aphasie). Dtsch Z Nervenhlk 6, 1(1895). (Benton, 1977 より引用)
5) Botez MI, Wertheim N : Expressive aphasia and amusia following right frontal lesion in a right-handed man. Brain 82 : 186-203, 1959.
6) McFarland HR, Fortin D : Amusia due to right temporoparietal infarct. Arch Neurol 39 : 725-726, 1982.
7) 武田浩一, 板東充秋, 西村嘉郎 : 運動性失音楽を呈した右側頭葉皮質下出血の1症例. 臨床神経 30 : 78-83, 1990.
8) Wertheim N, Botez MI : Receptive amusia ; a clinical analysis. Brain 84 : 19-30, 1961.
9) Brust JCM : Music and language ; musical alexia and agraphia. Brain 103 : 367-392, 1980.
10) Mavlov L : Amusia due to rhythm agnosia in a musician with left hemisphere damage ; a non auditory supramodal defect. Cortex 16 : 331-338, 1980.
11) Damasio AR, et al : Musical Faculty and Cerebral Dominance. Music and Brain, Critchley M, Henson RA(eds), p 141-155, William Heinemann Medical Books Limited, 1977.
12) Zatorre RJ : Discrimination and recognition of tanal melodies after unilateral cerebral excisions. Neuropsychologia 23 : 31-41, 1985.
13) Gordon HW : Degree of ear asymmetries for perception of dichotic chord and for illusory chord localization in musicians of different levels of competence. J Exp Psycol Hum Percept Perform 6 : 519-527, 1980.
14) Bever TG, Chiarello RJ : Cerebral dominance in musicians and nonmusicians. Science 185 : 137-139, 1974.
15) Shankweiler D : Effects of temporallobe damage on perception of dichotically presented melodies, J Comp Physiol Psychol 62 : 115-119, 1966.
16) Yamadori A, Osumi Y, Masuhara S, et al : Preservation of singing in Broca's aphasia. J Neurosurg Psychiatry 40 : 221-224, 1977.
17) Gordon E : The Psychology of Music Teaching. Englewood Cliffs NJ, Prentice-Hall. 1971[徳丸吉彦(監訳) : 音楽教育の心理学, 21-65, カワイ楽譜, 東京, 1973]
18) Shuter R : The Psychology of Musical Ability. MetuendCo Ltd, kondon, 1968.
19) 進藤美津子 : 脳と音楽. 聴能言語学研究 6 : 1-11, 1989.
20) 岩田 誠 : 脳と音楽. メディカルレビュー社, 大阪, 2001.

15 脳梁

I 脳梁とは

　白質を形成する神経線維の中で、左右の大脳半球を連絡するものは交連線維と呼ばれる。これらの交連線維はいくつかの大きな束である交連線維束を形成している。脳梁、前交連(図1)、後交連、手綱交連、脳弓交連(海馬交連)などは代表的な交連線維束である。交連線維束により交連神経路が形成されるが、左右の大脳皮質を結合する3種の交連神経路、すなわち、古皮質(嗅脳)と一部の新皮質を結ぶ神経路である前交連、原始皮質(海馬)を結ぶ神経路である脳弓交連(海馬交連)、新皮質を結ぶ神経路である脳梁は特に重要である。中でも、脳梁は系統発生学的に最も新しく最も大きく発達し、約2億本の交連線維から形成されている。両大脳半球皮質の大部分の領域は脳梁の交連線維により連絡されているといってよい。その大部分は左右間の相対応する皮質部を連絡しているが、一部は相対応しない左右間の皮質部も結合している。

　解剖学的にみると、脳梁の構造は脳梁吻部、脳梁膝部、脳梁体(幹)部、脳梁膨大部に大きく分けられる(図1)。脳梁内の交連線維と両大脳半球皮質との連絡に関する局在的な対応関係については、吻、膝、体(幹)の各部とその移行部での局在、さらに体部や膨大部内での局在などがある程度明らかにされている。

II 脳梁の損傷

1．脳梁切断術

　脳梁切断術は主に薬剤抵抗性の重症てんかんの脳神経外科手術の1つである。脳梁切断術により、脳梁が離断されるだけでなく、他の交連神経路である前交連、海馬交連の左右連絡も断たれること

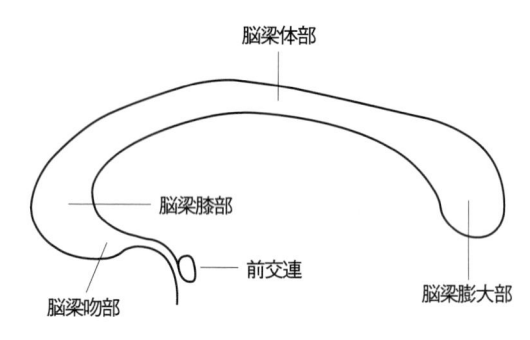

図1 脳梁の各部と前交連

がある。

2．Bristowe症候群(脳梁腫瘍症候群)

　Bristowe症候群[1]は脳梁部に発生した腫瘍に伴ってみられる脳梁症候群のほかに、注意の散漫、集中力低下、嗜眠傾向、不関性などの精神症状、進行性の不全片麻痺と反対側の錐体路徴候、記憶障害、てんかん様痙攣発作などを伴う症候群である。記憶障害は脳弓の障害によるとされる。本症候群は多形膠芽腫や悪性リンパ腫によることが多いとされ、腫瘍が側方に拡大したときには、知覚障害や運動障害が生じてくる。本症候群の特徴は大脳半球間離断による脳梁症候群だけでなく、半球内側部および半卵円中心の損傷の合併による片麻痺などの神経症状、記憶障害等の高次脳機能障害、精神症状を伴うことである。

3．Marchiafava-Bignami病

　本疾患は1903年、脳梁の脱髄、壊死がイタリアのワイン多飲者にみられたとして報告されたものである。その後、他の国でも同様症例の報告があり、ワイン以外のアルコールや栄養障害によっても生じることが報告された。

　本疾患の病理学的特徴は脳梁の最外層を残した

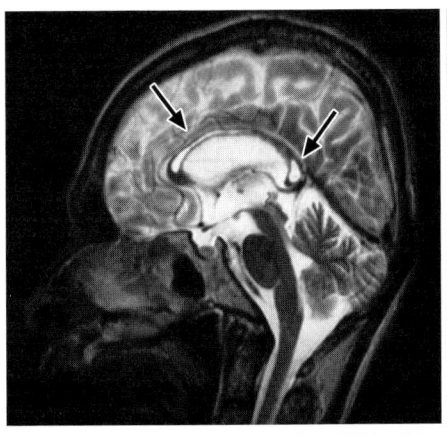

図2 Marchiafava-Bignami病のMRI T2強調画像矢状断
脳梁膝部、体部前部、膨大部に高信号領域が中心性に認められる。
(森山泰、ほか：精神医学 42：1181-1186, 2000 より転載．説明内容と図中の矢印は改変)

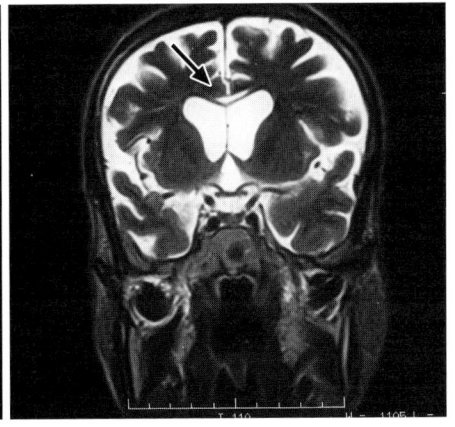

図3 Marchiafava-Bignami病のMRI T2強調画像冠状断
脳梁にブーメラン状の病変を認める。
(森山泰、ほか：精神医学 42：1181-1186, 2000 より転載．図中の矢印は改変)

中心性の脱髄、壊死であるが、症例により脳梁の障害される程度は異なる。脳梁のほかに、前交連や半卵円中心などにも病巣がみられることがある。

臨床症状としては、数分程度から数日続く昏睡がみられた後に、見当職障害、記銘力障害、前頭葉症状、けいれん発作、構音障害などの症状がみられる。また、慢性期には脳梁症候群がみられることが多い。頭部MRIが診断に有用であり、脳梁病変を明らかにすることができる(図2、図3)[2]。

4．脳梗塞

脳梁の支配動脈をみると、脳梁吻、脳梁膝、脳梁体部の前方は前大脳動脈からの脳梁周囲動脈の支配を受け、脳梁体部の後方と脳梁膨大は後大脳動脈からの後脳梁周囲動脈の支配を受けている。そのため、前大脳動脈や後大脳動脈の閉塞により、脳梁にも損傷が生じることが多いが、脳梁周囲動脈や後脳梁周囲動脈の閉塞では、より脳梁に限局された脳梗塞が生じる可能性が高い。

5．その他の脳梁損傷

脳出血、脳挫傷、多発性硬化症などによっても脳梁は損傷を受けることがある。

III 脳梁の欠損

1．脳梁無形成

脳梁無形成とは脳梁が先天的に欠損していることである。脳梁の完全欠損のことが多いが、不完全欠損[3)4)]のこともある。何ら支障のない生活を長年送っていた者が、何かの契機に頭部MRIやCTを受けたところ偶然、脳梁無形成を指摘されたといったケースが多い。一般的な神経心理学的検査を施行しても異常はないが、運動機能に関してはごく軽度の異常がみられやすい[3)]とされる。脳梁無形成では、残存する前交連などの他の交連神経路により、大脳半球間の機能連絡が行われるとされるが、各半球での新たな機能発達の可能性なども推測されている。

2．Aicardi's syndrome

Aicardiらにより1965年に最初の報告[5)]がなされた比較的稀な症候群である。脳梁の欠損、乳児期早期からの難治性の主に点頭てんかん、網脈絡膜の空隙、重度の精神遅滞を生じる基本的に女児にのみ発症する症候群である。X染色体短腕の部分異常によって起こるといわれている。脳梁の欠損は7割以上で完全欠損であるとされ、異所性の

灰白質など脳形成に関する他の異常も認められる。

IV 脳梁離断による障害

脳梁離断による障害を示すために脳梁症候群（あるいは脳梁離断症候群）という言葉が用いられている。大脳半球離断症候群や左右大脳半球離断症候群という用語は大脳交連線維損傷による症状を指している[6]が、脳梁症候群もこれらと同じようにより広い意味、すなわち脳梁だけでなく他の大脳交連線維の損傷を合併している場合にも使われることが多い。

19世紀末から20世紀初頭にかけ、半球間の連合機能における脳梁の意義は既に明快に証明されていた[7]が、脳梁症候群が明確にされるようになったのは、Gazzaniga、Bogen、Sperry[8]らが一連の研究を進めた1960年代からである。

損傷部位からみると脳梁症候群は大きく2つに分類される。つまり、1つは脳梁、前交連、脳弓交連という3種の交連神経路すべてが離断された場合の症候群（大脳半球離断症候群）である。そして、もう1つが脳梁にほぼ限局した損傷にみられる症候群である。後者にはさらに脳梁の一部分が切断された場合の脳梁症候群と脳梁がすべて切断された場合の脳梁症候群が存在する。部分的脳梁損傷例にみられる症候群の検討により、脳梁内の機能的情報伝達経路や、脳梁内の損傷部位とより細かな離断症状の関係が検討されている。また、全脳梁損傷例にみられる症候群の検討により、前交連、脳弓交連による大脳半球間の情報伝達などが検討されている。

本稿では、3種の交連神経路の全損傷にまず認められる障害を脳梁症候群にみられる障害（表1）として記載することとする。なお、左右をはじめから明示した方が脳梁症候群の種々の症状は理解されやすいこと、脳梁症候群の研究は実際、利き手が右である患者についての報告が多いことから、本稿では、患者の利き手が全例右であると仮定して、左右の症状を記載することとする。

表1 ● 脳梁症候群にみられる障害
1 左側にみられる障害
　（1）左側の感覚情報に対する言語化の障害
　　　a 左手の触覚性呼称障害
　　　b 左視野の視覚性呼称障害
　　　c 左視野の失読
　　　d dichotic listening test施行時の左耳に対する刺激語音の呼称障害
　（2）左手の失行
　（3）左手の失書
　（4）拮抗失行

2 右側にみられる障害
　（1）右手の構成失行

3 左側と右側の間にみられる障害
　（1）左右視野間の視覚情報の異同に関する判断障害
　（2）左右手間の体性感覚情報の交叉性対応障害
　　　a 左右手間の部位覚・触覚定位の交叉性対応障害
　　　b 左右手間の立体覚情報の異同に関する判断障害
　　　c 左右手間の手指パターンの交叉性対応障害
　（3）半球間の感覚運動連合障害
　　　a 左右側間の交叉性視覚（運動）失調

1．左側にみられる障害

❶左側の感覚情報に対する言語化の障害

ⓐ 左手の触覚性呼称障害

視覚を遮断した（時計のように音源を有していたり、歯ブラシのブラシの部分のように擦られて音を発する物品については聴覚入力も遮断した）条件下において、その名称を質問されたとき、言語優位半球と同側である左手で触っただけでは、その対象物の名称を呼称できないという障害である。

具体的には、被験者の左手の掌に対象物を1つだけ置き、呼称を行ってもらう。このような左手の触覚性呼称障害例においても、左手で複数物品の中から目的とするその対象物と同じ物品を選択することは可能である。また、複数の写真を見て、その中から対象物を選択することも可能である。さらに、左手で物品の使用を示すことも可能な場合があるが、失行のためできないこともある。一方、右手では触覚性呼称は可能であり、もちろん複数物品の中からの選択も可能である。実際の検査では右手ではなく、左手から検査をはじめ、左手での検査が終了した後から右手で同様の検査をする方が、これらの症状を明らかにさせやすい。

発現機序としては、左手から右半球へ入力された触覚性の感覚情報が反対側の左半球へ伝達され

ないため、情報が言語に置き換えられず、物品の呼称ができないと考えられている。

左手の触覚性呼称障害をきたす病変の脳梁内局在としては、部分的脳梁損傷の研究から脳梁後部が指摘され[9)10)]、脳梁後部の中では、特に脳梁体部後方が重視されている[11)〜13)]。

ⓑ 左視野の視覚性呼称障害

物品、写真、色などが右視野に視覚的に呈示されたときに、それらの名称を呼称することは可能であるが、左視野内にそれらが呈示されたときには呼称できないという障害である。

左視野から入力された視覚性の感覚情報は右半球に、右視野から入力された視覚性の感覚情報は左半球にそれぞれ伝達されるので、視線が眼球運動などにより移動して、対象となる視覚情報に対する視野側が変化しないように検査することが重要である。そのために、一側視野のみの刺激呈示に引き続いて生じる眼球運動を回避するため10分の1秒以下というごく短時間で視覚情報を入力させるタキストスコープが検査に用いられてきた。被験者には半透明のスクリーンの後ろ側に、その中心点を注視してもらいながら座ってもらい、被験者の反対側からタキストスコープでスクリーンに対して視覚刺激を瞬間露出させ、左右それぞれの視野に別々に視覚情報が入力されるようにする。

左視野の視覚性呼称障害をきたす病変の脳梁内局在として、脳梁体部後半から脳梁膨大部までが重要と考えられているが、同じ損傷であっても、刺激素材の性質により、障害の出現は一致しないことがあるという問題がある。これは、情報様式により、脳梁体部後部から脳梁膨大にかけての伝達経路の範囲が異なるためと考えられている。

ⓒ 左視野の失読

左視野の失読は上記の左視野の視覚性呼称障害の中に分類されることもあるが、本稿では区別した。右視野から左半球に入力された単語の音読と理解は保たれているが、左視野から右半球に入力された単語の音読はできないという障害である。

部分的脳梁損傷の場合、脳梁膨大部の切断により起こることから、左視野の失読は脳梁膨大部の障害により生じるといわれている。左視野の失読が生じる機序として、右半球に入力された視覚的文字情報が脳梁膨大部を介して左半球へ伝達され

ないため言語化されず、音読できないためと考えられている。なお、日本語の失読症状においては漢字の音読よりも仮名の音読の方が重度に障害されやすい[14)]。

ⓓ dichotic listening test 施行時の左耳に対する刺激語音の呼称障害

dichotic listening test とは、ヘッドホンを用いて異なる言語音を左右の耳にそれぞれ別々に、しかし左右同時に呈示して聴かせることにより、被験者の刺激語音の認知を調べる検査である。この検査において、右耳に呈示された語音は認知でき、その語音を呼称できるものの、左耳に呈示された語音を呼称できないという障害である。結果として、左耳の dichotic listening test の成績は右耳のそれよりも低下する。

聴覚伝導路には、左耳-右側頭葉、右耳-左側頭葉という交叉性経路のほかに、左耳-左側頭葉、右耳-右側頭葉という同側性経路が存在する。しかし、dichotic listening test では、この同側性聴覚伝導路は抑制され、主に交叉性経路が機能すると考えられている。聴覚的言語情報の認知は左半球で行われるため、脳梁症候群では、左耳から右半球へ入力された聴覚情報が左半球の言語野に伝達されない。したがって、左耳からの語音は認知されず、呼称することができない。

本障害をきたす病変の脳梁内局在としては、脳梁膨大部[15)]や脳梁体部後部[16)]が重視されているが、これらの部位で本障害が生じない[9)]こともある。

❷ 左手の失行

右手では正しく行える慣習的行為が左手では行えないという障害である。失行の古典的タイプ分類の中では、社会習慣上の意味を有する非客体動作の障害である観念運動失行が多い。言語による動作命令だけでなく、模倣にも左手の失行は認められるが、前者の方が後者より障害は強い。

失行の検査を右手から始めた場合、左手の成績が多少向上することもあることに注意が必要である。左手から言語命令を優先して検査し、なんらかの障害がみられたときには、その誤り方を詳しく記載する。次に、検者が実演した行為を被験者に模倣させてみる。

左手の失行をきたす病変の脳梁内局在としては、脳梁体部が重視されている。習熟動作の運動

記憶を優位に有する左半球が左手の運動を担う右半球から離断されているために、左手の失行は発現するというLiepmannらの古典的な見解[17]や、右半球は聴覚的言語理解には不十分で左半球から右半球への言語情報の離断のために生じるとするGeschwindらの仮説[18]が有名である。

❸左手の失書

右手では正確な自発書字や書き取りも可能であるが、左手ではそれらができず、意味不明な線になったり、目的とする文字とは異なる文字の一部を書き出したり、何も書けなかったりする障害である。

書き取りと写字を比較すると後者の方が容易なことが多い。左手の失書は失語や失行よる書字障害と質的に異なる障害である。

日本語の書字においては、仮名、漢字ともに文字自体を正確に書字できないことが多い。しかし、漢字と仮名の成績が解離する場合[11,19,20]もあり、両者の文字情報は異なる脳梁内ルートで伝達されている可能性が推測されている。

左手の失書をきたす病変の脳梁内局在としては、脳梁体部後半が重視されている[9,11,20]。書字に関する言語的情報が左半球から右半球に伝達されず、左手の書字動作機能が孤立するために、左手の失書は出現するのではないかと一般に考えられている。

❹拮抗失行

右手で意図的な動作を行おうとするときに、右手と同時に、あるいは右手の動作の後に、左手が不随意に、典型的には右手が目的とする動作とは反対の動作を行ったり、右手の目的とは関連のない動作を行ったりする障害である。拮抗失行は日常生活のさまざまな場面においても出現する。脳梁全切断術後にみられることが多いが、この場合は、拮抗失行のみが単独で出現することはなく、左手の失行や左手の失書などの他の脳梁離断症状が合併する。

2．右側にみられる障害

❶右手の構成失行

左手では立方体の透視図などの図形を模写するといった構成行為を正しくできるが、右手では左手に比べ時間がかかったり、立方体の模写も三次元が表現されないなど正確な構成行為ができなくなる障害である。模写だけでなく、手本を見ながらブロックを組み合わせるといった構成行為も右手では左手に比べ困難である。

本障害は、構成行為に必要な視空間的機能が右半球に優位にあり、視空間情報が右半球から左半球へ伝達されないために発現するとされている。

3．左側と右側の間にみられる障害

❶左右視野間の視覚情報の異同に関する判断障害

視覚以外の感覚様式が認知に使用されない画像を用いて、左視野と右視野にそれぞれ別々に、しかし同時に視覚刺激を呈示した場合に、それらの刺激内容の異同を判断することができない障害である。

例えば写真を用いた場合、右視野の画像はまず左半球に伝えられる。そして、半球離断がなければ主に脳梁を介して左半球から右半球にも画像の情報が伝えられる。また、左視野の画像はまず右半球に伝えられる。そして、半球離断がなければ右半球から左半球にも画像の情報が伝えられる。したがって、半球離断がなければ、左視野と右視野のそれぞれ画像の異同は容易に判断されるはずである。

しかし、左右大脳半球間の情報伝達が阻害されてしまうと、右視野の画像は左半球に伝えられても、左半球から右半球までは伝達されない。同様に、左視野の画像は右半球に伝えられても、右半球から左半球までは伝達されない。したがって、脳梁症候群では左右両視野間の視覚情報の異同に関する判断障害が出現しうると考えられている。

❷左右手間の体性感覚情報の交叉性対応障害

ⓐ 左右手間の部位覚・触覚定位の交叉性対応障害

被験者の視覚から被験者自身の両手を遮った状況で、検者が触れた被験者の(母指を除く)手指1本と同じ反対側の手指1本を、やはり反対側の手の母指で交叉性に定位することができない障害である。

左手から右手、あるいは右手から左手のいずれの方向についても、このような交叉性の対応が障害されている。なお、検者が触れた被験者の手指

を同側の親指で触ることは可能である。また、検査に際しては、左手の脳梁性失行や左手の触覚性呼称障害など他の脳梁離断症状との鑑別にも注意が必要である。

触覚情報が脳梁を介して左半球から右半球に、あるいは右半球から左半球に伝達されないために生じると考えられている。

このような体性感覚情報の交叉性対応障害をきたす病変の脳梁内局在としては、脳梁後部が重視されている[21)22)]。

ⓑ 左右手間の立体覚情報の異同に関する判断障害

閉眼させるなど、被験者の視覚から被験者自身の両手を遮った状況で、左右それぞれの手に1つずつ物品を同時に触れさせた場合、それら2つの物品の異同を判断することができないという障害である。また、片側の手で触れた物と同じ物を、反対側の手では複数物品の中から選択することもできない。

本障害は左右半球間で立体覚情報が伝達されないために発現すると考えられている。左右手間の部位覚・触覚定位の交叉性対応障害と同様に、本障害をきたす病変の脳梁内局在は脳梁体部後半が重視されている。

ⓒ 左右手間の手指パターンの交叉性対応障害

閉眼させるなど、被験者の視覚から被験者自身の両手を遮った状況で、検者により被験者の片側の手にとらせた手指パターンを、反対側の手で再現できないという障害である。

左手から右手、あるいは右手から左手のいずれの方向についても、このような交叉性の対応が障害されている。左手の失行や右手の構成失行などと鑑別するために、左右手間の手指パターンの判断障害を確認するという方法も行われることがある。この方法は検者が被験者の両手に同じ手指パターンをとらせ、左右の手指パターンが同じか異なるかを判断させるものである。

手指パターンの交叉性対応障害は一側の大脳半球に入力された位置覚情報が脳梁を介して反対側の半球に伝達されないことにより発現すると考えられている。本障害をきたす病変の脳梁内局在も脳梁体部後半が重視されている。

❸ 半球間の感覚運動連合障害

ⓐ 左右側間の交叉性視覚(運動)失調

片方の視野に呈示された点など視覚刺激の位置を正確に示したり、あるいはその対象物自体を正確に触ることが、視野と同側の手指では可能であるが、反対側の手指ではできないという障害である。

左視野-右手の視覚失調と右視野-左手の視覚失調の2つが存在する。なお、検査に際しては、被験者の視線が正中で固定されていることを確認することが重要である。

片方の視野に提示された視覚的位置情報は反対側の大脳半球に伝達される。一方、視野と反対側の手指運動が交叉性に正確に実現するには、視野と同側の大脳半球において位置情報との連合が必要である。つまり、視覚と手指の運動が正確に協調するには、視覚的位置情報が視野の反対側の大脳半球から、視野と同側の大脳半球に伝達されることが必要である。したがって、脳梁などの損傷により、両大脳半球間の視覚的位置情報が伝達されない脳梁症候群では、左右側間の交叉性視覚(運動)失調が出現すると考えられている。本障害をきたす病変の脳梁内局在としては、脳梁体部の後部背側部[23)]あるいは膨大背側部[24)]が重視されている。

(吉野文浩)

文献

1) 植木幸明:Bristowe症候群.日本臨床 35:476-477, 1977.
2) 森山 泰,三村 將,加藤元一郎,ほか:著明な情動不穏を認めた Marchiafava Bignami 病の1例.精神医学 42:1181-1186, 2000.
3) Bruyer R, Dupuis M, Ophoven E, et al : Anatomical and behavioral study of a case of asymptomatic callosal agenesis. Cortex 21 : 417-430, 1985.
4) 河村 満,八木下敏志行,小島重幸,ほか:脳梁無形成の磁気共鳴画像.脳と神経 37:1203-1210, 1985.
5) Aicardi J, Lefebvre J, Lerique-Koechlin A : A new syndrome ; spasm in flexion, callosal agenesis, ocular abnormalities. Electroenceph Clin Neurophysiol 19 : 609-610, 1965.
6) 杉下守弘:左右大脳半球離断症候群.神経研究の進歩 24:1099-1109, 1980.

7) 岩田　誠：脳梁損傷による半球間連合障害 (callosal disconnexion syndrome) について. 脳と神 26：161-170, 291-303, 1974.
8) Gazzaniga MS, Bogen JE, Sperry RW：Some functional effects of sectioning the cerebral commissures in man. Proc Nat Acad Sci 48：1765-1769, 1962.
9) Degos JD, Gray F, Louarn F, et al：Posterior callosal infarction；clinicopathological correlations. Brain 110：1155-1171, 1987.
10) Leiguarda R, Starkstein S, Berthier M：Anterior callosal haemorrhage；a partial interhemispheric disconnection syndrome. Brain 112：1019-1037, 1989.
11) Kawamura M, Hirayama K, Yamamoto H：Different interhemispheric transfer of kanji and kana writing evidenced by a case with left unilateral agraphia without apraxia. Brain 112：1011-1018, 1989.
12) Ihori N, Kawamura M, Fukuzawa K, et al：Somesthetic disconnection syndromes in patients with callosal lesions. Eur Neurol 44：65-71, 2000.
13) 野飼千津子, 能登谷晶子, 内山尚之：脳外傷により callosal disconnection を呈した 1 例. 失語症研究 21：216-221, 2001.
14) Sugishita M, Iwata M, Toyokura Y, et al：Reading of ideograms and phonograms in Japanese patients after partial commissurotomy. Neuropsychologia 16：417-426, 1978.
15) Sugishita M, Otomo K, Yamazaki K, et al：Dichotic listening in patients with partial section of the corpus callosum. Brain 118：417-427, 1995.
16) Alexander MP, Warren RL：Localization of callosal auditory pathways；A CT case study. Neurology 38：802-804, 1988.
17) Liepmann H, Maas O：Fall von linksseitiger Agraphie und Apraxie bei rechtsseitiger Lähmung. Journal f Psychologie und Neurologie 10：214-227, 1907.
18) Geschwind N, Kaplan E：A human cerebral deconnection syndrome；A preliminary report. Neurology 12：675-685, 1962.
19) Yamadori A, Osumi Y, Ikeda H, et al：Left unilateral agraphia and tactile anomia；Disturbances seen after occlusion of the anterior cerebral artery. Arch Neurol 37：88-91, 1980.
20) Sugishita M, Toyokura Y, Yoshioka M, et al：Unilateral agraphia after section of the posterior half of the truncus of the corpus callosum. Brain Lang 9：215-225, 1980.
21) Volpe BT, Sidtis JJ, Holtzman JD, et al：Cortical mechanisms involved in praxis；observations following partial and complete section of the corpus callosum in man. Neurology 32：645-650, 1982.
22) Risse GL, Gates J, Lund G, et al：Interhemispheric transfer in patients with incomplete section of the corpus callosum；anatomic verification with magnetic resonance imaging. Arch Neurol 46：437-443, 1989.
23) 河村　満, 平山惠造：脳梁病変による半球間離断症状と磁気共鳴像. 神経研究の進歩 30：461-473, 1986.
24) Ferro JM, Bravo-Marques JM, Castro-Caldas A, et al：Crossed optic ataxia；possible role of the dorsal splenium. J Neurol Neurosurg Psychiatry 46：533-539, 1983.

16 学習・記憶の障害

1 学習のメカニズム

▶はじめに◀ 人は生涯を通じてさまざまな事象を経験し、そこから多くの知識を獲得する。学習(learning)とは、数々の経験に基づいて行動が持続的に変化することを意味する。われわれの知的活動の多くは、学習を通して獲得、保持されている知識によって支えられている。学習という機能なくしては、人が知的な活動を営むことはできない。さらに、学習が成立するためには、以前の経験の保持、つまり記憶(memory)の能力が前提となる。そもそも学習が成功したかどうかは、学習内容が想起されたか否かによって決定されるからである。記憶が、かつて言語学習(verbal learning)と呼ばれていたことからもわかるように、学習と記憶は相互依存的な関係にあるということができる。

本稿では、これまでの学習研究で得られた成果の中でも、失語症や記憶障害などの高次機能障害を考えるうえで特に重要と思われる理論や法則について取りあげる。まず言語や概念、運動の学習についてこれまでの知見を紹介し、次いで学習全般にかかわる基礎的な知見、具体的には、学習における意識の役割や学習を阻害する要因について述べる。

◆ 言語の学習

「言語の学習」という用語には、実際、2通りの使われ方がある。その1つは、既に述べた「言語学習」という用語として使われる場合、すなわち「記憶」とほぼ同義で用いられる場合である。この場合は、言語を覚えたり思い出したりするプロセスやその内容などに焦点が当てられる。もう1つは、「言語の獲得」という意味で使われる場合である。近年の研究で「言語の学習」という場合には、むしろこちらを指すことの方が多い。この場合、子どもがどのように言葉や文法を獲得するか、あるいは母語を獲得した大人がどのように第2言語を獲得するか、などが研究対象となる。特に、子どもの言語獲得の研究は、認知発達研究の一分野として既に確立されており、言語獲得の際にある種の学習が求められる一方で、その学習を支える能力が子どもに生まれつき備わっていることが明らかにされつつある。ここでは、言語の獲得に関する近年の考え方を例を挙げて説明する。

子どもが「うさぎ」という言葉をどのように学習するかを例にとって考えてみよう(針生, 今井, 2000；Quine, 1960)[1][2]。母親と子どもが散歩中に偶然、飛び跳ねる白いうさぎに出会い、母親が「うさぎよ!」といって指差したとする。その時、うさぎというものにはじめて遭遇した子どもは、即座に「その動物がうさぎである」ということを学習することはできない。なぜなら、「うさぎ」という語が指し示す対象として、動物、毛の生えた生き物、飛び跳ねる、人から遠ざかるように逃げる、など、うさぎ以外にもかなり多くの可能性が考えられるからである。そのため、1度うさぎに出会って「うさぎ」と言われただけでは、その動物がうさぎだと理解することはできないはずである。「うさぎ」という語がある特殊な動物を指した言葉であるということを子どもが学習するためには、子どもがさまざまな場面でさまざまな種類のうさぎに出会い、その都度「うさぎ」という言葉を耳にするとい

う経験が必要となる。そのような経験を通して、「うさぎ」という語は、動物全般に対して命名されたものでも、「飛び跳ねる」動作に対して命名されたものでもない、ということを学習する必要がある。言葉の獲得には、ある程度の経験量が必要となるのである。

しかし、もし子どもが母語のボキャブラリーすべてについて、一つひとつ経験から学ぶとなると、かなりの認知的な負担がかかることになり、このように考えるのはあまり現実的ではない。ここにはある種の「制約(constraint)」が働いているという考え方が、今日の認知発達研究の知見である。子どもがすべての可能性を検討するための膨大な時間と経験量を必要とすることは想定されていないのである。すなわち、子どもがある言葉を無限の対象と結びつけることなく、適切な対象と結びつけるために、ある種の制約を設けて、効率的に言語学習をすすめているという考え方である(Markman, 1989)[3]。その制約とは、語を獲得する際の次のような前提、すなわち「ある語によって指し示されるのは、その事物の部分や属性ではなく全体である」(事物全体原理)、「1つの事物には1つの名称しか認められない」(相互排他性原理)などである。子どもがこのような前提を一種の信念(belief)として持っているからこそ、かなり速いスピードでボキャブラリーを増やしていくことができるというのが、近年、多くの研究者の支持を得ている考え方である(今井, 1997)[4]。

II 概念の学習

意味記憶障害や意味痴呆の症例にみられる特殊なカテゴリー知識の欠落について調べる際には、カテゴリー(例えば、生物)やカテゴリー事例(うさぎ、ひまわりなど)に関する知識がどのように学習されるのかを理解する必要がある。このような学習のことをカテゴリー学習(category learning)と呼び、概念学習(concept learning)と呼ばれる専門領域の一分野として、現在までに数多くの研究が行われている。では、これまでの概念学習の研究からは、どのようなことが明らかにされているのであろうか。

概念学習とは、人がさまざまな事物を経験することを通して、その集合的特徴を抽出し、分類すること(categorization)の学習を意味する。すなわち、概念学習は、帰納的学習の一種である。では、どのようなプロセスを通して概念が学習されるのであろうか。

概念学習ではまず、あるカテゴリーに属する事例(正事例)と属さない事例(負事例)を見分けるこ

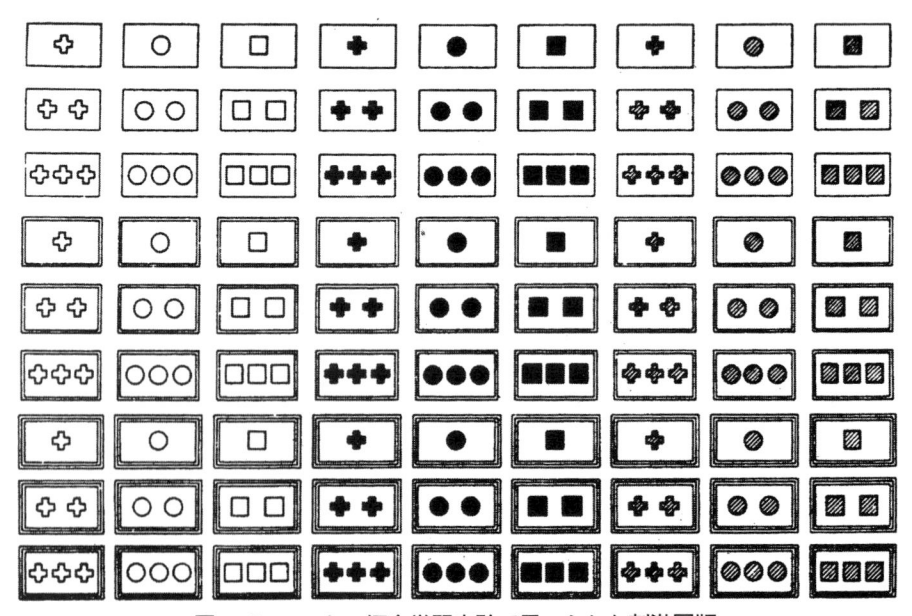

図 1 ● Bruner らの概念学習実験で用いられた刺激図版
(Bruner JS, Goodnow JJ, Austin JG：A Study of Thinking. Wiley. 1956 より転載)

とが必要となる。このプロセスを調べた初期の実験的研究として、Bruner らの実験が挙げられる (Bruner ら, 1956)[5]。この実験では、図形の形、色、数、枠の本数が異なる 81 個の刺激図版が用いられた(図1)[6]。実験者はあらかじめ「形が丸で、数が3個」などの概念を決めておき、被験者に1枚ずつ図版を選ばせ、それに対して正答(正事例)、誤答(負事例)のフィードバックを行う。これを複数回繰り返しながら、被験者が概念を獲得するプロセスを調べたのである。この実験を通して Bruner らは「定義的特性理論」を提唱した。この理論では、それぞれの概念にはそれを定義する特性が存在し、そのカテゴリーに含まれるか否かは、その定義的特性をもつかもたないかによって明白に分けられることが仮定された。

この定義的特性理論に基づいた概念学習を調べる課題の1つに、ウィスコンシンカード分類テスト(Wisconsin card sorting test；WCST)がある。この課題では、各カードに書かれた記号の形、色、数という3つの次元を通して、実験者の設定した概念を被験者がどの程度推測できるかを調べる。ここで問題とされる概念の形成や変換は、いずれも概念学習における重要な要素であり、その神経基盤として前頭葉の関与が指摘されている (加藤, 鹿島, 1996)[7]。

Bruner らの定義的特性理論はその後、「プロトタイプ理論」によって批判された(Rosch, 1975)[8]。Rosch の実験では、ニンジンやレタスなどの野菜の事例を数多く用意し、野菜としてどの程度典型的かを被験者に評定させた。その結果、平均評定値にはばらつきがみられ、「野菜らしい野菜」と「野菜らしくない野菜」があるということが明らかになった。Bruner らのいうように、もしも野菜に明白な定義的特性があるのならば、野菜と野菜でないものは、はっきりと分けられるはずである。Rosch の実験結果からは、「人は野菜の典型例(プロトタイプ)を経験を通して学習している」と解釈するのが妥当である。

このようなプロトタイプ理論に対して、その後、提唱されたのが「理論ベース理論」である(Murphy & Medin, 1985)[9]。そこでは、「カテゴリーの凝集性は、人が世界に関してもっている知識(理論)に依存する」という考え方が提案された。例えば、多くの読者は「実験に必要な物は何か」と尋ねられると、「机、椅子、ペン、紙」などと答えることができるだろう。机と椅子は家具、ペンと紙は文房具というカテゴリーだが、両者を一括してとらえるカテゴリーは存在しない。このことは、読者が「実験に必要な物」というような、いわば、必要に応じて作られるカテゴリーを保持していることを示している。このようなカテゴリーを「アドホックカテゴリー」と呼び、この種のカテゴリーの学習は、定義的特性理論やプロトタイプ理論では説明ができないとされている。

III 運動の学習

これまでに述べた研究では、主に言語材料や図形や絵などの非言語材料が使われていたが、現在までに、運動や技能の学習に焦点を当てた研究も行われている。スポーツや技術の習得には練習、すなわち反復試行が必要となる。このように、試行の積み重ねによって指先、手、足などの身体の動きが熟練されていくタイプの学習のことを運動学習、もしくは知覚運動学習と呼ぶ(篠原, 1998)[10]。

運動学習において特に重要なのは、現在の自分の運動が、目標となる運動とどの程度異なっているかを知ることである。このフィードバックされる情報のことを、結果の知識(knowledge of result；KR)と呼ぶ。さらに KR は、自分の運動が正しかったか誤っていたかのフィードバック(質的な KR)と、自分の運動がどの程度目標となる運動と異なっていたかのフィードバック(量的な KR)に区別され、それぞれが運動学習において重要な要素と考えられている。

運動学習の指標として用いられる課題には、マウスのダブルクリックのような単発的な動作で成り立つ離散課題と、鏡映描写のような一定時間の継続的な動作で成り立つ連続課題がある。そして、離散課題ではフィードバックが遅くなっても学習には影響しないが、連続課題ではフィードバックの遅れが学習にマイナスの影響を及ぼすことが知られている。

一般に学習には、短期間に連続して行う集中学習と、一定の間隔を置きながら長期間に渡って行う分散学習があり、分散学習の方が効率がよいことが知られている(Baddeley & Longman, 1978)[11]。これについては、運動学習でも同様の結

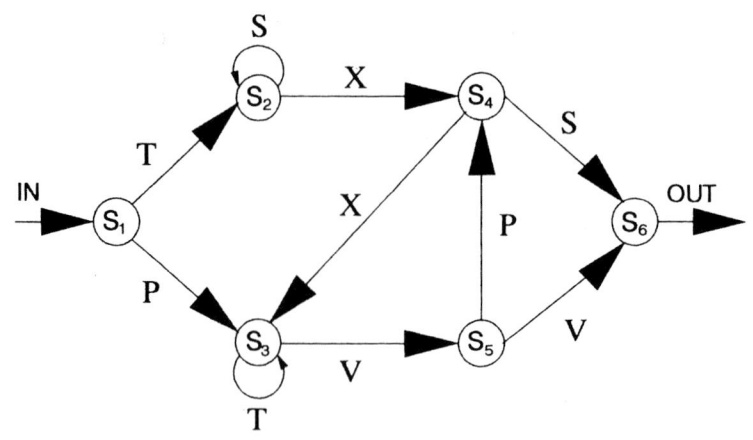

図 2 Reber の潜在学習実験で用いられた人工文法

注) S1 から S6 の順に進み、文字列が作成される。S1→S2→S4→S6 と進むと "TXS" が、S1→S3→S3→S5→S4→S6 と進むと "PTTVPS" が生成される。
(Reber AS：Implicit learning and tacit knowledge；An essay on the cognitive unconscious. Oxford University Press, 1993 より転載)

果が得られている(Adams & Reynolds, 1954)[12]。運動のリハビリテーションプログラムを開発するうえで重要な事実といえよう。

IV 学習における意識の役割

近年、健忘症患者を対象とした研究や、機能的 MRI などの脳機能画像技術を用いた研究から、学習時の意識性に注目が集められている(Aizenstein, et al, 2000；Reber & Squire, 1998；Reber, Stark, Squire, 1998；Smith ら, 1998)[13]-[16]。ある研究からは、意識を伴わない学習には視覚野における賦活の減少が、意識を伴う学習には視覚野、側頭葉内側部、前頭葉における賦活の増加などが報告されている(Aizenstein ら, 2000)[13]。では、これまでの学習研究では、意識性に関してどのようなことが明らかにされているのであろうか。

われわれが物事を学習する際、学習していることを意識できる場合とできない場合がある。前者を顕在学習(explicit learning)、後者を潜在学習(implicit learning)と呼ぶ(French, Cleeremans, 2002；村越, 松井, 1995；Reber, 1993；Stadler, Frensch, 1998)[17]-[20]。言語や技能の習得などを考えると、その大部分の学習には意識が伴っていないことがわかる。われわれの日常生活は、潜在学習によって獲得した知識や技能によって支えられているといっても過言ではなかろう。潜在学習の研究によく用いられる方法論としては、系列反応時間パラダイム(serial reaction time paradigm)と人工文法学習パラダイム(artificial grammer learning paradigm)を挙げることができる。以下では、それらの手続きを簡単に説明する。

まず、系列反応時間パラダイムでは、被験者はディスプレイ上に継時的に提示される複数(通常3～4個)の点のうち、いずれかが点灯したら、なるべく速くそれに対応するキーを押すことが求められる。どの点が光るかについてはあらかじめ実験者が規則を設定しておくが、被験者には規則があることを伝えない。その課題における被験者の反応時間を調べると、被験者が規則の存在に気づいているかの如く、試行を重ねるにつれ、徐々に短くなることが知られている(French, Cleeremans, 2002；Reber, 1993；Stadler, Frensch, 1998)[17][19][20]。このことを確証するために、課題遂行中にディスプレイの点灯を規則的な系列からランダムな系列に変えると、それに伴って反応時間が長くなることも知られている。そして、被験者の多くはその規則を言語的に報告することはできないのである。この課題を用いた神経心理学的研究からは、顕在学習では障害を示す健忘症患者が、潜在学習では障害を示さないことなどが明らかにされている(Reber, Squire, 1998)[14]。

一方、人工文法学習パラダイムでは、図2に示すような文法規則を用意し、この規則に沿った文

字列を複数作成し、それらを被験者に提示する。提示後、被験者には文法規則の存在を告げ、その後、テストとして提示する文字列が文法規則に合っているかどうかを判断させる。系列反応時間パラダイムと同様、被験者の多くは規則を報告することはできないが、文法規則に合っているかどうかの判断はできる（Reber, 1993）[19]。

これらのパラダイムを通して明らかにされたのは、われわれの学習には必ずしも「今、自分は学習している」という意識が必要とされないということである。言語や概念、運動の獲得には、少なからず、このような意識下の働きがかかわっていると考えられる。

V 学習を阻害する要因

われわれは誰しも、試験前などに「詰め込み勉強」をしようとして、まったく覚えられなかったという経験を一度はしているのではないだろうか。一般に、ある情報の学習が成立するためには、その学習の前後に、それを妨害する事象が起こらないことが望ましいとされる。しかし、日常場面ではさまざまな事象が偶発的に起こるため、そのような妨害の発生を阻止することはできないことが多い。

心理学では、ある事象の学習が妨害されることを干渉（interference）と呼び、2つの種類に分けられている。その1つは、順向干渉（proactive interference）と呼ばれるものであり、先に学習した情報が後の学習に及ぼす影響のことをいう。実験的には以下のような手続きによって干渉の程度を調べる。まず、いくつかの単語からなるリストAとBを用意する。そして実験群では、リストAの学習、リストBの学習、リストBの想起を順に行う。一方、統制群では、リストAの学習をせずに、リストBの学習と想起だけを行う。その結果、リストBの想起成績は実験群の方が低くなり、リストAの学習が、リストBの学習に干渉を及ぼしていることがわかる。順向干渉の程度は、想起成績の低下の度合いによって判断される。

干渉のもう1つは、逆向干渉（retroactive interference）と呼ばれるものであり、後に学習した情報が先の学習に及ぼす影響のことをいう。実験手順は以下の通りである。まず実験群では、リストAの学習、リストBの学習をした後にリストAの想起を行う。一方、統制群では、リストAの学習した後、リストBの学習をせずにリストAの想起を行う。その結果、リストAの想起成績は実験群の方が低くなり、リストBの学習が、リストAの学習に干渉を及ぼしていることがわかる。順向干渉と同様、逆向干渉の程度は想起成績の低下の度合いによって判断される。

臨床場面において、さまざまな認知障害をもつ患者に対してリハビリテーションを行う際、患者に学習内容を保持させ、記憶にとどめることが目標となる場面が少なくない。そのようなプログラムを考案する際にも、順向干渉や逆向干渉を最小限にとどめる工夫が必要となる。

▶おわりに◀　学習は、人のすべての精神活動に関与しており、学習機能なくしては、人が知的発達を遂げることはできない。さまざまな医療場面においても、学習能力の回復が最終的な目標となる場面が少なくない。このような場面において重要なことは、本稿で取りあげたような学習に関する基礎知識をいかに活用できるかである。学習障害をはじめとする高次機能障害の治療および回復に携る際、患者が学習のどのような側面に困難を示しているのかを、常に多面的に捉えることが必要であろう。

（梅田　聡）

◆文献

1) 針生悦子, 今井むつみ：語意学習メカニズムにおける制約の役割とその生得性. 心の生得性, 今井むつみ（編著）, p131-171, 共立出版, 東京, 2000.
2) Quine WVO：Word and object. MIT Press, 1960［大出　晃・宮館　恵（訳）：ことばと対象. 勁草書房, 東京, 1984］.
3) Markman EM：Categorization and naming in children；Problems of induction. MIT Press, 1989.
4) 今井むつみ：ことばの学習のパラドックス. 共立出版, 東京, 1997.
5) Bruner JS, Goodnow JJ, Austin GA：A study of thinking. Wiley, 1956.
6) 改田明子：日常的カテゴリの概念構造. 認知科学のフロンティアⅡ, 箱田裕司（編）, p65-91, サイエンス社, 東京, 1992.

7) 加藤元一郎, 鹿島晴雄：前頭葉機能検査と損傷局在. 神経心理学 12：80-98, 1996.
8) Rosch E：Cognitive representations of semantic categories. Journal of Experimental Psychology：General 104：192-233. 1975.
9) Murphy GL, Medin DL：The role of theories in conceptual coherence. Psychological Review 92：289-316, 1985.
10) 篠原彰一：学習心理学への招待. サイエンス社, 東京, 1998.
11) Baddeley AD, Longman DJA：The influence of length and frequency on training sessions on the rate of learning to type. Ergonomics 21：627-635, 1978.
12) Adams JA, Reynolds B：Effect of shift in distribution of practice conditions following interpolated rest. Journal of Experimental Psychology 47：32-36, 1954.
13) Aizenstein HJ, MacDonald AW, Stenger VA, et al：Complementary category learning systems identified using event-related functional MRI. Journal of Cognitive Neuroscience 12：977-987, 2000.
14) Reber PJ, Squire LR：Encapsulation of implicit and explicit memory in sequence learning. Journal of Cognitive Neuroscience 10：248-263, 1998.
15) Reber PJ, Stark CEL, Squire LR：Cortical areas supporting category learning identified using functional MRI. Proceedings of the national academy of sciences of the united states of america 95：747-750, 1998.
16) Smith EE, Patalano AL, Jonides J：Alternative strategies of categorization. Cognition 65：167-196, 1998.
17) French RM, Cleeremans：Implicit learning and consciousness. Psychology Press, 2002.
18) 村越 真, 松井孝雄：潜在学習. 認知科学 2：13-23, 1995.
19) Reber AS：Implicit learning and tacit knowledge；An essay on the cognitive unconscious. Oxford University Press, 1993.
20) Stadler MA, Frensch PA：Handbook of Implicit learning. Sage, 1998.

2 記憶のシステム

▶はじめに◀　Pavlov IP や Lashley KS をはじめとする偉大な先人たちによる動物を使った実験的研究が、優れた研究成果を上げてきたのにもかかわらず、前世紀の半ば頃には袋小路に入った観のあった記憶の神経基盤に関する研究の突破口となったのは、健忘症(amnesia)と呼ばれる患者群の発見であった。特に、1950年代にてんかんの実験的治療として両側の側頭葉内側領域を切除された結果、著明な記憶障害を呈した症例 H. M.(Henry Gustav Molaison：1926-2008)の登場は、脳の特定の領域と記憶の関係を立証した最初の例として非常に大きな意味があった。その後、70年代に入ると CT が、80年代には MRI が普及し、ウェルニッケ・コルサコフ症候群などの健忘症を呈するものの、死後の剖検によってしか病巣が確かめられなかった疾患についても画像診断が可能になり、健忘症患者の神経心理学的研究は、記憶の神経基盤の研究に独自の地位を占めるに至った。

ここでいう健忘症とは、①発症以後に生じた情報の獲得の障害である前向性健忘(anterograde amnesia)、②発症以前に獲得した情報の想起の障害である逆向性健忘(retrograde amnesia)、という2つの主要な障害を呈するにもかかわらず、③正常な注意のスパン、④正常な知的機能(知能検査で正常な成績を示す)、⑤正常なスキル学習の能力、の3つが保存されている患者群のことである[1]。

健忘症患者の研究から明らかになった重要な発見の1つは、定義の③〜⑤にも直接かかわっているが、当初は記憶の全般的な障害であると考えられてきた健忘症の患者でも、一部の情報については想起したり、新たに学習する能力が保たれていることである。この事実の最も素朴な解釈は、記憶が単一の神経基盤をもったシステムではなく、神経基盤を異にする複数のシステムが担っている機能の総称であるというものである。この立場は記憶の複数システム説と呼ばれ、現在では多くの研究者がこの立場をとっている。では、記憶にはどのようなシステムが存在するのだろうか。エピソード記憶と意味記憶の区分を提唱し複数システム説の先駆けとなったカナダの心理学者 Tulving E の高弟で、現在この領域で最も影響力の強い研究者の1人であるハーバード大学の Schacter DL ら[2]は、1999年までの研究成果をもとに、①作動記憶(あるいは短期記憶)、②エピソード記憶、③意味記憶、④手続き記憶、⑤知覚プライミング(あるいは PRS)、の5つの主要な下位システムが分離可能であると主張している。この見解については、細部に関してはさまざまな論議があるものの、記憶の複数システム説をとっている多くの研究者の間で概ね容認されている。そこで、本稿でもこの5つの主要システムを中心に論じることにする。

作動記憶(あるいは短期記憶)

1．短期記憶と長期記憶

初期の記憶の情報処理モデルでは、入力された感覚情報がその永続的な貯蔵庫である長期記憶(long-term memory；LTM)へ貯えられるまでに、一時的に保存される短期記憶(short-term memory；STM)というプロセスが想定されていた(図1)[3]。短期記憶内で情報は聴覚的なコードに変換されるが、短期記憶には数秒から数十秒という時間的制約と、7±2個(チャンク)という容量に関する制約が存在する。そのためにリハーサルを持続しなければ短期記憶内の情報はすぐ減衰してしまい、長期記憶へは転送されない。また、特定の刺激についてリハーサルが行われると、それによって短期記憶の容量が独占されるため他の刺激はそこにとどまることができない。

短期記憶と長期記憶を区別する根拠としては、記銘─自由再生実験の系列位置曲線における新近性効果(リストの最後の数項目の成績が高い)など

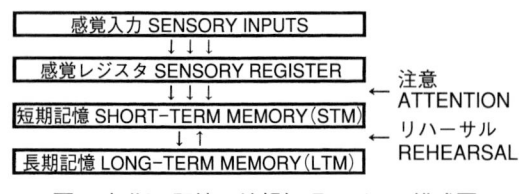

図 1●初期の記憶の情報処理モデルの模式図
(Atkinson RC, ほか：Human memory. 1968 を一部改変)

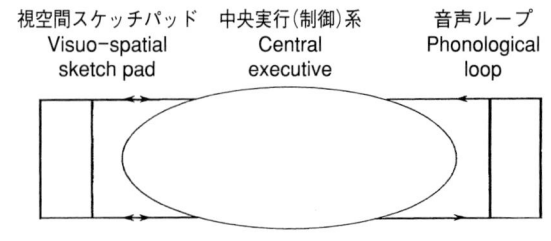

図 2●Baddeley の作動記憶モデル
(Baddeley AD, ほか：Working memory. 1986 を一部改変)

の実験的なものもあるが、最も強力な証拠は健忘症患者から得られたものであった。健忘症患者は、さまざまな記憶課題や、最近の出来事の想起で障害を示すのにもかかわらず、知能検査の数唱課題では正常な成績を示す。また、自由再生実験では顕著な障害が認められるにもかかわらず、新近性効果は保存されている[1]。

もう1つの証拠として、健忘症患者とまったく逆のパターン、つまり数唱などの短期記憶課題では重度の障害が認められるが（2桁の数唱でも難しい）、一般の記憶課題で測定される長期記憶は正常に機能している短期記憶症候群（short-term memory syndrome）と呼ばれる症例が60年代後半より散発的に報告されている[4]。健忘症と短期記憶症候群の間には機能の二重解離が成立するが、それは短期記憶が長期記憶とは独立したシステムであることの最も強力な証拠である。しかし、短期記憶に障害があっても長期記憶が正常に機能するという事実は、初期の情報処理モデルにおける短期記憶が長期記憶への情報の通路であるという仮定に反するものであり、短期記憶の機能は何なのかという点はかえって不明確になってしまった。

その問題への1つの回答として、短期記憶研究の第一人者であったイギリスの Baddeley AD は、短期記憶を、会話、読み書き、計算、推理、プランニングなど人間の日常生活における複雑な認知活動の遂行に必要な情報の一時的な保持に使用される作業空間であると仮定した作動記憶（working memory）モデルを発表した。

2．作動記憶

Baddeley は作動記憶も単一のシステムではなく、言語的情報の一時的保持を行う音声ループ（Phonological loop）、視空間的情報の一時的保持を行う視空間スケッチパッド（Visuo-spatial sketch pad）、それら2つの従属システムをコントロールするメインシステムである中央実行（制御）系（Central executive）という3つのシステムから構成されていると仮定している（図2）[5,6]。

短期記憶症候群では、この中の音声ループが障害されていると考えられる。確かに彼らの多くは視覚的な短期記憶課題（ブロック叩きスパンなど）では障害を示さず、聴覚性の短期情報保持と視覚性の短期情報保持が別のシステムに依存しているという発想はある程度妥当なものであると考えられる。音声ループの神経基盤については、これまで報告された症例の病巣の検討から左頭頂葉の下部、特に縁上回周辺が想定されている[4]。

それに対して、視空間スケッチパッドに関する研究は、音声ループの研究ほどは多くなく、神経基盤についても不明な点が多い。先に述べたブロック叩きスパン（ランダムに配置された9個のブロックが提示され、検査者がその中の数個を系列的に叩く。被検者にはそれを同じ順序で再現することが求められる）の成績は、右頭頂葉を中心とした広範な領域の損傷によって低下することがわかっている[4]。

当初、Baddeley[5,6] は作動記憶を構成する3つの下位システムの中で、最も重要なのは中央実行系だと述べているが、その性質については「まだほとんどわかっていない」と述べ、神経基盤についても同定をさけている。しかし、彼は中央実行系に関するモデルの候補として、Norman と Shallice が前頭葉機能のモデルとして提唱した SAS モデル[7]を紹介している[6]。前頭葉損傷患者は、知能テストでは知能指数の低下を示さないにもかかわらず、行動の開始困難や自発性の減退、保続や固着を含む認知ないし行動の転換の障害、行動の維持困難や中断、中止困難、衝動性や脱抑制、誤りの

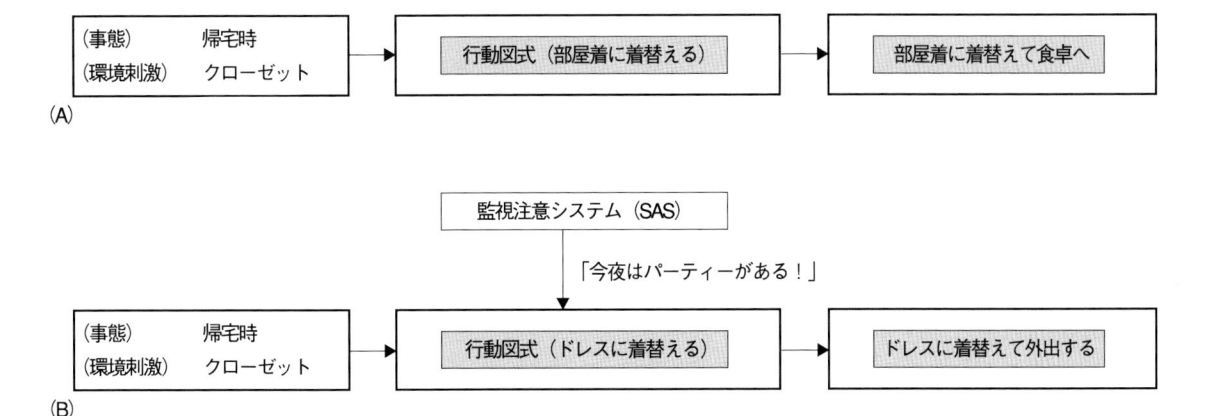

図 3 SAS モデルの模式図
(A)は競合スケジューリングによって自動的な行動図式の選択が行われる場合(日常の行動)、(B)は監視注意システム(SAS)による行動のコントロールが行われた場合(非日常的な行動)を示す。

修正困難などを示すことが知られている[7)8)]。

　SASモデルはこの前頭葉損傷患者の示す多様で複雑な行動上の障害を統一的に説明することを目的として考案された。SASモデルでは人間の日常行動は、行為の集合である行動図式(schema)によって達成されると仮定されている。行動図式は環境刺激によって自動的に駆動されるが、複数の行動図式間の共同や競合は、競合スケジューリング(contention scheduling)という機構によってある程度自動的に調整される。しかし、そのような自動的な調整システムを監視、制御するさらに高次のコントロールシステムとして監視注意システム(supervisory attentional system；SAS)が仮定されており、新奇な事態への対処や、柔軟な解決を可能にする(図3)。さしずめ、企業でいえば最高経営責任者(CEO)ということになろうか。彼らは前頭葉損傷による行動上の障害の多くが、このSASの障害として解釈することができると主張している。作動記憶、特に中央実行系の前頭葉仮説は、さまざまな神経精神疾患の病因研究にも非常に大きな影響を与えている[8)9)]。

II エピソード記憶

　エピソード記憶(episodic memory)は、個人の特定の経験や出来事についての記憶で、出来事記憶、生活記憶などとも呼ばれ、「今日の朝食のおかずは、目玉焼きとみそ汁だった」とか、「35年前、幼稚園の発表会で、浦島太郎の劇をやった」などがその例である。エピソード記憶には、①いつ、どこでの出来事であったかという時間的・空間的な属性が付随する、②その情報を検索する際に、思い出す(remembering)という意識(想起意識)が伴う、③その出来事が、自分自身の経験として意識される自己意識(autonoetic consciousness)が伴う、という3つの特徴がある[2)10)-12)]。

　現在では多くの研究者が、健忘症をこのエピソード記憶の選択的な障害であると捉えており、①症例H. M.や、単純ヘルペス脳炎患者で障害されている側頭葉内側領域(海馬、扁桃体、海馬傍回など)、②ウェルニッケ・コルサコフ症候群などで障害が認められる間脳領域(視床、乳頭体など)、③前交通動脈瘤破裂によるクモ膜下出血の患者でしばしば損傷される前脳基底部(Meynert核、側坐核、中隔核、Brocaの対角帯など)、の3つの領域が特に関係が深いと考えられている。しかし、人間の生涯にわたる膨大な量の出来事の情報が、それらのごく限られた領域に保存されているとは考えにくい。むしろ、情報内容そのものは側頭葉を中心とした大脳皮質連合野になんらかの様式で保存されており、今まで述べてきた領域は情報の書き込みや、読み出しに関係する部分ではないか

という考え方が主流となっている[1)10)]。

III 意味記憶

意味記憶(semantic memory)は、この世界の知識の記憶であり、単語などの言語性記号、その意味や概念、それが示す視覚的イメージ、文法や算術規則、有名人の顔、教科書的事実などを例に挙げることができる。また「私は、1981年に早稲田大学に入学して、85年に卒業した」などの個人の履歴書的な事項も、個人的な意味記憶(personal semantic memory)ということができる[2)10)-12)]。

意味記憶を独立したシステムであると考える臨床的な根拠の1つは、健忘症患者において、知能検査が正常であることからもわかるように、発症前に獲得した情報の想起という点に注目した場合、エピソード記憶に比べて意味記憶が保たれていることである[1)10)]。

二重解離の観点からは、その反対にエピソード記憶が保たれ、意味記憶が選択的に障害される場合があるかどうかということが問題になるが、原発性脳萎縮によって言語、特に単語の意味が表出面においても、また理解の面においても進行性に障害されるという特異な病態を示す意味性認知症(semantic dementia)と呼ばれる患者群が注目されている[13)]。発話は基本的には流暢であり、文法や音韻的な側面は比較的よく保たれる。しかし、カテゴリー名を与えられることによる名前の想起や、呼称などの課題は顕著に障害される。一般の失語症患者の呼称の障害では、名前は言えなくても用途を説明したり、使用するジェスチャーをすることが可能である(物の概念は保たれている)のに対して、意味性認知症患者はそれがなんだかわからないかのように振る舞う。また、正しい名前を教えても既知感を示さない。しかし、一般的な認知症の特徴である物忘れは意外に目立たず、服薬や、物の置き場所、スタッフとの約束などもきちんと憶えている。意味性認知症患者とアルツハイマー病患者を比較した実験研究では、アルツハイマー病患者が、より昔の出来事の方が最近の出来事よりも想起しやすい、また個人的な出来事よりも社会的な重大事件の方が想起しやすいのに対して、意味性認知症患者は昔の出来事よりも最近の、しかも個人的な出来事が想起しやすいという際だった対比が示されている。このように意味性認知症患者の研究はエピソード記憶と意味記憶の独立性という問題を考える上で、非常に興味深い問題を含んでいる。意味性認知症患者では側頭葉の限局性萎縮が目立つことから、意味記憶の神経基盤としては側頭葉新皮質(特に言語に関する知識は左側)が最も有力視されている[13)]。

IV 手続き記憶

手続き記憶(procedural memory)とは、運動やスキル(skill)に関する記憶である[10)11)14)]。山鳥[10)]はその基本的特徴を、「繰り返しによって、なんらかの目標点に達する速度が速まること、あるいは目標点に達するまでの運動パターンが熟達してゆくこと」であると述べている。手続き記憶には非常に幅広い課題が含まれるが、運動的スキル、知覚的スキル、認知的スキルの3つに分類することが多い。

運動的スキルは、自動車の運転やタイピングなどに代表される、練習によって身体で覚えるタイプの課題である。その獲得能力を定量的に評価するための課題としては、回転板追跡(高速回転する円盤上に設置された標的にできるだけ長い時間鉄筆で触れる)や、鏡映描写(鏡に映った星形の見本図形を手元を見ずに鉛筆でたどる)などが使用されることが多い[10)15)]。

知覚的スキルは、刺激の分析における速さや、正確さの向上によって表現される記憶で、代表的な課題としては、鏡に映った単語や文章をできるだけ速く読ませる鏡像文字読みなどが使用されている[16)]。

認知的スキルは、複雑な問題解決過程における、速さや正確さの向上によって表現される記憶で、手順はイメージとしては思い出せないが、手を動かせばなめらかに解決することができる課題とされている[10)]。Cohenら[17)]によって導入されたハノイの塔パズル(さまざまな変法がある)などが代表的な課題とされている。Cohenらは、健忘症候群の患者でもハノイの塔の成績が向上する理由について、パズルの深層構造についての知識を獲得するためであると述べている。

健忘症患者の手続き記憶については、非常に多くの研究が報告されており、健忘症患者でも保た

16-2. 記憶のシステム

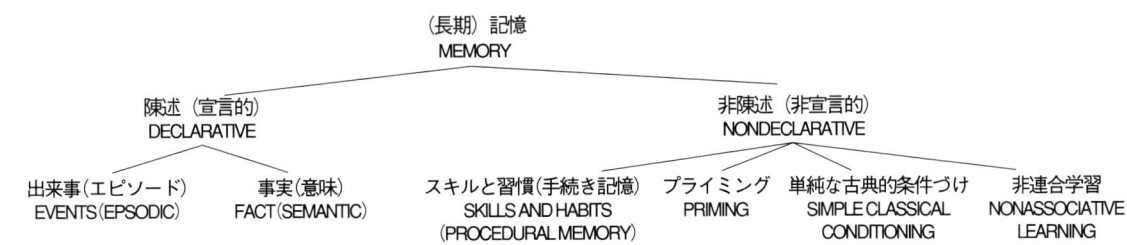

```
                        (長期)記憶
                         MEMORY
              ┌─────────────┴─────────────┐
         陳述(宣言的)                      非陳述(非宣言的)
         DECLARATIVE                      NONDECLARATIVE
         ┌────┴────┐         ┌───────────┬─────┴─────┬──────────────┐
    出来事(エピソード)  事実(意味)  スキルと習慣(手続き記憶)  プライミング  単純な古典的条件づけ  非連合学習
    EVENTS(EPSODIC) FACT(SEMANTIC) SKILLS AND HABITS    PRIMING    SIMPLE CLASSICAL  NONASSOCIATIVE
                                 (PROCEDURAL MEMORY)             CONDITIONING        LEARNING
```

図 4●Squire による長期記憶システムの分類(陳述記憶と非陳述記憶)(文献14)を一部改変)

れるというのが、既に一般的な見解となっている。手続き記憶の神経基盤については、その選択的な障害がパーキンソン病患者や脊髄小脳変性症の患者で認められることから、大脳基底核や小脳が関与していると考えられている[10)18)]。

V 知覚プライミング

知覚プライミング(priming)とは、同一刺激の先行提示が、その刺激が後に提示された際の処理に影響を与える現象である。その効果は通常は処理の促進(正のプライミング)であり、先行刺激の提示については想起できなくても生じる。この種の課題で最も代表的なものは、単語完成課題である。単語完成課題には、単語の文字を一部隠して、それを穴埋めさせるタイプ(例えば、精□統□)と、単語の語頭の綴りを与えて、最初に思いついた言葉を答えさせるタイプ(精＿＿＿)がある。これらは、いずれもその単語(精神統一)の先行提示によって、正答率や出現率が向上することによって、学習の証拠が示される。また、ノイズやグラデーションをかけた線画を同定される方法もある。健忘症患者にこの種の課題を行った場合、先行刺激やその提示の文脈を意図的には想起できないにもかかわらず、プライミング効果が認められることが報告されている[1)2)10)11)]。

Tulving[11)12)]や Schacter ら[2)]は、知覚プライミングが生じる理由として、知覚表象システム(perceptual representation system；PRS)と呼ばれる、単語や物品の形態や構造に関する知覚的な情報を操作する各感覚モダリティに特異的なシステムの存在を仮定している。知覚プライミングは視覚の場合に最も顕著であるが(他に聴覚、触覚でも生じることが確認されている)、視覚プライミングに関しては一次視覚野が存在する後頭葉から側頭葉にかけての領域が関係している可能性が高い[2)11)12)]。

VI 陳述記憶と非陳述記憶

これまでに述べてきた5つのシステムの中で、特に長期記憶に分類される、エピソード記憶、意味記憶、手続き記憶、プライミングについては、さらに大きなカテゴリーによって2つに大別することが多い。その1つが、健忘症の認知心理学的研究で著名なカルフォルニア大学サンディエゴ校のSquire LR による陳述(宣言的)記憶(declarative memory)と非陳述(非宣言的)記憶(nondeclarative memory)の2分法である(図4)[14)]。彼の区分は、扱っている情報をイメージ化すること(言葉や視覚イメージとして)が可能かどうかという点を基準にしており、可能なものが陳述記憶、不可能なものが非陳述記憶である。この基準によれば、エピソード記憶と意味記憶が陳述記憶に、手続き記憶とプライミングが非陳述記憶に分類される。また古典的条件づけなども非陳述記憶に分類されている。

VII 顕在記憶と潜在記憶

Squire の2分法に対して Tulving[11)12)]や Schacter ら[2)]は、情報の取り出し(検索)の過程における想起意識(思い出すという感じ)の有無を基準とした2分法を提唱しており、想起意識が伴うものを顕在記憶(explicit memory)、伴わないものを潜在記憶(implicit memory)と呼んでいる(表1)。この区分では、先の4つの長期記憶システムの中で顕在記憶に含まれるのはエピソード記憶のみで、他の意味記憶、手続き記憶、プライミングは潜在記憶の範疇に含まれることになる。また作動記憶(短期記憶)は顕在記憶に分類されている。

表 1 Tulvingによる記憶システムの分類（顕在記憶と潜在記憶）

主要システム	他の用語	検索時
1．手続き記憶 PROCEDURAL MEMORY	スキル学習 SKILL LEARNING 非陳述 NON DECLARATIVE MEMORY	潜在 IMPLICIT
2．知覚表象 PERCEPTUAL REPRESENTATION（PRS）	知覚プライミング PERCEPTUAL PRIMING 準記憶 QUASI-MEMORY	潜在 IMPLICIT
3．短期記憶 SHORT-TERM MEMORY	一次記憶 PRIMARY MEMORY 作動記憶 WORKING MEMORY	顕在 EXPLICIT
4．意味記憶 SEMANTIC MEMORY	知識システム KNOWLEDGE SYSTEM 包括記憶 GENERIC MEMORY カテゴリー記憶 CATEGORICAL MEMORY	潜在 IMPLICIT
5．エピソード記憶 EPISODIC MEMORY	自伝的記憶 AUTOBIOGRAPHICAL MEMORY 個人的記憶 PERSONAL MEMORY	顕在 EXPLICIT

（文献11）を一部改変）

VIII システム間の関係について

1．エピソード記憶と意味記憶の関係

　エピソード記憶と意味記憶の区分は、広く受け入れられているが、両者が完全に独立したシステムかどうかという点については、現在もなお論争が続いている。その争点の1つは、意味記憶の獲得についてである。一部の研究者は、意味記憶は直接獲得されるのではなく、当初エピソード記憶として獲得された情報が意味記憶へと移行すると仮定している。山鳥[10]は、意味記憶も当初はエピソード記憶として経験されるが、類似の事象が繰り返される中で、エピソードの特徴である場所や時間、感情などのマトリックスが捨象され、共通の心象部分だけが抽象され、概念化されると述べている。この立場に立てば、重い前向性健忘をもつ健忘症患者では、新しい意味記憶を獲得することは困難であると考えられる。それに対して、Tulvingら[19]は、頭部外傷による健忘症患者にエピソード記憶を伴うことなしに意味記憶を獲得させることに成功したという研究を発表し、両者の独立性を強調している。

2．エピソード記憶と手続き記憶の関係

　手続き記憶については、健忘症患者でも保たれるというのが、一般的な見解となっている。しかし、健常対照群を備えた研究を詳細に検討すると、健忘症患者の成績は、学習の効果は認められるものの、健常対照群よりも低い傾向がある場合が少なくない[1)10)14]。その点については、後述のプライミングの場合にもいえることであるが、手続き記憶課題とされている課題においても、そのすべてが手続き記憶によって支えられているわけではなく、一部はエピソード記憶にも依存している可能性が高い。健常者の成績は、エピソード記憶と手続き記憶との相互作用を反映しているが、健忘症患者の場合は手続き記憶にだけに支えられているため、学習効果は認められるものの、健常者の対照群よりも低い成績にとどまる場合が多いのではないだろうか。なお、山鳥[10]は経験の積み上げという観点から、エピソード記憶、意味記憶、手続記憶の連続性、相互移行性を強調している。

3．知覚プライミングと手続き記憶の関係

　刺激の1回の先行経験でも生じる知覚プライミングと、複数回の経験によって獲得される手続き記憶に関しては、異なったシステムであるという意見が優勢である。主に大脳新皮質（特に後半部）が障害されているアルツハイマー病患者と、大脳基底核が障害されるハンチントン病患者を比較すると、アルツハイマー病患者では手続き記憶は保たれるが、プライミングは障害されるのに対して、ハンチントン病患者では手続き記憶は障害されるが、プライミングは保たれるという二重解離を報告した研究もある[15]。

　しかし、両者の関係、特に知覚プライミングと、

知覚的スキルとの境界はかなり曖昧なものであり、敢えて別のシステムに分けることに対して異義を唱える研究者も少なくない[20]。

4．作動記憶とエピソード記憶、意味記憶との関係

Baddeleyの初期の作動記憶モデルでは、作動記憶と長期記憶の各システムとの関係については、曖昧なままであった[5)6)]。ところが、最近のPETやfMRIを使用した賦活実験の結果から、作動記憶と長期記憶の関係に注目が集まっている。Tulvingのグループの一連の研究によれば、記憶課題中の健常者のPETでは、記銘と想起のいずれの過程においても前頭前野の活動が認められる。しかも、エピソード記憶の記銘には左前頭前野(課題の性質によっては右も)が、想起には右前頭前野が特に活動する。また、意味記憶の想起には、エピソード記憶の記銘時と同じく左前頭前野が活動するという[12]。このように賦活実験の結果は、皮質前頭前野がエピソード記憶の記銘や想起、意味記憶の想起に重要な働きをしていることを示唆しているが、臨床研究においてこの領域を損傷した患者に健忘症が生じたという報告は稀である[1)10)]。

さらに興味深いことに、この前頭前野の賦活はエピソード記憶や意味記憶に関する課題だけでなく、作動記憶に関する課題においても認められる[12]。これらの事実を矛盾なく説明するための1つの回答は、前頭前野は記憶そのものというよりは、むしろ記銘や想起における方略、注意、動機づけなど、記憶のコントロール機能に関係しているというものである。作動記憶と長期記憶の関係についての検討は、長く棚上げに近い状態が続いていたが、他の高次の精神活動と同じく、中央実行系が記銘や想起のプロセスをコントロールしていると考えることで、両者の関係をある程度うまく説明できる。その場合の問題点の1つは、プライミングや手続き記憶における作動記憶の役割の説明である。プライミングや手続き記憶は、注意を向けなくても生じることから、作動記憶は関与していないと解釈してもいいのだろうか。しかし、認知的スキル課題であるハノイの塔が、作動記憶、特に中央実行系の障害を検出する課題としても使用されているなど両者の相互関係を示唆する知見も存在する[8]。作動記憶と非陳述記憶の関係については今後さらに研究が必要である。

▶おわりに◀　記憶の複数システム説について、研究者の間である程度コンセンサスが得られている5つのシステムについて概説した。但し、これらはあくまでも研究を進めるための作業仮説に過ぎず、研究の進展に伴って今後も変化し続ける可能性が高い。また、健忘症候群の患者における機能の解離について敢えて複数システムを仮定せず、単一システム内の情報操作の違いによって理解しようとする立場(処理説)からの研究も精力的に進められている[1)2)]。

（山下　光）

文献

1) Parkin AJ, Leng NRC：Neuropsychology of the amnesic syndrome. Lawrence Erlbaum, Hove, 1993.
2) Schacter DL, Wagner AD, Buckner RL：Memory Systems of 1999. The Oxford handbook of memory, Tulving E, Craik FIM (eds), p 627-643, Oxford University Press, New York, 2000.
3) Atkinson RC, Shiffrin RM：Human memory. A proposed system and its control processes. The psychology of learning and motivation, Vol. 2, Spence KW, Spence JT (eds), p 89-195, Academic Press, New York, 1968.
4) Vallar G, Papagno C：Neuropsychological impairment of short-term memory. Handbook of memory disorders, Baddeley AD, Wilson BA, Watts FN (eds), p 135-165, Wiley, Chichester, 1995.
5) Baddeley AD, Hitch G：Working memory. The psychology of learning and motivation, Vol. 8, Bower GH (ed), p 47-89, Academic Press, New York, 1974.
6) Baddeley AD：Working memory. Clarendon Press, Oxford, 1986.
7) Norman DA, Shallice T：Attention to action；Willed and automatic control of behavior (CHIP Report No. 99). University of California, San Diego, 1980.
8) Pennington BF, Ozonoff S：Executive functions and developmental psychopathology. Journal of Child Psychology and Psychiatry 37：51-87, 1996.
9) 坂村　雄, 鹿島晴雄：精神疾患とWorking Memory；Alzheimer型痴呆と精神分裂病における研究. 脳と精神の医学 8：89-94, 1997.

10) 山鳥 重：記憶の神経心理学. 医学書院, 東京, 2002.
11) Tulving E：Varieties of consciousness and levels of awareness in memory. Attention；Selection, Awareness, and control, Baddeley A, Weiskrantz L(eds), p 283-299, Clarendon Press, Oxford, 1984.
12) Tulving E：Brain/mind correlates of human memory. Advances in psychological science, vol. 2, Biological and cognitive aspects, Sabourin M, Craik F, Robert M(eds), p 441-460, Psychology Press, Hove, 1998.
13) Snowden JS, Griffiths HL, Neary D：Semantic-episodic memory interactions in semantic dementia；Implications for retrograde memory function. Cognitive Neuropsychology 13：1101-1137, 1996.
14) Squire LR：Declarative and nondeclarative memory；Multiple brain systems supporting learning and memory. Memory systems 1994, Schacter DL, Tulving E(eds), p 203-231, The MIT Press, Cambridge, 1994.
15) Heindel WC, Salmon DP, Shults CW, et al：Neuropsychological evidence for multiple implicit memory systems；A comparison of Alzheimer's, Huntington's, Parkinson's disease patients. Journal of Neuroscience 9：582-587, 1989.
16) Cohen NJ, Squire LR：Preserved learning and retention of pattern analyzing skill in amnesia；Dissociation of knowing how and knowing that. Science 210：207-210, 1980.
17) Cohen NJ, Eichenbaum H, Deacedo BS, et al：Different memory systems underlying acquisition of procedural and declarative knowledge. Annals of the New York Academy of Sciences 444：54-71, 1985.
18) Yamadori A, Yoshida T, Mori E, et al：Neurological basis of skill learning. Cognitive Brain Research 5：49-54, 1996.
19) Tulving E, Hayman CAG, Macdonald CA：Long-lasting perceptual priming and semantic learning in amnesia；A case experiment. Journal of Experimental Psychology；Learning, Memory, and Cognition 17：595-617, 1991.
20) Gupta P, Cohen NJ：Theoretical computational analysis of skill learning, repetition priming, and procedural memory. Psychological Review 109：401-448, 2002.

3 LTMの障害・健忘症候群（症候と評価法）

▶はじめに◀　健忘症候群の操作的診断基準はDSM-IV（Diagnostic and Statistical Manual of Mental Disorders, Fourth Edition）やICD-10（International Statistical Classification of Diseases and Related Problems, Tenth Revision）などによって提供されている。健忘症候群の診断基準を満たすためには、近時記憶 recent memory と遠隔記憶 remote memory の障害の存在に加えて、全般的な知的機能低下を認めないこと、即時記憶 immediate memory の障害を認めないことが必要とされる。全般的な知的機能低下が目立つ場合には、症候的には健忘よりも認知症の範疇に入り、即時記憶障害を認める場合には、せん妄などによる注意力や集中力の障害をまず最初に考える必要があるからである。ICD-10 研究用診断基準（ICD-10 DCR）[1]では、器質性健忘症候群、精神作用物質使用による健忘症候群の2つの健忘症候群が記載されている。両者に共通する診断基準項目を表1に示す。ここでも、失語、失行、失認、遂行機能障害など広範な機能の低下を認める場合には、健忘症状が明らかでも、健忘症候群の代わりに認知症と診断するべきであり、また、せん妄などのために意識が混濁している場合には、健忘症候群の診断を保留するべきと考えられている。

典型的で重度の健忘症候群を有する人は、直前に面会に来た家族や友人との会話内容を思い出すことができない。少し時間が経つと、家族や友人が来たという事実さえ思い出すことができないだろう。スポーツ選手などを話題にして過去のことを尋ねると、極めて遠い昔の事柄は比較的覚えているが、ここ数年のことはまったく知らないことに驚くかもしれない。時間をかけて反復すれば、簡単なことがらを新しく覚えることは可能なので、同じ住居、施設、病棟に長くいる限りは場所に迷うことはほとんどない。日常生活動作はおおむね自立しているか、声かけが必要なレベルである。話し言葉、表情や態度には明らかな異常はなく、日常の雑談的会話は普通に続けることができる。短時間話をしただけでは障害に気づかないかもしれない。

最も典型的な健忘症候群であるコルサコフ症候群の伝統的な診断基準では、前向性健忘 anterograde amnesia、逆向性健忘 retrograde amnesia、見当識障害 disorientation、作話 confabulation の4症状が強調されることがある。前向性健忘は健忘発症の時期以降に新しいことがらを学習できない症状であり、近時記憶障害にほぼ相当する。逆向性健忘は発症以前のことがらを発症からさかのぼって思い出せない症状であり、遠隔記憶障害にほぼ該当する。

近時記憶の障害

表1の診断基準（ICD-10 DCR）ではA(1)項に、「日常生活に支障をきたすほどの近時記憶障害」と記載がある。新しいことがらに関する学習、保持、想起という3つのプロセスからなる能力を評価す

表1 ICD-10 研究用診断基準による健忘症候群診断のための共通項目

A．次の2項を示す記憶障害であること
　（1）日常生活に支障をきたすほどの近時記憶の障害（新しいことについての学習障害）、および
　（2）過去の経験を想起する能力の低下
B．次のすべてを欠くこと（または相対的な欠如であること）
　（1）即時記憶の障害（例えば、数字復唱の試験において）
　（2）意識混濁や注意障害（周囲を認識する能力の低下、注意を集中、維持、転換する能力の低下）
　（3）全体的な知的能力の低下（認知症）
C．（この項目は健忘症候群の種類によって異なる）

ることになろう。日常生活の場面では、受けた電話の内容を忘れる、約束を忘れたり間違えたりする、同じことを繰り返し尋ねる、などの問題に家族が気づいているかもしれない。記憶障害がより重度になると、電話があったこと自体、約束があったこと自体を思い出せなくなる。本人が近時記憶障害に気づいていることもあるが、障害が重度になればなるほど、自分の近時記憶障害に気づかないことが多い。近時記憶障害が徐々に出現している場合や高齢者の場合には、同居している家族も症状を過少評価しがちである。臨床の現場では、前日の夕食や当日の朝食（どこで、誰と、何を食べたか）、病院や施設の外来で診察する場合には来院手段（誰と、どのようにして来たか）、入院または入所している場合には最近の面会者（いつ、誰が来たか）などを尋ねることになる。野球、サッカー、相撲など特定のスポーツに関する関心が深いとわかっている場合には、最近のスポーツの結果を尋ねることもできる。このような話題は、相手に不快感を与えることが少なく協力を得やすい。誰でも知っているはずの大きな社会的な事件が直近に起きている場合には、そのことについて尋ねることも可能である。近時記憶について調べるのであれば、その事件が記憶障害の発症後に起きたことを確認しておく必要がある。

　神経心理学的検査で近時記憶をチェックすることも可能である。神経心理学的検査を利用する最も大きなメリットは、年齢や教育歴に応じた標準データをもとに障害の程度をより客観的に記述できる点である。これらの検査に共通する構造は、単語、文章、図形などを学習させ、その直後に想起を促し（即時再生 immediate recall）、さらに、簡単な引き算など干渉課題をはさんだあとで、再び記憶の想起を求める（遅延再生 delayed recall）というものである。健忘症候群では近時記憶と遠隔記憶には著しい障害を認めるが、即時記憶（典型的な即時記憶課題は、電話番号程度の連続した数字を聴覚的に提示し、復唱させる課題であろう）には問題が生じないことが一般的である。記憶障害を考える場合には、即時記憶課題の成績ではなく、近時記憶課題である遅延再生の成績に最も注目する必要がある。

　日本の臨床の現場で最も広く用いられている簡便な記憶検査は、改訂長谷川式簡易知能評価スケールの中に含まれている課題であろう。改訂長谷川式簡易知能評価検査では、桜、猫、電車という3つの単語を記憶することを指示し、即時再生をさせることによって情報がインプットされたことを確認し、次に実施する計算（100−7と93−7）と逆唱（3桁と4桁）が干渉課題として働いたあとで、前述の3つの単語の遅延再生を求めている。自発的に遅延再生ができない場合にはカテゴリー名（植物、動物、乗り物）をヒントとして与えることになる。自発的な正答には各2点、ヒントによる正答には各1点が与えられる。

　最も標準的で詳細な近時記憶の神経心理学的検査は、ウェクスラー記憶検査改訂版（Wechsler Memory Scale-revised；WMS-R）であろう。ウェクスラー記憶検査改訂版は、いくつかの下位検査から成り立っている。精神統制、図形記憶、論理的記憶1、視覚性対連合1、言語性対連合1、視覚再生1、数唱、視覚性記憶範囲、論理的記憶2、視覚性対連合2、言語性対連合2、視覚再生2である。これらの課題の素得点から算出される指標は、言語性記憶、視覚性記憶、総合記憶、注意力・集中力、遅延再生の5つである。指標は平均が100、標準偏差が15になるように調整されているので、指標が70（平均値−2標準偏差）だと2パーセンタイル、指標が85（平均値−1標準偏差）だと16パーセンタイルに位置づけられる。

　論理的記憶1は日本語にして120〜160文字の長さの物語を記憶させる課題である。視覚性対連合1は無意味図形と色彩を視覚的に組み合わせて提示し記憶させる課題である。言語性対連合1は「金属」と「鉄」のような2つの単語を組み合わせて提示し記憶させる課題である。視覚再生1は幾何学的な図形を記憶させる課題である。論理的記憶1と言語性対連合1から言語性記憶の指標が、視覚性対連合1と視覚再生1から視覚性記憶の指標が算出される。総合記憶の指標は、言語性記憶と視覚性記憶から計算される。論理的記憶2、視覚性対連合2、言語性対連合2、視覚再生2は、論理的記憶1、視覚性対連合1、言語性対連合1、視覚再生1で記憶したものと同じ内容を遅延再生させるものである。これらの4つの課題の成績から遅延再生の指標が求められる。

　数唱、視覚性記憶範囲は、遅延再生の干渉課題としても利用される一方、精神統制課題とともに、

注意力・集中力の指標の算出に用いられる。数唱課題では、聴覚的に提示された数字を反復することが求められる。順唱は最高 8 桁まで、逆の順番に反復する逆唱は最高 7 桁までが検査される。視覚性記憶範囲課題は、紙上にランダムに配置された 10 カ所の場所を、検者が指で示した順序の通りに指で示すように求める課題である。数唱と同様に、順方向は最高 8 カ所まで、逆方向は最高 7 カ所まで検査される。数唱と視覚性記憶範囲は即時記憶の課題である。即時記憶が一般に保たれている健忘症候群では、ウェクスラー記憶検査改訂版の注意力・集中力の指標には大きな問題が生じないことが典型的であり、注意力・集中力の指標と比較して、遅延再生の指標がどの程度低下しているかが重要になる。

その他の代表的な検査としては、言語を用いた言語性記憶検査として Rey Auditory Verbal Learning Test (RAVLT) が、図形を用いた視覚性記憶検査として Rey-Osterrieth Complex Figure Test (ROCFT) がある。Mitrushina ら[2]に両検査の標準データが多数集められている。

RAVLT では、15 の単語を聴覚的に提示し即時再生させることを 5 回反復したのちに、干渉課題として別の 15 語の即時再生を行い、その後に最初の 15 語に対して干渉後再生課題と干渉後再認課題が行われることが一般的である。また、20 分ほどの時間をおいたあとで、さらに遅延再生課題と遅延再認課題を行うこともある。ターゲットの 15 語として Rey[3]による原法では、Drum, Curtain, Bell, Coffee, School, Parent, Moon, Garden, Hat, Farmer, Nose, Turkey, Color, House, River を用意している。また、干渉課題の 15 語には、Desk, Ranger, Bird, Shoe, Stove, Mountain, Glasses, Towel, Cloud, Boat, Lamb, Gum, Pencil, Church, Fish が用いられている。後に Lezac[4]は、同程度の難易度をもつ第二の課題として、Book, Flower, Train, Rug, Meadow, Harp, Salt, Finger, Apple, Chimney, Button, Key, Dog, Glass, Rattle をターゲットとし、Bowl, Dawn, Judge, Grant, Insect, Plane, County, Pool, Seed, Sheep, Meal, Coat, Bottle, Peach, Chair を干渉とする方法を開発している。

ROCFT は、図1に示すような複雑図形[5]を模写し、一定時間の干渉課題のあとで想起するように

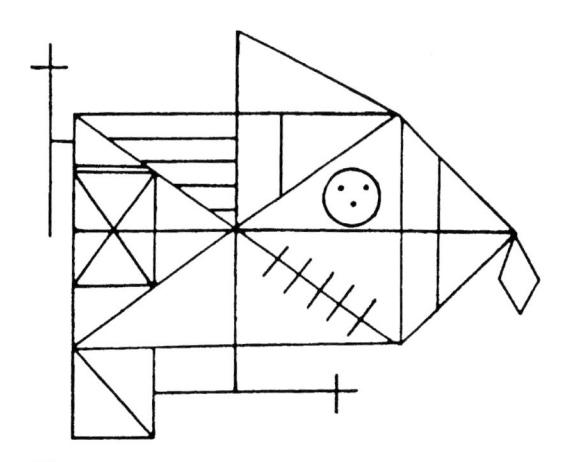

図 1 ● Ray-Osterrieth Complex Figure Test で用いられる図形
(Osterrieth, 1944 より転載)

促すものである。研究者によって実施の方法は異なっており、複写と記憶を指示し 3 分後の再生を評価しているものや、複写のみを指示し 40 分後に予告なしで再生をさせるものなどがある。描かれた図形の評価方法は、図形を 18 の部位に分け、各部位ごとに 2 点を与えて 36 点満点とする評価法がほぼ定着している。但し、図形の模写を完成させることができない場合には記憶検査としての意味をもたなくなる。

遠隔記憶の障害

表1の診断基準では A(2)項に、「過去の経験を想起する能力の低下」と記載がある。ここでは記憶障害発症以前のことがらに対して、記憶が保持されているか、記憶の想起が可能かどうかを評価することになろう。遠隔記憶障害は「数カ月にさかのぼる逆向性健忘が認められる」という表現が示すように、近い過去のことがらに対してより重篤で、遠い過去のことがらは比較的保たれているという特徴を示すことが多い。遠い過去のことがらでさえよく覚えているようだから、近い過去のことがらも覚えているに違いないという推測は、記憶障害については当てはまらない。この現象は、時間的傾斜 (temporal gradient) として知られている。遠い過去のことばかりを話すケースに関しては、近い過去の記憶が保たれているかどうかを確認する必要がある。

遠隔記憶障害を評価する目的で臨床の場面でし

表 2 ● 歴代総理大臣一覧

		初回就任年	最終辞任年
吉田　茂	よしだ　しげる	昭和21年(1946年)	昭和29年(1954年)
片山　哲	かたやま　てつ	昭和22年(1947年)	昭和23年(1948年)
芦田　均	あしだ　ひとし	昭和23年(1948年)	昭和23年(1948年)
鳩山　一郎	はとやま　いちろう	昭和29年(1954年)	昭和31年(1956年)
石橋　湛山	いしばし　たんざん	昭和31年(1956年)	昭和32年(1957年)
岸　信介	きし　のぶすけ	昭和32年(1957年)	昭和35年(1960年)
池田　勇人	いけだ　はやと	昭和35年(1960年)	昭和39年(1964年)
佐藤　栄作	さとう　えいさく	昭和39年(1964年)	昭和47年(1972年)
田中　角栄	たなか　かくえい	昭和47年(1972年)	昭和49年(1974年)
三木　武夫	みき　たけお	昭和49年(1974年)	昭和51年(1976年)
福田　赳夫	ふくだ　たけお	昭和51年(1976年)	昭和53年(1978年)
大平　正芳	おおひら　まさよし	昭和53年(1978年)	昭和55年(1980年)
鈴木　善幸	すずき　ぜんこう	昭和55年(1980年)	昭和57年(1982年)
中曽根　康弘	なかそね　やすひろ	昭和57年(1982年)	昭和62年(1987年)
竹下　登	たけした　のぼる	昭和62年(1987年)	平成1年(1989年)
宇野　宗佑	うの　そうすけ	平成1年(1989年)	平成1年(1989年)
海部　俊樹	かいふ　としき	平成1年(1989年)	平成3年(1991年)
宮沢　喜一	みやざわ　きいち	平成3年(1991年)	平成5年(1993年)
細川　護熙	ほそかわ　もりひろ	平成5年(1993年)	平成6年(1994年)
羽田　孜	はた　つとむ	平成6年(1994年)	平成6年(1994年)
村山　富市	みやざわ　とみいち	平成6年(1994年)	平成8年(1996年)
橋本　龍太郎	はしもと　りゅうたろう	平成8年(1996年)	平成10年(1998年)
小渕　恵三	おぶち　けいぞう	平成10年(1998年)	平成12年(2000年)
森　喜朗	もり　よしろう	平成12年(2000年)	平成13年(2001年)
小泉　純一郎	こいずみ　じゅんいちろう	平成13年(2001年)	平成18年(2006年)
安倍　晋三	あべ　しんぞう	平成18年(2006年)	平成19年(2007年)
福田　康夫	ふくだ　やすお	平成19年(2007年)	平成20年(2008年)
麻生　太郎	あそう　たろう	平成20年(2008年)	平成21年(2009年)
鳩山　由紀夫	はとやま　ゆきお	平成21年(2009年)	平成22年(2010年)
菅　直人	かん　なおと	平成22年(2010年)	

ばしば利用されるのは、総理大臣の名前であろう。現在の総理大臣の名前を尋ねることが最も一般的である。遠隔記憶障害に時間的傾斜を伴う場合には、「わからない」と言う代わりに、自分が覚えている最も新しい総理大臣の名前を答えることがしばしばある。「田中角栄」などと答えた場合には、遠隔記憶障害が十分に疑われることになる。表2に歴代の総理大臣名を示す。一方、個人に関する事実を尋ねる過程で遠隔記憶の存在が明らかになることも多い。年齢、現住所、家族について答える際に、自分の年齢を実際より低く述べたり、昔の住所を答えたり、新しく加わった家族を抜かしたりする。例えば、コルサコフ症候群のある患者は、自分の年齢は40歳(実際は60歳)、現住所は結婚したときの市町村名を(5年前に家を買って転居している)、長女は結婚しているが子どもはいない(孫が2人いることを思い出すことができない)と答えた。

　遠隔記憶障害をより客観的に評価することを目的とした神経心理学的検査が開発されている[6)7)]。これらの検査は遠隔記憶の評価のために利用することがらによって大きく2つに分けられる。社会的なことがらを利用した検査と個人的なことがらを利用した検査である。社会的なことがらとしては、有名人に関する情報、広く知られている出来事に関する情報、および、その組み合わせなどが考えられる。有名人に関しては政治家、歌手、俳優、スポーツ選手などが利用されることが多い。歌手と流行歌、俳優と映画、スポーツ選手とスポーツ種目と組み合わせることも可能である。参考までに表3に日本レコード大賞の受賞曲と受賞者を示す。流行歌が世相とともにあったとされる時代には、これらの曲は一般的な人が一度は覚えていたと想定される。広く知られている出来事に関しては、災害、事故、事件などが利用できる。西暦2000年前後に相次いで出版された「二十世紀の記録」などの出版物、ウェブサイト上のデータベース、各新聞社が年末に発表する今年の

表 3 ● 日本レコード大賞受賞曲一覧

第 1 回（昭和 34 年、1959 年）	「黒い花びら」水原弘
第 2 回（昭和 35 年、1960 年）	「誰よりも君を愛す」松尾和子/和田宏とマヒナ・スターズ
第 3 回（昭和 36 年、1961 年）	「君恋し」フランク永井
第 4 回（昭和 37 年、1962 年）	「いつでも夢を」橋幸夫/吉永小百合
第 5 回（昭和 38 年、1963 年）	「こんにちは赤ちゃん」梓みちよ
第 6 回（昭和 39 年、1964 年）	「愛と死をみつめて」青山和子
第 7 回（昭和 40 年、1965 年）	「柔」美空ひばり
第 8 回（昭和 41 年、1966 年）	「霧氷」橋幸夫
第 9 回（昭和 42 年、1967 年）	「ブルー・シャトウ」ジャッキー吉川とブルー・コメッツ
第 10 回（昭和 43 年、1968 年）	「天使の誘惑」黛ジュン
第 11 回（昭和 44 年、1969 年）	「いいじゃないの幸せならば」佐良直美
第 12 回（昭和 45 年、1970 年）	「今日でお別れ」菅原洋一
第 13 回（昭和 46 年、1971 年）	「また逢う日まで」尾崎紀世彦
第 14 回（昭和 47 年、1972 年）	「喝采」ちあきなおみ
第 15 回（昭和 48 年、1973 年）	「夜空」五木ひろし
第 16 回（昭和 49 年、1974 年）	「襟裳岬」森進一
第 17 回（昭和 50 年、1975 年）	「シクラメンのかほり」布施明
第 18 回（昭和 51 年、1976 年）	「北の宿から」都はるみ
第 19 回（昭和 52 年、1977 年）	「勝手にしやがれ」沢田研二
第 20 回（昭和 53 年、1978 年）	「UFO」ピンク・レディー
第 21 回（昭和 54 年、1979 年）	「魅せられて」ジュディ・オング
第 22 回（昭和 55 年、1980 年）	「雨の慕情」八代亜紀
第 23 回（昭和 56 年、1981 年）	「ルビーの指輪」寺尾聰
第 24 回（昭和 57 年、1982 年）	「北酒場」細川たかし
第 25 回（昭和 58 年、1983 年）	「矢切の渡し」細川たかし
第 26 回（昭和 59 年、1984 年）	「長良川艶歌」五木ひろし
第 27 回（昭和 60 年、1985 年）	「ミ・アモーレ」中森明菜
第 28 回（昭和 61 年、1986 年）	「DESIRE」中森明菜
第 29 回（昭和 62 年、1987 年）	「愚か者」近藤真彦
第 30 回（昭和 63 年、1988 年）	「パラダイス銀河」光 GENJI
第 31 回（平成元年、1989 年）	「淋しい熱帯魚」Wink
第 32 回（平成 2 年、1990 年）	「踊るポンポコリン」B．B．クイーンズ/「恋唄綴り」堀内孝雄
第 33 回（平成 3 年、1991 年）	「愛は勝つ」KAN/「北の大地」北島三郎
第 34 回（平成 4 年、1992 年）	「君がいるだけで」米米 CLUB/「白い海峡」大月みや子
第 35 回（平成 5 年、1993 年）	「無言坂」香西かおり
第 36 回（平成 6 年、1994 年）	「innocent world」Mr. Children
第 37 回（平成 7 年、1995 年）	「OVERNIGHT SENSATION」trf
第 38 回（平成 8 年、1996 年）	「Don't wanna cry」安室奈美恵
第 39 回（平成 9 年、1997 年）	「CAN YOU CELEBRATE?」安室奈美恵
第 40 回（平成 10 年、1998 年）	「Wanna Be A Dreammaker」globe
第 41 回（平成 11 年、1999 年）	「Winter, again」GLAY
第 42 回（平成 12 年、2000 年）	「TSUNAMI」サザンオールスターズ
第 43 回（平成 13 年、2001 年）	「Dearest」浜崎あゆみ
第 44 回（平成 14 年、2002 年）	「Voyage」浜崎あゆみ
第 45 回（平成 15 年、2003 年）	「No way to say」浜崎あゆみ
第 46 回（平成 16 年、2004 年）	「Sign」Mr. Children
第 47 回（平成 17 年、2005 年）	「Butterfly」倖田來未
第 48 回（平成 18 年、2006 年）	「一剣」氷川きよし
第 49 回（平成 19 年、2007 年）	「蕾（つぼみ）」コブクロ
第 50 回（平成 20 年、2008 年）	「Ti Amo」EXILE
第 51 回（平成 21 年、2009 年）	「Someday」EXILE
第 52 回（平成 22 年、2010 年）	「I Wish For You」EXILE

（社団法人日本作曲家協会オフィシャルサイトより引用）

十大ニュースなどが情報源になる。適切な難易度の設問を用意することは難しい。あまりにもよく知られていることがらは、典型的な健忘症候群でも想起可能なことがあり、適度に難しい設問を用意しようとすると検者自身が答えを知らないということが起こりうる。また、被検者がもともと覚えていなかったとしたら、遠隔記憶検査としての意味がなくなってしまう。年齢別の適切な標準データのある検査を探すことは難しい。異なる文化圏で作られた検査を使用することが不可能であり、日本で使用可能な検査も年が経つと時代遅れになり、古い標準データが役に立たなくなってしまうからである。標準データが得られない場合には、配偶者や同胞の成績と比較することもある。

個人的なことがらをもとに遠隔記憶を評価する方法は大きく2つに分けられる。キーワードを与えて記憶の想起を促す方法はCrovitz法と呼ばれている。Robinson[8]は刺激語として、名詞（窓、ミルク、箱、本、ゲーム、機械、自動車、犬など）、動詞（助ける、隠す、歌う、働く、切る、壊す、走る、満たすなど）、感情を表す言葉（幸せ、怒り、強い、安全、緊張、傷つく、孤独、興味深いなど）を用意し、「この言葉で思い出すあなた自身の体験を話して下さい」のように被検者に指示している。

1989年にイギリスのKopelmanら[9]が、半構造化された自伝的記憶検査Autobiographical Memory Interviewを発表し、個人的なことがらを利用した遠隔記憶の評価は新しい局面を迎えた。この検査は、人生を複数のブロックに分けたうえで、個人的意味記憶personal semantic memoryと自伝的出来事autobiographical incidentsの記憶を分けて評価するものである。個人的意味記憶は、個人の過去に関する事実の記憶であり、家族歴、学歴、職歴、居住歴など、履歴書に書かれるようなことがらが多く含まれている。自伝的出来事の記憶は、人生を3つのブロック（子ども時代、成人期初期、最近）に分けて評価され、各ブロックには3つの設問が用意されている。各時期を別々に評価するため、時間的傾斜に関する情報を得ることができる。被検者は、自分の過去から「高校2年生のときのクリスマスに東京ディズニーランドで偶然に友だちに会った」のような時間的空間的に特定の記憶を想起するように求められる。「学校ではよくサッカーをして遊んだものです」の

表4 健常者30名によるプライステストでの推定価格

食パン（1斤）	209.0±54.0 円
牛乳（200 m*l*）	105.9±36.7 円
タバコ（1箱）	224.3±15.2 円
新聞（朝刊1部）	90.3±15.4 円
切手（封書）	61.9±0.305 円
電車料金（最低料金）	125.3±14.1 円
バス料金（最低区間料金）	132.3±28.2 円
タクシー料金（基本料金）	516.3±77.1 円
コーヒー（喫茶店で1杯）	370.0±63.7 円
ビール（大瓶1本）	386.8±83.3 円

（文献13）より引用）

ような一般的な記憶を想起した場合にはより特定の記憶を想起するように促される。想起内容はBaddeley and Wilson[10]のエピソード性評価スケールを用いて評価される。時間と場所を特定可能なエピソード記憶には3点、個人的記憶だが単一の出来事の記憶でない場合と単一の出来事の記憶であるが時間と場所を特定できない場合には2点、曖昧な個人的記憶には1点、無反応、または、意味記憶に基づく反応には0点が与えられる。

遠隔記憶を評価するための巧妙な検査としてはプライステストと生死テストが挙げられる。いずれも遠隔記憶障害が時間的傾斜を伴っていることを前提とした検査である。プライステストでは現在の物価を尋ねた場合に、被検者が遠隔記憶障害の期間に応じた過去の価格を答えることを利用しており、生死テストでは近い過去に亡くなった有名人を現在でも生きていると判断することを利用している。

プライステスト[11]では「パン1斤の値段は今いくらくらいしますか」のように質問されるので、被検者はプライステストが記憶の検査であることに気づかないことも多い。また、他の記憶検査と比較して「わからない」と言わせる頻度が少ないので、気まずい雰囲気になりにくい。プライステストは物価が徐々に上昇していることを前提とした検査である。物価の推移に関しては「戦後値段史年表」[12]のような資料でおおよその動きを知ることができる。それによると、食パン1斤の値段は、1950年に23円であり、5年ごとに、30円、32円、40円、50円、90円、120円、150円と徐々に高くなってきている。時間的傾斜を伴った遠隔記憶障害を有する者は、遠い過去の値段は覚えていても、その後に価格が上がったことや新しい価格を覚え

表 5 生死テストに用いられた有名人

1950年代に亡くなった有名人 　阪東妻三郎、高村光太郎、永井荷風、芦田均、鳩山一郎、斉藤茂吉、横山大観、スターリン、林芙美子、ジェームスディーン
1960年代に亡くなった有名人 　赤木圭一郎、浅沼稲次郎、池田勇人、双葉山定次、佐田啓二、小津安二郎、江戸川乱歩、マリリンモンロー、力道山、円谷幸吉
1970年代に亡くなった有名人 　田中絹代、古賀政男、徳川夢声、三島由紀夫、東海林太郎、花菱アチャコ、田宮二郎、山下清、川端康成、チャールズチャプリン
1980年代に亡くなった有名人 　石原裕次郎、坂本九、越路吹雪、伴淳三郎、美空ひばり、三波伸介、向田邦子、江利チエミ、鶴田浩二、夏目雅子
1990年代に亡くなった有名人 　岡田嘉子、田中角栄、上原謙、鳳啓助、逸見政孝、ハナ肇、長谷川町子、藤山寛美、高峰三枝子、笠智衆
現在生きている有名人 　王貞治、高倉健、小沢一郎、吉永小百合、ビートたけし、土井たか子、長島茂雄、加山雄三、森進一、黒沢明* *注：本検査は1997年に施行された

(文献14)より引用)

ていないため、現在の物価を低く見積もることになる(今後、物価が下がる傾向が続くとプライステストの結果の解釈は難しくなってしまうだろう)。表4は著者ら[13]による日本人の健常者30名(年齢35.8±14.3年、教育歴14.4±2.0歳)の1996年時点でのプライステスト結果である。尋ねる品目は、予備検査をもとに健常者による推定価格のバラつきの少ない10品目を選んでいる。

生死テストは有名人について「現在、生きているか、死んでいるか、わからないか」を尋ねるものである。有名人の死亡に関する記憶が欠落している場合は、有名人が今でも「生きている」と誤答することを利用した検査である。この検査も、プライステストと同様に、遠隔記憶障害に時間的傾斜を伴っている場合に成り立つ検査である。日本で使用可能な生死テストは、仲秋ら[14]によって開発されている。表5に示す有名人に関して、どのような分野で有名なのか(7つの選択肢から選ぶ)、現在生きているのかどうか、亡くなったと回答した場合は亡くなった年(5年ごとの選択肢から選ぶ)の3点を答えさせるものである。

III その他の症候

作話は目立つ症状ではあるが、健忘症候群の診断に必要な前提条件とするべきではない[15]。コルサコフ症候群の初期に認められることが多く、一般的には、数週間から数カ月かけて徐々に消失することが多いが、稀には数年間持続するともされている。作話症状を有する患者が自ら「昨日はずいぶん飲んだね、あの店にはしょっちゅう行くの？」などと話しかけてくることがある。「昨日どこかで会いましたよね」のように話を向けたときに限って、「昨日新宿で会ったよね、昨日は飲み過ぎて参っちゃったよ」のように真実でない話が続くこともある。前者は自発作話 spontaneous confabulation、後者は誘発作話 provoked confabulation である。後者は、知っているはずのことがらを尋ねられて思い出そうとする状況で生じる当惑作話 embarrassment confabulation が典型的である。当惑作話の内容は、過去に実際に体験したことがらに似ていたり、複数の体験がモザイク状に合わさったものになることが多い。まったく空想的なことがらの作話は稀である。

見当識障害は、日付、時間、場所などの刻々と変化する状況を把握できない状態である。健忘症候群で認められることが多いが、認知症やせん妄でもよくみられる症状であり、健忘症候群に特異度が高い症状とはいえない。

記憶障害に対する病識が希薄なことは、健忘症候群の中でもコルサコフ症候群で特に目立つ症状である。健忘症状が重度でありながら、記憶に問題があることを自ら訴えないし、記憶障害の有無を尋ねられても否定することが多い。神経心理学

的な検査成績が満足するべきものでないと説明しても、記憶障害はあるかもしれないが、日常生活にはまったく支障がなく、それゆえ困ることは何もないと主張するケースも多い。

IV 精神疾患に関連した記憶障害

記憶障害の症状を呈したり、記憶障害を訴えたりすることが、記憶障害以外の精神障害から生じることは決して珍しくない。DSM-IVなどの操作的な診断基準に従うと、そのような場合には、一次的な精神疾患に対して診断名がつけられることになり、記憶障害という診断名は併記されない。精神疾患に関連した記憶障害の特徴を理解しておくことは、器質的な健忘症候群の診断のためにも必要があろう。

大うつ病を中心とした抑うつ状態の患者が記憶障害を症状として訴えることもある。抑うつ気分や楽しみの喪失という基本的な症状に加えて、早朝覚醒型の不眠、食欲低下、抑うつ気分の日内変動(朝に悪化)などの生物学的サインが診断するうえで有用である。これらの症状が比較的乏しく、典型的なうつ病像とは異なる場合でも、抗うつ薬による薬物療法が記憶の問題にも効果を示すことがある。また、脳器質的疾患と関連した記憶障害の場合であっても、併存する抑うつ状態による記憶障害の可能性を常に考える必要があろう。抗うつ薬による薬物療法が時に奏効するからである。抑うつ状態のほかには、心気症などで記憶障害を訴えることがある。患者が訴える記憶障害が、家族など同居者からの情報や諸検査の結果と比較して不均衡に重度の場合には、うつ病や心気症などの精神疾患の存在や合併に特に注意する必要があろう。本人だけでなく家族などの第三者からの客観的情報が、記憶障害の診断や評価をするうえで重要になる。本人の評価と家族の評価が大きく食い違う場合には、どちらが記憶障害をより重度と認識しているかが大切な情報となる。本人が障害を著しく過少評価している場合には器質的な障害の関与を、著しく過大評価している場合には気分障害や不安障害の関与を考える必要があろう。

心理的要因の強い心因性健忘とされている解離性健忘 dissociative amnesia や解離性とん走 dissociative fugue との区別も必要である。解離性健忘では、過去の限られた期間内(数日間から数年間)の出来事を想起できないことが一般的である。重度の解離性健忘では、すべての生活史を想起できなくなり、自分が誰であるかわからなくなる。個人の同一性が失われた場合には、自分の名前、経歴を言えない、家族がいること自体がわからない、家族の顔を見ても認識できないなどの症状が生じる。しかし、本人は深刻さに乏しく、自分の名前や身元などを人に尋ねることは少ない。解離性健忘では、記憶障害を認めるのは遠隔記憶が中心であり、近時記憶に問題が生じることは比較的少ない。そのため、新たにものごとを記憶することは一般に可能である。解離性とん走の場合は、健忘に家庭や職場を離れて突然に放浪する症状が加わり、個人の同一性が失われる。重度の認知症以外の器質性記憶障害で、個人の同一性が失われることは極めて稀なので、個人の同一性が失われた場合には、器質性以外の要因(解離性とん走など)の関与を探る必要があろう。心因性健忘を促進する要因としては、先行する明らかなストレス、抑うつ気分、頭部外傷などによる器質性健忘の既往が挙げられる。

▶おわりに◀ 健忘症候群の症状を示す可能性のある疾患には、脳血管障害、脳腫瘍、頭部外傷、変性疾患、感染症(ヘルペス脳炎やエイズ脳症など)、代謝疾患(無酸素脳症や糖尿病など)、中毒または欠乏(サイアミン欠乏によるコルサコフ症候群など)、てんかん、精神疾患(解離性健忘やうつ病など)などが含まれる。これらの幅広い疾患は、神経内科、脳外科、精神科、リハビリ科などの領域にまたがっている。また、詐病や虚偽性障害のために健忘を訴えるという可能性も忘れることはできない。これらの疾患には明確な検査所見を伴わないものも多いため、記憶障害の症候を理解しておくことが診断上不可欠になる。

記憶機能は臨床的あるいは心理学的にさまざまに下位分類されている。健忘症候群患者の記憶障害は、すべての種類の記憶に及ぶものではない。近時記憶と遠隔記憶は障害されるが即時記憶は保たれている、エピソード記憶(時間と場所が特定可能な出来事の記憶)は障害されるが意味記憶(言語、概念、事実などに関する知識の記憶)や手続き記憶(自転車に乗る、車の運転をする、楽器を演奏

16-3. LTMの障害・健忘症候群（症候と評価法）

するなどの技能記憶）は保たれているなどはっきりした特徴があるのが一般的である。記憶障害の評価においては、記憶機能の下位分類を意識しながら系統的に記憶を評価していくことが必要になる。

（吉益晴夫）

◆ 文献

1) World Health Organization：The ICD-10 Classification of Mental and Behavioural Disorders ; Diagnostic criteria for research ICD-10. World Health Organization, Geneva, 1993.
2) Mitrushina MN, Boone KD, D'Elia LF：Handbook of Normative Data for Neuropsychological Assessment. Oxford University Press, New York, 2005.
3) Rey A：L'examen clinique en psychologie. Presses Universitaires de France, Paris, 1964.
4) Lezac MD：Neuropsychological Assessment. Oxford University Press, New York, 1995.
5) Osterrieth PA：Le test de copie d'une figure complexe. Archives de Psychologie 30：206-359, 1944.
6) 加藤元一郎，吉益晴夫，鹿島晴雄：遠隔記憶障害と従来の検査法の問題点．脳と精神の医学 3(4)：517-521, 1992.
7) 吉益晴夫，加藤元一郎，三村 將，ほか：遠隔記憶の神経心理学的評価．失語症研究 18(3)：205-214, 1998.
8) Robinson JA：Sampling autobiographical memory. Cognitive Psychology 8：578-595, 1976.
9) Kopelman MD, Wilson BA, Baddeley AD：The autobiographical memory interview ; A new assessment of autobiographical and personal semantic memory in amnesic patients. Journal of Clinical and Experimental Neuropsychology 11：724-744, 1989.
10) Baddeley AD, Wilson BA：Amnesia, autobiographical memory and confabulation. Autobiographical memory, p 225-252, Cambridge University Press, Cambridge, 1986.
11) Wilson BA Cockburn J：The Price Test ; a simple test of retrograde amnesia. Practical Aspects of Memory ; Current Research and Issues 2, p 46-51, John Wiley & Co, London, 1988.
12) 週刊朝日（編）：戦後値段史年表．朝日新聞社，東京，1995.
13) 吉益晴夫，加藤元一郎，鹿島晴雄：プライステストについて；簡便な逆向性健忘検査のコルサコフ症候群への応用．精神医学 39：729-733, 1997.
14) 仲秋秀太郎，吉田伸一，古川壽亮，ほか：Alzheimer型痴呆における遠隔記憶に関する研究；自伝的記憶の検査, Dead/Alive test による．失語症研究 18(4)：293-303, 1998.
15) Lishman WA：Organic Psychiatry, The Psychological Consequence of Cerebral Disorder. The Third Edition, Blackwell Science, London, 1997.

4 知識・領域特異性・意味記憶障害

▶はじめに◀ 長期記憶は、そこに貯蔵されている情報のタイプによって、"手続き記憶"と"陳述記憶"に二分される。手続き記憶とは、運動的熟練や、技術、日常生活行動における習慣など、意識に浮上しない形で、行動や反応に、結果が現れてくる記憶のことをいう。一方、陳述記憶は、視覚的・聴覚的なイメージや言語などとして意識に浮上し、なんらかの形で表現でき、陳述できる記憶である。後者はさらに、"エピソード記憶"と"意味記憶"に分かれる。エピソード記憶は、時間や場所の情報が付随した個人的な記憶で、いわゆる"思い出"に相当する。例えば、「先週の日曜日に、家族そろってキャンプ場に行ってバーベキューをしたとき」のエピソードを思い浮かべたとすると、心が過去に向かい、そのときの感覚特性を備えた具体的状況が思い起こされ(具体的感覚特性)、自らの体験がそこで再現されているという意識(再現意識)が喚起される(平林ら、1996b；西川ら、2001)[1)2)]。一方、意味記憶は、個人的な時間や場所の情報が付随しない、一般的にいう「知識」に相当する記憶である。意味記憶では、内容は思い出せるが、どのようにしてその内容を覚えたのか、そのときの状況は思い出せない。また、"思い出す"という心的活動を行う際の意識も、エピソード記憶とはまるで違っており、例えば「犬は哺乳類に属し、ワンワンと鳴く四つ足の動物である」という意味記憶では、知識がそのまま表出されるだけで、そこに明瞭な再現意識を伴うことはない。

このような記憶の分類は、Tulving(1983)[3)]によって提唱されたものであるが、神経心理学の領域で、意味記憶がエピソード記憶よりも不釣り合いに重く障害されている例や、その逆の乖離を示す例が相次いで報告され、理論的な基盤を有するようになった。本稿では、特に意味記憶の障害を取りあげて、失語症、健忘症状群とともに意味記憶にも障害が認められた自検例を呈示する。また、検査法、意味記憶の障害に現れるカテゴリー性(領域特異性)、神経基盤についてそれぞれコメントを加える。

症例(平林ら、1996a)[4)]

【47歳、女性、主婦、高校卒、右手利き】

❶現病歴
平成6年8月に階段より転落し受傷。近医へ緊急入院し、脳挫傷ならびに急性硬膜下血腫と診断され、保存的に加療が行われた。第15病日くらいから意識は回復してきたが、軽い左片麻痺と失語症を残していた。同年10月にリハビリ訓練のために鹿教湯病院へ入院した。

❷神経学的所見
意識清明。左不全麻痺と深部感覚障害が認められた。左目は外傷性視神経障害による視力低下が著しく、右目は対座法にて右同名性半盲が認められた。

❸画像所見
受傷5日後に施行したMRIのT2強調画像(図1)では、midlineshiftとともに、左側頭葉下部(中側頭回、下側頭回、海馬)と、左後頭葉内側面から帯状回後部にかけての高信号域が認められた。また左前頭葉外側面、内側面、底面と左小脳、ならびに両側半球の深部額域にも小さな高信号域を認めた。左後頭葉内側および左後頭蓋窩には硬膜下血腫が低信号域として描出されていた。受傷2カ月後のMRIでは脳浮腫の消失に伴って、高信号域も左側頭葉下部と左小脳に限局していたが、その4カ月後に施行したSPECTでは、受傷初期のMRI上の高信号域とほぼ一致する領域、すなわち左半球の側頭葉から後頭葉、頭頂葉にかけてと、同じく左半球の前頭葉、左小脳の一部に血流低下領域が観察された。

❹神経心理学的所見
検査には協力的で、礼節もあるが、一方で、多弁、多幸的で、深刻味に欠ける面が認められた。依存性が強く、人格水準が軽く低下していた。神経心理学的検査の結果は以下の通りであった。

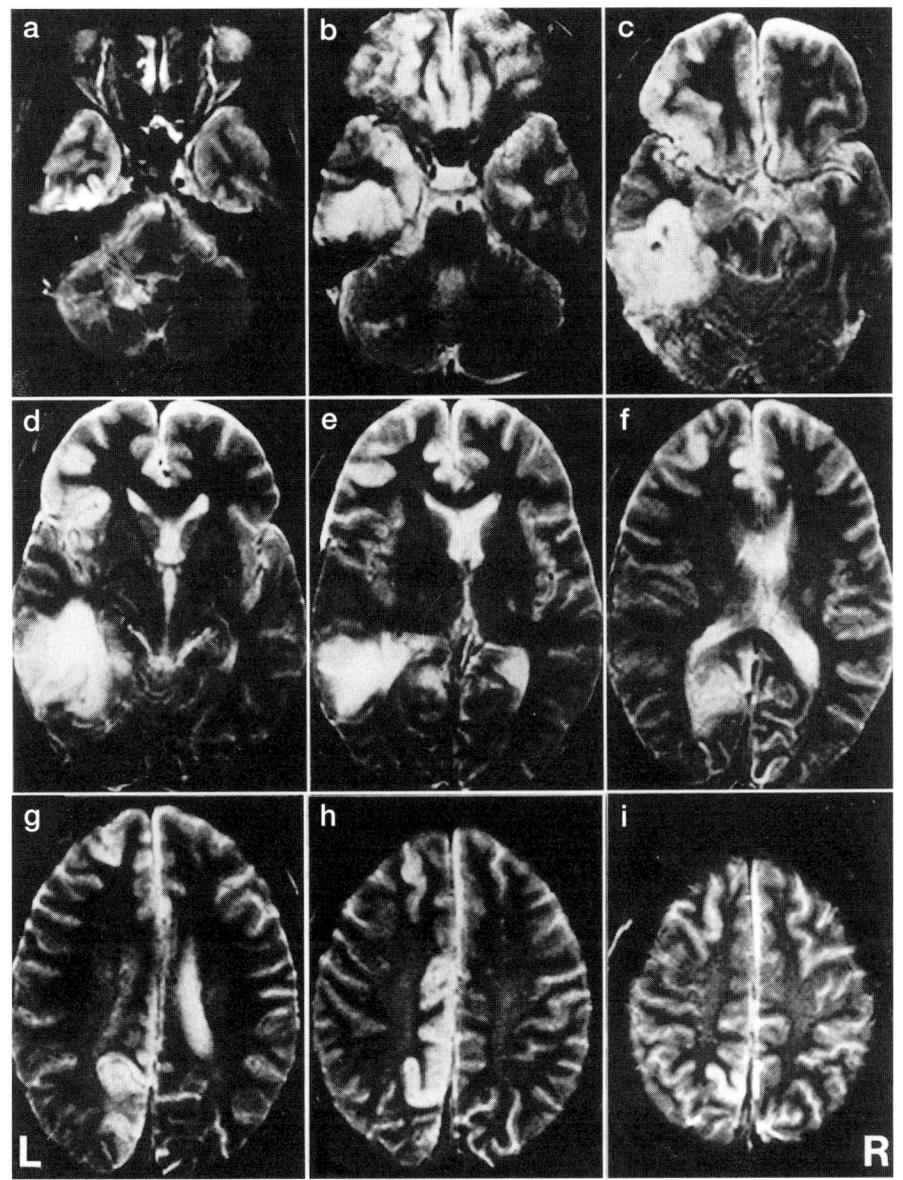

図1 受傷5日後に撮影したMRI T₂強調画像(0.5 Tesla, SE 2200/TE 120)
スライスa〜iは、OMラインより、それぞれ1、2、3、4、5、6、7、8、9cm上の水平断にほぼ対応している。
(平林ら, 1996aより転載)

⑤知能
　Kohs立方体検査にてIQが83。Raven色彩マトリックスが27/36、Reyの複雑図形の模写が35/36。いずれの成績も本例が認知症とはいえないことを示していた。

⑥体験記憶
　外傷後健忘症状群を呈しており、受傷時期を境にして前向健忘とまだら状の逆向健忘が認められた。入院当初は見当識障害と当惑作話がみられたが、緩やかに改善していった。

⑦言語
　発話時の構音、プロソディとも正常で、文法障害も認められない。復唱は6文節文まで可能。呼称障害があり、時に語性錯語がみられた。呼称できなかった語の定義をさせると、極めて漠然とした答えや、まったく見当違いの答えが返ってきた

(例．うさぎに対しては、「海にもいたりするけど、川にもいる。水の中に住んでいるものが多いよね。」など)。聴覚的理解においても、語義の認知に障害がみられ、1単語の指示を誤ることがあった。一方、統語レベルの障害はなく、検者が物品を指差しながら「これの上にこれを置いて、その上にこれを置いて下さい」などの複雑な命令を与えても即座に正答した。音読と読解は、仮名が良好で、漢字に軽い障害が認められた。書字についても、仮名に関してはまとまった文章を書けたが、漢字には障害が認められた。

❽行為

口頭命令による慣習的動作に誤りはなかった。口頭命令ならびに実際の物品使用の際に、稀に躊躇しながら誤りを犯す場合があった。しかし、その使用法を検者が示すと、速やかに模倣できた。慣習動作と物品使用動作の模倣に誤りがまったくみられない点で観念運動失行とは異なっており、物品認知(意味記憶)の障害に基づく動作の誤りと考えられた。

❾認知

生物と非生物に属する事例を描いた線画を各10枚ずつ呈示して、認知できるか否かを調べた。採点基準は、事例名を答えられた場合、もしくは、呼称できなくてもその事例の定義を正しく述べることができた場合を正答とした。本例では、軽い失語症を随伴しているので、その影響を考慮して、喚語困難や多少の迂遠な表現については許容して採点を行った。結果は、生物の正答数は1/10、非生物が8/10で、生物で有意に成績が低かった(χ^2検定、p<0.001)。各事例名を口頭で与えて、定義を述べさせた場合にも、生物の正答数が0/10、非生物が9/10で、同様の結果が得られた(p<0.001)。本例では、刺激を視覚だけでなく言語的に呈示しても定義を述べることが困難であり、この状態を視覚のみに限定された認知障害である視覚失認で説明することはできないと考えられた。また、両課題とも、非生物よりも生物カテゴリーで障害が著しい点が一致していたことより、いずれの課題を行う場合にも参照しなければならない意味記憶系の中に、このような症状を発現させる障害機序があると考えられた。

II 意味記憶障害の実験的検討

カテゴリー間の難易度を統制した実験刺激を用いて、本例の意味記憶障害を検討した。刺激作成にあたって、カテゴリー間の難易度の偏りを揃えるために、国立国語研究所から発表されている連想語彙表(1981)[5]を参照した。13のカテゴリー(非生物が「乗物」「衣類」「道具」「家具」「履物」「楽器」。生物が「動物」「魚」「昆虫」「花」「果物」「野菜」)について128枚の絵(11カテゴリー×10事例と2カテゴリー×9事例)を用意して、以下についての検討を行った。

1．聴覚的理解と呼称

❶手続き

同一カテゴリーに属する10もしくは9事例の線画を一括呈示して、個々の名称を口頭で与えて、該当する絵を指示させた。本例と性別ならびに年齢をマッチさせた女性2例(44歳と45歳)を対照群として、それぞれに検査を1回(128試行)施行した。本例には、検査を2回繰り返したので、施行回数は合計256回であった。

呼称では、上述の128の刺激をランダムな順で呈示した。本例では全検査を2回(256試行)、対照群では1回(128試行)施行した。

なお、先行研究では、生物カテゴリーに特異的な意味記憶障害の症例には例外的なカテゴリーがみられることが指摘されており、「楽器」と「加工食品」は非生物に属するが障害が重く、一方「身体部位」は、厳密にいえば生物に属するが、障害が目立たないとする論文が多い(Gainotti, 2000)[6]。そこで、この点について確認するために、「楽器」「加工食品」「身体部位」の聴覚的理解と呼称の成績は別扱いにして検討を行った(なお加工食品と身体部位は連想語意表に含まれていないため、任意に作成した)。

❷結果(図2-上)

聴覚的理解の正答率は、対象群の2例ではすべて100%であったが、本例では非生物が63%(p<0.001)、生物が21%(p<0.001)と、対照群の平均正答率よりも有意に低かった。また、非生物と生物の比較では、後者で障害が著しかった(p<

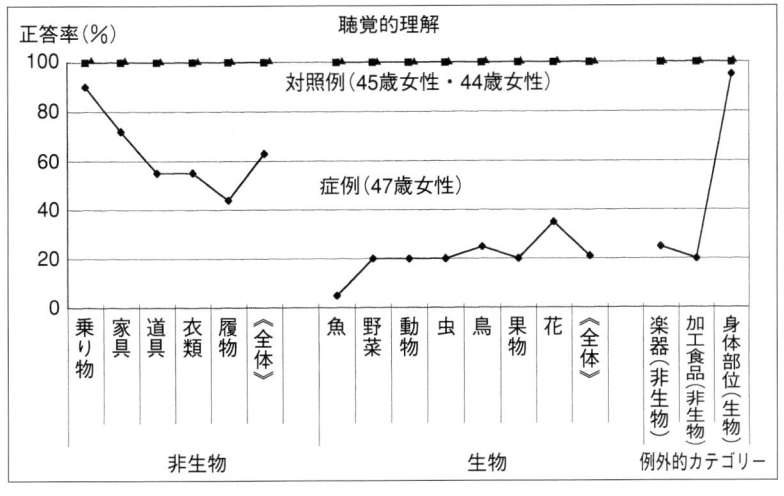

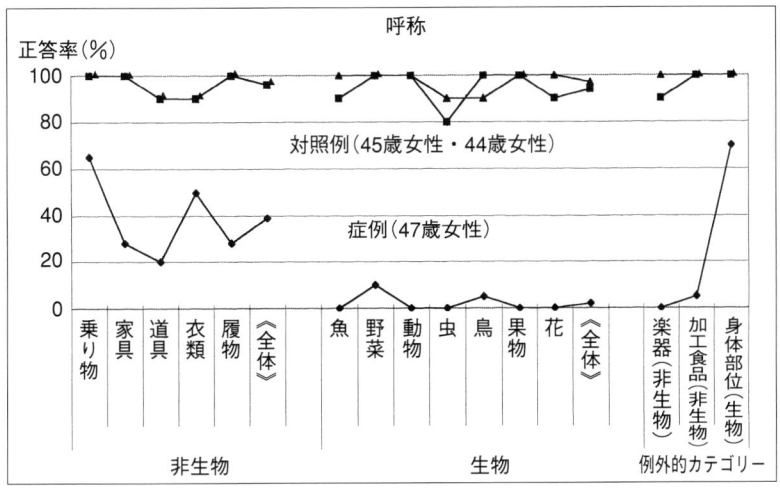

図2 聴覚的理解(上)と呼称(下)の正答率

0.001)。

呼称(図2-下)の成績についても、対照群2例では非生物と生物間で有意差は認められなかった。一方、本例では、非生物が39%(p＜0.001)、生物が2%(p＜0.001)で、いずれも対照群の成績よりも低く、さらに非生物よりも生物で呼称障害が強かった(p＜0.001)。

従来より指摘されている例外的カテゴリーについては、本例にも同様の傾向が認められ、「楽器」と「加工食品」は非生物に属するが、聴覚的理解と呼称の障害が著しく、逆に「身体部位」は生物に属するが障害が非常に軽かった。

2．事例の言語的説明

❶手続き

上述の検討で用いた128事例の名称を与えて、その事例についてできるだけ詳しく説明するように求めた。名称を聞き誤ったり、あるいは説明している間に語を忘れてしまうことがないように、刺激語は口頭と文字で同時に呈示した。施行はランダムな順で行い、疲労の影響を考えて、30分ずつ15回に分けて行った。各事例の説明時間は長くても1分とし、「これ以上はわからない」という表明が患者側からあった場合には、1分以内であってもそこで打ち切った。この後、さらに、「これはどのような格好をしていますか」などの事例の知覚的属性を問う質問と、「これはどのように利用しますか」などの機能的属性を問う質問を与えて、そ

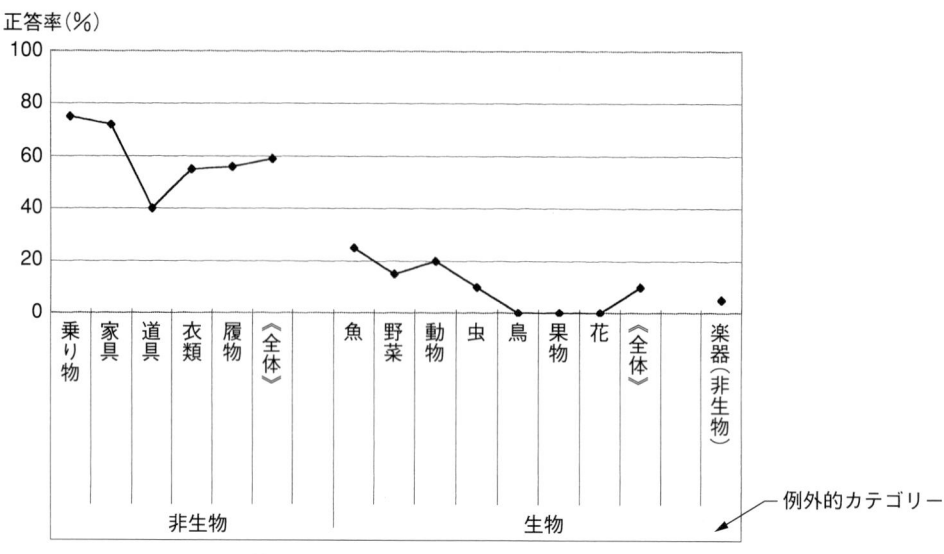

図 3 言語的説明の正答率

れぞれに答えさせた。質疑応答はすべてカセットレコーダーに録音し、それをもとに逐語記録を作成した。結果の分析にあたっては、健常者2名にその逐語記録を読ませて、どのような事例を説明したものであるかを特定してもらった。評定の際には、失語症による喚語困難や迂遠な表現を酌量して行うように教示した。具体的な事例名を挙げられない場合には、例えば果物（lower level）、さらには生物（upper level）といった具合に、上位レベルの概念を特定してもらい、まったくわからない場合を不明とした。

❷結果（図3）

事例の言語的説明については、その説明から事例名を特定できた場合を正答、それ以外を誤答とした。本例の正答率は、非生物が59％、生物が10％といずれも低く、また、非生物と生物間では、後者で障害が著しかった（p＜0.001）。

以下に、言語的説明の具体例を示す。

- 電車（非生物）に対して「雨降っていても、雪降っていても、何してても、走るそういう線路があって、そこを走る車じゃないかな。運転手がいるんだけどね、走らせる車みたいなの。国がやっているのかな。運転手と、それを介護する人が乗っているんだよね。長四角でね。こういう走るとこがあってね、つながっている線路があって、そこへ乗せて、走らせて、駅ごとに止まってね。降りる人がそういうとこで降りて、また乗る人は乗って、そういうものです。なんか用事があるとき、みんなが乗るときかな。車に乗れないときは乗って、大勢で行くときとか、でかけるときとか、遠くへ行くときとかね」。

- 鳩（生物）に対して「空飛ぶ物でしょうか。よく見たことないけど、何をするかも知りません。何をして役に立つかも知りません。小さいんかな、大きいんかな、見たことないからわかんない。どうやって鳴くかもわかりません。山にいるのかな。これを使って、畑でなんか作るっていうのは聞いたことあるけれど、どうやってやるのか見たことないし」。

誤答の内容としては、非生物では、同一カテゴリー内の他の事例との混同と考えられる記述が多く、生物では極めて漠然とした上位概念（upper level）のみを記述する場合が多かった。なお、定義に失敗したいくつかの事例の形態を、記憶に基づいて描画させたが、これも非常に拙劣であった（複雑図形の模写は正常）。

3．下位のカテゴリーに属する非生物事例の検討

❶手続き

本例では、生物よりも非生物に属する事例で意味記憶の障害が軽く、言語的説明からは、意味記憶がよく保存されていると思われる事例も含まれていた。このような事例を、本例は本当にわかっているのかを確認するために、言語的説明が良好

であった非生物に属する20事例を取り出し(例．箪笥)、それぞれの下位のカテゴリーに属する2事例(和箪笥と洋箪笥)について、相違点を述べるように求めた(合計20試行)。対照群は、先と同じ女性2例。

❷結果

対照群では、2例とも事例の相違点を誤りなく述べることができた。一方、本例では、相違点について正確に言及できたのは20試行中8試行のみで、対照群の平均正答率よりも有意に低かった($p<0.001$)。(例"いかだとヨット"：対照群「いかだは丸太を組んで作ってある船、ヨットは帆をはってある船」/本例「わかんない、おんなじ水の中だけど、漕ぐんかな」。"出刃包丁と刺身包丁"：対照群「出刃包丁は魚を解体するときに使う、刺身包丁は刺身を作るときに使う」/本例「出刃包丁は野菜なんか切るけど、同じかな、刺身包丁だって野菜だもんね。刺身包丁って冬から春にかけてかな。出刃包丁は1年中いいんじゃないかな。」)

III 意味記憶障害の検査法

意味記憶障害は、対象物の認知障害が複数の感覚モダリティにみられることが特徴であり、名称を聞いても(言語)、形を見ても(視覚)、触っても(触覚)、音を聞いても(聴覚)、それが何であるかがわからない現象となって現れる。したがって、言語的/非言語的入力、言語的/非言語的出力をさまざまに組み合わせ、すべての課題を通じて認識できないものがあり、さらにそれらに一貫性が認められれば、障害機序は意味記憶系の中にあると推定できる(Garrardら, 1997)[7](図4)。本例は、絵を見て対象を呼称したり、言語的に説明する課題[図4の①、③、⑤]、名称を聞いて対象を指示する課題[①、②、③、④]、名称が口頭と文字で与えられ、それを言語的に説明する課題[②、③、⑤]がいずれも困難であり、また、対象認知の障害は生物に属する事例で著しい点が共通していた。これらすべての課題を行う場合に参照しなければならないのは意味記憶系であり、この中に障害の発現機序を求めることができる。

本例は失語症が軽度で、質問の理解や言語表現が可能であったため、言語を用いた意味記憶検査を施行することができた。一方、失語症が重く、

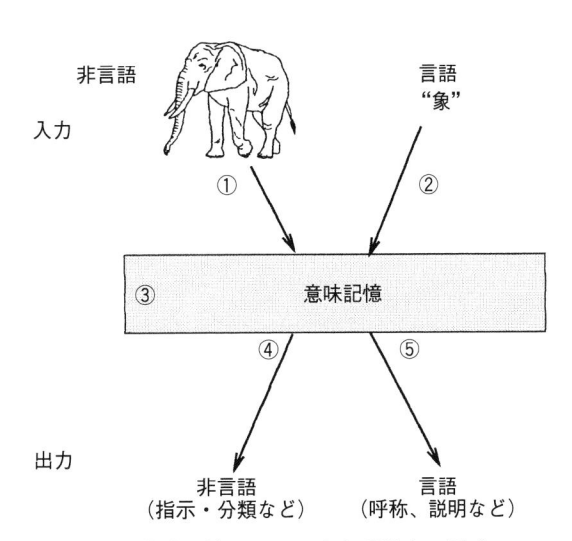

図4 意味記憶とその入出力系検査の図式
(Garrard P, et al：Disorders of semantic memory. J Neurol Neurosurg Psychiatry 62, 1997 より転載)

言葉でのやりとりが困難な患者では、意味記憶障害を特定するためには、言語を介さない意味的連合検査[①、③、④]が必要となる。これは、物をその上位概念に基づいて分類させたり(例．「カラス」「馬」「鷲」「うさぎ」を"鳥"と"哺乳動物"に分類する)、並列的な概念間の意味的連合を行わせたりするもので(例．「糸」「包丁」「まな板」「針」を一緒に使う物同士に分ける)、視覚(平林ら, 1987, 1991；遠藤, 1993)[8)-10)]や触覚(遠藤, 1993)[8)]を通じて、刺激を呈示する検査が考案されている。分類の失敗が、カテゴリー化能力一般の障害や知能低下、あるいは検査の手続きを理解できないために生じたものではないことを示すために、図形を色や形などの知覚属性に基づいて分類する検査を併用してもよい(平林ら, 1991)[10)]。なお、簡便なものとしては、標準高次視知覚検査に含まれている「絵の分類」「使用法の説明」などの下位検査を意味記憶障害のスクリーニングとして用いることもできる。

IV カテゴリー特異性(領域特異性)

意味記憶障害では、ある特定のカテゴリーに属する事例の知識が選択的に侵される場合がある。この中でもとりわけ報告例が多いのが、生物カテゴリーに特異的な意味記憶障害である。Gainotti (2000)[6)]は、外国雑誌に発表された文献を後方視的に渉猟した結果、38例の生物カテゴリーに特異

的な意味記憶障害の症例を抽出しており、数の多さからいっても、その存在は疑いようはない。但し、生物カテゴリーに特異的とはいうものの、本論文の症例のように非生物に属する事例の意味記憶も、完全とはいえない場合がある。また、Gainottiは、文献に記載されている例外的カテゴリーを調べ、生物カテゴリーに特異的な障害を呈する症例では、非生物である「加工食品」と「楽器」についても障害が重く、強いていえば生物に属する「身体部位」は障害が軽いという現象が共存しやすいことを確認している。このような例外的カテゴリーの出現が「例外」ではないとすると、"生物—非生物"という区分を見直し、例外的カテゴリーがその区分の中にうまく収まるような別の基準を設ける必要があろう。

　生物カテゴリーに特異的に意味記憶障害が生じる原因としては、意味記憶系においては、視覚モダリティを介して獲得されてきた感覚的な意味情報は、それ以外の情報(例えば機能的情報など)とは分離して脳に体制化されており、前者が選択的に障害を受けるからという考え方がある(Warringtonら, 1984; Farahら, 1991)[11)12)]。生物カテゴリーに属する対象(例. 象)は、もっぱら視覚的特徴(身体が大きい、鼻が長いなど)によって他と識別されるため、被害が大きいというわけである。一方、道具(例. 金槌)のような非生物に属する事例は、視覚的特徴よりも、むしろ機能(釘を打つ道具)などの視覚以外の情報に比重がかかるので被害が少なくてすみ、さらに、機能と形態とが密接な関係にあるものでは(長い柄とその先端で交叉する金属部からなる金槌の形態は、手に持って釘を打つという目的に基づいている)、機能的情報を通じて視覚的意味情報の不完全さを代償できるとも考えられている(De Renziら, 1994)[13)]。この説を幾分拡大すれば、非生物カテゴリーの中でも、感覚的特徴が他との識別にとって重要である対象は、生物と同様に障害を被る事態を想定できる。すなわち、意味記憶において、視覚を含む広い範囲の感覚的意味情報が障害されると考えれば、生物だけではなく、特有の味や匂いを有する「加工食品」や、特徴的な音を出す「楽器」が、障害を受ける可能性もありうる。

　これに対して、生物に属する事例では、非生物と比較して、運動的、機能的、形態的な各種属性に関して相互に類似しており(例えば、魚に属する事例の多くは、流線形、尾ひれを動かして水中を遊泳、食用などの点で共通している)、個々の事例の外的独自性が低いため、意味記憶系の障害によってこの差が増幅されるという説も提起されている(Laiaconaら, 1993; Capitaniら, 1994)[14)15)]。これに対しては、形態の類似度や名前の出現頻度を統制した検討から否定的な意見もある(Silveriら, 1988)[16)]。しかし、われわれの呈示した症例では、意味記憶が一見保たれているような非生物事例でも、抽象度レベルを下げて外的独自性を低くする操作を加えると容易に各事例間の識別が困難になった(抽象度レベルを、例えば"椅子"などの一般に用いられている基本レベルよりも、"食卓の椅子、居間の椅子"のように、さらに低く設定すれば、属性の多くが別の事例と重なり、外的独自性が低くなる)。この結果は、本例の意味記憶障害にみられたカテゴリー間の不均一を、それらカテゴリーが本来有する外的独自性の違いに帰することができる可能性を示している。すなわち、非生物に比べて、生物では事例が互いに多くの形態的・機能的・運動的属性を共有し合い、外的独自性が低いという特徴を有するため、意味記憶障害によって個々の事例の識別が一層困難になる、という仮説を裏づけるものと考えられる。

　以上、報告例が最も多い生物カテゴリーに特異的な意味記憶障害を中心に、その発現機序にかかわる説を述べてきた。これ以外にも、こうした意味記憶障害におけるカテゴリー選択性はいろいろな形で報告され続けている。それは非生物(Hillisら, 1991)[17)]、相貌や人物(Ellisら, 1989; 片井ら, 2001)[18)19)]、上位概念(平林ら, 1991)[10)]等々であるが、類似した症例の報告はあまり多くない。

V 言語と意味記憶の障害

　意味記憶障害は、それが単独に現れた場合、文法理解の障害はほとんどみられないが、語の意味理解障害(平林ら, 1987)[9)]や呼称障害(平林ら, 1990)[20)]が強く、いわゆる語義失語に近い病像を呈する。しかしながら、典型的な語義失語では、例えば「くし」という言葉がまったく理解できなくても、櫛を見れば、その用途や性質を口頭や身振りで示すことができるという(伊藤ら, 1994)[21)]。す

わち、語彙は失われているが、全体的な意味記憶にまでは障害が及んでいないと考えられる。但し、最近の研究では、語義失語と称される例でも、詳しく調べると、物品の知識が侵されている場合があり(中川ら, 1996)[22]、語彙の記憶とともに意味記憶も障害を受けている可能性が指摘されている。

意味記憶障害と失語症を生じる病巣は近接しているので、両方が合併することもある。これを検出するためには、既に述べたように、非言語的な意味的連合検査を行う必要がある(遠藤, 1993)[8]。

VI 意味記憶障害の神経基盤

意味記憶障害は、ヘルペス脳炎、脳外傷、緩徐進行性失語、側頭葉を侵す葉性萎縮(意味性認知症と呼ばれる状態)などで報告例がある。病巣部位としては、生物カテゴリーに選択的な障害は、両側もしくは左半球の側頭頭葉下部、特に中側頭回と下側頭回の病巣が重要と考えられている(平林ら, 1996)[1,4]。一方、非生物に特異的な意味記憶障害を呈した症例も数例ではあるが報告されている。いずれも左中大脳動脈領域の前頭葉と頭頂葉に病巣を有し、重度の失語症を随伴している場合が多い(Gainotti, 2000)[6]。また、右半球もしくは右半球に優位な両側側頭葉前方部の萎縮や切除を受けた症例では、「顔を見ても、声や名前を聞いても、身近な人物が誰だかわからない」という人に対する意味記憶障害と考えられる現象が報告されている(Ellis ら, 1989；片井ら, 2001)[18,19]。

(平林　一)

文献

1) 平林　一, 稲木康一郎, 平林順子, ほか：純粋健忘症状群の1症例における逆向健忘の検討. 精神医学 38949-956, 1996 b.
2) 西川　隆, 武田雅俊：エピソード記憶のメカニズム. 神経進歩 45：171-183, 2001.
3) Tulving E：Elements of Episodic Memory. Oxford University Press, New York, 1983[太田信夫(訳)：タルヴィングの記憶理論. 教育出版, 東京, 1985].
4) 平林　一, 田丸冬彦, 平林順子, ほか：脳挫傷後に意味記憶障害を呈した一症例. 神経進歩 40：295-308, 1996 a.
5) 国立国語研究所：幼児・児童の連想語彙表. 東京書籍, 東京, 1981.
6) Gainotti G：What the locus of brain lesion tells us about the nature of the cognitive defect underlying category-specific disorders；A review. Cortex 36：539-559, 2000.
7) Garrard P, Perry R, Hodges JR：Disorders of semantic memory. J Neurol Neurosurg Psychiatry 62：431-435, 1997.
8) 遠藤邦彦：失語性および非失語性呼称障害；物品呼称の神経学的メカニズム. 聴能言語学研究 10：66-78, 1993.
9) 平林　一, 平林順子, 遠藤邦彦, ほか：超皮質性感覚失語の1症例；上位概念に基づく物の分類障害の検討. 聴能言語学研究 4：9-17, 1987.
10) 平林　一, 坂爪一幸, 平林順子, ほか：上位概念記憶障害の2症例. 臨床精神医学 20：1417-1425, 1991.
11) Farah MJ, McClelland JL：A computational model of semantic memory impairment；Modality specificity and emergent category specificity. J Exp Psychol (Gen) 120：339-357, 1991.
12) Warrington EK, Shallice T：Category specific semantic impairments. Brain 107：829-854, 1984.
13) De Renzi E, Lucchelli F：Are semantic systems separately represented in the brain? The case of living category impairment. Cortex 30：3-25, 1994.
14) Capitani E, Laiacona M, Barbarotto R, et al：Living and non-living categories；Is there a "normal" asymmetry? Neuropsychologia 32：1453-1463, 1994.
15) Laiacona M, Barbarotto R, Capitani E：Perceptual and associative knowledge in category specific impairment of semantic memory；A study of two cases. Cortex 29：727-740, 1993.
16) Silveri MC, Gainotti G：Interaction between vision and language in category-specific semantic impairment. Cogn Neuropsychol 5：677-709, 1988.
17) Hillis AE, Caramazza A；Category-specific naming and comprehension impairment；A double dissociation. Brain 114：2081-2094, 1991.
18) Ellis AW, Young AW, Critchley EMR：Loss of memory for people following temporal lobe damage. Brain 112：1469-1483, 1989.
19) 片井　聡, 丸山哲弘, 橋本隆男, ほか：右側頭葉前端部の萎縮により相貌認知障害をきたした1例. 失語症研究 21：67, 2001.
20) 平林　一, 平林順子, 遠藤邦彦：超皮質性感覚失語の1症例(第2報)；上位概念語の喚語障害の検討. 聴能言語学研究 7：86-87, 1990.
21) 伊藤皇一, 中川賀嗣, 池田　学, ほか：語義失語における意味カテゴリー特異性障害. 失語症研究 14：221-229, 1994.
22) 中川賀嗣, 奥田純一郎, 田邊敬貴：語義失語. 神経心理学と精神医学, 日本生物学的精神医学会(編), p46-58, 学会出版センター, 東京, 1996.

5 作動記憶/STMの障害

I 作動記憶と短期記憶

1. 作動記憶とは

　人間のさまざまな認知活動には、例えば暗算の繰り上がり過程のように、必要な情報を一時的に保持しながら、同時に他の情報を処理していくという形で進行していくものが多い。こうした保持と処理の並列的な進行を支える記憶機能・システムを作動記憶(working memory：作業記憶、ワーキングメモリとも表現される)と呼ぶ。作動記憶もしくはそれと同種の概念は、認知心理学のいろいろな理論の中にみられるが、Baddeleyのモデル(図1)は、作動記憶を初めて明確に中心にすえた体系的な理論であり、今日認知心理学の領域を越えて広く受け入れられている。

　但し作動記憶という用語は、神経生理など多様な領域で用いられ、その内容は研究者間によっても若干異なっている。さらにGoldman-Rakicが作動記憶の概念を用いると前頭連合野の機能が説明可能であると指摘し、一時期Baddeleyがcentral executive(中央実行系・中枢制御部などの訳があてられている；後述)と前頭連合野との関連を示唆したこととも相俟って、作動記憶と前頭葉とを関連づけた研究が爆発的に増えた。今、作動記憶の概念はリハビリテーションをはじめとする諸分野で最も重要といってよいほどの隆盛を迎えているが、この場合の作動記憶(あるいはcentral executiveについて)は本稿の範囲ではなく、本書の遂行機能の章を参照されたい。

2. 作動記憶(WM)と短期記憶(STM)

　情報処理の観点から記憶を捉えようと試みた1960年代からの記憶モデルにおいては、短期記憶・長期記憶という大きな2つの区分がなされていた。その集大成ともいえるAtkinsonとShif-

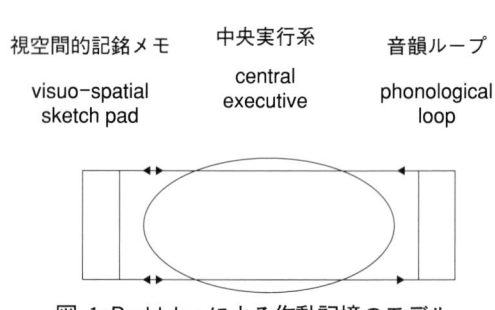

図1●Baddeleyによる作動記憶のモデル
(Baddeley A：Working memory. Science 255, 1992 より転載)

frin(1971)[1]の二重貯蔵モデル(図2)で説明する。入力された情報は様式ごとに感覚登録器に入り、その中で選択的注意によって選ばれたものが短期貯蔵庫に送られ、一次保持される。貯蔵時間は数秒以内と短く、容量には制限がある(Millerの魔術数7±2)。貯蔵された記憶はリハーサルされること(繰り返し言う、など)で記憶時間を延長することができる。こうして短期記憶を経て情報は長期記憶に転送される。このモデルでも短期記憶は、単に短期情報を保持するだけではなく、短期記憶と長期記憶を統御する役割を担うものとして位置づけられていたが、このような処理過程における短期記憶の能動的な役割を発展させたのが作動記憶の概念であり、作動記憶と短期記憶は、機能的には大きく異なっているが、その機能を支えるシステムレベルではかなり共通しているといえる。

3. Baddeleyの作動記憶モデル

　Baddeley(1974)[2]はHitchとともに数々の実験から短期記憶の概念を洗い直し、複数の情報を同時に保持し、相互に関連づけるシステムとして作動記憶の概念を提出した。このモデル(図1)では、言語材料の系列的処理と保持にかかわるphonological loop(以下音韻ループ)、視空間的材料の処理と保持にかかわるvisuo-spatial sketch

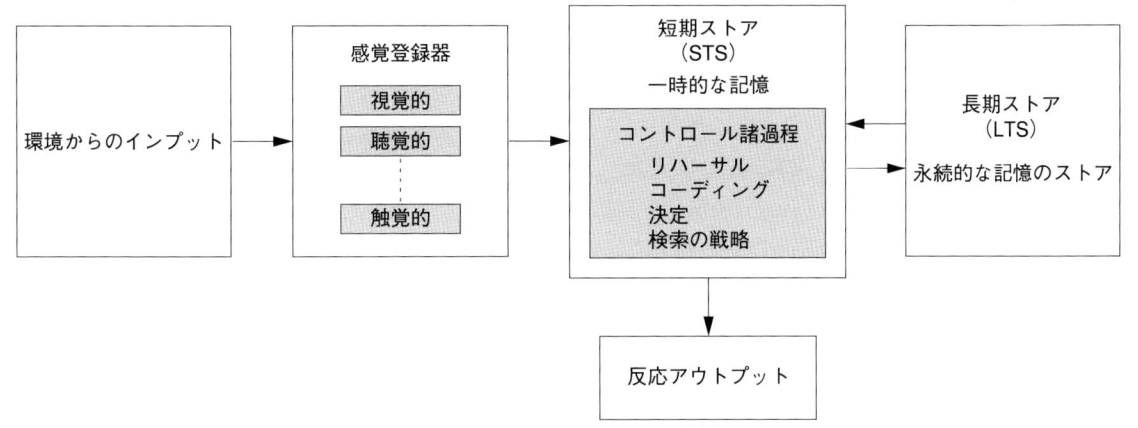

図 2 Atkinson と Shiffrin の二重貯蔵モデル
(Atkinson RC, Shiffrin RM：The control of short-term memory. Scientific American, 225, 1971 より転載)

pad、そして、この 2 つの従属システムの働きを管理し制御する central executive が仮定されている。Central executive という短期記憶を統御する役割をもつものをモダリティフリーに設定したのが従来の短期記憶論と大きく異なる点である。音韻ループは、さらに phonological short-term store と、符号化された言語材料をリハーサルによって維持する rehearsal 部分、とに区分されている。言語性短期記憶は音韻ループにほぼ相応するとされている。さらに言語性短期記憶の選択的障害例は、ストア(phonological short-term store)が選択的に障害されたことによるとみなされている (Vallar ら, 1984, 1995, Baddeley 1992)[3)22)23)]。

音韻ループは言語習得や産生などに深く関連するとされ(Gathercole ら, 1993)[5)]、近年は言語発達に関連した研究がことに精力的に続けられている。こうした認知心理学における作動記憶の最新の動向に関しては三宅ら(2001)[8)]に詳しい。

なお、音韻ループを復唱、あるいは発話機構と同一視する研究者もあるが、後述するように、図はあくまで情報処理の側面から捉えた基本的概念を図式にしたものであることを常に念頭におきたい。

4. 言語性短期記憶障害をめぐっての論争

1969 年 Warrington らによってなされた症例 KF に関する論文は、1975 年の失認様患者を意味記憶障害で論じた論文とともに、新しい記憶理論の観点から神経心理学的症候を読み解こうとする画期的論文として強いインパクトを与えた。この症例 KF は復唱に選択的な障害を認めたが、その復唱障害が聴覚性言語性短期記憶の障害によると Warrington らは主張したのである。当初、KF を伝導失語とは明言しなかった彼女らが、のちに積極的に伝導失語の復唱障害イコール選択的言語性記憶障害との説を展開するに及んで論争はさらに大きなものとなった。結局彼女らは、症例 KF のように自発話に錯語がなく復唱障害のみを認めるものを「repetition」の障害であるとし、いわゆる伝導失語にみられる復唱障害「reproduction」とを区別するに至った。このように言語性短期記憶の選択的障害例(以下、STM 症候群：Shallice, 1988[12)]；McCarthy ら, 1990[7)])は、伝導失語とは異なる一症候群として位置づけられるようになった(Goodglass, 1992；Berndt, 1988)[4)6)]。

ⅠⅠ 検査法

1. STM の検査

臨床的に言語性の STM を評価する際に最もよく用いられるのは数唱課題(WAIS-R の下位検査を参照)である。呈示された数列(刺激ユニット)を再生(復唱)してもらい、最大の桁数を得る。但し、数唱が低下(5 桁未満：若年者はより多い)してい

ても、直ちに STM の障害と判定せず、注意障害や言語障害などの影響を見極めねばならない。同時に非言語性の STM 検査を施行する。WMS-R の下位検査(視覚性スパン)が用いやすい。

さらに詳しく検討するには、種々の入力、対象、出力を組み合わせ、評価する。入力(刺激呈示)としては聴覚・視覚の 2 つに分けるのが一般的で、記憶対象(刺激ユニット)としては、言語的および非言語的素材がある。例えば言語的素材では単語・無意味音節系列・文字などが用いられ、非言語素材では音・形・空間配置などがある。単語では、音節の長さを揃えた方がよい。そのほか刺激素材は頻度などを揃えることが望ましい。さらに出力(反応形式)としては、言う、書く(描く)、pointing(系列指示、選択肢からの選択)などが設定される。失語症患者では、出力様式が負担とならぬように配慮したい。失語症臨床で聴覚的把持力をみるために日常的に施行される pointing span のテストを言い換えれば、刺激呈示は聴覚から、刺激ユニットは言語性素材である単語や数のユニット、反応形式は選択肢からの選択、となる。pointing 可能なユニットは普通、数の方がやや良好である。なお選択肢による場合、位置で覚えることを避けるため、刺激呈示の都度選択肢の位置は変え(あらかじめ図版を数種用意しておけばよい)、刺激呈示の間、選択肢は隠しておく[18]。

2．作動記憶の検査

作動記憶の検査法として採りあげられている検査には、種々の二重課題法、Wisconsin Card Sorting Test などのいわゆる前頭葉機能の課題から、数字の逆唱まで、種々雑多なものがある。いずれの検査もどういう構想で考案され何をみているかを十分に吟味して使用する必要がある。言語性作動記憶課題として開発され米国で広く用いられている検査には Daneman & Carpenter による Reading Span Test がある[日本語による検査が苧阪ら(1994)[20]により開発されている]。最近、この検査についても解釈に関してさまざまな意見が提出されている(斎藤ら, 2000)[10]。

III 症例

1．選択的な言語性短期記憶障害例
(水田, 1999)[14]

❶症例
MO、21 歳、右利きの女性。短大卒、会社員。
❷現病歴
1995 年 11 月 30 日、左側頭葉後半部の皮質下に脳動静脈奇形(AVM)による出血をきたし入院、12 月 8 日血腫除去術および AVM 摘出術を施行した。
❸神経学的所見
意識清明、傍中心視野の右同名半盲以外には脳神経系・運動系・感覚系などに異常なし。
❹神経心理学的所見
知能検査では、WAIS-R VIQ=92、PIQ=108、RCPM 33/36 と良好。記憶検査では三宅式記銘力検査や AVLT など言語性保持や学習能力に関して良好であり、Rey の図の再生、ブロックタッピングテスト(WMS-R の視覚性スパン)など非言語性の記憶も良好であった。但し、数唱は 5 桁ができず、また、単語の pointing span のテストなどにも低下が認められた。
❺言語症状
発症翌日の ST 初診時より、自発話は流暢で錯語をまったく認めず、自覚的にも話し難さなどを感じていなかった。言語機能諸検査でも、標準失語症検査(SLTA)に問題なく、Token test 161/165、構文検査を全問正解し、低頻度語呼称も即時正答した。音韻抽出問題やアナグラムの作成なども容易に行えた。書字・読字で、拗音・長音・撥音などの処理にまったく遅延なかった。以上、喚語の障害、文法障害、理解障害、書字障害など失語症状は観察されなかった。但し復唱課題では、無意味音節は 4 音節から復唱できず、通常の短文では 8 文節文をもすらすらと復唱可能であるのと対照的であった。

2．「STM 症候群」典型例 (水田, 1999)[14]

❶症例
TU、20 歳、右利きの男性。予備校生。

❷現病歴

1994年10月27日、脳動静脈奇形による出血をきたし入院、11月11日血腫除去術および AVM 摘出術を施行した。MRI T2強調像で左側上側頭回から上方へ伸展、縁上回を中心とする高信号域を認める。

❸神経学的所見

意識清明、右上4分盲以外に脳神経系・運動系・感覚系などに異常なし。

❹神経心理学的所見

知能検査は RCPM 35/36 と良好。記憶や言語については後述。

❺言語症状

発症当時、言語理解は良好、発話は流暢で構音障害を認めなかったが、時に喚語困難による停滞や言い直しがみられた。呼称・復唱では音韻性の言い誤りとそれを訂正しようとする行為がみられた。術後の改善は順調で、音韻性の言い誤りや言い直しも速やかに消退し、検査上、喚語・書字・読字でも障害を認めなくなった(Token test 161/165 など)。しかし、復唱では項目数が多いと難渋し、単語で、「はつかねずみ」→「はつか、ね、ず、み」など、短文では、文節の脱落または意味的に似通った言い換えが認められた(庭の隅に古い柿の木が一本あります→庭の隅に柿の木が一本立ってます)。その後、友人たちと話すとテンポの速さについていけないなどのごく軽微な失語症状を残すのみとなった。

❻STM に関連して

数唱範囲は4桁であった(なお三宅式記銘力検査、AVLT など、言語学習は良好)。非言語性の記憶検査はいずれも良好であった。

3．数唱に低下が認められた伝導失語例

❶症例

TT、63歳、右利きの男性。大卒、会社員。

❷現病歴

2001年10月31日塞栓による脳梗塞にて入院。CT で左側頭葉後端から縁上回に低吸収域を認める。

❸神経学的・神経心理学的所見

失語のほかに特記すべき所見なし。知能検査は RCPM 28/36 と良好。

❹言語症状

自発話は流暢であり、構音の歪みやプロソディ障害を認めなかったが、音韻性錯語が混じり、それを言い直そうとするためしばしば中断した。聴理解は良好であり、発症10日の SLTA 口頭命令で 7/10 正答した。語音弁別テストの結果は良好。復唱・呼称(SLTA の呼称 20/20 正答)・音読に音韻性の誤りを認めた。文の復唱では「前の方を覚えているうちに後を忘れてしまう」と訴え、無意味音節の復唱では2音節から誤ることがあった。復唱例：[ぬかにくぎ]→「ぬき．．．ぬく．．ぬき．．．あれ？　ぬか、か、．．ぬき、ぬ、か、に、きく、ちがう．．．．」呼称例：「そ．．せ．．．せろ．．．そろばん」書字では、仮名の錯書を認めた([かたつむり]→「かたつもり」)。

❺STM に関連して

数字の復唱は4桁が不能であった。単語の pointing span テストは3個に失敗することがあった。言語症状全般の改善後も変化がなかった。非言語性の STM は保たれていた。

4．深層失語(Deep dysphasia)例
(水田ら, 1999)[15]

❶症例

MK、75歳、右利きの女性。

❷現病歴

1998年5月4日脳梗塞で発症。MRI 所見で、左側頭葉後部から頭頂葉にかけての皮質・皮質下に梗塞巣が認められる。

❸神経学的・神経心理学的所見

失語のほかに特記すべき所見なし。Kohs 立方体テストでは IQ 74 であった。

❹言語症状

日常会話の理解は良好で、yes-no で意思の疎通を図ることが十分に可能だった。発話は流暢だが喚語困難が強く、また言い直しのためしばしば中断した。SLTA 単語の聴理解が 6/10(のち、単語レベルはすみやかに改善)だが、視覚的理解は短文レベルが可能であった。呼称・復唱では音韻性錯語とともに著しい修正行為が認められ、ことに復唱に難渋した。復唱では、意味性・語性の錯語が認められ、「言われても、すぐに消えてしまう」としばしば訴えた。復唱例：[歯ブラシ]→「ら、らぶな

し、てーらぶし、なぬ、七日、せん…らむ、ラムネや無いわ、らぶねし、ちょっとあかんねぇ」［百円玉］→「…ひゃくだ、お金、…は、はすか、ひゃく…」

❺STMに関連して

数字の復唱は1桁が不安定であった。単語のpointing spanテストは2個に失敗することがあった。

IV 症候

1．STM症候群の問題点

STM症候群の復唱（「repetition」）の典型的な特徴は、伝導失語（「reproduction」）の障害が比較的低頻度のシラブル数の多い単語にみられるのに対し、シラブル数の少ない高頻度語の語「系列」にみられ（Shalliceら，1977）[11]、また、文の復唱では文節の脱落や意味的な置き換えという誤りを呈する（Shallice，1988；Saffranら，1975）[9][12]とされる。症例TUは、自発話や呼称などに音韻性錯語は認めず、復唱は数列、無意味音節、短文ともに項目数が多くなれば成績が低下し、文の復唱も上記特徴を備え、まさにSTM症候群の復唱の典型を呈した。

ところで、これまで報告されているSTM症候群の報告例（論文名はShallice，1988[12]；水田，1999[14]参照）は、回復経過に伴って、発話に錯語が目立たず数唱の低下、復唱の障害が残存した失語例であるという共通点こそ抽出できるが、発症時かなり重篤だった例も少なくなく、種々の認知能力の低下を伴う、かなり多彩な失語症状を呈する一群であることに留意したい。

STM症候群で認められる理解障害（例えば純粋例として挙げられる症例PVのToken testは20/36である。数唱は4桁：Vallarら，1984[21]，Shalliceら，1990[13]）はSTMの障害によるとされている。しかし、数唱成績が同じ（すなわちストアが同等とされる）である「STM症候群」TUの理解障害はごく軽微であり、症例TT（十分にSTM症候群の基準を満たし、数唱も同等）もまた同様である。複雑な構文の処理には確かに言語性短期記憶を要するが、PVらSTM症候群が呈する理解障害のすべてを到底説明できない（水田，1999）[14]。失語例であるSTM症候群の症状をみる場合に、ストア以外の要因を考慮しないわけにいかないことを強調しておく。

2．言語性短期記憶の選択的障害とは

いわゆる失語例ではないMOでは、数唱、無意味音節の再生などが特異的に低下しているのみであった。ストアの能力を越えるような認知課題においては、健常者がそうであるように、MOもストラテジーを用いて、処理しているのである（水田，2000）[16]。暗算過程を想起すれば理解しやすいが、頭の中の作業空間では、数を書き込んでおく記憶貯蔵庫の容量はそれほど問題ではない。それよりも、いかに作業の間中、情報をもち続けて処理を遂行し、書き換えていけるかが、認知課題遂行の際のポイントなのである。

言語性短期記憶をめぐる最近の話題に、深層失語（deep dysphasia）がある（症例MK参照）。通常、単語レベルの復唱で音韻性錯語や新造語以外の錯語をみることは極めて稀だが、深層失語では、意味性や語性の錯語を呈する。同時に認められるスパンの低下は重篤である。

復唱は決してストアとリハーサルによる単純な過程ではない。IIIに挙げたような、他の言語症状に比して突出してスパンが減少している症例群の症候を仔細に検討することで、復唱のダイナミズムが解明されると期待される。また症例TUとTTを一瞥するだけでも、語の聴覚的処理のさまざまなレベルでの、種々の程度の障害がスパンの低下に反映している可能性が示唆される。近年注目を集めている語形聾（word form deafness）の概念・病態とも密接に関係し、その解明が待たれるところである[17][19][25]。数唱の低下やスパンテストでの低下を「STM障害」と片づけていては、多くの情報を見逃してしまうだろう。

（水田秀子）

参考文献

1) Atkinson RC, Shiffrin RM：The control of short-term memory. Scientific American 225：82-90, 1971［船津孝行（訳）：記憶をコントロールする機構．サイエンス：68-77, 1971］.

16-5. 作動記憶/STM の障害

2) Baddeley AD, Hitch G：Working memory. The psychology of learning and motivation, Vol Ⅷ, Bower GA(ed), p 47-89, Acadeemic Press, New York, 1974.
3) Baddeley A：Working memory. Science 255：556-559, 1992.
4) Berndt RS：Repetition in aphasia；implications for models of language processing. Handbook of Neuropsychology, Vol I, Boller F, Grafman J(eds), p 329-348, Elsevier Science Publishers, 1988.
5) Gathercole SE, Baddeley AD：Working memory and language. Lawrence Erlbaum Associates, Hove, UK, 1993.
6) Goodglass H：Diagnosis of conduction aphasia. Conduction aphasia, Kohn SE(ed), p 39-49, Lawrence Erlbaum Associates, New Jersey, 1992.
7) McCarthy R, Warrington EK：Cognitive Neuropsychology；A clinical introduction. p 275-295, Academic Press Inc, San Diego, California, 1990.
8) 三宅　晶，斎藤　智：作動記憶研究の現状と展開．心理学研究 72：336-350, 2001．
9) Saffran ME, Marin OSM：Immediate memory for word lists and sentences in a patient with deficient auditory short-term memory. Brain and Lang 2：420-433, 1975.
10) 斎藤　智，三宅　晶：リーディングスパン・テストをめぐる 6 つの仮説の比較検討．心理学評論 43：387-410, 2000．
11) Shallice T, Warrington EK：Auditory-verbal short-term memory impairment and conduction aphasia. Brain and Lang 4：479-491, 1977.
12) Shallice T：From neuropsychology to mental structure. p 41-67, Cambridge University Press, New York, 1988.
13) Shallice T, Vallar G：The impairment of auditory-verbal short-term storage. Neuropsychological impairments of short-term memory, Vallar G, Shallice T(eds), p 11-53, Cambridge University Press, New York, 1990.
14) 水田秀子：言語性短期記憶障害の 1 例．失語症研究 19：146-153, 1999．
15) 水田秀子，藤本康裕，松田　実：Deep dysphasia；単語復唱における意味性錯語．神経心理学 15：241, 1999．
16) 水田秀子：言語性短期記憶の選択的障害；音韻ループとしての検討から．失語症研究 20：295-302, 2000．
17) 水田秀子：その音の誤りはどこから来るものか．高次脳機能研究 27：160-169, 2007．
18) 水田秀子：音韻．よくわかる失語症セラピーと認知リハビリテーション．鹿島晴雄，大東祥孝，種村　純(編), p 216-224，永井書店，大阪，2008．
19) 水田秀子：失書とリハビリテーション；いくつかの問題．高次脳機能研究 29：239-246, 2009．
20) 苧阪満里子，苧阪直行：読みとワーキングメモリ容量；日本語版リーディングスパンテストによる測定．心理学研究 65：339-345, 1994．
21) Vallar G, Baddeley AD：Phonological short-term store, phonological processing and sentence comprehension；neuropsychological case study. Cogn Neuropsychol 1：121-141, 1984.
22) Vallar G, Baddeley AD：Fractionation of working memory；Neuropsychological evidence for a phonological short-term store. J of Verbal Learning and Verbal Behavior 23：151-161, 1984.
23) Vallar G, Papagno C：Neuropsychological impairments of short-term memory. Handbook of memory disorders, Baddeley AD, Wilson BA, Watts FN(eds), p 135-165, John Wiley & Sons, West Sussex, 1995.
24) Warrington EK, Shallice T：The selective impairment of auditory verbal short-term memory. Brain 92：885-896, 1969.
25) 渡邊絵美，関口恵利，水田秀子：「音韻辞書」の選択的障害を呈した 2 例．高次脳機能研究 30：109, 2010．

6　手続き記憶障害

1　手続き記憶とは何か

　近年、認知リハビリテーションの領域において健忘症患者であっても覚えることのできる課題について研究することに関心が高まってきている。これまでに研究されてきた分野は、主に行為の学習であり、運動記憶や手続き記憶と呼ばれてきた。例えば、箸など道具の使い方、着衣行為、掃除、洗濯などの日常生活動作、自動車の運転やコンピューターの操作など、習慣的動作から高い技能を必要とする動作まで広範囲にわたる。

　手続き記憶は procedural memory（手順の、手続き上の記憶）を邦訳した言葉である。Cohen と Squire[1] によれば、「手続き記憶とは、ある行為や動作を繰り返し学習あるいは練習することによってそれらのパフォーマンスが向上し、それを技能 skill として獲得するもの」と定義されている。したがって、この記憶は時間軸とパフォーマンス軸の 2 つの次元によって表現される。技能の獲得は、操作を繰り返していく中で所要時間の短縮やエラーの減少というパフォーマンスの向上として表れる。ここでパフォーマンスの定義はある行為や動作の遂行能力を表す。

　手続き記憶は系統発生的に最も古い記憶であると考えられている[2,3]（図 1）。手続き記憶の概念には、歴史的な変遷があり、当初は単に陳述記憶 declarative memory の対峙するものとして定義されていた。この中には、技能 skills のほかにプライミング priming、古典的条件づけ classical conditioning なども含まれていた[2]。Squire LR[4] は著書 "Memory and Brain" の中で次のように述べている。「健忘症患者が熟練した技能を保持できるという事実は、記憶に 2 種類の区分があることを示唆する。1 つの記憶系は、Ryle G（1949）が "knowing that：事柄の知識" と名づけた知識の獲得に関係し、もう 1 つの記憶系は彼が、"know how：やり方の知識"、と名づけた知識の獲得を可能にする。この記憶の区分は、人工知能の分野で生まれた手順記憶と陳述記憶という 2 つの対立する概念に対応する。"knowing how" または手続き記憶は、現にあるシステムを改良したり、調整したりすると考えられる。こういう変化で、生体の行動の仕方は変わるけれど、過去の経験をある特定の出来事というエピソードとして呼び出すことができるようにはしない。このようにして獲得した知識は潜在的なもので、そういう知識を内蔵している処理システムを働かせて、そのシステムの含まれている手続きを順番にやってみることによってしか呼び出せない」。

　このように、当時 Squire らは、健忘症患者でもある種の学習が可能なことから、認知心理学におけるプロダクション・システムの研究からヒントを得て、陳述記憶と手続き記憶の区別を強調した

```
                        Memory
              ┌───────────┴───────────┐
         Declarative              Nondeclarative
         ┌────┴────┐        ┌────────┬────┴────┬──────────┬──────┐
      Episodic  Semantic  Procedural  Priming  Simple    Adaptation  Other
                          Motor skillls         classical  level
                          Perceptual skills    conditioning effect
                          Cognitive skills
```

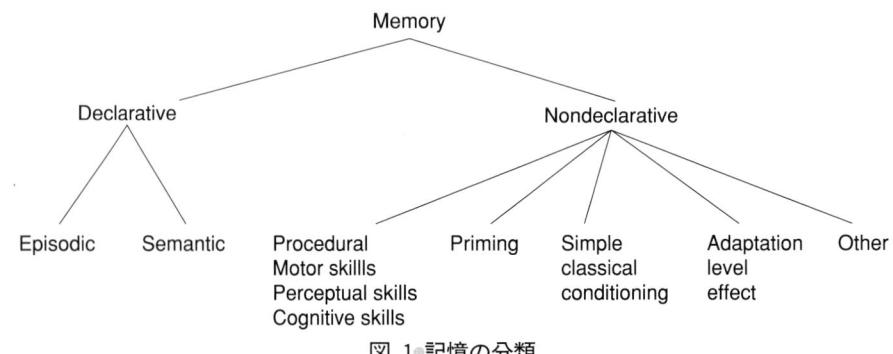

図 1●記憶の分類

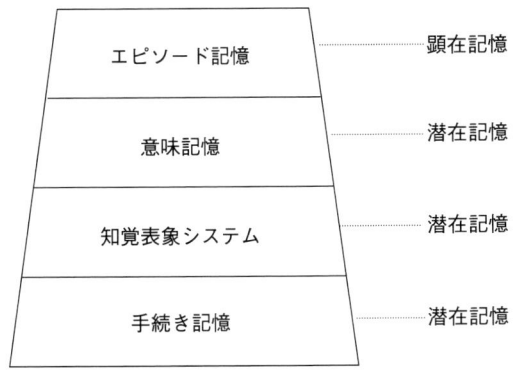

図 2 複数記憶システムと顕在・潜在記憶

に過ぎなかった[4)5)]。陳述記憶とは、その内容について述べることができる、つまり学習した事実やこれらの内容に関する記憶であり、これは健忘症患者では確実に障害される。言い換えれば、意識にのぼる記憶、すなわち顕在記憶である。一方、手続き記憶は、学習された技能 skill や、認知操作の変容にあたるもので、媒体である言語は必要なく、時には意識にのぼらない記憶であり、健忘症患者でもよく保たれる。ここで、陳述記憶-手続き記憶の乖離、顕在記憶-潜在記憶の乖離の問題が生じる。もともと潜在記憶という用語はプライミング研究から生まれたものである。プライミングとは、先行刺激の受容が後続刺激の処理に促進効果を及ぼすことをいうが、プライミングが想起意識を扱っているため、手続き記憶の中に含めるのは理屈に合わないという指摘があった。後にSquire[6)]は、手続き記憶をはじめ意識下に情報処理する記憶を非陳述記憶 nondeclarative memory という用語で一括し、手続き記憶は、運動、知覚、認知などの技能獲得に関与する記憶と定義され、プライミングなどとは区別された(図 2)。しかし、非陳述記憶が潜在記憶と同等なものとして扱ってよいかは疑問が残る。われわれは、日常の中で多かれ少なかれ、技能の獲得には言語化された訓練マニュアルなどを必要とする。例えば、時計の修理の場合では、時計の構造や修理の方法などの多くの知識(陳述知識)やどのような場合にどの知識をどのように使うかに関する知識(手続き知識)も必要になる。また、手続き記憶である学習の積み重ねが意識にのぼることもあり、これがパフォーマンスの向上に影響することもある。したがって、手続き記憶が非陳述かつ潜在記憶であると断言することは難しい。

II 手続き記憶の評価法

手続き記憶は、Squire により獲得技能の内容によって運動技能学習 motor skill learning、知覚技能学習 perceptual skill learning、認知技能学習 cognitive skill learning の 3 種類に分類されている[6)7)]。これらを評価するためにいくつかの課題が考えられている。

運動技能は、自転車に乗るなどの技能獲得で、小児期からの運動学習はすべてこの手続き記憶として保存される。一旦獲得した技能は半永久的に固定化する。運動技能学習は、臨床的には、追跡回転盤課題[8)-12)]、連続反応時間課題[13)-21)]、両手協調描画課題[22)23)]などの比較的単純化された課題で評価される。知覚技能学習は、鏡映像文字の読字課題、点字[1)]やひら仮名ブロック[22)23)]の触覚的同定能力などの触覚性の知覚技能学習などがある。認知技能学習には、ハノイの塔[24)]やトロントの塔[25)]などのいわゆる塔課題やジグソーパズル[23)26)]などのパズル課題が含まれる。最近ではコンピューター版の認知技能課題が普及してきている[27)]。

これらの運動、知覚、認知の技能課題についてのパフォーマンスが手続き記憶能力として評価されるが、これらの課題はあくまでも運動、知覚、認知の技能を純粋に技能の習得として評価しているのではない。例えば追跡回転盤課題では運動以外に視覚が含まれ、正確には知覚-運動技能学習と呼ぶべきである。また、塔課題では本来遂行機能の検査として普及しているように、かなり複雑な認知操作を必要とする検査であり、課題遂行にはある程度高いレベルの知能が要求される。

手続き記憶は、これらの課題遂行の能力で評価されるのではなく、課題を繰り返し学習することにより、初期段階よりもどの程度遂行能力が改善いたかにより検討されるのである。通常、手続き記憶の評価は横軸を学習量、縦軸をパフォーマンスとした学習曲線で評価される。最も一般的な学習曲線の型は、負に加速された指数関数型を示すが、双曲線や S 字型など多くの型の学習曲線が報告されている(図 3)。Newell と Rosenbloom[28)]によれば、学習量(N)とパフォーマンス(T)とをそれぞれを対数変換すると、これらの学習曲線をべ

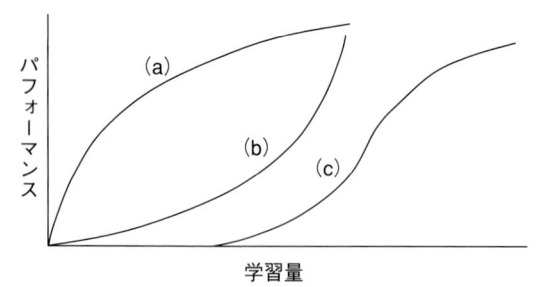

図 3 種々の学習曲線：(a)、(b)双曲線、(c)S字型曲線

き関数で近似できる。彼らは、成績としてある課題の遂行に要した時間に注目し、最も単純なべき関数は、$T=BN^{-\alpha}$（Bとαは定数）である。VakilとAgmon-Ashkenazi[29]は若年と高齢の健常者のハノイの塔と迷路課題の成績を比較し、高齢者は学習をはじめたときの初期パフォーマンスはすべて若年者より低下していたが、学習効率は若年者と差がないことを報告し、初期パフォーマンスと手続き学習課題の学習効率との区別を明確にすることの重要性を指摘している。初期パフォーマンスの成績が異なる群間（例えば運動障害患者と健常者）の学習効率を直接比較することは難しく、従来課題遂行の初期値と最終値の差（改善値）を比較、あるいは改善値/初期値を比較する方法が用いられている。最も問題なのは初期パフォーマンスが明らかに低下している疾患群に対して健常群と同じ負荷量の課題を与えてよいかどうかである。課題とケース・対照の初期パフォーマンスの間に交互作用を認める可能性がある。NewellとRosenbloom[28]によるべき関数の学習曲線では、初期値（E）と、練習を無限に行ったとしたときの漸近値（A）とを変数として加えた関数[$T=A+B(N+E)^{-\alpha}$]になる。このことからも初期パフォーマンスをしっかり評価しなければ、後の学習によって得られたパフォーマンスに影響することがわかる。

また、パフォーマンスに影響を与える課題の複雑性についての検討もなされるべきである。このような考え方は、従来課題中心的あるいは遂行結果中心的とよばれている。特に運動技能学習について課題の困難度とパフォーマンスの関係について多く論じられている。例えば、手の器用さをみる連続動作課題では、動作の正確さと運動距離や動作時間との関係について量的に定式化したFittsの法則（1954）が有名である。彼は、2つの異なる場所にあるターゲットを交互に打つタッピング課題で実験を行った。そして、動作の困難度と動作遂行時間の関係を定式化した。動作の困難度（MD）は、$MD=\log 2(2A/W)$ と記述され、Aは2点間の距離、Wはターゲットの大きさ（直径）である。困難度と動作時間（AT）の関係は $AT=a+b*MD$ である。このように課題が複雑になれば当然困難度が増し、比例してパフォーマンスが低下することになる。

上述したように、本来手続き記憶おける学習過程は意識にのぼることなく、エピソード記憶のような文脈的影響を受けないとするものであった。しかしながら技能の学習がすべて手続き記憶によるものとは限らない。特に知覚や認知の技能学習には陳述記憶の影響が大きいと考えられる。例えばハノイの塔では、健常者では、学習課程からある法則（2^N-1通り）を見い出し、方略を用いることができる。この過程に陳述記憶が関与していることは否定できず、パフォーマンスの改善は必ずしも手続き記憶の良し悪しによるとは断言できない。このため、健常者や陳述記憶障害が軽い患者と重度の患者との比較には注意が必要である。

従来手続き記憶の評価には、繰り返し練習した課題そのものの習熟度を検討する場合と、繰り返し練習した課題そのものではなく、類似した非繰り返し課題の成績の改善により評価する場合がある。この場合、一定の学習期間内のパフォーマンスの最低値と最高値を比較したり、初期値と最終値を比較する方法がとられる。また、一定の期間学習させた後に一定の期間学習を休ませて、その後に再度同じ課題を施行することによって技能が記憶として保持されているかを調べることがある（学習に対する本来の長期記憶としての手続き記憶）。また、課題によっては学習の転移 transfer of learning を調べることもある。この影響として、先行学習が後行学を促進する場合は、正の転移 positive transfer、また、逆に妨害する場合は、負の転移 negative transfer と呼ばれている。運動学習における転移の研究では、課題の負荷量の違いによる転移とともに、同一課題に対する両側性転移 bilateral transfer が検討される。例えば、追跡回転盤課題において右手での練習が、同じ課題で左手の練習に影響を与える場合である。顕在記憶

が比較的保たれている対象の場合には、視覚性連続反応課題で採用されているような顕在記憶の影響を調べる工夫が必要である。最近、手続き記憶の実験ではコンピューターでプログラム化された精度の高い方法が採用され、中でも視覚性連続反応課題 visual serial reaction time paradigm[13)-21)]がよく用いられる。

III 手続き記憶を呈する病態

1. 大脳基底核疾患

代表的な錐体外路疾患であるパーキンソン病で、運動性[10)]、知覚性[30)]、認知性[25)]などの手続き記憶が障害されることが報告されている。同様に錐体外路疾患であるハンチントン舞踏病でも運動性[9)13)]、認知性[25)]の手続き記憶の障害が生じ、進行性核上性麻痺においても種々の手続き記憶[14)]が障害されることが報告されている。以上の知見から、大脳基底核が手続き記憶に深く関与していることが十分に考えられている。

大脳基底核疾患の中でパーキンソン病が最も頻度の高い疾患であることから、パーキンソン病の手続き記憶について概説する。本疾患における手続き記憶の研究は多数あるが、これまで研究方法として多く取りあげられている課題として追跡回転盤課題(図4)と連続反応時間課題(図5)がある。

追跡回転盤課題は知覚運動技能学習に相当する。その第一報を報告した Heindel ら[9)]によれば、非痴呆群は正常群と同程度の学習能力を有していたが、痴呆群は有意に低下していた。一方 Harrington ら[10)]は、第1日目の学習能力は正常群と同程度であっても、2日目、3日目の学習効果は正常よりも低下していた。さらに、パーキンソン病群をニューヨーク大学能力障害スケールで早期群と進行期群に分けると、進行期群は回転速度45 rpm で学習効果が消失し、進行期群での知覚運動学習能力の低下が明らかに示された。彼らは、進行期群での学習障害の成因を全般的認知機能障害とは言及せず、病期の進行に伴って知覚運動学習に必要な尾状核機能が低下するためであると考察した。同様に、コンピューター版追跡回転盤で実験した Bondi と Kaszniak[11)]の報告でも、パーキンソン病患者で追跡回転盤課題と鏡映文字読字課題が正常に保たれていた。彼らの実験では、軽症から中等症の治療中のパーキンソン病は正常な学習効果を示し、学習障害を示すのは進行期患者か痴呆を伴う患者であると述べている。さらに、Haaland と Harrington[12)]は3種類の回転速度をブロックごとに学習させる場合と偽ランダムに学習させる場合の学習効果の違いについて検討し、パーキンソン病群はブロックごとの学習に異常を示さなかったが、偽ランダムに学習させると障害

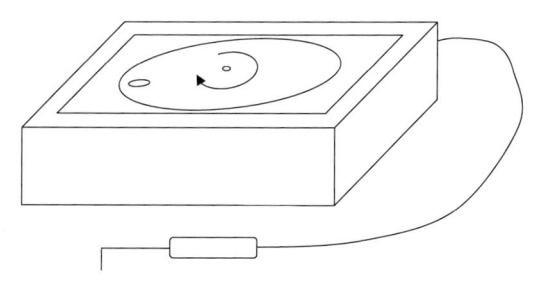

図 4 追跡回転盤
回転する円盤上の標的に鉄筆の先端を接触させておく。

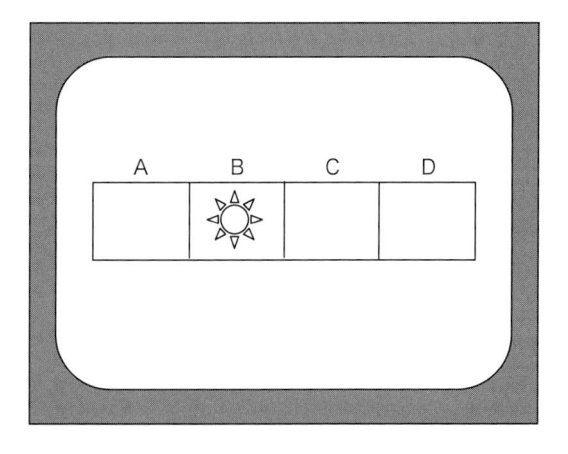

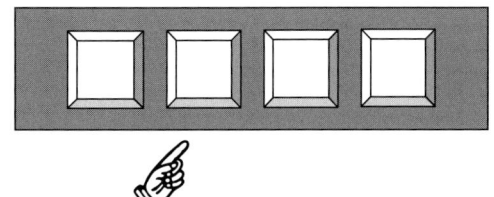

図 5 視覚性反応時間課題
モニター画面上に4つの四角枠があり、その中のいずれかが点灯するが、点灯した位置に相当する反応キーを素早く押さなけれならない。
例えば、10シークエンスの場合にはA-C-A-B-D-C-B-D-A-Cの順に点灯する。
1試行につき10シークエンスの平均反応時間とエラー率が測定される。

を認めたと報告し、追跡回転盤課題に与える文脈的効果の重要性を強調している。このように、実験条件や患者の選定によってこの課題における結果が異なる。

　この解釈として、1つは大脳基底核疾患の手続き記憶は運動能力すなわちパフォーマンスレベル（初期値）によってその学習の獲得に影響を受けることが挙げられる。しかし、歴史的な手続き記憶の変遷の中で、研究の対象とされる多くが運動能力の正常な健忘症患者であるため、もともとの運動能力が手続き記憶能力を決定する一因子であるということは報告されていない。殊に、追跡回転盤課題のようなある程度の熟練した運動能力を要求される場合には特に問題となる。評価方法の中で述べたように、パフォーマンスの初期値は手続き記憶獲得における重要な要素であり、大脳基底核疾患のような錐体外路症状（筋固縮や振戦）を有する患者では常に運動能力レベルを考慮しなければ、正常対照群や健忘症候群との回転速度のような設定条件次第では多大な影響を受ける可能性がある。したがって、手続き記憶の評価が達成値から初期値を差し引けばこの問題がクリアされると考えるのは大きな誤りであろう。第二の考え方として、手続き記憶では技能獲得に一定の知的能力（前頭葉性遂行機能としての戦略）を必要とするためと考える。Frithら[31]は、追跡回転盤と似た複雑な二次元両手操作追跡課題を用いて、パーキンソン病が正常に比べて学習が遅い原因は新しい状況に適応するための運動プログラムの変更、すなわち運動セットの切り換えの失敗であると指摘している。また、Soliverら[32]は、操作装置を動かす手の位置と速度によってモニター画面上の追跡カーソルの動きが異なる2つの課題を与え、パーキンソン病は速度追跡条件で学習効果が得られないことを報告した。その原因として視覚誘導的課題を通して内的表象から予測するのに必要な陳述的知識を形成することができないためと考え、従来のこの課題における非陳述的な運動学習を中心とした議論に陳述的知識の獲得という新たな問題を提起した。ハンチントン舞踏病に追跡回転盤課題を施行したGaberieliら[33]は、知覚運動学習には閉ループ学習と開ループ学習があり、前者が動作の誤差を視覚的手掛かりに利用する学習であり、後者は運動の遂行に際して目標を予測する学習であり、尾状核は開ループ学習に特に重要な役割を演じていることを強調している。追跡回転盤課題はまさしくこの開ループ学習課題であり、パーキンソン病では進行期になって線条体機能が障害されるため、視覚的誘導よりも予測的誘導の方が困難を示すと考えられる。また、開ループ学習は連続的運動を企画するため、閉ループ学習よりもワーキングメモリーを多く必要とし、回転盤学習課題の遂行には前頭葉機能の影響を受けやすいことが推察される。

　次にパーキンソン病における視覚性連続反応課題について述べる。この課題は視覚的に呈示された情報（位置と順序の関係は知らされない）から試行錯誤で標的位置に対応する反応キーを順序正しく押すことが課せられるのである。この課題の興味あるところは、手続き記憶の評価だけではなく、偽ランダム化したシークエンスを意識にのぼる顕在記憶として獲得しているかについても検討できるところである。シークエンス（順序の長さ）は短いもの（3～6）から長いもの（10～12）まである。また、シークエンスが何種類か用意されるが、学習効果をみるためシークエンスの順序の一部あるいはすべてが繰り返しになっている。また、まったく異なるランダムシークエンスを途中で挿入することにより学習転移をみることができる。学習成果の指標は反応時間とエラー数である。既に大脳基底核疾患であるハンチントン舞踏病[13]や進行性核上性麻痺[14]において視覚性連続性反応時間の異常が報告されている。

　この課題を初めてパーキンソン病患者に試みたFerraroら[15]の報告では、10シークエンスを用いた連続性反応時間は軽症アルツハイマー病群と同様に学習障害を示し手続き記憶の証明であるとしたが、それ以上の考察は得られなかった。Pascual-Leoneら[16]も連続性反応時間課題をパーキンソン病と小脳変性症を比較し、手続き記憶障害における2つの責任病巣である大脳基底核と小脳の関与の違いについて検討した。パーキンソン病群は、シークエンス学習を繰り返すにつれて正常群に比べてゆっくりではあるが、成績が向上したことから手続き的知識を陳述的知識に変換しているのではないかと考察した。一方小脳変性症群は学習効果をまったく示さなかったことから、手続き的知識の獲得に至らず陳述的知識に変換するこ

とができないと考えた。この2つの疾患の病態の違いから、大脳基底核は前頭前野に対して情報をタイミングよくワーキングメモリーバッファーにアクセスする機能を有し、一方小脳は事象を時間的順序として正しく記憶する機能を担い、どちらも順序学習を含む認知的操作には不可欠であると述べている。そして視覚性連続性反応時間を厳密な定義に基づいて行ったJacksonら[17]は、2×2のマトリックスに標的が現れその位置に相当する4つの反応キーを順番に押す課題を用いた。彼らの実験では、反応キーを繰り返し押す順序は11シークエンスであり、反応キーの隣り合う順序を確率的に調節し、6種類の連続シークエンスを用いた繰り返し課題(文法課題と呼ぶ)で学習効果を調べ、順序を顕在的に記憶しているかどうかについて生成課題を用いて検討した。その結果、パーキンソン病群は文法課題では学習が成立しなかったが、顕在記憶である生成課題では正常群と同程度であった。さらに、詳しく解析すると、前頭葉機能検査で成績の悪い群は学習が成立しなかった。パーキンソン病では繰り返しシークエンス順序を学習できないか、あるいはその情報を学習しても行動として表現できないか、のどちらかであると考えている。最近Domineyら[18]も、パーキンソン病患者は確かに順序学習に障害はあるものの、顕示的機能は保たれていることを示す結果を得ている。Jacksonらの実験は学習を通して反応キー押し順序を確率的に獲得するものであり確率分類学習 probabilistic classification learning として捉えることができる。Knowltonら[34]は、天気予報的中課題と呼ばれる運動要素をまったく含まない確率分類課題で正常群や健忘症群では試行を繰り返すごとに的中率が65%以上になるが、パーキンソン病群では50%台にとどまった。このことから大脳基底核は単なる順序を学習しているのではなく事象の出現確率を潜在的に記憶するのではないかと考えられる。

2. 小脳疾患

大脳基底核疾患に比べて小脳疾患における手続き記憶障害の報告はかなり少ないが、この理由は不明である。一部の報告には、小脳変性症において運動技能学習のみならず、知覚運動技能[16)30)]や認知技能学習が障害されることや、小脳梗塞例で認知技能学習が障害されることなどから、小脳は運動性のみならず知覚性や認知性の手続き記憶にも関与していることを考えなければならない。Pascual-Leoneら[16]の連続性反応時間の実験では、小脳変性症患者は反応キー押し順序をまったく学習できなかった。しかし、Daumら[35]は、小脳損傷患者の臨床所見および神経画像検査において、小脳に病巣が限局している患者では知覚技能学習(鏡映文字読字課題)も認知技能学習(ハノイの塔)も障害されず、脳幹に病巣が及んでいる患者で手続き記憶が障害されていることを報告し、運動以外の技能学習への小脳の関与を疑問視している。

IV 手続き記憶の神経基盤

健忘症候群やアルツハイマー病とパーキンソン病や小脳変性症における手続き記憶の比較から、概ねこの記憶の神経基盤は大脳基底核-運動系皮質、小脳-運動系皮質と考えられている。Peraniら[26]は、アルツハイマー病患者で鏡映文字読字課題とパズル組立課題で検討し、これらの成績が左右の大脳基底核、前頭連合野、小脳の糖代謝とよく相関する報告しており、上記の仮説を臨床的に証明している。健常者のPETを用いた脳賦活研究では、Graftonら[36]は右手の追跡回転盤遂行中の脳血流の変化を検討し、学習とともに左一次運動野、補足運動野、視床枕の血流が増加することを示した。Doyonら[21]は、視覚性連続反応課題遂行中の脳血流から、視覚系列を高度に学習した時点では左右の前帯状回、右腹側線条体、小脳歯状核、内側後部頭頂皮質、内側線条野前皮質は血流増加を示したが、シークエンスを顕在的に呈示するとこれらの部位の血流増加が消失することを示している。

また、運動系皮質以外の大脳皮質が手続き記憶へ関与することについては、Pascual-Leoneら[19]は、正常人に対して視覚性連続性反応課題の試行中に背外側前頭前野および補足運動野に経頭蓋的磁気刺激を行い、その課題に与える影響を検討したところ、背外側前頭前野への刺激が著明な成績低下をもたらした。このことから、従来この課題遂行に重視されていた大脳基底核や小脳に対して

前頭前野は上層的に統制していることを強調した。さらに、Pascual-Leoneのグループ[20]はこの仮説を実際の臨床患者で検証するため、前頭前野患者を対象に遂行機能検査のワーキングメモリー課題や言語性記憶課題とともに連続反応時間課題（長いシークエンス、短いシークエンス）を用いて検討し、ワーキングメモリーや言語性記憶が障害されている患者では手続き記憶の障害が顕著であることを報告した。以上のことから前頭前野も大脳基底核、小脳、運動系皮質とともに手続き記憶に重要な役割を演じていることが推察される。したがって、従来手続き記憶が大脳基底核、小脳といった発生学的に古い脳領域に支えられていると考えられてきたが、前頭前野皮質という新皮質もこの記憶に関与していることを改めて認識すべきである。

また、大脳基底核と小脳は手続き記憶にとって重要な神経基盤であるが、先述したPascual-Leoneら[16]の報告のように、その障害に質的な差がみられることから、大脳基底核と小脳とで手続き記憶への関与の仕方が異なる可能性を示唆される。また、小脳疾患では知覚技能学習や認知技能学習障害が生じないとする報告[36]や、Korsakov症候群患者が視覚性連続反応学習は可能であるが、触覚性迷路学習は障害されているとする報告[37]、アルツハイマー病で運動技能の獲得率と知覚技能の獲得率とが相関しないとする報告[22]は、それぞれの技能獲得や感覚モダリティによって神経基盤が異なっている可能性を示唆している。さらに高次の認知技能の獲得には前頭前野の機能が十分関与していると考えられる。

以上のことから、臨床データを考察してみると、手続き記憶の神経基盤は、すべての手続き記憶が、大脳基底核—運動系皮質、小脳-運動系皮質のどちらかで処理されるような単純なものではなく、運動技能には運動系皮質、知覚技能には知覚領野やその連合野、認知技能では主として前頭前野が関与しているといった、課題遂行に必要な処理水準に応じて大脳基底核、小脳系、大脳皮質のそれぞれ異なった領域が関与していると考えられる。

最近、Hikasakaら[38]はニホンザルを用いて視覚性連続反応課題によく似た逐次運動系列課題という実験的研究を行い、手続き記憶にかかわる脳内ネットワークについて、以下のような興味深い仮説を提唱している。前補足運動野や外側前頭連合野などの前頭葉皮質と大脳基底核の前方領域は、手続きを知識として獲得するために必要であり、頭頂連合野の領域は、視覚運動の順序を手続きとして蓄える。さらに繰り返し学習すると、学習に使った手に固有の技能としての記憶が小脳を中心とした領域に固着される。ここに1つ重要な問題があり、前頭前野を中心とした意識的な処理が最初に実行され、しかる後に小脳を中心とした無意識的な処理が行われる可能性を推察している。言い換えると、前頭葉皮質などによる意識的処理は学習速度が速いが長期的な情報を蓄えることはないのに対して、小脳などによる無意識的処理は学習速度が遅いが長期的に情報を蓄えることができる、と述べている。概ね、前頭葉皮質は顕在的で初期段階での手続き学習に関与し、小脳は潜在的に熟練期における手続き記憶の長期的保持に役割を演じているといえる。運動における小脳の働きとしては、大脳皮質-小脳回路を形成し、リアルタイムの運動制御においてタイミング調整に関与することを付け加えておく。

では、大脳基底核は手続き記憶のなかでどのような役割を演じているのであろうか。大脳基底核は単独で活動しているよりも、大脳皮質とともに運動回路や前頭前野回路などの大脳皮質-基底核回路という脳内ネットワークを形成している。この大脳皮質-大脳基底核回路（運動回路、前頭前野回路）は、逐次運動系列の学習・制御に適した2つの特性を有している。1つは、逐次運動系列の学習に適した信号である報酬の予測としての「強化信号」を与えるドーパミン細胞の存在であり、もう1つは、前頭前野回路が学習初期の段階で視覚ループとして視覚性ワーキングメモリー機能を発揮し、運動回路が学習後期の段階で運動ループとして運動系列の実現に関与する。この2つのループは並列的に働き、運動系列の並列学習に大きく寄与していると考えられている。系列順序の学習に限ってみれば、大脳基底核は系列順序を学習し、手続き記憶の全般を通して働いている。

以上のように動物実験によって、手続き記憶の神経基盤は神経生理学的に究明されつつあり、ヒトにおける神経機構が解明される時代も近いように思われる。

（丸山哲弘）

文献

1) Cohen NJ, Squire LR：Preserved learning and retention of pattern-analyzing skill in amnesia ; Dissociation of knowing how and knowing that. Science 210：207-210, 1980.
2) Squire LR：Mechanism of memory. Science 232：1612-1619, 1986.
3) タルビングE：人間の複数記憶システム. 科学61：263-270, 1991.
4) Squire LR：Memory and brain. Oxford University Press, New York, 1987.
5) Cohen NJ：Preserved learning capacity in amnesia. Evidence of multiple memory system, Neuropsychology of memory, Squire LR, Butters N(Eds), p 83-103, Guilford Press, New York, 1984.
6) Squire LR, Zola-Morgan S：Memory ; Brain systems and behavior. TINS 11：170-175, 1988.
7) Squire LR, Frambach M：Cognitive skill learning in amnesia. Psychobiology 18：109-117, 1990.
8) Corkin S：Acquisition of motor skill after bilateral medial temporal-lobe excision. Neuropsychologia 6：255-265, 1968.
9) Heindel WC, Salmon DP, Waicke PA, et al：Neuropsychological evidence for multiple implicit memory system ; A comparison of Alzheimer's disease, Huntington's, and Parkinson's disease patients. J Neurosci 9：582-587, 1990.
10) Harrington DL, Haaland KY, Yeo RA, et al：Procedural memory in Parkinson's disease ; Impaired motor but not visuoperceptual learning. J Clin Exp Neuropsychol 12：323-339, 1990.
11) Bondi MW, Kaszniak AW：Implicit and explicit memory in Alzheimer's disease and Parkinson's disease. J Clin Exp Neuropsychol 13：339-358, 1991.
12) Haaland KY, Harrington DL, O'Brien S, et al：Cognitive-motor learning in Parkinson's disease. Neuropsychology 11：180-186, 1997.
13) Knopman DS, Nissen MJ：Procedural learning is impaired in Huntington's disease ; evidence from the serial reaction time task. Neuropsychologia 29：245-254, 1991.
14) Grafman J, Weingartner H, Newhouse PA, et al：Implicit learning in patients with Alzheimer's disease. Pharmacopsychiatry 23：94-101, 1990.
15) Ferraro FR, Balota DA, Connor LT：Implicit memory and the formation of new associations in nondemented Parkinson's disease individuals and individuals with senile dementia of the Alzheimer type ; A serial reaction time(SRT)investigation. Brain Cog 21：163-180, 1993.
16) Pascual-Leone A, Grafman J, Clark BA, et al：Procedural learning in Parkinson's disease and cerebellar degeneration. Ann Neurol 34：594-602, 1993.
17) Jackson GM, Jackson SR, Harrison J, et al：Serial reaction time learning and Parkinson's disease evidence for a procedural learning deficit. Neuropsychologia 577-593, 1995.
18) Dominey PF, Ventre-Dominey J, Broussole E, et al：Analogical transfer is effective in a serial reaction time task in Parkinson's disease ; Evidence for a dissociable form of sequence learning. Neuropsychologia 35：1-9, 1996.
19) Pascual-Leone A, Wassermann EM, Grafman J, et al：The role of the dorsolateral prefrontal cortex in implicit procedural learning. Exp Brain Res 107：479-485, 1996.
20) Beldrarrain MG, Grafman J, Pascual-Leone A, et al：Procedural learning is impaired in patients with prefrontal lesions. Neurology 52：1853-1860, 1999.
21) Doyon J, Owen AM, Petrides M, et al：Functional anatomy of visuomotor skill learning in human subjects examined with positron emission tomography. Eur J Neurosci 8：637-648, 1996.
22) Hirono N, Yamadori A, Mori E, et al：Tactile perceptual skill learning and motor skill learning in Alzheimer's disease. Behav Neurol 9：11-16, 1996.
23) Hirono N, Mori E, Ikejiri Y, et al：Procedural memory in patients with mild Alzheimer's disease. Dement Geriatr Cogn Disord 8：210-216, 1997.
24) Cohen NJ, Eichenbaum H, Deacedo BS, et al：Different memory systems underlying acquisition of procedural and declarative knowledge. Memory dysfunctions ; An integration of animal and human research from preclinivcal and clinical perspectives, Olton DS, Gamzu E, Corkin S(Eds), Annals of the New York Academy of Sciences, New York, p 54-71, 1985.
25) Saint-Cyr JA, Taylor AE, Lang AE：Procedural learning and neostriatal dysfunction in man. Brain 111：941-959, 1988.
26) Perani D, Bressi S, Cappa SF, et al：Evidence of multiple memory systems in the human brain ; A[18 F]FDG PET metabolic study. Brain 116：903-919, 1993.
27) Downes JJ, Roberts AG, Sahakian BJ, et al：Impaired extradimmensional shift performance in medicated and unmedicated Parkinson's disease ; evidence for a specific attentional dysfunction. Neuropsychologia 27：1329-1343, 1989.
28) Newell A, Rosenbloom PS：Mechanisms of skill acquisition and the law of practice. Cognitive skills and their acquisition. Anderson JR(Ed), Lawrence Erbaum, New Jersey, 1981.
29) Vakil E, Agmon-Askenazi D：Baseline performance and learning rate of procedural and declarative memory tasks ; Younger versus older adults. J Gerontol 52：229-234, 197.
30) Yamadori A, Yosida T, Mori E, et al：Neurological basis of skill learning. Cognitive Brain Research 5：49-54, 1996.

31) Frith CD, Bloxham CA, Carpenter KN : Impairments in the learning and performance of a new manual skill in patients with Parkinson's disease. J Neurol Neurosurg Psychiatry 49 : 661-668, 1986.
32) Soliver RG, Brown RG, Caraceni T, et al : Learning manual pursuit skills in patients with Parkinson's disease. Brain 120 : 1325-1337, 1997.
33) Gaberieli JDE, Jaswinder Singh GTS, Willingham DB, et al : Intact mirror-tracing and impaired rotary-pursuit skill learning in patients with Huntington's disease ; Evidence for dissociable memory systems in skill learning. Neuropsychology 11 : 272-281, 1997.
34) Knowlton BJ, Mangels JA, Squire ML : A neostriatal habit learning system in humans. Science 273 : 1399-1402, 1996.
35) Daum I, Ackermann H, Schugens MM, et al : The cerebellum and cognitive functions in Humans. Behav Neurosci 107 : 411-419, 1993.
36) Grafton ST, Mazziotta JC, Presty S, et al : Functional anatomy of human procedural learning determined with regional cerebral blood flow and PET. J Neurosci 12 : 2543-2548, 1992.
37) Nissen MJ, Willingham D, Hartman M : Explicit and implicit remembering ; When is learning preserved in amnesia? Neuropsychologia 27 : 341-352, 1989.
38) Hikosaka O, Nakahara K, Rand MK, et al : Parallel neural networks for learning sequential procedures. Trends Neurosci 22 : 464-471, 1999.

17 遂行機能

▶はじめに―遂行機能とは―◀　遂行機能 executive function という用語を、神経心理学的立場から初めて明確に規定して用いたのは Lezak[1)2)]であろう。遂行機能とは目的をもった一連の活動を有効に成し遂げるために必要な機能であり、自ら目標を設定し、計画を立て、実際の行動を効果的に行う能力とされている。日常生活でなんらかの問題に遭遇した際、それを解決していくために動員される、一連の複雑な認知・行動機能の総称である。

通常、目標指向的(goal-oriented)、あるいは問題指向的(problem-oriented)であるが、その目標や問題の設定は1つとは限らず、また目標達成のためのアプローチも複数存在することが多い。したがって問題解決的立場からは、複数の目標の可能性を考え、その中から適当なものを選択すること、さらにそれを効率的に達成していくことなどが求められる。一般に、遂行機能には①目標の設定(goal formulation)、②プランニング(planning)、③計画の実行(carrying out activities)、④効果的な行動(effective performance)、という4つの要素が含まれる。また、1つの目標達成のために、いくつかの副目標(subgoal)を設定することが必要で、一連の副目標を系統的に達成していくことになる。

executive function という用語は遂行機能と訳す以外に、実行機能、管理機能とも訳される。米国精神医学会の診断・統計マニュアル第4版(DSM-IV)では、アルツハイマー型痴呆の診断基準の1つに executive function の障害が挙げられているが、DSM-IVの中では実行機能と訳されている。上述したように、executive function という語は問題解決にかかわる脳機能の行動的側面に焦点があるため、管理機能と呼ぶよりは、遂行機能ないし実行機能と呼ぶ方が適切であると思われる。

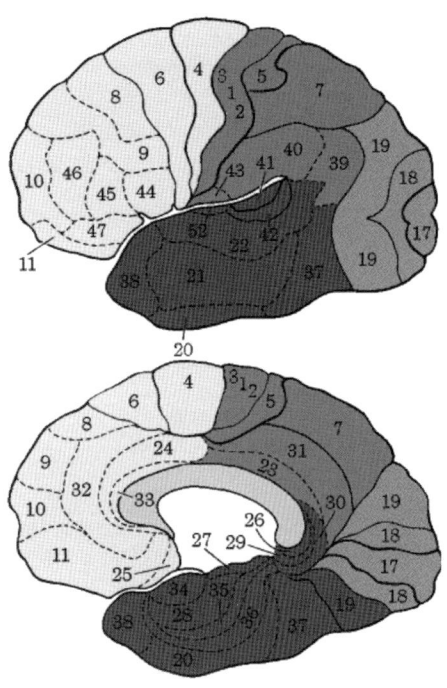

図 1●Brodmann の脳地図
（文献 3）より引用）

前頭葉機能と遂行機能

認知をコントロールする実行的な側面、すなわち計画を立てたり、順序立てて(継次的に)組織化すること、あるいは何かを選択するといった問題は前頭葉の中心的な機能と考えられる。したがって、遂行機能は当然、前頭葉機能の中で中核的な位置にあるといえる。

前頭葉は解剖学的に運動野―運動前野、傍辺縁系領域、および前頭前野の3つに分けられる。前頭葉の最後部、中心溝(Roland 溝)の直前が運動野(Brodmann の 4 野)であり、その前方に運動前野ないし運動連合野(Brodmann の 6 野、8 野、44 野、45 野)が位置する(図 1)[3)]。運動前野よりも前方にある残りの前頭葉皮質を前頭前野と呼び、前

387

表 1 前頭葉（ことに前頭前野背外側部）の損傷による行動変容

Stussら[4]	鹿島ら[5]
1．行動（反応）が知識から切り離される	1．概念ないし"セット"の転換の障害
2．継次的な行動を行なうことができない	2．ステレオタイプの抑制の障害
3．セットを確立したり、転換することができない	3．複数の情報の組織化の障害
4．干渉を受けるとセットを維持することができない	4．流暢性の障害
5．自分の行動をモニターすることができない	5．言語（意味）による行為の制御障害
6．無関心、気づきの障害、無感情などの態度を示す	

表 2 前頭葉機能障害とその検査法

障害される側面	症　状	検査法の例
保続と反応抑制	ステレオタイプの抑制障害	go-no go 課題、継次的運動課題
概念の転換	心の構え（心的セット）の切り替え困難 柔軟性の低下	ウィスコンシンカード分類検査 ストループテスト
流暢性	語想起の障害 図形想起の障害 発想の貧困化	語頭音による語の産生（列挙） 図形描画 物品用途テスト
注意	注意の分配・転換の障害 ワーキングメモリー 　（保持と処理を同時に行うことの障害）	トレイルメーキングテストB 定速聴覚的連続加算テスト（PASAT）、乱数生成 Memory Updating、リーディングスパンテスト、二重課題
記憶	展望記憶の障害 記憶の組織化の障害 時間順序に関する記憶の障害	リバーミード行動記憶検査 レイの15語記銘検査、 レイ-オステルリートの複雑図形 新近性テスト
人格	発動性や意欲の低下・無関心・無感情・易疲労性・ うつ状態・気づき（アウェアネス）の低下	

頭葉損傷に特徴的と考えられている多くの認知・行動障害はこの領域の病変と関連している。前頭前野はさらに背外側部 dorsolateral frontal cortex（主に Brodmann の8野、9野、46野）と眼窩部 orbitofrontal cortex（主に Brodmann の10野、11野、12野）（Brodmann の11野を中心とする腹内側部 ventromedial frontal cortex を含む）に区分することができる。また、傍辺縁系領域は前頭葉の内側面、辺縁系の一部と考えられている帯状回よりなる（Brodmann の24野と32野、および6野、8野、9野、10野の内側面）。これら前頭葉の背外側部、眼窩部、傍辺縁系のいずれの領域も遂行機能と関連するが、ことに中心的役割を演じているのは背外側部領域である。

Stussら[4]や鹿島ら[5]はこのような前頭葉関連症状を表1のようにまとめている。これらは例えば言語、記憶、認知、行動といった各機能領域を超えた、いわば「超」機能領域的な「障害の形式」である[6]。したがって、これらの区分はあくまでも便宜上のものであり、実際にはこれらの障害はオーバーラップした形で遂行機能に影響を及ぼしてくる。

前頭葉機能障害と、その検出法は多岐にわたるが、便宜的に表2のように区分してみた。脳損傷患者の臨床全般に共通していえることではあるが、殊に前頭葉損傷患者の診察においては、いきなり定形的な神経心理学的検査を行うようなことは慎むべきである。まず、患者の行動観察と病歴聴取を行いながら、じっくりと精神機能全般の評価にあたることが最も重要な診察である。何か気になる徴候がみつかったら、それを確認するような形で自由な発想でベッドサイドの評価法を組み立ててみる。日常臨床における神経心理学的検査は Devinsky[7]が述べているように、あくまでも「詳細な精神現症評価」として捉えるべきであろう。

前頭葉機能は当然、脳の構造ないし神経基盤を意識した用語であるが、これに対して、遂行機能はより臨床的な立場からの認知行動機能を指す用語である。遂行機能は他の要素的認知機能と相互

に関連はするものの、これらからは独立した、上位の機能単位として位置づけられていることが特徴である。行動のコントロールという面からは当然前頭葉機能との関連が大切だが、むしろ局在的意義の乏しい概念であるともいえる。

II 遂行機能障害の症候

遂行機能障害は本来、日常生活におけるさまざまな問題解決場面で気づかれることが多い。遂行機能障害は検査室での通常の神経心理検査では反映されにくく、むしろ日常生活場面でその障害に気づかれることも多い。臨床観察でこれらの障害を聴取するには、料理の手順、銀行や郵便局の手続き、旅行日程の計画、買物の状況などについて尋ねてみることが有用である。仕事をしている場合には、その手順、能率、あるいは仕事に対する自己評価などが重要な情報となる。

日常生活におけるさまざまな遂行機能の問題を評価するチェックリストとして、後述する遂行機能障害症候群の行動評価(Behavioural Assessment of the Dysexecutive Syndrome；BADS)[8]の中にある質問表(The Dysexecutive Questionnaire；DEX)も有用である。DEX は「感情、人格の変化」「動機づけの変化」「行動の変化」「認知の変化」の4領域に関する20の質問より構成されている。

III 遂行機能の評価法

遂行機能の評価方法についてはまだ十分には確立されておらず、種々のテストバッテリーの試行や、観察評価に頼るところが大きいのが現状である。また、1つの評価方法では遂行機能全体の評価が難しく、複数の評価法を用いる場合もある。

遂行機能を評価する場合、この機能の4つの要素すべてが含まれるような課題の設定には限界がある。日常生活における遂行機能という概念により忠実な課題の設定をすれば、評価対象となる作業や行動の自由度が高くなり、その過程や結果を一定の基準で評価することは難しくなる。逆に基準や評価が容易な課題を設定すると、ある程度の選択性があるとしても目標が決められてしまう場合が多く、それによって計画の立案や行動の試行錯誤の幅が狭められてしまう。このような問題点をクリアして、遂行機能障害の評価法として用いられている課題としては、ウィスコンシンカード分類検査(Wisconsin Card Sorting Test；WCST)[9]、ロンドン塔[10]、ハノイの塔[11]、迷路[12]、ティンカートイテスト(Tinkertoy Test；TTT)[1,2]、BADS[8]などが挙げられる。

既述の如く、前頭葉損傷患者の認知行動障害は検査室での通常の神経心理学的検査には反映されにくく、日常生活場面でその障害に気づかれることも多い。このような観点から、ことに遂行機能の課題としては、日常生活上の問題点を検出し得る、生態学的妥当性 ecological validity を有する検査が開発されてきている。このような生態学的妥当性を意識した行動的な検査の代表的なものとして TTT や BADS が挙げられる。

1. ウィスコンシンカード分類検査(Wisconsin Card Sorting Test；WCST)

注意や概念の転換をみるのに最も鋭敏な指標とされているのが WCST である。これは色(赤・緑・黄・青)、形(三角形・星型・十字形・円)、数(1個〜4個)の異なる図形の印刷されたカードを用いる分類検査で、患者には図2に示したような4枚の刺激カードの下に、色・形・数のいずれかの分類カテゴリーにしたがって、1枚ずつ反応カードを置いていくことが求められる。例えば、色という分類カテゴリーに従えば、反応カードは図2のように右端の刺激カードの下に置かれることとなる。128枚のカードを用いる原版を修正した鹿島ら[9]の修正版(慶應版 WCST)(KWCST)は48枚の反応カードを用いるものであり、脳損傷患者の臨床場面では使いやすい。

検者は自分の考えている分類カテゴリーと患者のそれが合っているか、違っているかのみを答えていくが、正反応が6枚連続した場合、自分の分類カテゴリーを患者に無予告で変えていく。したがって、この検査で患者は自分の1回ごとの選択が正しいか間違っているかのみの限られたフィードバックに基づいて、数・色・形の分類基準を転換していくことに気がつかなければならず、セットの転換、ないし反応の柔軟性をみていくことに

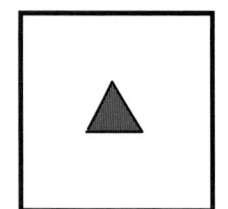

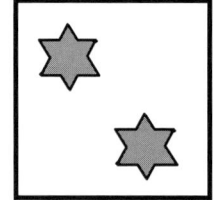

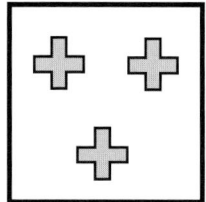

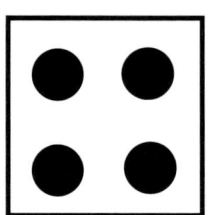

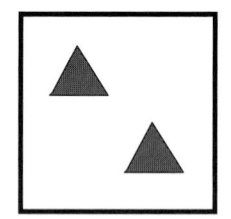

図 2●ウィスコンシンカード分類検査
4枚の刺激カードと1枚の反応カードを示す。

なる。これにより達成された分類カテゴリーの数、総誤反応数、保続による誤反応数などを評価していく。最も重要な指標は保続性の誤りがどの程度生じるかである。正解（検者の分類カテゴリー）が色である場合、患者が例えば形でカードを置くと、検者から「誤りである（検者の分類カテゴリーとは異なる）」むね、伝えられる。それにもかかわらず、患者がなお、色のカテゴリーから脱却できず、次の反応場面でも形でカードを置いた場合、それを保続性の誤り（Nelson型の保続）と呼ぶ。

WCSTは前頭葉損傷患者では成績が低下し、一方、後部脳損傷患者ではあまり成績が低下しない。標準的な知能検査であるウェクスラー成人知能評価尺度改訂版Wechsler Adult Intelligence Scale-Revised（WAIS-R）は後部脳損傷では成績が低下し、一方、前頭葉損傷患者では比較的保たれるのと反対のパターンをとっている。その意味で、WCSTとWAIS-R、前頭葉損傷と後部脳損傷との間は古典的な二重解離の関係にあるといえる。

WCSTは前頭葉損傷の中でもことに背外側部の損傷の検出に鋭敏であることが知られている。Stussら[13]は35例の前頭葉損傷例にWCSTを施行し、外的補助の程度が異なる3つの教示条件における成績の差によって背外側部損傷例と腹内側部損傷例とを区別し得ること、言語教示の効果が診断や予後、治療効果のよい指標となることを指摘している。

2．ロンドン塔（Tower of London）と ハノイの塔（Tower of Hanoi）

Shallice[10]はロンドン塔課題と呼ばれる、色のついた玉を棒の間で動かして、目的の形にするという問題解決課題を前方病変患者に施行し、後方病変患者よりも明らかに成績が不良であることを見い出した。同様の問題解決過程をGoelら[11]はハノイの塔課題を用いて評価している。ハノイの塔とは3本の棒のうちの1本にある、大きさの異なる5枚の円盤を別の棒に移しかえる課題である。円盤は1回に1枚ずつしか動かせず、また小さい円盤の上に大きい円盤を置くことはできない。患者はこの規則を守りながら、できるだけ少ない手数で円盤を目標の位置に移すことが求められる。この課題ではプランニング、計画の実行、フィードバックなどの要因が動員される。ハノイの塔のこの原法はしかし、脳損傷患者にとっては難度が高いため、Goelら[11]は図3のような中間段階から開始する10パターンの難度の低い課題を設定・考案している。ハノイの塔課題は1回のみ施行すれば、遂行機能の色彩が強いが、何度も課題を繰り返していくと、技能を体で体得していく手続き記憶の要因が強くなると考えられる。ハノイの塔を複数回施行していくことで、むしろ認知的技能の獲得を評価することができると考えられる。

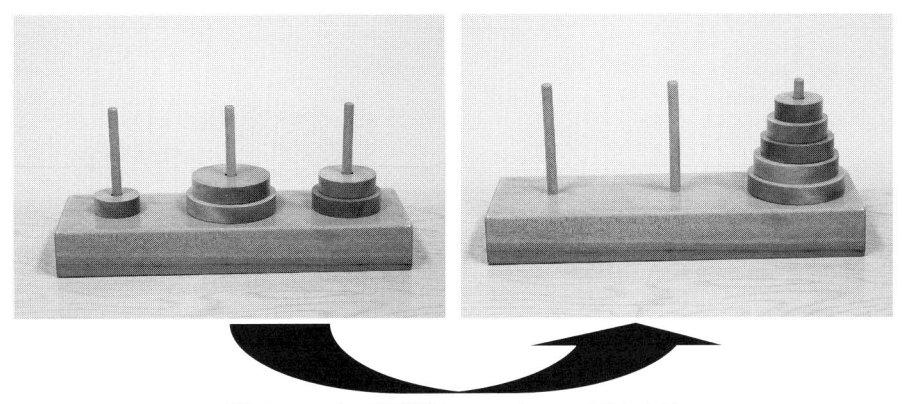

図 3 ハノイの塔課題(Goel ら[11]による変法を示す)

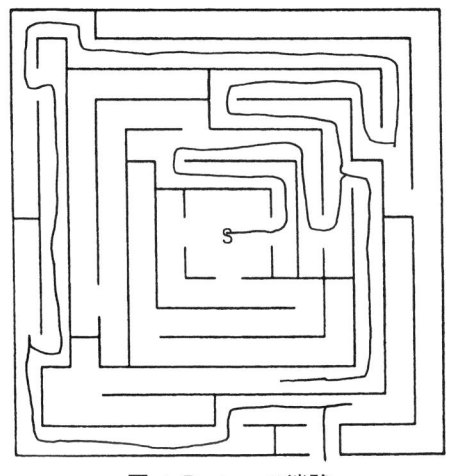

図 4 Porteus の迷路
42歳の前交通動脈瘤破裂術後に右前頭葉梗塞、健忘症候群をきたした患者の実例を示す。

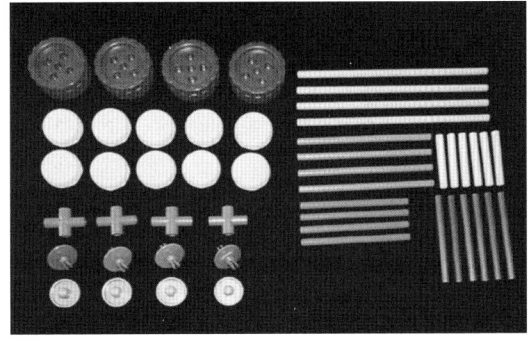

図 5 ティンカートイテストで用いる50ピースの部分

3．迷路テスト（Maze Tracing）

迷路はプランニングと先を予測する能力とを評価するのに適している。さまざまなタイプの迷路課題が考案されているが、臨床的によく用いられるのは Porteus[12]の迷路である。図4に最もよく用いられる成人Ⅰの図版を示す。患者には出発点(S)からスタートして、鉛筆を離さないようにしてできるだけ早く正確に外に出ることが求められる。課題の性質から考えても、プランニングや予測のみならず、視空間処理能力の負荷が高い課題である。評価は誤り数と所要時間の測定により行う。

4．ティンカートイテスト（Tinkertoy Test；TTT）

TTT は遂行機能を系統的に評価するため、Lezak[1)2)]により考案された検査である。Tinkertoy そのものはホイール、スティック、コネクターなど形状の異なる部品を組み合わせて創作を行う子どもの教育玩具である。TTT では、所定の50ピースの部品(図5)を使用し、時間制限なしに、好きなものを自由に作ってもらう。つまり、患者には①自分で目標を決め(何を作るか)、②計画を立て(どの部品をどう使うか)、③実際に課題を遂行し(組み立てる)、さらに④効果的に行動する(失敗の修正)能力が必要とされる。できあがった作品は、使用した部品数、ふさわしい作品名の有無、可動性、対称性、立体性、作品が立っているか、つなぎ方の誤りといった項目の規準にしたがって得点化され、−1点〜12点の範囲で評価される。

表 3 ● ティンカートイテストの採点表

変　数	採点基準	最大得点
物品使用数(np)	n≧20＝1, ≧30＝2, ≧40＝3, ＝50＝4	4
名称(name)	あり＝1, なし＝0	1
可動性(mov)	全体＝1, 部分＝1	2
対称性(sym)	2方向＝1, 4方向＝2	2
立体性(3d)	3次元＝1	1
安定性(stand)	支えずに立っている＝1	1
構成(cons)	なんらかの組み合わせをした＝1	1
誤り(error)	1つ以上の接続の誤り	−1
最高(可能)得点	12	
最低(可能)得点	−1	

(文献1)2)より一部改変)

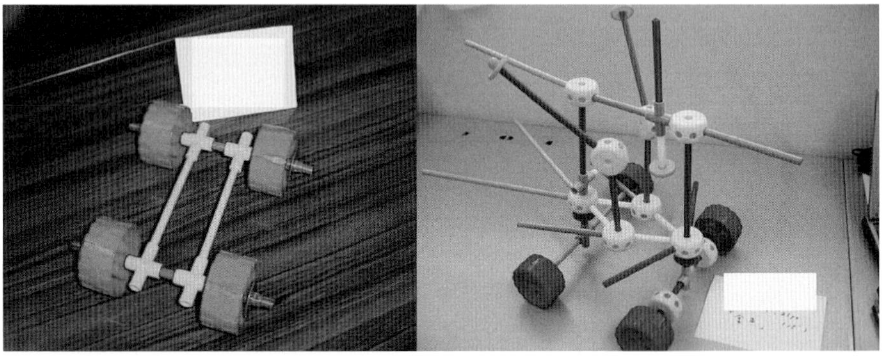

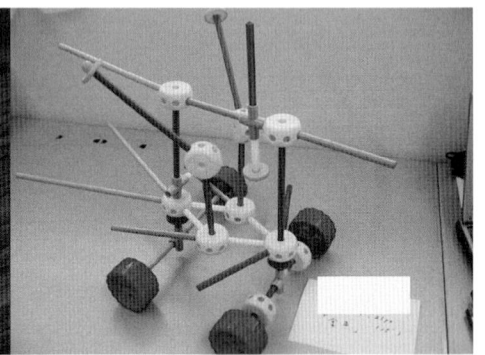

図 6 ● ティンカートイテストの実例
図右は健常者による作品(作品名＝金魚)。図左は56歳、左前頭葉に脳梗塞を認める患者による作品(作品名＝なし)。

評価は決められた8項目について採点する(表3)。本検査は、比較的対象を選ばずに実施でき、課題の教示や操作が容易である。検者にとっても熟練を要さないため、臨床場面で実施しやすい。また、得点化によって遂行機能をある程度定量的に評価でき、検者間での得点誤差がほとんど生じないことも特徴である。多くの遂行機能検査は、ある程度の目標が定められ、プランニングや行動の試行錯誤の幅が狭められてしまうことが多い中、TTTは比較的自由度の高い検査であり、有効かつ効率的な計画立案能力や行動のモニタリング能力の検出が可能であり、また課題として取り組みやすい。典型的な前頭葉損傷のパターンでは、使用ピースが少なく、画一的で面白味に欠ける反面、構成がきちんとしているのが特徴である。図6-左に前頭葉損傷患者によるTTT作品の実例を挙げた。構成に誤りはないが、右の健常者に比較して、シンプルで使用部品数も少ない。

使用部品が決まっているので、可能なデザインはもちろん限りがあるが、比較的自由度の高い環境であり、複数の目標設定を期待できる。例えば同じ「車」を作るという目標を設定した場合でも、2人の被検者がまったく異なるものを作ることも十分あり得る。そしてさらに、どのような過程を経て「車」に至ったか(実際の課題遂行)によって、TTTの得点は異なってくる。課題の遂行に問題があれば低得点となり、行動の「質」的な側面を定量化できることは、本検査の大きな特徴である[14]。

5. 遂行機能障害症候群の行動評価 (Behavioural Assessment of the Dysexecutive Syndrome；BADS)

BADSは、既に述べたように、遂行機能障害により生じるさまざまな日常生活上の問題点を評価するために、1996年にWilsonら[8]により考案さ

れた検査バッテリーである。BADSはカードや道具を使った6種類の下位検査と1つの質問表から構成されており、各下位検査は0〜4点で評価され、全体の評価は各下位検査の評価点の合計、すなわち24点満点で行われる。以下、各下位検査につき、簡単に述べる。詳細は田渕ら[15]を参照されたい。

❶規則変換カード検査(Rule Shift Cards Test)

裏返しのトランプを1枚ずつめくり、示された規則にしたがって患者に「はい」か「いいえ」と答えてもらう課題である。はじめの規則では示されたカードが赤なら「はい」、黒なら「いいえ」と答えてもらう。第2の課題では、示されたカードがその直前のカードと同じ色なら「はい」、違うときは「いいえ」と答えてもらう。

❷行為計画検査(Action Program Test)

患者は管の底にあるコルクを取り出すよう求められる。但し、基盤となる台、ビーカー、コルクの入った管などを持ち上げることや、ビーカーの蓋に直接手で触れることは禁止される。患者がコルクを取り出すためには、針金のフックでビーカーの蓋を外す、プラスチックの容器にネジ蓋をとりつける、その容器でビーカーの水をくむ、くんだ水を管の中に注ぐことを繰り返す、といういくつかのステップを達成することが必要である。

❸鍵探し検査(Key Search Test)

この検査では10cm四方の正方形と、その下5cmのところに黒い点が描かれた用紙を用いる(図7)。正方形が広場を示し、その広場のどこかで鍵をなくしたと仮定される。患者は、黒い点から歩き始め、鍵を探して歩く道筋を与えられた用紙にペンで描くよう指示される。患者がこの広場をどのように歩いて鍵を探したかによって検査の評価がなされる。図7に閉鎖性頭部外傷患者の鍵探し検査の実例を挙げた。このように、途中で戻ってきてしまう場合、あるいは正方形内を粗雑に回る場合、線が交錯する場合など、種々の反応パターンによって得点化される。

❹時間判断検査(Temporal Judgement Test)

明確な正答の存在しない時間的長さを患者に推量してもらう課題である。患者が正確な答えを知っているかどうかではなく、常識的な推論ができるかどうかが求められる。日本版で用いている課題は、「やかんのお湯が沸騰するのにかかる時

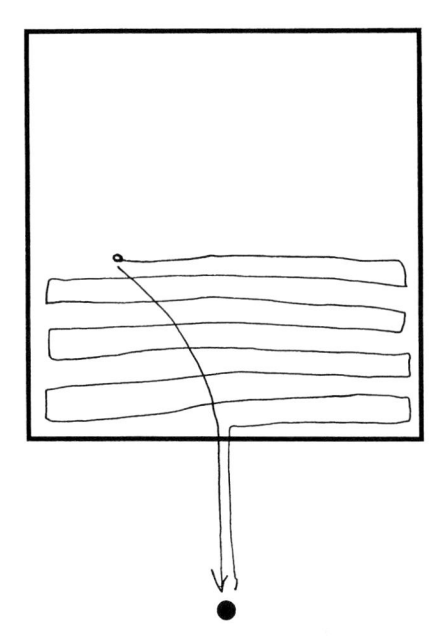

図7 鍵探し検査の実例
24歳、閉鎖性頭部外傷の症例。正方形全部を探さず、途中で戻ってしまっている。

間」(5〜10分)、「カメラのセルフタイマーをセットしてからシャッターがおりるまでの時間」(7〜15秒)、「風船を膨らませるのにかかる時間」(10〜60秒)、「犬の寿命」(10〜15年)の4問である。

❺動物園地図検査(Zoo Map Test)

動物園の地図を描いた検査用紙を用い、患者にいくつかの規則にしたがって動物園内の所定の6つの場所を訪れてもらう。患者には6つの場所を回っていく道筋を地図の上にペンで描いてもらう。検者からのヒントがない条件と、訪れる場所の順序がヒントとして与えられる条件の2試行を行う。

❻修正6要素検査
(Modified Six Elements Test)

この下位検査は、図8に示したような計算、物品呼称、口述問題の3種類の課題がそれぞれ2つのパートに分かれており、計6パートの課題が含まれている。患者には10分間に6つのパートすべての少なくともどこか1部分に手をつけてもらう。1つのパートに取り組んだ直後は同じ種類のもう1つのパートに手をつけてはならない。10分間で6つのパートのすべての問題に答えることは不可能なので、効率よく時間を配分できるかが重

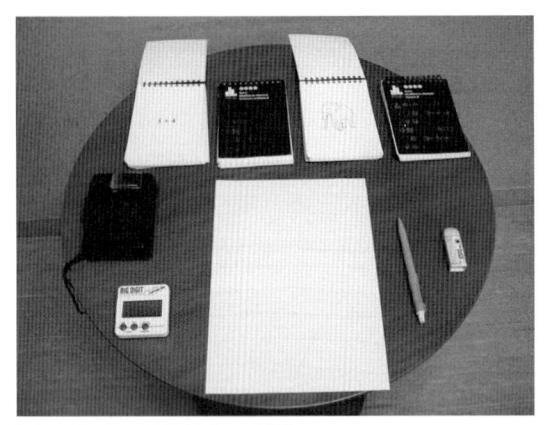

図 8 修正 6 要素検査の実際

要となる。この下位検査では、どれだけ多く、あるいはどれだけ正確に各問題に答えたかということは評価されず、ルールを守って検査を実行できたか否かが問われており、行動を計画し、系統立て、調整する能力が評価される。

⑦遂行機能障害に関する質問表（DEX）

BADS の下位検査の質問表である DEX については、遂行機能障害の症候のところで述べた。

▶おわりに—遂行機能障害の評価—◀ 以上、脳損傷患者の臨床においてしばしば問題となる遂行機能障害について、その症候と検査法について述べた。ひとくちに遂行機能といっても、ここに挙げた検査だけをみても、反映している認知基盤は必ずしも同じではない。例えば、Burgess ら[16]は 6 つの遂行機能検査を含む 10 種類の神経心理検査を 92 例の脳損傷例に実施し、遂行機能の中に抑制、発動性、および行動的記憶の 3 つの認知因子を見い出している。したがって、前述したように、遂行機能、ないしその障害は、前頭葉機能を包括した（それに限定されない）種々の問題解決場面で動員される認知行動機能（障害）群であるといえよう。さまざまな状況での問題解決能力を総合的に評価するという意味では BADS のような総合プロフィール得点を算出できる検査は意義があるといえる。

遂行機能という視点は、いわば前頭葉機能という脳損傷の局在に基づく立場と、一方で問題解決能力という心理学的な立場との橋渡しをする臨床的な概念である。日常診療の場面で遂行機能障害の問題を念頭におくことは、言語聴覚士、臨床心理士、作業療法士をはじめ、脳損傷患者の評価と治療に携わる人々にとって重要なポイントであろう。遂行機能障害があると、言語・行為・知覚のリハビリテーションの計画や実施に支障をきたしやすく、また、予後の評価にも遂行機能が影響すると考えられる。患者の日常生活を妨げる遂行機能障害の要因を明らかにすることは、認知リハビリテーションのアプローチを考えたり、環境設定を行ったりする場合に重要な情報となる。最近では、まだ不十分ではあるが、遂行機能障害自体に対する認知リハビリテーションの方略も考案されてきている。

（三村　將）

文献

1) Lezak MD：The problem of assessing executive functions. International Journal of Psychology 17：281-297, 1982.
2) Lezak MD：Executive functions and motor performance. In Neuropsychological Assessment, 3 rd Ed, Oxford University Press, New York, NY, p 650-685, 1995.
3) http://www.umich.edu/~cogneuro/jpg/Brodmann.html
4) Stuss DT、Benson DF：Neuropsychological studies of the frontal lobes. Psychological Bulletin 95：3-28, 1984.
5) 鹿島晴雄, 加藤元一郎, 田渕 肇：前頭葉機能. 臨床精神医学講座 21, 濱中淑彦, 倉知正佳（編）, p 185-201, 朝倉書店, 東京, 1999.
6) 鹿島晴雄, 加藤元一郎：前頭葉機能検査；障害の形式と評価法. 神経研究の進歩 37：93-110, 1993.
7) Devinsky O：Behavioral Neurology；100 Maxims. Arnold, London, 1992［田川皓一, 田辺敬貴（訳）：神経心理学と行動神経学の 100 章. 西村書店, 新潟, 1999］.
8) Wilson BA, Alderman N, Burgess PW, et al：BADS；Behavioural Assessment of the Dysexecutive Syndrome. Thames Valley Test Company, Bury, St Edmunds, 1996 ［鹿島晴雄（監訳）：BADS；遂行機能障害症候群の行動評価. 新興医学出版, 東京, 2003］.
9) 鹿島晴雄, 加藤元一郎, 半田貴士：慢性分裂病の前頭葉機能に関する神経心理学的検討；Wisconsin Card Sorting Test 新修正法による結果. 臨床精神医学 14：1479-1489, 1985.
10) Shallice T：Specific impairments of planning. Philosophical Transaction of Royal Society London, B 298：199-209, 1982.
11) Goel V, Grafman J：Are the frontal lobes implicated in "planning" functions? Interpreting data from the Tower of Hanoi.

Neuropsychologia 33：623-642, 1995.
12) Porteus SD：The Maze Test and Clinical Psychology. Pacific Books, Palo Alto, CA, 1959.
13) Stuss DT, Levine B, Alexander MP, et al：Wisconsin Card Sorting Test performance in patients with focal frontal and posterior brain damage ; effects of lesion location and test structure on separable cognitive processes. Neuropsychologia 38：388-402, 2000.
14) 山本吾子, 三村　將, 鹿島晴雄：Tinkertoy Test. 脳と精神の医学 10：445-449, 1999.
15) 田渕　肇, 森山　泰, 三村　將, ほか：遂行機能障害症候群の行動評価法. 脳と精神の医学 8：439-444, 1997.
16) Burgess PW, Alderman N, Evans J, et al：The ecological validity of tests of executive function. Journal of the International Neuropsychological Society 4：547-558, 1998.

18 認知症

1 Slowly progressive disorders

▶はじめに◀ 本稿で解説するのは、局所的な脳変性を反映して、言語・行為・視知覚などの特定の認知機能の障害だけが前景に立ち、一定期間は認知症を含めた全般的な認知障害を認めない症状群である。このような病態は Mesulam(1982)の緩徐進行性失語の報告を機に注目され、病態全般を表現するものとして focal cortical atrophy syndrome、focal cortical degeneration syndrome、focal degenerative dementia syndrome などの用語も用いられる。

以下では、まず認知症の認知障害について述べ、その後で緩徐進行性の失語、失行、失認について概説する。

I 認知症と認知機能

認知症という用語は症状群名であり、疾患名ではない(博野, 2007)[1]。認知症の診断基準として最も一般的に用いられているのは、DSM-IVまたはICD-10のそれである。前者のものを表1に示した。いずれの診断基準でも、複数のそして著しい認知障害の存在を認知症の要件としている。但しDSM-IVでは、原因疾患別の診断基準は示されているが、認知症そのものの診断基準は示されていない。またエピソード記憶の障害が必須の要件とされているため、例えば前頭側頭葉変性症(frontotemporal lobar degeneration；FTLD)(Nearyら, 1998)[3]のように、非認知障害(精神症状、行動障害)や意味記憶障害は顕著だがエピソード記憶は比較的保たれるものは認知症と診断できないという問題点がしばしば指摘される。

表 1 DSM-IVにおける認知症の診断基準(原因疾患にかかわらず共通した部分)

A．多彩な認知欠損の発現で、それは以下の両方により明らかにされる。 (1) 記憶障害(新しい情報を学習したり、以前に学習した情報を想起する能力の障害)。 (2) 以下の認知障害の1つ(またはそれ以上)。 　(a) 失語(言語の障害) 　(b) 失行(運動機能が損なわれていないにもかかわらず動作を遂行する能力の障害) 　(c) 失認(感覚機能が損なわれていないにもかかわらず対象を認識または同定できないこと) 　(d) 実行機能(すなわち、計画を立てる、組織化する、順序立てる、抽象化する)の障害 B．基準 A1 および A2 の認知欠損は、その各々が、社会的または職業的機能の著しい障害を引き起こし、病前の機能水準からの著しい低下を示す。

(文献2)より作成)

認知症の認知機能の評価に用いられる検査としては、認知機能全般を測定するものとして、Mini-Mental State Examination(MMSE)、改訂・長谷川式簡易知能評価スケール(HDS-R)、Alzheimer病(AD)に関してはAlzheimer's Disease Assessment Scale(ADAS)日本語版などがある。認知機能のそれぞれの側面については、本書の他の項で紹介されている検査が用いられるが、認知症は多彩な認知障害および非認知障害を併せ持ち、多くの場合それぞれの検査も、純粋に特定の認知機能を測定していることにならないので注意する必要がある。

II 緩徐進行性失語

1. 緩徐進行性失語とは

変性認知症疾患における失語症状群は普通、全般的認知症の部分症状として現れる。ところが1982年にMesulamは、言語障害で発症し、その後5年から11年の間進行性の失語症状のみを呈し認知症は伴わない6例を記載し、これを緩徐進行性失語(slowly progressive aphasia；SPA)として発表した。SPAの用語はその後Mesulam(1987)自身によって原発性進行性失語(primary progressive aphasia)と言い換えられ、欧米では一般的にこちらの術語が用いられている。

もっともSPAの最初の記載は、認知症の神経心理学の始祖ともいえるPick(1892)にあるとされ、1982年前後からのSPAの報告例は、1990年代前半までに既に100例を超えており、現在ではそれほど稀な病態ではないと考えられている。Mesulam(2001)[16]は認知症の中で5番目に多い類型だとまでいっている。

Mesulam(1982)は当初、SPAが左Sylvius裂周辺に比較的限局した変性をきたす未知の疾患であることを示唆したが、その後の研究でSPAは、失語像や経過、脳の形態画像・機能画像の所見に多様な広がりがあることがわかり、また組織病理学的所見も均質でないことが明らかにされ、現在ではSPAは症状群として認識されている。すなわちSPAとは、初老期または老年期に左半球優位の進行性病変を有し、一定期間は失語が前景に出て認知症が顕在化しないが、認知症の過程が遷延している段階の複数の症状群であって一疾患単位ではない(濱中, 1993)[4]、とされる。

孤立性の言語障害がどのくらい持続したらSPAといえるのかという基準は、必ずしも明確ではない。過去には、1年足らずで認知症に至ったものでもSPAとして報告されている。また詳細に検査を行えば、失語以外の神経心理学的症状も初期の段階から認められることが少なくない。Mesulam(2001)[16]自身はSPAの診断基準を表2のように示している。

表 2 Mesulam(2001)による緩徐進行性失語の診断基準(要約)

1．潜在性に発症し緩徐に進行する喚語困難や語の理解障害[1]がある。
2．言語障害に起因する日常生活活動の制限が少なくとも2年以上ある。
3．病前の言語機能が保たれている。
4．少なくとも発症後2年間、明らかな無為、脱抑制、健忘、視空間障害、感覚・運動障害がない。
5．日常生活活動を妨げない程度の失計算、観念運動失行、軽度の構成障害、保続などは最初の2年間に認められてもよい。
6．2年経過ののちには他の領域も障害されうるが、依然言語が最も障害された機能であり、他の領域よりも早く崩壊する。
7．神経画像によって脳血管疾患や腫瘍などの病因が否定される。

[1] Mesulamは構音障害で発症するものをSPAに含めることに否定的であるため、こういう表現になったと思われる。

2. 症例呈示

約4年間、経過観察をし得た自験2例を呈示する。初回評価の詳細については中村(1999)[5]を参照のこと。

❶症例1

右利き女性、主婦。55歳時に構音の困難さや語音の歪みが出現し、徐々に増悪。2年後には仮名の錯書も出現。60歳のとき初診となったが、神経学的・精神医学的には問題はみられず、日常生活は完全に自立していた。

しかし言語面では、発話で著明な語音の歪み・置換を認めた。構音努力、抑揚の欠如(dysprosody)、発話文の短縮、失文法も著明であった。復唱も困難。失書もあり、仮名に障害が重かった。しかし明らかな喚語困難は認められず、聴覚的・視覚的言語理解も良好であった。軽度〜中等度の口部顔面失行を認めたが、他の失認・失行は認めず、記憶や知能の各検査成績も正常範囲であった(表3)。MRIではSylvius裂周辺の前頭・側頭葉に左側優位の軽度萎縮を認めた(図1)。

その後、構音は徐々に困難になり、1年後には発語された単語を他者が同定するのは不可能になった。発声の困難さも増し、2年後には自発的に声を出すことがなくなった。書字障害も進行し、書字による意思表出も強く制限されるようになった。4年後には、食事に時間がかかるようになり、液体の嚥下時に鼻漏出やむせが時々みられるように

表 3 症例の神経心理学的検査成績

	症例 1 初回	症例 1 3.5 年後	症例 2 初回	症例 2 3.5 年後
年齢(歳)	60	63	51	55
発症からの推定期間(年)	5	8.5	3	6.5
MMSE	29[5]	27[5]	—	6
SLTA				
聴覚的理解[1]	30	26	26	16
視覚的理解[2]	40	—	39	34
呼称	20[4]	—	13	7
文の復唱(文節数)	2	—	4	1
漢字単語書称	5	—	4	2
仮名単語書称	5	—	5	4
300 語呼称検査[3]	285[4]	—	194	67
Rey 複雑図形				
模写	33	35	32	34
直後再生	17.5	24	22	26
Benton 視覚保持検査				
正確数	5	4	6	7
誤謬数	7	12	6	4
Raven 色彩マトリシス	33	26	32	34
WAIS-R				
VIQ	81[5]	—	71	65[6]
PIQ	97	99	100	101
FIQ	88	—	83	80

[1] 下位検査 1(単語の理解)、2(短文の理解)、3(口頭命令に従う)の合計点。
[2] 下位検査 15(漢字単語の理解)、16(仮名単語の理解)、17(短文の理解)、18(書字命令に従う)の合計点。
[3] 50 歳代および 60 歳代の平均±標準偏差は、各 294.2±4.8、288.0±4.5 (原田ら, 1998)。
[4] 「語音の誤り」は減点せずに採点。
[5] 筆答にて実施。3.5 年後の MMSE はかなり甘い基準で正誤を判定した。例えば居住する市は「名市屋(名古屋市)」、地方は「中県(中部)」でも正答とした。
[6] 数唱が極めてよかった(順唱 9 桁)ことによる。他の下位検査はほとんど得点なし。

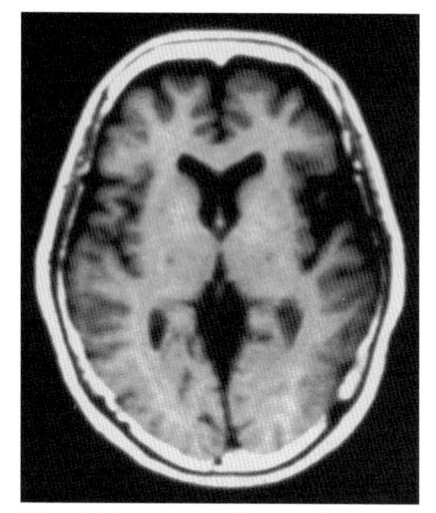

図 1 症例 1 の MRI 画像(初診時)
(向かって右が左半球)

なったとのことである。しかしこの時点でも、家事はほとんど自分で行い、兄弟と旅行に行き(様子を尋ねたところ、本人は指で○を作り、楽しかったと示した)、日常生活は自立していた。非言語性の記憶・知能の検査成績も保たれていた(表3)。

❷症例 2

右利き男性、建設会社自営。48 歳頃から電話番号や人名を思い出せなくなり、51 歳時に初診となった。神経学的には異常ない。精神医学的には、若干の脱抑制傾向を認めたが粗大な障害はない。仕事はなんとか続けており、ほぼ自立した日常生活であった。

言語面では、自発話は流暢だが、語健忘が目立ちやや冗長な発話であった。呼称は中等度に障害され、語性錯語・迂言・語新作がみられた。失語型は語義失語*(超皮質性感覚失語の特殊型)(井村, 1943；田辺ら, 1992)[6]であり、例えば「寒暖計」の説明を求めると「寒暖計？ 寒暖計自体がわからん」と答えた。また「類音的」錯読・錯書が頻繁にみられた。しかし復唱は 4 文節文まで可能で、SLTA や Token Test(146/165)における聴覚的・視覚的理解障害は軽度であった。失行・失認は認めず、非言語性の記憶・知能検査の成績も正常範囲であった(表3)。MRI では左半球優位の側頭葉萎縮を認めた(図 2-a)。

* 語義失語の詳細についてはオリジナル論文を参照頂きたいが、概していえば、通常の失語では単語の理解や表出(呼称)ができなくてもその語に対する既知感はあるが、語義失語では「そんな言葉は聞いたことがない」と反応するのが特徴である。

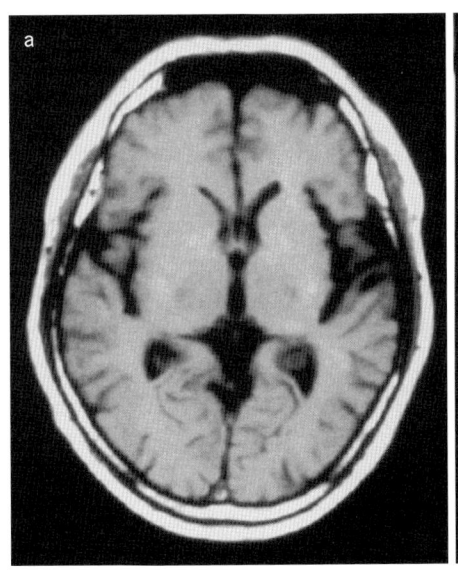

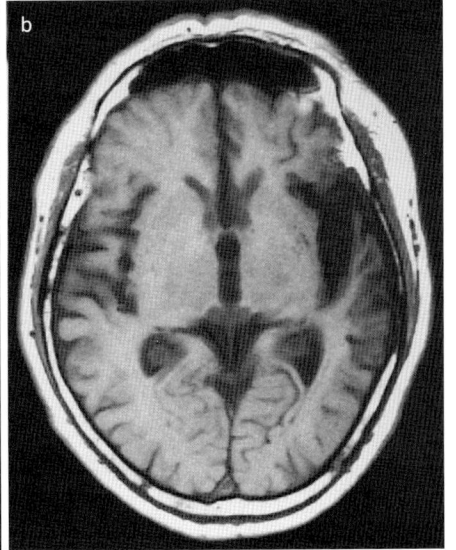

図 2 症例2のMRI画像
（a：初診時；b：4年後）（向かって右が左半球）

表 4 症例2の300語呼称検査正答数の経時的変化

推定経過年数	3	4	4.5	5	6	6.5
呼称[1]	194	182	142	129	122	67
保たれた意味カテゴリー						
家屋部位	9	10	10	9	8	6
身体部位	10	9	8	7	7	5
色	9	9	7	7	7	4
果物	10	9	9	9	7	8

[1] 今回正答の基準を見直したので、既報告分を一部修正した。

　その後、4年の間に言語障害は徐々に進行し、単語の表出・理解の障害は目立って増悪した。30の意味カテゴリーに属する各10項目からなる300語呼称検査（原田ら、1998）でも成績は徐々に低下したが、比較的保たれる意味カテゴリーもあった（表4）。精神医学的には、話題が身の回りのいくつかの事柄に限定されるようになり、いつも同じ服を着たがり、病院では待合室で待てずにすぐに診察室に入るなど、行動・人格面の変化が目立つようになった。気分の変動も激しくなった。仕事については大部分を家族が代行するようになった。しかし他の日常生活についてはほぼ自立した状態で、時には同業者とゴルフに行き、その日にちやスコアをわれわれに報告できた。予約の日時を間違えることもなく、電車を乗り継いで1人で通院した（2回乗換えがある1時間以上の行程）。非言語性の記憶・知能の検査成績も保たれていた（表3）。MRIでは前頭・側頭葉に萎縮の進行が認められた（図2-b）。

3. 緩徐進行性失語の諸特徴

❶発症年齢・性

　Mesulamら（1992）[7]が、彼らの比較的厳密な診断基準を用いて既報告例のそれを集計した結果を表5に示す。SPAの多くは初老期の発症であり、平均は60±8歳（40〜75歳）と、ADのそれとは大きく異なる。なお17歳時に純粋語聾で発症したMesulam（1982）の症例4は、その後10年以上経過しても言語全般の障害は生じず、SPAとはいえないことが確かめられている（Black, 1996）[8]。性についても、ADとは分布が異なるとされる。

表 5 ● 緩徐進行性失語と Alzheimer 病の比較

(単位：%)

		緩徐進行性失語 (n=63)	Alzheimer 病[1] (n=20)
発症	65 歳以上	27	70
	65 歳未満	73	30
性	男性	64	35
	女性	36	65
自発話	非流暢	44	0
	流暢	48	100

[1] 剖検で確定診断された例　　　　　　　　（文献7）より作成）

❷全般的認知症に至らない期間

障害が言語領域に比較的限局し、顕著な他の認知障害を呈さない期間の平均は、Mesulam ら(1992)[7]によれば、5.2±2.8 年である。10 年以上 SPA の範疇にとどまる例も少なからずみられ、中には約 14 年（Mendez ら, 1991）という長期の例もある。

❸失語型とその経過

表 6 には、1993 年までに報告された SPA の自験および文献例と脳梗塞性失語の自験例(吉田ら, 1994)[9]、および AD（髙月ら, 1998）[10]における失語型を示した。SPA では、脳梗塞性失語で高頻度にみられる Broca 失語や Wernicke 失語といった失語型は明らかに少ない。認知症の部分症状としての失語のほとんどが流暢性失語であるのに対し、SPA では非流暢性失語の比率が高い。この点は SPA の特徴としてしばしば強調され(Mesulam, 1987, 1992；Hodges ら, 1992)[7][11]、現在では非流暢性失語だけを SPA として扱う傾向もある。FTLD の一型とされる進行性失語は、非流暢の SPA である。

以下には特徴的な症状を示す SPA を紹介する。なお近年では、言いよどみを主徴とする logopenic progressive aphasia も SPA の一亜型として認識されるようになってきている。

a 非流暢性失語

ⅰ）構音障害で発症する例：発症から一定期間は構音障害（発語失行）だけを呈し、失文法や失書を伴うこともあるものの、数年ののちに初めて全般的失語に至るという亜型がある（加えて初期に口部顔面失行が記載されることも多い）。本稿の症例 1 もこれに相当する。このような病態は、progressive anarthria(Broussolle ら, 1992, 1996)[14]、pure progressive aphemia(Cohen ら, 1993)、primary progressive apraxia of speech(Kavrie ら, 1994)などと呼ばれている。河村(1999)[12]によれば、1998 年までに既に 35 例が報告されている。さらに、SPA ではなく進行性の前部弁蓋部症候群として報告されている Lang ら(1989)[13]のものなどもあるので、このような臨床像を示す例はかなり

表 6 ● 緩徐進行性失語、脳梗塞性失語、Alzheimer 病の失語型

(単位：%)

	進行性失語[1] (n=127)	梗塞性失語[2] (n=130)	Alzheimer 病[3] (n=156)
Broca 失語	6	23	0
超皮質性運動失語	2	4	0
超皮質性失語混合型	1	2	0
全失語	0	5	0
その他の非流暢性失語	22	0	0
ジャルゴン失語	0	5	0
Wernicke 失語	4	25	9
超皮質性感覚失語	21	6	7
伝導失語	2	5	1
健忘失語	37	8	79
純粋語聾	2	0	0
その他の流暢性失語	4	0	4
残遺性失語	0	8	0
分類不能	0	8	0

（文献 9）10)より作成）

[1] 吉田ら(1994)。初診時の失語型。原則的に各論文の判定に従い、失語型の記載のない場合には吉田らが判断したもの。
[2] 吉田ら(1994)。初診時の失語型。
[3] 髙月ら(1998)。原則的に WAB 失語症検査日本語版の分類基準に従ったもの。平均 MMSE 得点 16.9(3～25)、WAB の失語指数 78.9(32.6～98.4)の集団で、失語といえるかどうかの判定はされていない。

多いものと思われる。

　症例1と同じく経過の長い例も少なくなく、Langら(1989)[13]の例は16年後でも、Raven Standard Progressive MatricesでのIQは90と正常範囲であった。本例、Langら(1989)[13]、Broussolleら(1996)[14]、Sakuraiら(1998)[15]のように、経過に伴って嚥下障害などの偽性球麻痺症状を示すものも少なくない。

　なおMesulam(2001)[16]は、「失語」の部分を厳密に解釈し、このような病態を示すものをSPAと呼ぶことに否定的であるが、純粋語聾例をSPAに含めていることは矛盾があるといえよう。

　ⅱ）吃様症状で発症する例：吃様症状で発症と記載されている一群(Kempler, 1990；加藤ら, 1991)では、非流暢性失語だけでなく、Kirshnerら(1987)のようにWernicke失語に移行した例もある。

　　b 流暢性失語

　ⅰ）純粋語聾で発症する例：語聾が前景に立ち、他の言語機能や環境音認知は比較的保たれる例(櫻井ら, 1991；Otsukiら, 1998)[17]も報告されている。

　b）意味記憶障害を示す例：本稿の症例2のように、語義失語の特徴をもつSPAがしばしば報告され、近年では意味記憶障害の観点から意味性認知症(semantic dementia：Snowdenら, 1989；Hodgesら, 1992)[11]として類型化されることが多い。FTLDの一型ともされる。但し、流暢性SPAと意味性認知症が同義であるかのような既述もみられるが、表6の通り、流暢性SPAのすべてが意味性認知症像を呈するわけではない。

　また、そのうち右優位の脳萎縮を示す例では、意味性認知症に先立って相貌の認知に障害を示す場合がある(Nakaakiら, 2002)[18]。その意味で緩徐進行性相貌失認と報告されることもあるが、その障害は視覚経路に限られず、例えば声を聞いての人物の同定にも障害があるので、人物知識に関する意味記憶の障害と解釈される(松井ら, 1992；Hamanakaら, 1996)[19]。

❹画像所見

　一般的には、血管病変例などから得られた大脳機能局在の知見と、SPAの臨床症候(神経心理学的症状)とは相関を示す。多くの例では、認知症が出現する以前のなんらかの時期に左半球優位の限局性大脳萎縮がみられるが、初期には形態画像(CT、MRI)では所見が明確でなく、機能画像(SPECT、PET)で異常が確認された例(Tyrrellら, 1990；Bensonら, 1991)もある。

❺病理診断

　表7は、1997年までに報告され検索し得たSPA 40剖検例の病理診断名とそれぞれの失語型(流暢性による分類)をまとめたものである(詳細については中村ら, 1999)[5]。

　SPAとADの違いはしばしば強調されるが、変性認知症疾患全体における割合に比べてADと診断されたものの比率は非常に低い。その失語型も非流暢性失語と流暢性失語に分かれている。非定型的なADとして、神経原線維変化が乏しい例(Bensonら, 1991)や、脳の不等皮質(allocortex)では典型的ADの所見がみられたが新皮質ではみられなかった例(Engelら, 1997)なども報告されている。但し小阪ら(1999)[20]は、臨床症候とその経過(SPAとその後の顕著な精神症状)やMRI所見(左側優位の前頭・側頭葉の萎縮など)から、当初はPick病(PD)が疑われ、その後の運動障害の出現などから皮質基底核変性症(corticobasal degeneration；CBD)と臨床診断されながら、剖検ではADと診断された例を報告して、SPAの病因として、(非定型)ADも考慮に入れるべきだと述べている。同様にGaltonら(2000)[39]も、臨床診断とはブラインドでなされた病理診断によってADとされたSPA 6例(非流暢2例、流暢3例、非定型1例)を報告して、ADの非均質性・多様性や、SPA診断の際に考慮に入れる必要性を指摘している。

　Creutzfeldt-Jakob病(CJD)は、Mandellら(1989)や、1998年以降ではGhorayebら(1998)[21]の例がある。但しこれらの例が認知症に至る期間は、それぞれ8カ月、約1年と短い。

　限局性の(葉性)萎縮に加え、Pick嗜銀球が認められPDと診断されたものにも非流暢性失語と流暢性失語の両群が存在する。最近ではSakuraiら(1998)[15](構音障害で発症)などもある。

　CBDとして報告されているのは、表のものに加え、group B PDまたはCBDに近いと述べられているLippaら(1991)、失行(口部顔面失行)に重きをおいて報告されているLang(1992)[22]、最近ではMimuraら(2001)[23]の例がある。これらは非流

表 7 緩徐進行性失語の病理診断名

	～1993 年 (吉田ら, 1994)	～1997 年 (中村, 1999)	合計
Alzheimer 病	3(1)	2(1)	5(2)
非定型 Alzheimer 病	2(1)	1(1)	3(2)
Creutzfeldt-Jakob 病	1(0)	—	1(0)
Pick 病	7(3)	1(0)	8(3)
皮質基底核変性症	—	3(0)	3(0)
その他	8(5)	12(9)	20(14)

カッコ内は，うち非流暢性失語の数

暢性失語である。

SPA では、確定診断のつかなかった非特異的変性の報告が最も多い。これらの例では、葉性萎縮はみられるが Pick 嗜銀球などの典型的 PD の所見を欠いていたり、皮質(表層)の非特異的な海綿状変化(spongiform change)、神経細胞の脱落、gliosis などの所見が高頻度に記載されている(吉田ら，1994)[9]；櫻井，1996[24]；Turner ら，1996)。失語型も非流暢性失語、流暢性失語の両方がある。これらをどう扱うかは、非 AD 型変性認知症疾患の分類という大問題と不可分である。多くの例は FTLD として類別することも可能であろうし、CBD を含むより広い概念として Pick complex (Kertesz ら，1994，1998)[25]と捉える動きもある。

⑥言語心理学的意義

多彩な認知障害・非認知障害を併せ持つ全般的な認知症では、詳細な言語検査を行っても、その結果の言語心理学的な解釈は難しいことが多い。その点言語機能にのみ障害をきたす SPA は、言語心理学的にも貴重である。

意味性認知症では既に多くの研究が行われている(詳細は中村ら，1999)[26]。本稿の症例 2 のように、それらの例では意味カテゴリーごとに成績差がみられることが少なくなく、意味記憶に関する脳内の知識が意味カテゴリーごとに組織化されていることを示唆する。家屋部位、身体部位、色の知識の相対的保存は、他の意味性認知症例でも認められている(吉田ら，1998)[27]。また意味性認知症では典型的な表層失読(surface dyslexia)が生じることが多く、読字研究にも重要な示唆を与えている(中村ら，2000)[28]。

SPA を用いて、言語の崩壊過程は幼児の言語獲得のミラーイメージであるとする仮説の検証を試みた報告もある(Ukita ら，1999)[29]。

⑦経過とケア

想定される疾患の性質からしても、SPA における失語は回復することなく進行し、いずれは認知症に至る。したがってリハビリテーションにおいても、悲観的にさせないように注意しながら家族にそのことを受け入れてもらう必要がある。患者には運動障害やエピソード記憶障害がなく、軽度の精神症状を伴うこともあるので、周囲から誤解されることも少なくないようである。介護保険の対象にもなるので、場合によっては申請・利用を勧める。

III 緩徐進行性の失行

全般的認知症に先立ち失行が進行する症状群は、緩徐進行性失行(slowly progressive apraxia)とも称される。失行のタイプとして、上肢、特に手指の拙劣症(clumsiness)、すなわち肢節運動失行で発症するものが多く(山口ら，1998)[30]、観念運動失行(社会習慣的動作の障害、意図的動作と自動的動作の乖離)や観念失行(物品使用障害)(De Renzi，1986；Dick ら，1989；吉村ら，1996)[31]-[33]、着衣失行(山口ら，1998)[30]などもみられるが、失行像は複雑である。口部顔面失行を含めれば、構音障害で発症する SPA の一部もこれに当てはまる。

原因疾患に関して、剖検(生検)例として報告されたものは少ないが、AD では Green ら(1995)[34]や Ceccaldi ら(1995)の例が、Pick 嗜銀球を認める PD では Cambier ら(1981)[35]や、発語失行で発症し口部顔面・肢節運動・観念運動の各失行を呈した Fukui ら(1996)[36]の例がある。しかし、緩徐進行性失行としての剖検報告こそ意外に少ないようだが、最も念頭におかなければいけないのは、その臨床診断的特徴の中に拙劣症や失行が含まれる(博野，2007)[1]CBD であろう。吉村ら(1996)[33]

は、臨床像からのみみた場合、緩徐進行性失行と CBD は一疾患を異なる視点から論じている場合もあるだろうと述べている。

Ⅳ 緩徐進行性の失認

進行性の視知覚の障害、すなわち視覚失認（統覚型物体失認、相貌失認）、失読（letter-by-letter dyslexia）、Bálint 症状群、地誌的見当識障害などを示し、しかし記憶、病識、判断力は病後期まで比較的保たれる病態は、Benson ら(1988)[37]によって posterior cortical atrophy (PCA) としてまとめられ、緩徐進行性失認 (slowly progressive agnosia) よりも PCA として報告されることが多い。これらの例では、失行、Gerstmann 症状群、失語（超皮質性感覚失語）などを伴うことも少なくない。Black(1996)[8]の集計によれば、平均発症年齢は 59.8 歳（45〜68 歳）である。

PCA の臨床像について、Mackenzie Ross ら(1996)[38]はそれをさらに 2 群に分けることを提案した。すなわち、後頭側頭領域の病変を反映して視覚失認、失読、地誌的失認を主徴とする腹側 (ventral) 型と、（後頭）頭頂領域の病変による視空間障害、失書、失行を主徴とする背側 (dorsal) 型である。前者に属すると思われる報告が文献上は多い。

PCA の病因については、そもそも AD では視空間障害や大脳後部領域の変性がその特徴であることから、（非定型）AD が想定され、病理診断の結果もそれを裏づけている (Victoroff ら, 1994；Mackenzie Ross ら, 1996；Galton ら, 2000)[38〜40]。しかし CJD や非特異的変性の剖検例も報告 (Victoroff ら, 1994)[40]されている。

（中村　光）

文献

1) 博野信次：臨床認知症学入門；正しい診療・正しいリハビリテーションとケア. 金芳堂, 京都, 2007.
2) 高橋三郎, 大野　裕, 染矢俊幸（訳）：DSM-Ⅳ；精神疾患の診断・統計マニュアル. 医学書院, 東京, 1996.
3) Neary D, Snowden JS, Gustafson L, et al：Frontotemporal lobar degeneration；A consensus on clinical diagnosis criteria. Neurology 51：1546-1554, 1998.
4) 濱中淑彦：緩徐進行性失語. 神経内科 39：229-234, 1993.
5) 中村　光：緩徐進行性失語. 失語症臨床ハンドブック, 濱中淑彦（監修）, p 436-445, 金剛出版, 東京, 1999.
6) 田辺敬貴, 池田　学, 中川賀嗣, ほか：語義失語と意味記憶障害. 失語症研究 12：153-167, 1992.
7) Mesulam MM, Weintraub S：Primary progressive aphasia. Heterogeneity of Alzheimer's Disease, Boller F, Forette F, et al (eds), p 43-66, Springer-Verlag, Berlin, 1992.
8) Black SE：Focal cortical atrophy syndromes. Brain Cogn 31：188-229, 1996.
9) 吉田伸一, 濱中淑彦, 中嶋理香, ほか：進行性失語と脳梗塞性失語の比較・検討. 神経心理学 10：68-76, 1994.
10) 高月容子, 博野信次, 山下　光, ほか：アルツハイマー病患者の言語障害；WAB 失語症検査日本語版による検討. 失語症研究 18：315-322, 1998.
11) Hodges JR, Patterson K, Oxbury S, et al：Semantic dementia；progressive fluent aphasia with temporal lobe atrophy. Brain 115：1783-1806, 1992.
12) 河村　満：緩徐進行性失語症；最近の概念. 神経内科 51：209-214, 1999.
13) Lang C, Reichwein J, Iro H, et al：Foix-Chavany-Marie-Syndrome；Neurological, Neuropsychological, CT, MRI, and SPECT findings in a case progressive for more than 10 years. Eur Arch Psychiatr Neurol Sci 239：188-193, 1989.
14) Broussolle E, Bakchine S, Tommasi M, et al：Slowly progressive anarthria with late anterior opercular syndrome；a variant form of frontal cortical atrophy syndromes. J Neurol Sci 144：44-58, 1996.
15) Sakurai Y, Murayama S, Fukusako Y, et al：Progressive aphemia in a patient with Pick's disease；a neuropsychological and anatomic study. J Neurol Sci 159：156-161, 1998.
16) Mesulam MM：Primary progressive aphasia. Ann Neurol 49：425-432, 2001.
17) Otsuki M, Soma Y, Sato M, et al：Slowly progressive pure word deafness. Eur Neurol 39：135-140, 1998.
18) Nakaaki S, Sato J, Nakamura H, et al：Exploring the role of the right temporal lobe in person-specific knowledge；A case study of semantic dementia associated with right temporal lobe atrophy. Psychogeriatrics 24：54-61, 2002.
19) Hamanaka T, Matsui A, Yoshida S, et al：Cerebral laterality and category-specificity in cases of semantic memory impairment with PET-findings and associated with identification amnesia for familiar persons. Brain Cogn 30：368-372, 1996.
20) 小阪憲司, 井関栄三：緩徐進行性失語症を示す Alzheimer 病の剖検例. 神経内科 51：239-245, 1999.
21) Ghorayeb I, Series C, Parchi P, et al：Creutzfeldt-Jakob disease with long duration and panencephalopathic lesions；Molecular analysis of one case. Neurology 51：271-274, 1998.
22) Lang AE：Cortical basal ganglionic degeneration presenting with "progressive loss of speech output and orofacial dysprax-

ia". J Neurol Neurosurg Psychiatry 55：1101, 1992.
23) Mimura M, Oda T, Tsuchiya K, et al：Corticobasal degeneration presenting with nonfluent primary progressive aphasia；a clinicopathological study. J Neurol Sci 183：19-26, 2001.
24) 櫻井靖久：緩徐進行性失語．老年精神医学雑誌 7：854-861, 1996.
25) Kertesz A, Munoz D：Pick's disease, frontotemporal dementia, and Pick complex；Emerging concepts. Arch Neurol 55：302-304, 1998.
26) 中村　光, 波多野和夫：変性性痴呆と記憶障害．臨床精神医学講座 S 2 巻, 記憶の臨床, 松下正明, 浅井昌弘, ほか（編）, p 299-315, 中山書店, 東京, 1999.
27) 吉田伸一, 仲秋秀太郎, 中西雅夫, ほか：意味痴呆患者の呼称課題成績に見られるカテゴリー特異性の特徴．神経心理学 14：276, 1998.
28) 中村　光, 中西雅夫, 濱中淑彦, ほか：表層失読（surface dyslexia）からみた単語認知．失語症研究 20：136-144, 2000.
29) Ukita H, Abe K, Yamada J：Late acquired words in childhood are lost earlier in primary progressive aphasia. Brain Lang 70：205-219, 1999.
30) 山口　博, 河村　満, 横地正之, ほか：右半球優位障害による緩徐進行性着衣・構成失行；特に着衣失行についての考察．臨床神経学 38：897-903, 1998.
31) De Renzi E：Slowly progressive visual agnosia or apraxia without dementia. Cortex 22：171-180, 1986.
32) Dick JPR, Snowden J, Northen B, et al：Slowly progressive apraxia. Behav Neurol 2：101-114, 1989.
33) 吉村伊保子, 矢部博興, 佐藤泰治, ほか：緩徐進行性失行を呈し corticobasal degeneration と考えられる 1 臨床例．臨床精神医学 25：1069-1074, 1996.
34) Green RC, Goldstein FC, Mirra SS, et al：Slowly progressive apraxia in Alzheimer's disease. J Neurol Neurosurg Psychiatry 59：312-315, 1995.
35) Cambier J, Masson M, Dairou R, et al：Étude anatomo-clinique d'une forme pariétale de maladie de Pick. Rev Neurol 137：33-38, 1981.
36) Fukui T, Sugita K, Kawamura M, et al：Primary progressive apraxia in Pick's disease；A clinicopathological study. Neurology 47：467-473, 1996.
37) Benson DF, Davis RJ, Snyder BD：Posterior cortical atrophy. Arch Neurol 45：789-793, 1988.
38) Mackenzie Ross SJ, Graham N, Stuart-Green L, et al：Progressive biparietal atrophy；an atypical presentation of Alzheimer's disease. J Neurol Neurosurg Psychiatry 61：388-395, 1996.
39) Galton CJ, Patterson K, Xuereb JH, et al：Atypical and typical presentations of Alzheimer's disease；a clinical, neuropsychological, neuroimaging and pathological study of 13 cases. Brain 123：484-498, 2000.
40) Victoroff J, Ross GW, Benson DF, et al：Posterior cortical atrophy. Arch Neurol 51：269-274, 1994.
　　※残りの文献は, 吉田, ほか(1994), 中村(1999)を参照されたい．

2 アルコール認知症

▶はじめに◀ かつて19世紀初頭、ドイツ語圏では進行麻痺がアルコール過剰摂取の結果起きるとされ、Kraeperinも初期には進行麻痺にAlkoholische Paralyseという病名を用いていた。しかし、現在において進行麻痺とアルコールの大量摂取によって生じるとされるアルコール認知症が別個の疾患であることは議論の余地もない。現在、進行麻痺は病因、症状、経過、予後、病理などが明らかにされた一疾患単位である。一方、アルコール認知症においては進行麻痺と同様に病因などが明らかにされているのであろうか？

アルコール認知症はDSM-IVにおいてはアルコール関連障害の中のアルコール誘発性持続性認知症（Alcohol-induced persisting dementia）とされる。この疾患の診断については、記憶障害（前向性健忘と逆向性健忘）と失語、失行、失認、遂行機能障害からなる認知障害、および社会的職業的機能の低下の存在などの規定以外には、病歴、身体的診察、臨床検査からその障害がアルコールによる持続的作用と病因的関係を有している証拠がある場合に診断されると記されており、病因的関連を示す証拠がいかなるものかは記載されていない[19]。すなわち、DSM-IVで定義されるアルコール認知症は、アルコール過剰摂取との関連が示唆されるものの、その原因が明らかにされていない認知症であり、これを他の認知症と区別する病因論的診断基準は今のところ存在していない。

これがアルコール認知症という臨床的概念が曖昧である理由であろう[10]。またアルコール依存症には表1で示されるさまざまな器質性脳障害を合併するがこれらの鑑別が時に困難であることもアルコール認知症のわかりにくさを助長している。さらには、明らかな脳損傷を有さないアルコール依存症においても軽度の認知障害が存在する。この認知障害とアルコール認知症とが定性的に異なるのか、この両者は連続性をもった定量的な差なのかについてはいまだ不明である[9)10]。

アルコール認知症の発症機序としては、Lishmanの見解がある。彼は、まず、アルコール依存症の脳障害について、アルコールは皮質・皮質下の両域に直接的な障害をもたらし、さらにアルコール依存症でしばしば合併する栄養障害の1つであるサイアミン（ビタミンB_1）欠乏によって皮質下への障害が重複して生じるという二重脆弱性（dual vulnerability）の説を提示している[14]。Lishmanは、この二重の障害が重篤になった場合にアルコール認知症が生じるとしている。しかし、前者のアルコールそのものによって脳に障害が起きるかどうかという問題はいまだはっきりとはしていない。なお近年の分子生物学、あるいは動物実

表1 アルコール依存症にしばしば合併する器質・症状性脳障害

A．萎縮性障害
1．前頭萎縮
2．側頭萎縮
3．脳溝拡大
4．側脳室拡大
5．第3脳室拡大
6．小脳萎縮
7．乳頭体萎縮
8．海馬萎縮
B．循環性障害
1．基底核のlacuna, T2 spot, leukoaraiosis, PVH
2．白質の同上の所見
3．脳内出血・脳梗塞
C．ビタミン欠乏性障害
1．Wernicke脳症
2．Pellagra脳症
D．外傷性障害
1．脳挫傷
2．各種の出血
3．慢性硬膜下血腫
4．diffuse axonal injury
E．浸透圧・循環要因
1．Central pontine myelinolysis（CPM）
2．Extra pontine myelinolysis
F．その他
1．低血糖性昏睡
2．一酸化炭素中毒
3．肝脳疾患型
4．胎児性アルコール症候群
5．Marchiafava-Bignimi病

（文献4）より引用）

表 2-1 ● WAIS と記憶機能検査の成績

		WAIS-R			三宅式記銘力検査			7語記銘検査				ROCFT	
		VIQ	PIQ	TIQ	有関係	無関係	平均再生数	最大再生数	干渉後再生数	干渉後再認数	直後再生	遅延再生
鹿島らの分類	1	127.5	113.0	120.5	--0.5		6.7	7.0	2.5			10.0
	2	79.3	73.7	76.0	--0		4.1	4.7	1.0			0
	3	98.0	90.9	94.9	--1.5		5.9	6.4	3.1			13.3
	4	71.1	68.3	67.5	--0.6		4.6	5.2	2.7			2.8
	5	108.5	74.0	94.0	--4.5		6.4	7.0	5.5			3.5
村松ら		122	118	121	5-7-7	0-0-0					36/36	8/36
加藤	発症時	68	66	64	0-1-1	0-0-0	6	5.2	4	12		3/36
	発症後7年	94	78	88	3-5-8	0-1-2	7	6.0	6	14		5.5/36
Control		8.5-9.4-9.9	4.0-6.9-9.0	7.0(0.0)	6.7(0.3)	6.2(0.9)	14.6(0.7)					25.8(4.4)

ROCFT：Rey-Osterrieth Complex Figure Test

表 2-2 ● 前頭葉機能検査の成績

		WCST					CFST		MST		Maze test	WFI	WFC
		CA 1	PEN 1	DMS 1	CA 2	PEN 2	DMS 2		time	error			
鹿島らの分類	1	3.0	9.5					4.0	12.5		17.0	24.5	35.5
	2	0.5	15.7					3.3	36.7		0.5	14.0	24.7
	3	1.5	16.8					3.1	24.7		0.7	18.1	21.3
	4	0.7	16.5					2.0	26.3		--22.6	13.0	18.8
	5	3.5	10.0					3.5	14.5		--29.3	25.0	21.5
村松ら		3	7		5								
加藤	発症時	1	13	5	1	15	2	2	10	2	--17.5	2.7	6.0
	発症後7年	3	3	5	5	2	1	4	0	1	12.5	4.0	10.7
Control		5.3(1.1)	1.6(2.4)	0.8(1.1)	5.8(0.5)	0.1(0.2)	0.3(0.5)	4.0(0.0)	13.1(1.3)	0.5(0.6)	18.6(4.5)	14.2(1.4)	8.5(1.8)

WCST：Wisconsin Card Sorting Test (Keio version); CA：categories achieved, PEN：perseverative errors, DMS：difficulty of maintaining set
CFST：Color Forming Sorting Test　MST：modified Stroop Test; time, errors：difference between Part C and Part A
WFI：Word Fluency by initial (3 つの頭文字による語想起数の合計)
WFC：Word Fluency by category (3 つのカテゴリーによる語想起数の合計)
Control group consists of 10 normal adults, mean age is 52.3(5.6)

表 3 ● 鹿島らの 5 型の特徴のまとめ

鹿島らの分類	頻度(%)	IQ、WAIS	単純記銘	干渉後再生	前頭葉機能	構成機能	WE・KS 既往
1 定型コルサコフ症候群型	2例/20例(10)	〜	〜・↓	↓↓	↓	〜	2例/2例
2 重症コルサコフ症候群型	3/20(15)	↓	↓	↓↓	↓↓	〜	3/3
3 前頭葉機能障害型	7/20(35)			↓	↓↓	〜	2/7
4 全般性脳機能障害型	6/20(30)	↓	↓	↓	↓	↓	2/6
5 後部脳機能障害型	2/20(10)	↓	〜	〜	〜	↓	0/2

験においてはアポトーシスのアルコールの神経毒性への関与が唱えられており、その原因としてアルデヒト[22]や離脱期の NMDA レセプターの過剰興奮[15]が挙げられている。しかし、これらの神経毒性がはたしてアルコール依存症の認知障害に関与しているかはいまだ謎である。

一方で病因論にとらわれず、臨床的かつ神経心理学的見地からアルコール認知症を論じるという立場がある。この立場から、鹿島ら[5]は断酒後 3 カ月以上経過し、MMSE が 23 点以下、ないしは臨床的に無感情、無関心で作業遂行能力・持続力が低下し社会生活上の障害を認めるものを広義のアルコール認知症とし、その神経心理学的障害を検討し、以下の 5 型に分類している。①定型コルサコフ症候群型、②重症コルサコフ症候群型、③前頭葉機能障害型、④全般性脳機能障害型、⑤後部脳機能障害型、である。これらの神経心理学的所見を表 2 に示し、各型の特徴のまとめを表 3 に示す。ここで述べられる検査、特に前頭葉機能検査については参考文献[6][7]を参照されたい。

現在までの報告を整理すると、アルコール認知症については病因論的に以下の 4 つの考え方がある。①原発性アルコール認知症は存在せず、アルコール認知症は Wernicke-Korsakoff 症候群の重篤型(二次性アルコール認知症)であるとする立場、②一次性(原発性)アルコール認知症が存在すると考える立場、③アルコール依存症に伴うてんかん、低血糖、カルシウム代謝異常などによる認知症を含めるとする立場、④発症状況を重視する立場、である。アルコール認知症に関する解明のためには、これらの病因論を詳細に論じていくことが必要であろう。今回われわれは、DSM では触れられていないさまざまな病因論的立場から、アルコール認知症について述べ、さらにそれらの神経心理学的特徴も可能な限り記述し、最後にこれらと神経心理学的分類である表 2、3 の鹿島の分類との関連について考察することとする。

1. アルコール認知症は存在せず、アルコール認知症は Wernicke-Korsakoff 症候群の重篤型であるとする立場(二次性アルコール認知症)

アルコール認知症と Wernicke-Korsakoff 症候群の病因は異なるのであろうか？ この問題に関しては、主に Victor ら[21]が神経病理学的立場から論じており、アルコール認知症には特異的な病理学的所見が存在しないことを理由として、アルコール認知症は Wernicke 脳症の重篤型であるとしている。

Wernicke-Korsakoff 症候群はサイアミン欠乏により特有の神経症状と病理所見を呈する一神経疾患単位である。Wernicke 脳症は、比較的急速に進行する意識障害、眼球運動障害、失調性歩行を古典的な三徴候とし、乳頭体、第 3 脳室、中脳水道、第 4 脳室周辺の灰白質に対称的な病変を有する[23](図 1)。早期のサイアミン投与により後遺症を残さず治癒しうる疾患であるが、治療が遅れると小脳失調や Korsakoff 症候群などの回復困難な重篤な脳障害を残す。Korsakoff 症候群は健忘(順向性、逆向性)、失見当、作話、自発性欠如、病識欠如を呈し、さまざまなレベルの知的機能および行動の障害を呈する。

但し Wernicke 脳症発症後 Korsakoff 症候群に移行しない症例や、Wernicke 脳症を認めず Korsakoff 症候群に至る症例もみられる[11]。また

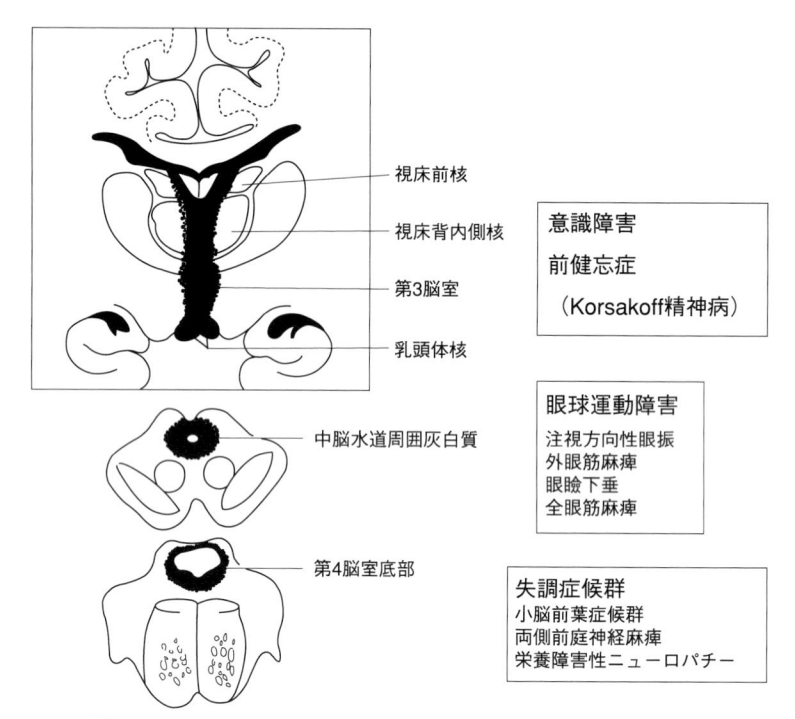

図 1 ■ Wernicke 脳症の間脳・脳幹病変の局在と臨床症状の相関
（山本悌司：アルコール性と非アルコール性 Wernicke 脳症．脳の科学 20：847-853，1998 より転載）

剖検上は Wernicke 病変を認めるが臨床的には三徴候を示さなかった症例も多いとされ、赤井[1]は Wernicke-Korsakoff 症候群の急性期に離脱せん妄の一部を含め、慢性期の病態にアルコール認知症と呼ばれる病態の一部を含めるとする仮説を提唱している。また Harper[3]は subclinical な Wernicke 脳症の繰り返しによりアルコール認知症が生じるとしており、アルコール依存に合併したサイアミン欠乏による続発性の認知症を臨床上アルコール認知症と誤診している可能性を示唆している。

Wernicke-Korsakoff 症候群では、神経心理学的に WAIS で表される知能は保たれるが、記憶が選択的に障害される典型的なコルサコフ症候群から、知能も障害される重症コルサコフ症候群（二次性アルコール認知症）までさまざまな程度の知的障害が生じる[11]。

次に、典型的なコルサコフ症候群の 1 例が村松ら[16]によって報告されているのでその概略を述べたい。症例は 60 歳の男性で振戦せん妄後失見当、作話、健忘が約 1 カ月続いた後現在に至る 8 年間は健忘、無欲を前景とする状態がほぼ不変のまま続き、入院治療を余儀なくされている。生活面では基本的な生活能力は保たれているが、その日常生活は受動的で入院病棟の日課に沿う以外はほとんど臥床して過ごしている。数日前の病棟内行事は想起不能か数カ月前の行事と混同する。健忘に対する病識はない。本症例の神経心理学的検査所見を表 2 に示す。このように、神経心理学的に WAIS で示される一般知能は保たれる一方、三宅式対語記銘やレイの複雑図形で表される言語・視空間性記憶障害および、WCST で表される前頭葉機能障害が典型的コルサコフ症候群である。なお記憶障害と前頭葉機能障害は各々関連せず独立しているとされている[5]。

以上典型的なコルサコフ症候群について述べたが、アルコール認知症が Wernicke-Korsakoff 症候群の重篤型であるとする立場は、図 1 に示した病変においてより広範な病変を有する場合、より認知障害が重篤となるとする前提にたっていると思われる。このことを Victor ら[21]は、燃え尽き荒廃した慢性期の重症コルサコフ症候群（burned-out Wernicke-Korsakoff syndrome）が二次性アルコール認知症であると表現している。同様の立

場から Lishman[13]は、Wernicke 病変がアルコール認知症の神経病理学的基盤であることを認めながらも大脳皮質および海馬へのアセチルコリン系入力の最も主要な部位である前脳基底部への病変の広がりがアルコール認知症における広範な認知障害の原因であるという仮説を提出している。そしてアルコールの神経毒性への特殊な脆弱性をもった個体に生じる認知症では、そうでないコルサコフ症候群に比してより広範な皮質損傷とより大きな前脳基底部のアセチルコリン系の障害を有すると主張している。では、この遺伝的脆弱性、すなわち個々の認知障害の差が生じる要因はこれまで実証されているのであろうか？　これに関連して、Muramatsu ら[17]は、さまざまなレベルの知的障害を有する Wernicke-Korsakoff 症候群において、Apo-lipoprotein E（Apo E）の genotype を行い、ε4 allele と全般的知能障害との関連を検討している。ApoE ε4 allele は、アルツハイマー病の危険因子であり、また ApoE は神経の再生や修復に重要な蛋白とされている。ApoE ε4 allele の出現頻度は、WAIS の FIQ が 80 以下のケース即ち続発性アルコール認知症と思われるケースで有意に高かった。この結果は Wernicke-Korsakoff 症候群における知的障害の重症度に遺伝的脆弱性が関連することを示唆している。Muramatsu らは、Lishman の仮説に呈示されている前脳基底部の障害の有無については触れておらず、また Lishman の仮説が実証されたわけではない。しかし、重篤な認知障害の生じる要因の 1 つに個体の脆弱性すなわち個体差を考えていくことは今後重要であろう。

2．一次性アルコール認知症を肯定する立場

アルコール認知症は Wernicke-Korsakoff 症候群とは別に存在するのであろうか？　これについては加藤[10]の報告があるので簡単に紹介したい。症例は 63 歳、男性（発症当時 49 歳）。49 歳時入院し、入院後せん妄となったが改善後、記憶障害、無為、寡言、感情の鈍麻、不潔行為、入浴拒否、悪臭、過食・盗食、拒薬、病識欠如を示し、ADL 指導が必要な状態が持続した。1 日中部屋に座っていることが多く本例の座っている部分の畳は変色し、その周りは鼻糞だらけのこともあった。しかし発症後 6 年ほどしてから特に誘因なく ADL や自発性、疎通性が徐々に改善し始め、発症後 12 年ほどして退院となり、以後は通院しながら断酒し、年老いた母の面倒をみている。本症例の神経心理学的所見を表 2 に示す。

著明な知的障害、前頭葉機能障害、記憶障害が、長期の経過のうちに回復している。加藤は本症例の特徴として以下の点を挙げている。①精神症状および神経心理学的所見からは健忘に加え著しい前頭葉機能障害を認めたこと。②神経画像所見（FDG-PET）[18]では両側の視床と前頭前野における機能低下を認めたこと。③長期の経過からは回復、特に前頭葉障害の改善を認めたこと。④本症例の障害部位として視床背内側核から前頭葉への投射経路の障害を想定したこと。これらの特徴から、加藤は本症例を Wernicke-Korsakoff 症候群とは異なる一次性アルコール認知症と位置づけている。

ところで、本症例に認められた臨床的かつ神経心理学的回復は、認知症という概念に矛盾はしないのであろうか？　この点については、DSM の認知症の診断基準においては、症候論が重視され、3 週間以上の持続期間の規定以外は、予後、進行性、ないしは回復可能性の規定は存在せず、進行性でも停止性でも可逆性でもよいとされている。すなわちアルコール認知症の認知障害が改善したとしても DSM ではアルコール認知症の診断には矛盾しない。

3．アルコール依存症に伴うてんかん、低血糖、カルシウム代謝異常などによる認知症を含めるとする考え

アルコール認知症を全身疾患に伴う症状精神病と考えることは可能であろうか？　これらの立場はアルコール認知症の原因をアルコールの脳に対する直接作用ではなくアルコールの間接作用（離脱けいれんや低血糖、カルシウム代謝異常など）との関連も含めている。辻[20]はこれらのうちアルコール長期乱用によって、カルシウムによる基底核の障害により情緒障害、発動性障害を基本とする精神症状、認知障害を呈するという仮説を提唱している。この発動性障害については従来評価が

困難であったが、近年行動学的評価は可能になりつつある[18]。

4．発症状況を重視する考え

発症の状況はアルコール認知症の重症度・予後などに関与しているのであろうか？ これについて、Cutting[2]は、アルコール認知症を発症状況から論じ、急性発症のケースに関してはKorsakoff精神病と診断し、慢性に発症したケースをアルコール認知症と診断すべきであると提唱している。この点について加藤ら[8]は検討を行い、Wernicke脳症やアルコール離脱せん妄後急性に発症したもののうちWAIS-RのFIQが85以上のものをKorsakoff's Syndrome, FIQが85以下のものをAlcoholic Dementia Type 1とし、数カ月にわたって徐々に発症した(gradual onset)のものをAlcoholic Dementia Type 2とした。さらに神経心理学的予後を検討し、Korsakoff's SyndromeとAlcoholic Dementia Type 1の全般的知能障害、記憶障害、前頭葉機能障害はほぼ不変であるのに対し、Alcoholic Dementia Type 2では神経心理機能の改善がみられ、特に前頭葉機能の改善が顕著であったとしている。そして急性発症のKorsakoff's SyndromeとAlcoholic Dementia Type 1におけるthiamine欠乏による生じると思われる第3脳室周辺の病変は回復しにくいのに対し、慢性に生じているnon-Korskakovian Alcoholic Dementia (Alcoholic Dementia Type 2)に存在すると想定されるアルコール毒性によると思われるbasal forebrainを含む前頭葉の機能障害は回復する可能性があるとしている。すなわち、この分析からは、緩徐発症型のアルコール認知症第2型と原発性アルコール認知症との関連が示唆されることになる。

▶おわりに◀ ここで再度表2, 3での鹿島らの分類に注目してみたい。神経心理学的には2型と4型が、WAISの成績不良がみられることより狭義のアルコール認知症にあたる。次にこれらの分類とこれまで述べた病因論的分類とを対比してみたい。分類1と2はいずれも全例Wernicke脳症の発症後に認知障害が生じており分類1が村松らの症例(典型的コルサコフ症候群)に相当し、分類2がVictorらのいう重篤型コルサコフ症候群(二次性アルコール認知症)に相当する。分類3と4が加藤らの症例(一次性アルコール認知症)に相当すると思われる。また分類3と4に含まれる多くの例がWernicke脳症を合併しないということは、これらのケースが慢性かつ緩徐な発症過程を示すことが多いと考えること(4．発症状況を重視する考え)に矛盾はしない(なお分類5については多発脳梗塞を合併しておりアルコール認知症からは除外される)。以上アルコール認知症について概説した。今後これらのサブグループ化により各々の詳細がより明らかになっていくことが期待される。

（森山　泰、加藤元一郎、鹿島晴雄）

参考文献

1) 赤井淳一郎：アルコール依存の脳障害．医学書院，東京，1999．
2) Cutting J：The relationship between Korsakov's syndrome and "alcoholic dementia". Brit J Psychiat 132：240-251, 1978.
3) Harper C：The incidence of Wernicke's encephalopathy in Australia; a neuropathological study of 131 cases. J Neurol Neurosurg Psychiatry 46：593-598, 1983.
4) 苗村育郎：アルコール脳障害の画像診断．Mod Phys 18：789-795, 1998．
5) 鹿島晴雄，加藤元一郎：アルコール痴呆；神経心理学検査による類型化の試み．神経心理学 7：54-66, 1991．
6) 鹿島晴雄：前頭葉機能検査；障害の形式と評価法．神経進歩 37：93-110, 1993．
7) 加藤元一郎：前頭葉損傷における概念の形成と変換について．慶応医学 64：861-885, 1988．
8) 加藤元一郎，吉野相英：アルコール症の予後研究；特に臨床類型および神経心理学的障害の与える影響について．厚生省アルコール依存の発症機序と治療に関する研究；平成4年度研究報告書，p 57-64, 1993．
9) 加藤元一郎：アルコール性脳損傷と神経心理学．アルコール臨床研究のフロントライン，樋口　進(編)，p 194-220, 厚健出版，東京，1996．
10) 加藤元一郎：アルコール性痴呆；原発性アルコール性痴呆(Primary alcoholic dementia)と考えられる一例を通じて．日本アルコール精神医学雑誌 5：15-24, 1998．
11) 加藤元一郎：コルサコフ症候群．臨床精神医学講座S 2, 記憶の臨床，松下正明(総編集)，p 175-191, 中山書店，東京，1999．
12) 加藤伸勝：アルコール性痴呆の臨床概念．アルコール研究と薬物依存 26：119-133, 1991．

13) Lishman WA：Alcoholic dementia；A hypothesis. Lancet 8491：1184-1185, 1986.
14) Lishman WA：Alcoholic and the brain. Brit J Psychiat 156：635-644, 1990.
15) 松本　出、丹羽真一, Alison Beckmann, ほか：アルコール性脳障害の分子生物学. 脳と精神の医学 8：163-173, 1997.
16) 村松太郎、鹿島晴雄、加藤元一郎、ほか：WAIS 好成績を示したアルコールコルサコフ症候群の一例；コルサコフ症候群の非均質性をめぐって. 失語症研究 11：11-16, 1991.
17) Muramatsu T, Katou M, Matsui T, et al：Apolipoprotein E ε 4 Allele distribution in Wernicke-Korsakoff syndrome with or without global intellectual deficits. J Neural Transmis 104：913-920, 1997.
18) 布谷芳久, 椿原彰夫：発動性障害の評価とリハビリテーション. 脳と精神の医学 5：331-336, 1994.
19) 高橋三郎, 大野　裕, 染谷俊之(訳)：DSM-IV；精神疾患の分類と診断の手引き. 医学書院, 東京, 1995.
20) 辻　元宏：アルコール性痴呆の生物学的背景. 日本臨床(特別号) 55：643-648, 1997.
21) Victor M：Alcoholic dementia. Can J Neurol Sci 21：88-99, 1994.
22) 洲脇　寛, 中村和彦, 岩崎和彦, ほか：アルコール関連脳障害の分子遺伝学的研究. 厚生省特定疾患「アルコール依存症の病態と治療に関する研究」調査研究班；平成 10 年度研究報告書, p 160-161, 1998.
23) 山本悌司：アルコール性と非アルコール性 Wernicke 脳症. 脳の科学 20：847-853, 1998.

19 注意の障害

I 注意の概念

　脳損傷における注意障害は1900年代初頭から議論が盛んになってきたが、今日のように広く注目を集めるようになったのは1960年以降と比較的新しい。その理由は注意機構が有する巧妙な多面性、多様性、複合性によるものであるといえよう。人の言動を1枚の織物に例えれば、注意は目に見えにくい細かい縦糸と横糸をなしているということができる。目に見えにくいが、縦糸と横糸が損傷されればその織物は価値が落ちてしまう、そういうものである。それ故に、高名なLuria[1]をはじめとする多くの専門家が注意の定義を提唱しているが、まだ衆目の一致するところとなっていないし、また注意の検査や認知リハビリテーションも体系化されたものは少ない。

　このように注意を定義づけ、体系化することは困難だが、一般的には、注意とはさまざまな外的・内的刺激や情報の中から、その時々の環境や状況において、一定の必要な刺激や情報を選択し、そして言動に持続性、一貫性、柔軟性をもたせる機能であるといえよう。そして近年では注意を一種の情報処理システムと考える者も多い。このように注意はあらゆる精神活動の基盤であり、注意が障害されると、認知、思考、行為、言語、記憶などに重大な影響を及ぼしてくる。

　記憶を例にとれば、注意が十分払われなかった情報は記憶されにくい、ということをわれわれはよく知っており、記憶が注意に依存している要素は大きい。注意を一種の情報処理システムと考えるのと同じように、記憶を貯蔵庫としてではなく記憶システムとして考えると、記憶には情報の符号化の過程(情報の登録)と探索の過程(思い出す)があるが、この2つの過程は連続しており、またほとんど意識的または無意識的になされることが多い[2]。そして記憶能力や各種の記憶検査において

表 1 注意障害に関連する臨床症状

一般に、認知、思考、行為、言語、記憶などにおいて、
・集中せず、落ち着きがない
・すぐ中断し、長続きしない
・ミスが多く、効率が上がらない
・他のことに気が散り、目的に沿った言動ができない
・複数の事柄を、同時進行できない
・何度も繰り返し、言ったり、指示する必要がある
・一貫せず、まとまりがない
・周囲の声や他者の動きに注意がそれやすい
・脱抑制的である
・周囲の状況に応じて、修正・転換ができない
・ぼんやりして、先に進まない
・緩慢で、てきぱきと処理できない
・何となく意欲が出ず、自発性に乏しい
・頭がボーッとして、頭の切換がうまくいかない
・物忘れしやすい

て「注意がある」ことがよい結果を得る前提になっている場合が多い。また注意訓練により場所の記憶錯語や作業記憶の改善をみた報告もある[3,4]。

　このように記憶に限らず、注意は人の言動の多種多様な機能を媒介し、またそれらの制御過程をなす情報処理システムといえる。

II 注意障害に関連する臨床症状

　一般に注意障害の患者は、認知、思考、行為、言語、記憶などにおいて、表1のような特徴的症状がみられる。これらの症状は一見、多彩で多様ではあるが、その共通基盤として注意障害が根底にあることに留意して臨床に臨むことが大切である。このように考えれば、注意障害は高次脳機能障害の臨床症状の中でも、最も多くみられるものの1つといえる。

III 注意の特性

　注意の特性に関する分類が諸家により行われているが、鹿島ら[5]、本田[6]は表2のように分類している。基本的にはいわゆる強度 Intensity (覚醒水

表 2 注意の特性

特性＼報告者	Luria (1973, 1975)	Geschwind (1982)	Lezak (1983)	御領 (1983)	Sohlberg (1987)
覚醒水準（持続性）	範囲	sensitivity coherence	attention tracking	覚醒水準 強度、持続性容量	sustained attention
選択機能	安定性	selectivity	concentration	選択機能	selective attention
転動性	動揺性 易動性	distractibility universality			alternating attention
配分しうる容量	随意的注意	sensitivity	tracking	容量	divided attention

(文献5)6)を一部改変して引用)

準 vigilance や持続的注意 sustained attention)と選択性 selectivity（選択的注意 selective attention や配分的注意 divided attention、容量 capacity）が中核となる[7]。転動性 alternating (distractibility) は Geschwind や Sohlberg ら[8)9)] が加えたものであるが、少なくとも臨床的にはこれを加えた方が理解しやすく便利である。

1. 覚醒水準 vigilance （覚度 alertness）

次の持続的注意 sustained attention と同義語的に使用されるが、多種多様な外的および内的刺激や情報に反応するための準備状態 readiness[10] または警戒状態 alertness[2] という意味をもたせて使用される。また定位反応 orienting response を起こす要素の1つでもある[2]。定位反応とは乳児などにみられる強い刺激へ眼球や頭を向けて注意を集中するといった不随意的な注意の反射要素をいう[1]。この要素的な定位反応が、人の言動を自主的に制御する複雑巧妙で、あらゆる精神活動の基盤となる次のような随意的注意へと発達していく。

2. 持続的注意 sustained attention

ある一定時間刺激に反応し続けるための注意の持続能力をいう。

3. 選択的注意 selective attention （注意の集中性 focused attention）

干渉刺激を抑制しながら、多くの刺激・情報の中から特定の刺激を選択する（カクテルパーティー現象）、注意を集中する能力を指す。逆に注意が集中できないと生じてくるのが転動性 distractibility の亢進である。

4. 転換的注意 alternative attention （注意の転動性 distractibility）

異なった刺激や情報に対して注意を転換させる能力、すなわち注意を柔軟に他に振り向ける機能をいう。

5. 配分的注意 divided attention （注意の容量 capacity）

複数の刺激・情報に同時に注意を配分する能力、またはそれが可能な注意の容量を指す。これは、注意の変換能力や課題を実施中の戦略によっても影響されることから、次の注意の制御機能とも関連してくる[7]。

6. 注意の制御機能 supervisory attention system (SAS)

Shallice[11] は行動制御モデル（図1）において注意の能動的制御機能を SAS として提唱している[12)13)]。SAS とは、前記のような注意の種々の特性や重複する要素的注意を能動的に制御している、より高次の注意制御機能である。すなわち、日常の行動上は、通常の習慣的で単純なものから複雑で習熟的なものまで、競合スケジューリング contention scheduling により適切なスキーマが選択される。しかし通常と異なる環境、情報下や通常のスキーマ選択が不可能なときは、SAS が働いて適切なスキーマを選択することにより行動に柔軟性や臨機応変さをもたらす。そしてこの中の

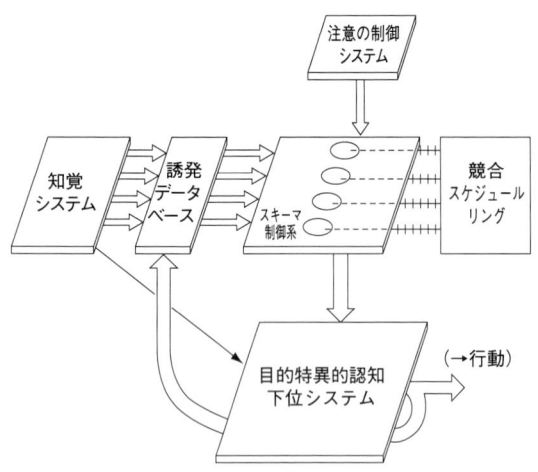

図 1 ● Norman と Shallice[11] の行動制御モデル
(原 寛美：遂行障害；前頭葉障害，Clinical Rehabilitation 別冊 高次脳機能障害のリハビリテーション，医歯薬出版，東京，1995 より転載)

意識的、能動的過程を supervisory attentional control(SAC)と呼ぶ。また、SAS によるスキーマの選択は、情報を一時的に保持（記憶）し制御する働きをもつ working memory（作業記憶）を基盤として行われるので、working memory は、注意の能動的制御過程という観点から考えれば、working attention と同義語的であるともいえる[13]。

IV 注意障害の検査

諸家の報告の中から臨床的に実用性のあるものを選んで述べる。なお、被検者の視力、視野、聴力、知的能力の問題以外に、半側空間無視(Unilateral Spatial Neglect；USN)、記憶障害、失語症、各種失行症などを伴っている場合が多いので、できるだけこれらの影響が少ない検査を選び、またその結果の判定にも慎重を要することを忘れてはならない。

なお、以下の諸検査の詳細や健常者の標準値は拙著[14]にまとめているのでそれを参照されたい。

1．机上検査

❶視覚性検査

多くの視覚性検査に共通していえることであるが、USN や視野障害の合併がある場合は USN による影響と判別が困難なときもあるので、慎重な判断が必要である。USN や視野障害の影響が強いときは聴覚性検査（後記）が有用となってくる。但し、聴覚性検査には失語症や老人性難聴の問題が生じる。

ⓐ 抹消検査 Cancellation test

本検査は USN に対する視覚的探索課題として頻用されているが、持続的注意 sustained attention および選択的注意 selective attention の検出も可能とされる。鹿島ら[5]は Diller らによる持続的注意検査の日本語版として、数字抹消検査と平仮名抹消検査の 2 種類を作成した。

数字抹消検査はランダムに並んだ 1 から 9 までの数字のうち「3」を抹消する検査であり、各々 6 行 52 列で、1 行に 19 個の目標が入っている。

平仮名抹消テストは数字抹消検査の変法である。16 行 36 列に 26 個の片仮名、10 個の平仮名をランダムに配列してある検査用紙の数字の中から、test A では平仮名を、test B では平仮名と double space 直後の文字を抹消する課題である[5]。

ⓑ 持続的注意集中力検査 Continuous Performance Test(CPT)(無作為配列文字テスト)

加藤[7]によればこの検査は持続性 sustained と選択性 selective の両特性を検査している。ディスプレイ上に無作為に配列された一連のアルファベットの中から、文字 X、ないしは文字 A に続いて提示される文字 X に反応することが求められる。

なお、ディスプレイ表示を使用しないで、無作為に配列した一連のアルファベットを、検者が 1 秒ごとに読み上げ、それを被検者が聴きながら、標的文字(例. X)がきたら机を叩いて反応する、というやり方でも可能である(無作為配列文字テスト)。この場合は聴覚性検査になる。

ⓒ 赤と緑ランプの視覚課題

井上ら[15]により考案された検査で、失語症や難聴のある者にも十分適応できる。OG 技研開発部の製作による機器を用いて、6 秒の間に、1 秒に 1 回のスピード(刺激時間、休止時間ともに 0.5 秒、)で、ランダムに選択すべき緑ランプが 2 回、選択すべきでない赤ランプが 4 回の割合で出現し、合計 10 分間発信される。選択すべき緑ランプは合計 200 回となる。被検者に緑ランプをキャッチするとボタンを押して反応するように求める。評価は選択すべき緑ランプに無反応な回数と選択すべきでない赤ランプに誤って反応した回数の合計(誤反応数)で行う。

ⓓ Trail Making Test[5]

本来視覚的探索検査として使用されてきた。Part A と Part B があり、Part A は、主として選択的注意 selective attention、Part B は分配的注意 divided attention を検出する。

Part A では、1 枚の紙面にランダムに配置された①から㉕までの数字を数字の順に線で結んでゆくことを、Part B は①から㉕までの数字とⓐからⓛまでの平仮名をランダムに配置して、数字と 50 音を交互に順番に線で結んでゆくことを求める検査である。Part A、B ともに、誤りがあった場合は検者が指摘して一応最後までやってもらい、その実施時間で評価する。

この検査は転換的注意 alternating attention も検出していることになる。さらに注意の分配的要素を含んでいる SAC の検出にもなる[13]。

ⓔ Modified Stroop Test

Stroop Test は、従来前頭葉機能のステレオタイプの抑制程度をみる検査として用いられている。日本語版の Modified Stroop Test[16] では「赤、青、黄、緑」の 4 色の単語を含めて 24 個の色のドットをランダムに並べた図版 (Part 1) と Part 1 と色の順序は同じだが、それらの色名とは異なる色で書かれた漢字を用いた図版 (Part 2) を用意して、いずれも色名の呼称を求める検査である。選択的に特定の刺激 (色) に注意を集中し、干渉刺激である無関係な刺激 (漢字) を抑制することが必要なので、選択的注意 selective attention も検出していることになる[17]。Part 1 と Part 2 のそれぞれを言い終えるのに要した時間およびその差を評価する。なお、失語症のある者には向かない。

ⓕ 高、中、低テスト

注意障害に対する認知訓練として Sohlberg ら[8][9]による Attention Process Training (後記) が有名だが、それを豊倉ら[18][19]が日本語版化した際に新たに加えた検査の 1 つである。

高、中、低の文字を位置的に高い、中間、低い高さに配列してある検査用紙を用いる。書かれている文字を位置とは関係なく音読する課題と、文字の位置が高、中、低のどれかを述べる課題とが、15 秒ごとに交互に繰り返される。高、中、低の文字と位置 (高さ) が一致しているとは限らないので、他方の刺激を抑制しないと正しく回答できない。転換的注意 alternating attention の訓練およびその評価が可能である。類似の検査に漢字・平仮名課題がある。

ⓖ Symbol Digit Modalities Test

符号と数字の組み合わせのうち、符号を提示し、それに相当する数字を書く、または言うことを求める[6]。分配的注意 divided attention を検出する。

❷ 聴覚性検査

ⓐ Audio-Motor Method (AMM)

聴覚性検出検査 (Auditory Detection Test; ADT)。基本的には持続性 sustained と選択性 selective の両特性の検査である[13][18]。

もともと本田[6]は AMM といい、それに加藤[13]が一部訂正を加えて ADT と称している。テープレコーダーを用いて、5 種類の類似語音「ト、ド、ポ、コ、ゴ」を 1 音/秒の速度で 5 分間提示し、1 個の目標語音「ト」のとき、タッピングなどの合図による反応を求めるものである。各語音はランダムに配列されており、目標語音「ト」は 1 分間に 10 回、合計 50 回出現する。「正答率」(正当数/総正当数 50) や、「的中率」(正当数/総反応数) で評価する。当然、失語や聴力障害の影響を除外する必要がある。

ⓑ 等速打叩検査[6][10]

これは、持続的注意 sustained attention (覚醒水準) を検出するもので、被検者に健側の手に持った鉛筆で机上を毎秒 1 回の速さで叩くように求める。また途中で中断しないように教示する。検者はストップウオッチで 10 秒間を 1 ブロックとして打叩音を計測し、合計 30 ブロック (5 分間) を記録する。この検査結果の指標として、30 ブロックの平均打叩数 (反応傾向度) と反応動揺度 (SD) を用いる。

ⓒ Paced Auditory Serial Addition Task (PASAT)[20][21]

1 桁の数字が 1 秒間隔 (Part 1) または 2 秒間隔 (Part 2) に 61 個録音されているテープを聞きながら、それぞれの前と後の数字の足し算の答えを求める検査である。反応がないときは検者が言葉で促して、最後まで行う。正答数は合計 60 個あるが、実際の正答数が評価点となる。

PASAT は注意の検査では鋭敏で総合的な検査とされ[6]、分配的注意 divided attention や SAC の検出などによく使用される。ただ知能、計算能力の影響を受け、またストレスが多い課題なので軽

表 3 Ponsford ら[23]による「日常生活観察による注意スケール」

1）眠そうで、活力（エネルギー）に欠けて見える。	
2）すぐに疲れる。	
3）動作がのろい。	
4）言葉での反応が遅い。	
5）頭脳的ないしは心理的な作業（例えば、計算など）が遅い。	
6）言われないと何事も続けられない。	
7）長時間（約15秒間以上）宙をじっと見つめている。	
8）1つのことに注意を集中するのが困難である。	
9）すぐに注意散漫になる。	
10）一度に2つ以上のことに注意を向けることができない。	
11）注意をうまく向けられないために、間違いをおかす。	
12）なにかする際に細かいことが抜けてしまう（誤る）。	
13）落ち着きがない。	
14）1つのことに長く（5分間以上）集中して取り組めない。	

3）：麻痺のある場合には、そのことないしはその身体部位の動作の障害は除外ないしは差し引いて評価する。
4）および5）：失語や認知症がある場合にも、それを含めて評価する。

まったく認めない	0点
時として認められる	1点
時々認められる	2点
ほとんどいつも認められる	3点
絶えず認められる	4点

（文献23）より引用）

度〜中度向きといえよう。

❸注意の制御機能（SAC）の検査

同時に複数の刺激や情報に注意を振り向ける、配分する能力（機能）divided attention の検査は、それらを意図的に制御する注意の制御装置 SAC の検出にもなりうる[13)16)22]。

前記した TMT-B もその1つである。ほかに、PASAT、digit backwards（数字の逆唱）、spelling backwards（言葉の逆唱）、subtraction serial sevens（100 から 0 まで 7 の連続減算）、Wisconsin Card Sorting Test（WCST）などの課題も使用される[13)16)17]。

2．日常生活観察による注意の評価スケール

机上検査に加えて、病棟や家庭、社会生活の日常生活場面における注意の評価とを組み合わせることにより、注意障害の有無や程度を総合的に判断することができる。

先崎ら[22]は Ponsford ら[23]による本評価法の日本語版を作成した（表3）。これは日常生活において 14 項目の注意事項を観察して 5 段階に評価するものである。14 項目は Van Zomeren らが分類した注意の特性（覚度 alertness、持続性 sustained attention、選択性 selective attention）に準拠している。本法は USN や失語がないかあっても軽度で、WAIS-R で FIQ 60 以上、そして注意障害が比較的軽度の者については、その信頼性と妥当性が得られており有用である。

3．標準注意検査法・標準意欲評価法（Clinical Assessment for Attention；CAT）・（Clinical Assessment for Spontaneity；CAS）

日本高次脳機能障害学会（旧日本失語症学会）が開発・刊行した本邦では初めての注意と意欲に関する標準検査法である[24]。ここでは CAT の 7 つの下位検査について記すが、各々検査法と検出する注意の特性が異なるので、詳細は成書を参照されたい。

①Span
　1）Digit Span（数唱）
　2）Tapping Span（視覚性スパン）
②Cancellation and Detection Test（抹消・検出検査）
　1）Visual Cancellation Task（視覚性抹消課題）
　2）Auditory Detection Task（聴覚性検出

課題）
③Symbol Digit Modalities Test（SDMT）
④Memory Updating Test（記憶更新検査）
⑤Paced Auditory Serial Addition Test（PASAT）
⑥Position Stroop Test（上中下検査）
⑦Continuous Performance Test（CPT）

V Pacing（ペーシング）障害

　冒頭述べた注意障害に関連する臨床症状に混じって「動作が性急でせっかち、不用心で短絡的、あぶなっかしい」という、いわゆる Pacing 障害（宮森）[25]がみられることがあり、注意障害の中の一特殊型として捉えられている。著者ら[26]の検討によれば、脳血管障害での出現率は右半球損傷で 8.7％（左半球損傷では 3.4％）と決して少なくなく、出現すれば日常生活動作に影響を及ぼすので看過できない。Pacing 障害の検査には、平林ら[27,28]による書字検査と図形のトレース検査がある。いずれもその有用性が示されている。詳細は紙面の都合で割愛するが、その評価方法と認知リハビリテーションの実践については、拙著[26]を参照されたい。

VI 注意障害に対する認知リハビリテーション

　本邦における注意障害に対する認知リハビリテーションの普及はひとえに鹿島とその共同研究者らに負うところが大きい[5,6,7,18,19,21,29]。
　一般に、リハビリテーション・アプローチは大きく3種類に分けられる。

1．functional adaptation approach

　これは日常生活における個々の動作（例えば食事、整容、移乗、歩行）の中から注意の訓練に適当と思われるものを選んで、その対象とするものである。選んだ個々の動作自体の改善は得られても、その効果が他の動作まで拡大するか、すなわち汎化 generalization がどこまで及ぶかが問題である。ただ通常の訓練においては導入しやすく、一般に行われている[30,31]。

2．general stimulation approach

　認知機能を全般的に刺激する非特異的アプローチであるが、訓練の性格や理論的根拠に乏しく、あまり有用視されていない。

3．process specific approach

　これは注意の特性として前記した要素的注意の障害をその体系的検査で明らかにし、それを基に一定期間集中訓練を行うものである。その要素的注意障害の改善が注意機能全体の向上を図り、ひいては行為障害や ADL 全体へ波及効果を及ぼす汎化 generalization を期待するものである。
　この体系的方法に Sohlberg ら[8,9]による Attention Process Training（APT）があり、豊倉ら[18,19]は日本語版作成時に臨床的に使用しやすいように改変した（Modified APT）。sustained、selective、alternating、divided という4つの特性ごとに難易度の異なる数種類の検査から成り立っている。その中で50％程度可能なものを選んで訓練を開始し、80％を越えたら次の難易度へ上げてゆく。訓練期間は4～8週間程度を目安とする。注意機能の評価は PASAT などで行う。
　以下、自験例の「APT が効を奏した注意障害を伴う脳出血の一例」[30]を提示する。
　①症例：60歳代女性、右利き。
　②現病歴：平成×年、某病院にて脳出血の診断を受け入院。血腫除去術施行。手術4日後よりリハビリテーション（以下、リハ）開始し、約3カ月後、リハ継続目的でわれわれの病院に入院となった。
　③CTスキャン所見：右被殻および右前頭葉後部の深部白質に血腫による脳損傷と思われる低吸収域を認めた（図2）。
　④入院時所見：Brunnstrom Stage は左上肢、手指、下肢ともにⅡ。日常生活動作は食事のみ自立で、他は要介助もしくは全介助であった。
　⑤神経心理学的所見：失語、失行ともにみられず、軽度の左 USN を認めた。また、行動観察所見として、訓練時に1つの動作に集中できない、よそ見が多い、指示が入りにくい、自発性が低下している、理学・作業療法士の言うことを注意して聞くことができないなどの注意障害がみられた。
　そこで、注意の評価を8種類の机上テストで行

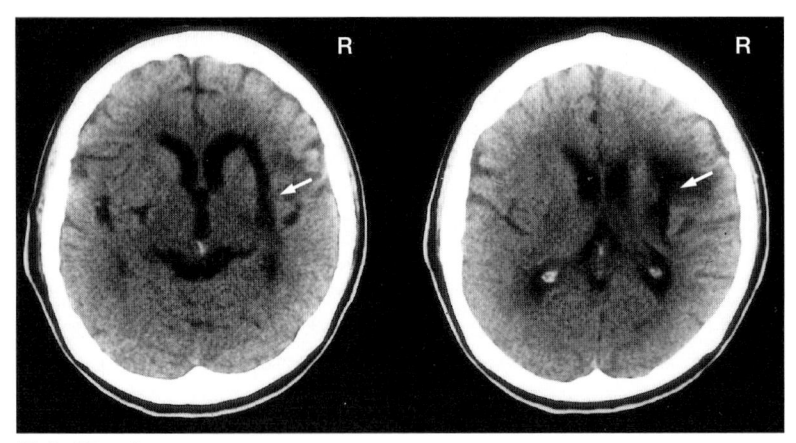

図 2 ● CT スキャン

表 4 ● 注意障害の評価結果

1. AMM	正当率：94%　的中率：94%
2. キャンセレーションテスト	① 6 抹消 　時間：245 秒　正当率：90%　的中率：100% ② 5、9 抹消 　時間：109 秒　正当率：41%　的中率：100% ③ 1 抹消 　時間：289 秒　正当率：85%　的中率：100%
3. Spelling backwards	6 文字
4. Substraction Serial Sevens	時間：110 秒、正当数：1/15
5. Digit Span	順唱：6 桁　逆唱：4 桁
6. Counting Forwards (1-20) 　 Counting Backwards (20-1)	11 秒 19 秒
7. TMT	A：187 秒　B：1162 秒
8. PASAT	1 秒用：7/60　2 秒用：10/60

い、結果を表4に示した。特にTMT-Bが1162秒、PASATの1秒用で7/60点、2秒用で10/60点と注意障害が明らかだった。

ほかに、意欲一自発性スケール[32]では9/20点満点と低下し、自己抑うつ度検査のSDSでは50点で神経症レベル、HDS-Rでは28/30点で知的機能は正常範囲内であった。三宅式記銘力検査では有関係対語が10-10-10、無関係対語が0-0-3と記銘力低下がみられた。

【訓練内容と期間】

通常の理学療法、作業療法に加えて、豊倉らによるModified APT（以下 M-APT）を用いて、次のような認知訓練を行った。

　①数字抹消課題：sustained attention
　②漢字・平仮名課題：alternating attention
　③トランプ分類課題：divided attention

トランプのカードを4種類に分けながら同時にカードの中に特定の数字を含んでいるものを裏返し、これをできるだけ早く行うものである。

以上の認知訓練は1回20分、週に2回、約2カ月間行った。さらに、通常の作業・理学療法の訓練時に注意を集中するよう、そしてそれを自覚するように随時促した。

【結果】

TMTの所要時間の変化を図3に示す。難易度の低いAでは最初からほぼ良好な結果のままであったが、難易度の高いBの検査では終了直後1カ月で所要時間が訓練前に比べると約1/6に改善した。

PASATの検査結果の変化を図4に示す。1秒用と2秒用を評価したが訓練前と訓練終了1カ月後を比べると、ともにどちらとも向上した。

図 3 ● TMT の所要時間の変化

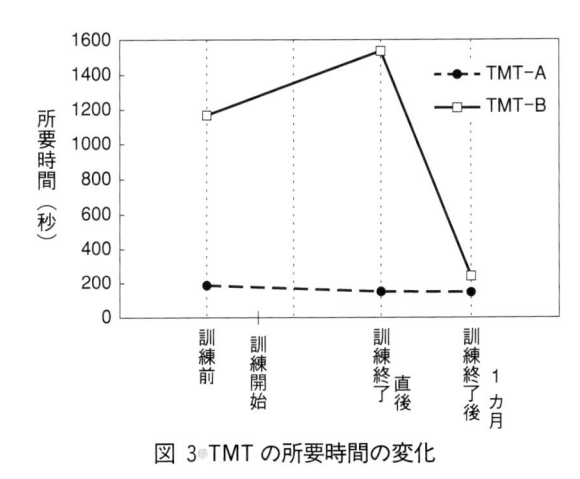

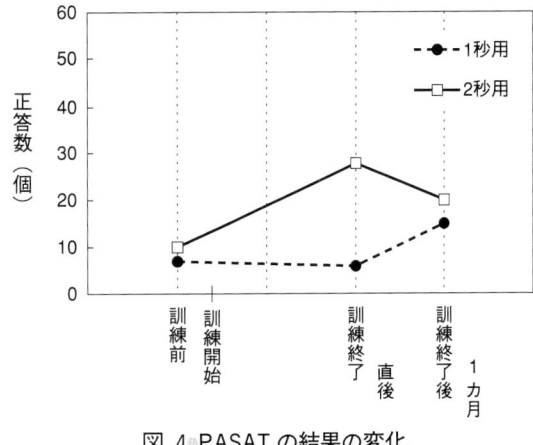

図 4 ● PASAT の結果の変化

さらに行動観察上、次のような改善点がみられた。

① よそ見をすることが少なくなり、動作に集中できるようになった。
② 多くの動作において指示が入らず、ボーッとしていることが多かったが、指示に対する反応がはっきりしてきた。
③ 訴えるのみでなく、こちら側の言うことを注意して聞けるようになった。
④ 自発性が出てきて車椅子駆動が自立した。
⑤ 訓練の合間や訓練中に疲労感を訴えることが少なくなった。
⑥ 訓練休憩時に周囲にも注意を配分できるようになった。

その他の神経心理学的所見では、左 USN は軽減し、HDS-R は著変なし。意欲・自発性スケールは 14/20 点、三宅式記銘力検査は有関係対語が 9-10-10、無関係対語が 1-3-3 と若干向上がみられた。

【考察】

注意障害に対する process specific approach である M-APT を2カ月間行い、その直前、直後、1カ月後に注意評価および行動観察を行った。その結果、注意の検査結果は前記したようにそれぞれ向上がみられ、また、諸種の動作に集中できるようになり、要監視であった車椅子操作が自立するなどの行動上の改善が得られた。さらに意欲や自発性および記銘力の向上、行動範囲の広がりや他患への配慮、また抑うつの改善や判断力の向上にもつながった。

これらの改善は、注意障害の認知訓練が脳出血発症後4～5カ月の回復期において実施されたので自然回復の要素も含まれるが、今回実施した認知訓練の効果も加わっていると推定される。このように精神活動の基盤である注意機能が向上すると、全般的な行動障害のみならず、意欲・自発性、対人関係の向上にも波及効果（汎化）を及ぼすことが示唆された。ただ今後、症例の蓄積や研究デザインの工夫が必要である。

本症例の如く注意障害が存在する場合は、注意障害の認知訓練を他の訓練に先んずるか、少なくとも併行して実施することが基本的に肝要である。

著者らは、他にも注意障害に対する認知リハの効果を報告しているので文献[31)33)]を参照されたい。

APT による効果については鹿島[21)]は3例の慢性期の前頭葉損傷例に実施して、2例に注意の検査成績の向上と発動性低下などの精神症状の改善を報告した。また豊倉[17)]も慢性期2症例における注意障害の机上テストの改善と日常生活および社会生活上の効果を報告した。また諸外国での報告も相次いでいる[8)9)34)]。但し、このような認知リハの有効性に関しては、いろいろな問題が残っている。1つは single case study が多いこと、また自然回復の要因や汎化の問題などである。汎化は、訓練課題そのものの改善から、① 訓練課題に関連する他の検査の向上、ひいては ② 日常生活行動上の改善まで、客観的に明確にする必要がある。日常生活行動上の評価の一側面としては、前記した Ponsford らの日常生活上の注意スケール[22)23)]が

その一助となる。

　他方、今まで述べてきた1．functional adaptation approachや3．process specific approachは、注意障害に対する認知リハの方法としては、脳の残存機能や代償機能を刺激とフィードバックにより反復・強化する直接的刺激法 stimulation therapy に入る[29]。しかし近年、このような「心の筋肉 mental muscle」[12]強化論的方法は、その汎化の問題も含めて、限界があるとする意見もある[7)29)]。その中では、記憶の認知リハがそうであったように、失ったものを取り戻そうとする直接的刺激法から、外的補助手段を利用した訓練や言語を用いた自己教示法 self-instruction などの戦略置換法 strategy substitution へ、注意障害の認知リハも移行してゆく可能性を示唆している。

（浜田博文）

文献

1) 鹿島晴雄(訳)：Luria AR 神経心理学の基礎（第2版）．創造出版，東京，1999．
2) 安崎文子，今富摂子：注意の障害；行動，認知およびリハビリテーションに及ぼす影響．記憶障害患者のリハビリテーション，綿森淑子(監訳)，p 241-269，医学書院，東京，1997．
3) 南雲裕美，加藤元一郎：場所の記憶錯語を示した健忘症例に対する注意訓練の効果．認知リハ 2000：104-109，2000．
4) 駒井由起子，ほか：軽度アルツハイマー型認知症者の記憶障害に対する注意機能訓練の効果．作業療法 29：479，2010．
5) 鹿島晴雄，ほか：注意障害と前頭葉損傷．神経進歩 30：847，1986．
6) 本田哲三：注意障害と記憶障害の評価法．Journal of Clinical Rehabilitation 別冊：129，1995．
7) 加藤元一郎：注意障害；臨床的理解とリハビリテーション．Journal of Clinical Rehabilitation 別冊：24，1995．
8) Sohlberg MM, et al：Effectiveness of an attention-training program. J Clin Experiment Neuropsychology 9：117, 1987.
9) Sohlberg MM, et al：Introduction to Cognitive Rehabilitation. p 110-135, The Guilford Press, New York, 1989.
10) 坂爪一幸，ほか：臨床的「ヴィジランス」検査の試み（II）；脳損傷例の左右差，臨床症状との対応および遂行パターン差の検討．失語症研究 7：289，1987．
11) Shallice T, et al：The origins of utilization behaviour. Brain 112：1587-1598, 1989.
12) 原　寛美：遂行障害；前頭葉障害．Clinical Rehabilitation 別冊；高次脳機能障害のリハビリテーション，江藤文夫，ほか(編)，p 77-84，医歯薬出版，東京，1995．
13) 加藤元一郎：随意性注意の障害；反応選択と Supervisory Attentional Control．神経心理学 11：70，1995．
14) 浜田博文：注意障害の評価．神経心理学評価ハンドブック，田川皓一(編)，西村書店，東京，2004．
15) 井上桂子，ほか：注意持続性(ヴィジランス)評価方法の検討；評価に用いる課題の種類について．作業療法 11：138，1992．
16) 鹿島晴雄：遂行機能障害の評価法；前頭葉機能検査法を中心に．Journal of Clinical Rehabilitation 別冊：162，1995．
17) 石合純夫：全般的障害．高次神経機能障害，p 201，新興医学出版社，東京，1997．
18) 豊倉　穣，ほか：注意障害に対する Attention Process Training の紹介とその有用性．リハビリテーション医学 29：153，1992．
19) 豊倉　穣：注意障害．Journal of Clinical Rehabilitation 別冊：177，1995．
20) Gronwall DMA：Paced Auditory Serial-Addition Task；A Measure of Recovery from Concussion. Percep Mot Skills 44：367, 1977.
21) 鹿島晴雄：注意障害のリハビリテーション；前頭葉損傷3例での経験．神経心理学 6：164，1990．
22) 先崎　章，ほか：臨床的注意評価スケールの信頼性と妥当性の検討．総合リハ 25：567，1997．
23) Ponsford J, et al：The use of a rating scale of attentional behaviour. Neuropsychol Rehabil 1：241, 1991.
24) 日本高次脳機能障害学会(編著)：標準注意検査法・標準意欲評価法．新興医学出版，東京，2006．
25) 宮森孝史：右脳損傷とリハビリテーション．総合リハ 16(11)：855，1988．
26) 浜田博文，ほか：脳血管障害患者における行為の pacing 機能の障害と認知リハビリテーション．臨床リハ 9：202，2000．
27) 平林　一，ほか：右半球損傷の pacing の障害．神経心理学 7(2)：141，1991．
28) 平林　一，ほか：脳血管障害例における注意障害のリハビリテーション．失語症研究 18：21，1998．
29) 鹿島晴雄，ほか：注意障害のリハビリテーション．認知リハビリテーション，鹿島晴雄，ほか(編)，p 102-114，医学書院，東京，1999．
30) 四元孝道，ほか：注意障害が改善した脳出血の一症例；Modified Attention Process Training を用いた認知リハビリテーション．鹿児島リハビリテーション医学研究会会誌 11：41，2000．
31) 柴崎生子，ほか：注意障害を呈した脳梗塞患者に対する認知訓練の結果；症例報告．鹿児島失語症研究会会誌 12：49，2001．
32) 窪田正大，ほか：脳血管障害患者のリハビリテーションにおける意欲；自発性(Will and Spontaneity)スケールの作成．鹿児島大学医学部保健学科紀要 11(2)：167，2001．
33) 柴崎生子，ほか：注意障害と記憶障害を合併した閉鎖性頭部外傷患者に対する認知リハビリテーション；症例報告．鹿児島大学医学部保健学科紀要 12(2)：109，2002．
34) Park NW, et al：Evaluation of the Attention Process Training Programme. Neuropsychological Rehabilitation 9：135, 1999.

⑳ 意識の障害

▶はじめに：意識障害の定義◀　意識障害は、意識混濁(外界を認知する覚醒度の変化)と意識変容(刺激の受容と反応が狭く限局し、歪曲されるような変化)の両者が混在された形で生じる[1]。前者は、意識水準の変化ともいわれる。外界の刺激に対する反応が低下したり、また呼吸器系・循環器系・自律神経系の変化を伴うことが多い。後者は意識的経験の変化ともいわれる。当人の精神状態や言動の不安定さ・多動・自律神経系の変化などが観察される。両者共に脳の器質的異常に伴うことが多いが、身体的・内分泌的異常や内因性精神病を含む精神疾患が主因子である場合もみられる。いずれの原因においても脳の機能低下状態であり、可逆的に変化しうる状態のため、認知症などの非可逆的な疾患とは区別されなければいけないものである。

意識混濁・意識変容を表す用語については、表1を参照されたい[2]。

この項では、まず意識混濁(覚醒度の低下)を表す評価法の説明をし、客観的評価として意識障害を把握するための脳波所見の意義、そして、意識にかかわる脳内の部位、そしてそのメカニズムを説明する。

さらに軽度意識障害を評価するための高次脳機能の評価と、意識と注意機構との関係、注意障害を計測するための実際の方法論を順次説明していきたい。

意識障害の定量的評価(JCS：Japan Coma Scale)

急性期の意識障害は覚醒度の障害を中心とする。覚醒度は変容する言動および行動を定量化しやすいという利点がある[3]。日本でよく使われている定量的評価を紹介する。本邦では、太田らにより3-3-9度分類という呼称で作成され、後にGCS(Glasgow Coma Scale)との対比で命名されたJCS(Japan Coma Scale)という評価方法がある[4]。JCSは表2に示すとおりである。表2下方の注は、比較的多くみられる症状である。R：不穏、I：失禁、A：無動性無言、失外套症候群などがあり、状態によりその記載が必要な場合がある。意識レベルが刻一刻変わる患者においては、JCSあるいは、GCSなどの定量的評価は有用であり、頻回に評価がなされるべきである。また、軽度意識

表 1　意識混濁・意識変容を表す用語

意識混濁	意識変容
明識困難状態	せん妄
昏蒙状態	もうろう状態
傾眠	夢幻状態
昏眠	アメンチア
昏睡	酩酊

(文献2)より引用)

表 2　JCS(Japan Coma Scale)による意識障害の分類

I	刺激しなくても覚醒している状態(1桁で表現)
1	大体意識清明だが、今ひとつはっきりしない
2	見当識障害がある
3	自分の名前、生年月日がいえない
II	刺激すると覚醒する状態―刺激をやめると眠り込む―(2桁で表現)
10	普通の呼びかけで容易に開眼する (合目的的な運動をするし言葉もでるが間違いが多い)
20	大きな声、または体を揺さぶることにより開眼する (簡単な命令に応ずる。例えば離握手)
30	痛み刺激を加えつつ、呼びかけを繰り返すとかろうじて開眼する
III	刺激しても覚醒しない状態(3桁で表現)
100	痛み刺激に対し、はらいのけるような動作をする
200	痛み刺激で少し手足を動かしたり、顔をしかめる
300	痛み刺激に反応しない

注 R：restlessness、I：incontinence
　A：akinetic mutism、apallic state

障害の場合、JCSにおいてⅠ(1桁)の「刺激しないでも覚醒している状態」で表せることが多い。

これらの状態像は、精神病理学ではdelirium、confusion、senselessnessなどと言い表される。一般に、軽度意識障害は発見しにくい。開眼して普通に話していても、会話内容が見当識障害を呈している場合もある。このような失見当が時間についてなのか、場所についてなのか、人の名前なのか、というように内容の吟味が必要である。頭部外傷患者において、あるいは脳血管障害の急性期・亜急性期患者において、健忘に伴い自発性作話が現れる場合がある。この場合の話の内容は荒唐無稽でスケールの大きいものと個人的記憶の時間的文脈を超えたものなどがみられやすい。

Ⅱ 脳波所見・神経所見の重要性

意識障害の有無の確認には脳波検査とその所見が重要となってくる。

安静、閉眼状態では、脳波に律動的な8〜13Hzのα波が後頭部優位に連続して出現する。ところが意識障害の際には、このような基礎律動に変化が生じる。まずα波の出現が悪くなり、やがてθ波やδなどの徐波が出現するようになる。さらに、症状が進行し脳死に近い状態になった場合は脳波の平坦化が起こる。では軽度意識障害の場合はどのような所見が認められるであろうか。脳波上α波の出現頻度に大きな変化はないが、周波数だけ遅くなるような所見が得られる。このようなα波を中心としてみる脳波基礎律動所見は、意識障害をきたした原因の身体疾患が何であれ、基本的に同じである。しかし肝性脳症による3相波など特有の所見が得られる場合もある。脳腫瘍、脳出血、脳梗塞などの脳内局在病変、あるいは、てんかん発作が存在する場合は、その診断が得られることもあり早期脳波検査の持つ臨床的意義は高いと考える[5]。

意識障害の評価においては、随伴する神経症状とバイタルサインのチェックを併行して行う必要がある。眼球運動の異常所見、顔面の知覚障害と運動障害、舌の位置と動き、四肢の麻痺や感覚障害などの神経症状を合併していても、意識障害時には、患者自身はそれを訴えることはできない。そのため、医師、看護師およびリハビリテーションスタッフは、その神経学的所見を丁寧に観察し評価する必要がある。そのうえで、さらに頭部CT、MRIなどの画像所見と総合して検討し診断・治療に役立てるべきである。

またバイタルサインすなわち、呼吸・血圧・脈拍の変動は、生命にさしつかえる事態を引き起こす可能性もある。モニターをつけるなど、状態の経時的な変化の監視が必要なことはいうまでもない。

Ⅲ 意識障害の障害像-発症メカニズム

意識障害を考えるうえで、まず脳の機能においての意識障害を発生させるメカニズムを考えることが重要である。Luriaによる脳機能の基本的単位系は3つあると、鹿島[6]は紹介している。すなわち「トーヌスと覚醒を調整する単位系」、「外界からの情報の受容、加工、貯蔵の単位系」、「精神活動のプログラミング、調整、制御の単位系」である。

人間の精神活動が円滑に遂行されるには、基本条件として「トーヌスと覚醒を調整する単位系」―単純にいえば、注意・覚醒系―が正常に機能していることが求められる。精神活動・高次脳機能の評価を行うときには、まず注意・覚醒系・意識レベルが円滑な動きをしているかどうかを判定する。

大脳皮質のトーヌス(皮質の賦活化)を調整しているのは、脳幹部に存在する脳幹網様体賦活系である。この系が意識レベル、注意・覚醒レベル、および睡眠と覚醒のリズムの調整に関与している。覚醒系に関する系については、網様体賦活系仮説を発展させたNicholls[7]による2つのアミン上行系を鈴木[8]が改変しまとめている(図1)。

Aのノルアドレナリン系は青斑核およびその周囲の外側被蓋系などを含むニューロン群から発射する系で、間脳・皮質に広く投射している。またBのセロトニン系は、脳幹中心線に近い縫線核を中心に、セロトニンを含むニューロン群から発射し前方は基底核や広範囲の大脳皮質に投射する。これらはいずれも上行性網様体賦活系と呼ばれるものである。

これらの2系以外にも、下行性網様体と呼ばれる下向きの系が存在しており、注意の機構に関与している。ヒトの前頭葉の遂行機能が働くときに

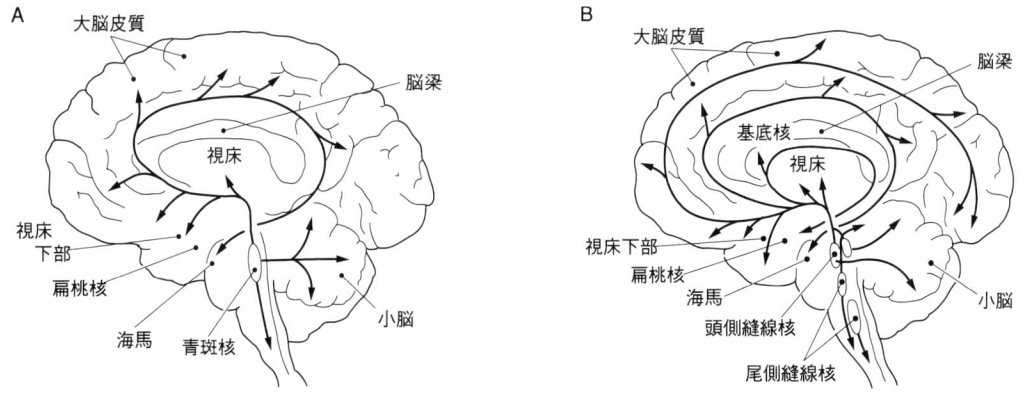

図 1 覚醒に関係する2つのアミン上行系
A) ノルアドレナリン系。B) セロトニン系。いずれも、脳幹から発し、大脳皮質を含む広範囲の脳構造に投射している。
(Nicholls JG, et al：From Neuron to Brain. 3 rd, 1992 を改変)

は、前頭葉連合野から、視床と脳幹部諸核に向かう下行性ネットワークが存在して、視床や脳幹網様体の機能を調整している。また視床下部からも辺縁皮質(古皮質、旧皮質)に作用して大脳皮質の活動を調整している(視床下部調整系)。

これらの上行性・下行性のネットワークが皮質のトーヌスに作用し、同時に皮質からもそれらに調整的影響を与えるという双方向の二重構造的枠組みになっている。したがって、この二重構造の中の組織、網様体賦活系と視床・視床下部・およびさらに連合する皮質や皮質下に異常が生じると、さまざまな状態・程度の意識障害が生じてくる。

IV 高次脳機能における意識の概念

1. 定義

前項において高次脳機能を評価する場合、意識が清明であることを証明することが前提条件として重要だと述べた。また、JCSなどでみつからない、あるいは1桁の軽度意識障害がある場合に高次脳機能障害をどのように評価していけばよいのだろうかという疑問も投げかけた。「高次脳機能障害における意識」の意味を概念上、もう一度整理してみたいと思う。

大東[9]は図2のように、意識の概念を「覚醒意識」「対象意識」「自我意識」の3つに分けて論じている。そして、それぞれの意識の高次脳機能との関連・影響を述べている。意識を支える機能の柱

図 2 高次脳機能論における意識の定義
(大東祥孝：意識の概念とその変遷；高次機能論. Clinical Neuroscience 11(5), 1993 より引用)

となるのが、注意機能、言語を含む認知機能、記憶機能であることが確認される。

軽度意識障害時には、外見上はしっかりしていても話をしていると、返答が的外れであったり反応までの時間が長くかかったりする患者がいる。このようなときに軽度意識障害の程度や時間的経過の変化をみるためにどのような評価をしていけばよいだろうか。次に軽度意識障害の定式的評価法を紹介する。

2. 軽度意識障害の定式的評価法

濱中[10]は、Wieck(1967)の意識障害の回復期、または意識障害への退行期における意識水準を知的作業能力によって評価し、経過観察上の一指標とした検査所見を紹介している。これは下記の13の下位検査よりなる。

下位検査1：1桁の数字カード5枚を音読する(正常人平均所要時間9秒)。
下位検査2：1桁の数字カード5枚を数の大きさの順に並べる(13秒)。
下位検査3：2桁の数字カード10枚を数の大きさの順に並べる(30秒)。

表 3●注意の特性とその障害

	注意の側面	その障害
1	強度、持続性、範囲	注意が喚起されにくく、喚起されてもすぐに減弱する。注意しうる量が少ない。
2	選択性、集中性、安定性	一定のものに注意が定まらず、他の重要でない刺激により容易にそらされる。
3	転換性、易動性	注意が柔軟に他に振り向けられない。
4	言語をはじめとする高次精神機能と注意との関連	企図や努力、ないし「ことば」などの指示によって注意障害が改善しない。

(文献 11) より引用)

下位検査 4：10 枚の文字カードをアルファベット順に並べる (40 秒)。
下位検査 5：3 桁の数字カード 15 枚を数の大きさの順に並べる。
下位検査 6：板に固定した 6 個の日用物品の名称をいう (16 秒)。
下位検査 7：同じ 6 個の物品を想起させる (5 個で正常)。
下位検査 8：それぞれ 5 枚ずつ同色の、5 種類の色カード 25 枚を、色の同色の凹みにはめ込む (80 秒)。
下位検査 9：先の 6 個の物品を再度想起する (5 個で正常)。
下位検査 10：Binet-Simon または HAWIE (WAIS のドイツ版) の知能検査にある 6 枚の版画の欠損部を指摘させる (各 3〜4 秒)。
下位検査 11：この 6 枚の絵画を想起させる (5 個で正常)。
下位検査 12：数字の直後復唱
下位検査 13：数字の想起復唱

このテストの中には、数の概念の把握や、並び替え、物品の呼称など言語機能・認知機能の把握をみる項目、またカードのはめ込みなど動作性能力をみる項目、記銘・想起など記憶をみる項目、などが含まれる。意識障害時には、これらの項目を含む言語、認知、動作性能力、記憶が低下を認め、それらの基盤を支える注意機能が障害されている可能性が推察される。注意の検査は、言語機能・認知機能の検査に比べ簡便に施行でき、経時的変化を定量的に測定しうる。次項では意識と注意機能について述べる。

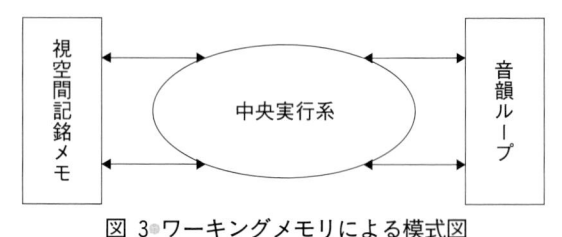

図 3●ワーキングメモリによる模式図
(Baddeley A：Working memory. Science 255, 1992 より転載)

3．意識障害と注意機能の関係

注意は、高次脳機能のいわば土台のような機能であり、注意が障害されると、大なり小なり多くの高次脳機能は障害される。意識障害時も高次脳機能障害を惹起する。この意味で意識と注意はその性質・内容において重複していることがわかる。

そのため、1 つの高次脳機能の障害をみた場合どこまで注意障害が関与し、どこからがそうでないかの境界線が引きにくい。注意の定義を明確にするために鹿島ら[11]は注意障害についてレビューをし、新たに注意の特性とその障害を 4 つに分類している (表 3)。また、加藤[12]は、「注意という機能が互いに重複し相互依存的でありながらも、いくつかのサブタイプにわけられる」ことを強調している。これは大東[9]のいう意識を支える 3 本の支柱、「注意機能、言語を含む認知機能、記憶機能」(図 2 参照) が相互性をもちながらも独立した機能性をもつことを表す。各機能の相互性と独立性という観点で意識と注意の機能は関心を払われることを強調する。

近年、この要素的注意をコントロールする機構として、ワーキングメモリの存在が重視されている[13] (図 3)。

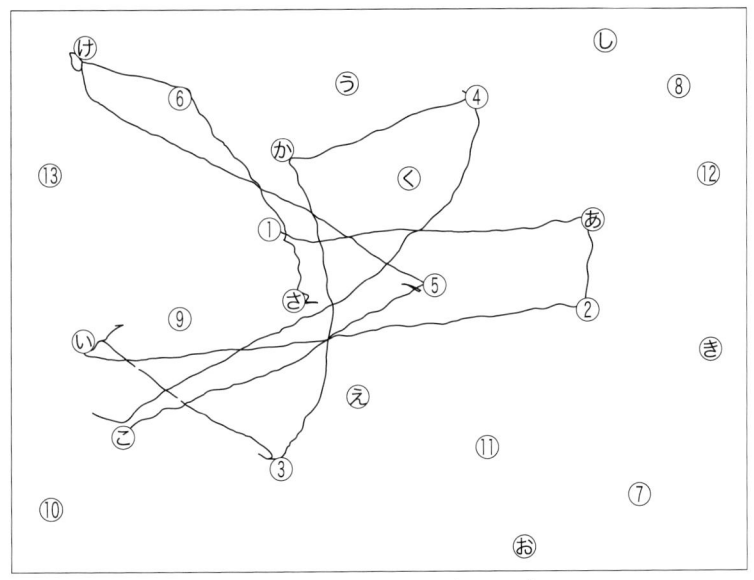

図 4 Trail Making Test (Part B)
患者は可及的速やかに①—あ—②—い—③—う と結んでいくことを要求される
(前頭葉損傷者例)(途中から注意が転導し正確に課題が遂行できず)．
(本田哲三：注意障害と記憶障害の評価法．Journal of Clinical Rehabilitation 別冊，高次機能のリハビリテーション，1995より転載)

4．軽度意識障害時に行う注意の課題

注意の障害は別項で詳しく述べられているが，本項では簡単に軽度意識障害時に行う全般性注意の課題に少し触れたい．まず，注意検査として行われているテストには，「覚醒水準 vigilance」「注意の選択性」「注意の転導性」「注意の容量」を評価するものがある．これらは，軽度意識障害時の詳細な評価という点でもベッドサイドで適宜施行されるべきものである．

本田[14]は注意の課題として用いられている検査をレビューしている．「覚醒水準 vigilance」のテストとしては，等速打叩課題(坂爪ら)[15]がある．5分間持続して1回/秒の打叩を求め，10秒ごとに1ブロックとして，総計30ブロックの平均打叩数などを計算し，被験者の注意力の指標とする．このような検査において，脳血管障害群，特に右脳損傷群が有意に成績の低下がみられる傾向があることを報告している．

また「注意の選択性」の検査としては，類似語音の中から目標語音を選択する課題である audio-motor method がある．本検査は覚醒水準も同時に検討できる．方法としてはテープレコーダーを用いて5分間「ト，ド，ポ，コ，ゴ」の5種類の語音を1音/秒のリズムで提示し，目標語音「ト」に対してタッピングなどの反応を求める．正答率は(正答数)/(総正答数)，的中率は(正答数)/(総反応数)として計算し評価する．

「注意の転導性」の検査としては，letter cancellation test がある．このテストは，紙面上ランダムに並ぶ文字列から，目標とする文字を消去するものである．原法(Talland, Schwab, 1964)は16行，36文字からなるアルファベットでできているが，本邦では，小文字を片仮名，大文字を平仮名に置き換えて施行している．速度・誤反応および正反応の欠落で評価を行う．前頭葉損傷群において正答数の有意な低下が報告されている．

「注意の容量」の検査としては，数唱(順唱，逆唱)課題，paced auditory serial addition test (PASAT)，trail making test (図4) がある．

数唱課題は順唱6桁，逆唱5桁が正常とされる．逆唱は順唱よりも，鋭敏に脳損傷を反映するといわれる．

PASAT は，次々に読みあげられる61個の数字を，即2個ずつ加えて返答していく課題である．正答数/60 を正常者の結果と比較して評価する．この結果は情報処理能力の評価に鋭敏で社会復帰の予測因子になるといわれる．

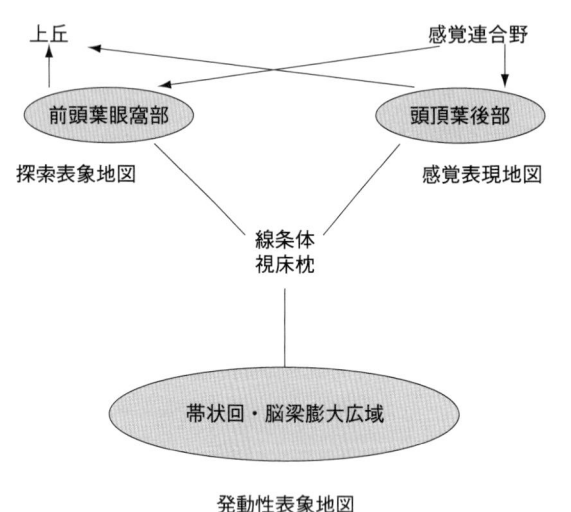

図 5 注意のネットワーク(Mesulam)

trail making test(図4)は視覚的探索およびトラッキング課題である。パートA課題とパートB課題がある。パートAは紙面にランダムに配置した数字を小さい順に、パートBは数字と文字を交互に順に結んでいく課題である。パートAとパートBの反応時間に差があることが前頭葉損傷群の特徴といわれている。

V 意識と注意のネットワーク：線条体・視床の役割

前項のIII．意識障害の障害像—発症メカニズムで述べたように、視床は視床下部調整系において覚醒度に重要な役割を担っている。これはMesulamの注意のネットワーク仮説(図5)[16]の役割と一部重複している。頭頂葉後方領域(感覚表象の役割)、前頭葉眼窩部(探索の役割)は、ネットワーク上、入力段階で大切である。一方で視床枕・線条体はこれら皮質領域の情報を統合させ帯状回での対側空間の感覚、運動の制御へとつなげる役割を担う。視床枕・線条体は注意・意識の機能においては中継点として働いているといえる。さらに臨床的にもいくつかの知見が得られているので紹介する。

先崎[17]らは、前項で示したような注意検査を閉鎖性頭部外傷者と線条体損傷を含む右脳損傷者に施行し、線条体損傷を含む群の方がより要素的で単純な課題での注意障害がみられることを示した。また、佐野ら[18]は、被殻を含むレンズ核、視床に主病巣をもつ脳損傷群の失語状態を比較・検討した。彼らは、「視床損傷例で、長期経過後にみられる語想起、書字障害、計算障害は失語症状と異なり注意・覚醒の障害に起因する」点に注目している。視床失語に関しては、単独の視床限局病変で起こりうるかどうか議論の余地があるが、注意障害は同病変をもつ症例の臨床経過での主要徴候である。これらの報告のように視床損傷・線条体損傷により、注意障害・軽度意識障害の遷延が検査、臨床場面でみられることはMesulamのネットワーク仮説(図5)を支持する見解であろう。

VI 意識障害のリハビリテーション

意識障害が目立つ脳損傷急性期には、一般的なリハビリの概念は通用されなかったように思われる。意識障害の原因となる疾患自体の治療が優先されるという時期であり、また患者自身の意識の低下や精神症状のために、リハビリへの注意がそがれ効率があがらなかったり、危険を伴うような場面がみられるという負の要因も挙げられていた。しかし近年は、遷延性意識障害や軽度意識障害の患者に対しては以前よりも積極的なリハビリ的関与が考えられるようになってきた。

遷延性意識障害に対しては、音楽運動療法の効果が報告されている[19]。後藤らは音楽運動療法で重要なことは、「肉体と精神の両方を同時に揺り動かすように向けること、患者自身のもつ自然治癒力を積極的に引き出す場を設定すること」と述べている。その手段の1つとしてトランポリンと音楽演奏などが用いられている。前の項で述べてきたように、意識の首座は、脳幹網様体賦活系、視床、視床下部やその上位に位置する皮質にある。これらの部位がトランポリンなどのリズミカルな揺らぎや音楽によって、聴覚・視覚・平衡感覚を通じて刺激を受ける。この際に、患者それぞれの病前の生活史の中で、記憶として貯蔵されている情報痕跡にも何かの影響を与え、大脳辺縁系、海馬、側頭葉内側部、前脳基底部なども賦活される可能性がある。後藤らは、患者の心地よさの指標として、心拍変動を基本にした1/f(ゆらぎ指数)というものを用いている。この「リズム」は自然現象としても存在しており、"小川のせせらぎ""木立をぬける風"などがそれである、と指摘する。この

ように、音楽や運動を用いたダイナミックで系統的な賦活が患者の身体状態により施行困難な状況においても、日常のケアの中での自然で心地よいかかわりが意識障害の患者には大切である。

　意識障害の患者は外界への自己表現能力が乏しくはなっているものの、決して脳が機能していない状態ではない。むしろ外界との連絡を早くとりたいという欲求は健常時以上に強い場合もある。医療・看護・介護の場面で意識障害患者の「人間としての尊厳」を守り、さまざまな場面で適切な声かけをしていくこと、ゆっくりとした発話や行動を促していくような態度をとること、情緒面が安定し刺激を受けるように散歩・入浴・日光浴などの活動をしていくこと、などを治療者側が意識して継続的に保つようなプログラムを行っていくことが一番重要なリハビリ的関与といえるであろう。

　また軽度意識障害については、上記のような運動刺激・感覚刺激による方法以外に注意障害のプログラムが効果的であると考える。別項で述べられているように、注意障害のプログラムには直接刺激法・行動的条件づけ法・戦略置換法などが存在する[20]。実際にリハビリ場面で最も多く使われているのが直接刺激法であるが、軽度意識障害の場合も同様である。数例のケースで視覚性探索課題を用いた訓練でよい効果を認めている。訓練効果については、日常的な表情・行動などを評価観察しながら前述した神経心理検査を施行していくことが望ましい。検査場面で一定時間意識を集中させて取り組むことや、検者とコミュニケーションをとろうとする動機それ自体にリハビリ的意味があると考える。

　意識障害は外側から把握が難しい状態であるが、患者の内側では動揺的であり変化しやすいという特徴がある。このことを常に念頭において診療・検査・介護・看護・リハビリにあたる必要があることを明記しておきたい。

〈穴水幸子〉

文献

1) 豊倉康夫，ほか：神経内科学書．朝倉書店，東京，1987．
2) 斎藤正彦，松下正明：意識障害．Clinical Neuroscience 11(5)：493-495，1993．
3) 三井香児：意識レベルの定量的評価．Clinical Neuroscience 11(5)：502-504，1993．
4) 太田富雄：意識障害レベル評価法および鑑別診断．意識障害ワークショップ，太田富雄，田崎義明(編)，p 357-365，医学書院，東京，1985．
5) 山内俊雄：意識障害と脳波．Clinical Neuroscience 11(5)：505-507，1993．
6) 鹿島晴雄(訳)：ルリア神経心理学の基礎．医学書院，東京，1978．
7) Nicholls JG, Martin AR, Wallace BG：From Neuron to Brain. 3 rd ed, Sinauer, Sunderland, 1992.
8) 鈴木寿夫：意識と神経生理学．Clinical Neuroscience 11(5)：496-498，1993．
9) 大東祥孝：意識の概念とその変遷；高次機能論．Clinical Neuroscience 11(5)：488-492，1993．
10) 濱中淑彦：臨床神経精神医学．意識・知能・記憶の病理，医学書院，東京，1986．
11) 鹿島晴雄，半田貴士，加藤元一郎，ほか：注意障害と前頭葉損傷．神経進歩 30(5)：847-858，1986．
12) 加藤元一郎：随意性注意障害．神経心理学 11(2)：70，1995．
13) Baddeley A：Working memory. Science 255：556-559, 1992.
14) 本田哲三：注意障害と記憶障害の評価法．Journal of Clinical Rehabilitation 別冊；高次機能のリハビリテーション：129-134，1995．
15) 坂爪一幸，ほか：臨床的「ヴィジランス」検査の試み(II)；脳損傷者の左右差，臨床症状との対応，および遂行パターン差の検討．失語症研究 7：289-299，1987．
16) Mesulam MM：Attention, confusional state, and neglect. Principales of Behavioral Neurology, Mesulam M-M(ed), p 125-168, FA Davis, Philadelphia, 1985.
17) 先崎　章，枝久保達夫，星　克司，ほか：臨床的注意評価スケールの信頼性と妥当性の検討．総合リハビリテーション 25(6)：567-573，1997．
18) 佐野洋子：レンズ核および視床損傷例の失語症状の経過．失語症研究 13：296，1993．
19) 後藤幸生，野田　燎，前田行雄，ほか：遷延性意識障害患者に優しい脳リハビリテーション；音楽運動療法"心地よさ指数"を指標に．総合リハビリテーション 29(3)：269-273，2001．
20) 加藤元一郎：注意障害；臨床的理解とリハビリテーション．Journal of Clinical Rehabilitation 別冊；高次機能のリハビリテーション：24-29，1995．

21 感情・人格の障害

▶はじめに◀ 脳損傷後の感情・人格障害に関する報告はおよそ100年前から数々報告されている。本稿では、まず、主に脳血管障害と感情障害につき、特に左右脳半球障害の比較において、歴史的な概観を行ったうえで、近年の動向の主な領域である、うつ状態、躁状態、右脳半球障害後の情動の認知、表出の障害、病的な情動表現の障害における研究の概要を述べる。次に、近年その局在が議論されるようになった、前頭葉障害と感情・人格の関連性について、特に、情動との関連性が強い前頭葉眼窩野の機能に関する仮説、および評価法についての現在の知見についても概説する。なお情動とは、一般に怒り、恐怖、喜び、悲しみなど、感情の中でも急激に強く生じるものを指し、その障害は人格とも密接に関連するものである。

I 脳血管障害と感情障害

1. 歴史的な概観

脳血管障害を主とする、脳損傷後と感情障害の関連性に関する報告は古く、Mayer(1904)は、既に脳損傷によってもたらされる感情障害は、心理社会的な要因と生物学的な要因の組み合わせによって生じる可能性を指摘する一方、せん妄、認知症などと特定の局在性脳損傷、あるいは原因との関連性についても述べている。具体的な脳損傷部位との関係では、Babinski(1914)が右半球障害例ではしばしば病態失認、多幸、無関心といった症状を示すことを記載している。また、感情障害を引き起こす原因について、Kraepelin(1921)は躁うつ病が脳血管障害に頻回に生じることから、動脈硬化症が原因となりうることを指摘し、またBleuler(1951)も抑うつ気分が脳梗塞後数ヵ月以上にわたって続くことがあることを記載している。Goldstein(1939)は、感情障害が脳疾患と特に関連したものであり、破局反応(catastorophic reaction)であると初めて記述した。破局反応とは、感情の爆発ともいうべきもので、怒り、不満、抑うつ、拒否、焦燥感などがさまざまな程度に混在した状態である。

Goldstein(1939)はこの反応を、肉体的にも精神的にも極めて困難な状況におかれた場合の反応であるとした。また、Gianotti(1972)は、左右脳損傷における、感情障害を初めて詳細に検討し、うつ的な破局反応は左半球損傷、特に失語を伴う例で多くみられることを報告している[2]。また、抑うつとは別の脳損傷に特有な感情障害に含まれる症状として、無関心(indifference)が出現することが、Heacaen, Maassonet(1951), and Denny-Brown, Meyer, and Horsenstein(1952)などによって記述されている。無関心は、右半球損傷に多くみられ、病態に対する無関心、家族友人や冗談に対する興味の欠落などを呈し、また左側空間無視を伴うことが多いとした[3]。

2. 脳血管障害後のうつ状態および躁状態(主に左右脳半球障害の比較において)

うつ状態については、Robinsonらが1970年台後半より詳しい検討をしている。彼らの用いた評価方法は、診断基準としてDSM-IIIを、うつ状態の評価としてHamilton depression scale、Zung self-rating depression scaleを、また認知障害の評価としてmini-mental state examinationなどを用い、CTによる病巣部位と抑うつ状態との関連性について検討を行っている。その結果、脳卒中後2〜3週間の間にはDSMによる診断基準における大うつ病27%、小うつ病20%が出現し、発症後6ヵ月の時点では大うつ病34%、小うつ病26%が認められた。病巣部位との関連性では、左半球損傷、特に、左前頭葉穹窿部皮質や左大脳基

底核の損傷で多く、損傷部位が前頭極に近づくほど、うつ状態の重症度が高いという。また、失語との関連性についても述べており、流暢性失語や全失語に比較し、非流暢性失語においてうつ状態の頻度、重症度が高いこと、一方、失語の有無によるうつ状態の頻度に差がないことなどより、失語によってうつ状態が生じているのではなく、病巣部位が左前頭葉にあることが関連しているとした。

このようなRobinsonらの研究に対してその後、多くの反論がなされている。まず出現頻度に関しては、脳卒中後約半数であるとするRobinsonらに対して、Wadeら(1987)によると20％前後であり、Houseら(1991)によると5～11％であるという。この差については、Robinsonらの研究の対象が入院例や長期通院例であり、重症例が多く、そのためうつ病の出現率が上昇した可能性も指摘されている[4]。また、病巣部位の左右差、前方病変との関連性についても多くの研究が否定的であり、Robinsonらも最近では結論を保留している。

躁状態が、脳血管障害あるいは頭部外傷などの脳損傷後にみられることはうつ状態と比較すると稀であり、急性期における出現頻度は1％以下と、脳血管障害をもたない本来の内因性躁病の出現頻度と差を認めないという。脳損傷後の比較においては、右脳損傷における躁状態の頻度が高く、特に右側の前頭葉眼窩部、側頭葉前部底面、尾状核頭部および視床などの右辺縁系関連領域の損傷との関連が示唆されているものの結論には至っていない[1)3)]。

3．右半球損傷における情動の認知、表出の障害

右半球損傷例では、さまざまな情動の認知、表出に障害があることは、以前より指摘されている。例えば、Heilmanらは左右の側頭頭頂損傷例に対し、情緒的内容のない刺激文(つまり文面からは情緒的な内容が汲み取れない文)に幸福、悲哀、怒り、無関心などの感情的な抑揚を込めて録音したテープを用い、その感情表現を当てさせて聴覚的認知機能の左右差を検討した。その結果、右の側頭頭頂損傷例で、声の抑揚による感情的表現の認知が

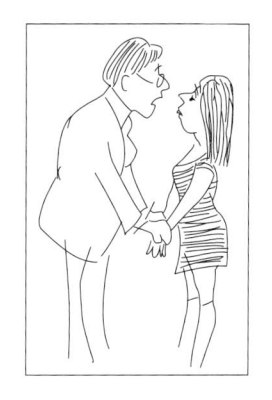

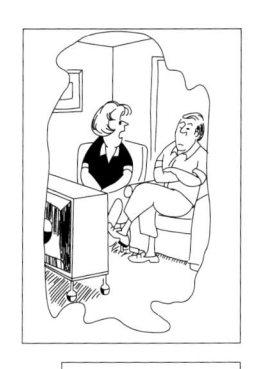

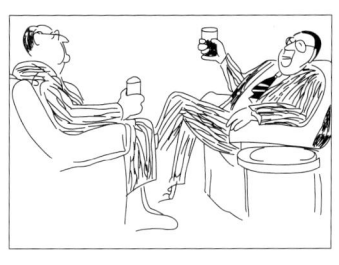

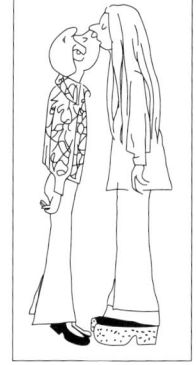

図 1●Gardnerの1コママンガ
(Gardner H, Link PK：Comprehension and appreciation of humorous material following brain damage.1975 より転載)

障害されることを報告している[5]。またGardnerらによる4枚の1コママンガを提示した際の、被験者の反応による検討では、右半球損傷例では、反応が極めてよく笑うか、まったく笑わないかなど両極端である場合が多く、視覚的な認知においても障害がみられることを示している[6](図1)。

さらに右半球損傷では、言語の抑揚や顔の表情を利用して、感情を適切に表現することが障害されているという報告もある。Rossらはこれらの仮説を発展させ、左半球損傷における失語において、言語の理解、復唱、産生が障害されることと比較し、右半球損傷では言語の情動面、すなわち情動言語(emotional language)における制御機能が障害されるとし、これをアプロソディア(aprosodia)と名称した[7]。また、右半球損傷例でみられる無関心、うつ状態なども感情の適切な表現の障害に起因するとしている。

4．情動の病的な表現

脳卒中後には病的泣き笑い、感情失禁といった、

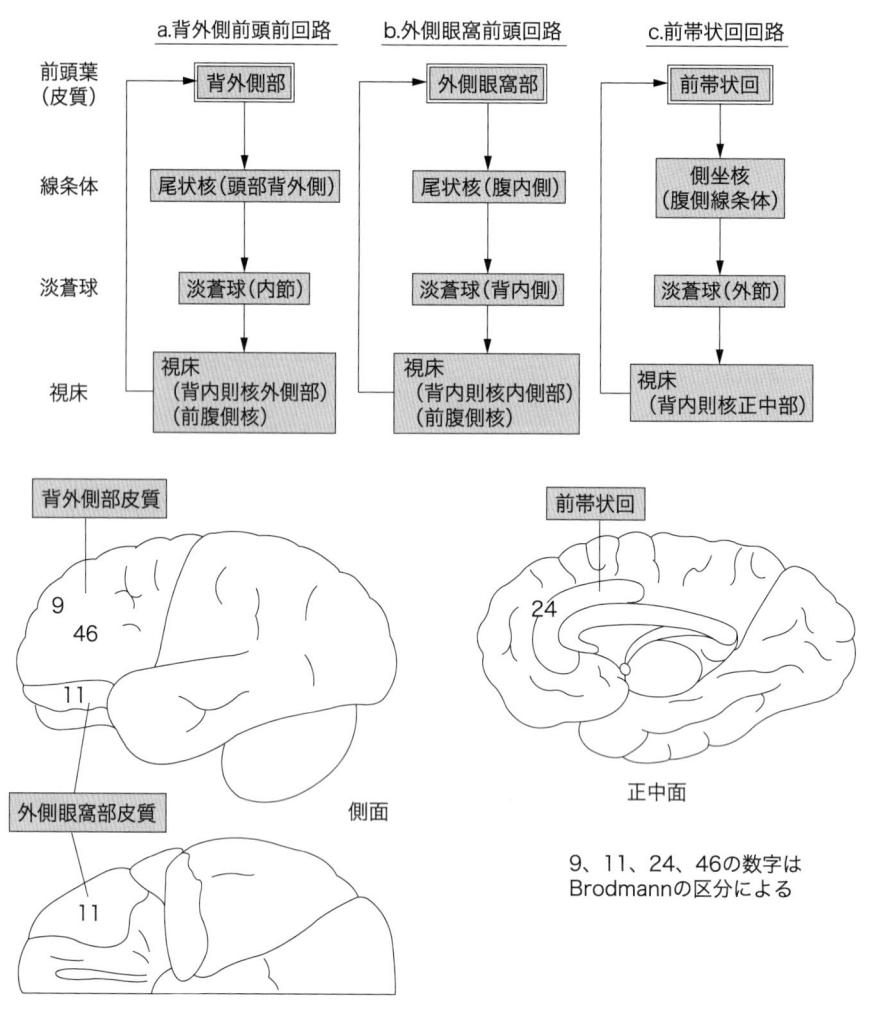

図 2 ● 前頭葉一皮質下回路(先崎　章, 加藤元一郎：器質性脳損傷後の情動障害. リハビリテーション MOOK, 2001 より転載)

過剰に情動が表出された状態、あるいは体験と情動の乖離された、病的な情動表現がみられる。臨床的には一般によくみられるものであるが、その責任病巣についての研究は少ない。しかし、側頭葉てんかん患者の部分発作として、泣き発作や笑い発作がみられることから、なんらかの辺縁系回路の機能障害が推測される[8]。

脳卒中以外でみられる情動の病的表現としては、Klüver-Bucy 症候群における情動行動の変化が知られている。本来サルにおける、両側側頭葉の切除後にみられる症状であり、①精神盲、②あらゆるものを口にもっていこうとする口部傾向(oral tendency)、③あらゆる視覚刺激に注目する変形過多(hypermetamorphosis)、④情動行動の変化(情動反応の欠如、表情の減少など)、⑤性行動の変化、⑥食生活の変化、などを特徴とするが、ヒトでも両側側頭葉障害の際に出現し、健忘症候群と Klüver-Bucy 症候群が組み合わされて出現したものは Gascon(1973)により辺縁系認知症(limbic dementia)として提唱され、わが国では、波多野によって頭部外傷例が報告されている[9]。

前頭葉障害による、感情、人格の変化とその評価方法

まず、感情、人格などに関する前頭葉の解剖学的な事項を簡単に示す。

1. 前頭葉の3つの回路

前頭葉のうち前頭前野が特に情動と関係する部位であり、①前頭葉外側穹窿部、②前頭葉眼窩面、③帯状回前部、の3つの部位に区別される。また、これら3つの前頭前野各部位と皮質下は図2に示すような、主要な回路によって連絡がある[10)11)]。

これら3つの回路は視床などを通じて大脳半球を取り巻く情動と関係する辺縁系回路とも関連している。

前頭葉障害によって感情、人格の変化がもたらされるということを詳細に記録した最初の症例として、現在ではよく知られているPhineas Gageの例がある[12)]。今後前頭葉障害による人格の変化を考えていくうえでの基本となるので、その内容を詳しく述べる。

2. 症例 Phineas Gage

❶Phineas Gage

1848年9月13日、Phineas P Gage、当時25歳のニューイングランド鉄道建設主任は悲惨な事故に遭遇した。ベルモント縦断鉄道建設のため、突風を制御しながら土地の高低差測定が必要であった。他のさまざまな仕事の中には、爆発の仕事もあり、岩石にドリルで穴をあけ、その穴の一部に爆薬をしかけ、岩石を砕く際の導入とする鉄を打ち込む作業もあった。

運命の日、ふとした気の緩みからか、Gageは助手が砂でふたをする前に直接爆薬を入れてしまった。その結果、すさまじい爆発が岩からGageめがけて起こり、直系3cm、長さ109cmの鉄楔がロケットのように、飛び出し、彼の顔、頭蓋骨、脳を貫通し、数ヤード先まで飛び去った。Gageは一瞬たじろいだものの、すぐに完全に意識を取り戻した。しかも、会話は可能で、その場にいた人の助けを借り、歩くことすらできたという。このようにして、Phineas Gageはこの突然の事故から生還したが、以前の彼とは異なる人物になってしまった。Gageは事故前には、責任感のある、教養を備えた人物で、社会適応もよく、同僚や上司からも好かれていた。また、向上心もあり、律儀であった。しかし、数カ月経つにつれて、性格の変化は理解を超えるものになっていった。当時担当医であったJohn Harlowにより、この回復期における性格の変化が詳しく記載されることとなった。ある意味ではGageは完全に回復した。外観は完全に保たれ、顔つきも事故の前と同様知的であった。動作、会話に支障はなく、学習能力も保たれていた。また会話をしている限り、記憶、認知に関して障害は見当たらなかった。しかし、以上のこととは反対に、不遜で、気まぐれとなり、かつてのように社会的慣習に従うことはなくなってしまった。最も周囲が困ったことは責任感がまったくなくなってしまったことで、信用もまったくなくなってしまった。彼の雇用者は、かつて「従業員の中で、最も効率的かつ有能」と評価していたが、いまや解雇せざるを得なかった。Harlowの言葉を借りれば「知的な能力と動物的な傾向のバランスというものがもはや破壊されてしまった」。また、友人らによれば、「GageはもはやGageではなくなってしまった」。Gageはサンフランシスコでその後数年間、家族の保護のもと、数奇な生活を送ったが、もはや独立した生活はできず、かつてのような職にもつけなかった。彼の事故は新聞の1面に載ったが、最後は人知れず死んでいった。もちろん剖検も行われなかった。1861年のことである。

HarlowはGageの死を約5年後にやっと知ることになる。彼は、Gageの家族に死体を掘り起こして頭蓋骨を修復し、医学的な記録として保存させてくれるように頼んだ。この変わった希望は、家族に受け入れられ、その結果、埋葬されていたGageの頭蓋骨と鉄楔はハーバード大学の医学博物館に保管されることとなった。このようにして、Phineas Gageの遺骨は100年以上後によみがえるまで、長い眠りに入った。

ここで、この症例の重要な点を整理すると、学習能力、記憶、認知などの知的な面は保たれていたにもかかわらず、不遜で、気まぐれとなり、社会的な決まりごとに無関心で、責任感がなくなってしまったところにある。言い換えると、知的能力の障害なき脱抑制と易刺激性ということになる。

❷Phenias Gage の障害部位

ところで、Phineas Gageの亡くなった19世紀には、当然のことながら、CTやコンピューターはなく、正確な前頭葉内の損傷部位は不明のままで

あったが、1994年、もうすぐ21世紀になろうとするところで、コンピューター技術を駆使して、損傷部位を見事に再現させたのは、Damasioらである[12]。Damasioらは、Phineas Gageの頭蓋骨による測定と同時に、現代の神経画像技術により、事故を再構成し障害の部位を同定した。目的は、果たして、前頭葉眼窩面のみの障害か、他の部位も含まれているのかどうかを確認することである。その結果損傷部位は両側の前頭葉眼窩面に限局しており、外側穹窿部には及んでいないことが示された。以上より、前頭葉眼窩面に限局した障害によって、知的障害がないにもかかわらず、脱抑制と易刺激性という、感情の制御の障害を引き起こした、ということが示されたことになる。

3．前頭前野の各部位による症状

一般に、前頭前野の3つの部位の障害により以下のような症状が出現する。

❶前頭葉外側穹窿部損傷

遂行機能 executive function の障害が出現する。遂行機能とは、まとまりのある行動を取るために必須の機能で、ある行動を計画・開始し、自らの行動をモニターしつつ調節する機能のことである。遂行機能が障害されると、行動の開始や維持困難、中止困難、保続や固着といった障害、さらに認知の転換障害などが生じる。またいわゆるワーキングメモリとの関連が最も強く示唆されている部位でもある。

❷前頭葉眼窩面損傷

先にも述べたように、知的障害のない脱抑制、易刺激的で特徴づけられる人格変化がみられる。また検査上も知能、言語、記憶、知覚が正常であり、ワーキングメモリ課題も正常である。Phineas Gage もそうであったように、この部位の障害例では、社会的行動障害、意思決定の障害が出現し、仕事を続けられず、不適切な反応を示すことが多い。この部位の機能に関する仮説については次項で述べる。

❸帯状回前部損傷

発動性の低下、無関心などの症状がみられる。両側の損傷による重症例では無動無言症となる。

なお、図2で前頭葉と皮質下の諸核は密接な連絡をしていることからも推測できるように、これらの症状は、皮質下が障害される疾患(Huntington病、Parkinson病など)でも出現する。例えば、尾状核の変性をきたすHuntington病では、躁うつ状態、易刺激性、抑制欠如、反社会的人格障害などの感情、人格障害が出現する[13]。

さて、前頭葉において情動、人格障害が生じる、前頭葉眼窩面(特に腹内側部)がどのような機能をもっているかについては、比較的近年になり仮説がいくつか提唱されるようになってきた。次項では、有力な仮説の1つである、Damasioらの「ソマティック・マーカー仮説」、およびこの部位の機能障害を検出する「ギャンブリング課題」を紹介する。

4．前頭葉眼窩面(腹内側部)の機能に関する仮説(ソマティック・マーカー仮説)[14)16)]

ソマティック・マーカーは、われわれの意思決定や行動選択を援助する重みづけ信号(biasing signal)であり、自動的な警告信号であると考えられる。この信号は、情動反応であり、意識されることもあれば、意識されないこともある(むしろこの方が多い)。そして、前頭葉腹内側部は、身体内部に生じるこのソマティック・マーカーと外部環境の認知とを結びつける記憶装置であるとされる。まず、前頭葉腹内側部は複雑かつ高次の外的刺激と、情動のような各種の生体の内的状態との連合を学習するために必要であるとされる。Damasioによれば、この内的状態は、体性感覚マップの活動パターンの一過性の変化として脳内に表象されており、この体性感覚マップは、脳幹から視床下部そして大脳皮質に至る大きな集合体の中に存在するという。そして、この身体の内部状態が、ソマティックと呼ばれる。実際の体験としては、複雑な刺激からなる外部状況が認知され、われわれの脳内にある状況が想起されると、腹内側部位に存在するシステムが、その状況に匹敵するソマティック・ステイトを表現する体性感覚パターンの再賦活を引き起こす。そして、この賦活された体性感覚パターン、すなわちソマティック・ステイトが、行動の将来の帰結・結果を「良い」ないしは「悪い」でマークしている(刻印している)というのが、ソマティック・マーカー仮説である。

5. ギャンブリング課題

BecharaとDamasioらは、前頭前野腹内側部損傷例の行動障害を直接的に捉える神経心理学的検査として、ギャンブリング課題を考案した[15]。本稿では、加藤による修正版を紹介する[16]。この検査では、"い、ろ、は、に"と名前をつけられた同じトランプ(1組52枚)が4組使用される。これらが被検者の前に等間隔で、被検者から向かって左から右に"い、ろ、は、に"の順に並べられる。カードはすべて裏向きの山とする。まず検査前の教示として、被検者には総額20万円の擬似紙幣とコインが渡され、検者が「親(胴元)になってゲームをすること」が告げられる。次に「ここにある4つの山のトランプカードから1回に1枚のカードを引いてもらうこと」、そして「このゲームは何回もカードを続けて引いてもらうゲームであり、一種の賭けであること」が告げられる。次に、被検者がカードを1回引くと「親からお金が支払われること」、「しかし時々罰金(ペナルティー)が課せられること」、そして「このゲームの目的は、あなたの持っているお金を最大にすること」が告げられる。また同時に「どのトランプから引いてもよいこと」、「どこのトランプ(山)から選ぶかは、いつでも、何回でも変更してよいこと」も教示される。被検者には、カードをめくって、それを表向きにして、トランプの山の被検者側に置くように指示する。検者も被検者に支払うために相当額のお金を持つ。検者の紙幣は検者の目の前に置き、被検者にも見えるようにする。ゲームは被検者が100回カードを引いたところで終了するが、このことは予め被検者には教示されない。「検者が止めることを宣告するまで続ける」ことのみが告げられる。表1に、この検査の評価用紙を示す。

被検者はカードを引くたびに、"い、ろ、は、に"の山の横に示された報酬が与えられる。+10,000および+5,000とは、それぞれの山から引くたびに1万円、5千円の報酬が与えられることを示しており、その後、この用紙に決められたスケジュールに従って罰金(ペナルティー)が課せられる。評価用紙におけるマイナス記号が書かれた数字が、トランプの山を選択した回数におけるペナルティーの金額を示している。これらの報酬とペナルティーの金額と順序は、もちろん被検者に知らされず、「引く山が関連すること」も告げられない。時折被検者が繰り返し上記のことを訊ねる場合もあるが、決して教示はしない。"は"と"に"のトランプは最終的に得をする山であり、good deckと呼ばれる。また"い"と"ろ"の山は最終的に損をする山であり、bad deckと呼ばれる。すなわち、この検査は、トランプを使った賭けに類似した検査であり、被検者が1回カードを引くと、即時の報

表 1 健常例におけるギャンブリング課題の成績
1〜100の番号はカードの引かれた順序を示す。

酬とその後の(遅延した)罰が1施行ごとに与えられることが特徴である。

　Damasioらによるこの課題を使用した結果は、健常例では施行を重ねるにつれgood deckを引くことが徐々に学習され、特にその傾向は施行後半において強く認められるが、反対に前頭葉眼窩部損傷例においては、bad deckの総選択数が多く、また特に後半での選択が多いという。さらに、健常例ではbad deckを引く前には、予期的な皮膚電気反応(skin conductance response；SCR)の振幅の増大がみられるが、前頭葉腹内側部損傷例では、このSCRが生じない、ないしは減弱していることも報告されている[17]。また彼らは、ギャンブリング課題の障害はワーキングメモリの障害とは乖離して出現することを示している。以上の所見から、Damasioらは、前頭葉腹内側部損傷では、健常者では無意識的な段階においても生じる情動的な警告信号がなく、このためにカード選択に際して、このカードは「良い」「悪い」ということを示すソマティック・マーカーが欠如し、その結果bad deckを引き続けると解釈している。

　このギャンブリング課題について、本邦では、加藤による症例報告があるので紹介する[16]。症例SCは、21歳時の頭部外傷により右前頭葉眼窩部損傷を負った、検査時30歳の男性(専門学校卒)である。受傷後、頻回の失職と転職を繰り返し、約500万の借金(消費者金融)、3回の自動車事故歴、数回の放浪歴(多くは数週間から2カ月)をもつ、また、受傷直前に結婚しており、3子をもうけるが、いくたびも女性問題を引き起こし、現在離婚訴訟中である。職場では頻回の虚言が目立つが、診察場面では礼儀正しく、さまざまな質問に比較的冷静に答える。MRIおよびSPECTにて、右前頭葉眼窩部に限局した損傷を認め、前頭前野背外側部や前脳基底部に損傷はみられなかった。

　神経心理学的検査結果は、WAIS：VIQ 96、PIQ 90であり、全般的知能障害を認めなかった。またWMS-Rの言語性記憶指数101、視覚性記憶指数96、注意・集中力指数99であり、Rey言語性学習検査の成績は6-11-10-11-14/15、三宅式対連合記憶検査の成績は、有関係対語8-10-10/10、無関係対語3-7-10/10であり、また自叙伝的記憶・個人史的意味記憶に関する遠隔記憶検査の成績も正常範囲で、健忘症候群は認められなかった。また、日常的にも明らかな健忘はみられなかった。WCSTのカテゴリー達成数5、保続4と正常範囲であり、Word Fluency、Stroop test、Trail Making test、Tower of Hanoiの成績も良好であり、いわゆる前頭葉機能検査の成績低下を認めない。このような症例SCにおける、ギャンブリング課題の成績は"い"と"ろ"のトランプを引く回数が"は"と"に"のトランプより多く、また75回以降も頻回に"い"と"ろ"のトランプが選択されている。すなわち、ペナルティーが高いが即時的な報酬の多いカードに賭け続ける傾向が認められ、健常対照者の成績に比べ成績の低下を認めた。

　以上の結果は、ソマティック・マーカー仮説およびギャンブリング課題の有効性を支持するものである。また、ギャンブリング課題を、薬物乱用など衝動制御が障害されているさまざまな疾病、病態に対して施行し、成績の低下がみられたという報告もみられる[18]。しかし、ギャンブリング課題が、前頭葉眼窩部・腹内側部障害で出現する社会行動障害を含む症状をすべて説明し切れるのかどうか、あるいは、他の疾患での課題成績の低下が同じ行動の障害を反映しているかどうかなどについては、今後も十分検討していく必要があると思われる。

(坂村　雄)

文献

1) 加藤元一郎, 鹿島晴雄：情動障害. 脳卒中と神経心理学, p130-134, 医学書院, 東京, 1995.
2) Gainotti G：Emotional behavior and hemispheric side of the lesion. Cortex 8：41-55, 1972.
3) Robinson RG, Manes F：Elation, mania, and mood disorders；Evidence from neurological disease. The neuropsychology of emotion. Burod JC(ed), p 239-268, Oxford University Press, New York, 2000.
4) House A, Dennis M, Mogridge L, et al：Mood disorders in the year after first stroke. Br J Psychiatry 158：83-92, 1991.
5) Heilman KM, Scholes R, Watson RT：Auditory affective agnosia；disturbed comprehension of affective speech. J Neurol Neurosurg Psychiatry 38：69-72, 1975.
6) Gardner H, Ling PK：Comprehension and appreciation of humorous material following brain damage. Brain 98：399-412, 1975.

7) Ross ED : Right hemisphere's role in language, affective behaviour and emotion. Trends Neurosci 7 : 342-346, 1984.
8) 先崎 章, 加藤元一郎：器質性脳損傷後の情動障害. 高次脳機能障害とリハビリテーション (リハビリテーション MOOK 4), p 55-63, 金原出版, 東京, 2001.
9) 波多野和夫：辺縁系痴呆を呈した脳挫傷後遺症例. 精神科ケースライブラリー第V巻, p 252-274, 中山書店. 東京, 1998.
10) Cummings JL : Frontal-subcortical circuits and human behavior. Arch Neurol 50, 873-880, 1993.
11) Cummings JL, Trimble MR : Concise guide to neuropsychiatry and behavior neurology. American Psychiatric Press, Washington, 1996 [松浦雅人 (訳)：精神医学・行動神経学コンサイスガイド. メディカル・サイエンス・インターナショナル, 東京, 1996].
12) Damasio H, Grabowski T, Frank R, et al : The Return of Phineas Gage ; Clues about the brain from the skull of a famous patient. Science 264 : 1102-1105, 1994.
13) 鹿島晴雄, 村松太郎：前頭葉眼窩面損傷；情動障害と人格変化. Clinical Neuroscience 17 : 786(62)-788(64), 1999.
14) Damasio AR : The somatic marker hypothesis and the possible functions of the prefrontal cortex. Philos Trans R soc Lond B Biol Sci 351 : 1413-1420, 1996.
15) Bechara A, Damasio AR, Damasio H, et al : Intensitivity to future consequences following damage to human prefrontal cortex. Cognition 50 : 7-15, 1994.
16) 加藤元一郎：前頭葉と情動；特に眼窩脳の機能について. 神経心理学 17 : 110-120, 2001.
17) Bechara A, Damasio H, Tranel D, et al : Deciding advantageously before knowing the advantageous strategy. Science 275 : 1293-1295, 1997.
18) Bechara A, Damasio H : Decision-making and addiction (part I) ; impaired activation of somatic states in substance dependent individuals when pondering decisions with negative future consequences. Neuropsychologia 40 : 1675-1689, 2002.

22 認知リハビリテーション

1 認知訓練―特に記憶障害と遂行機能障害のリハビリテーションについて

I 認知リハビリテーション

認知リハビリテーション（cognitive rehabilitation）ないしは認知訓練（cognitive training）は、脳損傷に直接的に起因する機能形態障害（impairments）を訓練によって回復に導こうとするリハビリテーションである。臨床的には、その効果が日常生活レベルでの障害である能力障害（disabilities）の軽減にまで広がることが望まれる。認知リハビリテーションは、脳卒中や頭部外傷などによる脳損傷例に認められる亜急性期から慢性期の認知障害をそのターゲットにし、一見固定したかにみえる症候を、認知的な訓練により軽快に導こうとする。対象となる機能形態障害には、失語・失行・失認をはじめとして、注意障害、記憶障害、視空間障害、遂行機能障害などが含まれる。これらの高次脳機能障害に加えて、麻痺や失調などの神経学的運動障害も対象にする場合もある。例えば側頭葉（両則内側部）損傷の場合には、機能障害として著しい記憶障害（健忘症候群）が生じ、この健忘が訓練の対象になる。そして、この訓練により、人の名前を忘れる、場所を忘れ道に迷う、服薬するのを忘れる、何度も同じ質問をする、などという具体的な問題行動、すなわち日常生活における能力障害が軽減されることが期待される。前頭葉損傷の場合には、日常生活において柔軟性の欠如、計画性のなさ、自発性の欠乏、衝動性の増大などの能力障害が認められ、臨床上困惑することが多い。認知訓練では、このような障害の背後にある遂行機能障害や情動の制御の障害をターゲットとして認識し、これに対して訓練が試みられる。

認知訓練の対象となる脳機能障害は多岐にわたる[1]。これらの中で、近年特に研究が進んでいるのは、全般的注意障害、記憶障害、半側無視を含めた視空間障害、遂行機能や行為の障害、および情動障害をターゲットにした領域である。認知リハビリテーションにおいては、まず脳損傷後の神経心理学的障害が同定され、それに対する訓練計画が作成され、そしてその効果が検査課題の成績上昇や日常生活上の改善という２つのレベルで判定される。すなわち、認知障害のタイプやその重症度が正確に認識され、どのような機能が障害され、そのような機能が残存しているかを把握することがまず重要である。次に、どのような訓練方法を用いるかが検討される。この訓練法の選択の際、最も重要なことは、障害された機能はどのような脳内メカニズムに基づいて回復する（可能性がある）のか？ 認知訓練はどのような回復メカニズムの援助をしようとするのか？ 訓練の戦略はどのようなメカニズムをターゲットとして、すなわちどのような脳の変化を期待して立てるべきなのか？ ということを考慮することである。

II 神経系の回復メカニズムについて

脳損傷後の神経系の回復を考える際には、一般に中枢神経系は解剖学的にも生化学的にも再構成を行うある程度の能力をもっているがその可塑性は限られている、ということをまず想起すべきである。脳の再生という見地からは一度被った障害

は持続する可能性が高いという見解を背景にしながら、機能の回復がどのように行われるかを慎重に考えるべきであろう。というのは、一方で、成人の非進行性獲得性の脳損傷は、損傷後数週間か数カ月で迅速に回復することがあること(rapid recovery)、またその後も、数年続きうる緩徐な回復が存在すること(slower recovery)が多くの報告により指摘されているからである。例えば、この回復の現象は、知覚障害、注意障害、半側無視、言語障害、健忘などについて示されている。また、訓練による回復についても、いくつかのメタアナリシスがある。例えば、OttenbacherとJannel[2]は、36に及ぶ脳卒中後のリハビリテーションのトライアルをレビューしている。メタアナリシスの対象となった報告におけるリハビリテーションは、言語障害、視空間知覚機能障害、運動障害などを標的にしたものであり、この分析では、集中的なリハビリテーション・プログラムを受けたケースにおいて高率の改善が認められている。また、Benedict[3]は、閉鎖性頭部外傷例において、認知リハプログラムの有効性に関する文献をレビューしている。この分析の対象となった障害は、注意障害、自己制御の障害、記憶障害である。彼は、研究に方法論的な問題があることを指摘しながらも、注意障害と自己制御の障害にはある程度の改善の証拠があることを報告している。すなわち、なお予備的ではあるが、認知リハビリテーションにより、ある状況やある条件においては認知・行動における機能回復が生じることが支持されている。

では、このような回復はどのようにして生じるのであろうか？ 脳損傷例において障害された神経系の機能が回復するメカニズムには、再建(re-establishment)と再組織化(reorganization)という2つの方法がある。第一の方法である再建ないし復元(restitution)においては、ある障害された機能は、損傷を受ける以前に機能していたと同じように再構築される。すなわち、機能はまさに復元されることとなる。この再建という考え方の背景には、神経系は体験により変化しうる可塑的なものであり、その構造を復元する可能性を自らのうちに保存しているという考えが存在している。また、この回復は、より基本的な行動依存型の回復である。機能回復の第二の考え方は、再組織化ないしは再編成である。再組織化では、障害された機能がまったく同様な形で取り戻されるのではなく、その機能は別な操作方法へと置き換えられる。この機能回復の方法は、以前とは別な方法や手段、すなわち異なった機能的プロセスやメカニズムを用いて同様な効果が達成されるという意味で、機能の代償(compensation)である。

1．再建(復元)について[4]

❶神経生物学的な復元

再建ないしは復元が生じることは、成人の中枢神経系には、部分的にではあるが、以前に知られていたよりも大きな可塑性が存在していることを示す所見によっても支持される[4]。神経生物学的には、シナプス再モデル化(synaptic remodeling)が、この経験に依存した機能の再現には最も重要であるといわれている。この訓練・経験の結果としてシナプスが再モデル化される現象は、樹状突起の分岐(dendrite arborization)の増加により生じる場合もある。

❷Dischisisの解除

上述した神経回路の再結合以外の再建のメカニズムに、抑制作用の解除がある。この1つに、Diaschisisの解除が含まれる。Monakowにより主張されたこのDiaschisisという現象は、「局在性の脳損傷部位に隣接していないが、機能的に連結している領域の脳活動の抑制作用」を指す。この「機能的離断 functional splitting」は、シナプス活動の局所性の減少であり、遠隔領域への求心性連絡が消失したために生じることが想定されている。この抑制作用が、自然にないしは訓練によって消失すると障害以前の正常な機能が回復すると考えられる。近年のDiaschisisに関する実証的研究、特に神経画像法を用いた研究では、大脳半球間のdiaschisis(transhemispheric diaschisis)、皮質損傷による視床の血流および代謝の低下(cortico-thalamic diaschisis)、皮質下深部損傷による皮質のdiaschisis(cortical diaschisis)、大脳半球の損傷に伴う対側小脳の血流および代謝の低下(crossed cerebellar diaschisis)などが知られている。

❸競合性抑制(competitive inhibition)の解除

もう1つの抑制作用の解除による再建は、競合

性抑制の解除である。競合性抑制（competitive inhibition）ないしは抑制性競合（inhibitory competition）とは、損傷された神経回路が、損傷されていない神経回路、特に脳梁を介した対側半球からの抑制性の競合により、さらなる機能喪失に陥るという現象である。このタイプの抑制作用は、いくつかの神経生理学的実験で証明されている。例えば、ネコの線状皮質の損傷による半側無視が、損傷と対側の黒質の破壊で軽快することが示され、これが競合的抑制の減弱で説明されている。また、サルにおいても、同様の所見が報告されている。この実験では、まず、サルの頭頂葉後部損傷後の随意性眼球運動が損傷側と同側に向かう傾向が示され、次にこの眼球運動の異常が対側半球の頭頂葉後部にさらなる損傷を与えることにより改善されることが示されている。この競合性抑制というプロセスを取り除くことにより、抑制された神経回路の少なくとも部分的な回復がもたらされる可能性がある。この回復メカニズムを用いた認知訓練では、対側半球の機能を抑制することは、損傷側の活動を増大させることに置き換えられる。

❹再建メカニズムに基づいた認知訓練

機能の再建をめざす訓練法の中心は、刺激法である。刺激法では、なんらかの形で損傷された神経回路に直接刺激が入力され、この結果として、神経回路の再結合が生じることが期待される。刺激する方法としては、損傷された神経回路をボトム・アップ的に刺激する方法とトップダウン的な刺激法があり、また非特異的な刺激や覚醒度全体を高める方法もある。なお、回復メカニズムにおけるDiaschisisと競合性抑制は、ともに損傷された神経回路に連結する回路内における抑制性の活動であると考えられる。刺激法は、この抑制作用を調節ないしは操作するという効果をもつ場合もある（すなわち損傷半球の賦活は、対側半球の活動性低下を引き起こし、これがDiaschisisや競合性抑制を解除する）。

刺激法は、特に注意障害の訓練に有効とされており、まずボトムアップな特異的刺激による訓練の効果が示されている。例えば、Robertson & North[5)-8)]は、右側半球損傷後の左側空間無視例において、左側外空間における左上肢の使用による訓練を試み、この訓練が左側空間無視を改善させたことを報告している。この訓練では、左手の不使用を警告する装置が使用され、たとえ左麻痺が存在してもこれが不全麻痺なら少しでも動かすことが要求された。この訓練では、左側外空間と左側身体がともに関連する空間処理に関与する右半球内の神経回路の賦活を生じ、これにより損傷された神経結合が補完され、同時に、この右半球の活動性の上昇が左半球から右半球に向かう競合性抑制にうち勝つと考えられている。この回復に競合性抑制が関与する証拠として、この訓練において両上肢を使用した場合には上記の効果は得られないことも示されている。これは、右半球と同様に左半球も賦活されるため、競合性抑制を取り除くという効果がないためであると説明されている。なお、この左手の使用訓練による改善は、日常生活に汎化したという。この日常生活上の改善の意義は大きい。というのは、1970年代から80年前半にかけて行われた、ニューヨーク大学のDillerやWeinbergによる半側無視に対する視覚探索訓練や視覚性選択性注意の訓練は、日常生活への汎化に乏しかったからである。また、このタイプの訓練の効果は、不全麻痺を生じた上肢に関しても報告されている。

再建を促進する興味深い訓練法として、随意性注意が損傷回路にもたらす影響（attentional modulation）に基づいた方法が考えられている。注意は後部脳領域におけるシナプス活動を調節している可能性がある。すなわち、トップダウンな注意過程が、損傷された神経回路の再結合や修復を促進する可能性が存在する。この注意による制御のメカニズムは、視覚だけでなく、感覚、運動、高次認知機能にも及ぶことも示唆されている。すなわち、前頭前野からのトップダウン入力により後部脳の神経回路に選択的な変化が生じることになる。そして、この注意によるテンプレートからの入力は、損傷され不完全となったシナプス結合のパターンの再建に重要な役割をもつ可能性がある。この考え方は、注意過程の統合能力が、脳損傷後の認知障害の全般的改善と強い関連をもっているという所見によく一致している。また、経験に依存した脳機能の変化や回復は、刺激によって生じる体験に注意がきちんと払われているときにのみ生じるという見解にも一致している。

2. 再組織化（代償）について

　もう1つの機能回復のメカニズムは、再組織化である。前述したように、この代償的方法では、障害された機能が障害された機能がまったく同様な形で取り戻されるのではなく、以前とは別な方法や手段、すなわち異なった機能的プロセスを用いて同様な効果が達成される。この場合、以前の機能は失われ、まったく別の行動が出現するわけであり、回復という言葉は本来の意味を逸脱し、むしろ機能的な再組織化という言葉がよりふさわしいことになる。このタイプの回復の背景には、大脳局在論は決定的な原則であり、ニューロン間の結合や解剖学的な構造が破壊されたときには、それが支えてきた機能は不可逆的に消失するという考えがある。機能の再組織化という仮説では、機能が多くの中枢によって制御される可能性を仮定しなければならない。例えば、1つの機能は、各半球の対称的位置にある中枢や神経系の異なったレベルにある中枢のなどによっても制御されていると仮定される。そして、それらのうち1つの中枢が損傷を受けた場合には、その中枢と関係をもった他の中枢が、破壊された中枢の活動を引き受けることによって回復が生じると仮定される。いくつかの中枢の役割は、その重要性ないし特殊性に関して異なっている可能性があり、したがって、このことは回復における差異を必然的にもたらすこととなる。すなわち、同じ行為が遂行されるとしても、それは損傷が生じる以前とは異なったプロセスによって行われることになる。

　機能の再組織化による回復の概念を主張した代表的研究者は、GoldsteinとLuriaである[9)10)]。ゲシュタルト心理学とソビエト心理学という対立する立場に立つはずのこの偉大な2人の臨床家が、ヒトの高次機能が皮質損傷によって障害された場合に生じる機能の再組織化の重要性を同じように強調していることは非常に興味深い。すなわち、両者ともに、有機体は、たとえ損傷を受けても、新しい操作ストラテジーを用いて外界の要求に対して自らを適合させてゆくことができることを説いているのである。この一致は偶然とはいえず、むしろ再組織化理論の認知リハビリテーションにおける重要性を示すものといっても過言ではない。例えば、Goldsteinは、より限局した損傷の場合に生じる回復より、大きな病変の後に生じる回復の方が優れたものになるという一見逆説的な現象を指摘している。彼によれば、損傷が大きい場合には、まったく新しいストラテジーが用いられるために再組織化はより広範なものになるが、限局性の病変の場合には、残された皮質領域よる回復の試みが古いスタイルに基づいて行われるため、行動における根本的な革新が生じるのが妨げられるという。また、Luriaも、脱抑制（初期の回復）や対称的位置にある大脳領域による代理のメカニズムを認めながらも、より複雑な心理学的機能の回復に関して再構成のメカニズムを主張している。彼によれば、行動論的な再構成は、新しい機能系が作動しはじめることを意味しており、この際、訓練士の介助と患者の能動的な関与により、訂正と適応への試みが方向づけられるという。

III 記憶障害のリハビリテーション

　記憶障害のリハビリテーションの実際的な方法としては、
1．直接的に記憶力を訓練しようとする反復訓練（Repetitive Practices or Exercises）
2．代償法としてまとめられる外的代償法（External Memory Aids）および内的代償法（Mnemonic or Internal Strategies）、
3．学習法の改善による認知訓練（Improvement of Learning Methods）、
4．環境調整（Environmental Adaptations）

がある。外的代償法では、外的な手段を用いて記憶障害を代償しようとし、内的代償法では、情報を記銘ないしは想起するためにいわゆる記憶術を使用する。学習法の改善による認知訓練には、誤りなし学習や領域特異的知識の獲得訓練が含まれる。環境調整は、障害の回避や迂回（バイパス）を作成する方法で、重症の記憶障害をもつケースで、その記憶活動を使用しないで済むように環境を調整することである。

　以下では、これらについて、具体的な方法とその理論的背景に関して述べる。近年では、健忘例には、代償法が適用されることが多い。というのは、エピソード記憶の障害には、従来の直接刺激法ないしは反復訓練法は有効ではなく、むしろ外的なキューや内的な記憶戦略を用いた代償法が有

効であることが示されているからである。なお、Backman と Dixon[11]によると、どの程度の代償行動が発展するかには、障害の重症度に左右され、その程度は U カーブを描くという。すなわち、中等度の障害のケースが最もよく代償行動を行うことができ、軽度の障害のヒトは代償の必要性を自覚しないし、反対に重度の障害例では反対に代償行動を実行するための技術に欠ける。この現象は、健忘例にも当てはまる。

つまり、重症の健忘をもちかつ他の認知障害のない例で最も代償法が有効であるが、一方、健忘が中等度であっても健忘以外の障害が存在する場合には代償法を学習するのが困難になると報告されている[12)13)]。また、学習法の改善による認知訓練は認知心理学的に興味深い方法であり、今後の発展が期待されている。環境調整は、重症の健忘例にとってはなくてはならない方法である。

なお、記憶障害を示す多くのケースでは、健忘に合併ないしは重畳してなんらかの知的障害、注意障害、言語障害がみられることが多い。これらの場合には、以下に記する記憶障害に対するリハビリテーション以外に、Attention Process Training などのような注意障害の訓練や言語療法が同時に行われることが望ましい。

1．反復訓練

反復訓練は直接刺激法の１つであり、この訓練を行う理論的根拠は、「練習は記憶を促進する」という考え方である。この訓練では、なんらかの記憶課題が繰り返し練習される。この訓練は、歴史的に古くまた施行が容易であるため、現在多くの施設で行われている。訓練課題としては、ゲームや対連合課題などの人工的な課題が用いられることが多い。この訓練の実施は、記憶は「こころの筋肉(mental muscle)」のように反応し、ある課題で記憶を訓練することにより他の課題での記憶も増強される、さらには人工的課題での記憶の改善は日常生活に汎化するという仮定に基づいている。しかし、この考え方には、単純で楽観的過ぎることが指摘されており、現在では批判的な意見も多く、またエビデンスとしても無効とする研究者も多い。しかし、課題の成績が訓練や努力により向上するという体験をもつことは、ケースにとって認知リハビリテーションの有効な動機づけになりうること、また、動物実験の結果から反復訓練は神経の再生(neural regeneration)に関与する可能性があることなどから、この訓練に支持的な見解もある。

2．外的代償法

外的代償法では、記憶障害によって生じる問題が外的な記憶補助手段によって代償される。一般的な方法は、メモや目印しの使用である。この方法を脳損傷例に適用する場合には、ケースに対して、記憶障害に対する自覚やメモを取りそれをチェックする自発的な能力が要求される。したがって、メモを取ったりノートを見たりする訓練により、この習慣が獲得されるか否かが重要である。外的代償法には、情報を外部に貯蔵する方法と内部に貯蔵された情報にアクセスするための手がかりを用いる法とがある。

情報を外部に貯蔵する方法の代表は、メモリーノートの使用である。この方法は、簡便で実際的であり、しばしば臨床的に使用されている。また、最近では、単純なノートの代わりに、タイマーによるアラームつきノート、電子手帳、コンピューターを利用した装置などの電気的な記憶補助法(electronic memory aids)が開発され使用されつつある。しかし、これについても、健忘例では、これらの装置の操作法を学習することが困難であるという指摘もある。

内部に貯蔵された情報にアクセスするための手がかり法は、情報を外部に貯蔵することとは基本的にその性格が異なる。すなわち、手がかりは、ある行為を行うことのシグナルであり、行為そのものの詳細な内容は含まない。具体的には、ベル、タイマーやアラーム時計が用いられる。臨床的には、この方法はメモリーノートなどととの組み合せで使用されることが多い。なお、手がかりが効果的であるためには、その手がかり自身が、能動的(active)であることが必要であり、またある行為が必要とされる時間にできるだけ近接して与えられる必要がある(timely cues)。さらには、手がかりが、そのとき必要とされているある特定の行為を想起させるという性格をもっていることが望まれる(specific cues)。

3．内的代償法
（Mnemonic or Internal Strategies）

内的記憶戦略法は、ある種の記憶術である。ごく簡単なものでは、覚えてないものを先に覚えるという戦略や記憶すべき項目のうち最後に提示されたものを先に再生するという方法などがある。しかし、記憶障害例に対しては、これとは異なる人工的な記憶術がしばしば適用されてきた。これには、情報の心的なイメージを利用する視覚イメージ法(Visual Imagery)と言語的な記憶術を用いる言語的戦略法(Verbal Strategies)がある。

視覚イメージ法は、記憶すべき情報の視覚的イメージを形成し、これを利用するという戦略である。この方法は、記憶障害の治療に関する研究の中で最もよく検討されているものである。代表的な方法としては、顔—名前連想法(face-name association)がある。例えば、顔—名前連想法は、人の名前を記憶するために開発された方法で、まず、記憶すべき人の顔の特徴(例えば、大きな耳)が選択される。次に、固有名詞である人の名前が普通名詞ないしは心的イメージに変換される(例えば、「青山」さんなら、青い山がイメージされる)。その後、顔の特徴(大きな耳)と変換されたこのイメージ(青い山)が結合される。そして、このイメージを、その人物の顔のある特徴とを結びつけるという訓練が行われる。例えば、大きな耳により青い山のイメージが連想されるようにする。この視覚イメージ法は、巧妙かつ記憶理論上非常に興味深い方法であるが、いくつかの問題点が指摘されている。まず、この方法は、左半球損傷例により有効であるが、重症の視空間障害を有する右半球損傷例では無効であることが強調されている。また、重症の健忘例では有用でないことも示唆されている。さらに、日常生活への汎化という面からみれば、残念ながら脳損傷例において、この視覚イメージ法が、実際に文脈を越えて自発的に使用されたという報告は少なく、この方法の維持と汎化は、明確には確認されていない。視覚的イメージ法は、過去20年にわたって詳細に検討された、記憶理論からみると非常に興味深いリハビリテーションの方法であるが、その効果は課題特異的であり、健忘例が経験する日常生活上の問題を解決するという点では、現在のところその有効性に疑問が残るといえよう。今後、他の記憶戦略法との組み合わせや注意深い症例の選択によりさらなる検討が必要であろう。

言語的戦略法の代表的方法は、PQRST法である。この方法は、新聞記事や教科書などの書字情報を記憶する一種の学習法である。PQRSTとは、Preview(予習：まずざっと手短に読む)、Question(質問：テキストの要点について質問する)、Read(精読：じっくりと完璧に読む)、State(記述：答えを述べる)、Test(その情報の保持に関してテストする)の頭文字であり、この順序に従って、テキストの内容が記憶される。

4．学習法の改善による認知訓練

この訓練には、誤りなし学習や領域特異的知識の獲得訓練が含まれる。健忘例に何かを学習させようとする場合、答えを教示しないで解答を求め、その誤答を訂正するという方法は、臨床的にしばしば用いられるやり方である。この試行錯誤を行わせた後その誤りを修正するという学習方法(trial and error learning)は、健忘例に本当に有効か否かがいくつかの研究により検討された[14)15)]。これらの研究の結論は、試行錯誤を行わせることは避けた方がよいというものである。彼らは、16人の健忘例に対して、誤り有り条件(errorful learning)と誤り無し条件(errorless learning)で学習を行わせた。結果は、16人の記憶障害例の全員が、誤り有り条件に比較して、誤り無し条件で多くの正答を再生した。このことは、学習過程で試行錯誤を繰り返させない方が、学習成績が良好なことを示唆している。彼らは、これと同様の検討をさまざまなタイプの障害を有する脳損傷例に試み、視覚失認例における絵画の命名訓練、視床性健忘例における架空の人名の学習訓練、コルサコフ症候群例における記憶補助としての電子手帳の使用訓練、頭部外傷による健忘例における見当識および病棟職員の名前の獲得訓練、前脳基底部健忘例における人名と一般的知識の獲得訓練において、誤り無し条件での学習が、試行錯誤を含んだ訓練より優れていることを示した。われわれも、コルサコフ症候群の顔—名前連合学習において、誤りをできる限り排除した学習が有効である

ことを示した[16]。エピソード記憶の障害が存在する健忘例では、誤りは、健常な潜在記憶により強化されるらしい。すなわち、潜在記憶は誤りの排除に有用ではない。裏返せば、エピソード記憶ないしは顕在記憶の重要な役割の1つは、学習における誤りを想起してそれを除外することにあると想定される。

また、GliskyとSchacter[17][18]およびSchacterとGlisky[19]は、これまでのさまざまな記憶リハビリテーションの結果を検討したうえで、脳損傷例においては、記憶機能を全般的に改善することを目的とするより、患者自身の日常生活に実用的な特定領域の知識の獲得と維持を促進することを目的としたリハビリテーションが重要であることを強調している。彼らは、これを、領域特異的な知識の獲得と呼んでいる。われわれも、コルサコフ症候群の5例に対し、病院職員25人の顔写真—名前連合の反復訓練を4カ月間施行し、これらの健忘例で領域特異的な知識の獲得が可能がどうか検討し、人名の記憶(顔写真—人名連合の形成)が可能であることを示した[20]。さらに、この効果は、実際の人物に対する命名にも波及し、また訓練後1年間の間維持された。また、実際に職員の名前を呼ぶことが可能になることにより、病棟内生活の円滑化が認められた。また、アルツハイマー型痴呆例においても、誤りなし学習により顔—名前の連合の学習が可能であることも示されている[7]。なお、上記の連合学習訓練は、意味記憶の認知訓練と考えられ、健忘症候群で障害されるエピソード記憶の訓練とは異なることに注意されたい。

5. 環境調整 (Environmental Adaptations)

重症の認知障害をもつケースを援助する最も簡単な方法の1つは、その認知活動を使用しないで済むように環境を調整することである。すなわち、記憶障害をもつ例において、記憶に依存した行動を減少させるように、そのケースのまわりの環境を調整ないしは改変することである。例えば、病棟や自宅の部屋や引き出しに名前のついたラベルを張ること、部屋のドアにそれぞれ異なった色をつけること、治療スタッフが見えやすく覚えやすい名札を胸に常時つけておくことなどがこれに含まれる。具体的な環境調整の試みとしては、健忘例の誘導に対して、ある場所から他の場所への移動のために廊下にラインを引く方法が有効であることが示唆されており、また色による手がかりにより周囲の環境を修正する方法が効果的であることが指摘されている。環境調整は簡単な方法であるが、数十秒前の出来事を完全に忘却するよう重篤な健忘症のケースへの援助として最も良い方法ともいわれている。また、知能障害を合併する例や進行性の痴呆疾患の場合もこの方法が用いられることが多い。

Ⅳ 遂行機能のリハビリテーション

近年、神経心理学の領域では、遂行機能(executive function)という言葉が頻繁に使用されている。遂行機能(executive functuion)とは、目的をもった一連の活動を有効に行うのに必要な機能であり、有目的な行為が実際にどのように行われるかで主に評価される。遂行機能は、

1. 目標の設定(goal formation)、
2. 計画の立案(planning)、
3. 目標に向かって計画を実際に行うこと(carrying out goal-directed plans)、
4. 効果的に行動を行うこと(effective performance)

という4つのコンポーネントないしは機能的なクラス、からなる。1.の「目標の設定」には、まず動機づけや意図が必要であり、また、未来に向けて思考し、これから何をしたいのかを構想する能力が必要とされる。2.の「計画の立案」には、目標を行うためのいくつかの段階を考え、それらの評価および選択を行い、行動を導く枠組みを決定する能力が関与する。3.の「計画の実行」には、一連の(複雑な)行動に含まれる各行為を、順序よく、また、まとまった形で、開始し、維持し、変換し、中止する能力が必要とされる。4.の「効果的な行為」には、常に、目標を意識し、また現在施行中の行為がどの程度目標に近づいているかを評価する能力が関与する。

脳損傷例では、障害のレベルにかかわらず、通常ある領域のすべての能力が失われるわけではない。健忘例にもある程度の記憶能力は残存し、視知覚障害でもなんらかの視覚認識能力は残ってい

る。この残された能力を効率的に利用し、特定のテクニックを教示し学習させるという認知訓練法がある。すなわち、残存能力の有効な活用である。前頭葉損傷例における遂行機能障害に対して試みられてきた自己教示訓練や問題解決訓練は、このタイプの訓練であり、残存する行為計画能力を用いて特殊な問題解決技術の学習が試みられている。

例えば、CiceroneとWood[21]は、衝動性の増加、対人関係の障害、および著しい計画能力の障害を呈した右前頭葉頭部外傷例に対して、言語による行動の調節機能を利用した自己教示法を施行し、遂行機能障害の明らかな改善を報告している。彼らは、著しい計画能力の障害を呈した頭部外傷例に対して、言語による行動の調節機能を利用した自己教示法(self instructional training)を施行し、遂行機能障害の明らかな改善を報告している。彼らの症例は、20歳の右利き男性である。訓練の4年前に自動車事故で頭部外傷を受傷し、頭部CTにて右前頭葉脳内血腫が認められた。受傷時、左片麻痺と右小脳症状がみられたが徐々に改善し、その後右上肢の失調のみが残存していた。以後3年間は、活動は自立しており、彼は高等学校を卒業することができた。家族からみても、漸進的な改善が認められたという。しかし受傷後4年の時点で、衝動性の増加と対人関係の障害が目立つようになった。彼は、他の家族や友人の会話をしばしば妨害し、「何も考えずに行動する」かのように振る舞ったという。WAISのVIQ 107、PIQ 70、FIQ 88であり、記憶障害も軽度であった。単純な運動反応はやや遅延傾向が認められるが正確であり、要素的な注意は非常に良好であった。しかし、WISC-Rの迷路は、10歳7カ月のレベルであり、プランニングの障害と自分自身の行為の結果の評価能力に著しい障害が認められた。視覚機能の一次的な障害はないが、Reyの複雑図形の模写では、図形の個々の部分を重ね合わせたり遊離させたりすることが多く、その構成能力に障害がみられた。このケースに対して、プランニング能力の障害に対するリハビリテーションが行われた。方法としては、まず最初の2カ月は、注意の転導性の亢進を減少させることを目的として、直接刺激法による認知訓練が施行された。その後、プランニング障害のリハビリテーションが、週2回各1時間、8週間の間続けられた。具体的には、Meichenbaum and Goodman(1971)の報告に基づいた自己教示法が施行された。この訓練では、訓練課題の実行前やその施行中に、計画を言語化することが要求され、その後、その言語化を次第にやめるように要求される。訓練課題としては、ロンドン塔課題が選択された。この課題では、3つの大きさの異なった木釘にはまっている3つの色の異なった玉を、最初の位置から目標の位置まで、制限回数(2回から7回)の中で動かすことが要求される。難度が異なる16個の課題からなるが、いずれもプランニング能力を必要とする。例えば、最初の玉の動かし方に3通りがある場合、このうち1つの動かし方のみを行った場合に制限回数内での回答が可能となる。自己教示法の具体的方法としては、次ぎの3段階が設定された。

第一段階では、まず、行おうとする一つひとつの移動を大きな声を出して言語化し、完成に至るまでのすべての移動の根拠を述べるように教示される。課題を実行している間にも、一つひとつの移動を言語化することが要求される。第二段階は、第一段階と同様に行われるが、大きな声を出すのではなく、移動とその理由を「ささやく」ように教示される。第三段階では、ささやくのではなく、ケースには「自分自身に話しかける」ことが要求される。この自己教示の過程を通して、ケースは、プランニングや問題解決のさまざまな側面、例えば、問題の定式化、ゴールの定義、サブゴールの同定、他の方法の考案、結果の自己評価などについて一般的な教示を受ける。

この訓練の結果、WISC-Rの迷路課題やTinkertoy testの成績が、訓練前に比較して向上した(転移)。迷路課題では、施行方法の自己教示が観察され、潜時と誤りが減少したという。例えば、「中断して考えよう」、「これは、真ん中で止まらなければいけないだろう。ほかの方法は？」、「ここから出発するには、3つの道がある。遠くまで行けるのはこれだけだ」などの発言が認められ、訓練から学習したいくつかの原則が自発的に応用されていた。また、Tinkertoy testでも、定性的に著明な改善が認められたという。すなわち、訓練前ではランダムと思われる一連の連結による構成が特徴的であったが、訓練後では、ゴールと計画的な行動を定式化する能力の増大が顕著であったとい

う。また、これらとは反対に、WAIS-Rのいくつかの課題の成績は不変であった。このことは、迷路課題やTinkertoy testでの成績向上が、視覚運動反応や視覚空間認知能力の改善によるものでなく、プランニング能力ないしは遂行機能の改善によるものであることを示している。

CiceroneとWoodは、さらに、認知訓練の成果が実生活状況へ応用されることを目的として、汎化訓練を、12週間の間週1回1時間施行している。この訓練では、構造化された対人関係問題を与えられ、解答を得るために自己教示法で以前に学習した原則を応用するように求められたり、患者自身が現実生活における問題の例を提供し、それに対応するための戦略が実例を用いて教示されたりした。彼らは、自己教示法が現実生活で生かされるためには、このような汎化を促進する試みが必要であることを強く説いている。

類似したアプローチは、Von Cramonら[22)23)]による問題解決能力訓練においても認められる。彼らの訓練は、次の4段階からなる。第一段階が問題の分析段階である。患者は問題を熟読し、設問をつくり指示の理解を確認する。第二段階が解決段階で、患者は問題をより細かく対処しやすい課題に分割し実行するように指導される。第三段階が評価の段階で、患者は結果を評価し誤りをみつけ訂正することを学ぶ。彼らによれば、この訓練の結果、日常生活でも思考の柔軟性や問題の同定などの面で改善が認められたという。

(加藤元一郎)

文献

1. 鹿島晴雄, 加藤元一郎, 本田哲三：認知リハビリテーション. 医学書院, 東京, 1999.
2. Ottenbacher KJ, Jannel MS：The results of clinical trials in stroke rehabilitation research. Archives of Neurology 50：37-44, 1993.
3. Benedict RHB：The effectiveness of cognitive rehabilitation remediation strategies for victim of traumatic head injury；a review of the literature. Clinical Psychology Review 9：605-626, 1989.
4. 加藤元一郎：脳と認知的リハビリテーション；その概観と最近の進歩. 脳の科学 24：521-530, 2002.
5. Robertson IH, North N：Spatio-motor cueing in unilateral left neglect：the role of hemispace, hand and motor activation. Neuropsychologia 30：553-563, 1992.
6. Robertson IH, North NT, Geggie C：Spatiomotor cueing in unilateral left neglect；three case studies of its therapeutic effects. J Neurol Neurosurg Psychiatry 55(9)：799-805, 1992.
7. Robertson IH, North N：Active and passive activation of left limbs；influence on visual and sensory neglect. Neuropsychologia 31：293-300, 1993.
8. Robertson IH, North N：One hand is better than two；Motor extinction of left hand advantage in unilateral neglect. Neuropsychologia 32：1-11, 1994.
9. Goldstein K(1934)：Der Aufbau des Organismus. Martinus Nijhoff, Haag[村上 仁, 黒丸正四郎(訳)：生体の機能. みすず書房, 東京, 1957]
10. Luria AR, Naydin VL, Tsuvetkova LS, et al：Restoration of higher cortical function following local brain damage. in Handbook of Clinical Neurology, vol 3, ed. by Vinkin PJ and Bruyn GW, p 368-433, North-Holland Publishing Company, Amsterdam, 1969.
11. Backman L, Dixon RA：Psychological compensation；A theoretical framework. Psychological Bulletin 112：259-283, 1992.
12. Wilson BA, Watson PC：A practical framework for understanding compensatory behaviour in people with organic memory impairment. Memory 4：465-486, 1996.
13. Wilson BA：Rahabilitation of Memory. Guilford, New York, 1987.
14. Baddeley AD, Wilson BA：When implicit learning fails；amnesia and the problem of error elimination. Neuropsychologia 32：53-68, 1994.
15. Wilson BA, Baddeley A, and Evans J：Errorless learning in rehabilitation of memory impaired people. Neuropsychological Rehabilitation 4：307-326, 1994.
16. Shin-ichi Komatsu, Masaru Mimura, Motoichiro Kato, et al：Errorless and effortful processes involved in the learning of face-name associations by patients with alcoholic Korsakoff's syndrome. Neuropsychological Rehabilitation 10(2)：113-132, 2000.
17. Glisky E, Schacter D, Tulving E：Learning and retention of computer-related vocabulary in amnesic patients；method of vanishing cues. Journal of Clinical and Experimental Neuropsychology 8：292-312, 1986 a.
18. Glisky E, Schacter D Tulving E：Computer learning by memory-impaired patients；acquisition and retention of complex knowledge. Neuropsychologia 24：313-328, 1986 b.
19. Schacter DL, Glisky EL：Memory remedition：restoration, alleviation, and the aquisition of domain-specific knowledge. In

22-1. 認知訓練―特に記憶障害と遂行機能障害のリハビリテーションについて

Clinical neuropsychology of intervention, eds by Uzzell BP and Gross Y, p 257-282, Martines Nijhoff, Boston, 1986.
20. 吉益晴夫, 加藤元一郎, 三村 將, ほか：コルサコフ症候群に対する認知リハビリテーション；顔―名前連合による領域特異的知識の獲得. 精神科治療学 11(8)：833-838, 1996.
21. Cicerone KD, Wood JC：Planning disorder after closed head injury；a case study. Arch Phys Med Rehabil 68：111-145, 1987.
22. Von Cramon DY, Matthes-Von Cramon G：Frontal lobe dysfunction in patients―Therapeutical approaches. In Cognitive Rehabilitation in Perspective. eds by Wood R Ll and Fussey I, Tayler & Francis, London, pp 164-179, 1990.
23. Von Cramon DY, Matthes-Von Cramon G, Mai N：Problem solving deficits in brain injured patients；A therapeutic approach. Neuropsychological Rehabilitation 1：45-64, 1991.

2 高次脳機能障害の生活指導

▶はじめに◀　失語症をはじめとする高次脳機能障害は、しばしば運動麻痺を伴わず、一見軽度にみえても、日常生活や社会生活、職業上の種々の問題を生じることがある。高次脳機能障害を有する患者は、自分の病状に関して無関心であったり、過度にストレスを感じたりする。家族も同様で、一緒に生活しているのにまったく気づかない場合もあれば、家庭崩壊の危機に直面する場合も少なくない。この中には、身体機能障害がほとんどなく、歩行や慣れた環境内での身の回りの動作は自立しているのに、記憶、遂行機能、情緒、行動などの障害が著しいため、就労や就学などの社会参加に至らない人々がたくさんいる。本稿では、高次脳機能障害を有する脳損傷者が社会復帰する際に、なすべき生活指導についての解説を行う。

I どのような高次脳機能障害が日常生活上問題となるのか？

新聞やテレビなどのマスコミで取りあげられる高次脳機能障害の多くは脳外傷によるものであるが、実際には脳卒中による高次脳機能障害が圧倒的に多い。脳卒中では失語、失行、失認のような巣症状が多く、特に左半球損傷では失語症や観念失行が、右半球損傷では半側空間無視や motor impersistence がリハビリテーションの阻害因子となる[1]。脳外傷の場合、局所性損傷では脳卒中のような巣症状がみられることが多いが、びまん性軸索損傷では、記憶障害や性格変化などが問題となることがある[2,3]。これらの高次脳機能障害は単独でみられることは少なく、症状の重複するものや、意欲の低下あるいは自発性の低下をみるものが多い。また、加齢の影響や廃用による精神活動性の低下が加わる場合も少なくない[4]。江口ら[5]の調査によれば、家庭復帰した脳卒中182名の中で、自立者の26%、非自立者の76%に高次脳機能障害を認めたという。日常生活活動(ADL)の中でも、起居・移動などの基本的 ADL は身体的な機能障害の影響を受ける。これに対し、家事や外出などの手段的 ADL、拡大的 ADL は高次脳機能障害の影響を受ける[4]。これらの在宅患者の家族の多くは、その症状を正しく理解しておらず、それに関するアプローチが不十分である。

II リハビリテーション医学的アプローチ（入院中にすべきこと）

患者の障害像を明らかにするためには、病状を把握し、随伴する神経症状や神経心理症状を評価する。この際、機能障害の部分を強調するのではなく、残存能力についても評価していく必要がある。キーパーソンとなる家族には、その詳細を伝え、患者の有する障害像を明確にする必要がある。例えば、「失語症」を呈する患者の家族では、言葉をしゃべれないが故に「ボケてしまった」と悲観的になったり、「この人はしゃべれないだけで、言うことは理解できる」と思い込んでいる場合がある。また、特定の単語や句を覚え込ませようと無理に練習させていたりすることもある。高次脳機能評価をする際に、家族を立ち会わせ、共通の認識をもたせて、詳細に説明を行い、十分に理解させることが必要である。その際、あらかじめ予想される日常生活上の障害や社会生活での問題点を列挙し、それぞれの対応法や環境へのアプローチを指導していく。

職場復帰への可能性があるならば、具体的な仕事の内容を聞き出し、速やかに職業前訓練を開始する。患者が自身の障害を十分に認識したうえで、復職に対する本人の強い意志がなければ、職場復帰はなし得ない。また、職場の上司や同僚に対しても十分な病状説明や情報提供を行い、患者の状態を十分に考えたうえで、入院中より復職の時期を検討すべきである。

運動麻痺などが重度の場合は、ADLにも障害をきたす。在宅で快適に生活するためには、家屋の環境を整えなければならない。退院予定の脳卒中

には介助量の軽減を目的に家屋指導を行うが、和式トイレで段差の多い家屋が多く、トイレの改善や手すりの取り付けが多い。家屋改善の組み合わせとしては、トイレと風呂場が多く、一部屋を患者用にしてベッドを置くところも多い[5]。

III 退院後外来で行うこと

リハビリテーションの目指すものは、病院や施設における生活自立ではなく、家庭生活における自立であり、地域の中で社会生活を営むことである。入院中は明らかにされなかった問題点が家庭生活の中で明らかになることも稀ではない[6]。退院直後は、患者自身も障害を受け入れていない場合が多く、人間関係がうまくいかず、家庭生活においてもしばしばトラブルとなることがある。

外来診療にて家族よりその問題点を聴取し、なんらかの対応策を懸案する必要がある。また、退院後の生活の在り方や、生活をともにする家族のかかわり方などをサポートしなければならない。これにはADL場面での援助だけでなく、心理的な援助が必要になることもある。障害の受容は言葉でいうほどやさしいものではない。家庭においても、日常生活に不安や戸惑いがあるし、種々の心理的葛藤もある。自宅へ退院した患者が、家庭で閉じこもりになって、歩行できなくなったり、寝たきりになってしまうことも少なくない。閉ざされた環境で、刺激がなければ、脳機能の低下をきたしうる。患者と家族の関係を確立させ、家庭の中で何らかの役割をもたせて、生きがいのある生活環境を目指すように努める。

IV 職場復帰へのアプローチ

職場復帰の阻害要因として、①認知障害、②自発性低下、③抑制の低下、④自覚の欠如、⑤対人関係の障害、などが考えられているが[7]、高齢退職者でない限り、職場復帰への可能性は常に念頭におかねばならない。

最近の高次脳機能障害全国実態調査[8]によれば、職場復帰に至ったものは、失語症の5.5%、失認症の2.2%、失行症の1.7%、記憶障害の6.2%、注意障害の3.6%、遂行機能障害の4.3%といずれも低い復帰率であった(図1)。これらは単一の高

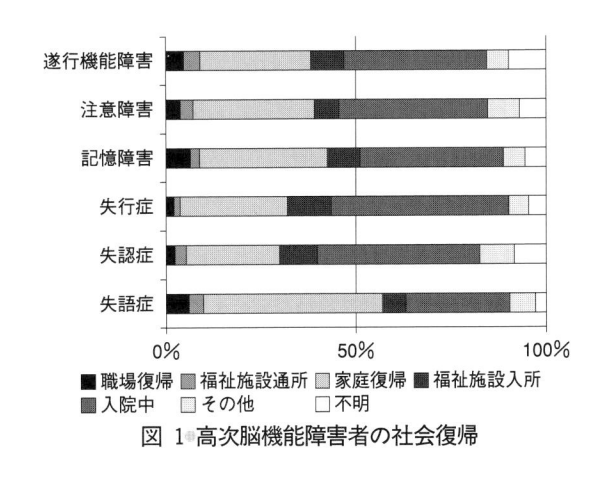

図1 高次脳機能障害者の社会復帰

次脳機能障害が問題となって社会復帰に至らないのではなく、身体障害が重度でさらに複数の高次脳機能障害を併せ持っていることが多い。加藤ら[9]は復職可能年齢の失語症者に対して1年半以上の追跡調査を行い、60%以上が就労し得たと述べている。これに対し、注意障害や記銘・記憶障害などの高次脳機能障害を有する脳損傷者では、作業の正確性・速度・持続性などに支障をきたすとともに、障害の自覚不足のために適職選択に問題があったり、感情統制の困難さから対人関係に問題が生じて、就職や復職が難しかったり、仮に復職できても、定着が困難で短時間のうちに離職せざるを得ない場合が少なくない[10]。これらは社会生活上、障害に対する自覚のなさや障害に対する認識の甘さがあり、障害を代償できないことが問題である。障害者職業総合センターにおける求職者は脳卒中者よりも脳外傷者に多い。この理由として、脳外傷者では障害の自覚が不足しているため、高望みの就労を希望し、適当な職業が見つからないことが多いと考えられている[10]。したがって障害特性に配慮した訓練を行い、障害程度に見合った職務選択を行う必要がある。一方、復職などの社会適応には職業訓練のみでは限界があり、家庭における生活リズムの確立、生活の枠組みづくりや、高次脳機能障害に対する職場の同僚の理解も必要である[11]。

V 社会資源の活用

高次脳機能障害を軽減させることはできても、完全に消失させることは難しい。したがって、障

表1●身体障害の等級表

[身体障害者福祉法施行規則第7条第3項別表第5号]

級別	視覚障害	聴覚又は平衡機能の障害		音声機能、言語機能又はそしゃく機能の障害	肢体不自由				乳幼児期以前の非進行性の脳病変による運動機能障害		心臓、じん臓若しくは呼吸器若しくはぼうこう若しくは直腸若しくは小腸若しくはヒト免疫不全ウイルスによる免疫の機能の障害					
		聴覚障害	平衡機能障害		上肢	下肢	体幹		上肢機能	移動機能	心臓機能障害	じん臓機能障害	呼吸器機能障害	ぼうこう又は直腸の機能障害	小腸機能障害	ヒト免疫不全ウイルスによる免疫機能障害
1級	両眼の視力(万国式試視力表によって測ったものをいい、屈折異常のある者については、矯正視力について測ったものをいう。以下同じ。)の和が0.01以下のもの				1 両上肢の機能を全廃したもの 2 両上肢を手関節以上で欠くもの	1 両下肢の機能を全廃したもの 2 両下肢を大腿の2分の1以上で欠くもの	体幹の機能障害により坐っていることができないもの		不随意運動・失調等により上肢を使用する日常生活動作がほとんど不可能なもの	不随意運動・失調等により歩行が不可能なもの	心臓の機能障害により自己の身辺の日常生活活動が極度に制限されるもの	じん臓の機能障害により自己の身辺の日常生活活動が極度に制限されるもの	呼吸器の機能障害により自己の身辺の日常生活活動が極度に制限されるもの	ぼうこう又は直腸の機能の障害により自己の身辺の日常生活活動が極度に制限されるもの	小腸の機能の障害により自己の身辺の日常生活活動が極度に制限されるもの	ヒト免疫不全ウイルスによる免疫の機能の障害により日常生活がほとんど不可能なもの
2級	1 両眼の視力の和が0.02以上0.04以下のもの 2 両眼の視野がそれぞれ10度以内でかつ両眼による視野について視能率による損失率が95パーセント以上のもの	両耳の聴力レベルがそれぞれ100デシベル以上のもの(両耳全ろう)			1 両上肢の機能の著しい障害 2 両上肢のすべての指を欠くもの 3 一上肢を上腕の2分の1以上で欠くもの 4 一上肢の機能を全廃したもの	1 両下肢の機能の著しい障害 2 両下肢を下腿の2分の1以上で欠くもの	1 体幹の機能障害により坐位又は起立位を保つことが困難なもの 2 体幹の機能障害により立ち上がることが困難なもの		不随意運動・失調等により上肢を使用する日常生活動作が極度に制限されるもの	不随意運動・失調等により歩行が極度に制限されるもの						
3級	1 両眼の視力の和が0.05以上0.08以下のもの 2 両眼の視野がそれぞれ10度以内でかつ両眼による視野について視能率による損失率が90パーセント以上のもの	両耳の聴力レベルが90デシベル以上のもの(耳介に接しなければ大声語を理解し得ないもの)	平衡機能の極めて著しい障害	音声機能、言語機能又はそしゃく機能の喪失	1 両上肢のおや指及びひとさし指を欠くもの 2 両上肢のおや指及びひとさし指の機能を全廃したもの 3 一上肢の機能の著しい障害 4 一上肢のすべての指を欠くもの 5 一上肢のすべての指の機能を全廃したもの	1 両下肢をショパー関節以上で欠くもの 2 一下肢を大腿の2分の1以上で欠くもの 3 一下肢の機能を全廃したもの	体幹の機能障害により歩行が困難なもの		不随意運動・失調等により上肢を使用する日常生活動作が著しく制限されるもの	不随意運動・失調等により家庭内での日常生活活動が制限されるもの	心臓の機能障害により家庭内での日常生活活動が著しく制限されるもの	じん臓の機能の障害により家庭内での日常生活活動が著しく制限されるもの	呼吸器の機能の障害により家庭内での日常生活活動が著しく制限されるもの	ぼうこう又は直腸の機能の障害により家庭内での日常生活活動が著しく制限されるもの	小腸の機能の障害により家庭内での日常生活活動が著しく制限されるもの	ヒト免疫不全ウイルスによる免疫の機能の障害により日常生活が著しく制限されるもの(社会での日常生活活動が著しく制限されるものを除く。)

22-2. 高次脳機能障害の生活指導

級	視覚障害	聴覚または平衡機能の障害	音声機能、言語機能又はそしゃく機能の障害	肢体不自由(上肢)	肢体不自由(下肢)	肢体不自由(体幹)	乳幼児期以前の非進行性の脳病変による運動機能障害(上肢機能)	乳幼児期以前の非進行性の脳病変による運動機能障害(移動機能)	心臓機能障害	じん臓機能障害	呼吸器機能障害	ぼうこう又は直腸の機能障害	小腸の機能障害	ヒト免疫不全ウイルスによる免疫機能障害
4級	1 両眼の視力の和が0.09以上0.12以下のもの 2 両眼の視野がそれぞれ10度以内のもの	1 両耳の聴力レベルが80デシベル以上のもの(耳介に接して話声語を理解し得ないもの) 2 両耳による普通話声の最良の語音明瞭度が50パーセント以下のもの	音声機能、言語機能又はそしゃく機能の著しい障害	1 両上肢のおや指を欠くもの 2 両上肢のおや指の機能を全廃したもの 3 一上肢の肩関節、肘関節又は手関節のうち、いずれか一関節の機能を全廃したもの 4 一上肢のおや指及びひとさし指を欠くもの 5 一上肢のおや指及びひとさし指の機能を全廃したもの 6 おや指又はひとさし指を含めて一上肢の三指を欠くもの 7 おや指又はひとさし指を含めて一上肢の三指の機能を全廃したもの 8 おや指又はひとさし指を含めて一上肢の四指の機能の著しい障害	1 両下肢のすべての指を欠くもの 2 両下肢のすべての指の機能を全廃したもの 3 一下肢を下腿の2分の1以上で欠くもの 4 一下肢の機能の著しい障害 5 一下肢の股関節又は膝関節の機能を全廃したもの 6 一下肢が健側に比して10センチメートル以上又は健側の長さの10分の1以上短いもの		不随意運動・失調等による上肢の機能障害により社会での日常生活活動が著しく制限されるもの	不随意運動・失調等により社会での日常生活活動が著しく制限されるもの	心臓の機能の障害により社会での日常生活活動が著しく制限されるもの	じん臓の機能の障害により社会での日常生活活動が著しく制限されるもの	呼吸器の機能の障害により社会での日常生活活動が著しく制限されるもの	ぼうこう又は直腸の機能の障害により社会での日常生活活動が著しく制限されるもの	小腸の機能の障害により社会での日常生活活動が著しく制限されるもの	ヒト免疫不全ウイルスによる免疫の機能の障害により社会での日常生活活動が著しく制限されるもの
5級	1 両眼の視力の和が0.13以上0.2以下のもの 2 両眼による視野の2分の1以上が欠けているもの	平衡機能の著しい障害		1 両上肢のおや指の機能の著しい障害 2 一上肢の肩関節、肘関節又は手関節のうち、いずれか一関節の機能の著しい障害 3 一上肢のおや指を欠くもの 4 一上肢のおや指の機能を全廃したもの 5 一上肢のおや指及びひとさし指の機能の著しい障害 6 おや指又はひとさし指を含めて一上肢の三指の機能の著しい障害	1 一下肢の股関節又は膝関節の機能の著しい障害 2 一下肢の足関節の機能を全廃したもの 3 一下肢が健側に比して5センチメートル以上又は健側の長さの15分の1以上短いもの	体幹の機能の著しい障害	不随意運動・失調等による上肢の機能障害により社会での日常生活活動に支障のあるもの	不随意運動・失調等により社会での日常生活活動に支障のあるもの						

表1 つづき

級別	視覚障害	聴覚又は平衡機能の障害		音声機能、言語機能又はそしゃく機能の障害	肢体不自由				乳幼児期以前の非進行性の脳病変による運動機能障害		心臓、じん臓若しくは呼吸器又はぼうこう若しくは直腸若しくは小腸若しくはヒト免疫不全ウイルスによる免疫若しくは肝臓の機能の障害						
			聴覚障害	平衡機能障害			上肢	下肢	体幹	上肢機能	移動機能	心臓機能障害	じん臓機能障害	呼吸器機能障害	ぼうこう又は直腸の機能障害	小腸機能障害	ヒト免疫不全ウイルスによる免疫機能障害
6級	一眼の視力が0.02以下、他眼の視力が0.6以下のもので、両眼の視力の和が0.2を超えるもの	1 両耳の聴力レベルが70デシベル以上のもの (40センチメートル以上の距離で発声された会話語を理解し得ないもの) 2 一側耳の聴力レベルが90デシベル以上、他側耳の聴力レベルが50デシベル以上のもの				1 一上肢のおや指の機能の著しい障害 2 ひとさし指を含めて一上肢の二指の機能を欠くもの 3 ひとさし指を含めて一上肢の二指の機能を全廃したもの	1 一下肢をリスフラン関節以上で欠くもの 2 一下肢の足関節の機能の著しい障害			不随意運動・失調等により上肢の機能の劣るもの	不随意運動・失調等により移動機能の劣るもの					
7級					1 一上肢の機能の軽度の障害 2 肩関節、肘関節又は手関節のうち、いずれか一関節の機能の軽度の障害 3 一上肢の手指の機能の軽度の障害 4 ひとさし指を含めて一上肢の二指の機能を欠くもの 5 一上肢のなか指、くすり指及び小指を欠くもの 6 一上肢のなか指、くすり指及び小指の機能を全廃したもの	1 両下肢のすべての指の機能の著しい障害 2 一下肢の足関節の機能の軽度の障害 3 一下肢の股関節、膝関節のうち、いずれか一関節の機能の軽度の障害 4 一下肢のすべての指を欠くもの 5 一下肢のすべての指の機能を全廃したもの 6 一下肢が健側に比して3センチメートル以上又は健側の長さの20分の1以上短いもの			上肢に不随意運動・失調等を有するもの	下肢に不随意運動・失調等を有するもの					
備考	1 同一の等級について二つの重複する障害がある場合は、1級の上の級とする。ただし、二つの重複する障害が特に本表中に指定せられているものは、該当等級とする。 2 肢体不自由においては、7級に該当する障害が2以上重複する場合は、6級とする。 3 異なる等級について2以上の重複する障害がある場合については、障害の程度を勘案して当該等級より上の級とすることができる。 4 「指を欠くもの」とは、おや指については指骨間関節、その他の指については第一指骨間関節以上を欠くものをいう。 5 「指の機能障害」とは、中手指節関節以下の障害をいい、おや指については、対抗運動障害をも含めたものとする。 6 上肢又は下肢欠損の長さは、実用長(上腕においては腋窩より、大腿においては坐骨結節の高さより計測したもの)をもって計測したものをいう。 7 下肢の長さは、前腸骨棘より内くるぶし下端まで計測したものをいう。															

表 2 高次脳機能障害認定のための補足事項

1級3号	「身体機能は残存しているが高度の認知症があるために、生活維持に必要な身の回り動作に全面的介護を要するもの」
2級3号	「著しい判断力の低下や情動の不安定などがあって、1人で外出することができず、日常の生活範囲は自宅内に限定されている。身体動作的には排泄、食事などの活動を行うことができても、生命維持に必要な身辺動作に、家族からの声掛けや看視を欠かすことができないもの」
3級3号	「自宅周辺を一人で外出できるなど、日常の生活範囲は自宅に限定されていない。また声掛けや、介助なしでも日常の動作を行える。しかし記憶や注意力、新しいことを学習する能力、障害の自己認識、円滑な対人関係維持能力などに著しい障害があって、一般就労が全くできないか、困難なもの」
5級2号	「単純くり返し作業などに限定すれば、一般就労も可能。ただ新しい作業を学習できなかったり、環境が変わると作業を継続できなくなるなどの問題がある。このため一般人に比較して作業能力が著しく制限されており、就労の維持には、職場の理解と援助を欠かすことができないもの」
7級4号	「一般就労を維持できるが、記憶、集中力、問題解決能力などに明らかに障害がある。このため作業の手順が悪い、約束を忘れる、ミスが多いなどのことから一般人と同等の作業を行うことができないもの」
9級10号	「一般就労を維持できるが、記憶、集中力、問題解決能力などに障害が残り、作業効率や作業持続力などに問題があるもの」

表 3 介護保険の特定疾患

① 初老期の認知症（アルツハイマー病、クロイツフェルト・ヤコブ病など）
② 脳血管疾患（脳出血、脳梗塞など）
③ 筋萎縮性側索硬化症
④ パーキンソン病
⑤ 脊髄小脳変性症
⑥ シャイ・ドレーガー症候群
⑦ 糖尿病性腎症、糖尿病性網膜症および糖尿病性神経障害
⑧ 閉塞性動脈硬化症
⑨ 慢性閉塞性肺疾患（肺気腫、慢性気管支炎、気管支喘息、びまん性細気管支炎）
⑩ 両側の膝関節または股関節に著しい変形を伴う変形性関節症
⑪ 関節リウマチ
⑫ 後縦靱帯骨化症
⑬ 脊柱管狭窄症
⑭ 骨折を伴う骨粗鬆症
⑮ 早老症
⑯ 末期がん

害をもちながらもその機能を最大限に発揮し、適切な社会参加を実現させていくように、患者が生活する環境を整え、必要な福祉制度を利用し、人的・物的援助を得ることが必要不可欠である[12]。

脳血管障害や脳外傷など脳の器質的疾患に伴う高次脳機能障害の中で、失語症は、身体障害者手帳（音声言語）を取得できる。しかし、他の疾患で生じた機能障害に比べ、軽い等級（3、4級）である感は否めない[13]。脳損傷者の多くは、片麻痺などの運動障害を伴うため、身体障害者手帳（肢体不自由）の取得（表1）によって、身体障害者福祉法に定められた制度を利用できる[14]。

一方、運動障害のない場合は、精神保健福祉手帳の交付によって精神保健福祉法に定められたサービスが供給される。高次脳機能障害をきたす脳炎、脳血管障害、頭部外傷、アルツハイマー病、てんかん、薬物中毒などは器質的精神病として精神保健福祉法の対象とされている。但し、その内容は医療費の公費負担、税制の優遇措置、公共交通機関の運賃割引などの経済的援助に限られており、身体障害者に比べ、社会参加のための制度が少ない。

国土交通省は、交通事故によって脳外傷を受けた場合、自動車損害賠償保険法（自賠法）における高次脳機能障害の認定を適正に行うシステムを確立し、2001年より新しいシステムにおける認定作

業を開始している(表2)[15]。

2000年より施行された介護保険法は、総合的で多様な福祉サービスを利用者自らの決定によって簡略な手続きで利用できる制度である。65歳以上の高齢者または40歳以上の対象疾患(表3)であれば利用できる。在宅サービスとしてデイケア、デイサービスがあり、施設サービスとして老人保健施設、特別養護老人ホームがある。但し、介護保険はあくまで介護を提供する制度であり、高次脳機能障害の訓練を行うことがその主旨ではない。

(前島伸一郎)

文献

1) 前島伸一郎:神経心理学的アプローチ.精神心理的アプローチによるリハビリテーション医学,水島繁美,土肥信之(編),p196-209,医歯薬出版,東京,1992.
2) 前島伸一郎,板倉 徹,兵谷源八,ほか:頭部外傷からみた記憶障害.神経心理学 12:187-195,1995.
3) 中西一郎,前島伸一郎:易怒性を伴う脳外傷患者のリハビリテーション.臨床リハ 10:904-906,2001.
4) 二木淑子,鈴木久義,高橋裕秀:在宅脳損傷者の日常生活活動の障害特性.作業療法 20:25-35,2001.
5) 江口周司,深水英俊,森 信孝,ほか:脳血管障害者の退院時の日常生活活動能力の検討.理学療法学 17:17-20,1990.
6) 豊倉 穣,大田哲司:家族への情報提供と生活環境の整備.高次脳機能障害とリハビリテーション,p144-155,金原出版,東京,2001.
7) 鹿島晴雄,加藤元一郎,本田哲三:認知リハビリテーション.医学書院,東京,1999.
8) 種村 純,ほか:高次脳機能障害全国実態調査報告.失語症研究 26:209-218,2007.
9) 加藤正弘,佐野洋子,小嶋知幸:失語症者の職業復帰.日本災害医学会会誌 47:360-366,1999.
10) 田谷勝夫,田中宏太佳,杉浦和朗:高次脳機能障害の職業リハ.日本災害医学会会誌 47:351-359,1999.
11) 万歳登茂子,小川鉄男:地域リハと高次脳機能障害.日本災害医学会会誌 47:371-376,1999.
12) 水落和也:福祉および社会資源の利用法.Medicina 38:1382-1384,2001.
13) 前島伸一郎,森脇 宏,板倉 徹:失語症をはじめとする高次脳機能障害を有する患者のリハビリテーション.リハ医学 36:35-39,1999.
14) 千野直一:現代リハビリテーション医学.金原出版,東京,1999.
15) 大橋正洋:自賠責における高次脳機能障害認定システム.総合リハ 29:669-671,2001.

和文索引

あ

アドホックカテゴリー 343
アナルトリー 48, 49, 109
アプロソディア 296, 429
アルコール認知症 405
アルツハイマー病 352, 396
曖昧語 181
誤りなし学習 441

い

医療管理 164
意識障害 421
意味記憶 347, 364
　——障害 72, 84, 401
意味システム 178
意味処理 107
意味障害 105
意味性錯語 376
意味性錯読 127, 217
意味(性)認知症 18, 350
意味的関連語 199
意味的な役割 205
意味的連合検査 69, 369
維持期リハビリテーション 171
一貫性 180, 215
一般認知理論 6

う

ウィスコンシンカード分類検査 343, 389
ウェクスラー記憶検査改訂版 356
ウェクスラー式成人知能検査改訂版 307
ウェルニッケ・コルサコフ症候群 347, 407
ウェルニッケ失語 51, 80
ウェルニッケ脳症 407
右脳損傷群 425
運動覚(性)促通 122
　——法 213
運動学習 343
運動技能学習 379
運動障害性構音障害 109
運動性無視 265

え

エコラリア 62
エピソード記憶 347, 364
絵の叙述 61

お

縁上回 139
　——下部 64

押韻判定 79
横側頭回 64
音韻 97
　——意識の障害 78
　——処理過程 180
　——処理能力 79
　——障害 180
　——障害検出課題 181
　——性錯語 48, 49, 375
　——性錯読 130
　——性失書 139
　——性失読 127, 183
　——性短期記憶障害 10, 19
　——(性)ループ 183, 372
　——抽出 183
　——的障害 75
　——特性 95
　——の知覚 76
　——ループ 372
音韻失読 13
　——の治療 211
音楽適性テストバッテリー 328
音楽と脳 325
音楽認知 276, 326
音楽能力 324
　——の評価 328
音研式音楽能力診断テスト 330
音声のカテゴリー知覚 76
音声ループ 348
音声レベル(実行段階)の障害 78
音節性錯語 48
音節の分節化 79
音素 63
　——性錯語 48
　——性ジャルゴン 80
音読 200

か

カテゴリー学習 342
カテゴリー判断 65, 106
加齢 311
可塑性 117
仮名 139
　——訓練 213
書き取り 200
過去への回帰 223

過渡部 63
課題構成内容分析 6
画像失認 249
画像診断法 36
介護保険法 452
会話 23
　——データ 28
　——トレーニング・プログラム 33
　——の規則 26
　——のパートナー 27
　——の文字化 29
　——分析 25
回復期リハビリテーション 171
改善 119
開ループ学習 382
階層構造 92
解離性健忘 362
解離性とん走 362
外傷性脳損傷 167
外的代償法 440
概念学習 342
鍵探し検査 393
角回 132, 139, 140
　——性失読失書 124
拡大・代替コミュニケーション 146
覚醒意識 423
覚醒度 421
確率分類学習 383
学習 341
　——曲線 379
　——時の意識性 344
　——の転移 380
楽譜失書症 324
楽譜失読症 324
活用 98
楽器性失音楽症 324
干渉 345
喚語困難 48, 50
喚語力 180
感覚失語 68
感覚性失語 3
感情認知の障害 266
漢字 139
　——音読 201
　——仮名差 215
　——の失読失書 124
　——の読み 180
関係性・社会性の媒体 25
監視注意システム 349

緩徐進行性失語	397	――的アプローチ	7	語義失語	84,85,122,370,398
緩徐進行性失行	402	継時的文脈	26	語義聾	11,83,177,178
緩徐進行性失認	403	結晶性知能	311	語形態失読	129
緘黙	115	見当識障害	361	語形聾	11,177,376
環境依存症候群	301	健忘失語	54,69,115	語健忘	48
環境音認知	275	健忘症	347	語性失読	123
環境調整	442	健忘症候群	355	語想起障害	48
観念運動失行	298	健忘性失音楽症	324	語想起力	180
観念失行	299	顕在学習	344	語長効果	128
灌流領域	39	顕在記憶	351,379	語の音韻型同定	177
眼球運動失行	263	幻肢	286	語用論的行動リスト	144
き		言語運用	90	語列挙障害	48
ギャンブリング課題	433	言語外文脈	24	語漏	115
気づき	270	言語獲得	341	語聾	10,116,272
利き手	159	言語学習	341	口頭表現性失音楽症	324
記憶検査	185	言語性短期記憶	49	公共職業安定所	233
記憶障害	439	――障害	49	広範病巣失語症例	157
記憶の複数システム説	347	――の選択的障害	373	交叉性視覚(運動)失調	339
基底核損傷失語症例	158	言語性知能	311	交叉性対応障害	338
規則動詞	96	言語知識	90	交連線維	334
規則変換カード検査	393	言語的文脈	23	行為計画検査	393
機能再編成	190	言語の周辺的文脈	24	行為モダリティ間促通法	303
機能的コミュニケーション・		言語モダリティ	194	行動制御モデル	414
プロフィール	143	言語理解の促進法	196	行動変容理論	188
機能的属性	367	原発性進行性失語	397	後頭葉	139
機能範疇	91			後方病巣失語症例	156
拮抗失行	301,316,338	**こ**		高次脳機能障害	173
逆向干渉	345	コース立方体検査	307	――支援モデル事業	236
逆向性健忘	347	コネクショニスト	10	――支援普及事業	236
逆唱課題	183	コネクショニズム	4,90	項構造	92
急性期リハビリテーション	168	コバート認識	258	構音	109,110
協応動作	322	コミュニケーション	192	――点	64
競合性抑制	438	――相手	146	――方法	64
局在論	1	――手段	146	構成失行	135,300,306,338
近時記憶	49	――代償行動	143	構成失書	133
筋緊張	320	――の機会	146	構成障害	306
く		――ノート	149	――における誤り	308
クリック音融合閾検査	71	――能力	142	構成障害への治療介入	312
具象性効果	15	――・パッケージ	151	――(環境設定的治療介入)	
空間性失書	135	コルサコフ症候群	355,407		312
屈折辞	15	呼称	180	――(行動的治療介入)	312
訓練	117	――訓練	201	――(代償的治療介入)	312
け		――障害	48	――(直接的治療介入)	312
ゲルストマン症候群		語彙化	180,183	――(トップダウン式治療
	286,289,291	語彙性効果	13,177	介入)	312
気配・雰囲気の認知障害		語彙性失書	139	――(ボトムアップ式治療
	265,266	語彙性判定課題	177	介入)	312
形態失認	279	語彙判断	11	――(補填的治療介入)	312
形態素	90	語彙範疇	91	構成能力障害	306
系列反応時間パラダイム	344	語音同定	177,178	骨相学	2
計算論	10	語音認知	177,178	言葉の世界	218
		語音弁別検査	176	**さ**	
		語音聾	11	サポート・プログラム	33
		語幹	97		

索 引

左右見当識障害	288
作業記憶	93
作動記憶	347, 372
再帰性発話	60
再建	437
再生課題	183
再組織化	437
再認課題	183
細胞構築学的脳地図	4
作話	361
錯語	57
錯読	130

し

シンボル	151
ジークムント・フロイト	221
ジェスチャー	147
ジャック・ラカン	221
ジャルゴン	59, 69, 110, 115
ジョブコーチ	235
子音	63
自然観察	144
使用行動	301
刺激・促進理論	189
刺激促通法	204
刺激提示速度	76
刺激法	438
肢位構成課題	307
肢節運動失行	299
肢節失行	298
視覚構成能力障害	306
視覚失語	123, 248
視覚失調	263
視覚失認	247
視覚性運動失調	262
視覚性呼称障害	337
視覚性錯読	127
視覚性失見当	262
視覚性失行	306
視覚性注意障害	263
視覚性連続反応課題	381
視覚認知機能	183
視空間スケッチパッド	348
視空間認知障害	261
視座標系歪曲	262
視床	133, 135, 159
——失語	53
——枕	426
資源	93
字性錯語	48
字性失読	123
自我意識	423
自己教示法	443
自伝的記憶検査	360

自動車損害賠償保険法（自賠法）	451
自動書字行動	138
自発的言語活動	218
自発話の評価法	77
時間判断検査	393
磁気共鳴画像	36
色彩失認	255
色彩失名辞	255
色名呼称障害	255
識別検査	63
失音楽症	324
——の歴史	324
失語症	2, 121
——者の職業復帰率	225
——者の生活状況	225
——の機能回復	154
——の言語療法	188
——の原因疾患	155
——の長期経過	154
——の発症年齢	155
——の評価	142
——の歴史	187
——補助テスト	176
失行	337
——＝失認	311
——症	185, 298
——性失書	135
失構音	48, 109
失書	132, 338
失象徴	104
失読	115
——失書	115, 124
失認症	5
失文法	90
実験計画	5
実在語再帰性発話	61
実在語判断	82, 83
実用コミュニケーション能力検査	144
島	139
社会参加	446
社会資源	447
社会的アプローチ	191
社会復帰を念頭においたリハビリテーション	229
手指局在化障害	288
手指構成模倣	185
手指失認	288
主観的視覚世界	253
主題役割	90
主要血管	39
修正6要素検査	393
修正パターン	29

集中学習	343
従属変数	5
純粋語啞	53, 81, 110
純粋語聾	11, 53, 81, 177, 273
純粋失書	132
純粋失読	122
——の治療	213
順向干渉	345
初期パフォーマンス	380
書字	200
——過多症	136
——の促進法	198
書称	200, 201
助詞	96
小視	262
小児失語	114
小脳変性症	383
消去現象	266
象徴機能	103
障害者雇用納付金制度	232
障害者雇用率制度	232
障害者就業・生活支援センター	234
障害者職業能力開発校	234
障害者の雇用の促進等に関する法律	231
障害の受容	447
情報処理過程	176
触知失行	284
職業前訓練	446
職業リハビリテーション	231
職場適応援助者支援事業	235
職場復帰	447
——支援プログラム	235
触覚失語	283
触覚失認	279
触覚性呼称障害	336
触覚性無視	266
触覚認知	279
心因性健忘	362
心像性	11, 99, 215
——効果	11
身体意識	286, 290
身体障害者手帳	451
身体図式	297
身体パラフレニー	292
身体部位失認	286, 287, 291
神経運動性発話障害	110
神経心理学	10
深層失語	10, 375, 376
深層失書	140
深層失読	10, 127
——の治療	211
新宮一成	221

iii

新造語	99, 115	——仮説	432	——に対する認知リハビリ	
人工文法学習パラダイム	344	素材失認	279	テーション	417
す		疎外	222	——の検査	414
スクリーニング検査	175	相貌失認	256	注意性失読	128
スクリーニング検査基本項目		増強CT	45	注意の特性	412
	175	即時記憶	49	長期記憶	347, 364
——音読・読解	175	側性化	159	超皮質性運動失語	52
——呼称	175	側頭葉	133, 139	超皮質性感覚失語	52, 68
——自発話	175	——後下部性失読失書	124	超皮質性混合失語	52
——書字	175	——てんかん	136	超皮質性失読	122
——聴覚的理解	175	——内側領域	347	聴覚言語性把持力検査	180
——復唱	175	**た**		聴覚失認	272
スティック構成課題	307	タスクアナリシス	6	聴覚性無視	266
遂行機能	387, 432, 442	他人の手徴候	301	聴覚的把持力	66
——障害症候群	392	多重身体表象モデル説	291	聴覚的理解	199
——障害に関する質問表	394	多列検出器CT	38	聴覚野	66
——障害の症候	389	対象意識	423	聴覚連合野	66
——の評価法	389	対人コミュニケーション	23	聴放線	64
随意性注意	438	帯状回前部損傷	432	陳述記憶	351, 364, 378
随意的注意	413	大視	262	**つ**	
せ		大脳基底核	381	追跡回転盤課題	381
正の転移	380	大脳皮質-基底核回路	384	綴り音韻変換規則	126
生死テスト	361	代償	437	積木模様課題	307
生物	366	——的言語行動	143	**て**	
声帯	64	代替コミュニケーション手段		ティンカートイテスト	391
制約	342		107	手がかり漸減法	313
性差	159	第三前頭回	3	手続き記憶	347, 364, 378
精神性注視麻痺	263	第二側頭回	64	定位反応	413
精神分析	221	単語属性効果	215	定義	114
接辞	97	単語優位効果	129	——的特性理論	343
宣言的記憶	351	単純ヘルペス脳炎	349	伝統的臨床像	114
潜在学習	344	短期記憶	49, 347, 372	伝導失語	3, 52, 69, 81, 373
潜在記憶	351, 379	——症候群	348	伝導失行	299
潜在性読字	129	**ち**		**と**	
線条体	426	地誌的記憶障害	264	トークンテスト	179
——失語	53	地誌的見当識障害	264	トライアングルモデル	11, 125
全失語	54, 219	地誌の障害	263, 268	透化率	36
全体論	1	——のリハビリテーション		統覚型視覚失認	247
前向性健忘	347		269	統覚型相貌失認	257
前頭前野皮質	384	知覚運動学習	343	統合型視覚失認	252
前頭側頭葉変性症	396	知覚技能学習	379	頭頂葉	135, 136
前頭葉	132, 133, 135, 138, 140	知覚的属性	367	同音疑似語	11
——外側穹窿部損傷	432	知覚プライミング	347	同義語判定課題	178
——眼窩面損傷	432	逐字読み	128	動作	315
——機能	387	着衣失行	300	——誘導	321
——機能障害	388	——の訓練法	304	動物園地図検査	393
——性失行	299	着衣障害	303	特殊性色彩失認	255
前脳基底部	349	中央実行(制御)系	348	特徴抽出	65
前方病巣失語症例	155	中心前回	140	独立変数	5
そ		中枢性色覚障害	254	読話	277
ソマティック・マーカー	432	中枢性色覚喪失	254	読解	200
		注意障害	412, 426		

索引

な

内側膝状体	66
内的代償法	441
軟口蓋	64

に

ニューラル・ネットワーク	10, 16
二重経路モデル	125
二重処理メカニズム	90
日常生活観察による注意の評価スケール	416
認知技能学習	379
認知訓練	436
認知検査	66
認知症	311
認知神経心理学	6, 10, 191
──的アプローチ	203
──的モデル	203
認知リハビリテーション	312, 436

の

脳割面	38
脳幹網様体賦活系	422
脳血管性うつ状態	170
脳血流量	162
脳梗塞	164
──の合併症管理	165
──の管理	169
──の再発予防	168
──のリスク	169
脳出血	167
──の再発予防	169
脳卒中ケアユニット	164
脳梁	334
──失行	299
──症候群	336
──無形成	335

は

ハノイの塔	390
ハローワーク	233
ハンチントン病	352
バイリンガル	115
パーキンソン病	381
パーソナルノート	150
パズル課題	307
パフォーマンス	378
パントマイム	104
把握反射	315
把持力	204
長谷川式簡易知能評価スケール	356
派生語	15
派生的錯読	127
破局反応	428
背向(逆向)的連鎖化	313
背側性同時失認	252
発語失行	109, 116, 400
発話	199
──の促進法	196
──のプロソディ	76, 78
発声失行	110
反響言語	62, 70
反応時間	319
反復訓練	440
半球間離断症候群	138
半身異物感	290
半身パラフレニー	290
半身変容感	290
半側空間無視	135, 264, 268
──のリハビリテーション	269
半側身体失認	266, 286, 290
汎化	419

ひ

100語呼称検査	180
皮質下失語	52
皮質基底核変性症	401
皮質盲	294
皮質聾	294
非言語性知能	311
非言語的行動	143
非言語的象徴行動	103
非古典的純粋失読	123
非語	183
非実用性の次元	224
非生物	366
非宣言的記憶	351
非陳述記憶	351, 379
非日常性の次元	224
非流暢	47
──性失語	116
被殻出血	158
尾状核	382
表出性失音楽	328
表象	103
──的動作	24
表層失語	10
表層失書	140
表層失読	10, 126, 402
──の治療	212
標準高次視知覚検査	249
標準高次動作性検査	302
標準失語症検査	68, 117, 173
──易疲労性	174
──中止基準	174
標準抽象語理解力検査	176
病態失認	266, 294
描画	105, 148, 221
──課題	307
品詞効果	15
頻度	12, 95, 180

ふ

ブローカ失語	50, 53, 80, 109
プライステスト	360
プライミング	94, 379
プロソディ	109, 110
プロトタイプ理論	343
不規則動詞	96
負の転移	380
復唱	15, 48, 200
──障害	373
腹側性同時失認	252
分散学習	343
分散表象	17
分離	223
分類	106
文法(性)判断	90
──検査	205

へ

ベンダー・ゲシュタルト検査	307
ベントン視覚記銘検査	307
並列処理	17
並列分散処理	7
閉塞血管	55
閉ループ学習	382
辺縁系認知症	430
変形視	262
弁別素	63

ほ

保続	318
補足運動野失語	54
母音	63
本能的把握反応	315

ま

マッピング訓練	209
麻痺肢の人格化	290
抹消課題	318

み

| 道順障害 | 264 |

む

| 無意味音節 | 69 |

無意味語再帰性発話	60	読みの評価	180	領域特異的知識の獲得訓練	441
無意味綴り	183				
無関心	295	**ら**		**れ**	
無誤謬学習法	313	ランドウクレフナー症候群	273	レーブン色彩マトリックス検査	183,312
無言症	110	**り**		レイ・オストリッチの複雑図形	
無視性失書症	266	リスク	169	検査	183,307,357
無視性失読症	128,266	——管理	171	連合型視覚失認	248
め		リハビリテーション		連合型相貌失認	257
メロディ	276	168,171,229,231,269,417,426		連合障害性失行	299
——認知	326	リボットの法則	4	連続反応時間課題	381
迷路テスト	391	利用行動	301	**ろ**	
も		理解語彙検査	69	ローカル表象	17
文字言語	277	理解障害を伴わない失名詞失語		ロール・プレイイング	144
文字数効果	129	83,84,88		ロンドン塔	390
模倣行動	301	理論的仮定	1	論理・空間関係	68
目的指向型	320	理論ベース理論	343	**わ**	
問題解決能力訓練	444	離断	297	ワーキングメモリ	
よ		立体(遠近)視障害	262	183,372,382,424	
余剰幻視	290	立方体透視図	183		
読みの二重回路仮説	125	流暢	47		
		——性失語	115		
		流動性知能	311		

欧文索引

A		AVLT	185	constructional disorder	306
AAC	146	awareness	270	conversation analysis	25
ABR	274	**B**		covert recognition	258
abstract semantic internal		Bálint 症候群	263,268	Creutzfeldt-Jakob 病	401
representation	241	——のリハビリテーション		CT	36
ADL 検査	303		269	——三次元画像	38
Aicardi's syndrome	335	backward chaining	313	C-VIC	151
Alzheimer 病	352,396	BADS	392	**D**	
anarthria	48	Bender Gestalt test	307	deafness	179
anarthrie	48	Benton visual retention test		deep dysgraphia	140
anosognosia	266		307	deep dyslexia	127
APDL 検査	303	Bristowe 症候群	334	deep dysphasia	183,375,376
aphemia	48	Broca 失語	50,53,80,109	defective route finding	264
apractognosia	311	**C**		deformation of visual-coor-	
apraxic agraphia	135	catastrophic reaction	428	dinates	262
aprosodia	296,429	central achromatopsia	254	diaschisis	437
APT	417	central dyschromatopsia	254	Dichotic listening 法	327
arithmetic facts	238	clumsiness	185	disorders of color naming	255
ataxie optique	262	color agnosia	255	distance effect	242
attentional dyslexia	128	color anomia	255	Dorgeuille のテストバッテリー	
auditory neglect	266	computerized visual commu-			328
auditory pointing-span test		nication system	151	dual-route model	242
	180	constructional ability dis-		dysarthria	109
Augmentative and Alterna-		order	306	**E**	
tive Communication	146	constructional agraphia	133	EBM	164
automatic writing behaviour		constructional apraxia	306	echolalia	62
	138				

vi

索　引

encoding-complex view		244
evidence-based medicine		164
executive function		387, 432
extinction		266
extralinguistic context		24

F

FAB	318
Fittsの法則	380
fMRI	37
focal cortical atrophy syndrome	396

G

Gerstmann	286, 288, 291
Grisonによる音楽的教養レベル	328

H

hint and guess sequence	30
HIPS	240
horizontal segment of the bilateral intraparietal sulcus	240
hypergraphia	136

I

immediate memory	49
interactive therapy	34
IPS	240

J

jargon	59, 69, 110, 115

K

Klüver-Bucy症候群	430
Kohs block design test	307
Korsakoff症候群	355, 407

L

LBL reading	128
letter by letter reading	128
lexical agraphia	139
lexical capture	180
lexical decision task	177
lexicality effect	177
limbic dementia	430
linguistic context	23
literal alexia	123
loss of stereoscopic vision	262

M

macropsia	262
Marchiafava-Bignami病	334
maze tracing	391
McCloskey model	240, 241
MDCT	38
mental number line	238, 240
metamorphopsia	262
method of errorless learning	313
method of vanishing cues	313
micropsia	262
minimal turns	32
MOR法	213
motor neglect	265
MRI	36
multi detector CT	38

N

neglect dysgraphia	266
neglect dyslexia	128, 266
number bisection	242
numerosity	242

O

OM effect	240
optic aphasia	123
optische apraxie	306
other-initiated other repair	30
other-initiated self-repair	30

P

PACE	148
paced auditory serial addition test	425
pacing障害	417
pandemonium system	243
paralinguistic context	24
paraphasia	57
PASAT	415, 425
passing turns	32
PDP	7
PET	37
phonological agraphia	139
phonological dyslexia	127, 183
phonological loop	183
Pick病	401
plan CT	45
pointing span	374
posterior cortical atrophy	403
problem size effect	243
promoting aphasics' communicative effectiveness	148
prosopagnosia	256
PRS	347
pure agraphia	132
pure anarthria	53
pure word deafness	53

R

Raven's colored progressive matrices test	183, 312
RCPM	183
──検査	312
recent memory	49
recurring utterances	60
representational neglect	243
Rey auditory verbal learning test	185, 357
Rey-Osterrieth complex figure test	183, 307, 357
Ribot's law	4
ROCFT	185

S

SAS	413
Seashore音楽才能尺度	328
self-initiated other-repair	29
self-initiated self-repair	29
sequential context	26
short-term memory	49
size effect	242
slowly progressive disorders	394, 396
SLTA	68, 117, 173
SLTA-ST	176
smaller-from-larger bug	242
SNARC effect	240
SOAR effect	240
spatial agraphia	135
specific color aphasia	255
specific-integrated theory	244
SPECT	37
SPPARC	27, 33
SPTA	302
STM	49
──症候群	373
subitizing	242
supporting partners of people with aphasia in relationships & conversation	27
surface dysgraphia	140
surface dyslexia	126, 216
synonym judgement	178
systematicity	14

T

tactile neglect	266
Tinkertoy test	391

vii

tip-of-the-tongue 現象 87,88	visual disorientation 262	Wernicke 脳症 407
token test 179	visual perception test for agnosia 249	Wernicke 領野 64,65
topographical amnesia 264	visuoconstructive disability 306	Wertheim-Botez のテストバッテリー 328
topographical disorientation 264	VOCA 151	WMS-R 356
transcoding 242	voice output communication aid 151	word fluency 183
triple-code model 238	VPTA 249	word-form deafness 177,376
TTT 391		word-form dyslexia 129
tulving 364		word-meaning deafness 177,178

U

utilization behavior	316

V

vascular depression	170
VAT	147
verbal alexia	123
visual action therapy	147

W

WAB 失語症検査	301
WAIS-R	307
WAIS-III	307
WCST	343,389,390
Wernicke-Korsakoff 症候群	347,407
Wernicke 失語	51,80

word-sound deafness 177
word superiority effect 129
working memory 183,372,382,424

よくわかる失語症と高次脳機能障害
ISBN978-4-8159-1661-9 C3047

平成15年 4月 1日	第1版発 行
平成23年 3月 1日	第1版第 8 刷(増補)
平成28年 3月 1日	第1版第10刷

編　　集	———	鹿　島　晴　雄
		種　村　　　純
発 行 者	———	松　浦　三　男
印 刷 所	———	三 報 社 印 刷 株式会社
発 行 所	———	株式会社 永 井 書 店

〒553-0003 大阪市福島区福島8丁目21番15号
電話(06)6452-1881(代表)/Fax(06)6452-1882

Printed in Japan　　© KASHIMA Haruo, TANEMURA Jun, 2003

- 本書の複製権・翻訳権・上映権・譲渡権・公衆送信権（送信可能化権を含む）は株式会社永井書店が保有します．
- JCOPY ＜(社)出版者著作権管理機構　委託出版物＞
  本書の無断複写は著作権法上での例外を除き禁じられています．複写される場合には，その都度事前に(社)出版者著作権管理機構(電話03-3513-6969, FAX 03-3513-6979, e-mail : info@jcopy.or.jp)の許諾を得て下さい．